Schockenhoff (Hrsg.)

Spezielle Schmerztherapie

Spezielle Schmerztherapie

Herausgegeben von
Bernd Schockenhoff

Mit Beiträgen von
Bettina Begerow, Hans-Raimund Casser, Jean-Jacques Glaesener, Hartmut Göbel, Burkhard Gustorff, Ulrich Happe, Axel Heinze, Peter Hoffmann, Peter Kropp, Dorothea von der Laage, Peter Lierz, Achim Marx, Helmut W. Minne, Uwe Niederberger, Michael Pfeifer, Wolfgang Pollähne, Achim Refisch, Andreas Reymann, Bernd Schockenhoff, Stefan Seemann, Torsten Wieden, Hans-Joachim Willenbrink, János Winkler

2., aktualisierte und ergänzte Auflage

Mit einem Geleitwort von
Rolf Rossaint

Mit 93 Abbildungen und 111 Tabellen

URBAN & FISCHER
München · Jena

Zuschriften und Kritik an:
Urban & Fischer Verlag, Lektorat Medizin, Karlstraße 45, 80333 München

Herausgeber:
Prof. Dr. med. Bernd Schockenhoff
Allgemeines Krankenhaus Barmbek
Abteilung für Anästhesiologie und operative Intensivmedizin
Rübenkamp 148
22291 Hamburg

Wichtiger Hinweis für den Benutzer
Die Erkenntnisse in der Medizin unterliegen laufendem Wandel durch Forschung und klinische Erfahrungen. Herausgeber und Autoren dieses Werkes haben große Sorgfalt darauf verwendet, dass die in diesem Werk gemachten therapeutischen Angaben (insbesondere hinsichtlich Indikation, Dosierung und unerwünschten Wirkungen) dem derzeitigen Wissensstand entsprechen. Das entbindet den Nutzer dieses Werkes aber nicht von der Verpflichtung, anhand der Beipackzettel zu verschreibender Präparate zu überprüfen, ob die dort gemachten Angaben von denen in diesem Buch abweichen und seine Verordnung in eigener Verantwortung zu treffen.

Geschützte Warennamen (Warenzeichen) werden besonders kenntlich gemacht. Aus dem Fehlen eines solchen Hinweises kann jedoch nicht geschlossen werden, dass es sich um einen freien Warennamen handelt.

Die Deutsche Bibliothek – CIP-Einheitsaufnahme
Ein Titeldatensatz für diese Publikation ist bei der Deutschen Bibliothek erhältlich.

ISBN 3-437-21641-4

Projektleitung und Lektorat: Elke Klein, München
Redaktion: Dr. med. Katja Alexander, Nürnberg
Zeichnungen: Henriette Rintelen, Velbert
Herstellung: Petra Laurer, München und Verlagsservice Karlheinz Rau, München
Umschlaggestaltung: Spieszdesign, Ulm
Satz: Verlagsservice Karlheinz Rau, München
Druck und Verarbeitung: Bosch-Druck, Landshut

Printed in Germany

Aktuelle Informationen finden Sie im Internet unter der Adresse:
http://www.urbanfischer.de

Geleitwort

Der Schmerz gehört neben Hunger, Durst und Angst zu den Urphänomenen des menschlichen Lebens. Er beeinflusst seit jeher alle geistigen, körperlichen und sozialen Aktivitäten des Menschen. In den zurückliegenden Jahren konnte die Beschäftigung mit akutem und chronischem Schmerz von ihrem Dasein als Stiefkind der Medizin zunehmend ins Zentrum von Grundlagenforschung und klinischen Untersuchungen rücken. Neben wachsenden Kenntnissen über die zentrale pathobiochemische und pathophysiologische Bedeutung von Schmerz auf verschiedenste Funktionen und Reaktionen des menschlichen Körpers waren es besonders epidemiologische Untersuchungen, die den bisher ungekannten und ungeahnten Zusammenhang zwischen chronischem Schmerz und seinen medizinischen und sozioökonomischen Auswirkungen aufhellen konnten. Für die tägliche Versorgung chronisch schmerzkranker Patienten waren die positiven Auswirkungen dieser Entwicklung aber ungleich geringer.

Aus dieser Sicht war es ein erheblicher Fortschritt, dass der Deutsche Ärztetag 1996 die Zusatzbezeichnung „Spezielle Schmerztherapie" eingeführt und alle klinischen Disziplinen aufgefordert hat, die jeweils fachbezogene Schmerztherapie in die fachspezifischen Ausbildungsgänge einzubeziehen. Es gilt heute, die Lücke zwischen einer in speziell ausgerichteten Schmerztherapie-Zentren erreichbaren guten Versorgung chronisch schmerzkranker Patienten und der üblicherweise mehr schlecht als recht erfolgenden Grundversorgung anderen Ortes zu schließen. Grundlage hierfür ist es, das Bewusstsein für die Notwendigkeit einer optimalen Schmerztherapie auch bei all denen zu wecken, in deren Fachgebiet die Primärversorgung von Patienten mit starken Schmerzen fällt und die heute noch allzu oft Schmerzen als lästige, aber weitgehend unvermeidliche Begleiterscheinung des zu Grunde liegenden Leidens ansehen.

Schmerztherapie ist eine zutiefst interdisziplinäre Aufgabe; deshalb ist es zwar zu begrüßen, dass es inzwischen in Deutschland eine Vielzahl von Einrichtungen gibt, die sich der Behandlung, der klinischen Forschung und der Lehre der akuten und vor allem der chronischen Schmerzzustände verschrieben haben. Noch wichtiger aber ist es, die schmerztherapeutische Unzulänglichkeit und die vielerorts noch bestehende Ignoranz gegenüber dem Stellenwert chronischer Schmerzen im Hinblick auf Gesamtbefinden und Lebensqualität der Patienten zu vermindern. Hierzu sind nicht allein ärztliches und pflegerisches Engagement und eine Fähigkeit zum Mit-Leiden mit den Patienten erforderlich. Es bedarf darüber hinaus konkreter Kenntnisse über alle Facetten moderner Schmerztherapie, von der komplexen und leistungsfähigen Pharmakotherapie über die Methoden invasiver Schmerzbehandlung bis hin zu physikalischen, psychologischen oder auch komplementärmedizinischen Verfahren.

Hier sind Aktivitäten, wie die von Herrn Prof. Dr. Bernd Schockenhoff und seinem Team aus engagierten und kenntnisreichen Referenten besonders zu begrüßen, die seit mehreren Jahren Seminarkurse zur Thematik der „Speziellen Schmerztherapie“ durchführen und seit 1997 über achthundert Ärztinnen und Ärzte unterschiedlicher Fachrichtungen weitergebildet haben. Im Jahre 1999 wurde auf der Basis der bei diesen Seminaren gehaltenen Vorträge ein „Kursbuch“ herausgegeben, in dem die verschiedenen Themen wiedergegeben waren. Mit dem großen Erfolg dieses Buches hatten offenbar weder Herausgeber noch Verlag gerechnet: Dieses Buch erfreute sich eines so großen Interesses, dass es seit weit über einem Jahr vergriffen ist.
Jetzt liegt die überarbeitete und ergänzte zweite Auflage vor, und ich wünsche ihr einen ähnlichen Erfolg und eine ebenso weite Verbreitung wie der Erstauflage. Es ist zu hoffen, dass jeder klinisch tätige Mediziner in die Lage versetzt wird, seinen Patienten in Kenntnis pathophysiologischer und pharmakologischer Grundlagen sowie der facettenreichen Möglichkeiten der modernen Schmerztherapie eine optimale Behandlung angedeihen zu lassen.

Aachen, Juni 2002 *Prof. Dr. med. Rolf Rossaint*

Vorwort zur 2. Auflage

„Anstelle eines Vorwortes..." hieß es im Oktober 1999.

Überraschend für die Autoren und den Herausgeber war die „Spezielle Schmerztherapie" bereits im September 2000 nicht mehr verfügbar.

Diese Tatsache war ein Ansporn, die neue Auflage, wo es notwendig schien, zu überarbeiten und zu ergänzen, ebenso wie sich auch die diesem Buch zugrunde liegenden Seminarkurse inhaltlich weiterentwickelt haben. Vom zeitlichen Ablauf her war die rasche Notwendigkeit für eine zweite Auflage allerdings für alle Beteiligten sehr überraschend, so dass das Zeitintervall immerhin über ein Jahr betragen hat.

Nicht verändert hat sich die Idee, in einer Art „moderner Kasernierung" auf der Insel Sylt, die man nach 23 Uhr nicht mehr verlassen kann, die Thematik der „Speziellen Schmerztherapie" ganz in den Mittelpunkt zu stellen, da die im Curriculum der Bundesärztekammer geforderten achtzig Stunden an acht Tagen durchgearbeitet werden.

Nicht verändert hat sich weiterhin unser inzwischen durch positive Erfahrungen gestütztes Bemühen, zwischen den aus unterschiedlichen und teilweise durchaus miteinander konkurrierenden medizinischen Fachgebieten stammenden Teilnehmern einen von gegenseitiger Achtung und Akzeptanz geprägten Umgang zu erreichen.

Nicht verändert hat sich auch die Hoffnung der Autoren und des Herausgebers, dass die jetzt vorliegende zweite Auflage die gleiche gute Resonanz erfahren möge, wie sie die erste Auflage erreichen konnte.

Zu den bisherigen Themen hinzugekommen, obwohl es eigentlich mit den Inhalten des Curriculums „Spezielle Schmerztherapie" nichts zu tun hat, ist ein Kapitel über die GOÄ-Abrechnung schmerztherapeutischer Leistungen, da hier offenbar extrem viel Informationsbedarf besteht und die Autoren aus ihrer Gutachtertätigkeit sehr viele fehlerhaft abgerechnete Leistungen im Bereich der Schmerztherapie und der mit ihr zusammenhängenden Bereiche haben feststellen müssen.

Allen Autoren sei herzlich für ihre Mühe gedankt, innerhalb kurzer Zeit ihr Themengebiet zu überarbeiten oder neu zu fassen. Mein besonderer Dank gebührt auch dieses Mal wieder Herrn Dr. Peter Hoffmann, der auch bei der Gestaltung der zweiten Auflage jederzeit helfend und beratend zur Seite stand.

Frau Dr. Felicitas Claaß und Frau Elke Klein vom Verlag Urban & Fischer sei herzlich für ihre jederzeit kompetente und freundliche Mithilfe und Unterstützung gedankt.

Und es gilt immer noch: „Schmerztherapie ist anstrengend, zeitaufwändig, oftmals frustrierend, aber auch lohnend". Möge auch die zweite Auflage dieses „Kursbuches" in der Lage sein, interessierten Kolleginnen und Kollegen die Kriterien moderner Schmerztherapie nahe zu bringen, zumal die Bedeutung dieses Gebietes, nicht zuletzt auch im Hinblick auf das zunehmende Interesse an der Palliativmedizin, weiter zunehmen wird.

Hamburg, Juni 2002 *Bernd Schockenhoff*

Anstelle eines Vorwortes (1. Auflage)...

Vor Ihnen liegt ein Buch über Spezielle Schmerztherapie, das sich von anderen, thematisch ähnlichen Büchern in vielen Punkten unterscheidet. Ein Punkt sei an dieser Stelle besonders hervorgehoben:

Dieses Buch hier ist kein „glattes" Lehrwerk der Schmerztherapie. Es ist vielmehr ein typisches Kursbuch, also ein Begleitbuch zu den mit 80 Stunden festgelegten Kursen, die nach dem Curriculum „Spezielle Schmerztherapie" mit relativ kompletter Thematik in Westerland auf Sylt durchgeführt werden. Dieses Buch wird sich, ebenso wie die zugrundeliegenden Kurse, ständig weiterentwickeln und möglicherweise in weiteren Auflagen andere Schwerpunktthemen setzen, wie diesmal der Kopfschmerz ein zentrales Thema darstellt.

Die Grundüberlegung als Herausgeber war, die vielschichtige und im wirklichen Wortsinn interdisziplinäre Materie der Schmerztherapie von praxisorientierten Referenten unterschiedlicher Arbeitsbereiche und Fachzugehörigkeit in Form eines Kompaktkurses innerhalb von 8 Tagen mit den Teilnehmern erarbeiten zu lassen. Dies war eine doppelte Herausforderung, zumal ich meine anästhesiologische Herkunft und meinen Schwerpunkt in diesem Gebiet auch in der Schmerztherapie nicht verleugnen kann und will. Alle Autoren sind praktisch und theoretisch erfahrene Kolleginnen und Kollegen, die täglich mit Patienten arbeiten. Bewußt wurde hier auf die Teilname von Schmerztherapeuten aus verschiedenen Zentren und Vereinigungen geachtet. Die Effizienz und die guten Ergebnisse der ersten Kurse haben dieses Vorgehen im nachhinein bestätigt.

Wir haben immer wieder festgestellt, daß die meisten Kolleginnen und Kollegen selbst Schmerztherapie betreiben, es ihnen aber manchmal an klaren Behandlungsvorgaben und Kriterien mangelte. Solche Wegweiser konnten in der von uns hergestellten „Inselsituation" auf Sylt nicht nur im Rahmen der Vorträge, sondern mehr noch im kollegialen und im besten Sinne interdisziplinären Gespräch erarbeitet werden. Eine Vorgehensweise übrigens, die sich bereits seit vielen Jahren im Bereich der ähnlich konzipierten Kurse zum Fachkundenachweis Rettungsdienst bewährt hat.

Eine der angenehmsten Erfahrungen war es, daß zwischen unterschiedlichen und in der täglichen Arbeitsroutine durchaus kontrovers agierenden Teilnehmern so verschiedener Fachgebiete wie der Inneren Medizin, der Orthopädie, der Neurologie oder der Anästhesiologie ein von gegenseitiger Achtung und Akzeptanz geprägter Konsens entstehen konnte, wenn es um die Therapie chronisch schmerzkranker Patienten ging.

Wenn ein solches Buch nach Anwendung mehr oder weniger sanfter Zwänge endlich fertiggestellt ist, gebührt naturgemäß der erste Dank allen Autoren, die über die tägliche Belastung in ihrer jeweiligen Tätigkeit nicht nur Zeit für die Kursreferate gefunden haben, sondern diese Referate auch noch in einer inhaltlich und didaktisch so eindrucksvollen Form zu Papier gebracht haben.

Auch der Ärztekammer Schleswig-Holstein, hier stellvertretend für alle Frau Dr. Elisabeth Breindl, gebührt für ihre Unterstützung bei der Planung dieser Kurse mein Dank. Frau Christl Kiener vom Lektorat Medizin des Verlages Urban & Fischer sei herzlich gedankt für ihre kenntnisreiche und geduldige Mitarbeit bei der Zusammenstellung des Buches.

Last but not least geht eine ganz persönliche Danksagung an meinen ehemaligen Chef, Herrn Dr. Peter Hoffmann, der die Konzeption der Kurse und insbesondere auch dieses „Kursbuches" fortwährend unterstützt hat und jederzeit mit Rat und Tat zu Stelle war.

Ein Buch zur Diagnostik und Therapie chronisch schmerzkranker Menschen benötigt kein Vorwort; zur Notwendigkeit von Schmerztherapie und den unendlich vielen Defiziten in der Versorgung Schmerzkranker ist in anderen Vorworten bereits alles gesagt.

Allen Lesern sei mitgegeben: „Schmerztherapie ist anstrengend, zweitaufwendig und oftmals frustrierend, lohnt aber allemal den Einsatz und das große Interesse, das ihr entgegengebracht wird."

Bernd Schockenhoff

Inhaltsverzeichnis

Autorenverzeichnis

Prof. Dr. med. Hans-Raimund Casser
Orthopädische Klinik
Klinikum Staffelstein
Am Kurpark 11
96231 Staffelstein

Dr. med. Jean-Jacques Glaesener
Abteilung für Physikalische und Rehabilitative Medizin
Allgemeines Krankenhaus St. Georg
Lohmühlenstr.5
20099 Hamburg

Prof. Dr. med. Dipl.-Psych. Hartmut Göbel
Neurologisch-verhaltensmedizinische Schmerzklinik Kiel
Heikendorfer Weg 9–27
24149 Kiel

Dr. med. Burkhard Gustorff
Klinik für Anästhesie und Allgemeine Intensivmedizin (B)
AKH Wien
Währinger Gürtel 18–20
1090 Wien
Österreich

Dr. med. Ulrich Happe
Reha-Klinik der BfA Berlin
33014 Bad Driburg

Dr. med. Axel Heinze
Neurologisch-verhaltensmedizinische Schmerzklinik Kiel
Heikendorfer Weg 9–27
24149 Kiel

Dr. med. Peter Hoffmann
Postfach 13 06 87
20106 Hamburg

Priv.-Doz. Dr. med. Dipl.-Psych. Peter Kropp
Institut für Medizinische Psychologie
Zentrum für Nervenheilkunde der Universität
Niemannsweg 147
24105 Kiel

Dr. med. Dorothea von der Laage
Klinik für Anästhesiologie
Schmerzambulanz
Klinikum der RWTH Aachen
Pauwelstr. 30
52074 Aachen

Dr. med. Peter Lierz
Abteilung für Anästhesie und Intensivmedizin
Marienkrankenhaus Soest
Widumgasse 5
59494 Soest

Dr. med. Achim Marx
Abteilung für Anästhesiologie und Operative Intensivmedizin
Klinikum Itzehoe
Robert-Koch-Str. 2
25524 Itzehoe

Prof. Dr. med. Helmut W. Minne
Dr. sportwiss. Bettina Begerow
Dr. med. Michael Pfeifer
Dr. med. habil. Wolfgang Pollähne
Institut für Klinische Osteologie
„Gustav Pommer“
Am Hylligen Born 7
31812 Bad Pyrmont

Dr. med. Uwe Niederberger
Institut für Medizinische Psychologie
Zentrum für Nervenheilkunde
der Universität
Niemannsweg 147
24105 Kiel

Dr. med. Achim Refisch
Facharzt für Orthopädie,
Facharzt für Physikalische und
Rehabilitationsmedizin
Zwergstr. 7
47803 Krefeld

Priv.-Doz. Dr. med. Andreas Reymann
Institut für Experimentelle
und Klinische Pharmakologie
und Toxikologie
Universitätskrankenhaus Eppendorf
Martinistr. 52
20246 Hamburg

Prof. Dr. med. Bernd Schockenhoff
Abteilung für Anästhesiologie und
operative Intensivmedizin
Allgemeines Krankenhaus Barmbek
Rübenkamp 148
22291 Hamburg

Dr. med. Stefan Seemann
Abteilung für Anästhesiologie und
operative Intensivmedizin
Allgemeines Krankenhaus Barmbek
Rübenkamp 148
22291 Hamburg

Dr. med. Torsten Wieden
Zentrum für Schmerztherapie und
Palliativmedizin
Johanniter-Krankenhaus
Geesthacht/Lauenburg
Am Runden Berge 3
21502 Geesthacht

Dr. med. Hans-Joachim Willenbrink
Abteilung für Schmerzdiagnostik
und Schmerztherapie
Zentralkrankenhaus links der Weser
Senator-Weßling-Str. 1
28205 Bremen

János Winkler
Zentrum für Traditionelle
Chinesische Medizin
Schmerztherapie und
Regulationsmedizin
Klinik Gut Wienebüttel
21339 Lüneburg

Grundlagen

1 Grundlagen der Schmerztherapie

Achim Marx

1.1 Einleitung

Eigentlich scheint eine Definition für Schmerz überflüssig. Die Bedeutung dieses Begriffes braucht man niemandem zu erklären, schließlich ist die Empfindung für jeden Menschen so elementar wie Hunger, Durst oder das Bedürfnis nach Wärme.

So bedeutet Heilen in allen Kulturen vor allem auch das Lindern von Schmerzen. Seit je gehört für Medizinmänner, Schamanen und Ärzte die Behandlung von Schmerzen zu den zentralen Aufgaben. In dem hier Gesagten deutet sich darüber hinaus schon an, daß Schmerz und seine Therapie außer der rein somatischen und pharmakotechnischen noch weitere Facetten aufweisen.

Selbstverständlich setzt eine wissenschaftliche Auseinandersetzung mit dem Thema eine verbindliche Begriffsdefinition voraus. Die IASP (International Association for the Study of Pain) hat sich 1986 auf folgende Formulierung verständigt:

„Schmerz ist ein unangenehmes Sinnes- oder Gefühlserlebnis, das mit aktuellen oder potentiellen Gewebeschädigungen verknüpft ist oder mit Begriffen solcher Schädigungen beschrieben wird.“

Funktionell wird Schmerz dem „protektiven System“ zugeordnet, einer Gruppe sensorischer und kompensatorischer Regelmechanismen, die dem Schutz und dem Erhalt der Homöostase dienen. Protektive Systeme dienen hochentwickelten und komplexen Lebewesen zum Überleben, indem diese so Rückmeldungen über Funktion und Integrität der einzelnen Strukturen des Gesamtorganismus erhalten. Hierzu zählen unter anderem:

- Atmungsregulation (Kompensation von Hypoxie und Hyperkapnie)
- Kreislaufregulation (Anpassung an unterschiedliche körperliche Belastungszustände)
- Husten- und Lidschlußreflex, die das Eindringen von Fremdkörpern in den Organismus verhindern sollen.

Dem Schmerz kommt aus dieser Perspektive die Aufgabe zu, bestehende oder drohende Gewebeschäden zu registrieren und an übergeordnete, integrierende Zentren des Nervensystems weiterzuleiten. Dabei kann es sich um äußere schädigende Einwirkungen, aber auch um Läsionen von innen handeln:

- exogene Noxe → mechanisches, thermisches, chemisches, inhalatives Trauma
- endogene Noxe → Ischämie, Entzündung, Tumor, Krämpfe, Überdehnung von Hohlorganen.

1.2 Epidemiologie

Die Verfügbarkeit demographischer Daten zur Schmerztherapie ist aus mehre-

A

ren Aspekten bedeutsam. Die Bedarfsermittlung für schmerztherapeutische Einrichtungen fußt ebenso auf diesen Informationen wie Planungen zur Kostendeckung. Weiterhin bilden diese Daten die Grundlage für Studien zu den unterschiedlichen Therapieansätzen.

Leider gab es lange Zeit keine großen Untersuchungen mit hinreichenden und validen Daten zur Situation der Schmerztherapie. Dies lag unter anderem an uneinheitlichen Definitionen, den unterschiedlichen zugrunde gelegten Schmerz-Scores und an der Schwierigkeit, die Diagnosen der vielen beteiligten Fachdisziplinen zusammenzuführen. So schwanken die Angaben zu Inzidenz von Migräne zwischen 2,5 und 19 % der Bevölkerung. Oftmals sind die untersuchten Kollektive nicht repräsentativ, da sie sich häufig aus der Klientel einer einzelnen Institution rekrutierten. In der IASP als wissenschaftlicher Dachorganisation sind die beteiligten Landesverbände deshalb um eine Vereinheitlichung der Terminologie bemüht.

Die erste wirklich repräsentative Untersuchung war der „Nuprin Pain Report“ von 1985, eine Studie an 1245 Nordamerikanern im Alter über 18 Jahre. Führend waren nach Häufigkeit die Diagnosen:

- Kopfschmerz
- Rückenschmerz
- Muskelschmerz
- Gelenkschmerz.

Bei Patienten, die an mehr als 100 Tagen im Jahr unter Schmerzen litten, war die Reihenfolge:

- Gelenkschmerz
- Rückenschmerz
- Kopfschmerz.

In den USA leiden etwa 20% der Bevölkerung an chronischem Rückenschmerz. In der Summe gehen dort pro Jahr ca. 1/2 Milliarde Arbeitstage aufgrund von Schmerzen verloren.

Für die Bundesrepublik gehen die Schätzungen von ca. 5 Mio. chronisch Schmerzkranken aus, von denen etwa 600 000 einer Behandlung in einer ausgewiesenen schmerztherapeutischen Institution bedürfen. Dies entspricht einem Bedarf von 1 000 solcher Einrichtungen, bislang bestehen aber lediglich 220. Ihre Bedeutung liegt vor allem in ihrer interdisziplinären personellen Ausstattung und den Voraussetzungen für invasive therapeutische Maßnahmen. Die übrigen, „einfachen“ Schmerzpatienten lassen sich wahrscheinlich in hausärztlicher Betreuung adäquat versorgen – vorausgesetzt, in der Ärzteschaft gäbe es eine entsprechende Aufmerksamkeit für dieses Thema, und die Schmerztherapie wäre in der medizinischen Ausbildung angemessen berücksichtigt. Hier ist in den letzten Jahren endlich etwas Bewegung entstanden durch die zähe, auch politische Überzeugungsarbeit engagierter Schmerztherapeuten und eine gewandelte Nachfrage von seiten der Bevölkerung.

Bei schwerwiegenden Erkrankungen gerät der Schmerz häufig an den Rand des therapeutischen Horizontes, z. B. beim Schlaganfall (Thalamusschmerz nach Mediainfarkt), schweren Zosterinfektionen (Prophylaxe einer postzosterischen Neuralgie), HIV-Krankheit (Neuropathien). Oft wird erst auf gezieltes Nachfragen deutlich, wie sehr Patienten in einer solchen Situation auch durch Schmerzen beeinträchtigt sind.

Chronisch Schmerzkranke haben zum Teil eine „Laufbahn" von bis zu 20 Jahren hinter sich, während deren sie bis zu 10 verschiedene Ärzte konsultierten. Nicht selten haben sie dabei eine Odyssee durch eine ganze Reihe von Fachrichtungen durchwandert. Ein Hausarzt mit fundiertem schmerztherapeutischem Verständnis kann durch die Koordination der einzelnen fachspezifischen Maßnahmen frühzeitig Chronifizierungstendenzen abwenden. Dazu ist der Aufbau ortsbezogener Netzverbindungen unter kompetenten und entsprechend orientierten Ärzten dringend nötig. Zumindest in den Ballungsräumen entstehen zunehmend mehr Schmerzkonferenzen und Gesprächszirkel – teils an Kliniken, teils durch die unabhängige Initiative niedergelassener Schmerztherapeuten. Die regelmäßig überarbeiteten Mitgliederlisten, z. B. der DGSS, des StK oder der DIVS, sind hierzu wichtige Hilfsmittel. Eine entsprechende Adressenliste findet sich im Anhang des Buches.

1.3 Schmerzverarbeitung

Wie alle Sinneswahrnehmungen ist auch die Schmerzperzeption eine aktive Leistung des Organismus. Funktionell gliedert sie sich im wesentlichen in 3 Schritte:

- Sinnesreiz
- Empfindung
- Wahrnehmung.

Ein *Sinnesreiz* wird von einem spezifischen Rezeptor aufgenommen. Über die nachgeordneten neuronalen Strukturen kommt es zunächst zu einer subkortikal stattfindenden *Empfindung*. Im Kortex findet dann die bewußte *Wahrnehmung* statt, die mit einer kognitiven Einordnung und Bewertung verbunden ist.

Schmerzverarbeitung ist kein eingleisiges Ereignis, sondern findet in Form von teils parallel, teils hintereinander ablaufenden neuronalen Prozessen statt. Sie wird beeinflußt durch die Stimmung des Individuums, die Einstellung der Person zum Schmerz und durch die Bedeutung, die sie kognitiv dem Schmerzreiz beimißt. Hierbei lassen sich 4 Komponenten unterscheiden:

- *sensorisch-diskriminative Komponente:* Wahrnehmung von Reizort, Reizstärke, Reizdauer und Art des Reizes (z. B. Hitze, Stich, Quetschung)
- *kognitive Komponente:* Einordnung und Bewertung vor dem individuellen Horizont von Erfahrung, Gegenwartskontext und Erwartungen
- *affektive Komponente:* leidvolles Erleben des Ereignisses „Schmerz" im individuellen emotionalen Kontext
- *autonome und somatosensorische Komponente:* vegetative und motorische Reflexantwort auf den Schmerzreiz, z. B. Wegziehreflex, Schwitzen, Tachykardie.

Schmerzverarbeitung ist auch keine Einbahnstraße. Im Abschnitt 1.5 „Sinnesphysiologie" wird gezeigt werden, wie die Weiterleitung von Schmerzreizen moduliert, gefiltert und teilweise auch vollständig unterdrückt wird.

Darüber hinaus birgt das Schmerzerleben spirituelle und soziale Aspekte. Das Erleiden von Schmerz wird häufig in einem religiösen Kontext bewertet. Chronisch Schmerzkranke erleben oft menschliche Isolation, Depression, ein

Faser-typen	Funktion	Durch-messer (μm)	myeli-nisiert	Leitungs-geschwindig-keit (m/sec)
Aα	Motorik, Reflexe, Propriozeption	12–20	ja	70–120
Aβ	Motorik, Berührung, Druck	5–12	ja	30–70
Aγ	Muskeltonus, Propriozeption	5–12	ja	30–70
Aδ	Schmerz, Temperatur	1–4	ja	12–30
B	präganglionäre Sympathikusfasern	1–3	ja	15
C	Schmerz, Temperatur, postganglionäre Sympathikusfasern	0,5–1	nein	1,2

Tab. 1.1 Nervenfaser-Typen.

herabgesetztes Selbstwertgefühl und nicht selten den Verlust des Arbeitsplatzes.

1.4 Anatomie

Das nozizeptive System wird bereits früh angelegt; wenn auch die Erkenntnisse lückenhaft sind, so läßt sich doch schon in der 12. Schwangerschaftswoche Substanz P im Rückenmark des Feten nachweisen, und ab der 22. Schwangerschaftswoche ist ein Schmerzempfinden erkennbar. Eine abgeschlossene Myelinisierung ist für eine funktionierende Schmerzleitung nicht erforderlich.

In die Schmerzverarbeitung ist eine lange Kette neuraler Strukturen von der peripheren Afferenz bis zum Kortex eingebunden, deren funktionelle Zuordnung in vielerlei Hinsicht noch nicht geklärt ist.

Die periphere *Afferenz* für Schmerzreize ist das sogenannte nozizeptive Neuron, dessen Zellkörper im Hinterhorn des Rückenmarkes beziehungsweise in den Trigeminuskernen lokalisiert ist. Seine peripheren Ausläufer sind die eigentlichen Schmerzrezeptoren, üblicherweise als *Nozizeptoren* bezeichnet. Es sind freie Nervenendigungen, die sich in großer Zahl in der Haut, aber auch in praktisch allen anderen Organen finden. Das Gehirn selbst ist hiervon ausgenommen. Typischerweise liegen Nozizeptoren in der Adventitia kleiner Blut- und Lymphgefäße, sie finden sich aber auch im interstitiellen Gewebe. Sie entstammen dünnen, langsam leitenden afferenten Nervenfasern der Gruppen Aδ und C (→ Tab. 1.1).

Im Hinterhorn des Rückenmarks erfolgt die synaptische Umschaltung auf sekundäre Neurone, deren zentrale Ausläufer zum kontralateralen Vorderseitenstrang kreuzen und dort im Tractus spinothalamicus nach zentral aufsteigen. Nozizeption, Thermorezeption und möglicherweise auch die Viszero-

A

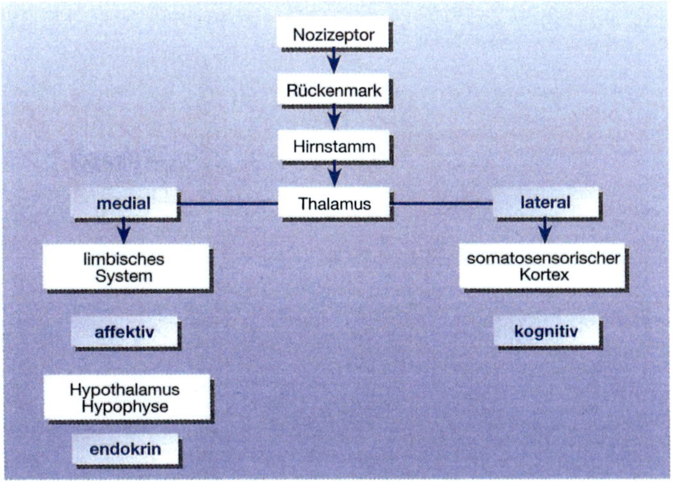

Abb. 1.1 Nozizeptive Fortleitung und Projektion.

zeption werden über dieses Bahnsystem fortgeleitet, während Proprio- und Mechanosensibilität den Weg über das ipsilaterale Hinterstrang-/Lemniskussystem nehmen.

Darüber ordnen sich das ARAS (aufsteigendes retikuläres aktivierendes System) mit der Formatio reticularis, medialer und lateraler Thalamus sowie der somatosensorische Kortex an. Auch das limbische System ist an der Schmerzverarbeitung beteiligt (→ Abb. 1.1 und 1.2).

1.5 Sinnesphysiologie

Noxen sind schädigende oder verletzende Einwirkungen auf den Organismus. Dabei ist es unerheblich, ob sie von außen einwirken oder endogene Ursachen haben.

Ausgehend von dem Begriff der „Noxe" werden die Strukturen, die an der Verarbeitung von Schmerz beteiligt sind, als „nozizeptives System" zusammengefaßt.

Nach der sensorischen Spezifitätstheorie vermittelt jedes Sinnesorgan nur seine eigene Sinnesmodalität auf adäquate, aber auch auf inadäquate Reize. Das bedeutet z. B., daß Thermorezeptoren nicht die Sinnesqualität Vibration aufnehmen und abbilden können.

Nozizeptoren stellen die peripheren Rezeptoren nozizeptiver Neurone dar. Ihre zugehörige Sinnesqualität sind gewebeschädigende Reize. Ihre Erregungsschwelle liegt dementsprechend hoch. Sie bilden sich, wahrscheinlich unter dem Einfluß von NGF (nerve growth factor), bereits vor der Geburt aus. Im Experiment entwickeln sie sich bei fehlendem NGF zu normalen Mechanozeptoren. Nach verbreiteter Auffassung ist die Mehrzahl polymodal für mechanische, thermische und chemische Noxen ausgelegt.

Es gibt aber auch Ansätze, die Nozizeptoren in 3 Untergruppen einteilen:

- CMH: C-Faser-Mechano-Hitze-Rezeptoren (sie sollen die zahlenstärkste Gruppe sein)

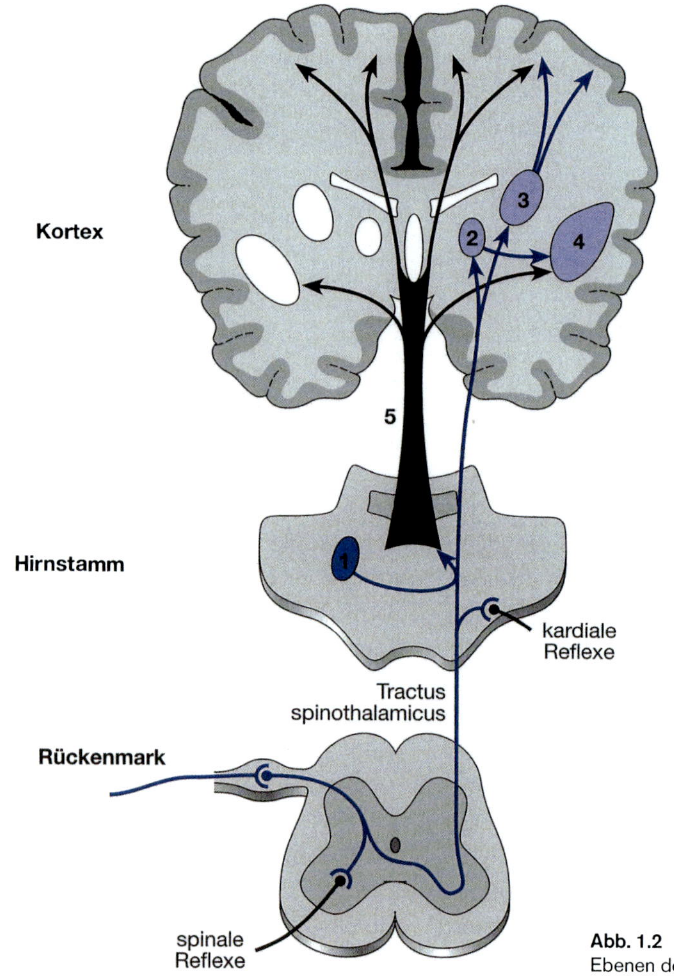

Abb. 1.2
Ebenen der Schmerzverarbeitung.

- AMH: A-Faser-Mechano-Hitze-Rezeptoren
- MIA: mechanisch insensible Afferenzen (chemospezifische Rezeptoren, z. B. im Kniegelenk; sie verteilen sich auf beide Faserarten).

Im Gegensatz zu den meisten anderen Sensoren handelt es sich um freie Nervenendigungen ohne spezielle korpuskuläre Strukturen, wie etwa beim Vater-Pacini-Körperchen, einem vibrationsempfindlichen Sensor, das von einer zwiebelähnlichen Hülle umgeben ist.

In der menschlichen Haut übersteigt die Dichte der Nozizeptoren die jeder anderen Sensorengruppe um ein Mehrfaches. Es werden auch sog. „schlafende" Nozizeptoren postuliert, die erst nach Sensibilisierung durch Entzündungsmediatoren sensibilisiert werden.

Vieles spricht dafür, daß Nozizeptoren auch eine efferente Funktion besitzen. Die retrograde Stimulation nozi-

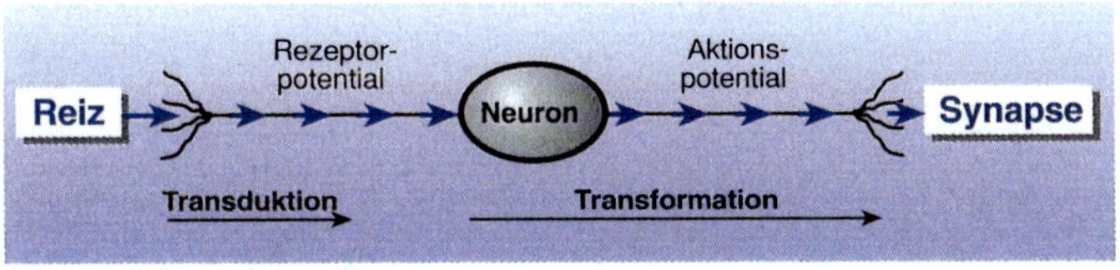

Abb. 1.3
Primäre Reizverarbeitung.

zeptiver Neurone im Hinterhorn führt zur Freisetzung von Entzündungsmediatoren aus deren peripheren Endigungen. Möglicherweise nehmen sie darüber Einfluß auf den lokalen Blutfluß, die Gefäßpermeabilität und wirken chemotaktisch auf Immunzellen.

Ein Sinnesreiz, der auf eine sensorische Nervenendigung trifft, löst dort ein Rezeptorpotential aus. Dieser Vorgang wird als *Transduktion* bezeichnet. Es kommt hierbei zur Öffnung nichtselektiver Kationenkanäle, die einen Ionenstrom durch die Rezeptormembran freigeben, woraus dann die Potentialänderung resultiert. Das Öffnen kann durch die Bindung von chemischen Liganden an Membranmoleküle verursacht werden oder aber auch, wie im Falle von Mechanorezeptoren durch eine Verformung der Membran. In der Amplitude des Rezeptorpotentials (oft auch als Generatorpotential bezeichnet) spiegelt sich die Reizintensität wider – wohlgemerkt innerhalb des Arbeitsbereiches des Rezeptors. Das bedeutet einerseits, daß ab einer gewissen Reizstärke keine weitere Amplitudensteigerung mehr stattfindet, andererseits gibt es aber auch für die einzelnen Rezeptorgruppen unterschiedliche Reizschwellen, die erst einmal überschritten werden müssen, bevor ein Rezeptorpotential ausgelöst wird. Auf dem Weg entlang dem Axon nach zentral wird durch das Rezeptorpotential ein Aktionspotential ausgelöst. Der genaue Ort dieses als *Transformation* bezeichneten Vorganges, ist für Nozizeptoren und Thermosensoren nicht bekannt (→ Abb. 1.3).

Da die Amplitude eines neuralen Aktionspotentials nach dem Alles-oder-Nichts-Gesetzes stets gleich bleibt, wird die Reizintensität nunmehr über die Entladungsfrequenz und nicht mehr über die Amplitudenhöhe kodiert.

Wie alle sensorischen Bahnen kann man auch die Schmerzverarbeitung einerseits als Kette hintereinandergeschalteter Neurone, andererseits aber auch als Netzwerk von Neuronen betrachten.

Für die *Weiterleitung eines Schmerzreizes* stellt man sich die Kette folgendermaßen vor:

Das nozizeptive Neuron, an dem das erwähnte Aktionspotential stattfindet,

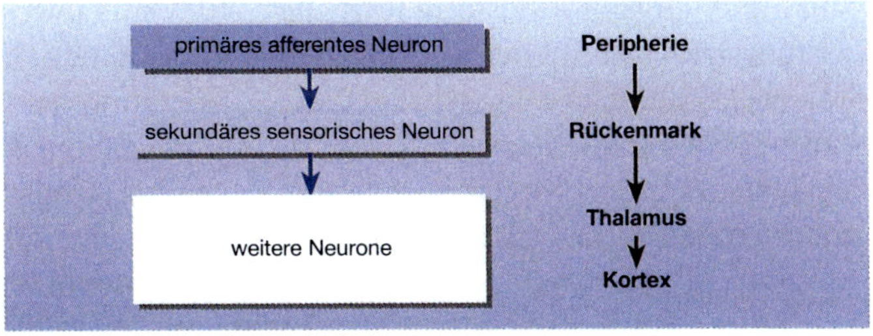

Abb. 1.4
Sensorische Bahnen
als Kette von Neuronen.

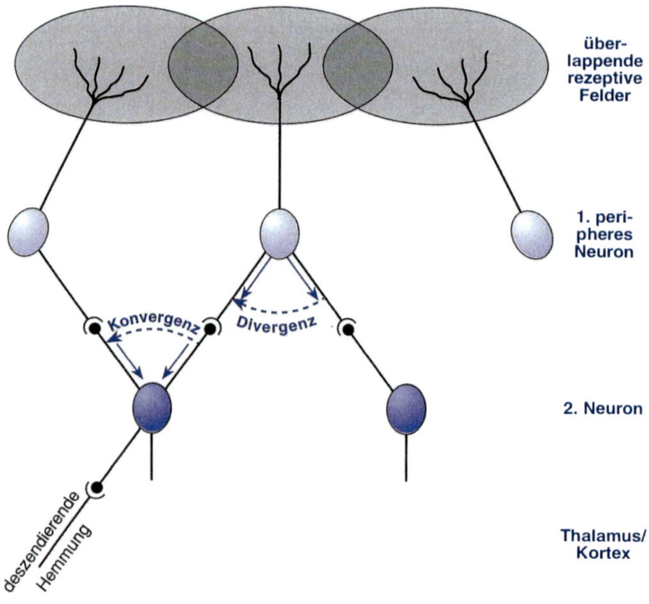

Abb. 1.5
Sensorische Bahnen als Netzwerk von Neuronen.

ist das primäre afferente Neuron der Schmerzverarbeitung. Im Hinterhorn des Rückenmarkes findet die synaptische Umschaltung auf das sekundäre Neuron statt. Dieses kreuzt mit seinen Ausläufern in den kontralateralen Vorderseitenstrang, den Tractus spinothalamicus. Über nachgeschaltete Neurone wird der Schmerzimpuls nach zentral zu übergeordneten Zentren wie Thalamus und Kortex weitergeleitet (→ Abb. 1.4). Daneben findet eine ipsilaterale Fortleitung über segmentale sogenannte propriospinale Bahnen statt. Die Kenntnis über diese Bahnen ist jedoch noch sehr beschränkt.

In dieser Organisationsform wäre die Leistungsfähigkeit unseres sensorischen Systems jedoch stark eingeschränkt. Sie wird erheblich dadurch erweitert, daß die beteiligten Neurone über eine Netzwerkstruktur miteinander verflochten sind.

Jedes primäre sensorische Neuron verfügt über ein rezeptives Feld, dessen Größe von der Ausbreitung seiner peripheren Endigungen abhängt. Die primären rezeptiven Felder benachbarter Neurone überlappen sich – ein Umstand, der als *Redundanz* bezeichnet wird. Ein primäres afferentes Neuron bildet seinerseits im Hinterhorn des Rückenmarkes Synapsen mit mehreren sekundären Neuronen. Man nennt dies *Divergenz*. Daneben laufen auf jedes nachgeschaltete Neuron mehrere Afferenzen zu, was in der Physiologie als Konvergenz bezeichnet wird. Redundanz, Divergenz und Konvergenz bilden die Grundlage für die Zuverlässigkeit unserer Sinne. Sie erhöhen darüber hinaus die Wahrnehmungsqualität, den Kontrast, und ermöglichen Filterleistungen. Letztere werden dadurch realisiert, daß auch die nachgeschalteten Neurone untereinander vernetzt sind und so querverlaufen-

Tab. 1.2 Neurotransmitter mit Bedeutung für die Nozizeption.

	exzitatorisch	**inhibitorisch**
Aminosäuren	Glutamat	GABA (γ-Aminobuttersäure) Glycin
Neuropeptide	Substanz P Calcitonin Gene-related Peptide (CGRP)	Enkephaline Dynorphin Somatostatin
Monoamine	Dopamin Noradrenalin	Dopamin Noradrenalin Serotonin

de, sogenannte laterale Hemmvorgänge entstehen. Zusätzlich zu den eigentlichen sensorischen Neuronen sind in dieses System noch unspezifische multimodale Nervenzellgruppen eingebunden, welche die Vigilanz und die Aufmerksamkeitsverteilung für die verschiedenen Sinneneindrücke steuern. Vermittelt werden diese Funktionen durch eine deszendierende Hemmung.

Im Falle der Schmerzverarbeitung finden bereits auf segmentaler Rückenmarksebene Verschaltungen statt, die motorische und sympathische Reflexe auslösen. Hierzu gehören der ungezielte Wegziehreflex wie auch sudo- und vasomotorische Reflexe im Bereich des zugehörigen Dermatoms. Im Hirnstamm werden die fortgeleiteten nozizeptiven Impulse mit der Regulation von Atmung und Kreislauf integriert, was sich in gesteigerter Atemfrequenz, Blutdruck- und Herzfrequenzanstieg niederschlägt. Im ARAS, dem aufsteigenden retikulären aktivierenden System, zu dem auch die Formatio reticularis gehört, führen die eingehenden Schmerzsignale zu erhöhter Wachheit. Übergeordnete Verteilungsstation auf dem Weg zur bewußten Schmerzwahrnehmung im Kortex ist der Thalamus. Nozizeptive Neurone im ventrolateralen Thalamus verfügen über vorwiegend sensorisch-diskriminative Eigenschaften und leiten die Signale weiter in den somatosensorischen Kortex. Neurone aus den medialen Thalamuskernen projizieren in das limbische System und Kortexareale, die für die affektive Schmerzverarbeitung und die generelle Aufmerksamkeit zuständig sind. Verzweigungen zum Hypothalamus und zur Hypophyse integrieren schließlich endokrine Prozesse mit der Nozizeption (→ Abb. 1.5).

Die aufsteigenden exzitatorischen Bahnen sind mit absteigenden hemmenden Bahnen rückgekoppelt. Unter physiologischen Bedingungen überwiegen hierbei die inhibitorischen Mechanismen. Die körpereigene Schmerzkontrolle dient phylogenetisch wahrscheinlich der Ausblendung von Schmerzsignalen in vital bedrohlichen Situationen. Die verminderte Schmerzempfindlichkeit in Streßsituationen kennen wir alle aus eigenem Erleben. Deszendierende inhibitorische Bahnen haben ihren Ursprung zum Teil im Kortext, vor allem aber im Hirnstamm. Hier sind es das periaquäduktale Grau, der Nucleus raphe magnus und der Locus subcoeruleus, die über den Tractus spinoreticularis erregt werden und hemmende Impulse rückkoppeln.

Zusammenfassend läßt sich sagen, daß in der Schmerzverarbeitung immer exzitatorische und inhibitorische Mechanismen in einer komplexen Wechselwirkung zueinander stehen. In einem gesunden nozizeptiven System besteht ein relativ stabiles Gleichgewicht.

An diesen Prozessen sind zahlreiche Mediatoren und Rezeptoren beteiligt, die sich nicht immer eindeutig den hemmenden oder erregenden Systemen zuordnen lassen und zum Teil auch noch nicht identifiziert sind. Einzelne Transmitter sind an beiden Systemen beteiligt (→ Tab. 1.2).

Die Aminosäure Glutamat gilt als wichtigster exzitatorischer Transmitter. Neurone auf allen Ebenen der aufsteigenden schmerzleitenden Bahnen können Glutamat freisetzen. Es bindet an verschiedene postsynaptische Rezeptoren, die nach ihren spezifischen (nicht physiologisch vorkommenden) Agonisten und Antagonisten eingeteilt werden in:

- ionotrope Rezeptoren:
  - NMDA-Rezeptoren, die zum einen membranständige Natrium/Kalium-Kanäle, zum anderen Kanäle für den Kalziumeinstrom kontrollieren
  - Non-NMDA-Rezeptoren, die ausschließlich Natrium/Kalium-Kanäle regulieren
- metabotrope Rezeptoren:
  diese sind ebenfalls membranständig, wirken im wesentlichen über Second-messenger-Substanzen, wie cAMP (Steuerung von Enzymaktivitäten und DNA-Ablesevorgängen).

Diese Rezeptoren fördern im Falle einer Gewebeläsion die gesteigerte Erregbarkeit nozizeptiver Neurone. Dieser Vorgang ist auch als „wind-up" bekannt. Er bewirkt, daß erneuten Schädigungen an bereits verletzten Körperstellen eine höhere Priorität zugewiesen wird.

Korrespondierend gibt es Aminosäuren, die für Hemmsysteme bedeutsam sind. Hierzu gehören die γ-Aminobuttersäure (GABA) und Glyzin, die von spinalen Neuronen freigesetzt werden. Vom Hirnstamm ausgehend wirken die biogenen Amine Serotonin

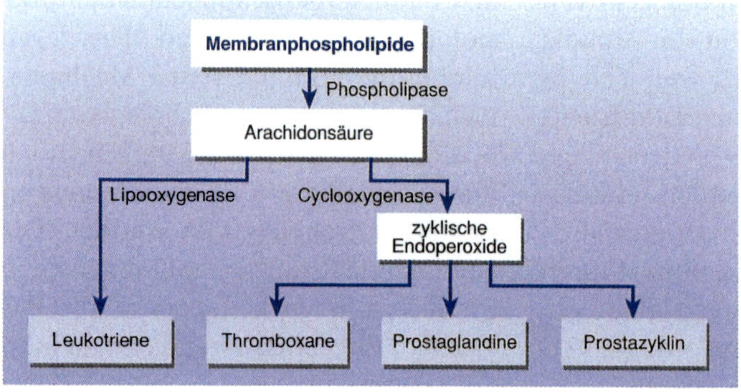

Abb. 1.6
Synthese der Eikosanoide.

Tab. 1.3 Opiatrezeptoren.

Rezeptor	Subtypen	Wirkung	Wirkort	Agonisten
μ	μ1, μ2	Analgesie, Atem-depression, Euphorie, Miosis, Bradykardie	supraspinal	β-Endorphin, Morphin, Fentanyl, Alfentanil, Sufentanil, partiell: Buprenorphin
δ	δ1, δ2	Analgesie, Atemdepression, Modulation des μ-Rezeptors	supraspinal	Leu-Enkephalin
κ	κ1–4	Analgesie, Sedierung, Miosis, Atemdepression (?)	spinal	Morphin, Fentanyl, Alfentanil, Sufentanil, Pentazocin, Ketamin

Anmerkung: Der σ-Rezeptor wird mittlerweile nicht mehr zu den Opiatrezeptoren gerechnet.

einerseits sowie Noradrenalin und Dopamin andererseits auf hemmende Rükkenmarksbahnen. Diese Bahnen werden entsprechend als serotoninerge bzw. katecholaminerge Systeme bezeichnet. Hier liegt die Ursache für die vielen Wechselwirkungen zwischen Sympathikus und Nozizeption.

Die verschiedenen Lokalisationen von Morphinrezeptoren, an denen auch die körpereigenen Endorphine ansetzen, sind weiterhin Gegenstand intensiver Forschung. Sie sind nicht auf das Nervensystem beschränkt; es gibt sie z. B. auch in der Synovia von Kniegelenken. An sich wirken Endorphine, indem sie zentral absteigende Hemmsysteme aktivieren (→ Tab. 1.3).

Nozizeptoren setzen peripher bei Gewebeläsionen Neuropeptide frei, die vorwiegend immunmodulatorisch wirken. Häufig sind sie mit den klassischen Transmittern kolokalisiert. Substanz P und CGRP sind chemotaktisch für Lymphozyten und stimulieren Mastzellen zur Degranulation und Histasminausschüttung.

Bei chronischer Reizung werden in nozizeptiven Neuronen sogenannte Immediate early genes aktiviert (c-Fos, c-Jun u. a.), die Transkriptionsfaktoren codieren, somit also in die Genablesung eingreifen – ein weiterer Mechanismus des Wind-up.

Bei einer Gewebeläsion oder einer Entzündung werden außerdem eine Vielzahl von Mediatoren mit algetischer Wirkung auf Nozizeptoren freigesetzt. Die wichtigsten sind die Prostaglandine, das Bradykinin sowie Protonen. H^+-Ionen stimulieren selektiv Nozizeptoren; längerdauernde pH-Erniedrigung

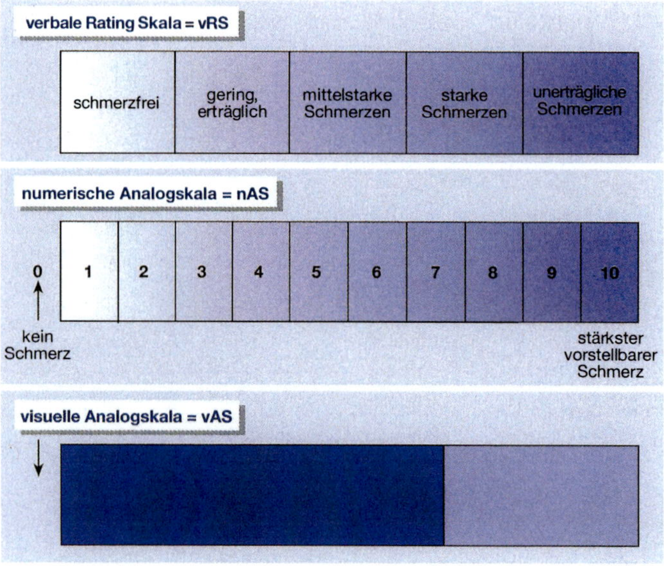

Abb. 1.7
Visuelle Analogskala.

führt zu Schmerz und Hyperalgesie gegenüber mechanischen Reizen. Bradykinin löst lokal appliziert Schmerzen aus und stimuliert über den membranständigen Second messenger Phospholipase C die Aδ- und C-Fasern.

Prostaglandine sind neben den Leukotrienen und den Thromboxanen Metaboliten der Arachidonsäure und werden mit diesen als Eicosanoide zusammengefaßt (→ Abb. 1.6). Das Schlüsselenzym in der Synthese der Prostaglandine ist die Cyclooxygenase, von der 2 Subtypen, die COX_1 und die COX_2 existieren. Schmerzauslösend wirkt vor allem eine erhöhte Aktivität der COX_2, während der COX_1 unter anderem protektive Wirkung auf die Magenschleimhaut zugeschrieben wird (hier liegt die Ursache für die schleimhautschädigenden Nebenwirkungen nichtsteroidaler Antiphlogistika). Deshalb sind die Forschungsbemühungen der pharmazeutischen Industrie auf die Synthese selektiver COX_2-Antagonisten konzentriert. In geringerem Ausmaß wirken auch die Leukotriene und Thromboxane algetisch.

1.6 Schmerzmessung

Hier ist zu unterscheiden zwischen der experimentellen Algesimetrie und der klinischen Schmerzmessung.

Im Tierexperiment werden hier vor allem motorische und sympathische Reflexantworten auf definierte Schmerzreize untersucht. In der Regel handelt es sich dabei um thermische Läsionen, die dem narkotisierten Tier beigefügt werden.

Die Schmerzverarbeitung von Versuchspersonen wird häufig durch Stichreize mittels Frey-Stacheln oder durch isolierte thermische Reize untersucht. Das Augenmerk richtet sich hierbei vor allem auf die Schmerzschwelle, die

Toleranz und die wahrgenommene Reizstärke.

Um die Empfindung der Versuchsperson zu objektivieren, benutzt man vor allem visuelle und numerische Analogskalen (VAS bzw. NA), die auch in der täglichen therapeutischen Praxis Anwendung finden (→ Abb. 1.7).

Sogenannte verbale Rating-Skalen (VRS) verlieren zunehmend an Bedeutung. Allen ist gemeinsam, daß sie zwar objektive Werte ergeben, daß dahinter jedoch immer die subjektive Einschätzung des einzelnen Individuums steht. Deshalb sind die Meßergebnisse auch nicht übertragbar, sondern nur für diese eine Person vergleichbar, z. B. auf einer Zeitachse.

Auf einer verbalen Rating-Skala muß sich der Patient für ein Wortattribut zur Stärke seines Schmerzes entscheiden. Die Vorbehalte gegen diese Methode gründen sich darauf, daß die Assoziation zu den vorgegebenen Antworten individuell sehr unterschiedlich sind. Auf der visuellen Analogskala ordnet der Patient mittels einer Schieblade seine subjektiv wahrgenommene Schmerzintensität auf einer Bandbreite zwischen völliger Schmerzfreiheit einerseits und dem stärksten vorstellbaren Schmerz andererseits ein. Bei einer numerischen Analogskala wird hierfür eine Zahlenreihe von 0–10 beziehungsweise von 0–100 angeboten.

Objektive Methoden der Schmerzmessung orientieren sich an somatisch evozierten Potentialen, neurographischen Techniken und Reflexmessungen.

Im schmerztherapeutischen Kontext ist die Perspektive natürlich eine ganz andere. Die Diagnostik in der schmerztherapeutischen Praxis erfordert besonders beim Erstkontakt einen erheblichen zeitlichen Aufwand. Im Grunde folgt sie den gleichen Prinzipien wie jede gründliche ärztliche Untersuchung.

Aus praktischen Gründen wird dem eigentlichen Gespräch häufig ein Patientenfragebogen vorgeschaltet, der mitunter den Patienten schon im Vorfeld zugesandt wird. Hierzu gibt es zahlreiche standardisierte Vordrucke wie den McGill Pain Questionnaire oder im deutschsprachigen Raum z. B. den Frankfurter oder den Göttinger Schmerzfragebogen.

Ausgangspunkt ist eine ausführliche Anamnese, die neben den Fragen zum Beginn und Verlauf der Schmerzerkrankung, der Intensität, der Schmerzqualität, dem zeitlichen Verlauf und der subjektiven Stimmungslage abstellen muß auf die bereits abgelaufene Diagnostik sowie die apparative und vor allem medikamentöse Vorbehandlung. Viele Patienten haben eine lange Vorgeschichte und bereits eine Reihe von Ärzten konsultiert; ein Umstand, der mitunter die Arzt-Patient-Beziehung durch eine Ambivalenz von erlebten Enttäuschungen und neuen Heilserwartungen belastet.

An die Anamnese schließt sich eine gründliche körperliche Untersuchung nicht nur der unmittelbar mit dem Schmerz assoziierten Körperregionen an. Hierbei sollte vor allem auf internistische, neurologische und orthopädische Auffälligkeiten geachtet werden. Oft ergibt sich die Notwendigkeit, andere Fachdisziplinen in Diagnostik und eventuell auch Therapie mit einzubeziehen. Erst hieran schließen sich ggf. apparative Untersuchungen an. Beispielhaft seien hier genannt: bildgeben-

A

de Verfahren wie CT, NMR und Szintigraphie, Sonographie, EMG und Neurographie, somatisch und motorisch evozierte Potentiale und auch diagnostische Blockaden.

Oft ist es im Behandlungsverlauf nützlich, dem Patienten ein Schmerztagebuch an die Hand zu geben, etwa um tageszeitliche Schwankungen der Symptomatik darzustellen oder Veränderungen durch die Therapie sichtbar zu machen. Einige Pharmaunternehmen haben Patiententagebücher entwickelt und stellen sie zur Verfügung.

1.7 Schmerzarten

Es gibt bislang keine verbindliche Einteilung für Schmerzen, sondern lediglich eine Reihe von Einteilungsversuchen. Dazu gehören Ansätze, Schmerzen nach ihrer Lokalisation in periphere, zentrale und sympathische zu gliedern oder eine Unterscheidung nach somatischem und viszeralem Ursprung vorzunehmen. Beispielhaft sei hier eine Einteilung nach dem pathophysiologischen Muster, das dem Schmerz zugrunde liegt, dargestellt.

Nozizeptiver Schmerz

Der nozizeptive Schmerz ist die physiologische Antwort auf einen den Organismus schädigenden Reiz, ausgelöst durch eine Gewebeläsion, z. B. eine Verletzung durch äußere Einwirkung (z. B. Messerschnitt, Prellung, Verbrennung), aber auch durch eine „innere“ Schädigung wie beispielsweise einen Tumor, ein Ulkus oder eine Ischämie. Er übt somit eine Warnfunktion aus und führt uns häufig zu unwillkürlichen Reaktionen, die darauf abzielen, der Noxe auszuweichen oder die Schädigung zu beenden (z. B. Wegziehen der Hand vom heißen Wasserhahn). Der nozizeptive Schmerz ist sozusagen der „unverdorbene“ Nativschmerz. Er stellt außerdem den Prototyp des akuten Schmerzes dar. Dieser Schmerztyp spricht gut auf Analgetika an und ist in der Regel opiatsensibel. Das WHO-Stufenschema zur Tumorschmerzbehandlung ist nahezu ausnahmslos wirksam.

Neuropathischer Schmerz

Der neuropathische Schmerz wird verursacht durch Veränderungen am Schmerzleitungssystem selbst; viele der weiter unten dargestellten Chronifizierungsmechanismen lassen sich an neuropathischen Schmerzsyndromen nachvollziehen. Er läßt sich einem konkreten Nervenversorgungsgebiet zuordnen. Hemmsysteme sind funktionell oder anatomisch gestört – oft auch nur auf molekularer Ebene –, schmerzverstärkende Abläufe nehmen zu. Entsprechend ist der neuropathische Schmerz geprägt von überschießenden oder inadäquaten Reaktionen auf neurale Reize, aber auch von Spontanentladungen. Typisch sind z. B. plötzlich einschießende, elektrisierende Schmerzen ohne erkennbaren Auslöser oder Schmerzsensationen auf normale Berührung (Allodynie). Auch die Trigeminusneuralgie gehört hierher. Neuropathische Schmerzen sind häufig extrem schwierig zu behandeln und sind üblicherweise nicht opiatsensibel.

Deafferenzierungsschmerz

Der Deafferenzierungsschmerz findet sich nach einer traumatischen Nervendurchtrennung (Stumpfschmerz, Phantomschmerz). Häufig bilden sich an den Nervenstümpfen Neurome, die sehr empfindlich auf Berührung, Wärme oder Wetterveränderungen reagieren. Typisches Beispiel ist der Kriegsveteran, der in seinem Beinstumpf die kommende Schlechtwetterfront spürt. Auch kleine Bagatellverletzungen, z. B. die Durchtrennung kleiner Hautnerven bei einer Lymphknotenentnahme, können sich zu einem zermürbenden Schmerzsyndrom entwickeln. Ursächlich wird der Verlust der protopathischen Sensibilität des betroffenen Nervenversorgungsgebietes angesehen, das heißt, der physiologische Reizeinstrom aus diesem Nerven – die Rückmeldung für die Körpereigenwahrnehmung – geht verloren. Dadurch ist das komplexe Gleichgewicht in der zentralen Weiterverarbeitung nozizeptiver und physiologischer Reize beschädigt. Mitunter wird der Deafferenzierungsschmerz auch den neuropathischen Schmerzsyndromen zugeordnet.

Reflektorischer Schmerz

Ein reflektorischer Schmerz ist typischerweise ein Muskelschmerz bei Verspannungen und selbstunterhaltend. Er wird oft ausgelöst durch seelische Anspannungszustände, aber auch bei chronischer Fehlhaltung oder beruflicher Dauerbelastung (Schreibtischtätigkeit bei Autoren von Schmerztherapiebüchern, Fliesenleger) bilden sich schmerzhafte Myogelosen, die eben reflektorisch genau die Muskeldauerkontraktion auslösen, durch die sie verursacht wurden. Hierunter fallen z. B. Rückenschmerzen ohne faßbare anatomische Wirbelsäulenveränderungen. Die therapeutischen Schwierigkeiten liegen entsprechend nicht in der augenblicklichen Schmerzaufhebung – diese läßt sich in der Regel z. B. durch lokalanästhetische Infiltration recht gut machen –, sondern in der Unmöglichkeit, die eigentlich ursächlichen sozialen und beruflichen Rahmenbedingungen der Betroffenen nachhaltig zu ändern.

Psychosomatischer Schmerz

Der psychosomatische Schmerz ist ein körperlicher Schmerz als Ausdruck für psychisches Leiden (Herzneurose, Streßulkus). Er ist in der schmerztherа-

Tab. 1.4
Merkmale akuten und chronischen Schmerzes.

	akuter Schmerz	chronischer Schmerz
Dauer	vorübergehend	persistierend
Schmerzgewinn	**positiv:** lenkt Aufmerksamkeit auf Verletzung oder Krankheit	**negativ:** sinnlos **positiv:** sekundärer Schmerzgewinn
vegetative Störungen	**fight or flight** Tachykardie, Tachypnoe, Umverteilung des Blutes von viszeral zur Muskulatur, Schwitzen	Schlafstörungen, Anorexie, Libidoverlust, Obstipation, „somatic preoccupation“, Wesensveränderungen

A

peutischen Praxis eher selten, obwohl die landläufige Vorstellung vom typischen „Schmerzkranken" genau hier ansetzt. Auch unter Ärzten ist dieses Vorurteil, das einen nicht unerheblichen Anteil an der sozialen Isolation Schmerzkranker trägt, weit verbreitet.

Sympathisch unterhaltener Schmerz

Der sympathisch unterhaltene Schmerz wird oft in der Nähe zum neuropathischen Schmerz gesehen; ein Beispiel ist die sympathische Reflexdystrophie (früher: M. Sudeck). Normalerweise löst Schmerz zwar eine erhöhte sympathische Aktivität aus, umgekehrt trifft dies jedoch nicht zu. Unter physiologischen Bedingungen ist das sympathische Nervensystem in die Schmerzkontrolle einbezogen – so ist Noradrenalin ein wichtiger Botenstoff absteigender Schmerzhemmstrukturen. Dies ist ja auch in lebensbedrohlichen Situationen durchaus sinnvoll. Der Sympathikus verfügt über eigene efferente und afferente neurale Strukturen, die Sudomotorik und Durchblutung regeln. Meist ausgelöst durch Gewebetraumen (z.B. Radiusfraktur), wird dieses komplexe System beschädigt, und es kommt zu trophischen Störungen und Perfusionsstörungen. Darüber hinaus führt jetzt eine erhöhte sympathische Aktivität zu Schmerzen in der betroffenen Region. Therapeutisch lassen sich im Frühstadium sympathische Nervenblockaden einsetzen. Chronifizierte Zustände sind extrem therapieresistent.

1.8 Chronifizierung

Andauernde Schmerzzustände führen zu langfristigen physiologischen und biochemischen Veränderungen im Zentralnervensystem.

Der akute, durch eine Gewebeläsion verursachte Schmerz beschäftigt den Schmerztherapeuten eigentlich kaum. Der akute Schmerz hat seinen physiologischen Sinn in der Schutzwirkung sowie seinem Warncharakter und wird vom betroffenen Individuum auch entsprechend eingeordnet und verarbeitet. Wenn jedoch der Schmerz sich abkoppelt von seinem auslösenden Ereignis und sich verselbständigt, dann spricht man vom chronischen Schmerz, der eigentlichen Schmerzkrankheit. Allgemein anerkannt ist es, von chronischem Schmerz zu sprechen, wenn die Symptomatik über mehr als 6 Monate andauert (→ Tab. 1.4).

Welche Mechanismen sind nun für die Chronifizierung von Schmerz entscheidend? Ein wesentlicher Faktor ist sicherlich ein andauernder, repetitiver Einstrom von Schmerzreizen. Des weiteren sind Veränderungen in bezug auf die distinkte Trennung sensorischer und vegetativer neuronaler Bahnen von zentraler Bedeutung. Gegenwärtig werden folgende Vorgänge als ursächlich angesehen:

- Sensibilisierung peripherer nozizeptiver Neurone durch repetitive noxische Reize führt zu:
  - Erniedrigung der Erregbarkeitsschwelle
  - höherer Impulsrate auf diese Reize
  - Entwicklung von Spontanaktivität
- Sensibilisierung von nozizeptiven Hinterhornneuronen (sek. Neuron)

- Verlust der postganglionären neuronalen Trennung der sensorischen, nozizeptiven und sympathischen Kanäle auf spinaler Ebene
- „wind-up" an Hinterhornneuronen über Glutamatrezeptoren
- Steigerung der Depolarisation an Hinterhornneuronen durch Substanz P und CGRP
- Untergang inhibitorischer Hinterhornneurone durch Kalziumüberladung infolge repetitiver Reizung
- Schmerzen nach zentralen Läsionen (Thalamusschmerz).

Aus diesen Mechanismen resultieren unterschiedliche Veränderungen der Schmerzwahrnehmung:

- Schmerzempfinden ohne noxischen Reiz (Allodynie, Phantomschmerz, Deafferenzierungsschmerz)
- der gleiche noxische Reiz löst jetzt einen stärkeren Schmerz aus als zu Beginn (Arthrose, Rheuma)
- erhöhter Sympathikotonus führt zu Schmerzen (sympathische Reflexdystrophie).

Eine klare Zuordnung der beschriebenen neuroplastischen Veränderungen zu einzelnen Krankheitsbildern ist beim gegenwärtigen Kenntnisstand nicht möglich.

1.9 Begriffe und Definitionen

Manche der aufgeführten Begriffe erscheinen möglicherweise selbstverständlich, dennoch zeigt sich immer wieder, daß gerade in der Schmerznomenklatur viele Verständnishürden „lauern".

ARAS: aufsteigendes retikuläres aktivierendes System = Oberbegriff für subkortikale Strukturen vor allem im Hirnstamm, die das Aktivitätsniveau des Zentralnervensystems regulieren und für die Wachheit und Aufmerksamkeit zuständig sind. Bekanntester Vertreter ist die Formatio reticularis.

Allodynie: (allos, griech. = fremd; dynamis, griech. = Kraft) Schmerzen durch normalerweise nicht schmerzhafte Reize z. B. Berührung

Analgesie: (algos, griech. = Schmerz) keine Schmerzempfindung auf normalerweise schmerzhafte Reize

Anaesthesia dolorosa: nach Nervenläsion auftretende Schmerzempfindung in einem eigentlich nun empfindungslosen Areal

COX: Cyclooxygenase; Schlüsselenzym für die Synthese der Prostaglandine; z. Z. sind 2 Typen, als COX_1 und COX_2 bezeichnet, identifiziert

Dysästhesie: (dys., griech. = übel..., miß...; aisthesis, griech. = Gefühl, Wahrnehmung) abnorme Empfindung von unangenehmem Charakter – spontan oder durch einen Reiz ausgelöst

Hyperästhesie: unangemessen starke Empfindung – nicht unbedingt schmerzhafter Natur (die Schwelle ist dabei erniedrigt)

Hypästhesie: analog dazu eine allgemein herabgesetzte Empfindungsstärke

Hyperalgesie: übermäßig starke Schmerzempfindung auf einen schmerzhaften Reiz

Hypalgesie: analog dazu eine herabgesetzte Schmerzempfindung auf einen schmerzhaften Reiz

Hyperpathie: (pathos, griech. = Leiden) unangemessen starke Reaktion auf Reize (die Empfindungsschwelle ist erhöht)

A

Kausalgie: (kausis, griech. = Brennen) Syndrom ausgehend von einer Nervenläsion; besteht aus: andauerndem Brennschmerz, Allodynie, Hyperpathie

Neuralgie: Schmerz, der sich dem Versorgungsgebiet eines oder mehrerer Nerven zuordnen läßt; in der Regel durch pathologische Veränderungen am Nerv hervorgerufen

Neuropathie: pathologische Veränderungen von Nerven – impliziert nicht zwangsläufig Schmerzhaftigkeit

NMDA-Rezeptor: Rezeptor nozizeptiver spinaler und supraspinaler Neurone für die exzitatorische Aminosäure Glutamat. N-methyl-D-Aspartat ist also nicht der physiologische Transmitter für diesen Rezeptor, sondern dient experimentell zur Identifizierung

Nozizeptor: (nocere, lat. = schaden) das „Sinnesorgan" für die Qualität „Schmerz"; es handelt sich um die freie Nervenendigung eines spezifischen „nozizeptiven" Neurons, das durch eine Gewebeschädigung (Noxe) stimuliert wird

Parästhesie: (para, griech. = daneben, unterschiedlich) abnorme Empfindung, nicht schmerzhaft; sagt nichts darüber aus, ob es sich um eine unangenehme Empfindung handelt

Synonyme: sympathische Reflexdystrophie, sympathisch unterhaltener Schmerz, Kausalgie, M. Sudeck.

Literatur

Diener HCh, Maier Ch (1997) *Das Schmerztherapiebuch.* Urban und Schwarzenberg, München

Hoerster W, Kreuscher H, Niesel H et al. (1989) *Regionalanästhesie.* Gustav Fischer, Stuttgart

Klaschik E (1998) *Medikamentöse Schmerztherapie bei Tumorpatienten.* Pallia Med, Bonn

Schmidt RF, Thews G (1995) *Physiologie des Menschen.* Springer, Berlin

Striebel HW (1997) *Therapie chronischer Schmerzen.* Schattauer, Stuttgart

Zenz M, Jurna I (1993) *Lehrbuch der Schmerztherapie.* Wissenschaftliche Verlagsgesellschaft, Stuttgart

Kontakte und Adressen

Gesellschaften

Deutsche Gesellschaft zum Studium des Schmerzes (DGSS)
Geschäftsstelle:
Frau Waltraud Latza
c/o Klinik für Anästhesiologie
Universität zu Köln
Joseph-Stelzmann-Str. 9
50924 Köln
Tel. 0221/478-6686, -6687
Fax 0221/478-6688, -6116

SCHMERZtherapeutisches Kolloquium e.V.
Hainstr. 2
61476 Kronberg/Traunus
Fax 06173/95 56 14
(„Wegweiser Schmerztherapie")

Deutsche Interdisziplinäre Vereinigung für Schmerztherapie (DIVS)
Prof. Dr. D. Soyka
Neurologische Universitätsklinik
Niemannsweg 147
24105 Kiel

Deutsche Migräne- und Kopfschmerzgesellschaft
Prof. Dr. G. Haag
Elztalklinik
Pfauenstr. 6
79215 Elzach
Fax 07682/80 51 22

Deutsche Gesellschaft für Neurologie
Prof. Dr. Klaus Felgenhauer
Neurologische Klinik und Poliklinik
Universität Göttingen
Robert-Koch-Str. 40
37075 Göttingen
Fax 0551/39 84 05

Deutsche Gesellschaft für Anästhesiologie und Intensivmedizin (DGAI)
Geschäftsstelle
Roritzer Str. 27
90410 Nürnberg
Tel. 0911/93 37 80

Selbsthilfe-Adressen

Deutsche Schmerzhilfe
Sietwende 20
21720 Grünendeich

Tel. 04142/81 04 34
Fax 04142/81 04 35

(Nakos) Nationale Kontakt- und Informationsstelle zur Anregung und Unterstützung von Selbsthilfegruppen
Albrecht-Achilles-Str. 65
10709 Berlin
Tel. 030/891 40 19

Deutsche Schmerzliga
Roßmarkt 23
60311 Frankfurt
Tel. 069/29 98 80 75
Fax 069/29 98 80 33

Internet-Adressen

DGSS:
http://www.rrz.uni-koeln.de/med-fak/anaesthesie/schmerz/dgss.html

Medizinische Selbsthilfe-Gruppen:
www.forum-medizin.com/laien/ selbsthl.htm

Schmerz-Datenbank im Internet:
ww.painweb.de

Fachzeitschriften

Der Schmerz: Springer Verlag, Heidelberg
Pain: Elsevier, Amsterdam, Niederlande

2 Untersuchung des Schmerzpatienten

Bernd Schockenhoff und Peter Hoffmann

A

2.1 Einführung

Ein Patient mit einer akut aufgetretenen Schmerzsymptomatik wird in aller Regel dem Behandler eine genaue Lokalisation und Charakteristik des Schmerzsyndroms angeben können. Hier ist der Auslöser des Schmerzes meistens auf eine faßbare Situation zurückzuführen, eine akut einsetzende Therapie hat in den allermeisten Fällen große Aussichten auf Erfolg.

Anders stellt sich die Situation beim Patienten mit chronischen Schmerzzuständen dar, bei dem der Schmerz seine Warn- und Schutzfunktion verloren hat. Die meisten Schmerzpatienten sind bereits über einen längeren Zeitraum vorbehandelt, und es ist bei ihnen schon häufig eine Vielzahl von erfolglosen Behandlungsversuchen durchgeführt worden.

Um die Patienten vor langen, erfolglosen und unnötigen Heilverläufen zu schonen, ist größter Wert auf eine sorgfältige und konsequent durchgeführte Anamnese- und Untersuchungstechnik schon beim ersten Patientenkontakt zu legen.

Zur Untersuchung bei Patienten mit chronischen Schmerzzuständen sollten neben den allgemeinen medizinischen Untersuchungen des Patienten einschließlich der Laboruntersuchungen folgende Maßnahmen durchgeführt werden:

- allgemeine medizinische Anamnese
- Sozialanamnese
- spezielle Schmerzanamnese
- Inspektion
- Palpation
- funktionelle Untersuchung des Bewegungsapparates
- neurologische Untersuchung einschließlich des vegetativen Nervensystems
- neurophysiologische Untersuchung
- ggf. diagnostische Nervenblockaden

2.2 Allgemeine medizinische Anamnese

Durch die allgemeine medizinische Anamnese sollen begleitende oder zugrundeliegende Krankheiten, die mit der chronischen Schmerzsymptomatik zusammenhängen können, differenziert werden. Beispiele sind Leber- und Niereninsuffizienz, aber auch kardiovaskuläre Erkrankungen, die in ihren Auswirkungen auf die Schmerzsymptomatik von Bedeutung sein können.

2.3 Sozialanamnese

In der Sozialanamnese soll auf die berufliche Tätigkeit mit den dort auftretenden spezifischen Belastungen eingegangen werden, weiterhin muß geklärt werden, ob Arbeitsunfähigkeits- und/oder Rentengutachten initiiert sind und wie der

A

Patient seinen eigenen Status innerhalb der Familie und seiner Lebensumstände einschätzt. Gerade Patienten mit chronischen Krankheitsverläufen sind wegen der zahlreichen und oft unzureichend wirksamen Therapieversuche oft niedergeschlagen und depressiv, was sich in ihrer eigenen sozialen Einschätzung und in ihrer beruflichen Belastbarkeit niederschlagen kann.

2.4 Spezielle Schmerzanamnese

Freie und strukturierte Schmerzanamnese

Bei der speziellen Schmerzanamnese muß unterschieden werden zwischen der freien und nicht durch Zwischenfragen unterbrochenen Äußerung des Patienten, die beim ersten Kontaktgespräch ohne Einschränkungen vom Therapeuten zugelassen werden sollte, und einer strukturiert verlaufenden Schmerzanamnese, in der möglichst alle Details des chronischen Schmerzes erfaßt werden können. Durch das erste, freie Gespräch über seinen Schmerz kann der Patient spezifische Ängste, Erfahrungen oder Abneigungen verbalisieren und dem Behandler einen ersten Eindruck von seiner subjektiven Umgehensweise mit dem chronischen Schmerz vermitteln. Gerade bei malignen Grunderkrankungen ist dieses Einführungsgespräch von großer Bedeutung, da sich der Therapeut gerade in solchen Fällen oft mühsam in das Vertrauen des Patienten einarbeiten muß.

Die Grundfragen im Rahmen der Schmerzanamnese sind:

- „Wo tut es weh?“
- „Wann tut es weh?“
- „Wie stark ist der Schmerz?“
- „Mit welchen zusätzlichen Ereignissen ist der Schmerz verbunden?“
- „Womit kann der Schmerz beeinflußt werden?“

„Wo tut es weh?“

Zu Beginn der strukturierten Schmerzanamnese soll der Patient möglichst genau das oder die Schmerzareale angeben. Die Erfassung von Lokalisation und Ausstrahlung der Schmerzen kann Auskunft über die Schmerzursache geben. Ein gut zu lokalisierender Schmerz spricht für einen aus oberflächlichen Gewebestrukturen stammenden Rezeptorschmerz, ein übertragener Schmerz kann ein aus tieferen Gewebestrukturen stammender Rezeptorschmerz sein. Der typische Quadrantenschmerz (Schmerzen im Bereich der linken Kopfhälfte, des linken Hemithorax, der Schulter und des linken Armes) sprechen für Beteiligung des vegetativen Nervensystems, z. B. im Sinne einer sympathischen Reflexdystrophie. Ein Halbseitenschmerz deutet auf eine zentrale Ursache, z. B. einen Thalamusschmerz, hin.

Schon bei der Schmerzlokalisation ist manchmal eine Differenzierung zwischen einem vorwiegend organischen und einem vorwiegend nicht-organisch bedingten Schmerz zu treffen. Während beim organischen Schmerz die Schmerzlokalisation eindeutig und umschrieben ist, gibt der nicht-organisch erkrankte Schmerzpatient unklare und häufig wechselnde Angaben zur Schmerzlokalisation. Ein Beispiel für die Wichtigkeit einer genauen Schmerzlokalisation schon zu Anfang der Schmerzanamnese ist der Rückenschmerz: Beim radikulären Rückenschmerz folgt der Schmerz der segmentalen Versorgung eines Spinalnervs, beim nicht-radikulären Rükkenschmerz ist keine Zuordnung zu einer segmentalen Innervation möglich.

„Wann tut es weh?"

Die große Mehrzahl chronisch schmerzkranker Patienten leidet seit vielen Jahren unter ihrer Krankheit und hat viele nutzlose und belastende Therapieversuche hinter sich. Differenziert werden muß zwischen:

- Dauer der Erkrankung
- Beginn der Schmerzsymptomatik
- zeitlichem Verlauf der Schmerzen
- zeitweiligem völligem Verschwinden der Schmerzen.

Grob vereinfacht kann gesagt werden, daß die Erfolgsaussicht der Therapie direkt abhängig von der Erkrankungsdauer ist. Eine erst kurzzeitig aufgetretene sympathische Reflexdystrophie zeigt eine gute Prognose, während seit vielen Jahren bestehende Phantomschmerzen therapeutisch außerordentlich schwer anzugeben sind.

Hinsichtlich des Beginns der Schmerzsymptomatik ist zu unterscheiden zwischen:

- plötzlichem Schmerzbeginn (Trigeminusneuralgie, Clusterkopfschmerz)
- akut und rasch auftretend (Spondylodiszitis)
- schleichender Beginn (nicht-radikulärer Rückenschmerz)
- nicht zu definierendem Schmerzbeginn (medikamenteninduzierter Kopfschmerz, nicht-radikulärer Rückenschmerz).

Sehr genau muß differenziert werden zwischen einem Dauerschmerz und einer intermittierenden Schmerzsymptomatik. Zusätzlich soll erfragt werden, ob der Schmerz unter Belastung zunimmt, ob es tages- oder jahreszeitliche Schwankungen gibt und innerhalb welcher Zeit der Schmerz sein Maximum erreicht.

„Wie stark ist der Schmerz?"

Gerade bei chronischen Schmerzsyndromen kann es im Verlauf der Erkrankung zu einem typischen Symptomwechsel kommen, wodurch sich die ursprüngliche Schmerzsymptomatik grundlegend verändern kann. So geht nicht selten ein Spannnungskopfschmerz oder eine Migräne in einen medikamenteninduzierten Kopfschmerz über.

Die Schmerzqualität sollte vom Patienten möglichst mit seinen eigenen Worten beschrieben werden, die Schmerzintensität anhand objektiver Skalierungen festgelegt werden. Zu den typischen Beschreibungen der Schmerzqualität gehören:

- einschießend, elektrisierend, „wie ein Blitz": Trigeminusneuralgie
- dumpf, drückend, bohrend, quälend: viszeraler Schmerz
- brennend, schneidend, drückend, „wie rohes Fleisch": sympathische Reflexdystrophie
- kribbelnd, taub, „vereist": Polyneuropathie.

„Mit welchen zusätzlichen Ereignissen ist der Schmerz verbunden?"

Für einige Erkrankungen im Rahmen der chronischen Schmerzsymptomatik sind Begleitsymptome typisch. Hierzu gehören:

- Übelkeit und Erbrechen
- Lärm- und Lichtempfindlichkeit wie bei der Migräne
- typische motorische und/oder sensible Ausfälle bei radikulär bedingtem Rückenschmerz
- Hautverfärbung, Schwellung, Kältegefühl und Minderdurchblutung im Rahmen der sympathischen Reflexdystrophie.

„Womit kann der Schmerz beeinflußt werden?"

Bei der Erhebung der Schmerzanamnese muß besonderer Wert auf die Besprechung der bereits durchgeführten Schmerztherapien gelegt werden. Vielfach sind eigentlich wirksame Therapieverfahren unterdosiert oder falsch indiziert angewendet worden, so daß ein erneuter Therapieversuch sinnvoll sein könnte. Andere durchgeführte Therapieverfahren wird man aus einer weiteren Planung ausschließen können.

Typischerweise geben manche Patienten auch an, daß sie ihre Schmerzcharakteristik durch ihr Verhalten im Alltag beeinflussen können. Bekannt sind sowohl schmerzverstärkende als auch schmerzmindernde Maßnahmen, die von Patienten oftmals sehr genau gekannt werden. So wird ein Patient mit Trigeminusneuralgie jede Berührung oder jeden Luftzug im Bereich seiner Triggerzonen vermeiden. Ein Patient mit Migräne wird Helligkeit und laute Umgebung meiden, andererseits wird ein rheumakranker Patient gelegentlich eine Schmerzlinderung durch mäßige Muskeltätigkeit erfahren.

2.5 Inspektion

Die Inspektion eines Patienten mit chronischer Schmerzsymptomatik ist von besonderer Wichtigkeit. Zum einen wird man aus dem Auftreten und der Gestik des Patienten seine Verarbeitungstendenz erahnen oder erkennen können, zum anderen gibt es im Bereich der Haltung und der typischen Alltagsbewegungen einige wichtige Hinweiszeichen für die Ursache und Ausprägung der Schmerzsymptomatik. Bei der Inspektion soll die Haltung des Patienten untersucht werden auf:

- Skelettanomalien
- Schonhaltungen
- Fehlstellung der Extremitätengelenke.

Die Beobachtung alltäglicher Bewegungen, z. B. Gangsicherheit, Verhalten beim Hinsetzen und Aufstehen von einem Stuhl sowie beim Aus- und Ankleiden, kann wichtige Hinweise auf die Beweglichkeit des Patienten geben, insbesondere wenn der Patient sich nicht auf die gegenwärtige Untersuchung konzentriert. Weiterhin soll auf Hautfarbe, Durchblutung, Durchblutungsstörungen der Haut sowie typische Narben geachtet werden. Vielfach benutzen Patienten orthopädische Hilfsmittel wie Stützmieder oder Bandagen, deren Anpassung oft Jahre zurückliegt und die nicht selten mehr schädigenden als nützlichen Einfluß auf den chronischen Schmerz haben.

Im Rahmen der Inspektion ist auch das allgemeine Schmerzverhalten des Patienten festzustellen, insbesondere, ob er eine der körperlichen Störung adäquate Reaktion zeigt oder unangemessen durch Stöhnen und übertriebene Mimik reagiert.

2.6 Palpation

Bei der Palpation können die Haut, das Subkutangewebe, die Faszien sowie der Muskel-Sehnen-Apparat getrennt beurteilt werden. Die Palpation sollte stets dort anfangen, wo der Patient seine Schmerzsymptomatik angibt. Zur Sicherung einer Schmerzsymptomatik durch Palpation sind Seitenvergleiche nicht sinnvoll, da die Symptomatik oft symmetrisch auftritt. Vielmehr sollten andere Körperteile als Vergleich herangezogen werden.

Im Bereich von Haut und Subkutis werden Hautdicke, die Verschieblichkeit der Haut sowie die Hauttemperatur und ihre Feuchtigkeit beurteilt. Eine Schmerzauslösung durch Berührung der Haut (Allodynie) kann ebenso festgestellt werden wie abnorme vegetative Reaktionen wie Rötung oder erhöhte Schweißsekretion.

Die sich anschließende Palpation des Muskel-Sehnen-Apparates läßt eine Beurteilung hinsichtlich Muskeltonus, Muskelverhärtungen, Verschieblichkeit der verschiedenen Muskelschichten sowie einer möglichen Schmerzhaftigkeit der Sehnenansätze zu. Die Muskelpalpation soll grundsätzlich immer in Richtung vom Ursprung bis zum Ansatz erfolgen. Dagegen soll der Muskelbauch quer zu den verlaufenden Fasern palpiert werden. Vielfach sind im Verlauf Verhärtungen festzustellen, die als „Triggerpunkte“ bezeichnet werden. Besonders in der manuellen Medizin sind Triggerpunkte und Irritationszonen ein wichtiges diagnostisches Kriterium, da sie bei direkter Therapie verschwinden können.

Für die Beurteilung von Knochen gilt in erster Linie der Klopfschmerz als Zeichen einer Entzündung, Fraktur oder eines malignen Geschehens. Nerven, Gelenke und Gefäße sowie Sehnenscheiden und Schleimbeutel sind ebenfalls palpatorisch zu untersuchen und können Auskunft auf die Ursache chronischer Schmerzsyndrome geben.

2.7 Funktionelle Untersuchung des Bewegungsapparates

Die funktionelle Untersuchung des Bewegungsapparates besteht in einer Untersuchung der Extremitätengelenke und der Wirbelsäule. Hierzu gehören aktive und passive Beweglichkeitsübungen, wobei besonders die passive Beweglichkeitsprüfung bei peripheren Gelenken Hinweise auf die Ursache einer Funktionsstörung im Gelenk oder im Muskel-Sehnen-Apparat geben kann. Kann man Schmerzen bei Anspannung des Muskels gegen Widerstand (isometrische Kontraktion) auslösen, liegt die Schmerzursache wahrscheinlich im betroffenen Muskel-Sehnen-Apparat. Abgegrenzt werden kann diese Erkrankung von einer Arthropathie oder einer Entzündung von Schleimbeuteln.

Auch durch Traktion und Kompression können Schmerzen differenziert werden: Bei einer Traktion kommt es bei Druckverminderung im Gelenk zu Schmerzerleichterung bei entzündlichen oder degenerativen Veränderungen der Gelenkflächen oder Einklemmungen der Binnenstrukturen. Eine Kompression führt dagegen durch Druckerhöhung im Gelenk meistens zur Verstärkung des Schmerzes.

Die Untersuchung der Wirbelsäule erfordert meist fundierte Kenntnisse in manueller Medizin und ist vom ungeübten Untersucher praktisch nicht zu leisten. Die sehr komplexen Gelenkstrukturen und -bewegungen erschweren die funktionelle Diagnostik.

2.8 Neurologische Untersuchung

Eine neurologische Untersuchung dient im Rahmen der Untersuchung des Schmerzpatienten dem Nachweis einer zentralen, radikulären oder periphernervalen Schädigung. Außerdem können Veränderungen des vegetativen Nervensystems differenziert werden. Die Schädigungen können eine Läsion des zentralen Neurons als Ursache haben, sie können auf radikulärer Schädigung oder Plexusschädigung basieren oder durch die Läsion peripherer Nerven verursacht sein. Abzugrenzen hiervon sind Störungen im Bereich des sympathischen Grenzstranges.

Bei der Untersuchung werden im einzelnen die Hirnnerven, der Reflexstatus, die Motorik, die Sensibilität sowie mögliche Koordinationsstörungen geprüft. Das Lasègue-Zeichen ist beim Wurzelreizsyndrom oder Kompressionssyndrom von Bedeutung. Darüber hinaus sind autonome und trophische Störungen im Sinne einer Ödem- oder Dystrophieausprägung sowie einer Störung im Vasomotorik- oder Sudomotoriksystem zu überprüfen.

2.9 Neurophysiologische Untersuchung

Neurophysiologische Untersuchungen, die bei der Diagnostik weiterführen können, sind Elektromyogramm bzw. Stimulationselektromyogramm, somatosensorisch evozierte Potentiale (SEP) sowie verschiedene Arten bildgebender Verfahren, die allerdings bei den meisten chronischen Schmerzsyndromen einen vergleichsweise geringen diagnostischen Wert haben, da die sichtbaren Veränderungen oft in keinem direkten Zusammenhang mit den Schmerzen stehen.

2.10 Diagnostische Nervenblockaden

Durch diagnostische Nervenblockaden können schmerzauslösende Strukturen identifiziert und eine Prognose über die therapeutische Ausschaltung dieser Schmerzursachen gestellt werden. Sie setzen eine technisch einwandfreie Durchführung, oft unter Röntgen- oder CT-Kontrolle, voraus.

2.11 Abschließende Bemerkungen

Die Untersuchung des Schmerzpatienten kann kein statischer Vorgang sein. Während der laufenden Therapie muß eine solche Untersuchung immer wieder aufs neue durchgeführt werden, da bekanntermaßen Schmerzsyndrome einen wechselnden Charakter haben und Zusatzveränderungen oftmals innerhalb kurzer Zeit auftreten können. Generell gilt, je invasiver die Therapie ist, um so engmaschiger muß die Patientenuntersuchung durchgeführt werden. Der Patient sollte ein Schmerztagebuch führen, und die ärztlichen Untersuchungen sollten in Form eines Protokolls schriftlich festgehalten werden, um den Verlauf der Erkrankung feststellen zu können.

3 Verhaltensmedizinische Grundlagen des Schmerzes

Uwe Niederberger und Peter Kropp

„Das ist der größte Fehler bei der Behandlung von Krankheiten, daß es Ärzte für den Körper und Ärzte für die Seele gibt, wo beides doch nicht getrennt werden kann." (Platon)

3.1 Die biopsychosoziale Sichtweise des Schmerzes

Die Verhaltensmedizin befaßt sich mit der Entwicklung und Integration von psychologisch-verhaltenswissenschaftlichen und biomedizinischen Erkenntnissen und Methoden, die für Gesundheit und Krankheit bedeutsam sind (Schwartz und Weiss 1978, Miltner, Birbaumer und Gerber 1986). Sowohl somatische als auch verhaltensmäßige und soziale Faktoren sind an der Entstehung und Aufrechterhaltung von Schmerzen beteiligt. Obwohl häufig organische Ursachen bei Schmerzzuständen hervorgehoben werden, sind Schmerzen jedoch primär subjektive Erfahrungen im Verhaltens- und Erlebensbereich des Menschen. Schmerz sollte nie als ausschließlich psychogen oder organisch bedingt betrachtet werden, sondern es sollten jeweils psychische und somatische Komponenten erhoben und in der Behandlung berücksichtigt werden (Flor und Birbaumer 2001). Das Phänomen der Schmerzen einer Person ist in seiner Gesamtheit („Schmerz an sich") weder kommunizierbar noch wissenschaftlich untersuchbar. Die wissenschaftliche Erschließung des Schmerzes erfolgt daher stets über die Betrachtung einzelner oder mehrerer *Reiz-, Reaktions- und Erlebnisaspekte* bzw. der Analyse einzelner oder mehrerer *Schmerzkomponenten*.

Birbaumer (1984, 1986) definiert Schmerz als eine Reaktion, die auf drei Ebenen des Organismus ablaufen kann:

- subjektiv-psychologisch
- motorisch-verhaltensmäßig
- physiologisch-organisch

Subjektiv-psychologisch äußert sich Schmerz demnach sowohl in offenen (z. B. Klagen, Stöhnen) als auch verdeckten Reaktionen (Gedanken, Gefühlen, Vorstellungen).

Motorisch-verhaltensmäßig sind z. B. muskuläre Reaktionen als Ausdruck von Schmerzen beobachtbar (Mimik, Fluchtreflexe, muskuläre Verspannung).

Physiologisch-organisch bestehen Erregungen im nozizeptiven System (Erregung der Nozizeptoren, im ZNS, im autonomen Nervensystem). Es besteht zwischen den drei Ebenen dabei nicht zwangsläufig ein enger Zusammenhang. In Weiterführung des Modells der unterschiedlichen Schmerzkomponenten unterscheidet Göbel (1992) 7 Merkmale des menschlichen Schmerzerlebens:

- Durch Vermittlung eines externen oder internen *auslösenden Reizes* wird ein Schmerzerleben evoziert.

A

- Die *kognitive Komponente* bezieht sich auf den Schmerz als sensorischen Erkenntnisprozeß.
- Die *evaluativ-bewertende Komponente.*
- Die *affektive Komponente* betrifft emotionale Vorgänge (Leid, Aversion etc.), die mit Schmerzen verbunden sein können.
- Die *motorische Komponente* bezieht sich dagegen auf motorische Reaktionen (Mimik, Fluchtreflex, Verspannung, Schonhaltung etc.) in Begleitung eines Schmerzerlebnisses.
- Die *vegetative Komponente* beschreibt die mit Schmerzen einhergehenden vegetativen Reaktionen.
- Die *Reaktionen der Umwelt* auf das Schmerzverhalten.

Gefordert ist somit eine Analyse der körperlichen, psychologischen und sozialen Faktoren, die Schmerzen auslösen, aufrechterhalten, verstärken bzw. abschwächen (Turk et al. 1983).

3.2 Schmerz und Lernpsychologie

In der Chronifizierung von Schmerz spielen oftmals Lernvorgänge eine herausragende Rolle, entsprechend sind verhaltensmedizinische Therapieansätze oftmals auf ein Verlernen bzw. eine Veränderung der schmerzauslösenden, -verstärkenden oder aufrechterhaltenden Bedingungen im Verhalten und Erleben der Patienten gerichtet. Nachfolgend sind die hierfür wichtigsten Lernmodelle kurz angerissen. Im konkreten Einzelfall werden die einzelnen Modellvorstellungen häufig in Kombination wirksam sein.

3.2.1 Habituation und Erregungsniveau

Man spricht von Habituation, wenn es bei wiederholter Darbietung eines Reizes zur Abnahme der darauffolgenden Reaktionsintensität kommt. Im Rahmen der Habituation tritt eine Reduktion der Orientierungsreaktion und des physischen und psychischen Erregungsniveaus auf. Schmerzreize führen dagegen häufig zum Gegenteil, einer Dishabituation oder Sensibilisierung. Es kommt somit zu einer Zunahme des Erregungsniveaus, was u.a. als Defensivreaktion bzw. Kampf-Fluchtreaktion bekannt ist. Ein Ziel der Schmerztherapie besteht nun in der Senkung des Erregungsniveaus, weil bei einem niedrigeren Erregungsniveau generell mit einer besseren Habituation auf Schmerzreize gerechnet werden kann. Verhaltenstherapeutisch kommen hierfür z.B. Entspannungstechniken und Biofeedback, aber auch kognitive Therapieansätze (u.a. Vermittlung eines Krankheitsmodells und damit Reduktion von Angst und Unsicherheit) in Frage.

3.2.2 Ausbildung bedingter Reaktionen – klassisches Konditionieren

Schmerzempfindung kann durch klassische Konditionierung auch nach dem Einwirken ehemals neutraler Reize entstehen, wenn diese Reize in zeitlichem Zusammenhang mit einem Schmerzzustand auftreten.

Diese Kontingenz – ein Begriff aus der „klassischen Konditionierung“ – ist verantwortlich dafür, daß ein zuvor völlig unbedeutender Stimulus mit Schmerz verbunden wird. Wenn z.B. ein Patient von einem Behandler im weißen Kittel (neutraler Reiz) wiederholt schmerzhaften Prozeduren unterzogen wurde und er daraufhin bereits beim Anblick weißer Kittel mit Angst, Übelkeit, Schmerzverstärkung reagiert, so ist dies Ausdruck einer klassischer Konditionierung. Wenn auf diese Kontingenz keine Löschungserfahrung (z. B. durch Vermeidungsverhalten, s. u.) gemacht wird, besteht die Gefahr einer Chronifizierung, ebenso besteht die Gefahr der Generalisierung, d. h., weitere, ursprünglich neutrale Reize lösen die Schmerzreaktion aus.

Flor, Birbaumer und Turk (1990) postulierten im Rahmen der klassischen Konditionierung ein Diathese-Streß-Modell für die Entstehung chronischer muskulärer Schmerzen dahingehend, daß bei bestehender Diathese (Disposition zur Hyperreagibilität im muskulären System) auf persönlich bedeutsame Reize (Stressoren, konditionierte Reize) hin eine erhöhte Muskelspannung am Schmerzort als konditionierte Reaktion eintritt und diese subjektiv als Schmerz empfunden wird.

3.2.3 Lernen am Erfolg – operantes Konditionieren

Beim Lernen am Erfolg werden die Konsequenzen auf ein Verhalten hin die Auftretenswahrscheinlichkeit des weiteren Verhaltens bestimmen. Verhaltenskonsequenzen nennt man hierbei *Verstärker*. Diese werden folgendermaßen unterteilt in:

- Belohnung (positive Verstärkung)
- Bestrafung
- Ausbleiben von Bestrafung (negative Verstärkung)
- Ausbleiben von Belohnung (Löschung)

Operante Lernvorgänge verstärken das Schmerzverhalten, insbesondere wenn wegen des Schmerzes Zuwendung erfolgt oder unerwünschte Verhaltensweisen vermieden werden können (z. B. besonders fürsorglicher Ehemann, wenn die Ehefrau eine Migräne hat: Durch die Kontingenz zum Schmerz wird das Schmerzverhalten positiv verstärkt, oder es muß z. B. infolge der Schmerzen ein unangenehmer sozialer Termin nicht wahrgenommen werden: Vermeidungsverhalten, Schonverhalten, negative Verstärkung). Klassische Ansätze im Bereich der psychologischen Schmerztherapie, insbesondere die operante Schmerztherapie nach Fordyce (s. Kapitel 9: Verhaltensmedizinische Therapieverfahren) betrachten diese Lernform als den wichtigsten Mechanismus zur Aufrechterhaltung chronischen Schmerzverhaltens. Großes Gewicht legte Fordyce hierbei auch auf den Mechanismus der Medikamenteneinnahme als potente negative Verstärkung und ihre psychische Abhängigkeitsgefahr. Als eine der ersten dokumentierten Medikamenten-Entzugsmethoden schlug Fordyce deshalb den Pain Cocktail vor, mit dem unter allmählicher Reduktion der Medikation zu einer zeitkontingenten und nicht etwa schmerzkontingenten Medikamenteneinnahme übergegangen werden soll, somit die Verstärkereigenschaften der Medikation abgebaut werden. Die das Schmerzgeschehen bestimmenden Lernfaktoren müssen durch eine geeignete psychologische Exploration in Form einer Verhaltensanalyse ermittelt werden, um sie gezielt verändern zu können. Auch die Biofeedback-Therapie integriert Elemente des operanten Lernens, indem die Wahrnehmung der Veränderung eines Biosignals in die gewünschte Richtung (z. B. Reduktion des EMG-Niveaus) als positive Verstärkung dient.

3.2.4 Sozial-kognitive Lernmodelle – Beobachtungslernen

Bebachtungslernen beschreibt, wie durch die Beobachtung des Verhaltens anderer und darauf eintretende Konsequenzen eigenes Verhalten beeinflußt wird. Zeigt sich z. B. ein Elternteil besonders ängstlich bei einer Zahnbehandlung und wird dabei vom Kind beobachtet, so steigt die Wahrscheinlichkeit erheblich, daß das Kind ebenfalls Angstreaktionen bei einer Zahnbehandlung zeigen wird, insbesondere wenn weitere operante Faktoren mit ins Spiel kommen (z. B. übermäßiges Trösten, „Mitleiden" durch begleitende Eltern). Viele soziokulturelle Rollen sind in ihrer Übernahme und Tradition durch Faktoren des Beobachtungslernens determiniert. In Familien mit auffälliger Häufung von Schmerzproblemen sollte immer der Aspekt des Beobachtungslernens mitbedacht werden. Dies gilt auch für kulturelle Unterschiede der Schmerzwahrnehmung und -bewältigung.

3.3 „Schmerzgedächtnis" und Schmerzchronifizierung

Lernen und Konditionierungsvorgänge werden heute häufig als Teilaspekte von Gedächtnissystemen aufgefaßt. Insbesondere für den chronischen Schmerz wurde, auch populärwissenschaftlich, die Vorstellung eines „Schmerzgedächtnisses" eingeführt, das die Fähigkeit des Nervensystems beschreiben soll, daß einmal eingetretene schmerzhafte Reizungen eine anhaltende „Erinnerungsspur" erzeugen können. Dies kann als periphere (Sensitivierung von Nozizeptoren – primäre Hyperalgesie) oder als zentralnervöse Sensitivierung (Restrukturierung des schmerzverarbeitenden Systems – sekundäre Hyperalgesie) aufgefaßt werden (Tölle und Berthele 2001), welche insgesamt einen Zustand gesteigerter Erregbarkeit darstellt, wobei die geänderte Wahrnehmung schmerzhafter und nicht-schmerzhafter Reize auch dann noch aufrechterhalten werden kann, wenn der ursprüngliche nozizeptive Reiz nicht mehr einwirkt. Unter Umständen kommt es hierbei zur Umstrukturierung des ZNS mit Bildung eines eigenständigen Schmerz-Engramms unter Abkopplung von den ursprünglich schmerzauslösenden Reizbedingungen. Es entsteht ein „Circulus vitiosus des Schmerzes" (Tölle und Berthele 2001), und die Folgen der Entwicklung eines Schmerzgedächtnisses, der Chronifizierung, können belastender als die ursprünglichen akuten Schmerzen sein.

Eine wahrscheinliche Grundlage des Schmerzgedächtnisses stellt die neuronale Plastizität dar, wie in zahlreichen Tierversuchen und beim Menschen mit elektrophysiologischen und funktionell bildgebenden Verfahren gezeigt werden konnte. Hierbei kommt es letztendlich zu funktionellen und strukturellen Veränderungen des zentralen Netzwerkes der Schmerzverarbeitung bzw. zur kortikalen Reorganisation (Flor et al. 1995 bezüglich Phantomschmerzen) mit der Folge, daß Schmerzerleben und -verhalten mit bestimmten sensorischen, affektiven und kognitiven Wahrnehmungskomponenten sowie geänderten Bewertungs- und Reaktionstendenzen gekoppelt werden und hieraus ein chronischer Schmerz mit den entsprechenden Erlebnis- und Verhaltensweisen korreliert. Insbesondere für ein zukünftig besseres Verständnis der Schmerzchronifizierung stellt das Konzept des „Schmerzgedächtnisses“ somit einen vielversprechenden Ansatz dar. Verhaltensmedizinische Therapieverfahren (Kapitel 9) zielen u.a. auf das Löschen bzw. Verändern des Schmerzgedächtnisses beim chronifizierten Schmerz (Dekonditionierung, kognitive Umstrukturierung, Entspannungs- und Biofeedbackansätze).

3.4 Kognitive Einflußfaktoren bei chronischen Schmerzzuständen

Der menschliche Organismus reagiert vorwiegend auf die kognitive Repräsentation seiner Umwelt und weniger ausgeprägt auf die unmittelbaren Umgebungs- bzw. Reizbedingungen. Menschliche Lernprozesse sind oftmals auch kognitiv vermittelte Prozesse, wobei Gedanken, Gefühle und Verhalten miteinander interagieren. Einstellungen, Erwartungen, Zuschreibungen und andere kognitive Prozesse spielen bei der Entstehung und Aufrechterhaltung von Schmerzverhalten häufig eine zentrale Rolle. Ein früher und überaus populärer Modellansatz, der diese Überlegungen mit einbezieht, heute jedoch in manchen Punkten revidiert werden mußte, ist die Gate-Control-Theorie von Melzack und Wall (1965).

3.4.1 Körperwahrnehmung

Die Körperwahrnehmung von Patienten mit chronischen Schmerzen ist häufig ungünstig verändert. Festzustellen sind eine Fehlinterpretation körperlicher Symptome, Defizite in der Diskrimination von z. B. Muskelspannung (Flor 1991) oder auch eine reduzierte bis fehlende Körperwahrnehmung. Psychophysiologische Störungen sind häufig durch eine mangelnde Selbstwahrnehmung steigender Erregung gekennzeichnet (Birbaumer 1986). Die ungenügende viszerale Selbstwahrnehmung kann durch Biofeedbacktherapie sowie beim Fehlen von Fertigkeiten hinsichtlich subjektiv-verbaler und motorischer Verhaltenskorrelate auch durch kognitiv-verhaltensorientierte Behandlungsansätze (z.B. Gerber 1986) verbessert werden.

3.4.2 Aufmerksamkeit und Reizverarbeitung

Psychophysiologische Aktivierungszustände wie z. B. chronische Schmerzen können Aufmerksamkeitsprozesse ungünstig beeinflussen, das Schmerzerleben wird hierbei zentraler Gegenstand der selektiven Aufmerksamkeit. Die Umlenkung der Aufmerkamkeit auf nicht-schmerzassoziierte Erlebnisinhalte im Sinne einer Ablenkung kann zu einer höheren Schmerztoleranz und verbesserten Schmerzbewältigung beitragen; dies machen sich sog. Schmerzbewältigungstrainings und z. T. auch Entspannungstechniken zunutze (→ Kapitel 9: Verhaltensmedizinische Therapieverfahren). Psychophysiologische Forschung (z.B. Kropp und Gerber 1993, Gerber und Schoenen 1998) erbrachte im Bereich der Migräne anhand der Messung der kontingenten negativen Variation (CNV), einem langsamen aufmerksamkeitskorrelierten Hirnpotential, Hinweise auf erhöhte kortikale Aufmerksamkeitszustände und reduzierte Habituationsneigungen im schmerzfreien Intervall, die sich als Reizverarbeitungsstörung interpretieren lassen. Ein darauf abgestimmtes Reizverarbeitungstraining befindet sich derzeit in der empirischen Entwicklung und Evaluation. Routinemäßig kann die kortikale Aufmerksamkeitsbereitschaft mit Hilfe der CNV-Methode in der psychobiologischen Untersuchung vor allem bei Kopfschmerzpatienten eingesetzt werden (Gerber und Kropp 2001).

3.4.3 Attribution und Kontrolle

Unter Kausal- und Kontrollattribution verstehen wir die Zuschreibung und Annahmen des Patienten über Entstehung und Kontrolle seiner Schmerzerkrankung. Kausal- und Kontrollattribution bewegen sich dabei jeweils auf einem Kontinuum medizinischer bzw. psychologischer Annahmen, d.h., die Patienten unterscheiden sich dahingehend, ob sie glauben, daß ihre Störung eher organisch oder eher psychisch (d.h. durch Verhaltensfaktoren) bedingt bzw. zu kontrollieren ist. Im therapeutischen Kontext können durch Streßinduktion systematisch die kognitiven, physiologischen und verhaltensmäßigen Bedingungen der Erkrankung verdeutlicht werden, d.h., daß Patienten durch das Erleben von Körperveränderungen die Bedeutung situativer Stressoren erkennen sollen (z.B. in der Konkordanztherapie nach Gerber et al. 1989). Verhaltensmedizinische Therapieansätze haben zum Ziel, eine Attributionsänderung von rigiden medizinischen („Nur die Einnahme von Pillen kann mir helfen“) hin zu psychologischen Kausal- und Kontrollattributionen zu erreichen.

Ein weiterer Aspekt ist das subjektive Erleben von Unvorhersagbarkeit und Unkontrollierbarkeit von Schmerzzuständen. Das unerwartete Auftreten von Schmerzattacken kann zum Erleben von Angst führen, die wiederum schmerzverstärkend wirkt. Unkontrollierbarkeit liegt dann vor, wenn trotz unterschiedlichster Bewältigungsversuche der Schmerz nicht beeinflußt werden kann, dies führt letztendlich zu gelernter Hilflosigkeit, Inaktivität und vermehrter Neigung zur Depression. Depressive Zustände sind wiederum per se schmerzverstärkend (Flor 1991).

3.4.4 Persönlichkeit, Depression und Komorbidität

Die frühe psychologische Schmerzforschung war häufig mit der Suche nach überdauernden Persönlichkeitseigenschaften („Schmerzpersönlichkeit“, „Migränepersönlichkeit“) beschäftigt. Ein bevorzugtes Instrument war hierbei das Minnesota Multiphasic Personality Inventory (MMPI), ein umfangreicher Fragebogen. Insgesamt war diese Forschung wenig ergiebig, da keine überzeugenden Belege einer „Schmerzpersönlichkeit" im Sinne überdauernder Eigenschaften („traits") beschrieben werden konnten. Zeigten sich Auffälligkeiten auf einer der verwendeten Skalen, so waren dies zumeist psychoreaktive Folgen der Schmerzerkrankung, z. B. ist der oft beschriebene „Perfektionismus" von Migränepatienten ein lernpsychologisch faßbarer Kompensationsversuch auf immer wiederkehrende Migräneattacken hin, der möglicherweise bereits in der Kindheit in entsprechenden Migränefamilien vermittelt wird. Die Anwendung von klassischen Persönlichkeitsinventaren ist in der heutigen Schmerztherapie insgesamt ohne therapeutische Relevanz und ihre Anwendung somit nicht gerechtfertigt.

Vermehrte wissenschaftliche Aufmerksamkeit erfuhr dagegen in neuerer Zeit die Untersuchung der Komorbidität zwischen chronischen Schmerzerkrankungen einerseits sowie Depressivität und Angst andererseits. Vermehrte Depressivität führt oftmals zum Fehlschlagen von Bandscheibenoperationen („failed back syndrome"). Arbeiten von Breslau et al. (1994) belegen eine um bis zum Dreifachen erhöhte Inzidenzrate des Auftretens von Depressionen bei Migränepatienten und eine ebenfalls erhöhte Inzidenzrate für Ängste. Abgesehen von evtl. gemeinsamen neurophysiologischen und biochemischen Hintergründen dieser Komorbidität (z. B. spielt der Neurotransmitter Serotonin sowohl bei Migräne als auch bei der Depression eine wichtige Rolle) kann in psychologischer Hinsicht festgestellt werden, daß Gefühle der Hilflosigkeit sowohl durch Depression als auch durch chronische Schmerzen determiniert sein können und diese Gefühle wiederum die Wahrnehmung auf den Schmerz einengen können.

3.5 Implikationen für die psychologische Diagnostik und Therapie von Schmerzen

Zunächst muß nochmals eindringlich gewarnt werden, daß die diagnostische Suche nach einem ausschließlich „somatogenen" oder „psychogenen" Schmerz ebenso wie der Versuch des Erfassens einer „Schmerzpersönlichkeit" im verhaltensmedizinischen Verständnis chronischer Schmerzen in aller Regel obsolet ist. Vielmehr besteht die diagnostische Aufgabe in der näheren Bestimmung der einzelnen Schmerzkomponenten. Die psychologische Schmerzdiagnostik beginnt dabei häufig mit dem Ausfüllen eines Schmerzfragebogens durch den Patienten. Dabei wird z. B. die subjektive Schmerzerfahrung mit Hilfe von Adjektiven umschrieben und einer Dimensionalisierung unterzogen. So lassen sich etwa im *McGill-Schmerz-Fragebogen* sensorische, affektive und evaluative Schmerzdimensionen voneinander unterscheiden. Sowohl in der Forschung wie in der klinischen Praxis wird die subjektive Schmerzintensität durch numerische Ratingskalen (z. B. 0–10; 0: kein Schmerz, 10: unerträglicher Schmerz) oder auch durch visuelle Analogskalen (VAS) erhoben. Weitere Fragebogenverfahren betreffen die Bereiche Kausal- und Kontrollattribution, Depressivität, Hilflosigkeit, Bewältigungsverhalten, Aktivitäten und Verstärker. Darüber hinaus ist eine umfangreiche Verhaltensanalyse zur Ermittlung der schmerzauslösenden und -aufrechterhaltenden Bedingungen erforderlich.

Besonders aufschlußreich in bezug auf lerntheoretische Komponenten sind *Schmerztagebücher* (z. B. Niederberger und Gerber 1997). Die darin erfolgte systematische Verlaufsbeobachtung ermöglicht die Darstellung situations- und zeitabhängiger Schmerzmerkmale, Auswirkungen der Schmerzen sowie auch des Medikationsverhaltens. Die Verlaufsbeobachtung durch Schmerztagebücher stellt inzwischen einen absoluten schmerztherapeutischen Standard dar, und ihr Einsatz sollte grundsätzlich erfolgen, da neben diagnostischen auch therapeutische Implikationen damit einhergehen.

Für weitergehende Schmerzmessungen und Therapieplanungen eignen sich *psychophysiologische Untersuchungen* (Gerber und Kropp 2001). Hier wird der Patient in eine emotional bedeutsame bzw. belastende Situation (Streß) oder auch in Ablenkung gebracht (z. B. durch ein Streßinterview, belastende Bilder, Kopfrechnen, Schmerzinduktion, Imaginationen etc.), während gleichzeitig psychophysiologische Messungen erfolgen (z. B. Messung der Hautleitfähigkeit oder der elektromyographischen Aktivität). Wir führen diese Messungen meistens mit Biofeedback-Geräten durch und ziehen die Ergebnisse mit zur Indikationsstellung für eine Biofeedback- bzw. Streßbewältigungstherapie heran.

Ziel aller dieser verhaltensmedizinisch-diagnostischen Methoden ist letztlich die Auswahl der geeigneten verhaltensmedizinische Therapiemethode, wie sie in Kapitel 9 dargestellt werden, um das jeweils bestehende Schmerzverhalten des Patienten positiv zu beeinflussen.

Literatur

Birbaumer N (1984) *Psychologische Analyse und Behandlung von Schmerzzuständen.* In M. Zimmermann, H.O. Handwerker (Hrsg.), *Schmerz. Konzepte ärztlichen Handelns.* Springer, Berlin: 124–153

Birbaumer N (1986) *Schmerz.* In Miltner W, Birbaumer N, Gerber WD (Hrsg.), *Verhaltensmedizin.* Springer, Berlin: 113–134

Breslau N, Merikangas K und Bowden CL (1994) *Comorbidity of migraine and major affective disorders.* Neurology, 44, Suppl. 7, 17–22

Flor H (1991) *Psychobiologie des Schmerzes.* Huber, Bern

Flor H & Birbaumer N (2001) *Verhaltensmedizinische Grundlagen.* In: Zenz M & Jurna I (Hrsg.), *Lehrbuch der Schmerztherapie* (2. Auflage). Wiss. Verlagsgesellschaft, Stuttgart

Flor H, Birbaumer N & Turk DC (1990) *Psychobiology of pain. Advances in Behavior Research and Therapy,* 12, 47–84

Flor H, Elbert T, Knecht S, Wienbruch C, Pantev C, Birbaumer N, Larbig W, Taub E (1995) *Phantom-limb pain as a perceptual correlate of cortical reorganisation following arm amputation.* Nature, 375, 482–484

Fordyce WE (1976) *Behavioral concepts in chronic pain and illness.* Mosby, St. Louis

Gerber WD (1986) *Verhaltensmedizin der Migräne.* Edition Medizin, Weinheim

Gerber WD und Kropp P (2001) *Die psychobiologische Untersuchung bei Schmerzerkrankungen.* In: Zenz M & Jurna I (Hrsg.), *Lehrbuch der Schmerztherapie* (2. Auflage). Wissenschaftliche Verlagsgesellschaft, Stuttgart: 151–158

Gerber WD, Miltner W, Birbaumer N und Haag G (1989) *Konkordanztherapie.* Röttger, München

Gerber WD und Schoenen J (1998) *Biobehavioral correlates in migraine: The role of hypersensitivity and information-processing dysfunction.* Cephalalgia, 18, Suppl. 21, 5–11

Göbel H (1992) *Schmerzmessung – Theorie, Methodik, Anwendung bei Kopfschmerz.* G. Fischer, Stuttgart, Jena, New York

Kropp P und Gerber WD (1993) *Is increased amplitude of contingent negative variation in migraine due to cortical hyperactivity or to reduced habituation?* Cephalalgia, 13, 37–41

Melzack R und Wall PD (1965) *Pain mechanisms: A new theory.* Science, 150, 971–979

Miltner W, Birbaumer N und Gerber WD (1986) *Verhaltensmedizin.* Springer, Berlin

Niederberger U und Gerber WD (1997) *Tagebücher in Forschung und Therapie bei Patienten mit Migräne und chronischen Kopfschmerzen.* In: Wilz G & Brähler E (Hrsg.), *Tagebücher in Therapie und Forschung: ein anwendungsorienterter Leitfaden.* Hogrefe, Göttingen

Schwartz GE und Weiss SM (1978) *Yale conference on behavioral medicine: A proposed definition and statement of goals.* Journal of Behavioral Medicine, 1,3–12

Tölle TR und Berthele A (2001) *Das Schmerzgedächtnis.* In: Zenz M und Jurna I (Hrsg.), *Lehrbuch der Schmerztherapie* (2. Auflage). Wissenschaftliche Verlagsgesellschaft, Stuttgart

Turk DC, Meichenbaum DH und Genest M (1983) *Pain and behavioral medicine – A cognitive-behavioral perspective.* Guilford Press, New York

4 Thesen zur medikamentösen Schmerztherapie

Auszüge aus einem Vortragskonzept

Andreas Reymann

Zur Pharmakologie der Analgetika und Koanalgetika liegen ausgezeichnete Lehrbücher, Übersichtsartikel und Monographien vor (→ Literaturverzeichnis). Ziel des Kapitels ist, punktuelle Fragestellungen aus klinisch-pharmakologischer Konsiliartätigkeit in persönlicher Sicht und absichtlich zugespitzt auf interdisziplinäre Belange zur Diskussion zu stellen. Dabei wird weder Anspruch auf Vollständigkeit noch Anspruch auf Ausschließlichkeit erhoben, denn auch der Pharmakologe kann in der ärztlichen Gemeinschaftsaufgabe der Schmerztherapie gelegentlich nur „über den Zaun gucken“ (Zenz, 1995). Literaturhinweise sind zugunsten der Übersichtlichkeit auf ein Minimum beschränkt, genauso Wendungen wie „möglicherweise“ oder „m. E.“. Dieses Kapitel ist in erster Linie eine Einladung zur kollegialen Diskussion.

4.1 Arzneistoffgruppen

Zu den klassischen Analgetika zählen die vorwiegend peripher wirksamen Analgetika und die vorwiegend zentral wirksamen Analgetika (hier Opioide genannt), deren prinzipielle Hauptwirkungen in Abbildung 4.1 schematisiert sind. Substanzen mit analgetischen Teilwirkungen oder sekundär schmerzmodulierende Substanzen sind z. B. Biphosphonate, Calcitonin, Glukokortikoide sowie einige tricyclische Antidepressiva und Carbamazepin. Im weiteren Sinne gehören auch Sedativa und Neuroleptika sowie Substanzen zur Prophylaxe und Behandlung von Nebenwirkungen (Laxanzien, Antiemetika, Ulkustherapeutik usw.) in das Umfeld der Schmerztherapie.

4.1.1 Cyclooxygenase – Hemmstoffe

In Deutschland nehmen etwa 40 % aller Frauen und 29 % aller Männer fast täglich meist in Selbstmedikation Schmerzmittel ein (Bundesregierung, 1997), darunter bevorzugt auch Kombinationspräparate. Als besonders gefährlich gilt die mehrjährige Einnahme von Kombinationen (z. B. ASS + Paracetamol, ggf. + Coffein). Diese Kombination zweier peripher wirksamer Analgetika hat keinen therapeutischen Vorteil gegenüber einem regelrecht dosierten Monopräparat, geht aber mit der erheblich erhöhten Gefahr einer interstitiellen Nephritis und eines terminalen Nierenversagens einher. Das ärztliche Verordnungsverhalten ist zunehmend problembewußt (97 % Verschreibungen von Monopräparaten) (Schmidt, 1998).

Nebenwirkungsspektren

Die Nebenwirkungsspektren der vorwiegend peripher wirksamen Analgetika (Cyclooxygenase-Hemmstoffe) sind relativ homogen.

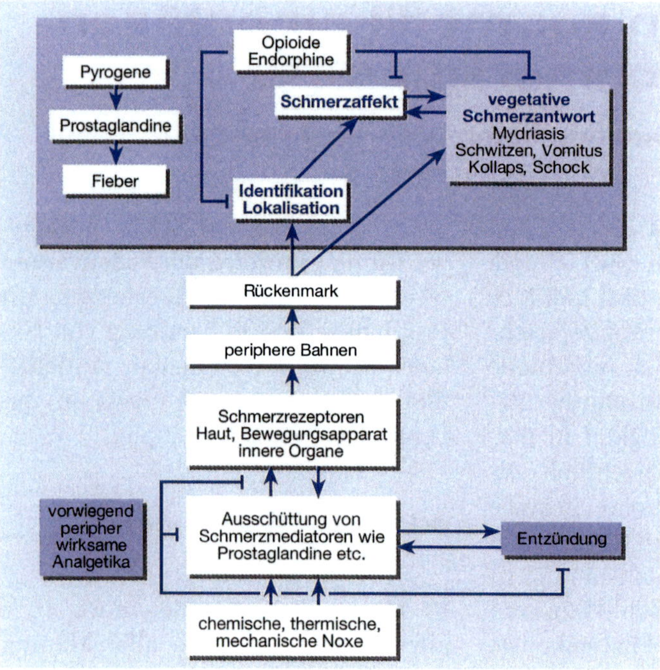

Abb. 4.1
Anhaltspunkt für Hauptwirkungen klassischer Analgetika. Für die vorwiegend peripher wirksamen Analgetika sind neben dem eingezeichneten Angriffspunkt für die Antipyrese weitere analgetische Angriffspunkte im Rückenmark und ZNS beschrieben (Brune, 1993; Jage, 1993). Andererseits sind Opiatrezeptoren in vielen Organen nachweisbar.

Die Cyclooxygenase-Hemmstoffe inhibieren die Prostaglandinsynthese und leiten daraus auch ihre wesentlichen Nebenwirkungen her (Vane, 1971, 1998). Ihre Akzeptanz ist entscheidend vom Nebenwirkungsprofil abhängig (Werbeslogan: Wirkung stark, Verträglichkeit sanft, usw.). Kontrollierte, vergleichende Studien zur Verträglichkeit haben die Problematik, daß genau äquianalgetische Medikationen (Dosis, Dosisintervall) verglichen werden müßten. Idealerweise wäre der Vergleich von Dosis-Wirkungs-Beziehungen zu fordern, der schon aus ethischen Gründen unpraktikabel ist.

Eine größere epidemiologische Studie zeigte (Langmann, 1994), daß sich das Risiko blutender Ulzera nach ASS (2,0–4,8fach zu unbehandelten Kontrollen, 95 %-Konfidenz) nicht wesentlich von Ibuprofen (1,2–2,8fach), Diclofenac (2,6–6,8fach) oder dem arithmetischen Mittel aller Behandlungsfälle (2,4–5,3 fach) unterschied. Paracetamol zeigte einen Vorteil (0,7–1,7 fach). Erheblich schlechter schnitten z. B. Naproxen (5,5–15,1 fach), Indometacin (6,3–20,3 fach) und das zur Akkumulation neigende Piroxicam (7,1–26,3 fach) ab.

Über die spezifischen aggregationshemmenden Effekte von ASS in niedrigen Dosierungen hinaus hemmen alle nichtsteroidalen Antiphlogistika im analgetischen Dosisbereich die Blutgerinnung in gewissem Ausmaß, allein für Paracetamol war dies bisher nicht beschrieben. Auch zu Paracetamol liegen jetzt Studien vor, die eine klinisch relevante Verstärkung der Blutungsgefahr zumindest bei Patienten unter oralen Antikoagulanzien nachweisen (N.N., 1998).

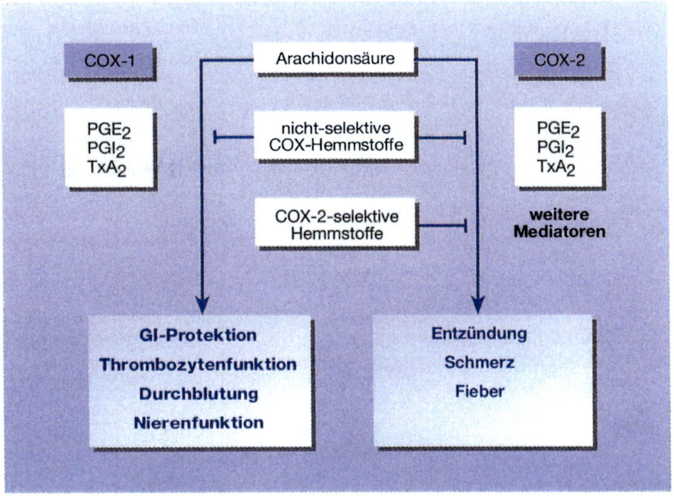

Abb. 4.2
Derzeit nicht mehr unumstrittene Arbeitshypothese zum Wirkungsunterschied zwischen selektiven und nicht-selektiven Cyclooxygenase-Hemmstoffen. Die Eiconsanoide (Prostaglandin E_2 = PGE_2, Prostaglandin I_2 = Prostycyclin = PGI_2, Thromboxan A_2 = TxA_2) sind hier beispielhaft genannt. Sie sind in den Geweben unterschiedlich verteilt und regulieren z. B. Durchblutung und Blutgerinnung teilweise gegenläufig. (Gekürzt nach Fröhlich, 1997.)

COX-2

Der Vorteil selektiver COX-2-Hemmstoffe muß sich erst noch erweisen.

Nach der Klonierung von COX-1 (Cyclooxygenase 1) im Jahr 1988 wurde schon 1991 ein zweites Gen für COX entdeckt und das durch dieses Gen codierte Enzym COX-2 genannt (Fröhlich, 1997; Vane, 1998). Anders als COX-1 (auch konstitutive COX), die z.B. die Schutzfunktion der Prostaglandine in der Magenmukosa vermittelt, ist COX-2 induzierbar. Zu den Stimuli, die COX-2-Expression fördern, gehören auch Entzündungsmediatoren. Aus diesen Befunden ergibt sich die in Abbildung 4.2 schematisierte, therapeutisch faszinierende Idee, die entzündungsabhängige COX-2 selektiv zu hemmen und die (hypothetisch protektive) COX-1 möglichst unbeeinträchtigt zu lassen. Meloxicam (Mobec®), ein COX-Hemmstoff mit etwa 200fach höherer Selektivität für COX-2 als ASS, ist derzeit für die symptomatische Akutbehandlung von Arthrosen und die symptomatische Langzeitbehandlung bei rheumatoider Arthritis zugelassen. Nach ersten positiven Berichten zur Verträglichkeit von Meloxicam liegen jetzt Warnmeldungen vor (Arzneimittelkommission der deutschen Ärzteschaft, 1998), die mehrere Fälle schwerer Unverträglichkeitsreaktionen an Haut und Gastrointestinaltrakt zum Gegenstand haben und meist unter Normdosierung (7,5 mg/Tag) beobachtet wurden.

Ob diese unerwünschten Wirkungen für die Substanz Meloxicam spezifisch sind oder das Gesamtkonzept der selektiven COX-2-Hemmung betreffen, bleibt abzuwarten. Jedenfalls ist das in Abbildung 4.2 dargestellte Schema aufgrund neuester tierexperimenteller Studien keineswegs mehr unumstritten (Wallace, 1998; Kommentar bei Yeomans, 1998). Die vorliegenden Indizien und Hypothesen, daß

- auch sog. COX-2-selektive Hemmstoffe ganz hauptsächlich über ihre COX-1-hemmende (Rest-)Wirkung antientzündliche Qualität aufweisen,

Tab. 4.1 Betrachtung zu statistischen Risiken.

A. Kritische Risiken von Metamizol[1]	**1 Fall/definierte Tagesdosen**
Agranulozytose	500 000
Schockreaktion bei peroraler Gabe	50 000
Schockreaktion bei parenteraler Gabe	5 000
Schockfragmente bei parenteraler Gabe[2]	1 000
B. Häufigkeitskategorien bei Arzneimittelnebenwirkungen	**1 Fall/Behandlungsfälle**
häufig	<10
gelegentlich	10–100
selten	100–1000
sehr selten und Einzelfälle	> 1000
C. Tödliche Risiken im Alltagsleben[3]	**1 Todesfall im Jahr/Bundesbürger**
vom Blitz erschlagen	6 700 000
durch Fahrradfahren	470 000
Ersticken durch Einatmen oder Verschlucken von Nahrungsmitteln	102 000
durch KFZ-Unfall mit Fußgänger	88 000
durch KFZ-Unfall im Verkehr	9 700
durch Sturz	7 800
tödliche Unfälle insgesamt	3 400

[1] Nach Hackenthal und Kobal, 1997
[2] Insbesondere bei schneller i.v. Injektion (Diener, 1997)
[3] Approximative Werte für das Jahr 1996, errechnet aus Angaben des Statistischen Bundesamtes, Wiesbaden. Berechnungsgrundlage ist die Gesamtbevölkerung, nicht das Risikoverhalten. Spätfolgen und Altersverteilung unberücksichtigt.

- COX-2-selektive Hemmstoffe im therapeutischen Dosisbereich vergleichbare gastrointestinale Nebenwirkungen wie nicht-selektive Hemmstoffe haben,
- COX-2 vor allem auch an der Herabregulierung der Entzündung beteiligt sei,

unterstreichen die Forderung nach weiteren, methodisch präzisen klinischen Studien (Yeomans, 1998).

Risikoprofil von Metamizol

Die gut analgetisch und antipyretisch wirksame Substanz mit zusätzlicher spasmolytischer Wirkungskomponente ist wegen einiger Nebenwirkungsrisiken (→ Tab. 4.1 A) in vielen Ländern verboten. In Deutschland ist die Zulassung stark eingeschränkt und stellt damit die Anwendung – auch juristisch – auf eine sehr enge Basis.

Zu den Anwendungsgebieten gehören (Fachinformation Novalgin®, Stand August 1998):

- akute starke Schmerzen nach Verletzungen oder Operationen
- Koliken
- Tumorschmerzen
- sonstige akute oder chronische starke Schmerzen, soweit andere therapeutische Maßnahmen nicht indiziert sind
- hohes Fieber, das auf andere Maßnahmen nicht anspricht.

Die parenterale Anwendung ist nur indiziert, sofern eine enterale Anwendung nicht in Frage kommt.

Dennoch haben sich die Verordnungszahlen für Metamizol seit 1987 verdoppelt (Schmidt, 1998). Das mag auch daran liegen, daß es kaum andere, vergleichbar wirksame Analgetika gibt, für die sichere Aussagen zu Risiken bis in den Bereich von bis zu 1:500000 möglich sind. Deren Vorstellbarkeit entzieht sich ohnehin allzuleicht der vergleichenden Bewertung (Tab. 4.1 C). Es wird auch die Meinung vertreten, daß andere Risiken, einschließlich gastrointestinaler Blutungen, nach Behandlung mit anderen peripher wirkenden Analgetika einschließlich ASS und Diclofenac vergleichbar oder gar höher seien als das Behandlungsrisiko für Metamizol (Abb. 32.1 in Haustein, 1996; Diener, 1997), so daß die o.g. Anwendungsbeschränkungen zumindest in der perioperativen Schmerztherapie und bei erforderlicher Langzeittherapie nicht allseits angewandt werden (Diener, 1997).

Die Rezeptpflicht in Deutschland soll sicherstellen, daß Metamizol nicht bei Bagatellschmerzen genommen wird. Zurückhaltende Verordnung senkt vor allem auch die Gefahr der Sensibilisierung gegenüber Pyrazol-Analgetika (Schmidt, 1997) und damit die Schockgefahr. In bezug auf das generelle Populationsrisiko dürfte der Vergleich der Agranulozytoseinzidenz zu Ländern mit Metamizol-Verbot auch zukünftig noch interessant sein. In Schweden ist Metamizol bei Drucklegung dieses Artikels erneut vom Markt genommen worden (N.N., 1999).

4.1.2 Koanalgetika

Neuroleptika in der Therapie chronischer Schmerzen

Neuroleptika werden häufig als Koanalgetika empfohlen. Geschätzt werden vor allem ihre antiemetische Wirkung und die Sedation/Anxiolyse ohne das den Tranquillanzien eigene Abhängigkeitspotential. Dem stehen nachteilhaft eine gewisse obstipierende Wirkung und – vor allem bei gefährdeten Patienten (z.B. ZNS-Prozesse) – die Erhöhung der Krampfbereitschaft gegenüber. Vor allem aber muß die Einschränkung der affektiv-emotionalen Lebensqualität des Patienten bedacht werden: Primär suffiziente Schmerztherapie, die eine Zentrierung des Patienten auf Schmerzaffekte aufheben kann, sollte diesen Gewinn an Lebensqualität nicht durch Sedierung und durch neuroleptische Einengung wieder verspielen.

Gabapentin bei neuropathisch bedingtem Schmerz?

Bei neuropathisch bedingten Schmerzen sind Opioide nicht immer ausreichend (spezifisch) wirksam. Zu den arzneitherapeutischen Optionen gehören z.B. Carbamazepin (zur Schmerztherapie zugelassen), trizyklische Antidepressiva wie Amitriptylin (nicht zur Schmerztherapie zugelassen, aber unschwer zu begründen), bei entzündlicher Komponente auch Glukokortikoide. Seit 1995 akkumulieren Fallberichte und kleinere Studien, die eine vorteilhafte Wirkung des Antiepileptikums Gabapentin (Antiepileptikum Neurontin®; nicht zur Schmerztherapie zugelassen) vermuten lassen (de Jong, 1996; Merren, 1998), teilweise auch in Fällen, in denen o.g. Medikationen nicht erfolgreich waren.

Zwei kleinere Studien bei diabetischer Neuropathie (Backonja, 1998) und Postherpesneuralgie (Rowbotham, 1998) berichten Ansprechraten von über 50% bei einer guten Verträglichkeit von Gabapentin auch in der Kombinationstherapie (Opioide, Antidepressiva).

Schmerztherapie mit Gabapentin ist arzneitherapeutisches Neuland, vor allem aber in Deutschland rechtliches Glatteis, da die Substanz nur als Antiepileptikum neu zugelassen ist. Gabapentin weist eine übersichtliche Pharmakokinetik, geringe Interaktionsträchtigkeit und – soweit derzeit beurteilbar – ein tolerables Nebenwirkungsspektrum auf, in dem die ZNS-Dämpfung vor allem zu Therapiebeginn im Vordergrund steht. Anders als der Name sagt und die chemische Struktur vermuten ließe (GABA = Gammaaminobuttersäure), ist der antiepileptische Wirkmechanismus bisher unbekannt, über den analgetischen kann nur spekuliert werden.

Für einen Heilversuch bei ansonsten therapierefraktärem Schmerz könnte – auch rechtlich vorteilhaft – die in der Fachinformation vorgesehene antiepileptische, einschleichende Dosierung dienen. Trotz widersprüchlicher Fallberichte zur Wirksamkeit von Gabapentin bei verschiedenen Subspezies neuropathischer Schmerzformen zeichnet sich derzeit ab, daß

- ein Ansprechen von Aufdosierung auf 900–1200 mg/Tag und frühestens 5 Tagen (bis zu 2 Wochen) nach Therapiebeginn beurteilt werden sollte
- nur bei Ansprechen auf diesem Dosisniveau auch eine Dosiserhöhung zur weiteren Verbesserung der Analgesie sinnvoll ist.

Weitere Einzelheiten zur Schmerztherapie mit Gabapentin wären zu erarbeiten (Laborkontrollen, z. B. Blutbild, Pankreaswerte; ausschleichendes Absetzen der Medikation).

4.1.3 Opioide

Die Wirkung der Opioide beruht auf der Interaktion mit Opiatrezeptoren, die im zentralen und peripheren Nervensystem spezifisch verteilt sind. Die Wirkung an μ-, κ- und δ-Rezeptoren charakterisiert vollständige Opioidagonisten (z. B. Morphin, Levomethadon, Piritramid, Fentanyl; hier: Vollopioide). Naloxon ist ein Antagonist an diesen Rezeptoren. Für das Modell der gemischten Agonisten/Antagonisten und der partiellen Agonisten wird auf die Literatur verwiesen (z.B. N.N., 1996; Reisine, 1996). Hier wird der Begriff „Partialopioide" für z.B. Tramadol, Tilidin eingesetzt.

Wirkunterschiede bei Opioiden

Bei der Benennung von Unterschieden im Nebenwirkungsprofil der Opioide ist Vorsicht angebracht. Vermeintliche Vorteile von Partialopioiden müssen zur niedrigeren analgetischen Potenz im Vergleich zum Vollopioid in Bezug gesetzt werden. Untersuchungen an gesunden Probanden sind beispielsweise zur Bewertung der spasmogenen Wirkung beim Patienten, der u.U. verschiedensten zusätzlichen intestinal spasmogenen Stressoren ausgesetzt ist, nur begrenzt aussagekräftig. Unterschiede in der Wirkdauer von Opioiden komplizieren die Beurteilung.

Das Standardopioid, an dem sich alle anderen Substanzen messen lassen müssen, ist nach wie vor Morphin (McQuay, 1999).

Fentanyl-TTS

Mit Fentanyl-TTS (Durogesic®) wurde erstmals ein transdermales System zur Therapie von starken Tumorschmerzen eingeführt, das bisher vielfach evaluiert wurde (Ahmedzai, 1997; Diener, 1997; Freye, 1995; Grond, 1997; Holdsworth, 1994; Jage, 1993; Payne, 1998; Portenoy, 1993; Striebel, 1997; Zech, 1994). Fentanyl-TTS ist demnach als effektiv und sicher in der Therapie zu bewerten. Obwohl verblindete Vergleichsstudien zu Morphin (unter Verwendung von Placebo-Pflastern) fehlen, liegen in offenen Studien Vorteile hauptsächlich im Bereich einer verbesserten Akzeptanz beim Patienten, daneben in einer gewissen Reduktion der Obstipationswirkung. Diese wäre auf dem Hintergrund der „parenteralen" Zufuhr und der zentralnervös, aber eben auch lokal intestinal vermittelten obstipativen Effekte der Opioide gut zu verstehen.

Die Pharmakokinetik von Fentanyl-TTS ist allerdings nicht unkompliziert. Fentanyl selbst weist nach unterschiedlichen Angaben eine terminale Eliminationshalbwertszeit von etwa 4–7 h auf. Durch die Kinetik des Pflasters bildet sich über eine kontrolliert konstante Abgabe an die Haut erst im Unterhautgewebe das für die Wirkdauer maßgebliche Depot der im Vergleich zu Morphin sehr lipophilen Substanz. Mit einem Wirkungseintritt ist erst nach 8–12 h zu rechnen, nach Abnahme des Pflasters beträgt die Wirkhalbwertszeit noch etwa 17 h. Stärkere Variationen sind für die Resorption und Wirkspiegel beschrieben, auch intraindividuell z.B. bei Erwärmung der Haut oder bei Fieber. Die für die Umstellung von Morphin auf Fentanyl-TTS maßgeblichen Umrechnungsfaktoren für Äquivalenzdosen werden in der Literatur in der Spanne 1 : 70 bis 1 : 150 (Fachinformation: 1 : 100) angegeben.

seitens des Arztes • abweichendes Therapieziel • erwartete Nebenwirkungen • erwartetes Sucht-/Mißbrauchpotential • administrative/kassenrechtliche/rechtliche Aspekte
seitens des Patienten • Stigmatisierung von Opioiden – Suchtpotential – Kontrollverlust (»irre im Kopf werden«) – Toxizität • Erfahrungen mit kurzfristiger Opioidtherapie • Erfahrungen beim Absetzen der Therapie

Tab. 4.2 Einige Determinanten der Unterversorgung mit Opioiden.

4.2 Therapieaspekte

Das Problem der Unterversorgung von Schmerzpatienten mit analgetischer Therapie ist ausreichend diskutiert und soll hier nicht wiederholt werden. Hinweise zu möglichen Determinanten gibt Tabelle 4.2. Selbst in der Apotheke wird der Patient häufig nochmals durch Hinweis auf vermeintliche Suchtgefahren bei Schmerztherapie verunsichert (Donner, 1999).

4.2.1 Konflikt therapeutischer Prioritäten

Ganze 3 Zielparameter beschreiben die Hauptziele medizinischer Maßnahmen schon recht umfassend (→ Abb. 4.3). Unvermeidlich ist, daß ärztliche Prioritäten häufig ganz anders gesetzt werden müssen *(„Das wird jetzt zwar etwas unangenehm, aber...“)*, als die überwiegende Priorisierung durch Patienten, die vorwiegend die Lebensqualität in den Mittelpunkt stellt *(z. B. die Compliance-Probleme in der Hochdrucktherapie; man stelle sich die Raucher vor, wenn jedes Fumatorium statt Lebensverkürzung sofort einige Aknepickel zur Folge hätte)*.

In der Notfallmedizin ist die Analgesie eine zentrale Maßnahme zur Stabilisierung der Vitalfunktionen. Der in Abbildung 4.3 dargestellte Zielkonflikt ist also aufgehoben, da Ziel 1 und Ziel 3 gleichzeitig erreicht werden. Die suffiziente Schmerztherapie dürfte aber auch bei chronischem Schmerz eine tendenziell lebensverlängernde Wirkung zeigen, die z. B. indirekt durch Verbesserung des Allgemeinzustandes und den damit verbundenen Dispositionen zu erklären wäre (→ Abb. 4.4).

4.2.2 Therapieziel bei chronischem Schmerz

Therapeutische Perspektive beim Schmerzkranken ist die Durchbrechung des Circulus vitiosus (→ Abb. 4.4), der – unter anderem – in eine konsekutiv steigende Schmerzempfindlichkeit führt. Strittig ist, welches Therapieziel dafür optimalerweise zu formulieren ist.

Ob das Therapieziel beim Schmerzkranken die Schmerzreduktion auf ein „erträgliches“ Niveau (gewöhnlich VAS

Abb. 4.3
Häufig unvermeidlicher Konflikt in der Gewichtung der 3 primären Therapieziele. (Nach Unterlagen von Prof. M. Dreyer, Hamburg).

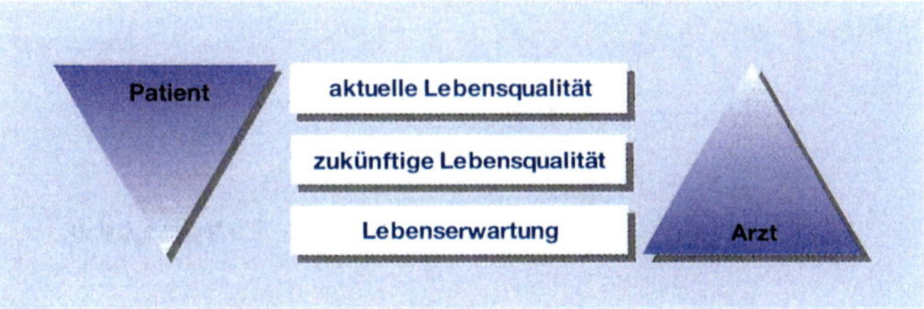

2–3 auf einer 11teiligen Skala) oder die möglichst vollständige Schmerzlöschung (VAS 0–1) sein sollte, wird unterschiedlich diskutiert und praktiziert.

Aus der Sicht des Autors ist die Schmerzverhinderung (VAS 0–1) als durchaus praktikables Ziel anzustreben. Durch Rückführung des in Abbildung 4.4 dargestellten Circulus vitiosus profitiert der anhaltend schmerzfreie, insgesamt stabilisierte Patient von einer Normalisierung seiner übersteigerten Schmerzempfindlichkeit. Dies kann auch zur diskreten Abnahme des Analgetikabedarfs nach zunächst erfolgreicher Aufdosierung führen.

Dagegen wird formuliert:

Therapieziel muß nicht immer eine vollkommene Schmerzfreiheit sein. Erreicht werden muß aber ein für den Patienten subjektiv leicht ertragbares Schmerzniveau (meist ca. 20–30 auf der visuellen Analogskala). Eine komplette Schmerzfreiheit wird häufig auf Kosten der Müdigkeit, Schläfrigkeit, Einschränkung der Kommunikationsfähigkeit und der Beteiligung am aktiven Geschehen erkauft. Schmerzen gelten dann als erfolgreich therapiert, wenn der Patient eine zufriedenstellende Schmerzreduktion angibt (Striebel, 1997).

Diese Argumentation kann noch erweitert werden. Eine Compliance dürfte aus manchen Gründen (→ Tab. 4.2) leichter zu erreichen sein. Auch die langfristige Arzt-Patient-Bindung dürfte bei einer Schmerzreduktionstherapie im Vergleich zur Schmerzlöschung kaum leiden.

Ob unerwünschte Wirkungen tatsächlich bei Schmerztherapie auf VAS 0–1 in überproportionalem oder intolerablem Maß zunehmen müssen, wird weiter unten erörtert. Zumindest das Risiko, bei krankheitsbedingt nachlassendem Schmerzreiz in eine Überdosierungssymptomatik (z. B. Sedierung, Atemdepression) zu gelangen, ist bei der Strategie VAS 2–3 reduziert. Auch Marketingüberlegungen für neue Analgetika, die vorwiegend anhand ihres Nebenwirkungsprofils promoviert werden müssen, stehen dieser Therapieform sicher näher.

Zuwenig beachtet wird, daß die Mehrzahl unerwünschter Wirkungen bei Opioidtherapie nur beim Einstellen der Therapie für einige Tage problematisch sind. Zumindest die zentralnervösen und psychischen Störungen treten bei konstanter Dauertherapie in faszinierendem Maß in den Hintergrund, wie eine finnische Studie mit einem Fahrsimulatortest (Vainio, 1995) eindrucksvoll und schlüssig darstellt. 20 Probanden unter konstanter Therapie mit Morphin (mediane Dosis 209 mg/ Tag, Spanne 60–1100 mg) unterzogen

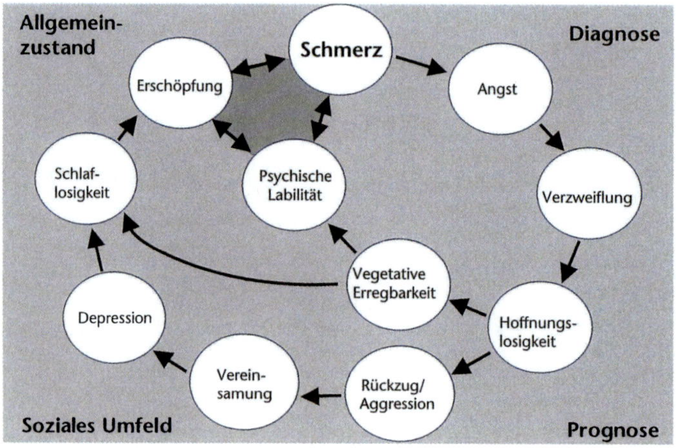

Abb. 4.4
Circulus vitiosus kontinuierlich steigender Schmerzempfindlichkeit. (Modifiziert aus Lehrvorlagen von Frau PD Dr. M. Frahm, Pharmakologisches Institut der Universität Hamburg, 1988.)

sich einem Fahrsimulatortest, verschiedenen Testverfahren neuropsychologischer Art sowie einem kompletten neurologischen Status. Abgesehen davon, daß diese Testpalette an einem Tag (Arbeitspensum der Schmerzpatienten 6 h) zu absolvieren war und demnach ein gerüttelt Maß an Arbeitsfähigkeit und -motivation verlangte, erreichten die Patienten alle relevanten Testwerte eines Kontrollkollektivs und vor allem die Leistungswerte der altersentsprechenden Norm für die gut etablierten Testverfahren. Die Studie illustriert eindrucksvoll (Hanks, 1995), wie marginal unerwünschte Wirkungen von Morphin auf kognitive, sensorische, motorische und andere neurologisch-psychiatrische Parameter zu bewerten sind, wenn konstante Therapiebedingungen auf therapeutisch sinnvollem Niveau über mindestens 14 Tage bestehen.

4.2.3 Therapiegrundsätze

Grundsätzliche Verfahrensweisen in der Therapie chronischer Schmerzen ergeben sich teilweise bereits aus den bisher angesprochenen Punkten. Tabelle 4.3 gibt einen Überblick im Vergleich zur ganz unterschiedlichen Versorgung akuter Schmerzzustände.

4.2.4 WHO-Stufenplan

Das 3stufige Schema sieht in *Stufe 1* ein peripher wirksames Analgetikum, in *Stufe 2* ein schwaches Partialopioid und in *Stufe 3* ein starkes Vollopioid vor, wobei in Stufe 2 und in Stufe 3 das peripher wirksame Analgetikum aus Stufe 1 weitergeführt werden kann, solange es vertragen wird. Manche Autoren erweitern dieses Schema um Stufe 4, die interventionelle Schmerztherapie. Dieser Ansatz ist zweifach sinnvoll. Erstens wird deutlich, daß ein in Stufe 3 refraktärer Schmerz durchaus noch behandelbar ist, zweitens wird die wünschenswerte Priorität in der Reihenfolge der Maßnahmen deutlich („Ultima ratio" ist nicht die Gabe von Opioiden, sondern vielmehr die Neurolyse oder ablative Neurochirurgie). Nicht jede höchst komplizierte Erkrankung mit u. U. verzweifelter Prognose bedarf auch

Tab. 4.3 Grundstruktur zur arzneitherapeutischen Schmerzbehandlung. (Modifiziert aus Lehrvorlagen von Frau PD Dr. M. Frahm. Pharmakologisches Institut der Universität Hamburg, 1988.)

Grundsätze bei Schmerztherapie		
	Akutschmerz	**Chronischer Schmerz**
Therapieziel	Schmerzlinderung	Schmerzfreiheit
rasche Wirkung	wichtig	selten erforderlich
Wirkdauer	nach Erfordernissen (auch diagnostischen)	kontinuierlich
Sedierung	fallweise erwünscht	meist unerwünscht
Nebenwirkungen	fallweise relevant, je nach Disposition	immer erhöhte Relevanz
Vorgehen		
	Akutschmerz	**Chronischer Schmerz**
Applikation	meist i.v., parenteral	bevorzugt peroral
Medikamente	oft Standard	nach Stufenplan
Dosis	oft Standard	immer individuell titriert, regelmäßig angepaßt
Dosisintervall	oft Gabe bei Bedarf	nach Zeitplan
Zusatzmedikation	selten	häufig sinnvoll

höchst komplizierter und maximaltechnischer Maßnahmen zur adäquaten Schmerztherapie.

Innerhalb des WHO-Schemas sollte gelten:

- ausdosieren (Dosisbereich der Analgetika ausschöpfen), aber
- keine Verzögerung beim notwendigen Wechsel auf die nächste Stufe.

Unverständlich ist, warum der WHO-Stufenplan sich allein auf die Therapie des Tumorschmerzes bezieht und nicht auch auf andere Schmerzsyndrome (z. B. Dauerschmerzen bei degenerativen Erkrankungen des Bewegungsapparates) (Mc Quay, 1999).

WHO-Stufe 1

Prinzipiell kommen hier alle peripher wirksamen Analgetika in Betracht, sofern der Dosisbereich ausgeschöpft wird. Manche Autoren nennen Metamizol als Mittel der 1. Wahl (Diener, 1997) oder Paracetamol als Mittel mit der am engsten umschriebenen Wirksamkeit. Keine Kombination der peripher wirksamen Analgetika untereinander. Als Komedikation muß immer an eine Ulkusprophylaxe gedacht werden (z. B. H_2-Rezeptorenblocker), die bei gleichzeitiger Gabe von Glukokortikoiden obligat ist. Das Konzept einer Mukosaprotektion mit Misoprostol ist gegen das Risiko Prostaglandin-vermittelter, vor allem gastrointestinaler Nebenwirkungen abzuwägen. Der Nut-

A

zen einer „prophylaktischen" Eradikationstherapie gegen Helicobacter pylori ist noch nicht gesichert. Die Wirksamkeit peripherer Analgetika auf tumorassoziierte Schmerzen wird gelegentlich unterschätzt. Zumindest anteilig, ggf. in Kombination mit einem Opioid, können sie recht effektiv zur Analgesie bei Tumorschmerz beitragen, wenn er pathophysiologisch typische „periphere" Ursachen hat (z. B. Reizung und Infiltration seröser Häute; Befall enkapsulierter Organe, von Periost oder Knochen).

WHO-Stufe 2

Beispiele für Partialopioide, die zusätzlich zum peripher wirksamen Analgetikum zum Einsatz kommen, sind Dihydrocodein, Tilidin + Naloxon (Valoron® N) oder Tramadol. Kombinationspräparate (z. B. Paracetamol + Codein: Nedolon® P, Talvosilen® forte; Diclofenac + Codein: Combaren®) können die Einnahme erleichtern. Die notwendigen Prophylaxen entsprechen prinzipiell denen aus Stufe 3.

Vor allem wenn absehbar scheint, daß eine adäquate Analgesie in Stufe 2 nicht lange aufrechterhalten werden kann, ist der sofortige Einsatz eines Vollopioids zu erwägen. Dieses ist in entsprechend niedriger Dosierung nicht unbedingt schlechter verträglich als das Partialopioid. Das „Überspringen" der Stufe 2 hat den Vorteil, daß bei Ansteigen der Schmerzen lediglich aufdosiert werden muß, Probleme der Medikationsumstellung und erneuten Eingewöhnung des Patienten entfallen.

WHO-Stufe 3

Ansatz der 1. Wahl ist die Versorgung des Patienten mit einer peroralen, retardierten Morphinzubereitung, möglichst zusätzlich zum weitergeführten peripher wirksamen Analgetikum. Die empfohlene Eingangsdosierung beträgt – wie in den Fachinformationen – z. B. 2 x 30 mg Morphin/Tag oder aber alternativ bei höherem Bedarf 3 x 30 mg/Tag. Die Verkürzung des Dosisintervalls auf 8 h (anstelle der Erhöhung der Einzeldosen) führt zu noch gleichmäßigeren Verhältnissen durch Überlagerung der flachen Plasmaspiegelkurven, die bei Retardpräparaten vorliegen. Erforderliche Dosiseskalationen können durch Steigerung der Tablettenstärke bei z.B. 8stündigem Dosierungsintervall erfolgen. Bei Schmerzspitzen ist die zeitgenaue Einnahme (Wecker!) zu gewährleisten, ggf. eine Dosisanpassung leicht möglich (z. B. höhere Dosis abends bei nächtlichen Schmerzspitzen). Für unvorhersehbare Schmerzspitzen hat sich die zusätzliche Bereitstellung einer Bedarfsmedikation (nicht retardiertes Morphin) bewährt.

Während der Aufdosierung gibt das vom Patienten geführte Verbrauchsprotokoll dieser „Rescue"-Medikation Hinweise zur Dosisfindung. Alternativ ist bei Patienten mit speziellen Problemen (z. B. Schluckstörungen, besondere Neigung zu Brechreiz oder Obstipation) der Einsatz von Fentanyl-TTS in Betracht zu ziehen. Zu Umstellungsmodalitäten (Umrechnung von Äquivalenzdosen und Dosierungsintervallen erforderlich; analgetische Versorgung während des verzögerten Wirkungseintritts) wird auf die Fachinformation verwiesen. Die Bereitstellung von nicht retardiertem Morphin zur Einnahme bei Schmerzspitzen ist erforderlich.

Tab. 4.4 Unerwünschte Wirkungen von Morphin bei der Therapie chronischer Schmerzen. Mit Ausnahme der Obstipation sind nicht alle Faktoren immer gleich wichtig. Zu den Determinanten siehe Text.

Nebenwirkungen von Morphin (Auswahl)
Obstipation (80–100%)
Übelkeit/Erbrechen (20–60%)
Pruritus
Müdigkeit
Euphorie/Dysphorie
Verwirrtheit
sensomotorische Störungen
Atemdepression
dispositionsabhängig: • Bronchokonstriktion • Harnverhaltung

4.2.5 Therapie von Opioid-Nebenwirkungen

Markante Aussagen zur Verträglichkeit von Morphin:

Morphine was the archetypical „dangerous drug" feared by lay people and physicians.
(...)
Clinical experience, especially in the management of cancer pain, has shown that these fears are unfounded.
(...)
The dose range of morphin can vary a thousand-fold (...)
(Hanks, 1995)

Die Opioide – speziell Morphin – gehören auch nach meiner Ansicht zu den bestverträglichen Medikamenten überhaupt. Dies gilt vor allem auch in der Dauertherapie und im Vergleich zu peripher wirksamen Analgetika. Fehleinschätzungen des Nebenwirkungspotentials von Opioiden sind eine Hauptursache für suboptimale Therapieschemata genauso wie für mangelnde Akzeptanz und Compliance seitens des Patienten. Eine Übersicht der hauptsächlichen – aber keinesfalls immer relevanten – Nebenwirkungen gibt Tabelle 4.4.

Zeitverlauf von Opioid-Nebenwirkungen

Mit Ausnahme der Obstipation, teilweise auch der emetischen und harnverhaltenden Wirkung und des Pruritus unterliegen die in Tabelle 4.4 aufgeführten Nebenwirkungen einer Toleranzentwicklung bis teilweise unter die klinische Nachweisgrenze. Essentiell ist die Aufklärung des Patienten schon vor Therapiebeginn darüber, daß viele Nebenwirkungen passagerer Art sind und daß sich die Verträglichkeit der Therapie schon nach einer Woche sehr viel positiver darstellt als zu Beginn.

Obstipation

Diese nahezu obligate Nebenwirkung erfordert neben der umsichtigen Gestaltung unspezifischer Maßnahmen (Flüssigkeit, bestmögliche Mobilisierung des Patienten) regelmäßig eine Prophylaxe nach aufsteigendem Eskalationsschema (z. B. 1. Lactulose, 2. Natriumpicosulfat,

A

3. Bisacodyl oder Anthranoide p.o., 4. Anthranoide rektal, 5. Mikro-Klistier).

Von Paraffinöl wird trotz guter Wirkung häufig wegen der Gefahr einer Lipidpneumonie bei Aspiration, auch wegen möglicher Fremdkörpergranulome und Malabsorptionssyndrome abgeraten. Bei Anthranoiden sind Aglyca-freie Präparate (z. B. reine/gereinigte Sennoside) zur Vermeidung von Leberschäden zu bevorzugen. Obstipative Komedikation ist zu vermeiden (z. B. Clonidin, bestimmte Neuroleptika, Antidepressiva, Kalziumantagonisten, Anticholinergika). Bei schwer lösbarer Problematik kommt das Umsetzen auf rückenmarksnahe Applikation des Opioids oder auf Fentanyl-TTS in Frage, die eine laxative Prophylaxe jedoch keineswegs erübrigen.

Erbrechen

Zu Beginn der Opioidtherapie kann eine Prophylaxe mit z. B. Metoclopramid vorgesehen werden, die nach einer Woche wegen des nicht unerheblichen Nebenwirkungspotentials in der Dauertherapie auf ihre Notwendigkeit hin überprüft werden sollte. Der Einsatz anderer antiemetischer Medikamente erfolgt situativ (z. B. Dimenhydrat bei Pruritus, Glukokortikoide bei Hirndruck, ggf. auch Haloperidol bei Verwirrtheit). 5-HT_5-Rezeptorantagonisten (z. B. Ondansetron) sind wegen ihrer obstipativen Wirkung ungeeignet.

Harnverhaltung

Besonders bei Prostatahypertrophie. Opioidvermittelte Mechanismen sind 1. die Dämpfung des M. detrusor vesicae und 2. die Tonisierung des M. sphincter vesicae, deren abgestimmte Aktion für die Miktion entscheidend ist. Die Behandlung kann ad 1. mit Carbachol und ad 2. mit Prazosin oder Terazosin erfolgen.

Atemdepression

Die schrittweise Aufdosierung von Morphin bei Behandlungsbeginn stellt eine erste prophylaktische Maßnahme dar (McQuay, 1999). Schmerz – auch behandelter Schmerz – stellt einen atemanaleptischen Reiz dar. Deshalb muß bei einem spontanen oder durch onkologische Maßnahmen (OP, Bestrahlung) erreichten Schmerzrückgang an wiederkehrende atemdepressorische Effekte gedacht und die Dosis angepaßt werden. Im Notfall steht Naloxon als Antagonist zur Verfügung (nicht bei Buprenorphin).

4.3 Spezielle Therapieaspekte

4.3.1 Schmerztherapie in Schwangerschaft und Stillzeit

Konsile zur Arzneimitteltherapie in Schwangerschaft und Stillzeit haben ganz spezielle Probleme. Für überraschend wenige Substanzen sind über das tatsächliche teratogene/embryotoxische/fetotoxische Risiko am Menschen ausreichende Daten vorhanden. Auf dem Hintergrund „natürlicher" Schwangerschaftskomplikationen (z.B. sog. Spontanfehlbildungsrate von > 1%) lassen sich arzneimittelinduzierte Schäden nicht immer abgrenzen, am wenigsten im nachhinein. Einige Warnhinweise, vor allem auch in Fachinformationen, lassen vermuten, daß juristische Sicherheitserwägungen vor den Anspruch von Arzt und Patientin zur bestmöglichen Therapieoptimierung gestellt werden. Internationale Gepflogenheiten können von deutschen Empfehlungen deutlich abweichen (Folb, 1990). Auch mag gelegentlich der Eindruck kritikloser Textübernahme entstehen (K. Goeschen in Fabel, 1993). Beispiele für übersichtliche Quellen sind Fabel, 1993; Scholz, 1997; Spielmann, 1997.

Die zuverlässigsten Daten zu Schwangerschaft und Stillzeit liegen auch für Analgetika zu den altbekannten Substanzen vor, die deshalb „modernen" Substanzen in aller Regel vorzuziehen sind. Aus rechtlichen Gründen ist eine minuziöse Dokumentation (Beratung/Behandlung) unerläßlich.

Schwangerschaft

Bei allen Hinweisen zur Beschränkung der Arzneimitteltherapie in der Schwangerschaft muß beachtet werden, daß vor allem auch un- bzw. unterbehandelte Erkrankungen (und Schmerzen) per se ein Risiko für den Schwangerschaftsverlauf darstellen. Zur Schmerztherapie ist Paracetamol zu bevorzugen. ASS gilt etwa bis zur 28. Woche sicher, danach vor allem wegen Blutungsrisiko und Wehenhemmung nicht mehr. Codein darf zur Wirkungsverstärkung dazu kombiniert werden (Spielmann, 1997). Bei Notfallindikationen spricht nichts gegen die kurzfristige Gabe von Morphin oder Fentanyl. Empfehlungen zu Prophylaxe und Therapie der Migräne sowie anderer spezieller Schmerzformen liegen vor (Fabel, 1993; Spielmann, 1997).

Spätestens beim Herannahen des Geburtstermins sollte die Schmerztherapie unter fachärztlich gynäkologischer Regie erfolgen, nicht zuletzt um die bekannten Adaptationsstörungen beim Neugeborenen (z. B. opioidinduzierte Atemdepression, verlängerte Eliminationszeiten bei unreifen Leberfunktionen) zuverlässig zu vermeiden.

Stillzeit

Auch hier ist entgegen einem minimalistischen Anspruch zur Arzneimitteltherapie (kontraindizieren oder Abstillen empfehlen) der therapeutische Nutzen des Stillens beim Säugling (z. B. Atopiker) und bei der Mutter zu berücksichtigen. Paracetamol in Dosen bis zu 1,5 g/Tag ist zu bevorzugen. Ibuprofen ist in Dosen von 0,8–1,6 g/Tag in der Muttermilch nicht nachweisbar. Kontraindiziert ist Codein, das sich als Base in der (sauren) Muttermilch erheblich anreichert und auch nach Einzeldosen von 30 mg (enthalten in vielen Kombinationspräparaten) bereits Bradykardien beim Säugling induzieren kann. Morphin, Pethidin und Fentanylderivate sind bei kurzfristigem Analgetikabedarf Mittel der Wahl in der Stillzeit (Spielmann, 1997). Eine Stillpause unter Berücksichtigung der Halbwertszeiten mit Verwerfen der unter Therapie gebildeten Milch ist erforderlich. Therapieschemata zu speziellen Schmerzformen liegen vor (Fabel, 1993; Spielmann, 1997).

4.3.2 Suchtproblematik in der Schmerztherapie

Allgemeine Probleme

Iatrogen induzierte Sucht ist ein Problem bei der unkritischen Verordnung von Benzodiazepinen. In der regelrechten Schmerztherapie mit Opioiden spielt die Suchtfrage keine Rolle. Dies gilt für den Einsatz bei akutem Schmerz, auch bei längerer Behandlung auf der Intensivstation, genauso wie für die Behandlung chronischer Schmerzen. Physische – nicht aber psychische – Entzugssyndrome können gelegentlich vorkommen (Schwabe, 1997). Diese sind nach langfristiger Therapie durch Ausschleichen, ansonsten symptomatisch beherrschbar.

Nicht zu vernachlässigen ist, daß auch Patienten mit Suchtanamnese schon statistisch im einstelligen Prozentbereich zum Patientengut gehören. Diese sind z. B. durch ein konditioniertes dopaminerges Belohnungssystem (Kurzübersicht bei Freye, 1995) zur Sucht allgemein prädisponiert. Sicherheitsüberlegungen für Opioide, z. B. bei Alkoholikeranamnese, also bei Patienten, die der Verzehr einer Cognacpraline aus dem Gleichgewicht werfen könnte, sind vom normalen Behandlungsfall zu trennen. Daß dem Autor – selbst auf jahrelange gezielte Nachfrage bei Kollegen – kein Fall von De-novo-Suchtinduktion bei Langzeitintensivtherapie mit Opioiden bekannt wurde, ist Erfahrungswert bei Praktikern (Freye, 1995). Auch die Toleranzentwicklung bei Schmerzpatienten folgt nicht den Gesetzen in der Suchtsituation. Die tatsächlich beobachtete sehr langsame Toleranzentwicklung bei Tumorschmerzpatienten (Jage, 1993) dürfte wesentlich auch mit dem zunehmenden Analgetikabedarf bei Progreß der Erkrankung zu erklären sein. Eine Übersicht zu – hypothetischen – Determinanten iatrogen induzierter Sucht gibt Tabelle 4.5.

Schmerzbehandlung bei bestehender Abhängigkeitserkrankung

Für Abhängige stehen so unterschiedliche Therapieangebote einschließlich der Methadonsubstitution (Kurzübersicht bei N.N., 1997) zur Verfügung, daß eine generelle Empfehlung zur Schmerztherapie während der Suchtbehandlung nicht gegeben werden kann. Stationär können z. B. der „kalte Entzug“ und der „warme Entzug“ unterschieden werden, die eine verbindliche Behandlungsvereinbarung mit genau definiertem „Kündigungsrecht“, stationäre klinische Überwachung und ärztlich-psychotherapeutische Behandlung gemeinsam haben (nach Reymann, 1998):

- Der *„kalte Entzug“* kommt vor allem bei Abhängigen in Fragen, die Opioide nicht i.v. und/oder nicht täglich konsumiert haben. Er wird auch von „Alt-Junkies“ bevorzugt, wenn er nicht wegen der hier häufigen Begleiterkrankungen kontraindiziert ist.

Tab. 4.5
Faktoren, die als begünstigend für eine iatrogene Suchtinduktion mit Opioiden diskutiert werden.

Determinanten iatrogen induzierter Sucht
• Suchtanamnese/bestehende Sucht (z.B. Benzodiazepine)
• nicht indizierte analgetische Therapie
• oft wiederholt schnell anflutendes Opioid
• intermittierend Analgetika mit kurzer HWZ, Schmerzintervalle

Neben Allgemeinmaßnahmen ist häufig keine spezifische Arzneitherapie erforderlich. Subjektiv unerträgliche Symptome seitens des Vegetativums können mit Clonidin, bei Diarrhöen auch mit Loperamid, schwere depressive Verstimmungen mit Doxepin kupiert werden.

- Der *„warme Entzug"* sieht zunächst die Umstellung auf Levomethadon vor. Er ist indiziert bei Abhängigen mit diversen Begleit- oder Folgeerkrankungen der Sucht, bei Schwangeren, Polytoxikomanen und bei Zustand nach Methadonsubstitution. Bei Polytoxikomanen wird zunächst das Benzodiazepin ausgeschlichen (substituiert als Oxazepam) und das Opioid konstant gehalten. Der „warme Entzug" vom Heroin erfolgt meistens ausgehend von einer Ausgangsdosis von 30 mg L-Polamidon/Tag, und zwar je nach Vereinbarung mit dem Patienten entweder konstant (z. B. pro 2 Tage 5 mg = 1 ml Reduktion) oder alternativ „blind, aber ohne Härten".

Bei diesen ohnehin labilen Patienten kann aber durchaus dringlicher analgetischer Handlungsbedarf bestehen. Ziel ist die kontinuierliche Analgesie objektivierbarer Schmerzen, die keine rein entzugsbedingten Schmerzempfindungen sind. Die Behandlung erfolgt mit peripher wirksamen Analgetika, die nach klinischer Evidenz dosiert werden. Dabei ist auch das (an sich geringe) Mißbrauchspotential (nach ICD-10; kein Abhängigkeitspotential) dieser Substanzen zu beachten (z. B. Sammeln von Tabletten, Kombination mit Coffein, Nikotin usw.). Eine analgetische Bedarfsmedikation verbietet sich von selbst.

Opioide werden außerhalb dringlichster, objektivierbarer Indikationen (z. B. Trauma, OP) gemieden. Folgende Grundsätze gelten (Krieg, 1998): Zur Analgesie wird ein Vollopioid *zusätzlich zur unveränderten Substitutionsmedikation* dosiert. Anfangs kann die Substitutionsdosis zur Vermeidung von Kumulationseffekten in 2 Tagesdosen aufgeteilt werden. Die Analgesie (z. B. mit Morphin) erfolgt bevorzugt peroral, möglichst bald mit Retardpräparat. Partialagonisten sind ungeeignet wegen möglicher Entzugssymptomatik, ebenso PCA (patient-controlled analgesia).

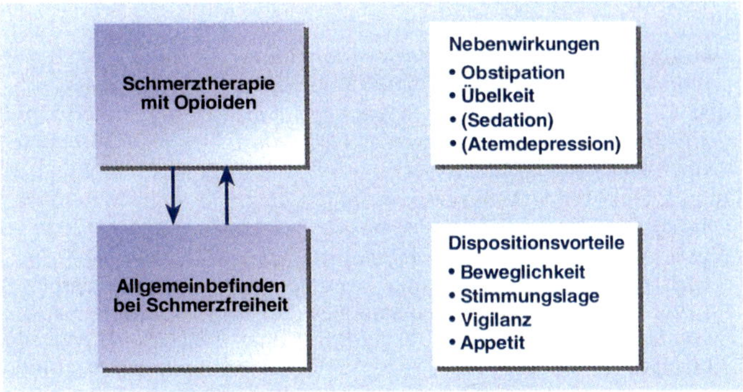

Abb. 4.5
Dispositionsvorteile bei effektiver Schmerztherapie unterstützen langfristig die Maßnahmen zur Prophylaxe von Nebenwirkungen.

A

4.4 Fazit

In der Therapie chronischer Schmerzen ist in erster Linie an eine im Hinblick auf Dosierung und Nebenwirkungsprophylaxe mit Entschiedenheit durchgeführte Arzneitherapie zu denken, die im Idealfall nicht nur den therapeutischen Prioritätenkonflikt zu Lebensqualität und Lebenserwartung auflöst (→ Abb. 4.3), sondern durchaus auch Selbstoptimierungstendenzen haben kann (→ Abb. 4.4, Abb. 4.5).

Literatur

Ahmedzai S, Brooks D (1997) *Transdermal fentanyl versus sustained release oral morphine in cancer pain: Preference, efficacy and quality of life.* J Pain Symptom Manage 13: 254-261

Arzneimittelkommission der deutschen Ärzteschaft (1998) *Meloxicam: Nebenwirkungen an der Haut und am Gastrointestinaltrakt.* Dtsch Ärzteblatt 95 (15) B–744

Backonja M, Beydoun A, Edwards K et al. (1998) *Gabapentin for the symptomatic treatment of painful neuropathy in patients with diabetes mellitus.* JAMA 280:1831–1836

Brune K, Beck WS (1993) *Nichtopioidanalgetika (antipyretische und andere).* In: Zenz M, Jurna A (Hrsg.) *Lehrbuch der Schmerztherapie: Grundlagen in Theorie und Praxis.* Wissenschaftliche Verlagsgesellschaft, Stuttgart, 121–136

Bundesregierung (1997) *Antwort auf die Kleine Anfrage der Abgeordneten Monika Knoche.* Deutscher Bundestag, 13. Wahlperiode, Drucksache 13/8244

Diener HC, Maier C (1997) *Das Schmerz-Therapie-Buch.* Urban und Schwarzenberg, München-Wien-Baltimore

Donner B, Zenz M, Stumpf M (1999) *Betäubungsmittel-Verschreibungsverordnung. Einstellung der Apotheker.* Schmerz 13: 43–47

Fabel G (1993) *Medikation in Schwangerschaft und Stillzeit.* Urban und Schwarzenberg, München-Wien-Baltimore

Folb PI, Dukes MN (1990) *Drug safety in pregnancy.* Elsevier, Amsterdam-New York-Oxford

Freye E (1995) *Opioide in der Medizin. Wirkung und Einsatzgebiete zentraler Analgetika.* 3. Auf. Springer, Berlin-Heidelberg-New York-London-Paris-Tokyo-Hong Kong-Barcelona-Budapest

Fröhlich JC (1997) *A classification of NSAIDs according to the relative inhibition of cyclooxygenase enzymes.* Trends Pharmacol Sci 18:30–34

Grond S, Zech D, Lehmann K et al. (1997) *Transdermal fentanyl in the long-term treatment of cancer pain: A prospective study of 50 patients with advanced cancer of the gastrointestinal tract or the head and neck region.* Pain 69:191–198

Hackenthal E, Kobal G (1997) *Therapie mit Analgetika und Lokalanästhesie.* In: Füllgraff G, Palm D (Hrsg.) *Pharmako* 10. Aufl. Fischer, Stuttgart, 74–93

de Jong RH (1996) *Neurontin: Pie in the sky or pie on the plate?* Pain Digest 6:143–144

Hanks GW (1995) *Morphine sans morpheus.* Lancet 346:652–653

Haustein KO (1996) *Klinische Pharmakologie. Ein Repetitorium in Leitsätzen* 2. Aufl. Fischer, Jena

Holdsworth MT, Forman WB, Kllilea TA et al. (1994) *Transdermal Fentanyl disposition in elderly subjects.* Gerontology 40:32–37

Jage J, Jurna I (1993) *Opioidanalgetika.* In: Zenz M, Jurna I (Hrsg.) *Lehrbuch der Schmerztherapie: Grundlagen in Theorie und Praxis.* Wissenschaftliche Verlagsgesellschaft, Stuttgart, 137–153

Krieg RB, Bornemann (1998) *Schmerztherapie bei Opioidabhängigen.* In: Gölz J (Hrsg.) *Moderne Suchtmedizin.* Georg Thieme, Stuttgart New York. pp. 3.8.5.–1–3.8.5–4

Langmann MJS, Weil J, Wainwright P et al. (1994) *Risks of bleeding peptic ulcer associated with individual non steroidal anti-inflammatory drugs.* Lancet 343:1075–1078

McQuay H (1999) *Opioids in pain management.* Lancet 353:2229–2232

Merren M (1998) *Gabapentin for pain and tremor: a large case series.* South Med J 91: 739–744

N.N. (1999) *Schweden: Metamizol (Novalgin u.a.) erneut vom Markt.* Arzneimitteltelegramm 6/99:64–65

N.N. (1996) *Analgesics and anti-inflammatory agents and antipyretics.* In: Reynolds JEF (Hrsg.) *Martindale. The Extra Pharmacopoeia.* Royal Pharmaceutical Society, London 2–102

N.N. (1997) *Die Behandlung Opiatabhängiger mit Methadon.* Arzneimittelbrief 31:1–5

N.N. (1998) *Auch Paracetamol, nicht nur Acetylsalizylsäure, verstärkt den antikoagulatorischen Effekt von Coumarinen.* Arzneimittelbrief 32:60–61

Payne R, Mathias SD, Pasta DJ et al. (1998) *Quality of life and cancer pain: Satisfaction and side effects with transdermal fentanyl versus oral morphine.* J Clin Oncol 16:1588–1593

Portenoy RK, Southam MA, Gupta SK et al. (1993) *Transdermal Fentanyl for cancer pain. Repeated dose pharmacokinetics.* Anesthesiology 78:36–43

Reisine T, Pasternak G (1996) *Opioid Analgesics and Antagonists.* In: Hardmann JG, Limbird LE, Molinoff PB, Ruddon RW (Hrsg.) *Goodman und Gilman's The Pharmacological Basis of Therapeutics.* McGraw Hill, New York, 521–555

Reymann G (1998) *Persönliche Mitteilung.* Abteilung für Suchtmedizin, Westfälisches Zentrum für Psychiatrie, Dortmund

Rowbotham M, Harden N, Stacey B et al. (1998) *Gabapentin for the treatment of postherpetic neuralgia.* JAMA 280:1837– 1842

Schmidt G (1998) In: Schwabe U (Hrsg.) *Arneim.-Verordnungsreport.* Springer, Berlin, 30–44

Scholz U (1997) *Arzneitherapie bei speziellen Patientengruppen.* In: Scholz H, Schwabe U (Hrsg.) *Taschenbuch der Arzneibehandlung.* 11. Aufl. Gustav Fischer, Lübeck-Jena-Stuttgart-Ulm, 342–368

Scholz H (1997) *Unerwünschte Arzneimittelwirkungen.* In: Scholz H, Schwabe U (Hrsg.) *Taschenbuch der Arzneibehandlung.* 11. Aufl. Gustav Fischer, Lübeck-Jena-Stuttgart-Ulm, 361–368

Schwabe U (1997) *Schmerzbehandlung.* In: Scholz H, Schwabe U (Hrsg.) *Taschenbuch der Arzneim.-Behandlung.* 11. Aufl. Gustav Fischer, Lübeck-Jena-Stuttgart-Ulm, 277– 285

Spielmann H, Steinhoff H, Schaefer C, Bunjes R (1997) *Arzneiverordnung in Schwangerschaft und Stillzeit.* 5. Aufl. Gustav Fischer, Lübeck-Jena-Stuttgart-Ulm

Striebel HW (1997) *Therapie chronischer Schmerzen.* 2. Aufl. Schattauer, Stuttgart-New York

Vainio A, Ollila J. Matikainen E et al. (1995) *Driving ability in cancer patients receiving longterm morphine analgesia.* Lancet 346:667–670

Vane JR (1971) *Inhibition of prostaglandin synthesis as a mechanism of action for aspirinelike drugs.* Nature 231:232–235

Vane JR, Bakhle YS, Boting RM (1998) *Cyclooxigenases 1 and 2.* Annu Rev Pharmacol Toxicol 38:97–120

Vane JR, Bottong RM (1998) *Mechanism of action of nonsteroidal anti-inflammatory drugs.* Am J Med 104:2–8

Wallace JL, Bak A, McNight W et al. (1998) *Cycloxigenase 1 contributes to inflammatory responses in rats and mice: Implications for gastrointestinal toxicity.* Gastroenterology 115: 101–109

Yeomans ND, Cook GA, Giraud AS (1998) *Selective COX-2 inhibitors: Are they safe for the stomach?* Gastroenterology 115:227–229

Zech DFJ, Lehmann KA, Grond S (1994) *Transdermal (TTS) fentanyl in cancer pain management.* Prog Palliative Care 2:37–42

Zenz M (1995) *Taschenbuch der Schmerztherapie.* Wissenschaftliche Verlagsgesellschaft, Stuttgart

5 Dokumentation und Qualitätssicherung

Torsten Wieden

5.1 Allgemeine Vorbemerkungen

Mehr als 70 Prozent aller Patienten, die ihren Hausarzt aufsuchen, tun dies wegen Schmerzen unterschiedlicher Genese. Während die klinischen, technischen und laborchemischen Möglichkeiten zur Diagnosefindung mittlerweile nahezu grenzenlos erscheinen, läßt die darauf folgende Therapie schmerzhafter Erkrankungen häufig diese Vielfalt vermissen.

Selbstverständlich muß die Behandlung der Schmerzursache im Vordergrund des Handelns stehen, aber die Eingrenzung der Symptomatik, insbesondere dann, wenn es sich um starke Schmerzen handelt, sollte folgen. Dies ist in einer auf kurative Therapie ausgelegten Medizin eher die Ausnahme.

Dem Bedarf an schmerztherapeutischer Ausbildung wird durch das ärztliche Studium bisher nicht entsprochen. Der Schritt, die Schmerztherapie in die Ausbildungsordnung für Ärzte aufzunehmen, ist sicher sinnvoll. Allerdings befassen sich nur wenige angesichts der übrigen Forderungen im Studium mit der Schmerztherapie und Symptomkontrolle, zumal beide in Prüfungen, gemessen am klinischen Stellenwert, nur eine unzureichende Würdigung erfahren und daher häufig als vernachlässigbar erscheinen.

So bleibt die Schmerztherapie eher ein ärztliches Hobby. Kommen im Berufsleben weitere Belastungen hinzu und wird durch andere Umstände (BtmVV, Zeitfaktor, Honorierung) die Therapie insbesondere chronischer Schmerzen erschwert, wird sie unter Umständen schnell aufgegeben.

5.1.1 Forensische Aspekte

Der Tatbestand einer Körperverletzung ist dann erfüllt, wenn ein Arzt der allgemeinen Hilfeleistungspflicht nicht nachkommt (§ 323c StGB). Dieses Prinzip gilt immer dann, wenn das Handeln nicht dem derzeitigen Kenntnisstand in der Medizin entspricht. Passives Unterlassen kommt dabei dem aktivem Handeln gleich. Dies gilt sogar dann, wenn von vorhandenen Möglichkeiten in der Behandlung von Schmerzzuständen lediglich kein Gebrauch gemacht wird!

Sorgfaltsmaßstab ist auch in der Schmerztherapie der aktuelle Facharztstandard. Jeder also, der schmerztherapeutische Verfahren durchführt, hat für sein fachliches Leistungsvermögen einzustehen.

Da es in der Schmerztherapie aber keinen eigenen Facharztstandard gibt, muß von der Gesamtheit der Möglichkeiten in allen klinischen Fachgebieten ausgegangen werden.

Hieraus läßt sich für den aktiven Schmerztherapeuten einerseits die Pflicht zur Fortbildung, andererseits aber auch die Pflicht zum interdisziplinären Meinungs- und Erfahrungsaustausch ableiten.

Werden dabei die Grenzen der eigenen Möglichkeiten ersichtlich, ist der Vertreter eines weiteren Fachgebietes für die Mit- oder Weiterbehandlung hinzuzuziehen.

Das in letzter Zeit zunehmende Interesse zum Thema Schmerztherapie führt dazu, daß auch diese Voraussetzungen in den Blickpunkt geraten. So ist (nahezu als neuer medizinischer Spezialist) der *„Spezielle Schmerztherapeut“* geschaffen worden.

Einerseits stellt dieser durch seine Ausbildung seine Qualifikation nach den von den Ärztekammern ausgesprochenen Richtlinien und Auflagen unter Beweis, andererseits ist er durch die ökonomischen Ansprüche der Therapie von in der Regel chronisch schmerzkranken Patienten überfordert. Hier kann durch vielerorts eingesetzte Schmerzkonferenzen die Möglichkeit zur multidisziplinären Zusammenarbeit geschaffen werden.

5.1.2 Aussichten

Für die Zukunft scheint es wahrscheinlich, daß die Zahl der Schmerzkranken weiterhin zunimmt. Fortschritte in der Früherkennung maligner Grunderkrankungen und eine weitere Verbesserung zytostatischer Therapien führen zu einer Zunahme symptomatisch zu behandelnder Schmerzkranker. Hinzu kommen die Zunahme funktioneller Beschwerden des Bewegungsapparates aufgrund der höheren Belastung des einzelnen im häuslichen Alltag sowie eine Verlagerung des Patientenklientels in die geriatrischen Bereiche.

Der Ausbau der Basiskompetenz bei Hausärzten, die Vielfalt an diagnostischen Mitteln und die Zunahme schmerztherapeutischer Möglichkeiten und Einrichtungen tragen dem erhöhten Patientenaufkommen und einem höheren Anspruch in der Behandlung multimorbider Kranker Rechnung. Die Delegation spezieller Aufgaben und eine Arbeitsteilung in der Behandlung chronisch Schmerzkranker wird damit aber auch zunehmend notwendiger.

Anhand steigender Patientenzahlen ist der Hausarzt mit der Versendung des Patienten an verschiedene diagnostische Einrichtungen, der Koordination eingehender Befunde und der anschließenden Vermittlung an weitere „ausführende Spezialisten“ möglicherweise schon zeitlich überfordert.

Denkbar wäre eine Kooperation mit geeigneten Schmerzdiensten (zum Beispiel Schmerzambulanzen), die in zusätzlicher Fachkompetenz bei Entscheidungen über nötige Vorbefunde beraten und in enger Kommunikation mit den Fachdisziplinen im Auftrag des Hausarztes notwendige Therapien durchführen. Eine solche Koordination durch Spezielle Schmerztherapeuten könnte den einzelnen Hausarzt entlasten, unnötige diagnostische Maßnahmen vermeiden und eine multidisziplinäre Medizin zur interdisziplinären Zusammenarbeit führen.

5.2 Dokumentation in der Schmerztherapie

5.2.1 Einleitung

Die Dokumentation in der Schmerztherapie dient der Gedächtnisstütze für den Therapeuten. Sie dient aber auch als Informationsquelle für mit- und weiterbehandelnde Ärzte und macht die Verwertung von Fremdbefunden möglich. Hierdurch können dem Patienten unter Umständen unnötige Doppeluntersuchungen erspart bleiben.

Hinzu kommt eine Pflicht zur „Rechnungslegung" dem Patienten gegenüber (Weissauer). So gilt die Dokumentation als Beweismittel einer inhaltlich und formal korrekt erbrachten Leistung. Sie macht also eine Qualitätskontrolle erst möglich und vermittelt sowohl dem Therapeuten als auch dem Patienten forensische Sicherheit.

Auf dem Deutschen Ärztetag im Juni 1996 ist die Pflicht zur *standardisierten Schmerzanamnese* und *standardisierten Dokumentation* des schmerztherapeutischen Behandlungsverlaufes festgelegt worden. Hierzu gibt es Empfehlungen der Fachgesellschaften (DIVS, DGSS, STK, AMK etc.). Klare Leitlinien sind in Form und Inhalt bisher jedoch nicht vorgegeben. Dies ist verständlich, denn die Dokumentation in der Therapie akuter und insbesondere chronischer Schmerzen ist in besonderem Maße formellen Schwierigkeiten unterworfen. Schmerztherapie ist multidisziplinär und wird dementsprechend mit unterschiedlichen Schwerpunkten und auch Zielsetzungen verfolgt.

Ziel einer einheitlichen Dokumentation muß es demnach sein, die Ergebnisse vergleichbar, also für Therapeuten unterschiedlicher medizinischer Richtungen gleichermaßen sinnvoll zu gestalten und eine Sicherung therapeutischer Qualität ebenso wie die Überprüfung der Effektivität (im Sinne einer cost-utility-ratio) zu ermöglichen.

Die Dokumentation sollte mindestens enthalten (→ Abb. 5.1)

Allgemeine Angaben

- Persönliche Angaben (auch soziale, kulturelle und ökonomische Daten)
- Name, Adresse, Alter, Schul- und Ausbildung, Beschäftigungsart und -dauer
- Angehörige und Bezugspersonen, insbesondere im gleichen Haushalt lebende Personen
- Laufende Rentenbegehren, Kostenträger.

Vollständige Anamnese

- Erstes Auftreten der Beschwerden, (vermutete) Schmerzursache bzw. Schmerzdiagnose, quantitative und qualitative Schmerzbeschreibung, auch retrospektiv Änderungen des Beschwerdebildes, Art und Dauer der Schmerzen
- Medikamenteneinnahme (nicht nur Analgetika!)
- Genaue quantitative Angaben zur Symptomatik („Schmerzlineal")
- Durchschnittliche Schmerzausprägung
- Maximaler und minimaler Schmerz
- Zeitliche Verteilung (Schmerzkalender)
- Beeinflußbarkeit des Schmerzes durch bisherige Maßnahmen, Tagesschwankungen, Verlauf an Wochenenden oder im Urlaub
- Genaue qualitative Angaben zur Symptomatik (sensorische Komponente)
- Begleitsymptome der Krankheit oder der postulierten Schmerzursache, Nebenwirkungen und Begleiterscheinungen einer laufenden Therapie

A

AOK	LKK	BKK	IKK	VAK	AEV	KNAPPSCHAFT	UV*)

Zentrum für Schmerztherapie und Palliativmedizin
Johanniter-Krankenhaus Geesthacht/Lauenburg

Name, Vorname des Versicherten		geb. am
Kassen-Nr.	Versicherten-Nr.	Status
Vertragsarzt-Nr.	VK gültig bis	

Beginn/Abschluß
Telefon (tagsüber)

Hausarzt	Überweisender Arzt

Diagnosen / ICD 10

☐ Alt	☐ Neu		
☐ Alt	☐ Neu		
☐ Alt	☐ Neu		
☐ Alt	☐ Neu		
☐ Alt	☐ Neu		
☐ Alt	☐ Neu		

Derzeitige Beschwerden

Sonstiges

Psyche/Psychosomatik

Bisherige Medikamente

Abb. 5.1 Anamnese- und Untersuchungsbogen für Schmerzpatienten (Zentrum für Schmerztherapie und Palliativmedizin des Johanniter-Krankenhauses Geesthacht/Lauenburg).

Bisherige Diagnostik	Bisherige Therapie
Röntgen	
CT/NMR	
EEG	
Doppler	
Neurophysiologie	
Ultraschall	
Labor	
Konsile	
Sonstiges	
Stationär/Heilverfahren	

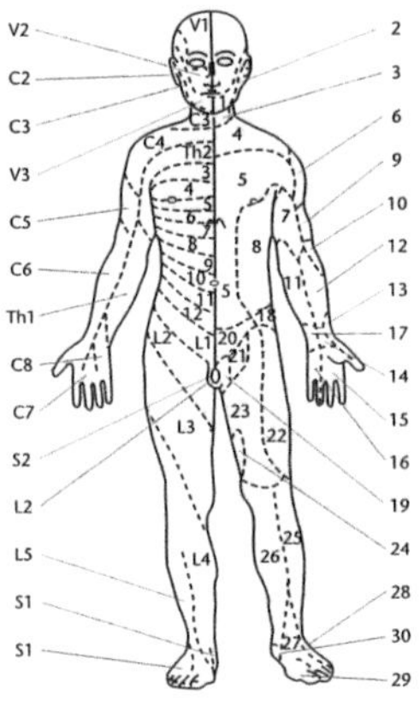

1 N. trigeminus
2 N. auricularis magnus
3 N. transversuscolli
4 Nn. supraclaviculares
5 Rr.cutanei anteriores nn . inter costalium
6 N. cutaneus brachii lateralis superior (N. axiallaris)
7 N. cutaneus brachiimedialis
8 Rr. mammarii laterales nn. inter-costalium
9 N. cutaneusbrachii posterior (N. radialis)
10 N. cutaneus antebrachii posterior
11 N. cutaneusantebrachiimedialis
12 N. cutaneusantebrachii lateralis
13 R. superficialis n. radialis
14 R. palmaris n. mediani
15 N. medianus
16 Nn. digitales palmares communes
17 R. palmaris n. ulnaris
18 N. iliohypogastricus (R. cut. lat.)
19 N. ilioinguinalis (Nn. scrotales anteriores)
20 N. iliohypogastricus (R. cutaneus anterior)
21 N. genitofemoralis (R. femorales)
22 N. cutaneus femorislateralis
23 N. femoralis (Rr. cutanei anteriores)
24 N. obturatorius (R. cut.)
25 N. cutaneussurae lateralis
26 N. saphenus
27 N. peronaeussuperficialis
28 N. suralis
29 N. peronaeus profundus
30 N. tibialis(Rr. calcanei)

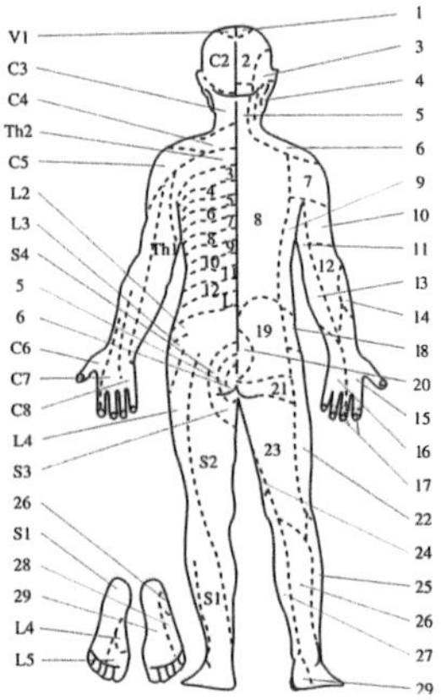

1 N. frontalis (V_1)
2 N. occipitalis major
3 N. Occipitalis minor
4 N. auricularismagnus
5 Rr.dorsalesnn. cervicales
6 Nn. supraclavculares
7 N. cutaneusbrachii lateralis superior (N. axillaris)
8 Rr. dors.nn. spin cervic.,thorac., lumb.
9 Rr.cutaneilateralesnn. inter-costalium
10 N. cutaneusbrachii posterior
11 N. cutaneus brachii medialis
12 N. cutaneusantebrachii posterior
13 N. cutaneusantebrachiimedialis
14 N. cutaneus antebrachii lateralis
15 R. superficialis n. ulnaris
16 R. dorsalis n. ulnaris
17 N. medianus
18 N. iliohypogastricus (R. cut. lat.)
19 Nn. clunium superiores
20 Nn. cluniummedii
21 Nn. cluniuminferiores
22 N. cutaneus femoris lateralis
23 N. cutaneus femoris posterior
24 N. obturatorius (R. cut.)
25 N. cutaneussurae lateralis
26 N. suralis
27 N. saphenus
28 N. plantaris lateralis
29 N. plantarismedialis

Abb. 5.1 *Fortsetzung*

A

Neurologische Befunde/Reflexstatus

Hirnnerven

Periphere Nerven

Nervenwurzeln

Polyneuropathie

Nozizeptorschmerz

Viszeraler Schmerz

Weitere Befunde

Geplante Untersuchungen

Geplante Therapie/Zielsetzung

Abb. 5.1 *Fortsetzung*

Verfahren

Datum

Uhrzeit		
▲ Präsenz		
X Beginn		
Atem-frequenz		
O VAS		
	RR	
10	200	
	190	
9	180	
	170	
8	160	
	150	
7	140	
	130	
6	120	
	110	
5	100	
	90	
4	80	
	70	
3	60	
	50	
2	40	
	30	
1	20	
	10	
0		

Ergebnis

Bemerkungen

Abb. 5.1 *Fortsetzung*

- Begleit- und Nebenerkrankungen, auch solche ohne kausalen Zusammenhang (cave z.B. Medikamenteninteraktionen oder Symptomverstärkung durch Analgetika und Coanalgetika)

Vollständiger körperlicher Untersuchungsbefund

(mit Schwerpunkt auf symptombezogene Untersuchungstechniken).

Vorbefunde diagnostischer Maßnahmen

Sie sollten auf folgendes verzichten:

- redundante Informationen
- unwillkürliche Vermutungen
- persönliche Wertungen

Hierbei sollte die Dokumentation auf alle Schmerzkomponenten eingehen (Tab. 5.1) und sinnvollerweise als Schmerzfragebogen durchgeführt werden.

5.2.2 Arten der Datenerhebung

Form der Dokumentation ist immer die Fixierung in dauerhafter Weise. Hierdurch ist die retrospektive Beobachtung ebenso wie die Nachvollziehbarkeit jederzeit gewährleistet. Während die Schmerzgesellschaften klare Empfehlungen für die notwendigerweise zu erhebenden Daten geben und auch Schmerzfragebögen und Schmerzanamnesen zur Verfügung stellen, werden auch durch die Industrie Fragebögen zur Verfügung gestellt, die zumindest die Basisanforderungen in der Dokumentation erfüllen.

Sinn für den Schmerztherapeuten selbst machen Datenerhebungen jedoch nur dann, wenn die aufgenommenen Daten auch ausgewertet werden.

Beispielhaft ist das zur Qualitätssicherung und Datenerhebung entwickelte Programm „QUAST“, welches über die Deutsche Gesellschaft zum Studium des Schmerzes (DGSS) erworben werden kann und über Möglichkeiten verfügt, neben deskriptiven Daten auch Auswertungen zur Therapie und Erfolgskontrolle zur Verfügung zu stellen. Basis für die Eingabe ist der Schmerzfragebogen der DGSS, der als Download im Internet, aber auch in gedruckter Form zur Verfügung steht. Kosten hierfür ergeben sich lediglich aus den Lizenz- bzw. Druckkosten des Fragebogens und sind über die Geschäftsstelle der DGSS zu erfragen.

Ein weiterer Fragebogen sowie ein Schmerztagebuch sind über das schmerztherapeutische Kolloquium erhältlich und werden dort zum Stückpreis berechnet.

Daß Daten in schriftlicher oder elektronischer Form gesichert werden müssen, ist unbestritten, vielmehr kommt der Frage Bedeutung zu, auf welche Art die Datenerhebung erfolgen sollte.

Empfohlen wird die Versendung von Schmerzanamnesen und Fragebögen noch vor dem Erstkontakt. Hierdurch soll erreicht werden, daß einerseits eine Wertung der Dringlichkeit schon im Vorfeld der Behandlung vorgenommen werden kann, andererseits kann sich der Therapeut bereits gezielt auf das Erstgespräch vorbereiten. Nicht gesichert ist durch dieses Vorgehen die Richtigkeit der erhobenen Daten. Wer nämlich den Fragebogen im häuslichen Umfeld beantwortet und welche Einflußnahme ggf. vom Ausfüllenden auf

A

Tab. 5.1 Dimensionen von Schmerzempfinden und Schmerzäußerung. Verschiedene zu berücksichtigende Komponenten bei der Erfassung des Schmerzes.

Schmerzempfinden	• sensorisch qualitative Komponente • sensorisch quantitative Komponente • emotionale Bewertung • kognitive Beurteilung
Schmerzäußerung	• verbale Einschätzungen • sympathische Reaktionen • motorische Reaktionen • psychische Reaktionen • soziale Reaktionen

den Patienten ausgeübt wird, bleibt so offen. Zudem erreichen auf diese Art viele nur teilweise oder falsch ausgefüllte Fragebögen den Therapeuten. Sinnvoller wäre eine Datenerhebung durch medizinische Hilfskräfte, das Pflegepersonal oder den Schmerztherapeuten selbst.

Dies würde kontrollierte Rahmenbedingungen bei der Beantwortung standardisierter Fragen bedeuten, aber auch in erheblichem Maße zeit- und damit kostenintensiv sein.

5.2.3 Der Schmerzfragebogen

Die mittlerweile annähernd standardmäßig eingeführte Art der Basisdokumentation ist der Schmerzfragebogen. Er wird dem Patienten noch vor dem Erstinterview ausgehändigt und enthält die wichtigsten Fragen. Er soll auf das ärztliche Gespräch vorbereiten und einstimmen, der Therapeut erhält erste Hinweise auf die Schwerpunkte im Erleben der Beschwerden. Ein kurzer und für die grobe Orientierung ausreichender Fragebogen liegt mittlerweile als deutsche Übersetzung des *Brief Pain Interventory* vor (→ Abb. 5.2).

Der Patient sollte unabhängig von kulturellen und sprachlichen Schwierigkeiten und unabhängig vom Bildungsstand einen solchen Fragebogen ausfüllen können. Dies sollte soweit möglich ohne Unterstützung von Familienangehörigen geschehen. Die Ausnahme sind Kinder, für die aber, sobald sie schreiben können, ein spezieller Fragebogen zur Verfügung steht.

Eine Schmerzanamnese in standardisierter Form, wie z.B. der Schmerzfragebogen *Brief Pain Interventory*, enthält:

- Fragen zu Person, Familienstand, Ausbildung, sozialem Umfeld und Position
- Dauer und Herkunft der Schmerzen, Abgrenzung zum perioperativen Schmerz
- Topographie der Schmerzen
- Ausprägung der Schmerzen anhand einer numerischen Ratingskala
- Beeinflußbarkeit durch äußerliche Umstände oder Medikamente
- Aussagen zur Schmerzqualität
- Emotionelle, kognitive und vegetative Dimensionen des Schmerzes.

A

Datum: ______________________ Zeit: ______________________

Nachname: ______________________ Vorname ______________________

Geburtsdatum: ______________________ ☐ weiblich ☐ männlich

1 Familienstand:
① ☐ alleinstehend ③ ☐ verwitwet
② ☐ verheiratet ④ ☐ getrennt/geschieden

2 Ihre eigene Ausbildung (Bitte nur die höchste abeschlossene Schulbildung/Berufsausbildung/ Studienabschluß einkreisen)

Stufe 4 5 6 7 8 9 10 11 12 13 14 15 16 17 18 19 20

Bezeichnung des Abschlusses: ______________________

3 Derzeitige Beschäftigung: (bitte erklären Sie die Bezeichnung; falls Sie nicht arbeiten, als was haben Sie voher gearbeitet ?)

____

4 Beschäftigung des Partners, der Partnerin:

____

5 Wie ist Ihre jetzige Beschäftigungsart am besten zu beschreiben?
① ☐ Außerhalb des Hauses beschäftigt, Vollzeit
② ☐ Außerhalb des Hauses beschäftigt, Teilzeit
③ ☐ Hausfrau / Hausmann
④ ☐ Berentet
⑤ ☐ Nicht beschäftigt
⑥ ☐ Anderes

6 Wie lange ist es her, daß Ihnen Ihre Diagnose bekannt wurde?

7 Hatten Sie jemals Schmerzen, die auf Ihre jetzige Erkrankung zurückzuführen sind?
① ☐ ja ② ☐ nein ③ ☐ weiß ich nicht genau

8 Als Sie das erste Mal Ihre Diagnose erfuhren, war Schmerz eines der Symptome?
① ☐ ja ② ☐ nein ③ ☐ weiß ich nicht genau

Abb. 5.2a Schmerzfragebogen (deutsche Übersetzung des Brief Pain Inventory, mit freundlicher Genehmigung der Mundipharma GmbH, Limburg/Lahn).

9 Wurden Sie im letzten Monat operiert?

① ☐ ja ② ☐ nein

10 Die meisten von uns haben von Zeit zu Zeit Schmerzen (z.B. Kopfschmerzen, Zahnschmerzen, bei Verstauchung). Hatten Sie in der "letzten Woche andere" als diese Alltagsschmerzen?

① ☐ ja ② ☐ nein

Heute: ① ☐ ja ② ☐ nein

FALLS SIE DIE LETZTE FRAGE MIT "JA" BEANTWORTET HABEN, GEHEN SIE WEITER ZU FRAGE 11 UND BEENDEN SIE DIESEN FRAGEBOGEN.
FALLS SIE MIT "NEIN" GEANTWORTET HABEN, SIND SIE MIT DIESEM FRAGEBOGEN FERTIG.
DANKE.

11 Bitte schraffieren Sie in nachstehender Zeichnung die Gebiete, in denen Sie Schmerzen haben. Markieren Sie mit "X" die Stelle, die Sie am meisten schmerzt.

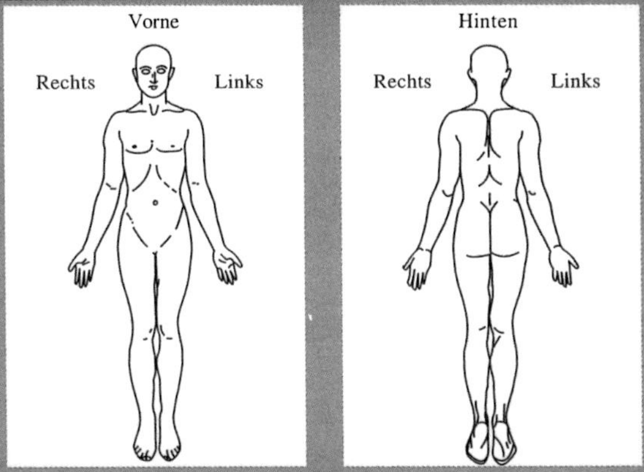

12 Kreisen Sie die Zahl ein, die Ihre stärksten Schmerzen in der letzten Woche am besten beschreibt:

0 1 2 3 4 5 6 7 8 9 10
kein Schmerz … stärkste vorstellbare Schmerzen

13 Kreisen Sie die Zahl ein, die Ihre geringsten Schmerzen in der letzten Woche angibt:

0 1 2 3 4 5 6 7 8 9 10
kein Schmerz … stärkste vorstellbare Schmerzen

14 Kreisen Sie die Zahl ein, die Ihre durchschnittlichen Schmerzen angibt:

0 1 2 3 4 5 6 7 8 9 10
kein Schmerz … stärkste vorstellbare Schmerzen

Abb. 5.2b Schmerzfragebogen (deutsche Übersetzung des Brief Pain Inventory, mit freundlicher Genehmigung der Mundipharma GmbH, Limburg/Lahn).

15 Kreisen Sie die Zahl ein, die Ihre stärksten Schmerzen in der letzten Woche am besten beschreibt:

0 1 2 3 4 5 6 7 8 9 10
kein Schmerz — stärkste vorstellbare Schmerzen

16 Welche Dinge und Tätigkeiten lindern Ihre Schmerzen (z.B. Wärme, Medikamente, Ausruhen):

17 Welche Dinge und Tätigkeiten verstärken Ihre Schmerzen (z.B. Gehen, Stehen, etwas heben):

18 Welche Behandlungen oder Medikamente erhalten Sie gegen Ihre Schmerzen?

19 Kreisen Sie die Zahl ein, die Ihre stärksten Schmerzen in der letzten Woche am besten beschreibt:

0 10 20 30 40 50 60 70 80 90 100%
keine Linderung — vollständige Linderung

20 Falls Sie Schmerzmedikamente einnehmen:
Wie viele Stunden dauert es, bis Ihre Schmerzen wieder auftreten?

- ① ☐ Schmerzmedikamente helfen gar nicht.
- ② ☐ 1 Stunde
- ③ ☐ 2 Stunden
- ④ ☐ 3 Stunden
- ⑤ ☐ 4 Stunden
- ⑥ ☐ 5 - 12 Stunden
- ⑦ ☐ mehr als 12 Stunden
- ⑧ ☐ Ich nehme keine Schmerzmedikamente

21 Worauf führen Sie Ihre Schmerzen zurück? Bitte markieren Sie die Antwort, die am besten zutrifft:

1. Folgen der Behandlung (z.B. Medikamente, Operationen, Bestrahlung, Prothesen)
   ① ☐ ja ② ☐ nein
2. Die Primärerkrankung (das ist die Erkrankung, die z.Zt. behandelt und bewertet wird)
   ① ☐ ja ② ☐ nein
3. Eine medizinische Ursache ohne Bezug zur Primärerkrankung (z.B. Arthritis)
   ① ☐ ja ② ☐ nein

Abb. 5.2c Schmerzfragebogen (deutsche Übersetzung des Brief Pain Inventory, mit freundlicher Genehmigung der Mundipharma GmbH, Limburg/Lahn).

22 Schmerzempfindung:
Bitte geben Sie für jedes der nachstehenden Wörter an, ob es für Ihre Schmerzen zutrifft:

dumpf, drückend	gar nicht	0	1	2	3	extrem
pochend, klopfend	gar nicht	0	1	2	3	extrem
brennend, heiß	gar nicht	0	1	2	3	extrem
elektrisierend, einschießend	gar nicht	0	1	2	3	extrem
stechend, bohrend	gar nicht	0	1	2	3	extrem
krampfartig, kolikartig	gar nicht	0	1	2	3	extrem
ziehend, reißend	gar nicht	0	1	2	3	extrem
Schmerz bei leichter Berührung	gar nicht	0	1	2	3	extrem
unerträglich	gar nicht	0	1	2	3	extrem
erschöpfend, ermüdend	gar nicht	0	1	2	3	extrem
schrecklich	gar nicht	0	1	2	3	extrem

23 Bitte kreisen Sie die Zahl ein, die angibt, wie stark Ihre Schmerzen Sie in der letzten Woche beeinträchtigt haben:

	Allgemeine Aktivität											
A	0	1	2	3	4	5	6	7	8	9	10	
	keine Beeinträchtigung										stärkste Beeinträchtigung	
	Stimmung											
B	0	1	2	3	4	5	6	7	8	9	10	
	keine Beeinträchtigung										stärkste Beeinträchtigung	
	Gehvermögen											
C	0	1	2	3	4	5	6	7	8	9	10	
	keine Beeinträchtigung										stärkste Beeinträchtigung	
	Normale Arbeit (sowohl außerhalb und Haushalt), Belastbarkeit											
D	0	1	2	3	4	5	6	7	8	9	10	
	keine Beeinträchtigung										stärkste Beeinträchtigung	
	Beziehung zu anderen Menschen											
E	0	1	2	3	4	5	6	7	8	9	10	
	keine Beeinträchtigung										stärkste Beeinträchtigung	
	Schlaf											
F	0	1	2	3	4	5	6	7	8	9	10	
	keine Beeinträchtigung										stärkste Beeinträchtigung	
	Lebensfreude											
G	0	1	2	3	4	5	6	7	8	9	10	
	keine Beeinträchtigung										stärkste Beeinträchtigung	

Abb. 5.2d Schmerzfragebogen (deutsche Übersetzung des Brief Pain Inventory, mit freundlicher Genehmigung der Mundipharma GmbH, Limburg/Lahn).

Fragen zu Person, Familienstand, Ausbildung, sozialem Umfeld und Position

Diese Angaben können neben obligatorischen Verwaltungsaufgaben hilfreich in der Bewertung der Antworten sein. So ist der Schulabschluß unter Umständen ein Hinweis auf die Fähigkeit, qualitative Schmerzunterschiede verbal zu äußern, und eine möglicherweise bestehende Arbeitslosigkeit (Fragen 3 und 4) weist auf weitere emotionelle bzw. auch psychosomatische Faktoren hin.

Dauer und Herkunft der Schmerzen

Dieser Fragenkomplex liefert Hinweise auf die Chronifizierung der Beschwerden. Im weiteren Verlauf können dann Angaben zum Chronifizierungsgrad gemacht werden. Hierzu ist ein *Fragebogen durch Gerbershagen* entwickelt worden, der Faktoren wie Dauer, Intensitätswechsel, aber auch Medikamenteneinnahmeverhalten und die „Patientenkarriere" berücksichtigt.

Topographie der Schmerzen

Anhand einfacher Körperschemata kann die Lokalisation der Schmerzen ebenso wie die Ausstrahlung vom Patienten eingezeichnet werden. Hier stehen viele Schemata zur Auswahl. Möglichkeiten zur differenzierten Bezeichnung durch Punkte (akuter Druckschmerz), Pfeile (Ausstrahlung) oder Schraffuren (diffuser Schmerz) haben sich in der Praxis als zu schwierig erwiesen. Anleitungsfreies Einzeichnen führt dagegen zu ausreichenden Angaben, die in der anschließenden körperlichen Untersuchung ohnehin verfeinert werden müssen.

Ausprägung der Schmerzen

Objektive Schmerzmessung

Neuere Forschungen befassen sich mit der direkten zerebralen Verarbeitung von Schmerzreizen. Lokalisierte zerebrale Aktivitätszunahmen in der *Magneto-Enzephalographie* nach definierten Reizen erfassen Mitbeteiligungen verschiedener Hirnstrukturen. So kann im Einzelfall die reine sensorisch diskriminative Funktion bestimmter Areale von anderen, z. B. emotionellen Verarbeitungszonen unterschieden werden. Korrelationen der zerebralen Aktivitätszunahme mit der Stärke des Reizes sind jedoch nicht immer nachweisbar. Eine praktische Anwendbarkeit dieser Technik besteht zur Zeit außerdem noch nicht.

Neurographische Methoden können nozizeptive Afferenzen peripherer Nerven durch elektrische Ableitungen darstellen. Die körpereigene Schmerzmodulation in den Hinterhörnern des Rückenmarks bleibt von solchen Messungen jedoch ebenso ausgenommen wie die Beeinflussung der zentralen Reizübertragung durch absteigende Bahnen im Rückenmark.

Die *Reflexalgesimetrie* ist ein unsicheres Mittel zur Schmerzmessung.

Wenngleich auch verschiedene motorische oder sympathische Reflexe auf Schmerzreize durch einfache technische Hilfsmittel meßbar wären, so ist doch bisher auch hier kein Nachweis für die Korrelation dieser Reflexe mit der Stärke des auslösenden Schmerzreizes erbracht worden.

Dies gilt ebenfalls für die *Messung evozierter Potentiale.* Nachweise, ob die elektroenzephalographisch abgelei-

Tab. 5.2
McGill Pain Questionnaire (Adjektivliste aus 20 Gruppen mit je 6 Beschreibungen zur Erfassung der sonsorischen, der emotional-kognitiven sowie der vegetativen Schmerzkomponenten).

Mehrdimensionale Skalen	
McGill Pain Questionaire (MPQ)	• **sensorisch:** – stechend, scharf, brennend, stumpf
20 Gruppen mit je 6 beschr. Bezeichnungen	• **affektiv:** – furchterrechnd, grausam
Nachteile: • nicht bei jedem druchführbar • hoher Zeitaufwand	• **evaluierend:** – zermürbend, unerträglich
	• **gemischt:** – durchdringend, kalt, folternd

teten Potentiale auch selektiv sind, d. h. ausschließlich die Antwort auf einen gerade applizierten Reiz darstellen, stehen noch aus.

Bisher nicht meßbar ist zudem die limbisch bzw. thalamisch vermittelte Wirkung von Schmerzreizen auf Bewußtsein und Emotion oder die Projektion auf bestimmte Körperregionen, deren Intensität und Ausdehnung.

Subjektive Schmerzmessung

Die Erfassung einer subjektiven Wirkung von Schmerzreizen kann auf mehreren Wegen erfolgen.

Zum einen können definierte Reize gesetzt werden, deren empfundene Stärke vom Patienten mitgeteilt wird. Hierzu gehört die Erfassung der *Schmerztoleranzgrenze*, bei der der Patient angibt, welche bereits als Schmerz empfundene Reizstärke durch einen nicht mehr akzeptablen Reiz verursacht und zum Reizabbruch führt.

Andere *Schwellenwertmethoden* versuchen durch entsprechende Äußerungen des Patienten die Ausprägung eines gerade noch als Schmerz empfundenen Reizes zu dokumentieren und so zum Beispiel die Wirkung von Analgetika zu überprüfen.

In der Schmerztherapie werden dagegen praktikablere Methoden der Schmerzdokumentation angewandt. Ziel ist dabei nicht unbedingt die Messung einer quantitativen Ausprägung eines Reizes, sondern vielmehr das Schmerzempfinden, also auch die kognitiven und emotionellen Komponenten, im Verlauf zu dokumentieren (→ Tab. 5.1).

Schmerz und seine Beschreibung: Fragen zum Schmerzgeschehen

- Wo?
- Wie stark?
- Welche?
- Wann und wie oft?
- Wie störend?
- Wie belastend?
  - Qualitativ
  - Quantitativ
  - Emotionell

Skalierungsmethoden

In der Dokumentation der Schmerzstärke werden ein- und mehrdimensionale

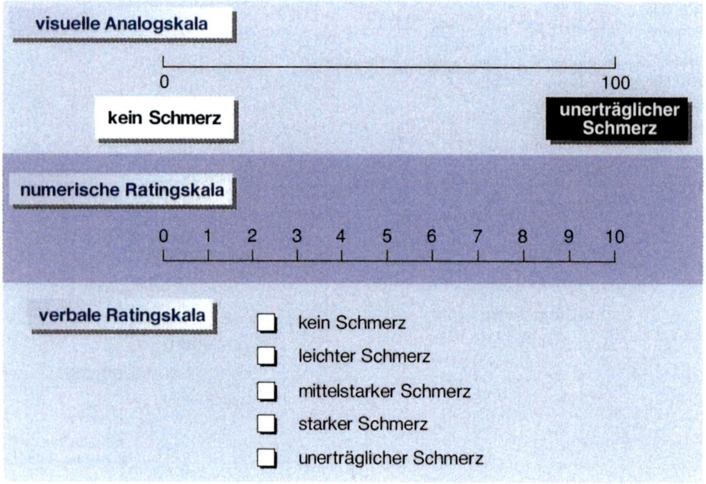

Abb. 5.3
Eindimensionale Skalierungsformen zur Dokumentation der Schmerzstärke.

Verfahren angewendet. Hierzu gehört die *Visuelle Analogskala*, die in der Schmerzmessung die größte Verbreitung besitzt. Auf einer Linie mit definiertem Anfangspunkt (0 = keine Schmerzen) und Endpunkt (100 = unerträgliche Schmerzen), aber ohne Unterteilungen soll der Patient durch eine Markierung die momentane Ausprägung der Schmerzen vermerken. Der abgelesene Wert kann für einen statistischen Vergleich als Zahl (cm) codiert werden, für die Praxis reicht in der Regel aber der Verlauf, d. h. die Relation der Werte untereinander, aus. In Schmerztagebüchern sind Skalen für jeden Tag aufgeführt. So läßt sich ein Trend im Schmerzverlauf schon optisch ablesen.

Ähnlich zu werten ist die *Numerische Ratingskala (NRS)*, die aber durch Vorgabe von definierten Unterteilungen die Freizügigkeit der Wahl einschränkt. Dies kann zu einem systematischen Fehler in der Auswertung führen. Noch eingeschränkter sind die Möglichkeiten der *Verbalen Ratingskala (VRS)*, die allerdings aufgrund der klaren Aussagen von den meisten Patienten gut verstanden und akzeptiert wird (→ Abb. 5.3).

Zu den *mehrdimensionalen Skalen* gehören die meisten psychologischen Adjektivlisten sowie der bekannteste Fragebogen, nach dessen Muster die gängigen Schmerzfragebogen aufgebaut sind, wie z.B. im McGill Pain Questionnaire (MPQ) (→ Tab. 5.2).

Die Beeinflußbarkeit der Schmerzen und Aussagen zur Schmerzqualität

Diese Angaben können Hinweise auf die Schmerzursache und die pathogenetischen Mechanismen geben. So hat zum Beispiel neuropathischer Schmerz häufig eine brennende Komponente, unter Umständen mit einschießenden Sensationen.

Ob die Erhebung der Anamnese durch einen Fragebogen erfolgt oder im freien Gespräch durchgeführt wird, bleibt dem Therapeuten überlassen. Während Fragebogen kostengünstig und standardisiert sind, ist im Gespräch die Antwortrate häufig größer, die Be-

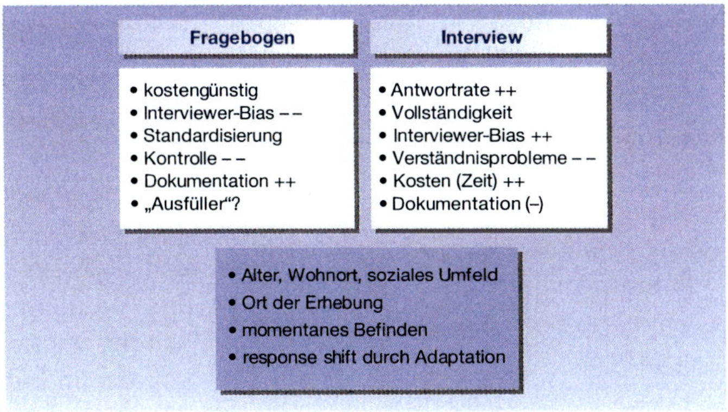

Abb. 5.4 Vor- und Nachteile von Fragebogen und Interview zur Anamneseerhebung bei Schmerzpatienten.

einflußbarkeit durch den Interviewer (Interviewer-Bias) allerdings auch gegeben (→ Abb. 5.4).

Inhalte der Dokumentation für eine schmerztherapeutische Behandlung

Folgende Vordrucke stehen zur Schmerzerfassung, Dokumentation, Verlaufskontrolle und Qualitätssicherung zur Verfügung (→ Tab. 5.3).

Verlaufsdokumentation durch Arzt und Patient

Schmerztagebuch

Sinnvoll für die Aufrechterhaltung der Patientencompliance ist eine stetige Mitarbeit des Patienten an seiner Behandlung. Sie sollte nicht nur aus der Einnahme von Medikamenten bestehen, sondern auch durch eine konstante Selbstbeobachtung einen emotionellen Zugang zu den Schmerzen ermöglichen. Dabei ist darauf zu achten, daß die Form der Selbstbeobachtung und der Dokumentation möglichst einfach gewählt wird. Die Erfahrung hat gezeigt, daß ausführliche Schmerztagebücher mit 20 Items eher unvollständig und nur widerwillig ausgefüllt werden.

Schmerztagebücher sollten sich daher auf wenige Items beschränken, dazu gehören:

Tab. 5.3 Inhalte der Dokumentation für eine schmerztherapeutische Behandlung.

	Zeitpunkt			Durchführender	
	vor	während	nach	Arzt	Patient
Aufnahmebefund (Beispiel Abb. 5.1)	X			X	
Schmerzfragebogen (Beispiel Abb. 5.2)	X				X
Therapiedokumentation (Beispiel Abb. 5.6)		X		X	
Qualitätssicherung (Beispiel Abb. 5.7)			X		X

- Medikamentöse Therapie: Basistherapie sowie Adjuvanzien, Zusatzmedikamente
- Emotionelle Komponenten, wie Zufriedenheit oder Befinden
- Medikamentöse Begleiterscheinungen, Übelkeit, Appetitlosigkeit oder Probleme mit dem Stuhlgang
- Schmerzstärke anhand einer VAS oder NRS

Das Schmerztagebuch sollte für jeden Tag eine Untereinheit besitzen, die Freiraum für eigene Bemerkungen gibt. Die Beobachtung und Dokumentation der Schmerzstärke sollte für mehrere Tageszeiten möglich sein (→ Abb. 5.5).

Verlauf der Nachuntersuchungen

Erreichen Schmerzpatienten eine durchschnittliche Konsultationshäufigkeit von 6–8 mal im Behandlungsquartal, so wird die Flut neuer Facetten im Laufe einer Behandlung schnell unübersehbar. Es sollte daher ein standardisierter Hinweis über alle Änderungen a) des Befundes und b) der Therapie für jeden Besuchstermin vermerkt werden (→ Abb. 5.6).

Änderungen der Therapie, Beendigung einer Therapiereihe

Im Rahmen einer späteren Kontrolle der Therapieeffektivität sollte die Möglichkeit zur Qualitätssicherung beizeiten angeboten werden. Hier beschreibt vorrangig der Patient die von ihm verzeichneten Änderungen seines Schmerz- bzw. Beschwerdebildes unter der Therapie (→ Abb. 5.7). Hinweise auf psychische Auswirkungen sind dabei ebenso wichtig wie die Frage nach der „Zufriedenheit“ mit Therapeut und Therapie.

5.2.4 Zusammenfassung

Die Dokumentation eines patientenbezogenen Handelns bietet nicht nur dem Therapeuten und dem Patienten ein Höchstmaß an forensischer Sicherheit – und ist dementsprechend auch gesetzlich vorgeschrieben –, sondern macht das Handeln transparent für Mitbehandler und den Therapeuten selbst. So können im Rahmen der Qualitätssicherung nicht nur die Grundlagen der Therapie (Anamnese, Untersuchungsbefund), sondern auch die Zielsetzung, der unmittelbare Effekt und die Folgen der Therapie nachvollzogen werden.

Literatur

Anton F (1993) *Schmerzmessung*. In: Zenz M, Jurna A: *Lehrbuch der Schmerztherapie*, Wissenschaftliche Verlags GmbH, Stuttgart

Bachiocco V, Morselli AM, Carli G (1993) *Self-control expectancy and postsurgical pain: relationships to previous pain, behavior in past pain, familial pain tolerance models, and personality*. Journal of pain and symptom management 8; 4; 205–14; 9502

Bergmann KO (1998) *Patientenaufklärung in der Schmerztherapie*. Schmerz 12: 323–329

Briggs M, Dean KL (1998) *A qualitative analysis of the nursing documentation of post-operative pain management*. Journal of clinical nursing 7; 2; 155–63;

Carstensen G (1994) *Praktische Probleme der ärztlichen Aufklärungspflicht aus ärztlicher Sicht*. ZaeF 88:981

Flöter T, Jungck D, Seemann H (1988) *Der Schmerz-Anamnesebogen in der Praxis für Schmerztherapie*. Therapiewoche 38, 2248–2253

Frisch, H (1992) *Programmierte Untersuchung des Bewegungsapparates*. 1. Aufl. Springer, Heidelberg

Göbel H (1992) *Schmerzmessung*, 1. Aufl. Gustav Fischer Verlag, Stuttgart

Gracely RH (1989) *Methods of testing pain mechanisms in normal man*. In: Wall PD, Melzack R (Hrsg.) *Textbook of pain*, Churchill Livingstone; 257–268

Handwerker HO (1984) *Experimentelle Schmerzanalyse beim Menschen*. In: Zimermann M, Handwerker HO: *Schmerz. Konzepte und ärztliches Handeln*. Springer

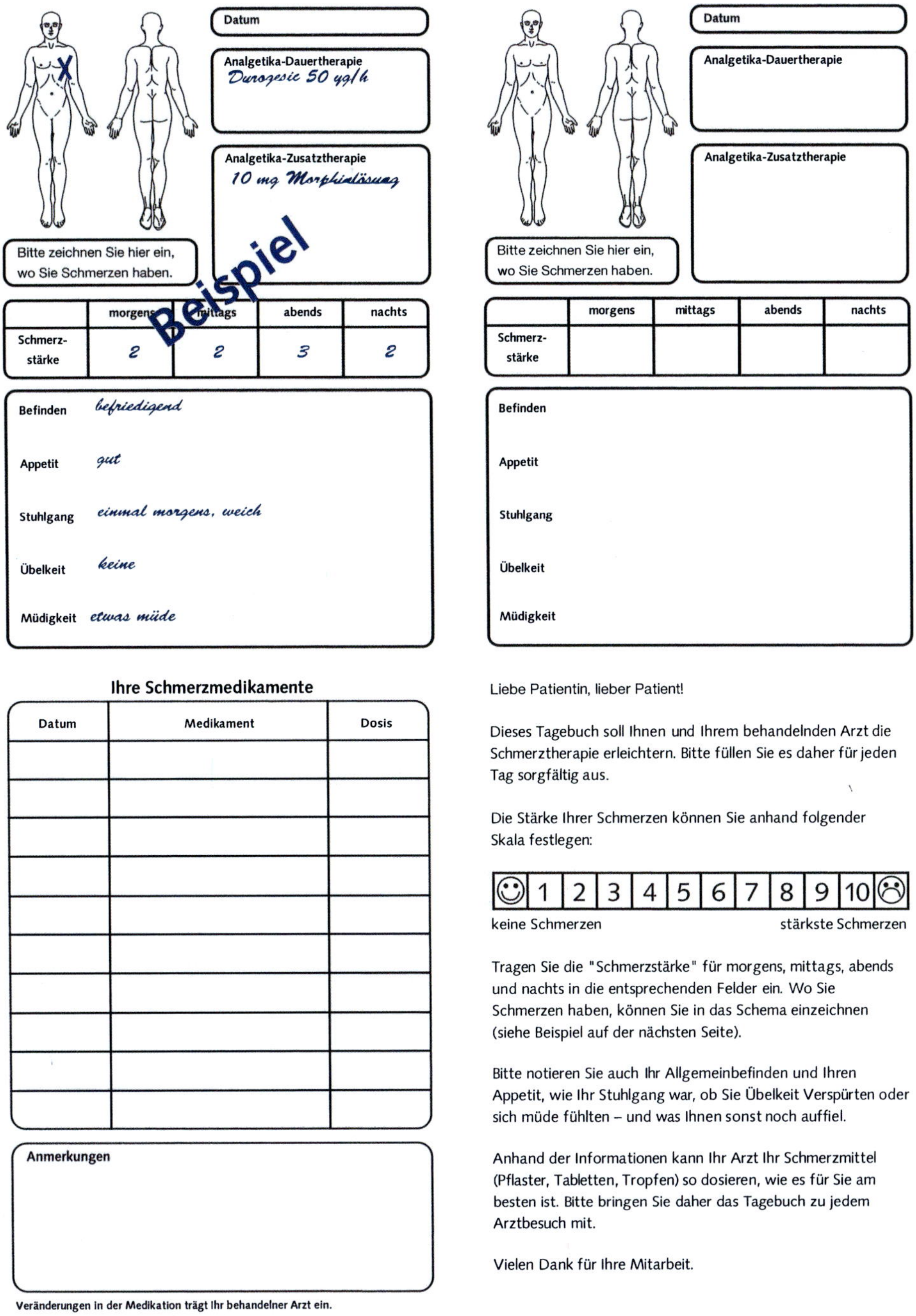

Beispiel

Bitte zeichnen Sie hier ein, wo Sie Schmerzen haben.

Datum

Analgetika-Dauertherapie
Durogesic 50 µg/h

Analgetika-Zusatztherapie
10 mg Morphinlösung

	morgens	mittags	abends	nachts
Schmerz-stärke	2	2	3	2

Befinden befriedigend

Appetit gut

Stuhlgang einmal morgens, weich

Übelkeit keine

Müdigkeit etwas müde

Bitte zeichnen Sie hier ein, wo Sie Schmerzen haben.

Datum

Analgetika-Dauertherapie

Analgetika-Zusatztherapie

	morgens	mittags	abends	nachts
Schmerz-stärke				

Befinden

Appetit

Stuhlgang

Übelkeit

Müdigkeit

Ihre Schmerzmedikamente

Datum	Medikament	Dosis

Anmerkungen

Veränderungen in der Medikation trägt Ihr behandelner Arzt ein.

Liebe Patientin, lieber Patient!

Dieses Tagebuch soll Ihnen und Ihrem behandelnden Arzt die Schmerztherapie erleichtern. Bitte füllen Sie es daher für jeden Tag sorgfältig aus.

Die Stärke Ihrer Schmerzen können Sie anhand folgender Skala festlegen:

☺ 1 | 2 | 3 | 4 | 5 | 6 | 7 | 8 | 9 | 10 ☹

keine Schmerzen — stärkste Schmerzen

Tragen Sie die "Schmerzstärke" für morgens, mittags, abends und nachts in die entsprechenden Felder ein. Wo Sie Schmerzen haben, können Sie in das Schema einzeichnen (siehe Beispiel auf der nächsten Seite).

Bitte notieren Sie auch Ihr Allgemeinbefinden und Ihren Appetit, wie Ihr Stuhlgang war, ob Sie Übelkeit Verspürten oder sich müde fühlten – und was Ihnen sonst noch auffiel.

Anhand der Informationen kann Ihr Arzt Ihr Schmerzmittel (Pflaster, Tabletten, Tropfen) so dosieren, wie es für Sie am besten ist. Bitte bringen Sie daher das Tagebuch zu jedem Arztbesuch mit.

Vielen Dank für Ihre Mitarbeit.

Abb. 5.5 Beispiel eines Schmerztagebuches (mit freundlicher Genehmigung der Janssen-Cilag GmbH, Neuss).

Zentrum für Schmerztherapie und Palliativmedizin
Johanniter-Krankenhaus Geesthacht/Lauenburg

Patient		Geb. am	
Therapiebeginn			
Blatt Nr.			

Datum
Befund
Therapie NRS 0 1 2 3 4 5 6 7 8 9 10
☐ Neu:
☐ Geändert:
☐
Abrechn.

Datum
Befund
Therapie NRS 0 1 2 3 4 5 6 7 8 9 10
☐ Neu:
☐ Geändert:
☐
Abrechn.

Datum
Befund
Therapie NRS 0 1 2 3 4 5 6 7 8 9 10
☐ Neu:
☐ Geändert:
☐
Abrechn.

Datum
Befund
Therapie NRS 0 1 2 3 4 5 6 7 8 9 10
☐ Neu:
☐ Geändert:
☐
Abrechn.

Datum
Befund
Therapie NRS 0 1 2 3 4 5 6 7 8 9 10
☐ Neu:
☐ Geändert:
☐
Abrechn.

Abb. 5.6 Therapieverlaufsdokumentation und Therapieänderungen für den Arzt (Zentrum für Schmerztherapie und Palliativmedizin des Johanniter-Krankenhauses Geesthacht/Lauenburg).

Zentrum für Schmerztherapie und Palliativmedizin
Johanniter-Krankenhaus Geesthacht/Lauenburg

Verlaufsfragebogen

Dieser Fragebogen dient der Behandlung Ihrer Beschwerden und der Kontrolle des Verlaufs.
Bitte füllen Sie den Bogen aus und beantworten Sie jede Frage. Immer nur eine Antwort ankreuzen.

Name -- **Datum** --------------

Wie häufig treten Ihre Schmerzen auf?

- ☐ keine Schmerzen
- ☐ einige Male pro Monat
- ☐ einige Male pro Woche
- ☐ einige Male täglich
- ☐ ständiger Schmerz

Die Stärke Ihrer Schmerzen ist

- ☐ ich habe keine Schmerzen
- ☐ gering
- ☐ mittel stark
- ☐ stark
- ☐ sehr stark

Wie sind die Schmerzen im Vergleich zum Therapiebeginn?

- ☐ ich habe keine Schmerzen mehr
- ☐ sehr gut gebessert
- ☐ mäßig gebessert
- ☐ kaum gebessert
- ☐ gar nicht gebesset
- ☐ die Scherzen sind stärker geworden

Wie erträglich sind Ihre Schmerzen?

- ☐ ich habe keine Schmerzen
- ☐ gut erträglich
- ☐ mittel erträglich
- ☐ schlecht erträglich
- ☐ gar nicht erträglich

Wie gut ist Ihr allgemeines Befinden?

- ☐ sehr gut
- ☐ gut
- ☐ mittel
- ☐ schlecht
- ☐ sehr schlecht

Wie beurteilen Sie den Behandlungserfolg?

- ☐ sehr gut
- ☐ gut
- ☐ mittel
- ☐ schlecht
- ☐ ohne Erfolg

Markieren Sie bitte mit einem Kreuz die durchschnittliche Stärke Ihrer Schmerzen

|———————————————————|

Keine Schmerzen — Unerträgliche Schmerzen

Welche zusätzlichen Beschwerden oder Nebenwirkungen haben Sie bemerkt?

Abb. 5.7 Verlaufsfragebogen für den Schmerzpatienten (Zentrum für Schmerztherapie und Palliativmedizin des Johanniter-Krankenhauses Geesthacht/Lauenburg).

Harmer M, Davies KA (1998) *The effect of education, assessment and a standardised prescription on postoperative pain management. The value of clinical audit in the establishment of acute pain services.* Anastaesia 53; 5; 424–30

Hart D(1991) *Arzthaftung und Arzneimitteltherapie.* Med R 1991:300

Hildebrand J, Hasenbring M (1991) *Schmerzdokumentation und -klassifikation.* Der Schmerz 5, 178

Klaschnik E, Henn P (1997) *Qualität der postoperativen Schmerztherapie.* Anaesthesist; 46 Suppl 3; S143-6;

Laufs A (1994) *Grundlagen und Entwicklung der ärztlichen Aufklärungspflicht in den alten und neuen Ländern.* ZaeF 88:955

Lindena G, Fleischer W (1996) *Schmerztherapie bei Patienten mit Tumorerkrankungen. Qualitätssicherung* Zeitschrift für ärztliche Fortbildung 90; 5; 423–7

Neugebauer E, Hempel K, Sauerland S, Lempa M, Koch G (1998) *Situation der perioperativen Schmerztherapie in Deutschland. Ergebnisse einer repraesentativen, anonymen Umfrage von 1000 chirurgischen Kliniken. AG Schmerz.* Chirurg 69; 4; 461–6

Paice J, Mahon SM, Faut-Callahan M (1995) *Pain control in hospitalized postsurgical patients.* Medsurg nursing 4; 5; 367–72; 9601

Perry F, Parker RK, White PF, Clifford PA (1994) *Role of psychological factors in postoperative pain control and recovery with patient-controlled analgesia (see comments).* Clinical journal of pain 10; 1; 57–63; discussion 82–5

Seemann H (1987) *Anamnesen und Verlaufsprotokolle chronischer Schmerzen für die Praxis. Ein Überblick.* Der Schmerz 1,3–17

B Methoden der Schmerztherapie

6 Medikamentöse Schmerztherapie

Burkhard Gustorff

6.1 Allgemeine Regeln

Die medikamentöse Schmerzbehandlung kann nach wenigen und einfachen Richtlinien erfolgen, die im Folgenden dargestellt werden. Sie orientiert sich an der wiederholt zu erhebenden subjektiven Schmerzeinschätzung des Patienten, die wiederholt zu erfragen ist und wendet klare Therapiestrategien an. Eine gute Kenntnis der Analgetika und insbesondere ihrer Nebenwirkungen bildet die Grundlage einer differenzierten medikamentösen Schmerzbehandlung.

6.1.1 Schmerzerfassung als Voraussetzung der Schmerztherapie

Eine möglichst präzise Schmerzdiagnose soll vor jeder Behandlung gestellt werden und damit bereits die grobe Ausrichtung der medikamentösen Behandlung ermöglichen. Zeitlicher Verlauf, Charakter der Schmerzen und Schmerzintensität sind wichtige Anhaltspunkte.

In der Praxis ist die Unterscheidung zwischen *nozizeptiven* und *neuropathischen* Schmerzen (Schmerzen im Ausbreitungsgebiet eines Nervs ohne schmerznahe Ursache? Brennender Schmerzcharakter? Allodynie?) gelegentlich schwierig, da häufig eine Mischform vorliegt. Man sollte aber immer eine Zuordnung versuchen. Denn dies führt zu einer an den Schmerzmechanismen orientierten medikamentösen Behandlung. In einzelnen Fällen wird erst die Exposition mit diversen Medikamenten als pharmakologischer Test zu einer pragmatischen Lösung führen. Die Schmerzbehandlung richtet sich im wesentlichen nach der regelmäßigen Erfassung der Schmerzintensität mittels Schmerzskalen.

6.1.2 Individuelle Dosierung

Es gibt keine analgetische Standarddosierung. Die individuelle Dosis muß mit dem Patienten schrittweise ermittelt werden. Ziel einer Dosisfindung ist es, ausreichend hoch zu dosieren und möglichst geringe Nebenwirkungen zu verursachen. Diese banale Regel muß allerdings auf jedes Analgetikum angewendet werden. Das bedeutet, die Höchstdosen der nichtsteroidalen Antirheumatika (NSAR) müssen bekannt sein und eingehalten werden. Opioide müssen wegen ihrer Nebenwirkungen schrittweise gesteigert werden. Antidepressiva und Antikonvulsiva werden wegen ihrer typischen Nebenwirkungen einschleichend dosiert. Während der Dosisfindung ist eine häufige und regelmäßige Kontrolle des Patienten verständlicherweise notwendig.

6.1.3 Therapie nach Schmerzdauer

Das medikamentöse Behandlungskonzept richtet sich grundsätzlich nach der

B

Dauer der Schmerzen. Die Behandlung erfolgt bei:

- akuten Schmerzen nach *Bedarf*
- chronischer Schmerzen nach *Zeitplan.*

6.1.4 Therapieplan

Die Therapieplanung umfaßt drei Phasen:

- Zunächst erfolgt schrittweise die *Dosisfindung* mit dem Ziel der Schmerzreduktion. In dieser initialen Phase sind gelegentlich überbrückende adjuvante Maßnahmen wie z. B. lokale Infiltrationen notwendig.
- Die folgende, meist längste Phase zielt auf Erhalt der *Schmerzfreiheit* bzw. *-armut* mit möglichst niedriger Dosis und bestmöglicher Verträglichkeit.
- Die dritte Phase der Behandlung sieht eine *kontrollierte Reduktion der Analgetika* vor im Fall abnehmender Schmerzen.

Die Therapieplanung schließt vor allem zu Beginn häufige Kontrollen von Erfolg und Nebenwirkungen ein. Erfolglose Behandlungen sollen abgebrochen und nicht unendlich oft wiederholt werden, d.h., Analgetika sind dann auch wieder abzusetzen!

6.2 Behandlung akuter Schmerzen

6.2.1 Bedarfsgerechte Behandlung

Akute Schmerzen werden immer nach dem individuellen Bedarf des Patienten behandelt. Sobald der Patient Schmerzen angibt und ein Analgetikum verlangt, erhält er dieses. Jede Schmerzäußerung ist ernst zu nehmen und der Patient umgehend mit rasch wirksamen Schmerzmitteln zu behandeln. Selbstverständlich müssen pathologische Umstände, für die Schmerzen ein Warnsignal sind, jederzeit in Betracht gezogen werden.

Akute Schmerzen sind selten konstant und weisen Schwankungen auf. Der Vorteil der Behandlung nach Bedarf liegt in der raschen und flexiblen Reaktion auf diese Schmerzen. Außerdem wird so eine mittelfristige Überdosierung im Fall nachlassender Schmerzen verhindert.

Da Schmerzempfinden individuell stark variiert, gibt es keine Standarddosierung (z.B. „1 Amp. Piritramid i.m."). Die individuelle Dosis wird über mehrfache Einzelgaben ermittelt, bis der Patient schmerzfrei ist (→ Kapitel 24, PCA). Dies gilt sowohl für intravenös als auch oral verabreichte Analgetika. Der Patient bestimmt also selbst die Dosis und nimmt wiederholt nach Bedarf die Schmerzmedikamente ein.

Es ist eindeutig belegt, daß diese Titration bei der kurzfristigen Verwendung von Opioiden über mehrere Tage nicht zu Abhängigkeit oder Sucht führt.

Dieses Konzept hat eine wichtige Voraussetzung – die schnelle Verfügbarkeit der Medikamente. Für ambulante Patienten ist sie einfach zu erfüllen. Analgetika stehen nach der Verschreibung zu Hause zur Verfügung und können beim Wiederauftreten von Schmerzen rasch eingenommen werden. In der Routine des Krankenhauses hingegen mangelt es den Patienten in aller Regel an rasch verfügbaren Analgetika. Neue Organisationsformen sind hierfür zwar

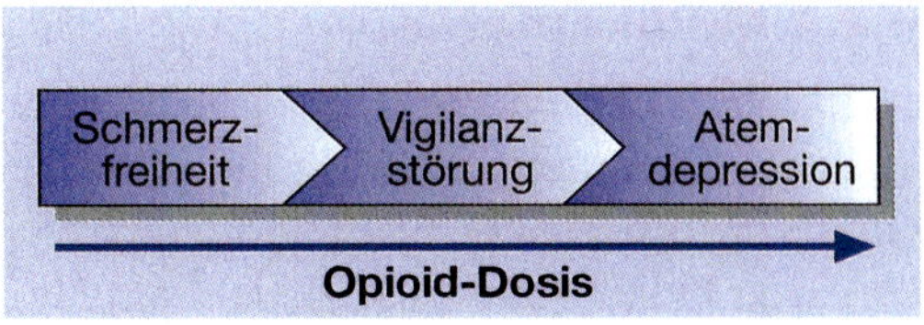

Abb. 6.1 Dosisabhängige Nebenwirkungen von Opioiden.

bekannt, aber noch nicht hinreichend eingeführt. Nur maximal 10–15 % der Patienten können postoperativ eine Schmerzpumpe wegen des großen Aufwands tatsächlich gegenwärtig erhalten. Die restlichen Patienten warten oft sehr lange auf Analgesie!

6.2.2 Analgetikaauswahl zur Behandlung akuter Schmerzen

Alle Nichtopioid-Analgetika und Opioide sind rasch wirksam und deshalb zur Behandlung akuter Schmerzen geeignet. Ihre Auswahl richtet sich nach *Schmerzintensität* und *-ursache*. Der Vorteil der Nichtopioide liegt insbesondere darin, daß sie keine Atemdepression verursachen. Beim postoperativen Einsatz der Nichtopioide muß besonders auf die potentielle Nephrotoxizität geachtet werden, falls eine Hypovolämie auftritt. Häufig sind jedoch die Nichtopioide nicht stark genug, so daß Opioide verwendet werden müssen. Der Umgang mit deren Risiko einer Atemdepression insbesondere bei intravenöser Gabe und die erforderliche individuelle Dosierung werden an anderer Stelle erläutert (→ Kapitel 24).

Opioide als Retardpräparate sind wegen der verzögerten Freisetzung des Wirkstoffs für die Behandlung akuter Schmerzen nicht geeignet und gefährlich. Dasselbe gilt auch für Opioid-Pflaster.

Antidepressiva und Antikonvulsiva sind zur Behandlung akuter Schmerzen ungeeignet, da ihre Wirkung nur verzögert nach mehreren Tagen eintritt.

6.2.3 Dosisoptimierung

Nebenwirkungen und Überdosierung von Opioiden

Bestimmte Nebenwirkungen von Opioiden sind dosisabhängig und treten in typischer Reihenfolge auf. Zunächst wird ein Patient schmerzfrei. Im Falle einer Überdosierung beginnt die Einschränkung der Vigilanz. Der Patient wird ruhig, sediert und schläft. Dann folgt die Atemdepression (verringerte Atemfrequenz) (→ Abb. 6.1).

Es gibt also einen funktionellen Antagonismus zwischen Schmerzen und opioidinduzierter Atemdepression.

Dieses typische Muster der Überdosierung mit Opioiden hat praktische Konsequenzen. Denn es bedeutet, daß Schmerzen die opioidinduzierte Atemdepression antagonisieren. Solange ein Patient Schmerzen angibt, droht ihm noch nicht die Atemdepression. Deshalb werden Opioide in der Praxis in kleinen Einzeldosen fraktioniert gegeben, bis Schmerzfreiheit, aber noch keine Vigilanzstörung eingetreten ist.

Die regelmäßige Erfassung der Atemfrequenz zählt zu den wesentlichen Überwachungsmaßnahmen nach der Gabe von Opioiden.

B

6.2.4 Medikamentenkombinationen

In der postoperativen Akutschmerzbehandlung wird inzwischen mehrheitlich die sog. balancierte Analgesie favorisiert. Bei mittelstarken bis starken Schmerzen werden Nichtopioide und Opioide kombiniert und somit der Bedarf an Opioiden durchschnittlich um 30% gesenkt. Die Nichtopioide werden hierbei in aller Regel nach festem Zeitplan verabreicht mit dem Ziel konstanter Wirkung. Die Opioide werden nach Bedarf gegeben.

Analog erfolgt die Therapie sonstiger Akutschmerzen.

6.2.5 Applikationswege

Schnelle Wirkung und ihre sichere Steuerung sind in der Akutschmerzbehandlung die entscheidenden Kriterien für die Wahl des Applikationsweges.

Postoperativ wird dies am besten durch *intravenöse* Applikation erreicht. Der Vorteil liegt sowohl im raschen und vorherzusagenden Beginn der Wirkung, als auch in der Möglichkeit der Titration von Opioiden. Ein besonderes Beispiel hierfür ist die intravenöse Applikation mittels Schmerzpumpe als patientenkontrollierte Analgesie (vgl. → Kapitel 24, PCA).

Wenn keine intravenöse oder orale Behandlung möglich ist, sind *rektale* und *sublinguale* Applikationen postoperativ aus pharmakokinetischen Gründen den subkutanen oder gar intramuskulären Applikationen unbedingt vorzuziehen.

Bei anderen akuten Schmerzen reicht die orale, rektale oder sublinguale Applikation meist aus.

6.3 Behandlung chronischer Schmerzen

6.3.1 Analgetikaauswahl

Während längerer Behandlung chronischer Schmerzen muß regelmäßig überprüft werden, ob das Analgetikum seinen Anforderungen entspricht. Ein Analgetikum muß tatsächlich wirksam sein und soll ein möglichst geringes Risiko schädlicher Nebenwirkungen aufweisen. Beim langfristigen Einsatz der Analgetika muß der Abwägung von Nutzen und Risiko besondere Bedeutung beigemessen werden. Dies gilt zum Beispiel für die gastrointestinalen Nebenwirkungen der nichtsteroidalen Antirheumatika und mögliche Langzeitwirkungen von Opioiden.

Das *medikamentöse Behandlungskonzept* richtet sich nach folgenden Gesichtspunkten:

- Auswahl des Analgetikums nach der Art der Schmerzen (→ Abb. 6.2).
- Richtlinien zur Anwendung, wie z. B.:
  - Zeitplan
  - Zwischendosis
  - Stufenplan

Die Auswahl an Analgetika ist verhältnismäßig begrenzt. Dabei bildet die grobe Unterscheidung zwischen den Nichtopioiden und den Opioiden die Basis der Schmerzbehandlung. Innerhalb der jeweiligen Gruppen gibt es zwar Unterschiede bezüglich analgetischer Potenz und Nebenwirkungsrisiko der jeweiligen Substanzen, doch handelt es sich dabei meist um relativ geringe Unterschiede, so daß die Auswahl insbesondere dem weniger Erfahrenen oft schwerfällt. Es hat sich bewährt, sich auf wenige Analgetika

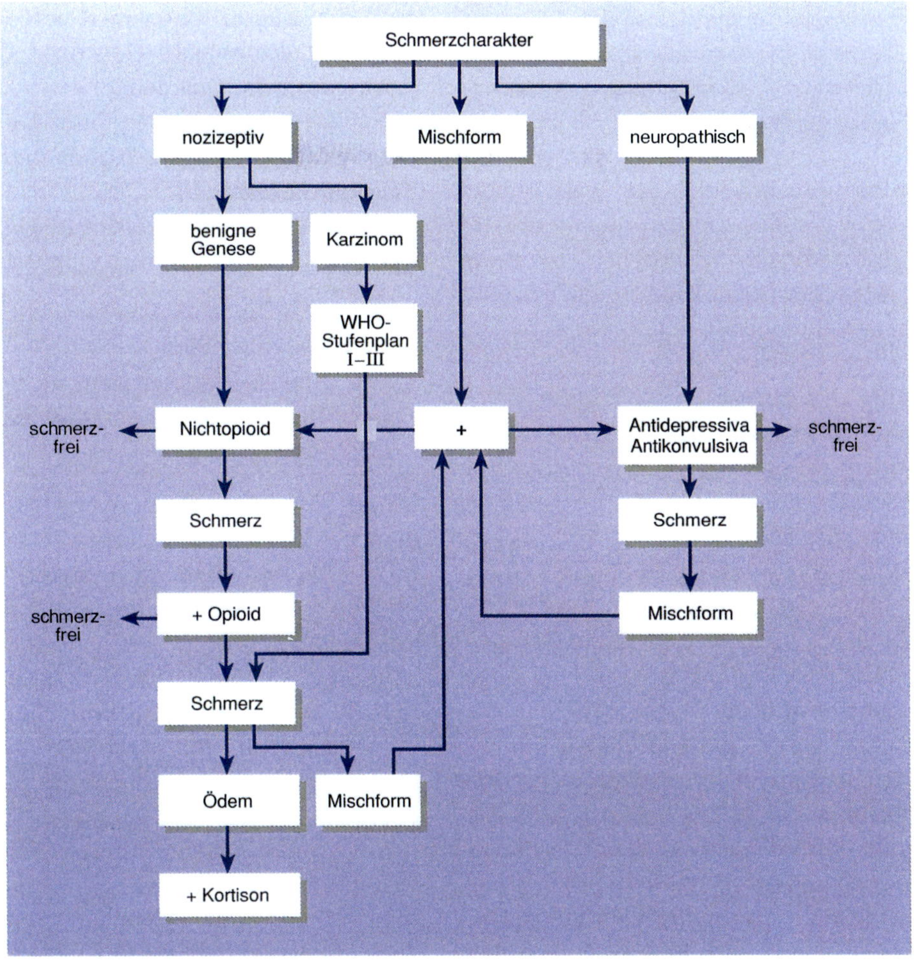

Abb. 6.2 Medikamentöse Schmerztherapie chronischer Schmerzen: allgemeines Vorgehen.

festzulegen, diese gut zu kennen und damit viel Erfahrung zu sammeln.

Häufig werden mehrere Analgetika kombiniert und außerdem Medikamente zur Vorbeugung oder Behandlung der Nebenwirkungen verabreicht. Eine entsprechend große Zahl an Medikamenten verängstigt immer wieder Patienten und kann zum Abbruch der Therapie führen. Medikamente sollen daher ausführlich erläutert und ihr Einsatz begründet werden. Die Aufklärung über unangenehme Nebenwirkungen hat eine große Bedeutung für die Therapiebefolgung.

Im Folgenden werden die wichtigen Schmerzmittel nach Gruppen aufgeführt. Die einzelnen Substanzen sowie weitere analgetisch eingesetzte Medikamente wie z. B. Clonidin und Calcitonin werden im Anschluß beschrieben.

Nichtopioide

Schmerzen entzündlicher Genese sind die Domäne der Nichtopioide. Sie werden bei-

spielsweise bei chronischen Arthritiden oder als Basis der Behandlung von Karzinomschmerzen im Rahmen des WHO-Stufenplans eingesetzt.

Man unterscheidet im wesentlichen *nichtsteroidale Antirheumatika (NSAR)* und *nichtsaure antipyretische Analgetika*. Für einige Nichtopioide konnte inzwischen neben dem bekannten peripheren Wirkmechanismus außerdem auch eine zentralnervöse Wirkung belegt werden. Dies gilt insbesondere für das zu den nichtsauren antipyretischen Analgetika zählende Metamizol (→ Lehrbücher der Pharmakologie) und mag dessen Wirkstärke erklären. Metamizol ist außerdem ein potentes Analgetikum bei viszeralen Schmerzen spastischer Genese.

Die Nichtopioide sind in aller Regel Medikamente der ersten Wahl, mit Ausnahme bei der Behandlung ausschließlich neuropathischer Schmerzen. Die medikamentöse Schmerztherapie beginnt in aller Regel zuerst mit den Nichtopioiden. Nur für die Behandlung ausschließlich neuropathischer Schmerzen gilt dies nicht. Da aber die Unterscheidung des Schmerzcharakters in der klinischen Praxis oft nicht eindeutig ausfällt und vielfach Mischformen von Schmerzen vorliegen, wird man dann gelegentlich auch bei derartigen Schmerzen einen Behandlungsversuch mit Nichtopioiden unternehmen.

In der Behandlung der Postzosterneuralgie oder der Trigeminusneuralgie sind NSAR wirkungslos.

Die Auswahl der Nichtopioide richtet sich unter anderem auch nach der Wirkdauer der Substanzen. Länger wirksame Analgetika sind zur Behandlung chronischer Schmerzen nach Zeitplan den kürzer wirksamen vorzuziehen (z.B. Rofecoxib, Naproxen oder Lornoxicam vs. Diclofenac).

Für die Nichtopioide gibt es *Dosisempfehlungen für Einzelgaben und für Tageshöchstmengen*.

Ein Überschreiten dieser Mengen ist aus zwei Gründen nicht zu empfehlen:

- Die analgetische Stärke ist nicht unbegrenzt zu steigern.
- Die Nebenwirkungen bzw. die Toxizität nehmen oberhalb der Tageshöchstmengen zu.

Wegen der Addition dieser Effekte ist auch die Kombination von zwei NSAR nicht zu empfehlen. Eine Ausnahme bildet nur die Kombination von NSAR mit Metamizol.

Es ist ein Nachteil der Nichtopioide, daß sie zur Behandlung mittelstarker bis starker Schmerzen als einziges Analgetikum oft nicht ausreichen und mit Opioiden ergänzt werden müssen.

Ein großes Problem bieten die gastrointestinalen Nebenwirkungen der NSAR. Insbesondere wenn ein Ulkus in der Vorgeschichte bekannt ist, muß der Nutzen der NSAR sehr genau mit dem Risiko einer gastrointestinalen Blutung abgewogen werden. Die Risikofaktoren zur Ausbildung einer Gastropathie unter NSAR müssen jedem Schmerztherapeuten bekannt sein (vgl. 3.1.4 Nebenwirkungen). Der sog. Magenschutz soll nicht generell bei allen Patienten, sondern nur bei Risikopatienten durchgeführt werden. Metamizol verursacht nur sehr selten Magenulzera und ist deshalb eine Alternative zu den NSAR bei entsprechender Anamnese.

Die neuen COX-2-selektiven Prostaglandinhemmer sind frei von diesen

Nebenwirkungen. Allerdings verfügt diese erste Generation der Coxibe noch über erhebliche pharmakologische Schwächen, was den verhältnismäßig verzögerten Wirkeintritt und eine vergleichsweise geringe Wirkstärke betrifft.

Opioide

Die Opioide sind die stärksten Analgetika und werden deshalb bei Schmerzen mittlerer bis sehr starker Intensität eingesetzt, wenn andere Analgetika nicht ausreichen und die Schmerzen für Opioide sensibel sind.

Die Opioide weisen praktisch keine Organtoxizität auf. Ihre Wirkung kann durch Erhöhung der Dosis gesteigert werden, so daß eine Titration bis zur Schmerzfreiheit möglich ist. Nur für Buprenorphin gilt dies wegen des bekannten Ceiling-Effekts nicht.

Die Opioide werden zur Behandlung von Tumorschmerzen im Rahmen eines Stufenplans der WHO in Kombination mit Nichtopioiden verwendet. Auch in der Therapie von Schmerzen nichtmaligner Genese werden Opioide zunehmend erfolgreich eingesetzt. Hierfür muß jedoch eine strenge Indikation bestehen und eine Opioidempfindlichkeit der Schmerzen durch einen Opioid-Test oder einen Therapieversuch belegt sein.

Der Einsatz der Opioide bei Karzinomschmerzen ist Standard. Für nichtmaligne Schmerzen gilt dies noch nicht. Die Behandlung mit Opioiden bedarf unbedingt der ausführlichen Aufklärung sowohl von Patienten und deren Angehörigen als auch der mitbehandelnden Ärzte.

Opioide machen nicht süchtig, wenn Retardpräparate nach dem Zeitschema verwendet werden. Dem weitverbreiteten Vorurteil des Opioidmißbrauchs muß entgegnet werden, daß mit der Verwendung der modernen Retardzubereitungen von Opioiden das Risiko des Mißbrauchs extrem gering geworden ist.

Es werden *schwache von starken* Opioiden unterschieden. Die schwachen Opioide unterliegen nicht dem Betäubungsmittelgesetz, was ihre weite Verbreitung und auch Akzeptanz begründen mag. Auch mit schwachen Opioiden könnte in ausreichender Dosierung die Wirkung von starken Opioiden erreicht werden, jedoch nur mit entsprechender Zunahme der Nebenwirkungen. Es hat sich deshalb bewährt, entweder ab einer bestimmten Tagesdosis von schwachen Opioiden auf starke umzustellen oder von vornherein in niedriger Dosierung mit starken Opioiden zu behandeln.

Die Opioide verursachen vor allem zu Beginn der Therapie und in hohen Dosen wichtige Nebenwirkungen, über die der Patient aufgeklärt werden muß. Dies schließt auch die Fahruntüchtigkeit zu Beginn der Opioideinnahme ein.

Die regelmäßig mit Opioiden vergesellschaftete Obstipation muß und kann bereits zu Beginn der Behandlung präventiv behandelt werden. Derzeit gibt es keinen Beleg dafür, daß eines der diversen Morphine oder Opioide die Rate an Obstipation senkt und aus diesem Grunde vorzuziehen wäre.

Opioide führen zu körperlicher Abhängigkeit und können bei abruptem Absetzen Entzugssymptome auslösen. Falls eine Therapie beendet werden soll, müssen sie deshalb nach längerer Einnahme immer stufenweise reduziert werden.

Opioid-Test

Es ist nicht vorherzusagen, ob Schmerzen nichtmaligner Ursache, insbesondere mit neuropathischer Genese, auf Opioide ansprechen. Deshalb wird oft empfohlen, den analgetischen Effekt von Opioiden vor einer Therapie zu testen, d. h., es wird ein intravenöser Opioid-Belastungstest bis zur Schmerzfreiheit oder bis zum Auftreten von starken Nebenwirkungen (besonders Atemdepression) durchgeführt. Bisher wurde ein solcher „Morphin-Test" mit Morphin oder Fentanyl durchgeführt und erforderte eine eintägige stationäre Überwachung. Alternativ wird ein Test mit patientenkontrollierter Schmerzpumpe ebenso unter stationären Bedingungen durchgeführt. Wegen des sehr hohen Aufwands erfolgt ein solcher „Morphin-Test" praktisch nie.

Neuerdings steht jedoch mit dem vom Autor entwickelten Remifentanil-Test ein praktikabler und aussagefähiger Opioid-Test zur Verfügung, der rasch und ambulant durchgeführt werden kann. Dazu wird in zwei getrennten Sitzungen unter Anästhesiebedingungen (Nüchternheit, Monitoring, Sauerstoff, Beatmungsmöglichkeit) Remifentanil in Schritten von 0,04 µg/kg/Min. alle 3 Minuten gesteigert bzw. Plazebo gegeben. Eine Entlassung ist bereits 30 Minuten nach dem Remifentanil-Test bei über 90 % aller Patienten möglich.

Weitere analgetisch wirksame Medikamente

Neben den aufgeführten Analgetika gibt es einige Medikamente, zu deren Wirkprofil auch eine analgetische Komponente zählt. Es ist besonders wichtig, diese Medikamente möglichst genau dem Charakter bzw. der Genese von Schmerzen zuzuordnen, um sie wirkungsvoll einsetzen zu können.

Antidepressiva

Antidepressiva sind die bevorzugten Medikamente zur Behandlung folgender Schmerzen:

- Neuropathische Schmerzen (z. B. Allodynie, Postzosterneuralgie, Polyneuropathie mit Brennschmerzen)
- Spannungskopfschmerzen

Sie haben außerdem eine wichtige Funktion als Co-Analgetika bei der Behandlung komplexer Schmerzen mit neuropathischer Komponente, wie sie z. B. bei Karzinomschmerzen oder chronischen Rückenschmerzen auftreten können.

Der *Vorteil* der trizyklischen Antidepressiva liegt in der häufig überlegenen Wirkung im Vergleich zu Opioiden bei den oben genannten Indikationen.

Ihr *Nachteil* ist der verzögerte Wirkbeginn nach ein bis zwei Wochen und die Notwendigkeit eines meist einschleichend durchzuführenden Therapiebeginns. Vor allem die sedierenden und anticholinergen *Nebenwirkungen* zwingen zu diesem Vorgehen. Darüber muß vor der Therapie ausführlich aufgeklärt werden, um einen frühen Abbruch der Behandlung zu vermeiden.

Nach gegenwärtiger Ansicht sind die trizyklischen Antidepressiva den selektiven Serotonin-Wiederaufnahmehemmern in ihrer analgetischen Wirkung überlegen, führen aber auch doppelt so häufig zu schweren Nebenwirkungen. Es hat sich bewährt, den sedierenden Effekt von z. B. Amitriptylin mittels einer abendlichen Gabe bei Patienten mit Schlafstörungen zu nutzen. Gelegentlich ermöglicht dieser Nebeneffekt sogar, den abendlichen Benzodiazepin-Abusus zu beenden.

Antikonvulsiva

Die Indikationen für die Gabe von Antikonvulsiva überschneiden sich zum Teil mit denen der Antidepressiva:

- Neuropathische Schmerzen
- Neuralgien (z. B. Trigeminusneuralgie)

Die Antikonvulsiva sind den Antidepressiva in ihrer schmerzmindernden Wirkung nicht unterlegen. In der klinischen Praxis wird den Antikonvulsiva vor allem dann der Vorzug gegeben, wenn der Schmerz eine einschießende, als „Elektrisieren" beschriebene Komponente aufweist. Aber auch Polyneuropathien werden inzwischen bevorzugt mit Gabapentin behandelt.

Auch die Antikonvulsiva erfordern zunächst einen behutsamen, einschleichenden Therapiebeginn über ungefähr vier Wochen wegen der dosisabhängigen zentralnervösen Nebenwirkungen. Die Tagesdosis wird anders als bei der antiepileptischen Therapie nicht begrenzt, sondern richtet sich ausschließlich nach der analgetischen Wirkung und kann bis zum Erreichen von Nebenwirkungen gesteigert werden. Es gibt deshalb auch keine Grenzwerte für analgetisch wirksame Blutspiegel.

Kortikosteroide

Die Kortikosteroide werden wegen ihrer antientzündlichen und antiödematösen Wirkung eingesetzt. Dies ist besonders bei chronisch entzündlichen Schmerzen, Karzinomschmerzen und Nervenkompressionen der Fall. Metastatisch bedingte Knochenschmerzen oder Leberkapselschmerzen können durch zusätzliche Kortikosteroide zum Teil deutlich reduziert werden. Die Nutzen-Risiko-Abwägung wegen der Langzeitnebenwirkungen kann bei Karzinomschmerzen leichter großzügig getroffen werden, erfordert bei nichtmalignen Schmerzen jedoch eine sehr strenge Abwägung.

6.3.2 Applikationswege für die Behandlung chronischer Schmerzen

Grundsätzlich ist der Applikationsweg zu wählen, der eine regelmäßige und wirkungsvolle Gabe von Analgetika ermöglicht und die Zustimmung des Patienten findet.

- Die *orale* Gabe wird bevorzugt, denn sie bietet einfache Handhabung, Unabhängigkeit von fremder Hilfe und zuverlässige Wirkung. Sie ist nicht möglich bei einer Störung der gastrointestinalen Passage oder Schluckstörungen. Sie ist eingeschränkt möglich bei Patienten mit kognitiven Störungen und gleichzeitiger unzureichender Unterstützung durch Dritte.
- Die *rektale* Applikation ist eine Alternative bei Passagestörungen oder Erbrechen. Die Wirkung der Analgetika ist zuverlässig. Auch Opioide sind als Suppositorium verfügbar, zum Teil auch als Retardzubereitung.
- Buprenorphin wurde bisher *sublingual* verabreicht und kann deshalb auch bei Passage- und Schluckstörungen eingesetzt werden. Seit kurzem steht Buprenorphin auch zur

B

transdermalen Applikation zur Verfügung (s. u.).

- Für *parenterale* Applikationen gibt es nur eine zwingende Indikation, nämlich wenn die orale Applikation nicht möglich ist. Darüber hinaus gibt es fakultative Gründe, auf die parenterale Applikation auszuweichen, z. B. um das nur als Pflaster verfügbare Fentanyl zu verabreichen, eine bessere Therapiebefolgung mittels Depot-Pflaster zu erreichen oder um mittels Schmerzpumpe eine patientenkontrollierte Dosisfindung durchzuführen.
- Wichtigstes Beispiel *transdermaler* Applikation ist das Fentanyl-Pflaster. Buprenorphin steht seit kurzem ebenfalls in einer Pflasterzubereitung zur Verfügung. Gelegentlich wird auch Clonidin transdermal gegeben. Mittels Depot-Pflaster kann bei konstantem Analgetikabedarf eine konstante Menge über verhältnismäßig lange Zeit verabreicht werden. Wegen der langen Resorptionszeiten ist das Depot-Pflaster nicht zu Beginn der Behandlung zur Dosisfindung sinnvoll. Wer wenig Erfahrung mit dem Fentanyl-Pflaster hat, muß besonders vorsichtig bei Dosisanpassungen im Verlaufe der Therapie sein. Denn auch 8 bis z. T. 20 Stunden nach Entfernen des Pflasters wird das Hautdepot noch resorbiert. Diese Dimensionen kennt man sonst nicht von oralen Analgetika. Würde zur Dosisanpassung ein kleines Fentanyl-Pflaster nach zu kurzer Zeit (z. B. 1 Tag) entfernt und unmittelbar anschließend (innerhalb von ca. 12 h) durch ein höher dosiertes Fentanyl-Pflaster ersetzt, könnte es zu gefährlichen Überdosierungen kommen! Zwischendosen zum Fentanyl-Pflaster müssen oral oder intravenös appliziert werden. Hierfür steht zur Zeit ausschließlich Morphin zur Verfügung. Ein „Fentanyl-Lutscher" zur mukosalen Applikation wird demnächst diese Lücke schließen.
- *Subkutane* Einzelgaben sind zwar die älteste Form der Morphin-Gabe nach Zeitplan, haben aber den Nachteil verhältnismäßig häufiger Applikationen, auch während der Nacht. Die kontinuierliche subkutane Gabe mittels *Schmerzpumpe*, die inzwischen auch ambulant eingesetzt wird, bietet dafür eine gute Lösung.
- *Intravenöse* Analgetika müssen kontinuierlich verabreicht werden, um konstante Spiegel zu erhalten. Der technische und personelle Aufwand ist verhältnismäßig groß. Deshalb bleiben Perfusoren und Schmerzpumpen meist stationären und ausgewählten ambulanten Patienten vorbehalten. Es ist ein Vorteil der Schmerzpumpen, daß Dosisanpassungen rasch und patientenkontrolliert erfolgen können.
- Rückenmarksnah werden *epidural* oder *intrathekal* vor allem Morphin und Clonidin verabreicht. Die Indikation zur invasiven Schmerztherapie ist streng zu stellen und betrifft nur wenige Patienten. Der technische und finanzielle Aufwand insbesondere mit *implantierten Medikamentenpumpen* ist sehr hoch.

6.3.3 Vorgehen bei der Analgetikaauswahl

Die Auswahl der Analgetika erscheint angesichts der Vielfalt der Medikamente oft nicht einfach. Es hat sich bewährt, sich dabei an der Art des Schmerzes, an den möglichen Nebenwirkungen und auch an der Dauer der Therapie zu orientieren. Im Folgenden werden einige Beispiele genannt.

Orientierung an der Art des Schmerzes

Die dominierende Komponente des Schmerzes muß immer wieder erfragt werden. Sie liefert wertvolle Hinweise auf den vermuteten Mechanismus der jeweiligen Schmerzen und begründet den therapeutischen Ansatz, so daß zu Beginn der Therapieplanung in einem individuellen Therapiekonzept Analgetika der ersten und zweiten Wahl festgelegt werden können.

Beispiele:

- Ist der Schmerz entzündlicher Genese, pochend? → NSAR sind zu bevorzugen
- Viszerale Schmerzen? → Metamizol Mittel der ersten Wahl
- Knochenschmerzen, z. B. durch Metastasen? → Lornoxicam, Ibuprofen, Diclofenac, Metamizol
- Brennender Schmerz? → Amitriptylin, Gabapentin
- Einschießender, elektrisierender Schmerz? → Gabapentin, Carbamazepin, Lamotrigin

Orientierung an Nebenwirkungen und der Dauer der Therapie

Die Nebenwirkungen von Analgetika können gelegentlich genutzt werden und erweitern damit die Indikation der Verordnung. Dies gilt besonders für Antidepressiva. Weitere Aspekte sind die Berücksichtigung möglicher Nebenwirkungen bei vorhandenen Erkrankungen sowie die Dauer der Behandlung und die zu erwartende potentielle Entwicklung der Schmerzen.

Beispiele:

- Depressiv gestimmter Patient → großzügige Indikation für ein Antidepressivum
- Brennende Schmerzkomponente und Schlafstörungen → sedierendes Antidepressivum am Abend
- Ulkusanamnese → Metamizol oder Coxib bevorzugt gegenüber NSAR
- Langfristige Therapie nichtmaligner Schmerzen → kritische Bewertung von NSAR
- Erkennbare Progredienz eines Karzinoms → Verzicht auf Buprenorphin (Ceiling-Effekt).

6.3.4 Behandlung nach Zeitplan

Wenn chronische Schmerzen vorliegen, wird angestrebt, den Patienten über den gesamten Tag schmerzfrei bzw. -arm zu machen. Es soll eine konstante Wirkung des Analgetikums erreicht und es sollen Lücken in der Wirkung vermieden werden.

Das Analgetikum wird appliziert, noch ehe die Schmerzen wieder auftreten, d. h., auch wenn der Patient keine Schmerzen hat.

Bei chronischen Schmerzen gibt es also keine Medikamente nach Bedarf (Ausnahme: Zwischendosis), sondern zu festgelegten Zeiten. Die Behandlung erfolgt nach festem Zeitplan.

Dieses Vorgehen hat klare Vorteile:

- Keine oder geringe Schmerzen („Schmerzprophylaxe“)
- Geringere Nebenwirkungen (keine

Schwankungen zwischen Über- und Unterdosierung)
- Kein Suchtrisiko (Opioide).

Voraussetzung ist die Kenntnis der Pharmakokinetik der jeweiligen Medikamente. Insbesondere müssen die sich daraus ergebenden Intervalle bei der Medikamentenapplikation fest eingehalten werden. Beispielsweise ist es sinnlos, Morphin dreimal täglich subkutan zu geben. Richtig wäre die subkutane Gabe von Morphin im Abstand von vier Stunden.

Im Einzelfall können die Intervalle zwischen den Einzelgaben von den Angaben im Lehrbuch abweichen, d.h., es treten nach schmerzfreien Phasen *regelmäßig* Schmerzen auf (Anamnese, Schmerztagebuch). Die Dosisintervalle müssen angepaßt und/oder durch Änderung der Einzeldosis geändert werden.

Dank der modernen galenischen Zubereitungen vieler Analgetika kann inzwischen auf häufige Applikationen verzichtet werden. Die Behandlung nach Zeitplan ist dadurch erheblich einfacher und besser geworden. Auch kurzwirksame Analgetika stehen als Retardpräparate zur Verfügung (z.B. Diclofenac retard). Retardpräparate sollen bevorzugt werden.

Man unterscheidet orale Retardpräparate, transkutane Applikationen (Depotpflaster) und als Sonderfall die kontinuierliche intravenöse oder subkutane Gabe mittels Schmerzpumpe.

Der Zeitplan ist ein starres Konzept, das bei gleichbleibenden Dauerschmerzen sehr gut anzuwenden ist. Zu Beginn der Therapie und während kurzfristiger Schmerzspitzen muß jedoch modifiziert vorgegangen werden.

Zur Klarstellung: Die Behandlung nach festem Zeitplan wird generell auf jede Form chronischer Schmerzen angewandt und ist unabhängig von der Schmerzursache (Tumorschmerzen bzw. Schmerzen nichtmaligner Ursache).

Prinzip der Zwischendosis – Flexibilität im starren Schema

Auch während gut durchgeführter Therapie können Schmerzen auftreten. Schmerzspitzen entstehen z.B. während Belastung, oder Tumorprogredienz bedingt zunehmende Schmerzen.

Der Patient benötigt hierfür ein flexibles, individuell einzusetzendes Instrument im starren Zeitplan seiner Therapie.

Die Behandlung nach Zeitplan muß deshalb immer mit der Möglichkeit einer zusätzlichen *Zwischendosis* (sog. „Rescue"-Gabe) kombiniert werden. Patient und Krankenschwestern müssen ausführlich über dieses Prinzip aufgeklärt werden, sonst versagt es erfahrungsgemäß. Die Zwischendosis soll rasch wirksam und deshalb *kein* Retardpräparat sein. Sie soll ca. $\frac{1}{8}$–$\frac{1}{6}$ der Tagesdosis betragen. Dieselbe Größenordnung findet man, wenn man ca. 30 % einer einzelnen Retarddosis gibt. Es hat sich bewährt, die Anzahl der Zwischendosen auf 4–6 pro Tag zu begrenzen. Falls diese Zahl überschritten wird, ist eine Erhöhung der Retarddosis notwendig.

Beispiel:

- Retardpräparat: Morphin ret. 60 mg: 1–0–1
- Zwischendosis: Morphinsulfat 20 mg bei Bedarf bis zu 6 x/Tag.

Häufigkeit der Einzelgaben: Welches Dosierungsintervall?

Für alle Analgetika gibt es Angaben über deren Wirkdauer. Daran kann man sich zunächst orientieren. Im Einzelfall muß dann möglicherweise eine Korrektur vorgenommen werden, wenn systematische Wirklücken auftreten oder zeitweise Zeichen der Überdosierung bestehen. Eine exakte Anamnese entdeckt diese Schwachstellen der Therapie. Schmerztagebücher sind hierbei ein wichtiges Hilfsmittel.

Die meisten oralen Retardpräparate sind auf Intervalle von 8–12 Stunden ausgelegt. Es hat sich bewährt, zunächst mit zweimaliger Gabe pro Tag zu beginnen und falls nötig auf dreimalige Gabe umzustellen.

Individuelle Dosisfindung: Wie geht man vor?

Ziel einer Dosisfindung ist es, ausreichend hoch zu dosieren und möglichst geringe Nebenwirkungen zu verursachen.

Anhaltspunkt für NSAR ist die halbe bis ganze empfohlene max. Tagesdosis.

Die Dosis für Opioide muß schrittweise ermittelt werden. Hierfür werden schnell wirksame Substanzen (kein Retardpräparat, kein Depotpflaster!) in geeigneter Einzeldosis eingesetzt. Vorzugsweise erfolgt die Applikation oral, unter stationären Bedingungen fallweise auch mittels einer Schmerzpumpe intravenös.

Bei der Dosisfindung orientiert man sich an der Tagesdosis. Zwei Vorgehensweisen zu Beginn der Therapie mit Opioiden sind möglich:

Dosisfindung mit schnell wirksamen Opioiden

Der Patient führt mit schnell wirksamen Einzeldosen eine Titration gegen seine Schmerzen durch. Aus deren Summe ergibt sich die Tagesdosis. Anschließend erfolgt die Umstellung auf langwirksame Opioide (Retardpräparat oder Depotpflaster). Die retardierte Einzeldosis wird aus der Tagesdosis berechnet (Tagesdosis:Anzahl geplanter Einzeldosen = ret. Einzeldosis).

Beispiel:

Ein Patient nimmt täglich 5 bis 7 x 20 Tr. Tramadol (50 mg) und gibt wechselnde Schmerzen VAS 1–4 an. Umstellung auf Retardpräparat nach Zeitplan: Tramadol ret. 150 mg (1–0–1) und zusätzliche Zwischendosis mit 20 Tr. Tramadol bei Schmerzen bis zu 6 x/Tag.

Dosisfindung mit retardierter Einzeldosis und schnell wirksamen Opioiden

- Verabreichung der retardierten Einzeldosis in festem Intervall nach Zeitplan.
- Zusätzliche schnell wirksame Zwischendosis für Phasen starker Schmerzen nach Bedarf.
- Ermittlung der Tagesdosis aus der Summe aller Analgetika.
- Umrechnung auf die zu korrigierende Einzeldosis.

Die letztgenannte Vorgehensweise wird im Fall stärkster Schmerzen oder bei der Umstellung von WHO-Stufe II auf III befolgt. Entsprechendes gilt für Dosisanpassungen im Verlauf der Therapie. Wenn täglich mehr als 6 Zwischendosen benötigt werden, soll die Dosierung nach Zeitplan erhöht wer-

B

den. Man addiert alle Zwischendosen und die Retardgaben und ermittelt so die Tagesdosis. Daraus wird dann die neue Einzeldosis berechnet (s. o.).

Beispiel:
Ein Patient gibt mit Tramadol ret. 200 mg (1–0–1) und zusätzlich 6 x/Tag 20 Tr. Tramadol Schmerzen um VAS 5 an. Umstellung: Morphin ret. 30 mg (1–0–1) und zusätzliche Zwischendosis mit 10 mg Morphin bei Schmerzen bis zu 6 x/Tag.

6.4 Erfassung und Therapie typischer Nebenwirkungen

Mögliche Nebenwirkungen sollen nicht nur anamnestisch, sondern auch mittels Blutuntersuchungen und EKG regelmäßig erfaßt werden. Zu Beginn einer Therapie wird monatlich, später viertel- und halbjährlich kontrolliert.

Folgende Parameter werden kontrolliert:

- Blutbild (Nichtopioide, Antikonvulsiva, Antidepressiva)
- Leberenzyme (Antikonvulsiva, Antidepressiva)
- Nierenwerte (Nichtopioide)
- EKG (Antidepressiva, Antikonvulsiva)

Nichtsteroidale Antirheumatika (NSAR)

Die klinisch wichtigste Nebenwirkung einer Langzeitbehandlung mit NSAR ist das Entstehen einer NSAR-Gastropathie bei bis zu 15 % der Patienten. Dabei ist besonders problematisch, daß sie häufig längere Zeit asymptomatisch (keine Schmerzen!) und besonders komplikationsträchtig verläuft.

Im Folgenden werden die *Risikofaktoren* für das Auftreten einer *NSAR-Gastropathie* aufgeführt:

- NSAR-Ulkus in der Anamnese
- Ulkuskrankheit
- > 60 Jahre
- Antikoagulanzientherapie
- Kortisonbehandlung
- Mehr als ein NSAR-Präparat

Indikationen für Magenschutz

Für Patienten ohne Risikofaktoren wird kein genereller Magenschutz empfohlen.

Zur Prophylaxe bei Risikopatienten sind eindeutig orale Prostaglandin-Analoga wie Misoprostol oder Protonenpumpenhemmer wie Pantoprazol den H_2-Blockern überlegen. Sie sollten immer verordnet werden.

Wenn unter NSAR-Behandlung ein Magenulkus auftritt, wird folgendermaßen vorgegangen:
Absetzen des NSAR und gängige Ulkustherapie
Falls Absetzen nicht möglich: Therapie mit 40 mg/Tag Pantoprazol während der gesamten NSAR-Behandlung

Prinzipiell wäre auch eine Umstellung auf ein Coxib möglich. Formell haben die zugelassenen Coxibe jedoch gerade in diesem Fall eine Anwendungsbeschänkung.

NSAR können pseudoallergische Asthmaanfälle auslösen. Deshalb stellt das Asthma bronchiale eine relative Kontraindikation dar. Bei Patienten mit obstruktiven Lungenerkrankungen soll

Tab. 6.1 Antiemetische Behandlung Opioid-bedingter Übelkeit.

Antiemetikum	Dosierung	Applikationsweg
Metoclopramid	10 – 20 mg; 3 x/d	oral, i.v.
Domperidon	10 – 20 mg; 3 x/d	oral
Dehydrobenzperido	1,25 mg; 1 – 2 x/d	i.v.
Haloperidol	1 – 2 mg; 1 – 3 x/d	oral
Triflupromazin	10 – 50 mg/d	oral
Triflupromazin	70 mg; 1 -2 x/d	Supp.
Tropisetron	4 mg; 2 x/d	oral, i.v.

die erste Gabe von NSAR unter ärztlicher Aufsicht erfolgen.

Metamizol

Seit der Boston-Studie 1986 ist bekannt, daß Metamizol das Risiko, eine Agranulozytose zu entwickeln, um den Faktor 20 steigert. Da die Agranulozytose jedoch ein extrem seltenes Krankheitsbild ist (5 Erkrankungen auf 1 Million Einwohner/Jahr), kommt dem Metamizol anerkanntermaßen kein besonders hohes Risiko zu. Im Rahmen einer Abwägung von Risiko und Nutzen müssen vor allem auch die NSAR im Vergleich zu Metamizol kritisch bewertet werden. Metamizol kann deshalb häufig als Mittel der ersten Wahl betrachtet werden.

Opioide

Opioide führen häufig zu unangenehmen Nebenwirkungen, über deren Verlauf und Möglichkeit der Behandlung bereits vor einer Therapie aufgeklärt werden soll. Zu Beginn der Therapie mit Opioiden treten vor allem Müdigkeit, Übelkeit und Erbrechen auf. Diese Symptome klingen meist innerhalb von ein bis zwei Wochen ab. Eine dauerhafte und gelegentlich zunehmende Nebenwirkung ist jedoch die Obstipation.

Behandlung von Übelkeit und Erbrechen

Die durch Opioide hervorgerufene Übelkeit ist zentralnervöser Ursache. Die Erfahrungen mit antiemetischer Behandlung postoperativer Übelkeit werden in aller Regel auf die Behandlung der Übelkeit unter Langzeitgabe von Opioiden übertragen. Es hat sich bewährt, die verschiedenen Antiemetika stufenweise einzusetzen und in schwerwiegenden Fällen zu kombinieren (→ Tab. 6.1). Es ist aber auch wichtig, unwirksame Antiemetika wieder abzusetzen wegen der zum Teil erheblichen Nebenwirkungen.

Prophylaxe und Therapie der Obstipation

Mit der ersten Gabe von starken Opioiden muß auch die Prophylaxe der Obstipation beginnen. Ballaststoffreiche Ernährung und ausreichende Flüssigkeitszufuhr bilden die Grundlage. Zu-

Wirkstoff	Faktor	Morphin	Faktor	Wirkstoff
Tramadol	x 0,1	Morphin	x 10	Tramadol
Dihydrocodein	x 0,2–0,25	Morphin	x 4–5	Dihydrocodein
Buprenorphin	x 60–70	Morphin	x 0,013–0,015	Buprenorphin
Hydromorphon	x 7	Morphin	x 0,14	Hydromorphon

Tab. 6.2 Umrechnungsfaktoren für die äquivalente Dosierung von oralen Opioiden.

B

sätzlich werden prophylaktisch Abführmittel unterschiedlicher Stärke begleitend verabreicht. Lactulose wird sehr häufig verwendet und mit zunehmender Dosierung des Opioids auch gesteigert. Systemische Nebenwirkungen treten nicht auf, jedoch häufig Flatulenzen. Falls dennoch Obstipation auftritt, wird umgestellt auf regelmäßige Gaben von Natrium-Picosulfat oder Bisacodyl.

Liegt bereits eine chronische Obstipation vor, soll diese unbedingt behandelt werden, um anschließend eine effektive Prophylaxe zu beginnen.

6.5 Wechsel des Analgetikums („Medikamentenumstellung")

Im Verlauf einer medikamentösen Schmerztherapie gibt es verschiedene Gründe, die Gabe des Analgetikums zu ändern. Dabei wird unterschieden zwischen dem Wechsel des Analgetikums und dem Wechsel des Applikationsweges.

Gelegentlich bieten unangenehme, schädliche oder nicht zu behandelnde Nebenwirkungen Anlaß zum Medikamentenwechsel. Selten ist auch eine eingeschränkte Compliance Grund für den Wechsel, wenn z. B. ein langwirksames Retardpräparat als Depotapplikation die Therapiebefolgung erleichtern soll.

6.5.1 Wechsel des Analgetikums

Nebenwirkungen erfordern gelegentlich einen Wechsel der Substanz innerhalb der jeweiligen Medikamentengruppe. So wird zum Beispiel bei NSAR-Gastropathie von herkömmlichen NSAR auf Metamizol oder Coxibe gewechselt. Zu starke Sedierung macht beispielsweise den Wechsel von einem sedierenden Antidepressivum auf ein antriebsteigerndes notwendig. Anhaltende Nebenwirkungen von Opioiden, wie beispielsweise anhaltende Übelkeit, können durch den Wechsel auf ein anderes Opioid bei ca. 20 % der Patienten verringert werden. Bei therapieresistenten Nebenwirkungen ist eine solche Opioid-Rotation zu empfehlen und grundsätzlich zunächst einem Wechsel des Applikationsweges vorzuziehen. Beim Wechsel des Opioids muß die Umrechnung der *Äquivalenzdosis* genau beachtet werden (→ Tab. 6.2).

6.5.2 Wechsel des Applikationsweges

Der Applikationsweg wird meist gewechselt, wenn die orale Applikation

Tab. 6.3 Umrechnungsfaktoren für die äquivalente Dosierung von Opioiden beim Wechsel des Applikationsweges.

Wirkstoff	oral	i.v.	s.c.
Tramadol	1	x 0,5	
Morphin	1	x 0,3	
Morphin	1		x 0,5
Buprenorphin	1	x 0,7	
Levomethadon	1	x 0,5	

B

wegen Schluck- oder Passagestörungen unmöglich wird. In ausgewählten Fällen kann der Wechsel auf eine rückenmarksnahe Morphinapplikation anhaltendes morphininduziertes Erbrechen verringern. Die *Äquivalenzdosis des jeweiligen Applikationsweges* muß bei jedem Wechsel genau beachtet werden und bietet wegen der zum Teil erheblichen Unterschiede eine nicht zu unterschätzende Fehlerquelle (→ Tab. 6.3).

Der Wechsel von oralem Morphin auf Fentanyl-Pflaster erfordert besondere Aufmerksamkeit, denn hierbei werden sowohl das Opioid als auch der Applikationsweg gewechselt. Es müssen also in zwei aufeinanderfolgenden Schritten Äquivalenzdosen errechnet werden. Außerdem werden die Dosierungen auf unterschiedliche Zeitangaben bezogen.

Es werden dabei zwei Vorgehensweisen empfohlen:

- Aus der oralen Tagesdosis Morphin wird die durchschnittliche Dosis/h errechnet. Diese Dosis in Milligramm wird durch 100 dividiert und ergibt die Dosis des Fentanyl-Pflasters in µg/h.
- Verwendung einer Umrechnungstabelle. Anhaltspunkt ist die orale Tagesdosis Morphin (→ Tab. 6.4).

6.6 WHO-Stufenplan – kontrollierte Eskalation der Behandlung von Tumorschmerzen

Für die Behandlung von chronischen Tumorschmerzen hat die WHO bereits 1986 einfache Richtlinien zur Kombination von Analgetika veröffentlicht (→

Tab. 6.4 Umrechnung von oralem Morphin (Tagesdosis) auf äquivalente Dosierungen des Fentanyl-Pflasters.

Morphin oral (mg/Tag)	Fentanyl-Pflaster (µg/h)
< 90	25
91–150	50
151–210	75
211–270	100

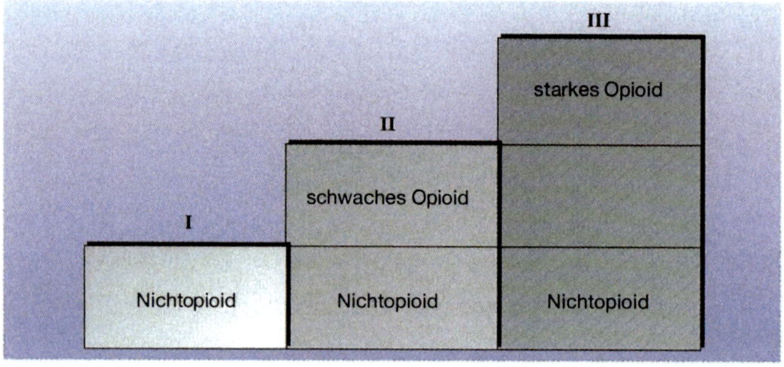

Abb. 6.3
WHO-Stufenplan.

B

Abb. 6.3). Hier geht es um die notwendige Steigerung der Schmerzmittel bei zunehmenden Schmerzen. Daß grundsätzlich nach Zeitplan und mit Zwischendosis behandelt wird, wird vorausgesetzt. In einem Stufenplan wird eine kontrollierte Eskalation der Schmerzbehandlung vorgeschlagen. Die WHO tut dies unter zwei Gesichtspunkten:

- Anzahl der Analgetika
- Wirkstärke der Opioide

Beides wird jeweils stufenweise gesteigert.

Stufe I: Zunächst wird mit Nichtopioiden behandelt. Ursprünglich waren Acetylsalicylsäure und Paracetamol von der WHO empfohlen worden. Es stehen jedoch alle NSAR sowie Metamizol zur Verfügung. Eine Steigerung der Dosis von NSAR über die empfohlenen Höchstmengen ist mangels Steigerung der Wirkung oder wegen zu starker Nebenwirkungen nicht sinnvoll. Außerdem sollen nicht zwei NSAR kombiniert werden wegen der möglichen Addition z. B. nephrotoxischer Nebenwirkungen.

Stufe II: Bei unzureichender Analgesie wird deshalb ein Nichtopioid mit einem schwachen Opioid kombiniert. Hierfür stehen Dihydrocodein und Tramadol zur Verfügung. Der Wechsel von Stufe II auf Stufe III ist dann sinnvoll, wenn bei unzureichender Analgesie eine durchschnittliche Tagesdosis von ca. 240 mg Dihydrocodein oder 600 mg Tramadol erreicht wird.

Stufe III: Soll weiter gesteigert werden, wird das schwache Opioid durch ein starkes Opioid ersetzt.

Es sei zur Klarstellung darauf hingewiesen, daß Stufe III nicht auf Stufe II aufbaut, sondern diese ersetzt. Schwache und starke Opioide werden nicht miteinander kombiniert.

Manche Tumorschmerzen sind auch mit starken Opioiden nicht ausreichend zu behandeln, oder die typischen Nebenwirkungen schränken eine Steigerung ein. Deshalb können in jeder Stufe die Co-Analgetika kombiniert werden.

Die Art des Schmerzes entscheidet über die Auswahl der Co-Analgetika.

Es soll besonders der Einsatz der Antidepressiva hervorgehoben werden, die für die Therapie neuropathischer Schmerzkomponenten geeignet sind. Amitriptylin macht zwar als Nebenwirkung müde, dies ist aber gerade bei chronischen Schmerzpatienten mit Schlafstörungen ein wünschenswerter Effekt (abendliche Gabe).

Auch das Antikonvulsivum Gabapentin erwies sich inzwischen als effektives neues Coanalgetikum.

Kortikosteroide sind besonders wirksam, wenn durch Tumorausbreitung in der Nähe von Nerven ein perineurales Ödem Schmerzen verursacht.

6.7 Kombination mehrerer Medikamente

Verschiedene Gründe erfordern den Einsatz mehrerer Analgetika:

- Mit einem Medikament wird keine ausreichende Analgesie erreicht.
- Die notwendige Dosis überschreitet toxische Grenzen.
- Diese Dosis verursacht zu starke Nebenwirkungen.

Die Kombination von Medikamenten unterschiedlicher Stoffklassen bietet darüber hinaus den Vorteil, daß die Dosen des jeweiligen Medikaments gesenkt und damit die dosisabhängigen Nebenwirkungen reduziert werden können. Sie sollte also angestrebt werden. Der Synergismus wird unter anderem mit der Wirkung an unterschiedlichen Schmerzkomponenten erklärt. Es ist nicht sinnvoll, Medikamente aus derselben Stoffklasse miteinander zu kombinieren.

Im Folgenden werden die gebräuchlichen Medikamentenkombinationen bei der Behandlung maligner und nichtmaligner Schmerzen aufgeführt.

Medikamentenkombinationen für die Behandlung nichtmaligner Schmerzen

Auch bei der Behandlung von Schmerzen nichtmaligner Genese reicht häufig ein Analgetikum nicht aus. Deswegen wird in der klinischen Routine oft das WHO-Stufenschema analog verwendet. Vor einer allzu leichtfertigen Übertragung dieses Konzepts auf nichtmaligne Schmerzen muß jedoch deutlich gewarnt werden. Es leuchtet ein, daß ein invasiv wachsendes Karzinom andere Schmerzen verursachen kann als z. B. Schmerzen bei Postlaminektomie-Syndrom, Postzosterneuralgie oder einer peripheren Polyneuropathie.

Deshalb ist die Charakterisierung des Schmerzes zwingende Voraussetzung für die Auswahl der Analgetika und für deren Kombination. Das bedeutet, daß vor allem nozizeptive und neuropathische Schmerzen unterschieden werden sollen und daß frühzeitig die Opioidempfindlichkeit getestet wird.

Entsprechend wird dann die Medikamentenkombination im Stufenschema der WHO gewählt oder aber sofort unter Auslassen von NSAR und Opioiden (!) mit Antidepressiva und/oder Antikonvulsiva behandelt.

Das bedeutet: Die Co-Analgetika im WHO-Stufenplan können bei nichtmalignen Schmerzen Medikamente der *ersten Wahl* (!) sein.

6.8 Typische Probleme in der Praxis der medikamentösen Schmerztherapie

Die allgemeinen Richtlinien zur medikamentösen Behandlung chronischer Schmerzen sind verhältnismäßig einfach. Ihre Umsetzung unterliegt in der klinischen Praxis jedoch gelegentlichen Schwierigkeiten. In den meisten Fällen

B

liegen dabei Schmerzen trotz Schmerztherapie vor.

Im Folgenden werden einige Beispiele genannt.

Es treten regelmäßig Schmerzen nach schmerzarmen Phasen auf:

- Wie groß ist die Einzeldosis? → Erhöhung der Einzeldosis.
- Wie groß ist das Einnahmeintervall zwischen den Einzelgaben? → Anpassung des Einnahmeintervalls.
- Welche Galenik weist das Analgetikum auf? → Verwendung eines Retardpräparates.
- Wird ein Retardpräparat zerteilt oder zermörsert? → Aufklärung.

Schmerzen bestehen fort:

- Wurde eine Dosisfindung zu Beginn der Therapie durchgeführt?→ Dosisfindung beginnen oder wiederholen.
- Wurde die Dosisfindung mit Retardpräparaten durchgeführt? → Dosisfindung immer mit kurzwirksamen Präparaten durchführen.
- Wurde zu Beginn ein Fentanyl-Pflaster ohne Dosisfindung verwendet?
  →Entfernung des Fentanyl-Pflasters und Durchführung einer Dosisfindung mit Morphin.
  →Alternative: Durchführung einer Dosisfindung mit zusätzlichen Morphingaben und anschließende Korrektur der Dosis des Fentanyl-Pflasters.

Schmerzspitzen weisen starke Schmerzen auf:

- Wurde eine Zwischendosis verordnet? → Verordnung einer Zwischendosis.
- Wie groß ist die Zwischendosis? → Anpassung der Zwischendosis.
- Wurde ein Retardpräparat als Zwischendosis verordnet? → Verwendung rasch wirksamer Analgetika.

Gelegentlich wird beobachtet, daß zwei Substanzen aus einer Medikamentengruppe kombiniert werden. Davon ist abzuraten.

Die Verwendung von zwei NSAR bewirkt keine bessere Analgesie, kann jedoch zur Verstärkung der Nebenwirkungen führen und zum Beispiel nephrotoxisch sein. Die Kombination von verschiedenen Opioiden ist in aller Regel nicht sinnvoll und nicht notwendig (Ausnahme: Fentanyl-Pflaster und Morphin als Zwischendosis). Abzuraten ist grundsätzlich von der Kombination eines Opioidrezeptoragonisten mit einem partiellen Agonisten (z.B. Morphin + Buprenorphin).

6.9 Kurzinformation: Analgetika gegliedert nach Substanzgruppen

6.9.1 Nichtopioide Analgetika

Nichtsteroidale Antirheumatika

Indikationen: Schmerzen entzündlicher Genese, u.a. auch rheumatische Schmerzen, Knochenschmerzen, Karzinomschmerzen

Nebenwirkungen: NSAR-Gastropathie, Nierenschädigung, Asthma bronchiale, allergische Reaktionen, Blutbildungsstörungen

Kontraindikationen: Niereninsuffizienz, Hypovolämie, akutes Magen-/Duodenalulkus, Blutbildungsstörungen

B

Tab. 6.5 Nichtopioide.

Wirkstoff	Einzeldosis p.o.	Gaben/Tag	Tageshöchstdosis	Applikation/ Anmerkungen
Acetylsalicylsäure	500–1000 mg	4–6 x	2500–4000 mg	bei Migräne bevorzugt, auch i.v.
Celecoxib	200 mg	1–2 x	400 mg	COX-2-selektiv
Diclofenac	50 mg	3 x	150 mg	Retardpräparat erwägen, auch i.v.
Ibuprofen	400–600 mg	3–4 x	2400 mg	
Lornoxicam	4–8 mg	2 x	16 mg	auch i.v.
Metamizol	500–1000 mg	4 x	4000 mg	bei Koliken, viszeralen Schmerzen, auch i.v.
Naproxen	250–500 mg	2 x	1000 mg	
Paracetamol	500–1000 mg	4–6 x	4000 mg	Leberschaden bei Überdosierung, auch i.v.
Piroxicam	20 mg	1 x	20 mg	bei rheumat. Formenkreis, cave: Kumulation
Rofecoxib	25–50 mg	1 x	50 mg	COX-2-selektiv

Coxibe

Indikationen: wie NSAR, besonders bei Risikofaktoren für NSAR-Gastropathie

Nebenwirkungen: Nierenschädigung, Ödembildung, allergische Reaktionen

Kontraindikationen: wie NSAR

Nichtsaure antipyretische Analgetika

Indikationen:
Metamizol: viszerale Schmerzen, Koliken, Karzinomschmerzen

Paracetamol: Mittel der Wahl bei Kindern; geringe Wirksamkeit bei starken Schmerzen; geringe Nebenwirkungen bei langfristiger Applikation

Dosierung: → Tabelle 6.5

Nebenwirkungen: Hypotonie bei rascher i.v. Gabe, Agranulozytose (extrem selten), starkes Schwitzen; im Gegensatz zu NSAR geringe Nebenwirkungen bei langfristiger Applikation

Bei Überdosierung von Paracetamol: Leberschaden

Wirkstoff	initiale Einzeldosis p.o.	Gaben/Tag	Anmerkungen
Bupre-norphin	0,2–0,4 mg	3 x/Tag	sublinguale oder transdermale Applikation
Dihydro-codein ret.	60 mg	2–3 x/Tag	sehr starke Obstipation, Umstellung auf Morphin ab > 240 mg/d
Hydro-morphon	4 mg	2–3 x/Tag	**cave:** Äquivalenzdosen bei Niereninsuffizienz geeignet
Levo-methadon	5–10 mg	2–3 x/Tag	**cave:** Kumulation nach mehreren Tagen
Morphin-sulfat	10 mg	6 x/Tag	als Zwischendosis, Wirkung 4 h
Morphin retard	10–30 mg	2–3 x/Tag	Dosisanpassung bei Niereninsuffizienz
Morphin ret. (24 h)	30–60 mg	1 x/Tag	
Tilidin + Naloxon	50–100 mg	8 x/Tag	**keine** Kombination mit anderen Opioiden, *keine* Dauertherapie
Tramadol	50–100 mg	6 x/Tag	als Zwischendosis oder zur Kurzzeittherapie, Wirkung: 4 h
Tramadol retard	100 mg	2–3 x/Tag	Mittel der Wahl für WHO II, Umstellung auf Morphin ab > 600 mg/d

Tab. 6.6 Ausgewählte Beispiele per os applizierter Opioide.

Kontraindikationen: schwere Niereninsuffizienz, schwere Lebererkrankung, Blutbildungsstörungen.

6.9.2 Opioide

Indikationen: mittelstarke bis starke Schmerzen, die mit anderen Analgetika nicht zu behandeln sind

Nebenwirkungen: Übelkeit und Erbrechen (besonders zu Beginn der Therapie), Obstipation (besonders Dihydrocodein und starke Opioide), Müdigkeit und Sedierung, Miktionsstörungen, Schlafstörungen (z.T. Alpträume), Pruritus (keine effektive Behandlung bekannt), Bronchokonstriktion bei entsprechender Prädisposition.

Bei Überdosierung (insbesondere in der Akutschmerzbehandlung) Atemdepression.

Kontraindikationen: relative Kontraindikation bei Prostatahypertrophie mit bestehendem Restharn, schweres Asthma bronchiale, Phäochromozytom

Dosis: (→ Tab. 6.6): ausgewählte Beispiele per os applizierter Opioide

Anmerkung: einschleichender Therapiebeginn, keine Standarddosierung

6.9.3 Antidepressiva

Indikationen: neuropathische Schmerzen, Spannungskopfschmerzen, gemischte Schmerzen mit neuropathischer Komponent z. B. bei Karzinomschmerzen

Nebenwirkungen: sedierend oder antriebsteigernd, anticholinerg (Mundtrockenheit, Obstipation, Miktionsstörungen, Potenzstörungen, Sehstörungen), Reizleitungsstörungen am Herzen

Kontraindikationen:
Absolute: schwere Herzerkrankungen (AV-Block 2./3. Grades, Myokardinfarkt, schwere Herzinsuffizienz), Prostatahypertrophie mit Restharn, Epilepsie
Relative: absolute Arrhythmie, Nieren- und Leberfunktionsstörungen

Anmerkung: EKG vor Therapiebeginn und im Verlauf der Therapie schreiben.

Amitriptylin
Dosierung: 1. Woche 10–25 mg/d, 2. Woche 25 mg/d, 3. Woche 50 mg/d, ab 4. Woche 75 mg/d; und anschließend Dosierung nach der dann eingetretenen Wirkung und Nebenwirkung

Doxepin
Dosierung: analog zu Amitriptylin, Beginn mit 10 mg/d

Anmerkung: Wegen der ausgeprägten dosisabhängigen Nebenwirkungen der oben genannten sedierenden Antidepressiva wird ein einschleichender Therapiebeginn empfohlen. Eine alleinige abendliche Gabe ist günstig und soll bereits am frühen Abend erfolgen zur Vermeidung des Überhangs am nächsten Morgen.

Imipramin
Dosierung: 2 x 10 mg/d, dann steigernd bis 2 x 50 mg/d

Clomipramin
Dosierung: 2 x 10 mg/d, dann steigernd bis 2 x 25 mg/d

Anmerkung: Die Applikation der antriebsteigernden Antidepressiva erfolgt morgens und mittags.

6.9.4 Antikonvulsiva

Indikationen: neuropathische Schmerzen mit einschießender, „elektrisierender" Komponente, Neuralgien (z.B. Trigeminusneuralgie), einschießende Phantomschmerzen, Polyneuropathien

Nebenwirkungen: Schwindel, Gangunsicherheit, Sehstörungen, Übelkeit, Herzinsuffizienz (gilt nur für Carbamazepin), Leberenzymerhöhung, Blutbildungsstörungen

Kontraindikationen: Reizleitungsstörungen des Herzens, Leberfunktionsstörungen

Anmerkung: Der Therapiebeginn erfolgt immer einschleichend wegen der dosisabhängigen Nebenwirkungen. Die Dosis wird stufenweise gesteigert, bis eine merkliche Wirkung eintritt. Eine absolute Tagesdosis oder definierte Blutspiegel wie in der antiepileptischen Therapie gibt es nicht.

B

Carbamazepin

Dosierung: initial 100–200 mg/d, dann alle 3–5 Tage um 100–200 mg/d steigern bis zum Erreichen einer Wirkung oder bis zur Ausbildung starker Nebenwirkungen (Richtwert: 600–1200 mg/d).

Eine EKG-Kontrolle wird vor und während der Therapie empfohlen.

Gabapentin

Indikationen: Gabapentin ist ein vielversprechendes neues Medikament in der Behandlung neuropathischer Schmerzen. Seine Wirksamkeit ist für die Postzosterneuralgie und die diabetische Polyneuropathie belegt. Es gibt Hinweise, daß besonders die Allodynie neuropathischer Schmerzen durch Gabapentin verringert wird. Gabapentin gilt wegen geringer Nebenwirkungen bereits in einigen Schmerztherapiezentren als Mittel der ersten Wahl.

Nebenwirkungen: Gabapentin weist ein besonders günstiges Nebenwirkungsprofil auf.

Dosierung: initial 300 mg abends, dann alle 2–3 Tage 300 mg steigern bis zu 3 x 300 mg/d, Steigerung darüber hinaus nach Wirkung um jeweils 300 mg/d bis max. ca. 2700–3600 mg/d.

Lamotrigin

Indikation: Lamotrigin wird als Alternative zu Carbamazepin verwendet.

Nebenwirkungen: bessere Verträglichkeit als Carbamazepin und keine kardialen Nebenwirkungen

Dosierung: initial 25 mg/d, wöchentliche Steigerung um 25 mg/d nach Wirkung.

6.9.5 Kortikosteroide

ndikationen: zusätzliche Gabe zu den Analgetika bei Karzinomschmerzen (z. B. Metastasen), chronisch entzündlichen Schmerzen (z. B. Arthritis), Nervenkompressionsschmerzen, CRPS

Nebenwirkungen: Blutzuckererhöhung (auch bei kurzfristiger Gabe), gastrointestinale Läsionen in Kombination mit NSAR, Osteoporose, iatrogenes Cushing-Syndrom.

Kontraindikationen: Infektionen, Glaukom, Katarakt, Diabetes mellitus, starke Osteoporose

Dexamethason

Dosierung: initial für 4 Tage 10–20 mg/d, dann 1–4 mg/d, alternativ: Stoßtherapie mit 32 mg/d und täglich Dosis halbieren, morgendliche Applikation

Prednisolon

Dosierung: initial für 4 Tage 20–100 mg/d, dann bis zu 15 mg/d, morgendliche Applikation

6.9.6 Calcitonin

Indikationen: akute Phantom- und Stumpfschmerzen, Osteoporose

Nebenwirkungen: Allergie, Übelkeit

Kontraindikation: Allergie gegen Lachseiweiß

Dosierung:
Phantomschmerz: 100–200 IE/d i.v. über 5 Tage (i.v. Gabe als Infusion über mindestens 1 Stunde, da bei schnellerer Gabe häufig Unverträglichkeiten auftreten)

Osteoporose: 50–100 IE/d intranasal in Kombination mit Kalzium

6.9.7 Clonidin

Indikationen: zusätzliche Therapie zu anderen Analgetika bei neuropathischen Schmerzen, Deafferenzierungsschmerzen. Die Wirkung ist meist gering. Für intrathekale Gabe Wirkung belegt.

Nebenwirkungen: Hypotonie, orthostatische Dysregulation, Sedierung

Kontraindikation: Erkrankung des Sinusknotens

Dosierung: 3 x 25–150 µg/d, Depotpflaster möglich, intrathekal: Beginn mit 1–2 µg/kg/d

Literatur

Blum AL, Bolten WW, Labenz J, Stolte M, Rösch W (1998) *Therapie und Prävention des ASS- und NSAR-Ulkus.* Deutsches Ärzteblatt 95, Heft 7, C274–C280.

Diener HC, Maier C (Hrsg) (1997) *Das Schmerztherapiebuch.* Urban & Schwarzenberg, München, Wien, Baltimore.

Freye E (2002) *Opioide in der Medizin: Wirkung und Einsatzgebiet zentraler Analgetika.* Springer, Berlin.

Gustorff B, Felleiter P, Hoerauf K, Spacek A, Kress HG (1999) *Remifentanil in neuropathic pain: A new approach to opioid-testing.* Br J Anaesth;82:198.

Gustorff B, Nahlik G, Spacek A, Kress HG (2002) *Gabapentin in der Therapie chronischer therapieresistenter Schmerzen. Erste Erfahrungen bei 99 Patienten.* Der Schmerz, 16:9–14

McQuay H, Moore A (1998) *An evidence-based resource for pain relief.* Oxford University Press, Oxford, New York, Tokyo.

Raj PP (1996) *Pain medicine – A comprehensive review.* Mosby, St. Louis.

World Health Organization (1986) *Cancer pain relief.* Genf.

Wulf H, Neugebauer E, Maier C (Hrsg) (1997) *Die Behandlung akuter perioperativer posttraumatischer Schmerzen.* Georg Thieme Verlag, Stuttgart, New York.

Zenz M, Jurna J (Hrsg) (2001) *Lehrbuch der Schmerztherapie. Grundlagen, Theorie und Praxis für Aus- und Weiterbildung.* Wissenschaftliche Verlagsgesellschaft, Stuttgart.

B

7 Blockadetechniken in der Schmerztherapie

Achim Marx und Stefan Seemann

7.1 Allgemeines

Achim Marx

Nervenblockaden bewirken die Unterbrechung der neuralen Erregungsleitung. Dies gilt für sensible, motorische wie auch sympathische Impulse, für afferente und efferente Bahnen. Nicht immer sind alle Kategorien gleichermaßen betroffen. Die räumliche Ausbreitung und die Dauer der Blockade variieren je nach Verfahren.

Blockaden sind ein relativ altes Handwerkszeug in der Schmerztherapie. Besonders während und nach dem Zweiten Weltkrieg wurden zahlreiche Zugangswege vor allem zu peripheren Nerven erarbeitet. Man kann auch sagen, daß sich die moderne Schmerztherapie aus zwei Wurzeln entwickelte:

- einerseits aus der gewachsenen Sensibilität für die analgetischen Bedürfnisse Tumorkranker und
- andererseits aus dem Bewußtsein für die neuroanatomischen Ansatzpunkte der hier zu besprechenden therapeutischen Interventionen.

Vor einigen Jahrzehnten noch dominierten lokal- und regionalanästhetische Verfahren, weil keine Konzepte zum integrierten Einsatz von systemisch wirksamen Analgetika existierten. Angefangen beim WHO-Stufenschema kennen wir inzwischen eine Reihe solcher Konzepte, so daß die erwähnte Dominanz einer differenzierten Indikationsstellung für Blockadetechniken gewichen ist. Sicher ist die Popularität dieser Verfahren unter Anästhesisten besonders groß, aber Bonicas Einschätzung gilt weiterhin, daß jeder, der Schmerzkranke behandelt, über alle gegenwärtig verfügbaren Behandlungsmethoden zumindest Bescheid wissen muß.

Was braucht man nun, um diese Techniken vernünftig einsetzen zu können? Unverzichtbar ist die vielzitierte „Liebe zum Handwerk“, also ein Quentchen Sensibilität gepaart mit manuellem Geschick. Man benötigt ein gutes räumliches Vorstellungsvermögen, um die fundierten anatomischen Kenntnisse auch umzusetzen. Vonnöten ist vor allem eine kritische – auch selbstkritische – Abwägung der Indikation, denn neurale Blockaden zeitigen häufig initial rasche und dramatische therapeutische Erfolge, die nicht immer von Dauer sind. Und wenn von Selbstkritik die Rede ist, dann deshalb, weil viele schwierige Techniken auch eine Herausforderung für ambitionierte Schmerztherapeuten darstellen oder weil sie auch Spaß machen.

Ziel dieses Kapitels ist nicht die umfassende Darstellung aller bekannten Blockaden. Hierzu gibt es zum Teil sehr gute Lehrbücher und Atlanten, wenngleich die Einschränkung angebracht ist, daß man sich die relevanten Leitstrukturen, Dosisangaben und Tips zur Durchführung oft aus mehreren Werken zusammensuchen muß.

Der folgende Abschnitt soll Einsatzbereiche, Prinzipien und Grenzen dieser Verfahren vermitteln, wobei zum besseren Verständnis einige Methoden ausgewählt und ausführlicher dargestellt werden.

B

7.2 Kriterien

Achim Marx

Die einzelnen Techniken können nach verschiedenen Kategorien unterschieden werden.

Zentrale und periphere Blockaden: „Zentral" meint hierbei Anteile des ZNS, also Spinal- bzw. Epiduralanästhesie und intrathekale Applikation. Der Begriff „peripher" bezieht sich auf alle übrigen Verfahren, auch ganglionäre und Wurzelblocks zählen im engeren Sinn hierzu.

Sympathische und somatische Blokkaden: Direkte Ansatzpunkte für Sympathikusblockaden sind der Grenzstrang und die vegetativen Ganglien, z.B. Ganglion stellatum oder der Plexus coeliacus. Indirekt sind bei allen Regionalanästhesien sympathische Fasern mitbetroffen, wie etwa bei der intravenösen Regionalanästhesie oder dem Plexus-axillaris-Block. Demgegenüber meint „somatisch" alle peripheren sensiblen Strukturen wie Nervenfasern, Neurome, myofasziale Triggerpunkte und Spinalwurzeln.

Applikationsform: Hier kann man die perineurale Infiltration (Beispiel Neurom) von einer regional-intravenösen Gabe, etwa Guanethidin, unterscheiden. Des weiteren basieren einige Verfahren auf dem Anfüllen eines Kompartimentes mit Lokalanästhetikum (Gefäß-Nerven-Scheide beim Plexus axillaris, Epiduralanästhesie).

Wirkdauer: Die meisten Interventionen wirken nur temporär, während andere hingegen definitiv destruierend sind. Hierzu zählen neurolytische Grenzstrangblockaden mit Alkohol oder Phenol sowie die Thermokoagulation von Neuromen. Diese Methoden sollten allerdings nur bei schwerwiegenden Schmerzsyndromen eingesetzt werden, bei denen alle anderen Therapiemöglichkeiten erfolglos ausgeschöpft wurden. Aber auch bei den sogenannten destruierenden Techniken ist es nicht selten, daß nach einigen Monaten erneut die alten Beschwerden wieder auftreten. Der Grund ist wahrscheinlich, daß mehrere Abschnitte der Neuraxis am Schmerzgeschehen beteiligt sind oder daß eben nicht alle Anteile eines Neuroms zerstört wurden.

Zielsetzung: An der Zielsetzung orientiert sich die Einteilung in diagnostische, prognostische, prophylaktische und therapeutische Verfahren – sie ist die am häufigsten gebrauchte:

- *Diagnostische Blockaden:* Sie gehen der Frage nach, ob der in Betracht gezogene Nerv, die Wurzel oder das sympathische Ganglion überhaupt etwas mit dem Schmerzgeschehen zu tun hat. Es lassen sich Rückschlüsse ziehen, welcher Abschnitt der Leitungsbahn beteiligt ist. Prinzipiell können alle Methoden diesem Ziel dienen.
- *Prognostische Blockaden:* Häufig ist es sinnvoll, vor der Etablierung einer aufwendigen Maßnahme (z. B. Spinalkatheter mit implantierbarer Analgetikapumpe) zu prüfen, ob die

Schmerzen überhaupt hierauf ansprechen. Vor destruierenden Verfahren sollten die Auswirkungen durch eine temporäre Variante abgeschätzt werden. Für beide Kategorien gelten hohe Anforderungen an die Standards der Durchführung und Auswertung. Die Patienten sollten möglichst auf die parallele Einnahme von Analgetika verzichten. Bei der Durchführung der Blockade muß die korrekte Lage der Kanülenspitze radiologisch oder mit einem Nervenstimulator verifiziert werden. Das injizierte Volumen sollte gering sein, um benachbarte Strukturen abgrenzen zu können. Der Effekt muß sorgfältig beobachtet und dokumentiert werden. Dies betrifft vor allem die Änderung der Schmerzintensität, des Schmerzcharakters, der motorischen und vegetativen Begleiteffekte im Hinblick auf Hauttemperatur und Durchblutung und der Größe des algetischen Areals.

- *Prophylaktische Blockaden:* Sie kommen meist in Situationen zur Anwendung, aus denen häufig chronische Schmerzen entstehen, etwa die Durchführung einer Unterschenkelamputation in Regionalanästhesie, um dem Phantomschmerz vorzubeugen.
- *Therapeutische Blockaden:* Fortschrittliche, also integrative Konzepte der systemischen Schmerzmedikation unter Einbeziehung neuentwickelter Substanzen haben die Blockadetechniken etwas zurückgedrängt. Rein symptomatisch werden sie zur Akutintervention eingesetzt. Kausal finden sich immer noch zahlreiche Indikationen bei sich selbst perpetuierenden Syndromen wie der Lumbago oder dem sympathisch unterhaltenen Schmerz.

7.3 Rückenmarksnahe Leitungsanästhesien

Stefan Seemann

7.3.1 Anatomische Grundlagen

In dem sich vom Foramen magnum bis zum Hiatus sacralis erstreckenden Wirbelkanal liegt bis in Höhe von L_2/L_3 das Rückenmark, das sich weiter distal in die Cauda equina fortsetzt.

Von innen nach außen ist das Rükkenmark von 3 Hüllen umgeben:

- Pia mater
- Arachnoidea
- Dura mater

Dem schließt sich der Peri- oder Epiduralraum an, der seinerseits dorsalseitig von dem Lig. flavum und den Wirbelkörpern begrenzt wird. Im Periduralraum befinden sich neben den nervalen Strukturen:

- Fettgewebe
- peridurale Venenplexus

Vom Rückenmark gehen 62 paarweise angeordnete Spinalnerven ab, die als Rückenmarkssegment jeweils ein bestimmtes Hautgebiet (Dermatom) sensorisch versorgen. So werden folgende Regionen nerval versorgt:

- Haut um die Brustwarze – $Th_{4/5}$
- Haut im Nabelbereich – Th_{10}
- Haut in Leistenregion – L_1

Rückenmarksnahe Leitungsanästhesien basieren auf der Blockade der Spinalnerven entweder im Subarachnoidal-

B

raum zwischen der Pia mater und der Arachnoidea oder im Periduralraum zwischen der Dura mater und dem Lig. flavum.

7.3.2 Periduralanästhesie

Bei der Periduralanästhesie werden entweder einmalig über eine entsprechende Nadel oder repetitiv nach Einlage eines Katheters Medikamente in den Periduralraum injiziert. Die Möglichkeit, längerfristig einen Katheter in den Periduralraum zur wiederholten Medikamentengabe zu legen, macht ihn zu einem praktisch nutzbaren Instrument in der Schmerztherapie.

Indikationen der Periduralanästhesie

- radikuläre Rückenschmerzen: Gabe von Steroiden, z.B. Dexamethason 4 bis 8 mg, Methylprednisolon 80 mg allein oder in Kombination mit Lokalanästhetika (z.B. Bupivacain 0,1 bis 0,25 %)
- peridurale Opiatgabe: z.B. Morphin 3–5 mg ad 10 ml NaCl 0,9 %, wenn eine ausreichende orale Opiatmedikation nicht möglich ist
- unzureichende orale Schmerzmedikation, z.B. mit Lokalanästhetika, Clonidin und/oder Opiaten
- vor und nach Gliedmaßenamputationen mit Lokalanästhetika und Opiaten zur Reduktion der Häufigkeit und Schwere von Phantomschmerzen
- Herpes zoster: Schmerztherapie und Präventionsversuch der postzosterischen Neuralgien durch epidurale Kombinationmedikation aus Lokalanästhetikum und Steroiden in den betroffenen Segmenten

Komplikationen der Periduralanästhesie

Die Periduralanästhesie kann eine Reihe schwerer Komplikationen hervorrufen, so daß die korrekte Durchführung dieser Methode einige Sicherheitsregeln erfordert.

Versehentliche intravasale Injektion
Es kann zu einer Punktion der im Epiduralraum liegenden Venengeflechte kommen, die bei versehentlicher Injektion zu einer akuten Lokalanästhetika-Intoxikation führen kann. Um dieses zu verhindern, sind folgende Sicherheitsregeln zu beachten:

- wiederholte sorgfältige Aspiration
- Gabe einer adrenalinhaltigen Testlösung (z.B. Xylocain 2 % mit Adrenalin): Ein Herzfrequenzanstieg von mindestens 20–30/min in einem Zeitraum von 30–45 Sekunden nach der Gabe der Testdosis legt den dringenden Verdacht auf eine intravasale Kanülenfehllage nahe: Abbruch und Neuanlage.

Ein negativer Aspirationstest schließt leider eine intravasale Kanülen- oder Katheterfehllage nicht mit absoluter Sicherheit aus, so daß bei der Gabe größerer Lokalanästhetikamengen die Gabe einer Testdosis sinnvoll ist.

Leider kann auch ein gelegter Katheter sekundär (z.B. durch Patientenbewegungen) in ein Gefäß perforieren. Aus diesem Grunde muß empfohlen werden, Wiederholungsdosen bei periduraler Medikamentengabe so zu fraktionieren, daß keine toxischen Konzentrationen erreicht werden (z.B. 3–5 ml Bupivacain 0,25 % alle 3 Minuten).

Die versehentliche intravasale Gabe eines Lokalanästhetikums kann zu folgenden klinischen *Symptomen* führen:

- taubes Gefühl an Lippe und Zunge
- metallischer Geschmack
- Schwindelgefühl und Ohrensausen
- Schläfrigkeit, verwaschene Sprache
- Krampfanfälle
- kardiale Komplikationen

Beim Auftreten solcher Symptome ist die Injektion sofort abzubrechen. Beim Auftreten der ersten vier Symptome besteht die Gefahr des Krampfanfalles und der Patient wird aufgefordert zu hyperventilieren, da die Krampfschwelle herabgesetzt wird. Bei drohendem Krampfanfall kann zusätzlich die Gabe eines Antikonvulsiums (z. B. Diazepam 5 mg i.v.) erfolgen.

Simultan sollte aus Sicherheitsgründen ebenfalls Sauerstoff mit hohem Flow dem Patienten verabreicht werden.

Versehentliche subarachnoidale Injektion

Wenn versehentlich die Dura perforiert wurde, tritt der körperwarme Liquor schwallartig aus der Periduralkanüle heraus.

Perforiert die Nadel unbemerkt die Dura mater erfolgt die Gabe des Lokalanästhetikums in den Spinalraum mit der Folge einer totalen Spinalanästhesie. Der Patient gibt an, die Beine nicht mehr bewegen zu können, es kommt rasch auf Grund der Lähmung der Atmungsmuskulatur zur Luftnot („aphone Dyspnoe") und zu einem schweren Blutdruckabfall infolge der Sympatikusblockade. Der Patient wird bewußtlos, die Pupillen sind weit, entrundet und reagieren nicht mehr auf Licht (direkte LA-Wirkung).

Die Notfallmaßnahmen bestehen in der sofortigen Intubation und Beatmung des Patienten mit 100 % Sauerstoff sowie der Kreislauftherapie (Vasopressoren und Volumen).

Analog einer sekundären Venenperforation kann ein Periduralkatheter leider auch zweizeitig durch die Dura mater in den Spinalkanal perforieren. Die Folge kann eine totale Spinalanästhesie dann meistens auf einer peripheren Station sein.

Zur *Prophylaxe einer totalen Spinalanästhesie* sind folgende Sicherheitsregeln zu beachten:

- wiederholte Aspiration („Schlierenbildung"); leider kein absolut sicheres Verfahren
- fraktionierte Gabe des Lokalanästhetikums im 3-Minuten-Abstand, z. B. 3–5 ml Bupivacain 0,25 %. Vor der nächsten Gabe muß der Patient auf beginnende Lokalanästhetikawirkungen hin befragt werden (Taubheitsgefühl, motorische Schwäche). Solche frühzeitigen Zeichen einer Blockade sind hochgradig verdächtig auf eine spinale Katheterlage.
- klinische Kontrolle des Patienten bis ca. 30 Min. nach der epiduralen Lokalanästhetika-Gabe

Hämatombildung mit Myelon kompression

Durch eine Gefäßverletzung und Störungen der Blutgerinnung kann es zur Ausbildung eines epiduralen Hämatoms kommen, das durch seine Kompression zur Myelonschädigung unter dem Bild einer Querschnittslähmung führt. Um das Risiko dieser sehr seltenen, aber einschneidenden Komplikation zu minimieren, sind verschiedene Anforderungen hinsichtlich der Gerinnungsparameter erforderlich:

- Quick > 50 %
- PTT < 50 sek.
- Thrombozyten > 100 000 / ml
- keine anamnestischen Blutgrinnungsstörungen

Hinsichtlich der Begleitmedikation des Patienten ist zu fordern:

- Absetzen von ASS mindestens 5 Tage vor Punktion
- Sicherheitsabstand zur s.c. Gabe von Heparin 4–6 Stunden
- Sicherheitsabstand zur s. c. Gabe von niedermolekularen Heparinen 10–12 Stunden

Klinisch kommt es zu einer vorher nicht gekannten motorischen Schwäche und sensiblen Störungen. Diese können mit starken Rückenschmerzen einhergehen. Bei epiduralen Hämatomen unter niedermolekularen Heparinen wird allerdings häufiger ein schmerzloser Verlauf beobachtet. Bei Verdacht auf eine epidurale Blutung muß umgehend eine radiologische Diagnostik mittels CT oder MRT erfolgen und bei Bestätigung die rasche neurochirurgische Intervention wenn immer möglich innerhalb einer 6-Stunden-Frist nach Beginn der klinischen Symptomatik. Besonders kritisch hinsichtlich der Entwicklung epiduraler Hämatome ist die Zeit nach der Punktion, aber auch die Stunden nach dem Entfernen eines Periduralkatheters.

Anlage der Periduralblockade

Voraussetzungen zur Anlage einer Peridu ralblockade

Neben dem Einverständnis des aufgeklärten Patienten sind die abgeschlossene Diagnostik des vorliegenden Krankheitsbildes bzw. der Schmerzsymptomatik und die unzulängliche Wirksamkeit nichtinvasiver Behandlungsmethoden Grundvoraussetzungen zur Anlage einer Periduralanästhesie. Eine Anlage quasi ex juvantibus bei unklarem, zumal neurologischem Krankheitsbild ist kontraindiziert, schon wegen der Komplikationsmöglichkeiten des Verfahrens.

Wegen der möglichen Risiken ist eine Notfallausrüstung bereitzuhalten, bestehend aus:

- Sauerstoffquelle und Beatmungsmöglichkeit (Ambu-Beutel)
- Intubationsbesteck, Tuben
- Notfallmedikamente : Vasopressoren (Akrinor®, Effortil®, Suprarenin®), Atropin, Diazepam
- i. v. Katheter, kristalloide und kolloidale Lösungen

Die Beherrschung der notwendigen Techniken (Intubation, Reanimation) muß vorausgesetzt werden können.

Periduralanästhesie im medianen Zugangsweg

Im Bereich der Lendenwirbelsäule verlaufen die Dornfortsätze leicht schräg nach kaudal und lassen einen ausreichenden Zwischenraum für die Punktion zwischen den Dornfortsätzen frei.

Im Bereich der thorakalen Wirbelsäule liegen die Dornfortsätze dachziegelartig übereinander, so daß eine

Punktion zwischen den Dornfortsätzen hindurch unmöglich sein kann. Bei Deformitäten im Bereich der LWS kann sich eine analoge Situation darstellen. In diesem Falle muß die Punktion seitlich versetzt an den Dornfortsätzen entlang erfolgen.

Erfolgt die Punktion zwischen den Dornfortsätzen, wird von der medianen, beim seitlichen Vorgehen von der paramedianen Technik gesprochen.

Vorgehen zur Anlage einer lumbalen Periduralanästhesie

- Anlage i.v. Zugang, RR-Messung, EKG-Monitoring
- Aufsitzen des Patienten
- Aufsuchen des Punktionsortes, klassischerweise L_3/L_4, Markierung
- Desinfektion des Punktionsgebietes
- Anlage einer Lokalanästhesie, z.B. Scandicain 1% ca. 3–5 ml bis in die interspinalen Strukturen
- Einwirkenlassen der örtlichen Anästhesie und Aufziehen der Medikamente
- Einführen der Touhy-Nadel (18 G) am Punktionsort senkrecht zur Haut bzw. leicht nach kranial geneigt mit Mandrin, wobei die Nadelöffnung nach lateral zeigt
- Nach Erreichen des Lig. interspinale: herausnehmen des Mandrins, Ansetzen einer leichtgängigen, mit 0,9%igem NaCl gefüllten Spritze ohne Luft
- Vorschieben der Nadel nur durch ständigen Druck auf den Stempel der Spritze
- Beim Erreichen des Periduralraumes plötzliches Nachgeben des Stempels und widerstandslose Injektion von Kochsalzlösung in den Periduralraum („loss of resistance")
- Abnahme der Spritze, ohne die Nadel zu bewegen
- Drehen der Nadel, so daß die Kanülenöffnung nach kranial zeigt, ohne sie zu verschieben
- Vorsichtiges Ansetzen der Spritze mit Testdosis (z.B. Xylocain 2% mit Adrenalin) und Aspiration, dann Injektion der Testdosis
- Abwarten 2 min auf Tachykardie (= intravasale Injektion) und Befragen auf Sensibilitätsstörungen und motorische Schwäche (= intraspinale Injektion)
- Injektion des eigentlichen Medikamentes, fraktioniert unter wiederholter Aspiration

Anlage eines Periduralkatheters

Bei einem Periduralkatheter wird wie folgt vorgegangen:

- Nach Identifikation des Periduralraumes („loss of resistance") und Drehen der Kanülenöffnung nach kranial Fixierung der Nadel und Einführen des Katheters
- Katheter sollte 4–5 cm tief im Periduralraum eingelegt werden
- Einführen des Katheters muß widerstandslos möglich sein
- Anschließend vorsichtiges Herausziehen der Nadel dabei „Gegenhalten" des Katheters, damit dieser nicht versehentlich disloziert
- Gabe der Testdosis über den Katheter, ggf. Nachspülen mit 2–3 ml Kochsalzlösung
- Bei unauffälligem Testergebnis Fixierung des Katheters mit Naht an der Haut
- Steriler Verband und Ableiten des Katheters am Rücken des Patienten unter Pflaster bis entweder zur Schulter- oder zur Rippenbogenregion (je nach Wunsch des Patienten)
- Anschluß des proximalen Katheterendes an kochsalzgefüllten Filter
- Zurückziehen des Katheters durch die Nadel ist strengstens verboten (Gefahr der Katheterläsion mit Abreißen des distalen Endes)

Periduralanästhesie im paramedianen Zugangsweg

Die Punktion erfolgt ca. 1–1,5 cm seitlich des unten gelegenen Dornfortsatzes. Eine Infiltrationsanästhesie mit Scandicain 1 % erfolgt zuerst senkrecht bis auf den Querfortsatz, dann nach Zurückziehen der Nadel in einem Winkel von 50–60° zur Haut und 15° einwärts nach kranial. Diesem Weg folgt die Touhy-Nadel, in einer Tiefe von 2–4 cm wird der Mandrin herausgenommen und die leichtgängige kochsalzgefüllte Spritze aufgesetzt. Das weitere Vorgehen erfolgt dann analog dem medianen Zugangsweg.

Dieses Verfahren des paramedianen Zugangsweges bietet sich nicht nur für die thorakale Periduralanästhesie an, sondern ist auch bei schwierigen Punktionsverhältnissen im Bereich der lumbalen Wirbelsäule empfehlenswert.

7.3.3 Technische Varianten

Offene Katheterlage

Bei einer nur kurzfristigen Liegedauer des Periduralkatheters wird dieser offen verlegt, das heißt, daß er ab Hautaustrittsstelle mit Pflastern verklebt wird. Die Punktionsstelle sollte, wie bei allen Periduralkathetern, nahe an den für die Schmerzsymptomatik verantwortlichen Segmenten (also auch thorakal) liegen. Der Katheter wird entweder in die Subklavikular- oder seitliche Oberbauchregion geführt und hier mit einem Filter konnektiert. Über diesen Filter können Bolusapplikationen erfolgen oder eine externe Infusionspumpe zur kontinuierlichen Medikamentengabe angeschlossen werden.

Dieses einfache Verfahren hat einige Nachteile:

- Diskonnektionsgefahr
- Infektionsgefahr
- schwierige Körperhygiene

Halboffene Katheterlage

Bei diesem Verfahren wird ein mindestens 10 cm langes Teilstück des Katheters hinter der Punktionsstelle subkutan verlegt, der Katheter tritt denn meistens im Bereich der seitlichen Oberbauchregion aus der Haut heraus.

Die Punktion des Epiduralraumes erfolgt dabei über eine Hautinzision in Seitenlage des Patienten unter Lokalanästhesie. Nach üblichem Einführen des Katheters erfolgt eine Lagekontrolle durch Gabe eines Lokalanästhetikums und/oder Epidurogamm.

Der Katheter wird mittels eines Untertunnelungsinstrumentes nach lateral ausgeführt. Nach mindestens 10 cm wird er auf die Hautoberfläche abgeleitet, fixiert und an einen Filter angeschlossen.

Vorteile dieses Systems sind:

- geringeres Diskonnektionsrisiko
- einfachere Körperhygiene (Abdichten der Austrittsöffnung mit Kolostomie-Beutel)
- geringeres Infektionsrisiko

Geschlossene Katheterlage: Ports und Pumpen

Bei einer längerfristig geplanten periduralen Kathetertherapie folgt der Ausleitung des Katheterendes an einen subkutan plazierten Port oder eine implantierbare Infusionspumpe. Die Anlage des Periduralkatheters erfolgt wie eben beschrieben. Für längere Liegezeiten sind spezielle Katheter aus Silikon empfehlenswert.

Der Port wird mittels eine Huber-Nadel zur Bolusinjektion von Medikamenten verwendet, alternativ kann eine entsprechende Nadel mit einem Klebering zum Anschluß an eine externe Infusionspumpe verwendet werden. Über diese externe Infusionspumpe können eine kontinuierliche Basisförderrate und eine Bolusdosis bei Schmerzattakken eingestellt werden.

Vorteile der Verwendung von Ports sind:

- geringere Infektionsgefahr
- unkomplizierte Körperhygiene

Durch die ständige oder wiederholte Punktion des Ports kann es zu Hautreizungen bis hin zu Infektionen kommen. Deshalb werden ein Wechsel der speziellen Kanülen alle 3–5 Tage und dann eine Punktion in einem anderen Quadranten des Ports empfohlen.

Durch die Verwendung der allerdings sehr teuren implantierbaren Pumpen lassen sich solche Probleme weitgehend vermeiden.

Die Wirksamkeit einer Periduralanästhesie nimmt infolge einer epiduralen Fibrose im Laufe der Zeit deutlich ab. Bei dieser epiduralen Fibrose wird der Katheter durch Bindegewebe eingehüllt, die Medikamentenwirksamkeit ist entsprechend deutlich reduziert.

Aus diesem Grunde sollte bei geplanter mehrmonatiger rückenmarksnaher Medikamentengabe ein intrathekaler Katheter gelegt werden. Aus hygienischen Gründen dürfen dazu nur vollständig geschlossene Systeme mit implantierbaren Pumpen verwendet werden (s. dazu „Spinale Opiat-Therapie“)

7.3.4 Sonderformen der Periduralanästhesie

Zur gezielten Therapie radikulärer Schmerzsymptome kann die Technik der lumbalen epiduralen perineuralen Injektion (Grifka 1999) bzw. der transforaminalen lumbalen epiduralen Steroidinjektion (Manchikanti 2000) eingesetzt werden. Durch diese Techniken soll die Steroidkonzentration im Bereich der entzündeten Nervenwurzel erhöht und der klinische Erfolg einer lumbalen periduralen Steroidgabe verbessert werden. Die Injektionen sollten unter Bildwandler oder CT-Kontrolle durchgeführt werden. Die Komplikationen dieser Varianten entsprechen denen der klassischen, von dorsal her ausgeführten Periduralanästhesien, die notwendigen Sicherheitsmaßnahmen sind auch hier anzuwenden.

7.3.5 Spinalanästhesie

Bei der Spinalanästhesie erfolgt die Gabe von Opiaten oder Lokalanästhetika in den Subarachnoidalraum.

Die Punktion erfolgt im L3/L4-Bereich, das Vorgehen ist am Anfang analog dem bei der lumbalen Periduralanästhesie. Statt einer Touhy-Nadel wird eine Spinalnadel verwendet.

Um das Risiko postpunktioneller Kopfschmerzen zu minimieren, sollte eine Spinalnadel nach Whitacre oder Sprotte verwendet werden. Die Perforation der Dura mater ist meistens gut palpabel, und Liquorabfluß durch die Spinalkanüle kann beobachtet werden. Nach Entfernen des Mandrins und Aspiration erfolgt die Injektion des Medikamentes.

B

Je nach der Menge des verabreichten Lokalanästhetikums können Blutdruckabfälle auftreten, so daß die Überwachungs- und Notfallmaßnahmen analog der Periduralanästhesie notwendig werden.

Die Spinalanästhesie spielt im Rahmen der Schmerztherapie nur eine marginale Rolle.

Eine Ausnahme davon macht die spinale Opiatgabe über vollständig geschlossene Pumpensysteme.

7.4 Sympathisches Nervensystem und Sympathikusblockaden

Stefan Seemann

Grundlagen

Das sympathische Nervensystem moduliert über Noradrenalinfreisetzung die Aktivität afferenter Neurone und kann so zu einer Schmerzverstärkung führen (Baron 1998). Über die viszeralen Efferenzen des Sympathikus können wiederum trophische Störungen ausgelöst werden, die ihrerseits zu einer Stimulation der afferenten Neurone und zur Entwicklung eines Circulus vitiosus führen können.

Klinische Zeichen eines solchen sympathisch unterhaltenen („sympathically maintained pain“, SMP), können sein:

- brennender Schmerzcharakter
- oberflächliche Schmerzlokalisation
- Allodynie
- Hyperästhesie
- trophische Störungen

Bei einer Reihe von Erkrankungen kann der sympathisch unterhaltene Schmerz eine wesentliche Rolle spielen. Dazu gehören z. B. die Reflexdystrophie, die akute Zoster-Symptomatik, die postzosterische Neuralgie, der Phantomschmerz, der atypische Gesichtsschmerz und die Trigeminusneuralgien.

Der Einfluß des Sympathikus auf die Schmerzsymptomatik variiert aber individuell und auch im Krankheitsverlauf selbst erheblich.

Mit entsprechenden Blockaden des Sympathikus kann sein Anteil an der Schmerzsymptomatik diagnostisch dargestellt und durch Blockadeserien oder kontinuierliche Verfahren therapeutisch angegangen werden.

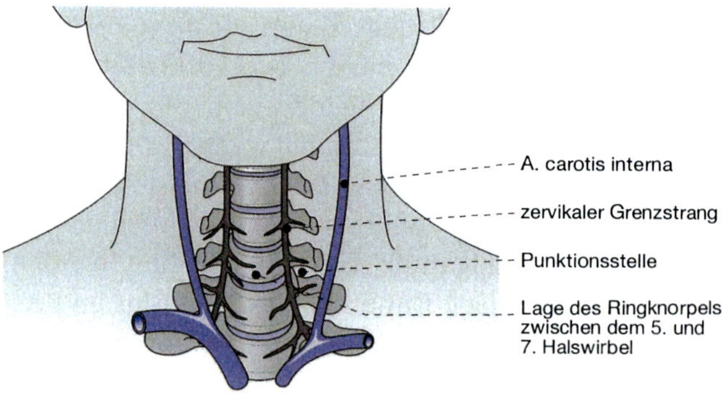

Abb. 7.1
Ganglion-stellatum-Block

Die Sympathikusblockaden werden entweder mit einem Lokalanästhetikum (z. B. Bupivacain) oder mit dem Opiat Buprenorphin (Temgesic®) in niedriger Dosierung durchgeführt. Im letzten Falle spricht man von der ganglionären lokalen Opiat-Applikation (GLOA). Der Vorteil dieses Verfahrens liegt in dem Fehlen der möglichen Komplikationen des Lokalanästhetikums, wie der versehentlichen intraarteriellen Injektion in die A. carotis bei der Blockade des Ganglion cervicale superior. In den Ganglien nachgewiesene Opiodrezeptoren stellen die physiologische Grundlage der GLOA dar. Über diese Rezeptoren soll es zu einer Modulation der Sympathikusaktivität kommen (Hannington-Kipp 1991).

7.4.1 Blockade des Ganglion cervicale superius (GCS)

Das Ganglion cervicale superius liegt ca. 2 cm unter der Schädelbasis zwischen dem M. longus capitis und dem M. digastricus posterior. Es entspricht dem Versorgungsgebiet von C1–C3.
Indikationen zur GCS-Blockade sind:

- Herpes zoster im Gesichtsbereich
- postherpetische Neuralgie im Gesichtsbereich
- andere SMP-Formen
- atypischer Gesichtsschmerz
- Trigeminusneuralgie

Kontraindikationen: Blutgerinnungsstörungen: s. Ganglion-stellatum-Blokkade

Durchführung der GCS-Blockade

Die GCS-Blockade darf nur in der GLOA-Technik durchgeführt werden, da Hirnnerven und die A. carotis int. in unmittelbarer Nachbarschaft zum Ganglion liegen.

Die Punktion wird in der enoralen Technik durchgeführt mittels einer 25-G-Sprotte-Nadel, die auf einen Abstandshalter gesetzt wird, um eine zu tiefe Punktion zu verhindern.

Die Punktion erfolgt am Gaumensegelwinkel vorbei an der Rachenmandel durch die Pharynxhinterwand in Richtung auf den Querfortsatz des 2. Halswirbels.

Nach Aspiration wird eine Dosis von 0,03 mg Buprenorphin ad 2 ml 0,9 %iges NaCl verabreicht.

7.4.2 Blockade des Ganglion stellatum

Das Ganglion stellatum versorgt die Segmente C_4 bis $Th_{3/4}$ und liegt vor dem Querfortsatz des 6. Halswirbels. Es wird nach hinten durch die prävertebrale Faszie und den Musculus longus colli begrenzt.

Indikationen:

- Zoster-Neuralgie bis Dermatom Th_4
- Reflexdystrophie
- andere SM-Schmerzformen des Schulter-Arm-Bereiches

Kontraindikationen:
allgemein:

- Blutgerinnungsstörungen
- ASS: Karenzzeit: 5 Tage

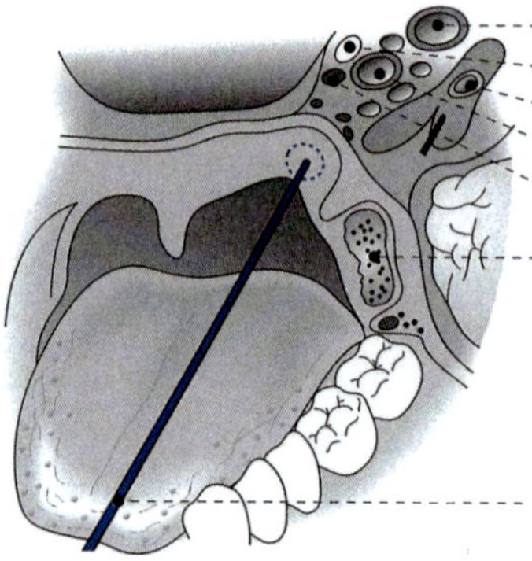

Abb. 7.2
Ganglionäre lokale Opioidanalgesie am Ganglion cervicale superius.

B

Kontraindikationen bei der Verwendung von Lokalanästhetika:

- kontralaterale Phrenikus- und Rekurrensparese
- grenzwertige respiratorische Situation (Phrenikusparese)

Überwachung:

- i.v. Zugang
- EKG-Monitor
- Notfallequipment (wie für Periduralanästhesie) muß griffbereit sein

Punktionstechnik – Zugangsweg von vorn (→ Abb. 7.1 und Abb. 7.2):

- Vorbereitung: Patient darf während der Punktion nicht sprechen, Handzeichen vereinbaren
- Lagerung: Kopf leicht nach hinten gebeugt (ggf. Verwendung von Kissen)
- Punktionsort: Querfortsatz des 6. Halswirbels wird ca. 1–2 cm lateral des Krikoides mit dem 2. und 3. Finger palpiert, die A. carotis anschließend mit beiden Fingern nach lateral abgedrängt
- Punktion erfolgt mit einer 3–5 cm langen 22-G-Kanüle oder einer entsprechenden immobilen Nadel.
- Achtung: Kanüle bzw. Nadel und Schlauch müssen luftleer sein, sonst Gefahr der Luftembolie bei versehentlicher Gefäßpunktion!
- senkrechtes Einführen der Kanüle/ Nadel bis in eine Tiefe von maximal 3 cm
- ausstrahlende Schmerzen: Kanüle zu weit lateral und/oder zu tief (Plexus)
- nach Kontakt mit dem Querfortsatz wird die Nadel um 2–5 mm zurückgezogen, so daß sie vor dem M. longus colli liegt
- nach Aspiration langsame Injektion der Lösung, Beobachtung des Patienten (LA)
- Injektion muß widerstandslos möglich sein:
  - mäßiger Injektionswiderstand: Kanüle liegt in der (prävertebralen) Muskulatur
  - starker Injektionswiderstand: Kanüle liegt periostal
- nach der Injektion: Patienten aufsitzen lassen (Abfließen des Medikamentes in den Bereich der thorakalen Ganglien)

Verwendete Medikamente

- Lokalanästhetikum: 5 ml Bupivacain 0,25 % (0,125 %)
- GLOA: 0,03 mg Buprenorphin ad 5 ml 0,9 %iges NaCl

Bei der GLOA-Variante treten die Komplikationen Krampfanfall, Spinal- und

Tab. 7.1 Komplikationen nach Stellatumblockade (Wulf u. Maier 1992)

Komplikationen	Inzidenz (%)
Krampfanfälle	76
Andere ZNS-Komplikationen	36
Hohe Spinalanästhesie	13
Pneumothorax	20
Periduralanästhesie	7

Periduralanästhesie, Phrenikus- und Rekurrensparese nicht auf, es kommt zu keinem Horner-Syndrom. Mögliche, sehr seltene Nebenwirkungen der GLOA-Technik sind Übelkeit und Juckreiz.

Zeichen der erfolgreichen Sympathikusblockade am Ganglion stellatum (bei Verwendung von Lokalanästhetika):

- Horner-Syndrom :
  - enge Lidspalte (keine Ptosis, dieses wäre ein Zeichen der N.-III-Parese)
  - Miosis
  - Enophthalmus
- Anschwellung der Nasenschleimhaut
- Hautrötung und Anhidrose
- Heiserkeit (N.-rekurrens-Parese)

Komplikationen der Stellatumblockade

- intraarterielle Injektion (A. carotis, A. vertebralis)
- Krampfanfall
- spinale/epidurale Injektion
- Pneumothorax
- Ösophagusperforation

Häufigkeiten von Komplikationen nach Stellatumblockaden
Aus Tabelle 7.1 sind die Komplikationsraten des Verfahrens gemäß einer Fragebogenerhebung aus 38 Anästhesieabteilungen zu ersehen (Wulf 1992)

Wegen der deutlich niedrigeren Komplikationen der GLOA-Technik kann man beispielsweise mit einer ersten Serie aus 5 Stellatumblockaden mit Buprenorphin beginnen und bei fehlendem Erfolg dann eine zweite Serie mit einem Lokalanästhetikum durchführen.

Gelingt es trotz korrekter Technik mit einem Lokalanästhetikum nicht, die klinischen Zeichen einer Sympathikusblockade (z. B. Horner-Syndrom) darzustellen, kann eine Lagevariante des Ganglion stellatum diskutiert werden. In diesem Fall stellt die CT-gesteuerte Ganglion stellatum-Punktion eine Alternative dar (Proske 1996).

Eine permanente Stellatumblockade kann mittels eines chirurgischen Eingriffes oder interventionell-radiologisch mittels der Radiofrequenz-Ablation vorgenommen werden. Verfahren der Wahl (Elias 2000).

7.4.3 Thorakale Grenzstrangblockade

Die thorakale Grenzstrangblockade hat zwei häufige Komplikationen:

- Pneumothorax
- spinale Injektion

und sollte deshalb nicht mehr eingesetzt werden.

Als alternative Verfahren können die thorakale Periduralanästhesie und die thorakale Paravertebralblockade herangezogen werden.

Indikationen zur Sympathikolyse im thorakalen Bereich mittels thorakaler Periduralanästhesie sind:

- Herpes zoster
- Phantomschmerzen nach Ablatio mammae

B

Technik der thorakalen Paravertebralblockade

- sitzender Patient
- Punktionsort: Es wird der Oberrand des Dornfortsatzes ein Segment oberhalb des zu blockierenden Nervs palpiert, eine Verlängerungslinie ca. 3–4 cm nach lateral gezogen und an diesem Punktionsort eine Hautquaddel gesetzt.
- Einführen einer 8–10 cm langen Nadel senkrecht zur Haut bis Kontakt mit dem Querfortsatz, dabei Notieren der Tiefe und zurückziehen bis knapp Hautniveau.
- Anschließend Einführen der Nadel nach kaudal geneigt, um den Querfortsatz zu unterfahren, und vorschieben auf die Entfernung bis zum Knochenkontakt plus 2,5 cm. Parästhesien sind nicht notwendig!
- Injektion von 5–10 ml Lokalanästhetikum nach Aspirationskontrolle

Komplikationen

- Spinal- und Epiduralanästhesie
- Pneumothorax

7.4.4 Lumbale Grenzstrangblockade

Der Grenzstrang verläuft paarig angelegt parallel mit der Wirbelvorderkante und kann von dorsal aus blockiert werden. Die Blockade sollte unter Röntgendurchleuchtungs- oder CT-Kontrolle durchgeführt werden.

Indikationen zur lumbalen Grenzstrangblockade:

- Durchblutungsstörungen
- Reflexdystrophie an der unteren Extremität
- sympathisch unterhaltene Schmerzzustände
- Herpes zoster (akute Symptomatik und postherpetische Neuralgien)

Durchführung der lumbalen Grenzstrangblockade:

- liegender Patient
- Markierung eines Punktes 5–7 cm lateral der Mittellinie im Bereich LWK 1/2
- Vorschieben einer 15 cm langen Nadel nach Hautquaddelung nach median und ventral
- wiederholte Gabe eines rasch wirkenden Lokalanästhetikums während des langsamen Vorschiebens bis zum Knochenkontakt mit dem Quertfortsatz in 2–5 cm Tiefe
- anschließend zurückziehen der Nadel und Umfahren des Querfortsatzes
- weiteres Vorschieben um 4–5 cm in gleicher Richtung, Bei knöchernen Kontakt ist nun der Wirbelkörper erreicht; unter Durchleuchtungskontrolle: Lagekorrektur und weiteres Vorschieben der Nadel.
- Lagekontrolle: Gabe von ca. 2 ml wasserlöslichen Kontrastmittels bei -korrekter Lage vor dem M. psoas kommt es zu einer homogenen Kontrastmittelausbreitung. Eine Injektion in den M. psoas ist durch

einen Injektionswiderstand und radiologisch durch eine gefiederte Zeichnung erkennbar.
- Injektion von 10 ml Lokalanästhetikum nach Aspirationskontrolle

Komplikationen der lumbalen Grenzstrangblockade

- Hypotension
- intraarterielle Punktion
- Spinalwurzelblockade
- Nierenpunktion
- Spinal- und Epiduralanästhesien

Für eine permanente neurolytische Blokkade werden in gleicher Technik ca. 12–15 ml einer Mischung aus 50 % Alkohol und einem Lokalanästhetikum bzw. 3–5 ml 96 %igem Alkohol pro Segment injiziert. Wegen der damit verbundenen heftigen Schmerzen ist eine ausreichende Analgesie des Patienten vor Injektion notwendig. Nach der Gabe des Alkoholkonzentrates muß die Kanüle vor dem Herausziehen mit 0,9%igem NaCl durchgespült werden. Neurolytische Blockaden sollten nur von erfahrenen Schmerztherapeuten unter CT-Kontrolle durchgeführt werden (Schild 1996).

Lumbale Paravertebralblockade

Als weniger invasives Verfahren kann auch im lumbalen Bereich, z. B. beim Herpes zoster, eine Paravertebralblokkade angelegt werden.

Technik der lumbalen Paravertebralblockade

- Nach Palpation der oberen Begrenzung des Dornfortsatzes des zu blockierenden Segmentes wird eine Hautquaddel ca. 3–4 cm lateral davon gesetzt und eine 8–10 cm lange Nadel senkrecht zur Haut bis zum Kontakt mit dem Querfortsatz eingeführt.
- Die Nadel wird anschließend zurückgezogen und kaudalwärts geneigt 2–2,5 cm weiter, als es der Distanz bis zum Querfortsatz entsprach, eingeführt.
- Beim Auftreten von Parästhesien kein weiteres Vorschieben der Nadel.
- Injektion von ca. 10 ml Lokalanästhetikum nach Aspirationskontrolle.

Komplikationen der lumbalen Paravertebralblockade

- subdurale, spinale und epidurale Infektion

7.4.5 Intravenöse sympathikolytische Regionalanästhesie (IVSR)

Es handelt sich bei diesem Verfahren um eine Variante der intravenösen Regionalanästhesie unter Verwendung des Medikamentes Guanethidin.

Indikationen zur IVSR:

- Reflexdystrophie
- andere SMP-Formen an den Extremitäten
- Durchblutungsstörungen

Vorgehen

- Anlage eines i.v. Zuganges am kontralateralen Arm
- Anlage eines i.v. Zuganges möglichst peripher an der betroffenen Extremität
- Herstellung der Blutleere durch Auswickeln mittels Esmarch-Binde
- Anlage einer Blutsperre (R_{syst} + 100 mm Hg)
- Injektion von Guanethidin durch den i.v. Zugang der betroffenen Extremität

- Dosierungen von Guanethidin: Arm 20 mg, Bein 40 mg
- Verdünnen des Guanethidins mit 20 ml 0,9 %igem NaCl für Arm bzw. 40 ml für Bein
- Da es initial zu erheblichen Schmerzen kommen kann, wird alternativ die Auflösung des Guanethidins in Prilocain 0,5 % oder Lidocain 0,5 % (20 ml für Arm, 40 ml für Bein) empfohlen.
- Einwirkungszeit: 20 Minuten
- Ablassen der Blutsperre: über 3 – 5 Minuten
- Wirkungsdauer der Blockade: zwischen 1 bis 3 Tagen
- Wiederholung der Blockaden: zuerst alle 3 Tage, dann wöchentlich bis zum Therapieerfolg

Bei schweren trophischen Veränderungen kann die (wiederholte) Venenpunktion an der betroffenen Extremität erhebliche Schwierigkeiten bereiten. Zur Erleichterung werden die lokale Gabe von Nitro-Salbe und das leichte Vorwärmen der Hand empfohlen (Warfield 1993).

Um die Tourniquetschmerzen durch die Blutsperre zu reduzieren, sei auch bei diesem Verfahren die Verwendung einer Doppelkammermanschette empfohlen.

Guanethidin muß über die internationale Apotheke beschafft werden, es hat für diese Indikation in Deutschland keine Zulassung (aufklärungspflichtig).

Die Wirkungsweise des Guanethidins beruht auf einer Noradrenalinentleerung in der behandelten Extremität (Schmerzzunahme, Injektionsschmerz) und einer Hemmung der Noradrenalinwiederaufnahme durch Inhibition des Noradrenalintransportes. Dieses entspricht einer „chemischen Sympathektomie".

Nebenwirkungen und Komplikationen

Sie treten besonders bei versehentlichem oder zu raschem Öffnungen der Blutsperre auf:

- Hypotension
- Übelkeit, Erbrechen
- Vertigo
- Somnolenz

7.5 Periphere Blockaden

Achim Marx

7.5.1 Triggerpunktinfiltration

Dies ist die einfachste Möglichkeit – sie erfordert nicht das Aufsuchen eines bestimmten Kompartimentes oder neuraler Strukturen an schwer zugänglichen Stellen. Zielorte sind umschriebene schmerzhafte Bereiche in Muskeln oder Sehnenansätzen (myofaszialer Schmerz). Die Methode eignet sich zur Akutintervention, aber mitunter auch in einer Behandlungsserie für chronische Schmerzen. Man sollte mit dem Patienten unbedingt einen klar umschriebenen Zeitrahmen vereinbaren, um nicht in eine endlose Kette von Interventionen zu geraten. Leitstrukturen im eigentlichen Sinne gibt es nicht, man sucht die druckempfindlichen, algetischen Muskelbezirke auf und injiziert intramuskulär 1–2 ml Lokalanästhetikum. Die Methode sollte unbedingt durch physiotherapeutische Maßnahmen begleitet werden. Abgesehen von einer akzidentellen intravasalen Injektion gibt es keine speziellen Komplikationen und Kontraindikationen.

7.5.2 Neurominfiltration

Deafferenzierungsschmerzen nach traumatischer (Kriegsverletzung mit Unterschenkelamputation) oder iatrogener Nervendurchtrennung sind oft verursacht durch Auswucherungen am Nervenstumpf. Auch kleine Läsionen, wie z. B. bei einer Lymphknotenentnahme, können zu langwierigen und zermürbenden neuropathischen Schmerzsyndromen führen. Als Leitstruktur dient hier der Punkt mit der höchsten Schmerzempfindlichkeit. Mit einer möglichst feinen Kanüle wird diese Stelle in Absprache mit dem Patienten aufgesucht und eine geringe Menge Lokalanästhetikum (0,5–2 ml) injiziert. Zusätzlich ist es hilfreich, ein niedrig dosiertes Opioid hinzuzunehmen. Auch hier gibt es keine besonderen Kontraindikationen.

7.5.3 Einzelne Nerven

(→ Abb. 7.3 und 7.4)

Als Beispiel soll hier die perineurale Infiltration der Nn. occipitalis major und minor dienen. Anwendungsgebiet ist der durch Muskelverspannung oder Wurzelreizung bedingte Kopfschmerz. Man orientiert sich an der Linea nuchae und der A. occipitalis. Medial der Arterie liegt der N. occ. major, lateral der N. occ. minor. An diesen beiden Stellen werden 0,5–2 ml Lokalanästhetikum appliziert, alternativ oder in Ergänzung. Prinzipiell kann es in dieser Region zu einer intraspinalen Injektion kommen – hält man sich an die Leitstrukturen und hat sicheren Knochenkontakt, ist diese Komplikation aber so gut wie ausgeschlossen. Nervennahe Infiltrationen führen bei richtiger Indikationsstellung zu einer raschen Linderung der Beschwerden. Nicht selten läßt sich durch eine Serie von 5 bis maximal 10 Behandlungen eine zumindest für Wochen bis Monate anhaltende Schmerzreduzierung oder sogar Aufhebung erreichen. Es ist entscheidend, die angestrebte Dauer der Therapie bereits am Anfang festzulegen. Ansonsten besteht die Gefahr, daß die Injektionen mangels eines klaren Konzeptes eine Alibifunktion bekommen – schließlich tut man ja wenigstens etwas, auch wenn der Erfolg zweifelhaft ist. Im allgemeinen ist es günstig, den Therapiehorizont mit dem Patienten offen zu besprechen, um falschen Erwartungen vorzubeugen.

7.5.4 Plexus-brachialis-Block

(→ Abb. 7.5 und 7.6)

Die Faszikel, aus denen die Nn. radialis, medianus und ulnaris hervorgehen, sind im Bereich des Halses und der Schulter von einer Gefäß-Nerven-Scheide umgeben, die zum Teil die A. axillaris mit beinhaltet. Dieser mehr oder weniger in sich geschlossene Hohlraum bietet die Möglichkeit, durch Auffüllen mit Lokalanästhetikum eine Nervenblockade durchzuführen. Weil hierbei auch die sympathischen Fasern erreicht werden, ergibt sich ein weites Indikationsfeld. Dazu gehören neben der operativen Anästhesie und den Arthrosen vor allem die Zosterneuralgie und die sympathisch aufrechterhaltenen Störungen wie das Raynaud-Syndrom oder die sympathische Reflexdystrophie. Nach dem anatomischen Verlauf des Nervengeflechtes ergeben sich Zugangswege entlang den

B

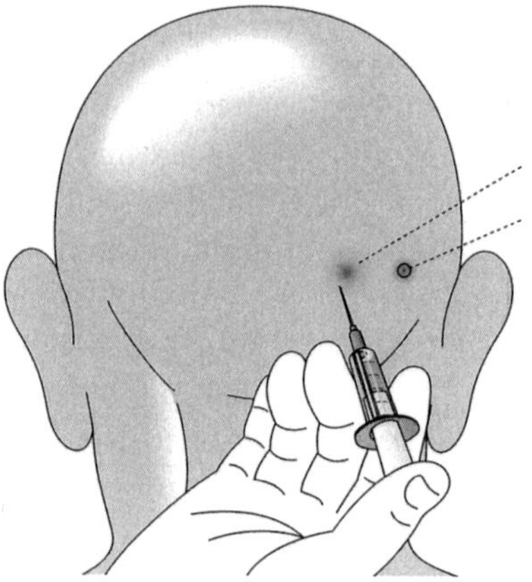

Abb. 7.3
Perineurale Infiltration.

Skalenusmuskeln, an der Klavikula und schließlich in der Achselhöhle. Mit einem Neurostimulator wird die Kanülenlage überprüft, und sodann werden ca. 40 ml eines Lokalanästhetikums injiziert. Auch die Kathetertechnik hat in der kontinuierlichen Applikation über mehrere Tage ihren Stellenwert. Komplikationen bestehen in der akzidentellen intravasalen und je nach Punktionsort in der subarachnoidalen Injektion sowie einem Pneumothorax. Als passagere Nebenwirkungen gelten das Horner-Syndrom und die Rekurrensparese auf der behandelten Seite. Entsprechend gilt eine kontralaterale Phrenikus- oder Rekurrensparese als Kontraindikation.

7.5.5 Schlußbemerkungen

Die beschriebenen Methoden mögen exemplarisch die verschiedenen Ansatzpunkte für interventionelle Nervenblockaden aufzeigen. Prinzipiell läßt sich jede periphere und fast jede zentrale Struktur der Neuraxis mit einer Kanüle aufsuchen, über welche sich Lokalanästhetika und in der letzten Zeit zunehmend auch Opioide applizieren lassen. Dabei sollte nicht aus dem Blickfeld

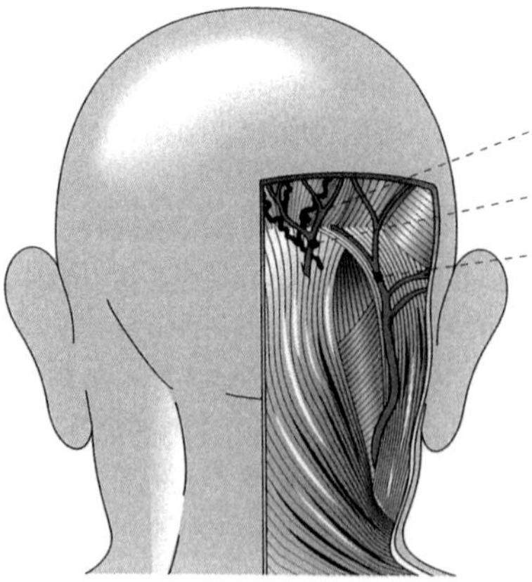

Abb. 7.4
Perineurale Infiltration – anatomische Darstellung.

B

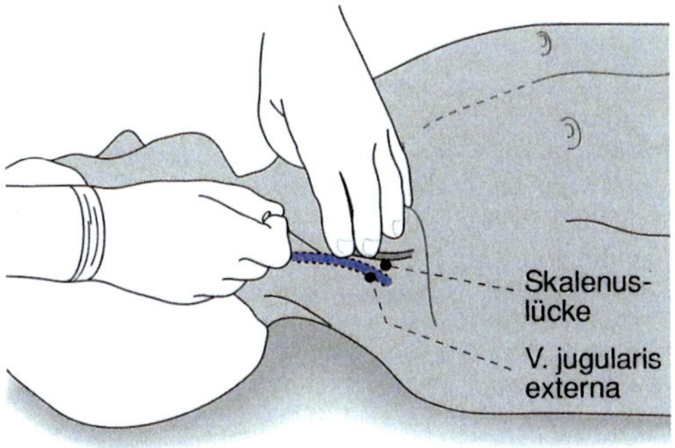

Abb. 7.5
Plexus-brachialis-Block – interskalenärer Zugang nach Winnie.

geraten, welche starken affirmativen Effekte einer Nadelpunktion innewohnen. Man muß hier regelrecht von einer Plazebowirkung allein schon durch die zum Teil schmerzhafte Punktion selbst ausgehen. Entsprechend steht der Therapeut auch unter dem Eindruck, zu einer schwerwiegenden Maßnahme gegriffen zu haben. Nur der kritische und rational begründete Einsatz dieser Verfahren bewahrt Patient und Arzt vor einer therapeutischen Sackgasse.

Literatur zu den Abschnitten 7.1, 7.2 und 7.5

Astra Chemicals GmbH (Hrsg.): *Regionalanästhesie – operativer Bereich – Geburtshilfe – Schmerztherapie,* Gustav Fischer Verlag, Stuttgart 1989

Diener HCh, Maier Ch (Hrsg.): *Das Schmerztherapiebuch.* Urban und Schwarzenberg, München 1997

Maier C: *Ganglionäre lokale Opioidanalgesie (GLOA) – Ein neues Therapieverfahren bei persistierenden neuropathischen Schmerzen.* Thieme, Stuttgart 1996

Niesel HC (Hrsg): *Regionalanästhesie. Lokalanästhesie. Regionale Schmerztherapie.* Thieme, Stuttgart 1994

Wall PD, Melzack R (ed): *Textbook* of Pain, Churchill Livingstone, Edinburgh 1995

Zenz M, Jurna I (Hrsg.): *Lehrbuch der Schmerztherapie,* Wissenschaftliche Verlagsanstalt mbH, Stuttgart 1993

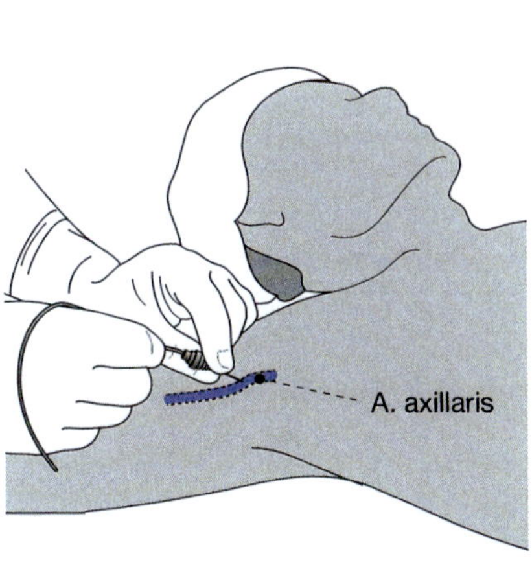

Abb. 7.6
Plexus-brachialis-Block – axillärer Zugang (hier als Kathetertechnik).

Literatur zu den Abschnitten 7.3 und 7.4

Baron R. Jänig W.: *Schmerzsyndrome mit kausaler Beteiligung des Sympathikus*. Anaesthesist 1998; 47: 4–23

Elias M: *Cervical Sympathic and Stellate Ganglion Blocks*. Pain Physician ; 2000; 3; 294–303

Grifka J, Broll-Zeitvogel E, Anders, S: *Injektionstherapie bei Lumbalsyndromen*. Der Orthopäde (28) 1999 922–931

Hannington-Kipp JG: *Does failed natural opioid modulation in regional sympathetic ganglia cause reflex sympathetic dystrophy?* The Lancet 1991; 338:1125–1127

Manchikanti L: *Transforminal lumbar epidural steroid injections*. Pain Physician (3) 2000; 374–98

Proske M, Steinbrich W: Perkutane Schmerztherapie. in: Günther RW, Thelen M (Hrsg.): *Interventionelle Radiologie*. Stuttgart, New York, 1996 : 576–577

Schild H: *Perkutane Neurolyse des Sympathikus*. In: Günther RW, Thelen M (Hrsg.), *Interventionelle Radiologie*. Stuttgart, New York, 1996, S. 562–80

Warfield CA. (Hrsg.): *Principles and Practice of Pain Management*. New York, St. Louis, 1993, Appendix A : 523–34

Wulf H, Maier Chr: *Komplikationen und Nebenwirkungen bei Blockaden des Ganglion stellatum*. Anaesthesist 1992; 41:146–151

B

8 Die Neuraltherapie nach Huneke

János Winkler

8.1 Chronik der Neuraltherapie

Über den Werdegang der Neuraltherapie gibt die folgende Tabelle einen kurzen Einblick:

1839 *Lundy, Taylor* und *Washington* applizieren Morphinlösung s.c. zur Schmerzreduktion

1884 erste Operation in Lokalanästhesie (Staroperation) mit Kokainlösung durch den Wiener Ophthalmologen *Koller*

19. Jh. Anwendung der Lokalanästhesie spaltet sich in 2 Gebiete:
- Schmerzausschaltung zu operativen Zwecken.
  Daraus entwickeln sich die Fachbereiche Anästhesie und später die Therapeutische Lokalanästhesie)
- therapeutische Anwendung bei Schmerzen und Entzündungen = Wurzeln der Neuraltherapie

1898 *Schleich* nutzt 1,5prozentige Kokainlösung zu therapeutischen Zwecken, z.B. bei rheumatischen Beschwerden

1898 *Head* verfaßt die Schrift „Sensibilitätsstörungen der Haut bei Visceralerkrankungen", Grundlage der nach ihm benannten „Headschen Zonen"

1902 *Spieß* beschreibt die „Die Heilwirkung der Anästhetika"

1902 *Braun* bringt den ersten Katalog über regionale Schmerzausschaltungsverfahren heraus

1905 *Einhorn* synthetisiert erstmals das Novocain (= Procain)

1906 *Spieß* erkennt: „Die Bedeutung der Anästhesie in der Entzündungstherapie"

1910 *Braun* empfiehlt Procain-Injektionen an die Nervenaustrittspunkte bei Trigeminusneuralgien

1913 *Leriche* entfernt chirurgisch das Ganglion stellatum bei einem Morbus Raynaud

1913 *Pässler* prägt den Begriff „Fokalerkrankung" im Sinne der Bakterienstreuung, Toxinausschwemmung und reaktiven Antigen- Antikörper-Reaktion

1920 *Leriche* behandelt erstmals erfolgreich eine Migräne mit Procain-Umspülung der A. temporalis

1924 *Ricker* beweist experimentell, daß das vegetative Nervensystem, speziell der Symphatikus, als reizübermittelndes, regulativ tätiges Nervensystem bei jedem pathologischen Vorgang an erster Stelle beteiligt ist, und schafft damit die Grundlagen der Relationspathologie

1925 *Leriche* führt erste Injektion an Ganglion stellatum durch und bezeichnet diese Methode als das „unblutige Messer des Chirurgen"

1925 ohne Kenntnis der Arbeiten von Schleich, Leriche und Spieß entdecken die Gebrüder *F.* und *W. Huneke* die Heilwirkungen der Lokalanästhetika neu und nannten die Methode „Heilanästhesie". Auslöser war eine i.v. Injektion mit Procain, die eine Migräneattacke zum Verschwinden brachte

1926 eine paravenöse Injektion von *F. Huneke* mit Procain zeigte bei einer Kopfschmerzpatientin den gleichen therapeutischen Effekt wie eine intravenöse. Schlußfolgerung: das vegetative Nervensystem muß die Leitschiene sein

1928 *F.* und *W. Huneke* veröffentlichen: „Unbekannte Fernwirkungen der Lokalanästhetika"

1934 *Leriche* beobachtet augenblickliches Verschwinden ausgedehnter Schmerzzustände nach Procain-Injektion in Operationsnarben, verkennt aber die Bedeutung und zieht keine therapeutischen Konsequenzen

1940 erste amidstrukturierte Lokalanästhetika

1940 *F. Huneke* beobachtet das erste „Sekundenphänomen" und erkennt die Bedeutung. Der alte Herdbegriff als bakteriell kontaminiertes Gewebe mit Toxinausschwemmung wurde revidiert

1948 *Wiener* veröffentlicht „Kybernetik oder die Regelung und Nachrichtenübertragung in Lebewesen und Maschinen"

1951 *Ratschow* prüft an 1011 Patienten die Wirksamkeit der Neuraltherapie. Fazit: 70%ige Erfolgsrate, Existenz des Sekundenphänomens bewiesen

1952 *Siegen* beweist: Procain verhindert die Shwartzman-Sanarelli-Reaktion; damit ist die reproduzierbare antiallergische/antihistaminische Wirkung des Procains belegt

80er *Pischinger* prägt den Begriff „Zelle-Milieu-System" auf der Grundlage kybernetisch vernetzter Regelkreise, und *Heine* beschreibt die „Grundsubstanz" als Ort und Vermittler des Informationsaustausches im menschlichen Körper

1991 die deutschen Zellphysiologen *Neher* und *Sakmann* erhalten für ihre Entdeckung der zellulären Ionenkanäle und deren Funktion den Nobelpreis

90er *Procain* erlebt als moderner Klassiker eine Renaissance:
- zunehmende Verbreitung der Procain-Basen-Therapie zur Regulierung des Säure-Basen-Haushaltes und der Grundsubstanz (*Worlitschek, Oettmeier, Reuter, Winkler* et al.)
- erste niedrigdosierte, intraarterielle Procain-Injektionen in die A. carotis communis bei Apoplex, Tinnitus, Kopfschmerz (*Badtke* et al.)
- auch die i.m. Gabe von Procain (im Sinne eines Tonikums/ Geriatrikums) rückt wieder mehr in das Blickfeld der neuraltherapeutischen Anwender (*Winkler* et al.)

8.2 Definition der Neuraltherapie nach Huneke

Die Neuraltherapie ist der diagnostische und therapeutische Einsatz von

Lokalanästhetika ohne Zusatz von Vasokonstriktoren:

a) im Segment („Dawossche Regel“ = *da wo's weh tut*),
b) zur Störfeldsuche und -behandlung
c) an den Ganglien

8.3 Indikationen

Die Neuraltherapie ist die Therapie der Wahl bei reversiblen/funktionellen Störungen (z.B. Kopfschmerzen, nervöses Magenleiden) in gestörtem, aber nicht zerstörtem Gewebe.

Diese Therapie ist des weiteren begleitend auch bei irreversiblen anatomischen Schädigungen und daraus entstandenen Beschwerden (z. B. Schmerztherapie bei Gonarthrose) anwendbar.

Zusammenfassend kann die Neuraltherapie komplementär oder alternativ bei funktionellen und/oder reflektorischen Störungen, Entzündungen und zur Schmerztherapie eingesetzt werden.

8.3.1 Anwendungsbereiche

Dysästhesien
Schmerzen infolge von Entzündungen, Wirkungserklärung über zelluläre Abwehr (T-Killer-Zellen) und körpereigene Glukokortikoide – Bsp.: Sinusitis

Dyskinesien
Funktionsstörung der glatten Muskulatur und Tonusstörung der gestreiften Muskulatur – Bsp.: Koliken

Dyskrasien
Funktionsstörungen der Sekretion und der Homöostase sowie deren reversible Folgen – Bsp.: klimakterisches Syndrom, Migräne

Dystrophien
Störungen, deren Ursprünge in einem Störfeld oder in der neurovegetativen Peripherie liegen – Bsp.: Complex Regional Pain Syndrom (CRPS), M. Dupuytren

8.4 Kontraindikationen der Neuraltherapie

Als *absolute* Kontraindikationen gelten:

- Hämophilie: Bei einem Quick-Wert von unter 50% erfolgen keine tiefen Injektionen! Quaddeln sind jedoch immer möglich
- Akut chirurgische Indikationen
- Allergie auf das Lokalanästhetikum oder deren Zusätze (selten)

Als *relative* Kontraindikation gelten Rentenbegehren, sekundärer Krankheitsgewinn und Nadelphobie.

Nur begleitend (d.h. nicht im Sinne von kausal) kann Neuraltherapie nach sorgfältiger Abwägung eingesetzt werden bei:

- Neurosen, Psychosen, endogenen Depressionen
- Spezifischen Infektionskrankheiten (z. B. Tuberkulose, Hepatitis)
- Endstadien von Multipler Sklerose, Malignomen, M. Parkinson

8.5 Neuroanatomische und neurophysiologische Wirkungsmechanismen der Neuraltherapie

8.5.1 Einleitende Bemerkungen

Die Neuraltherapie ist eine afferente Stimulationstherapie. Einige Wirkmechanismen, wie z. B. Schmerzhemmung auf Rückenmarksebene, findet man auch bei anderen regulationsmedizinischen Methoden (z. B. bei der Akupunktur).

Darüber hinaus kann die Neuraltherapie helfen, funktionsgestörte Zellen energetisch wieder aufzuladen. Damit können diese wieder ihre ursprüngliche Aufgabe erfüllen, z. B. als Nervenzelle ein Aktionspotential fortleiten oder als Muskelzelle eine Kontraktion auslösen.

Wesentlich dabei sind die Eigenschaften der Lokalanästhetika. Diese greifen an der Zellmembran, der Synapse und am Erregungsleitungssystem an.

Erklärungsmodell

Eine gesunde, funktionstüchtige Nervenzelle hat an ihrer Zellhülle (Innenseite) ein Ruhemembranpotential von ca. –90 mV. Dies ist bekanntermaßen zur Aufrechterhaltung der Lebensprozesse innerhalb der Zelle sowie für den Austausch von Stoffwechselprodukten und Informationen mit der Zellumgebung notwendig.

Es sei an dieser Stelle zur Erinnerung an die Na^+ und K^+-Ionenverteilungen im Intra- und Extrazellularraum hingewiesen. Die Na^+-Konzentration ist im Intrazellularraum (IZR) 20mal niedriger als im Extrazellularraum (EZR), die K^+-Konzentration ist jedoch im IZR 35mal höher als im EZR. Dies wird durch die Na^+-K^+-ATPase realisiert.

Verschiebt sich nun durch Dauerreizung das Ruhemembranpotential etwa auf angenommene –40 mV, wird der sogenannte Schwellenwert schneller bzw. häufiger erreicht. Das heißt für die Nervenzelle, daß Aktionspotentiale und für die Muskelzelle Kontraktionen unnötig ausgelöst werden. Es liegt nahe, daß solche Zustände zu einer Belastung des Zellebens und damit zur energetischen Erschöpfung führen können. Die Zelle kann dann ihre Lebensprozesse nicht mehr optimal steuern, es folgt eine funktionelle Einschränkung, und damit wird der Boden für klinisch relevante Erkrankungen gebildet.

Lokalanästhetika wirken wie Na^+-Kanalblocker und führen zu einer Hyperpolarisation der Zelle. Dadurch wird temporär das Ruhemembranpotential weit über die normalen –90 mV hinaus angehoben (Phase der Anästhesie).

In dieser Phase kann sich die Zelle energetisch erholen. Nach Abklingen der Anästhesiephase pegelt sich das Ruhemembranpotential wieder auf einen Wert ein, möglicherweise nun auf den Normalwert. Wenn das normale Ruhemembranpotential von etwa –90 mV erreicht wird, regulieren sich die Zelle und die Zellumgebung wieder auf ein funktionell optimales Maß ein. Alle Prozesse in und um die Zelle herum können nun wieder normal funktionieren, auch die zuvor entstandenen Beschwerden und Erkrankungen können nun heilen.

8.5.2 Lokalanästhetika

Neben den hyperpolarisierenden und potentialstabilisierenden *Wirkungen* der Lokalanästhetika spielen noch folgende Eigenschaften eine wichtige Rolle:

- kapillarabdichtend
- katecholaminsenkend
- antiarrhythmisch/negativ inotrop
- cholinrezeptorenhemmend
- vasoaktiv (vasodilatorisch/vasokonstriktorisch)
- bakterizid
- muskeldetonisierend

8.5.3 Die Grundsubstanz

Neben diesen gerade erwähnten Mechanismen der Lokalanästhetika müssen das System der Grundsubstanz (syn. weiches Bindegewebe, Mesenchym, Interzellularsubstanz) und das Zelle-Milieu-System große Aufmerksamkeit erhalten (→ Abb. 8.1). Die Grundsubstanz, immerhin ca. 25 % der Gesamtkörpermasse, ist die Struktur des Körpers, über die alle Zellen informativ und energetisch in Verbindung stehen können. Sie stellt einen Netzverbund hochpolymerer Zucker in Form von Glykosaminoglykanen und an Proteine gebundener Oligosaccharidketten dar. Diese Zuckerkomponenten können Wasser und Elektrolyte binden und sind somit auch zur Aufrechterhaltung von Isotonie und Sicherung der Homöostase verantwortlich.

Grundsubstanz und Regulation

Der menschliche Organismus besteht aus ca. 10^{14} Zellen. Auf welche Art aber die Informationsflut zwischen den Zellen sowie zwischen den Zellen und ihrer Umgebung bewältigt wird, ist heute größtenteils nur hypothetisch erklärbar. Wie könnte also das Zusammenspiel dieser Zellen gewährleistet werden? Nur über das periphere Nervensystem, Transmitter und Enzyme?

Von den ca. 100 Millionen Impulsen, die pro Sekunde ins Gehirn gelangen, wird uns nur ein Bruchteil bewußt.

(Zum Vergleich: Die Telekom überträgt über ihr T-DSL-Netz 768000 Impulse pro Sekunde, wobei man mit dieser Datenmenge farbige Grafiken und ganze Videosequenzen in optisch bester Qualität darstellen kann).

Folgende *Kommunikationswege* des Bindegewebes werden diskutiert:

- *zellulär* über das biochemische Gleichgewicht
- *humoral* über die Kapillaren und das Lymphsystem
- *nerval* über das Nervensystem

Es wird deutlich, daß im System „Mensch" solche Mechanismen existieren müssen, die den gesamten informativen Input selektieren, verarbeiten und weiterleiten!

Darüber hinaus liegt es nahe, eine funktionelle Einheit von Parenchymzelle und Bindegewebe anzunehmen. Morphologische Verbindungen werden durch Fibronektine und Proteoglykane hergestellt. Damit sind auch vielfältige Verknüpfungen zwischen den Kommunikationsebenen möglich. Die Fibrozyten bilden die Grundsubstanz ständig neu und können diese modifizieren. Wenn also die Fibrozyten auf Impulse des vegetativen Nervensystems reagieren, demzufolge auch auf Störimpulse (z.B. Dauerstreß etc.), kann es zu Veränderungen der Grundsubstanz auch im ungünstigen Sinne kommen! Ein Circulus vitiosus entsteht.

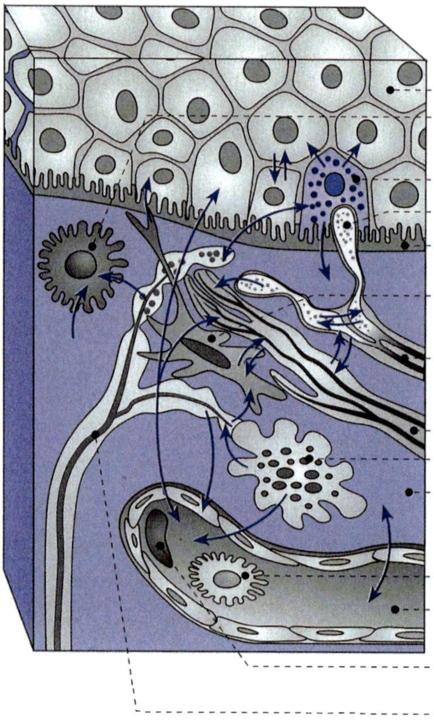

Abb. 8.1 System der Grundsubstanz mit möglichen Interaktionswegen (aus „Lehrbuch und Atlas der Neuraltherapie nach Huneke“ von Barop 1996).

Lokale Fehlsteuerungen können das gesamte Informationssystem des Körpers belasten und unbewußte Abwehrreaktionen auslösen, die die Regulations- und Kompensationsfähigkeit des Organismus erheblich einschränken. Bestehen diese Fehlinformationen über einen längeren Zeitraum, wird die Kompensationsfähigkeit erschöpft, und es bauen sich pathologische Regelkreise auf.

Diese pathologischen Regelkreise, die hauptsächlich vom Symphatikus getragen werden, müssen durch das Lokalanästhetikum gezielt unterbrochen werden. Danach setzt die Erholung der Regelkreise und des Symphatikus ein, die Beschwerden können nun ausheilen.

Da im Mesenchym alle Versorgungs- und Entsorgungssysteme der Zellen beginnen und enden, sollte die frühere Lehrmeinung, daß das Bindegewebe eher ein indifferentes Gewebe sei, neu überdacht werden.

Vorerst hypothetisch begännen Schmerzen und Erkrankungen dann nämlich schon im Bindegewebe und könnten auch dort behandelt werden.

All diese Mechanismen können möglicherweise auch die bisher gefundenen Zusammenhänge zwischen Schmerz, Psyche und Immunsystem als funktionelle Einheit erklären helfen.

Aufgaben des Grundregulationssystems nach Pischinger

Pischinger postulierte folgenden Aufgaben des Grundregulationssystems:

- energetische Versorgung der Zelle
- Lieferung von Bausteinen für Zelle und Zellprodukte
- Abtransport und Phagozytose von Stoffwechselprodukten sowie Zellprodukten (z.B. Hormone)
- Aufnahme und Weitergabe immunologischer Reize (Zellen des retikulohistiozytären Systems realisieren die Abwehrfunktion)
- Einleitung von Reparaturen oder Regeneration nach Verletzung oder Erkrankungen
- Informationsweitergabe über die Kapillaren (langsam, z. B. durch Hormone, Neurotransmitter)
- Informationsweitergabe über vegetative Nerven (schnell, z. B. Neurotransmitter)
- Produktion von Grundsubstanz in eigener Regelung nach Bedarf über die Fibrozyten (nach Heine)

Mit der Grundsubstanz steht dem Organismus die einzig in Frage kommende Struktur zur Verfügung, über die letztendlich *jede* Zelle des Körpers informativ und energetisch mit allen übrigen Zellen verbunden ist. Die einheitliche Struktur des Grundregulationssystem hat zur Folge, daß ein auf den Organismus treffender Reiz unabhängig von seiner Lokalisation vom gesamten Grundregulationssystem in gleichförmiger Weise beantwortet wird.

Als Beispiel aus der Natur denke man dabei an die Reaktion einer Mimose beim zarten Berühren eines ihrer Blätter.

Die Spezifizierung der systemischen Antwort erfolgt als zweiter Schritt durch die spezifischen Gewebe (Organe) außerhalb des Grundregulationssystems.

Die regelhafte, ungestörte Funktion dieses Systems schafft die Grundlage für den Organismus zur Regeneration und Gesundheit. Die zeitlich begrenzte Störung des Grundregulationssystems bedeutet vorübergehende Krankheit, die chronische Störung des Grundregulationssystems bedeutet chronische Krankheit (Barop 1996).

8.6 Injektionstechniken der Neuraltherapie

Es gibt in der Neuraltherapie folgende Injektionstechniken:

- *lokale* Injektionen:
  Quaddelung, Injektionen an bzw. in Triggerpunkte, Myogelosen, Wundränder, an Entzündungsherde
- *einfache Segmentbehandlung*:
  Quaddelung im betroffenen Segment, Injektionen an die Akupunkturpunktpaare Huatuo EX21, indirekte Grenzstranginjektion nach Mink
- *erweiterte Segmentbehandlung*:
  Injektionen an:
  - Ganglien (z. B. Ganglion sphenopalatinum, Ganglion stellatum)
  - Gefäße (z. B. A. femoralis)
  - Plexus (z. B. Plexus uterovaginalis)
- *Störfeldbehandlung*:
  Injektionen an bzw. in Narben, Organe (z.B. Schilddrüse, Tonsillen), Zähne

8.6.1 Lokale Injektionen

Zu den lokalen Injektionstechniken zählen:

- Locus-dolendi-Quaddeln: Wie es der Name schon verrät, wird dabei in und um den Schmerzort injiziert.
  Technik: Kanüle 0,4 x 25 mm, 2-ml-(max. 5-ml-)Spritze, tangentiale Stichführung mit Kanülenanschliff nach oben, streng intrakutane Injektion mit 0,5 ml Lokalanästhetikum pro Quaddel.
- Die Injektionen an bzw. in Triggerpunkte und Myogelosen wird an anderer Stelle in diesem Buch bereits ausführlich dargestellt. Besonders häufig in der Praxis sind Myogelosen in der Pars descendens des M. trapezius (Akupunkturpunkte Gallenblase 21 und 3-Erwärmer 15).
- Bei Injektionen an Entzündungsherde und Wundränder, z.B. bei schlecht heilendem Ulcus cruris, soll wegen der besonderen Vasoaktivität nur Procain verwendet werden. Bei einem Entzündungsareal ist Procain nur am Rand des Herdes sinnvoll einsetzbar, denn der niedrige pH-Wert im Entzündungsgebiet würde wegen der veränderten Dissoziation die Wirksamkeit deutlich herabsetzen.

8.6.2 Einfache Segmentbehandlung

- lokale Quaddelung im *Dermatom*
- lokale Quaddelung *paravertebral* (Back-SHU-Punkte der Akupunktur)
- „*Dornenkranz*“ nach Hopfer bei Spannungskopfschmerz: alle 3–4 cm auf der größten Zirkumferenz eine Quaddel mit je 0,5 ml eines Lokalanästhetikums
- *indirekte Grenzstranginjektion* nach Mink
  Technik: Kanüle: 0,6 x 60 mm, 5-ml-Spritze, Einstich fingerbreit paramedian am Unterrand des Dornfortsatzes (entspricht den Akupunkturpunktpaaren Huatuo = EX 21), streng sagittale Stichrichtung, Knochenkontakt mit der Lamina des Wirbelbogens, etwas zurückziehen, pro Einstich ca. 2–3 ml Lokalanästhetikum, mehrere Segmente möglich
- Injektionen *an* (häufig) und *in* Gelenke (selten)

8.6.3 Erweiterte Segmentbehandlung

Injektionen an die Ganglien des Sympathikus

Auswahl:
Ggl. stellatum (Ggl. cervicothoracicum), Ggl. sphenopalatinum (Ggl. pterygopalatinum), Ggl. cervicale superius, Ggl. oticum, Ggl. coeliacum

Die Ganglieninjektionen stellen einen tiefgreifenden, sehr wirkungsvollen Eingriff am neurovegetativen System dar. Man erreicht mit diesen Techniken eine vorübergehende medikamentöse Sympathektomie. Damit werden übergeordnete tonische Impulse (Gefäßtonus, Blutdruck, periphere Durchblutung) und außerdem schmerzleitende vegetative Fasern temporär ausgeschaltet.

Ziel der Ganglieninjektion ist die Unterbrechung von Fehlschaltungen und pathogener Reizausbreitung. So können sich belastete Regelkreise „erholen“.

Indikationen zur Injektion an Ganglien

Zu den *allgemeinen Indikationen* gehören:

- Störungen im Bereich des Versorgungsgebietes des Ganglions, z. B. Migräne
- viszerale Schmerzen durch entzündliche und obstruierende Veränderungen innerer Organe
- Schmerzen bei Gefäßerkrankungen
- arterielle/venöse Durchblutungsstörungen, z. B. M. Raynaud
- reflexdystrophe Syndrome, z. B. M. Sudeck (CRPS)
- sog. Quadranten-Syndrom, d. h., der Schmerz entspricht keinem herkömmlichen Verteilungsmuster – es handelt sich um eine Störung in einer vasalen Zone
- Apoplex (nur bei ischämischen Insult!)

Injektion an das Ganglion sphenopalatinum (syn. Ganglion pterygopalatinum) (→ Abb. 8.2)

Anatomie

- ca. 6 mm groß, lokalisiert an der Schädelbasis
- 3 nervale Wurzeln:
  - sensibel (N. sphenopalatinus aus N. maxillaris)
  - parasympathisch (N. petrosus major aus N. facialis)
  - sympathisch (N. petrosus profundus)
- Versorgungsgebiete: Nasennebenhöhlen, harter/weicher Gaumen, Tuba auditiva

Indikationen

- Erkrankungen im Zahn-, Nasen-, Mund-, Kieferbereich
- chronische und/oder allergische Rhinitis
- therapieresistente Gesichtsschmerzen
- Erkrankungen der Mundschleimhaut
- Trigeminusneuralgie (II/III. Ast)

Injektionstechnik

- Man tastet mit dem Finger das Grübchen, welches nach medial vom lateralen Orbitawinkel und nach kaudal vom Oberrand des Jochbogens gebildet wird.
- Dort setzt man eine Quaddel mit ca. 0,5 ml eines Lokalanästhetikums. Kurzer Stich durch die Haut, dann Einstellung der Stichrichtung auf den Unterrand des kontralateralen Jochbogens. Vorsichtig und unter Aspiration Kanüle vorschieben. Nach 4–5 cm erreicht man die Fossa sphenopalatina. Nach Knochenkontakt zieht man ca. 1 mm zurück und aspiriert in 2 Ebenen, d. h. Drehung der Kanüle um 180°.
- Man setzt ein Depot von ca. 2 ml eines Lokalanästhetikums.
- Empfohlene Kanülengröße 0,6 x 60 mm.
- Die Injektion an das Ganglion sphenopalatinum ist beidseitig möglich.

Komplikationen

Allgemeine Komplikationen bei Injektionen, z.B. Hämatom

Injektionen an bzw. in die Gefäße

Indikationen:

- arterielle Durchblutungsstörungen im Ausbreitungsbereich (z.B. diabetische Angiopathie)
- venöse Durchblutungsstörungen (z. B. Thrombophlebitis, Ulcus cruris)
- reflexdystrophe Störungen (z. B. M. Sudeck/CRPS)
- zur Verbesserung der Wundheilung (z. B. nach Frakturen, Verbrennungen etc.)
- entzündliche Erkrankungen am Bein (z.B. Erysipel, Osteomyelitis)

B

- bei allen degenerativen Gelenkerkrankungen der Beines, insbesondere der Hüftgelenke (Wirkung am Hüftgelenk über die A. circumflexa femoris lateralis) sowie bei Gonarthroseschmerz
- trophische Störungen der Haut am Unterbauch, am Skrotum und an den Labien
- chronisch-entzündliche Erkrankungen im unteren Darmabschnitt und im Urogenitalbereich
- Lymphabflußstörungen
- L4-Syndrom als *perivasale* Infiltration (Wirkung über den N. femoralis)

Injektionstechnik – Arteria femoralis

- Zur Verwendung empfehle ich eine 0,7x30-mm- (dunkelgrau) oder bei sehr adipösen eine 0,9x70-mm-Kanüle (gelb).
- Patient liegt in Rückenlage, betroffenes Bein leicht abduziert und außenrotiert.
- Zunächst Lokalisation der Arterie in der Leistenbeuge nach der IVAN-Regel (innen Vene, außen Nerv). Es folgen die Fixierung der pulsierenden Arterie zwischen 2 Fingern und ein rascher Einstich mit leicht proximaler Stichrichtung. Nach Aspiration (venöses oder arterielles Blut?) erfolgt zügige Injektion von 5–10 ml Procain 1 % ohne Zusätze, wobei beim Herausziehen noch 1–2 ml periarteriell gegeben werden. Bei der perivaskulären Gabe erreicht man das um jedes Gefäß netzstrumpfartig herumgewobene sympathische Nervengeflecht, weshalb diese Injektion auch bei Störungen der vegetativen Versorgung der unteren Extremität sinnvoll ist. Danach gute Kompression für mindestens 10 Minuten. Die Injektion ist in einer Sitzung auf beiden Seiten möglich.

Bei richtigem Sitz der Injektion verspürt der Patient ein deutliches, wenige Sekunden anhaltendes Wärmegefühl des gesamten Beines. Dieser Effekt ist möglicherweise bei der ersten Injektion noch schwach ausgeprägt, steigert sich aber von Behandlung zu Behandlung (Trainingseffekt).

Kontraindikationen

Es gelten die allgemeinen Kontraindikationen der Neuraltherapie.

Komplikationen

- Hämatom
- Bei intravenöser Gabe: RR-Abfall ggf. mit Kreislaufproblemen

Therapieschema

- Eine Serie: (6-)10 Injektionen pro Seite
- Bei akuten Störungen: täglich 1 (–2)mal
- Bei chronischen Störungen: 1–2mal pro Woche
- Wiederholungsbehandlungen sind bei Bedarf nach eventueller Pause (1–2 Wochen) möglich.

Injektionen an Nervenplexus

Häufig erfolgen Injektionen an den Pl. lumbalis, Pl. sacralis, Pl. uterovaginalis (Pl. Frankenhäuser). Die Stichtechniken sind geläufig bzw. den entsprechenden Lehrbüchern der TLA/Neuraltherapie zu entnehmen.

Störfeldbehandlung

Als Störfeldbehandlung bezeichnet man Injektionen an/in störfeldverdächtige:

- Narben aller Art (einschließlich Appendektomie-, Tonsillektomie-, Cholezystektomie-, Sectio-, Hysterektomie- und andere Operations- und Wundnarben)
- Zähne

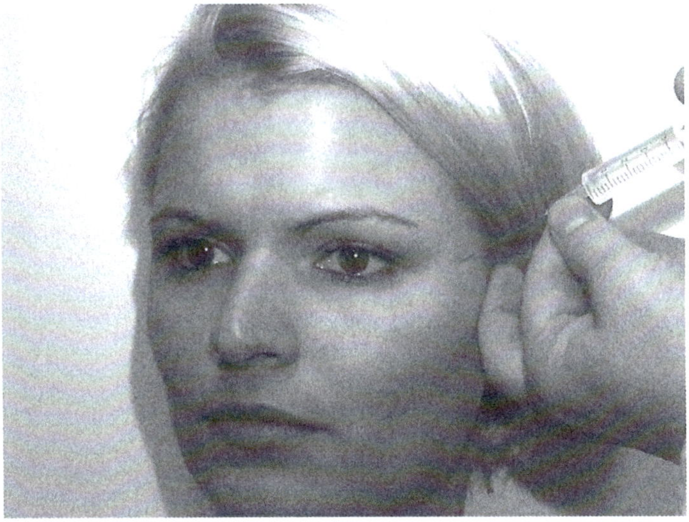

Abb. 8.2
Injektion an das Ganglion sphenopalatinum.

- Tonsillen
- Nasennebenhöhlen
- Prostata
- weibliche Genitalregion

mit dem Ziel der Auslöschung der pathogenen Reizausbreitung aus diesen Arealen.

8.7 Das Störfeld

8.7.1 Einleitung

Das Störfeld ist ein zentraler Begriff in der Neuraltherapie. Gegenüber der TLA stellt dieses Denkmodell bei sonst ähnlichem Vorgehen eine bedeutende Erweiterung dar.

In der Mitte der 40er Jahre entstand der Begriff „nervales Störfeld". Heute versteht man unter dem Begriff Störfeld ein zur Reizquelle verändertes Gewebe, von dem minimale Dauerreize ausgehen, welche humorale, immunologische und vegetative Regelkreise belasten. Allgemeiner gesagt, handelt es sich um ein peripheres Irritationszentrum, welches Regulationsvorgänge labilisiert.

Auf stofflicher bzw. mikroskopischer Ebene können Narben, wenn sie z. B. Fremdkörper (Restfaden) enthalten, zu einem Störfeld werden. Auch Herzschrittmacher, Spirale, Küntscher-Nagel können letztendlich Störfeldcharakter annehmen.

8.7.2 Grundsätze

Zur Charakterisierung von Störfeldern ergeben sich folgende Grundsätze:

- Jede chronische Krankheit kann durch ein Störfeld induziert oder unterhalten werden.
- Das Störfeld kann – muß aber nicht – klinisch relevant sein.
- Der Körper kann das Störfeld kompensieren.
- Jede Erkrankung oder Verletzung kann ein Störfeld hinterlassen.
- Jede störfeldinduzierte Erkrankung kann durch neuraltherapeutische oder

chirurgische Entfernung des Störfeldes ausheilen.
- Ein Störfeld wird durch das Sekundenphänomen demaskiert.
- Sekundenphänomene sind vor dem Hintergrund einer zunehmenden Multimorbidität sowie steigender Umwelt- und Organismusbelastung insgesamt etwas seltener geworden.
- Wenn ein schuldiges Störfeld gelöscht wurde und das periphere Leiden fortbesteht, muß erneut eine segmentale Neuraltherapie (einfach oder erweitert) durchgeführt werden.

Ein kompensiertes, d. h. klinisch stummes Störfeld kann durch einen sog. *Zweitschlag* klinisch bedeutsam werden. Ein solcher Zweitschlag kann eine banale Erkältung oder aber auch eine psychische Belastung sein. Anders ausgedrückt: Das randvolle Faß wird durch einen einzigen Tropfen zum Überlaufen gebracht. Der zuvor bis an die Grenze belastete Regelkreis wird jetzt überfordert. Als ob die „Sicherung durchbrennt", bricht der Regelkreis zusammen, und es treten nun neue Beschwerden und Erkrankungen hinzu.

8.7.3 Störfeldsuche

Die Störfeldsuche erfolgt über:

- eine gute *Anamnese* (zeitliche Zusammenhänge, z.B. Kopfschmerzen seit der Appendektomie bedeutet Störfeldverdacht bzgl. der Appendektomie-Narbe)
- Suche nach *Adler-Langerschen* (chronisch gestörtes Gewebe) und Sellschen Druckpunkten (Blockierungen) (→ Abb. 8.3)
- Wirbelsäulen-Diagnostik/Chirodiagnostik z. B. Kiblersche Hautfalte
- *Testinjektion*, z. B. in Narben (= diagnostische Neuraltherapie)
  Cave: Bei Zahntestung Scandicain oder Ultracain verwenden, da diese eine bessere Knochendiffusion als Procain haben
- chinesische Zungen-/ Pulsdiagnostik
- *Lymphbelt* (= lymphatische Verquellung; im Bereich des lumbosakralen Überganges als Hinweis auf ein Störfeld im Unterleib)
- *Computer–Regulationsthermographie* (hochsensible Wärmemessung gibt Auskunft über vegetative Regulationsfähigkeit)
- *Zahnstatus*, z. B. mittels Panorama-Aufnahme (OPG)
- *Kinesiologie*
- Aurikulodiagnostik (n. Nogier u.a.)
- *Headsche Zonen* (Hyperalgesie? Dysästhesie? Verquellungen? Pigment- oder Haaranomalien?)
- *Palpation*
  - positiver Nabeldrucktest = stechender, in die Tiefe ziehender Schmerz beim Eindrücken des Nabels mit dem Finger
  - Symphysenspalt druckschmerzhaft = Hinweis auf ein Störfeld im „Unterleib"
- *Procain-Quadrantentest* (n. Mudra)
  Durchführung: Körper gedanklich in 4 Quadranten teilen, in jeden Oberarm und Unterschenkel medialseits eine Quaddel setzen (mit 1:10 verdünntem, 1 %igem Procain). In dem Quadranten, wo es am stärksten nachblutet, besteht der Verdacht auf ein Störfeld.

8.7.4 Narben als Störfeld

Besonders störfeldverdächtig sind Narben im Segment (AE-Narbe – LWS-Schmerz). Auch außersegmentale und innere Narben (z.B. Scheidenstumpfnarbe nach Hysterektomie) sind in die Überlegungen und Therapie mit einzubeziehen.

Die *Störfeldidentifizierung* erfolgt über:

- *Testinjektion* in und um die Narbe, insbesondere Grenzfläche „Narbe – angrenzendes Gewebe", satt infiltrieren. Dann Verbesserung oder Erstverschlechterung abwarten. Eine Wiederholung ist nach einer Woche sinnvoll.
- *Very-point-Methode:* Kanüle „tänzelt" tangential mit kleinen Stichen zart über die Narbe. Wenn es im Vergleich mit der Umgebung sowie innerhalb der Narbe besonders schmerzhafte Bereiche gibt, besteht der dringende Verdacht auf ein Störfeld.
- *Punktsuchgerät:* Eine Störfeldnarbe hat, ähnlich einem Akupunkturpunkt, einen erniedrigten elektrischen Hautwiderstand, der mit einem Widerstandsmeßgerät zu verifizieren ist. Cave: Meßfehler durch Hautfeuchtigkeit oder variierender Anpreßdruck der Meßsonde!
- Palpation: Störfeldverdacht bei auffälligen Verhärtungen und/oder Verquellung.

Narbeninfiltration mittels Air-block-Technik

Diese besondere Injektionstechnik ist bei flächigen Narben, z.B. nach Verbrennungen anzuwenden: 3/4 Luft, 1/4 Lokalanästhetikum aufziehen, empfohlene Spritzengröße 5–10 ml, Spritzenkolben unterhalb der Einstichstelle absenken. So gelangt bei Stempeldruck zuerst Luft in das subkutane Gewebe, dann folgt das Lokalanästhetikum in die „aufgeplusterte" Haut und verteilt sich flächig wie ein Aerosol.

8.7.5 Verifizierung von Störfeldern

Um ein Störfeld zu demaskieren, müssen *folgende Voraussetzungen* erfüllt sein:

- Auftreten eines *Sekundenphänomens*, d.h. Beschwerdebesserung bzw. -freiheit nach Neuraltherapie für mehrere Stunden, mindestens über die Wirkdauer des Lokalanästhetikums hinaus
- *Erfolg* der Injektion muß *reproduzierbar* sein, sonst besteht wahrscheinlich ein sog. übergeordnetes Störfeld oder eine Regulationsblockade (Kortison, Psychopharmaka, Nikotin) oder es handelte sich um einen Placeboeffekt.
- *Verlängerung der Beschwerdefreiheit* von Therapie zu Therapie

Cave: Wenn das Störfeld gefunden wurde, kann es in ca. 50 % der Fälle nach der Injektion zu einer Gegenregulation des Körpers kommen. Das drückt sich u.a. in einer Erhöhung der Leukozyten, Granulozyten, BSG und Temperatur aus. Das Leiden kann temporär (1–3 Tage) verstärkt werden. Diese auch aus anderen regulationsmedizinischen Therapien bekannte „Erstverschlimmerung" ist aber ein positives Zeichen. Nun beginnt der Heilprozeß.

B

8.7.6 Hauptstörfelder

Zu den Hauptstörfeldern zählen:

- Narben
- Tonsillen und Tonsillektomienarben
- Zähne/Zahnhalteapparat (Odonton)
- Unterleib (gynäkologischer Bereich, Prostata)
- Bauchnabel
- Nasennebenhöhlen

70 % aller Störfelder befinden sich im Kopfbereich

Störfeldmöglichkeiten im Zahn-Kiefer-Bereich

- verlagerte bzw. retinierte Zähne
- devitale Zähne
- chronische Entzündungen und degenerative Prozesse, z. B. Restostitiden nach Extraktion
- Wurzelreste
- distale Osteolysen/Granulome
- parodontotische Taschen
- verschiedene Metalle im Mund (Prinzip der Batterie, d.h. Spannungsaufbau und Stromfluß)
- versprengtes Füllmaterial (Bohrreste, Amalgam)
- Karies

Beispiele für odontogene Krankheiten (empirisch)

- Lumboischialgie
- Schulter-Arm- und HWS-Syndrom
- Trigeminusneuralgie
- Migräne
- Kopfschmerzen
- Tinnitus
- Arthritis

Daraus ergibt sich nachvollziehbar die Notwendigkeit einer kollegialen Zusammenarbeit mit einem regulationsmedizinisch geprägten Zahnarzt.

8.7.7 Segmentreflektorischer Komplex

In Anlehnung an die Headschen Zonen und in Übereinstimmung mit dem Wissen aus der asiatischen Medizin (Back-SHU-Punkte der Akupunktur) wurde der Begriff „segmentreflektorischer Komplex" geprägt. Zentraler Inhalt ist, daß

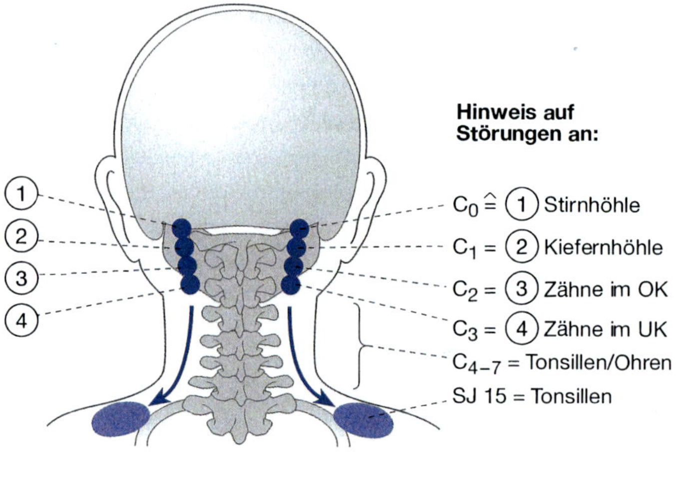

Abb. 8.3 Adler-Langersche Druckpunkte als Hinweise auf Störfelder im Kopfbereich (aus „Neuraltherapie – Lehrbuch und Atlas" von Badtke/Mudra 1994, modifiziert nach Winkler).

alle Strukturen eines Segmentes immer zusammen reagieren. Zu den Strukturen zählt man:

Vertebron	Myotom
Dermatom	Enterotom
Sklerotom	Angiotom

Bedeutung des segmentreflektorischen Komplexes für die Praxis

Ein Symptom kann sich in einem Teil des segmentreflektorischen Komplexes klinisch manifestieren (z.B. im Myotom = Muskelhartspann), und der Auslöser liegt in einem anderen Teil (z.B. im Vertebron = Hypomobilität des Wirbelgelenkes). Die effektivere Therapie, weil kausal, ist dann die, bei der auch der andere Teil mitbehandelt wird (z. B. mit manueller Therapie).

Darüber hinaus erklärt der segmentreflektorische Komplex u.a. die Wirkung einer Neuraltherapie im Segment (z.B. Lungenareal) auf das dazugehörige Organ (Lunge).

Jeder chirotherapeutisch tätige Arzt sollte bei ständig wiederkehrenden segmentalen Funktionsstörungen („Blockierungen") an die dazugehörigen segmentalen Strukturen denken und mit in das Therapieschema einbeziehen. Ständiges „Einrenken", ohne die o.g. Zusammenhänge zu beachten, ist obsolet.

8.8 Procain – ein moderner Klassiker

8.8.1 Einleitung

Obwohl zur Neuraltherapie ein Medikament benötigt wird, handelt es sich nicht um eine medikamentöse Therapie im klassischen Sinne, bei der ein Wirkspiegel erreicht werden muß, um eine therapeutische Wirkung zu erzielen. Man kann also ein und dasselbe Medikament bei verschiedenen Erkrankungen einsetzen.

Die *Wirkung* der Neuraltherapie bedarf der gezielten Injektion des Lokalanästhetikums an bestimmte Gewebestrukturen. Damit werden das vegetative Nervensystem und die Grundsubstanz erreicht, die ubiquitär vorkommen und im Informationsfluß des Körpers und damit für dessen Regulationsfähigkeit eine entscheidende Rolle spielen.

Prinzipiell ist die Neuraltherapie *nicht von der Wahl eines bestimmten Lokalanästhetikums abhängig.* Alle Lokalanästhetika wirken auch sympathikolytisch. Das Lokalanästhetikum für die Neuraltherapie muß in der Lage sein, die bestehende krankheitsübermittelnde Reizleitung des vegetativen Nervensystems zu unterbrechen, um nachfolgend die Sympathikusfunktion zu normalisieren. Heilungsprozesse können danach einsetzen. Ähnlich wirkt ein Neustart beim Computer, wenn durch Softwarefehler und Überlastung die Funktionsfähigkeit fast zusammenbricht. Nach dem Neustart läuft der Computer (meistens) dann auch wieder störungsfrei.

Procain wurde und wird seit dessen Geburtsstunde 1905 von unzähligen Ärzten in der ganzen Welt mit bestem Erfolg therapeutisch und als Lokalanästhetikum angewendet. In der „Roten Liste 2002" finden sich 34 verschiedene Arzneimittel mit Procain. Es wird in der Herzchirurgie (Kardioplegie), Allgemeinmedizin (z. B. als Venentherapeutikum), Geriatrie (zur Stärkung), Orthopädie (Lokalanästhesie) u.a. angewendet und gilt unter den Neuraltherapeuten als das *Neuraltherapeutikum der Wahl!*

Als Alternative bietet sich das amidstrukturierte Lidocain an (Wirkungszeit 2,5 Stunden, Abbau in der Leber).

Da es in der Neuraltherapie „nur" auf die kurze Unterbrechung der pathologischen Reizleitung ankommt, ist ein kurz wirksames Lokalanästhetikum sinnvoll. Aufgrund der kurzen Wirkzeit von ca. 30 Minuten ist auch die Fahrtüchtigkeit nach Procaingabe nur kurz eingeschränkt.

Procain wird von der ubiquitär vorkommenden Pseudocholinesterase in Paraaminobenzoesäure und Diäthyldiaminoethanol gespalten.

8.8.2 Spezifisch-pharmakologische Wirkungen des Procains

Procain weist folgende *Wirkungen* auf:

- gefäßerweiternd (Lidocain deutlich weniger)
- muskelrelaxierend
- membranstabilisierend (Dittmann, Zipf 1973)
- antihistaminisch/antiallergisch (durch Membranstabilisierung der Mastzellen)
- schmerzstillend (zentral und peripher über afferente Neurone, Heewer und Keele, 1948)
- sauerstoffsparend (Stys, 1992)
- koronarperfusionssteigernd (Eichholtz, Keil et al.)
- kapillarabdichtend (durch das Spaltprodukt Paraaminobenzoesäure)
- spasmolytisch auf glatte Muskulatur, z.B. Sphincter Oddi und Darm (Hahn-Godeffroy, Barop)
- sympathikolytisch und parasympathikolytisch
- gewebefreundlich, da stark hydrophlil
- leicht diuretisch
- aktivierend auf die unspezifische Abwehr, antiinflammatorisch
- antidepressiv über die Hemmung der Monoaminooxidase (MAO)
- spezifisch impulsmodulierend auf das limbische System

Procain erzeugt also einen komplexen Regulationseffekt!

8.8.3 Kontraindikationen

Für die Anwendung von Procain ergeben sich folgende *Kontraindikationen:*

- Allergie auf Procain oder Parabenzoesäure (PABA)
- Kombination mit Sulfonamiden (da Sulfonamidwirkung eingeschränkt wird)
- Pseudocholinesterasemangel (äußerst selten)

Kontraindikation für intravenöse Applikation:

- Herzinsuffizienz (NYHA III–IV)
- Bradyarrhythmie, AV-Block
- Die Kombination mit Cholinesterasehemmern würde den Abbau des Procains verzögern, ist aber klinisch bei den empfohlenen Mengen bedeutungslos; gilt nur für die Procaininfusion.

8.8.4 Vorteile des Procains gegenüber anderen Lokalanästhetika

Für die Anwendung von Procain ergeben sich folgende *Vorteile:*

- beste Steuerbarkeit durch geringe Halbwertszeit (30 Minuten)
- beide Spaltprodukte sind therapeutisch positiv wirksame Substanzen
- auch ein Spaltprodukt des Procains, das Diäthyldiaminoethanol wirkt vasodilatorisch (Huang et al. 1999)
- geringste Toxizität, auch in der Schwangerschaft einsetzbar (Heinonen et al. 1982)
- kein höheres Allergierisiko als andere Lokalanästhetika oder Pharmaka (Hahn-Godeffroy, Becke et al.)

8.8.5 „Procain-Allergie“

Als Procain mit verschiedenen anderen Zusatzstoffen, z.B. Penicillin und Adrenalin, vermischt wurde, begannen Diskussionen zum Thema der möglichen Auslösung einer allergischen Reaktion.

Davor wurde es ohne diesbezügliche Probleme angewandt. Auch heute wird es täglich in großen Mengen gespritzt. Es gibt etliche Neuraltherapie-Praxen, die nach Jahrzehnten täglicher Procain-Anwendung keinen ernsthaften Zwischenfall aufzuweisen haben (Hopfer, Becke, Winkler et al.).

Die Nebenwirkungsrate ist gering und beschränkt sich hauptsächlich auf psychovegetative Irritationen (Unwohlsein, Nadelkollaps etc.).

Die Irritationen bezüglich einer „Allergiegefahr“ entstanden durch die theoretisch-pharmakologischen Überlegungen von Dr. R. L. Mayer aus den USA, der die theoretische Möglichkeit in Erwägung zog, daß über die Paragruppe des Procains ein erhöhtes Allergierisiko bestehen könnte.

Darüber hinaus sei Parabenzoesäure (PABA) oft in Kosmetika enthalten und diese lösten oft Allergien aus. Deshalb bestünde ein Risiko für Procain. Diese Hypothese wurde zwar nie bewiesen, jedoch geistert sie seitdem immer noch durch Bücher und Köpfe.

Die Paraaminobenzoesäure (PABA) ist gleichwohl ein natürlich vorkommender essentieller Co-Faktor im Folsäurezyklus.

Auch können Konservierungsstoffe, die bei Durchstichflaschen Verwendung finden, eine allergische Reaktion auslösen, die dann zu Unrecht dem Procain angelastet wird.

Verwirrung stifteten vor allem bis heute fortgeschriebene amerikanische Untersuchungen, die in Unkenntnis der pharmakologischen Wirkunterschiede von Lidocain und Procain an der Haut die Hautrötung nach Setzen von Procain-Quaddeln als Beweis einer allergischen Reaktion mißdeuteten (Aldrete, Johnson, Hensel et al.).

Es handelt sich also eher um eine unkritische Übernahme einer bloßen Vermutung.

> Deshalb empfehle ich zur Sicherheit die Verwendung von 1%igem Procain, **ohne Zusätze**.
>
> **Cave:** In den 50-ml-Durchstichflaschen sind immer Konservierungsstoffe enthalten!

Bei der Bewertung von „Allergie“-Zwischenfällen, die in den Zusammenhang mit Procain gebracht werden, beachte man die Differenzierung zwischen Intoxikation und allergischer Reaktion (→ Tab. 8.1). Hier wurde z. T. ungenau analysiert.

Ein *Allergietest* kann die selten vorkommende echte Procain-Allergie demaskieren:

B

Tab. 8.1 Differenzierung zwischen Intoxikation und allergischer Reaktion.

	allergische Reaktion / Schock	**Intoxikation (biphasischer Verlauf)** 1. Phase: Erregung, 2. Phase: Lähmung
Ursache	Antigen-Antikörper-Reaktion	Überschreitung der Einzelmaximaldosis, Injektion in zentripetale Gefäße, verzögerter Abbau bei Pseudocholinesterasemangel (1:250 000), beschleunigte Resorption
Symptome		
Herzfrequenz	bleibt (anfangs) normal	steigt schnell (Bradykardie in 2. Phase)
Blutdruck	eher hypoton	schnell ansteigend
Krämpfe	nein	ja
Therapie	Schocklagerung, i.v. Zugang, Prednisolon 100–1000 mg i.v., Adrenalin (1 mg verdünnt auf 10 ml 0,9%iges NaCl langsam i.v.), Fenistil 4–8 mg i.v., Flüssigkeitszufuhr, ggf. Theophyllin 5 mg/kg KG langsam i.v.	tief und langsam durchatmen lassen (erhöht die Krampfschwelle) i.v. Zugang + Flüssigkeitszufuhr, Sauerstoffgabe ggf. Adrenalin 0,5–1 mg i.v. Atropin 0,25–1 mg i.v. Valium 2,5–5–30 mg i.v.

Man gibt einen Tropfen Procain in den Bindehautsack, wartet ca. 2–5 Minuten und untersucht dann das Auge auf Rötung und erfragt einen eventuellen Juckreiz. Ist beides nicht vorhanden, ist die Wahrscheinlichkeit einer allergischen Komplikation äußerst gering. Eine andere Variante des Tests ist folgende: Man setzt eine Quaddel am Unterarm und wartet ca. 10–15 Minuten. Wenn der Radius der Rötung nicht deutlich mehr als 1 cm über dem Quaddelradius liegt, ist gleichfalls keine Komplikation zu erwarten.

Die *Einzelmaximaldosis* (EMD) liegt bei 50 ml Procain 1 % (bei 70 kg Körpergewicht).

Die größte Menge Procains, die der Autor des Beitrages jemals benötigte, waren 35 ml (entspricht 7 Ampullen zu je 5 ml) bei einer ca. 100 kg schweren Frau mit einer quer über das gesamte Abdomen verlaufenden Störfeldnarbe.

Als *weitere Lokalanästhetika* könnten zum Einsatz kommen:

- Lidocain (Xylocitin®)
- Prilocain (Xylonest®)
- Bupivacain (Carbostesin®)

8.9 Therapiebeispiele

8.9.1 Kopfschmerz

Standardtherapie (bei allen Kopfschmerzformen):

- lokale Quaddelungen an Loci dolendi
- i.v. Injektionen (1 ml Procain 1 %)
- Störfeld (Narben)
- ggf. Ganglien

Zusätzlich bei:

Stirnkopfschmerz

- Injektion an den N. supraorbitalis und an die Nasenwurzel (entspricht den Akupunktur-Punkten Blase 2 und Yin Tang)
- Quaddeln beiderseits eine Daumenbreite über der Augenbraue in der Pupillarlinie (entspricht dem Akupunktur-Punkt Gallenblase 14)

Okzipitalkopfschmerz

- Quaddel in der Grube, welche nach kranial vom Okziput und nach medial vom M. trapezius begrenzt wird (Lokalisation entspricht dem Akupunkturpunkt Gallenblase 20).
- Quaddel und/oder Triggerpunktinfiltration am Oberrand des Trapezius (entspricht dem Akupunktur-Punkt Gallenblase 21)
- Hälfte der Strecke zwischen dorsalem Akromion und dem Processus spinosus des HWK 7 (entspricht dem Akupunkturpunkt 3-Erwärmer 15)

Temporal-, Spannungskopfschmerz

- Dornenkranz nach Hopfer (alle 3 bis 4 cm auf der größten Zirkumferenz des Schädels je 1 Quaddel mit 0,5 ml eines Lokalanästhetikums, Name resultiert aus der Ähnlichkeit mit dem Dornenkranz von Jesus)
- Druckdolente Areale über der Ohrspitze und in der Region des Haaransatzwinkels (entspricht den Akupunktur-Punkten Magen 8 und Gallenblase 8)

Scheitelkopfschmerz

- Quaddelung von druckdolenten Punkten in der Region der Kreuzung Ohrmuschelachse/Medianlinie (entspricht den Akupunktur-Punkten Du mai 20 und Extra 1 = „Vier Weise Brüder")

Diffuser Kopfschmerz

- Injektion an die A. temporalis
- Quaddeln über druckdolenten Punkten auf der Medianlinie des Schädels

8.9.2 Hüftschmerz

Bei Hüftschmerzen ergeben sich komplementär folgende Injektionstechniken:

- Injektionen an oder in das Hüftgelenk
- Injektionen an den Trochanter major
- Injektionen an den Trochanter minor
- Injektionen in und an die Arteria femoralis
- Procaininfusion (bei starken Schmerzen oder Inoperabilität)

8.9.3 Chronisch-therapieresistente Schmerzzustände verschiedener Genese

Neben einer jeweils individuell angepaßten konsequenten Schmerztherapie nach WHO-Stufenschema sollte die Procain-Basen-Infusion wegen ihrer hohen regulativen, analgetischen, antiphlogistischen und psychisch ausgleichenden Wirkung komplementär eingesetzt werden (Reuter, Oettmeier 1999).

Procain-Basen-Infusion (PBI)

Indikationen:

- ausgedehnte akute und/oder chronische, therapieresistente Schmerzzustände, insbesondere Fibromyalgie, alle Neuralgien, complex regional pain syn-

drome (CRPS), Migräne, exazerbierte Arthrosen, rheumatoide Arthritis
- Polyneuropathie
- chronische Pankreatitis
- Hörsturz/akuter Tinnitus
- Medikamentenentwöhnung
- Regeneration/Leistungssteigerung
- adjuvant in der Tumorschmerztherapie

B

Durchführung einer Procain-Basen-Infusion (PBI)

- Cave: Mindestens bei der ersten PBI empfiehlt sich eine enge Überwachung des Patienten (Blutdruck, Herzfrequenz, O_2-Sättigung). Vorab immer EKG anfertigen (siehe Kontraindikationen). Bei einem systolischen Blutdruckwert unter 110 mm Hg sollte wegen des zu erwartenden blutdrucksenkenden Effektes von ca. 5–15 mmHg auf die PBI verzichtet werden. Erst mit kleineren Dosen arbeiten, bei ausbleibender Schmerzreduktion steigern.

Procedere

- Üblicherweise im ambulanten und stationären Bereich ca. 60 Minuten Infusionsdauer.
- Bei stärksten Schmerzen oder infauster Prognose ist eine kontinuierliche Gabe über einen Perfusor sinnvoll.

Erste Serie

- 10 Infusionen – in der ersten Woche täglich, danach 3mal pro Woche
- Immer körperwarm verabreichen.

Zusammensetzung der Infusion

- (10) 20–40 ml Procain 1 % auf 500 ml NaCl-Lösung
- (40) 80–160 ml Na-Bikarbonat 8,4 %
- Das Verhältnis Procain zu Na-Bikarbonat sollte bei 1:4 liegen.

Das Natriumbikarbonat stabilisiert den für die Dissoziation wichtigen pK-Wert und erhöht damit die periphere Verfügbarkeit von Procain im Körper und wirkt gleichzeitig bei der fast immer vorkommenden latenten oder lokalen Gewebsazidose ausgleichend im Säure-Basen-Haushalt, welcher wiederum einen erheblichen Einfluß auf die Funktionstüchtigkeit der Grundsubstanz nach Pischinger hat.

Literatur

Adler E (1990) *Störfeld und Herd im Trigeminusbereich,* Verlag für Medizin Dr. Ewald Fischer

Badtke G, Mudra I (1994) *Neuraltherapie – Lehrbuch und Atlas,* Ullstein Mosby Verlag

Barop H (1996) *Lehrbuch und Atlas der Neuraltherapie nach Huneke,* Hippokrates Verlag

Becke M (1996) *Procain und die Diskussion um die Allergie,* Ärztezeitschrift für NHV 12, 908–912

Becke H (1991) *Neuraltherapie bei Kreuzschmerz und Migräne,* Hippokrates Verlag

Dosch P (1989) *Lehrbuch der Neuraltherapie nach Huneke,* Haug Verlag

Dosch M (1988) *Bildatlas zur Technik der Neuraltherapie mit Lokalanästhetika,* Haug Verlag

Mastalier O (1992) *Reflextherapie in der Zahn-, Mund- und Kieferheilkunde,* Quintessenz Verlag

Mutschler E (1997) *Arzneimittelwirkungen, Lehrbuch der Pharmakologie und Toxikologie,* Wissenschaftliche Verlagsgesellschaft Stuttgart, 7. Auflage

Reuter U, Oettmeier R (1991) *Die hochdosierte Procain-Basen-Therapie,* Ärztezeitschrift für NHV 40,11

Worlitschek M (1991) *Praxis des Säure-Basen-Haushaltes.* Haus-Verlag, 2. Auflage, Heidelberg

Wühr E (1988) *Chinesische Akupunktur und Moxibustion,* Verlag für Ganzheitliche Medizin Kötzting, Bayer. Wald

Zeus M, Jurna J (2002), *Lehrbuch der Schmerztherapie,* Wissenschaftliche Verlagsgesellschaft, Stuttgart

9 Verhaltensmedizinische Therapieverfahren

Peter Kropp und Uwe Niederberger

9.1 Entspannungstherapie

Bei vielen Erkrankungen und Störungen wurde der bedeutsame Einfluß streßbedingter Spannungs- und Erregungszustände auf die Entstehung und insbesondere Aufrechterhaltung von Krankheitsprozessen zunehmend erkannt, so auch im Bereich chronischer Schmerzzustände (→ Kapitel 3: Verhaltensmedizinische Grundlagen des Schmerzes). Entspannungsverfahren sind die weitaus am häufigsten verwendeten und wohl auch wichtigsten und wirksamsten Techniken der psychologischen Schmerzbehandlung und können in hohem Maße eigenverantwortlich vom Patienten angewandt werden. Entspannungstechniken wie das *Autogene Training nach Schultz*, die *Progressive Muskelrelaxation nach Jacobson*, das *„relaxation response training" (Benson)* sowie die *Hypnose* sind wiederholt in ihrer Wirksamkeit bei chronischen Schmerzzuständen belegt worden. Besonders bei Patienten, bei denen ein „Angst-Spannungs-Schmerz-Zyklus" vorliegt, können solche Verfahren indiziert sein. Insbesondere die Wirkung der progressiven Muskelentspannung (PMR) nach Jacobson ist dabei empirisch gut belegt. Die progressive Muskelentspannung nach Jacobson ist insgesamt ein bedeutsames Verfahren der nichtmedikamentösen, eigenverantwortlichen Behandlung und kann somit einen wichtigen Beitrag zur Vermeidung der Chronifizierung von Schmerz- und Streßerkrankungen leisten. Die progressive Muskelentspannung ist inzwischen fester und grundlegender Bestandteil (Basistherapie) vieler ambulanter und stationärer Schmerz- und Streßbewältigungsprogramme nicht nur für chronische Schmerzpatienten.

Die Bedeutsamkeit von Entspannungsverfahren leitet sich dabei aus nachfolgenden Beobachtungen ab:

- Schmerz wirkt psychophysiologisch als Stressor und führt zu einer generellen Erregung und kann langfristig psychosomatische Beschwerden verursachen. Gut gelernte Entspannungsübungen wirken sowohl einer kurzfristigen physiologischen Erregung als auch den langfristigen Auswirkungen von Schmerzen entgegen, da die Wirkung der Entspannung physiologisch antagonistisch zur Streßreaktion des Körpers ist. Auch wirken zahlreiche Stressoren auf dem Boden einer angeborenen und/oder erworbenen Vulnerabilität als Auslöser von Schmerzzuständen (Diathese-Streß-Modell chronischer Krankheit, s. Kapitel 3: Verhaltensmedizinische Grundlagen des Schmerzes). Hier kann mit der Entspannungsreaktion die Auslöseschwelle von Schmerzen günstig beeinflußt werden. Der Einsatz der Entspannungstherapie bei Schmerzpatienten

B

geschieht somit sowohl zur Schmerzbewältigung als auch im Vorfeld der Schmerzentstehung.
- Gedanklich und im subjektiven Erleben stellt sich in Entspannungszuständen ein Gefühl von Ruhe und Wohlbefinden ein, welches dem Schmerzerleben entgegenwirkt. Der während der Entspannung erreichte Bewußtseinszustand wirkt dabei schmerzablenkend und kann Schmerzen ganz oder teilweise ausblenden.
- Durch die Wirkung der selbstinduzierten Entspannung erfährt der Patient, daß er seinen Schmerzen nicht hilflos ausgeliefert ist, sondern aktiv etwas dagegen tun kann. Die Bewertung seiner Selbsteffizienz steigt, was wiederum einen positiven therapeutischen Effekt bewirkt.
- Insbesondere durch die Technik der progressiven Muskelentspannung nach Jacobson entsteht ein Körperempfinden für Verspannungen der Muskulatur. Der Patient kann lernen, diese Anspannung zu unterbrechen und von vorneherein zu vermeiden. Auch auf der psychischen Ebene wird innerliche Anspannung besser wahrgenommen und eine mentale Entspannung eingeleitet. Persönliche Streßsituationen, die Schmerzen auslösen bzw. verstärken, werden bewußter wahrgenommen. Einsatz von Entspannung in Alltagssituationen führt zu einem positiv veränderten Umgang mit Belastungen.
- Physiologisch wird durch Entspannungstechniken eine trophotrope Umschaltung des Aktivierungsniveaus des Organismus erreicht, die sich global komplementär zu der Streßreaktion (Ergotrophisierung) verhält.

9.1.1 Progressive Muskelentspannung nach Jacobson (PMR)

Ziele

Das Behandlungsrationale der PMR leitet sich aus der Beobachtung ab, daß eine psychophysische Erregung (Streß, Schmerz) stets mit einer Erhöhung der Aktivierung und damit häufig auch des Muskeltonus einhergeht. Im Umkehrschluß wird nun in der Behandlung angestrebt, daß durch eine Senkung des Muskeltonus eine Reduktion von Aktivierung und Schmerzempfinden induziert wird. Die Bezeichnung „progressiv“ leitet sich dabei von folgenden Umständen ab:

1. Patienten lernen, nacheinander die wichtigsten Muskelgruppen des Körpers zu entspannen.
2. Eine Muskelgruppe wird mit fortschreitender Übung zunehmend stärker entspannt.

Bei täglicher Übung wird ein Stadium erreicht, in dem „Ruhe“ automatisch erhalten bleibt. Angestrebt wird die sukzessive Entwicklung eines Entspannungszustandes über den Körper hinweg, der im Alltag einsetzbar ist. Letztendliches Ziel ist es, sich in Sekunden in einen völlig entspannten Zustand versetzen zu können („konditionierte differentielle Entspannung“, konditioniert: gut gelernt, rasch einsetzbar, differentiell: auf bestimmte Auslöser [Stressoren] hin einsetzbar). Die PMR ist somit erlern- und konditionierbar.

Verfahren der progressiven Muskelentspannung

Das Verfahren der progressiven Muskelentspannung wird heute sehr häufig nach einer von Bernstein und Borkovic vorgeschlagenen Form durchgeführt und besteht einfach aus einer *schrittweisen An- und Entspannung verschiedener Muskelgruppen.* Die zu entspannende Muskelgruppe wird zunächst angespannt, wobei sich der Patient auf die Gefühle der Anspannung konzentriert. Nach ca. 5–15 Sekunden Anspannung wird die Muskelgruppe langsam gelockert. In der nun folgenden Phase der Entspannung bleibt die Muskulatur im gelockerten Zustand, und der Patient konzentriert sich jetzt auf das Gefühl der Entspannung. Sehr wesentlich ist die Wahrnehmung des Unterschiedes zwischen Anspannung und Entspannung durch den Patienten. Nach ca. 30 Sekunden wird dann zur nächsten Muskelgruppe übergegangen.

In dieser Weise werden nachfolgende Muskelgruppen durchgegangen:

- rechte Faust, linke Faust, rechter Oberarm, linker Oberarm
- Stirn, obere Wangenpartie, Nase, untere Wangenpartie, Zunge, Kiefer, Lippen
- Nacken, Hals, Brust, Schulter, obere Rückenpartie, Atemmuskulatur, Bauchmuskulatur
- rechter Oberschenkel, rechte Wade, linker Oberschenkel und linke Wade.

Bei einer regelmäßigen, zumindest einmaligen täglichen Übung von ca. 15–20 Min. gelingt es dem Patienten, einzelne Muskelgruppen zunehmend tiefer zu entspannen. Häufig wird das muskuläre Verfahren dabei auch mit suggestiven Elementen gekoppelt. In einem fortgeschrittenen Übungsstadium werden einzelne Muskelgruppen zusammengefaßt und die Übungen zeitlich gerafft (Kurzform, Durchführungszeit ca. 5–10 Minuten). Zuletzt sollte der Patient in der Lage sein, sich nach einer raschen Ganzkörperanspannung innerhalb von Sekunden zu entspannen und dies auch in Alltagssituationen einsetzen zu können.

Instruktionen zum Entspannungstraining nach Jacobson

Setzen Sie sich bequem auf Ihrem Stuhl zurecht und schließen Sie die Augen. Lassen Sie alle Muskeln so locker wie möglich. Achten Sie darauf, daß Sie sich nicht verkrampfen und die Entspannung nicht mit Gewalt herbeiführen wollen.

Wir beginnen mit Armen und Händen

Bitte schließen Sie Ihre rechte Hand zur Faust und achten Sie auf die Spannung in Ihrem Unterarm und in der Hand ...

Und lassen Sie jetzt Hand und Unterarm wieder langsam locker, ganz locker. Achten Sie darauf, wie sich die Muskeln Ihrer Hand und Ihres Unterarms allmählich immer mehr entspannen. Beachten Sie auch, wie einzelne Finger sich lösen und lockern.

Wiederholen Sie die Übung mit der rechten Hand ...

Anschließend führen Sie die Übung mit der linken Hand durch ...

Achten Sie stets genau auf den Übergang vom angespannten in den entspannten

B

Zustand, auf den Unterschied zwischen Anspannung und Entspannung. Lassen Sie einmal schneller und dann wieder langsamer los. Versuchen Sie, die Entspannung immer weiter zu vertiefen.

Nun spannen Sie den rechten Oberarm an, indem Sie den Ellenbogen anwinkeln, so als ob Sie den Bizeps zeigen wollen. Achten Sie auf die Spannung ...

Und lassen Sie wieder ganz locker und spüren Sie den Übergang von Anspannung zur Entspannung.

Lassen Sie den rechten Oberarm ganz locker, achten Sie auf den Übergang von der Anspannung zur Entspannung.

Jetzt führen Sie die Übung mit dem linken Oberarm durch.

Dann folgen Kopf- und Gesichtsmuskeln

Spannen Sie nun die Stirnmuskulatur an, indem Sie die Stirn runzeln. Ziehen Sie die Augenbrauen fest nach oben, so daß Querfalten entstehen.

Beobachten Sie die Spannungsempfindungen ...

Und lassen Sie die Stirn wieder glatt werden.

Und Sie spüren, wie mit der Entspannung der Stirn die ganze Kopfdecke locker wird. Beobachten Sie die Entspannung und versuchen Sie, die einzelnen Übergänge zu unterscheiden.

Sie spannen nun die Gesichtsmuskeln an, indem Sie die Nase rümpfen und die Augenlider zusammenpressen ... und Sie lösen nun wieder, das Gesicht fällt nach unten, und Sie merken, wie sich beim Lösen des Gesichts die Muskulatur entspannt und lockert.

Achten Sie wieder auf den Übergang von der Anspannung zur Entspannung.

Setzen Sie dann dieses Muster der Anspannung und Entspannung fort.

Zunächst mit den Kiefermuskeln. Hier beißen Sie die Zähne zusammen. Dann pressen Sie die Lippen aufeinander. Nun drücken Sie die Zunge gegen den Gaumen.

Sie achten jeweils auf den Zustand der Anspannung, beobachten ihn ... und lassen wieder locker, mal schnell, um den Unterschied zwischen Anspannung und Entspannung ganz deutlich zu erleben, mal langsam, um möglichst feine Unterschiede wahrzunehmen.

Sie wiederholen die Übung mit dem ganzen Gesicht. Spannen Sie alle Muskeln des Gesichts an und lockern sie wieder und gehen die einzelnen Muskelgruppen durch:

die Stirn und die Kopfdecke, die Augenlieder, die Kiefer, die Lippen und die Zunge.

Versuchen Sie, sie jeweils noch weiter zu entspannen, während Sie darauf achten.

Danach Schultern, Atmung und Bauch

Nun spannen Sie die Schulter- und Nackenmuskulatur an, indem Sie die Schultern hochziehen. Sie achten auf die Anspannung der Schultern, des Nackens und des oberen Rückens.

Und lassen wieder locker, die Schultern fallen langsam in sich zusammen, Sie fallen insgesamt in sich zusammen.

Achten Sie darauf, wie die Muskeln immer gelöster werden, wie die Entspannung bis in die Rückenmuskeln hineinstrahlt.

Ihr ganzer Körper ist ruhig und entspannt, der Nacken, der Hals, die Gesichtsmuskeln, die Stirnmuskeln, die Arme und Hände sind locker und leicht und tief entspannt.

Lenken Sie Ihre Aufmerksamkeit dann auf Ihren Atem. Sie achten darauf, wie die Luft ein- und ausströmt.

Nun atmen Sie durch die Nase tief ein, halten die Luft kurz an und achten auf die Spannung in Ihrer Brust.

Lassen Sie die Luft langsam durch den Mund wieder aus und beobachten Sie, wie sich beim Ausatmen die Brust angenehm entspannt.

Wiederholen Sie diese Übung, und genießen Sie die Entspannung beim langsamen Ausatmen. Beachten Sie nur das Ein und Aus der Atmung.

Versuchen Sie, mit dem Ausatmen die Hände, Arme, das Gesicht und die Schultern immer weiter zu entspannen. Achten Sie auf das Gefühl der Ruhe, das sich dabei im ganzen Körper ausbreitet.

Nach einer Pause richten Sie Ihre Aufmerksamkeit auf die Bauchpartie.

Sie spannen den Bauch an, indem Sie ihn herausdrücken.

Sie beobachten die Anspannung und lassen wieder locker. Achten Sie wieder auf die feinen Übergänge zur Entspannung.

Ziehen Sie jetzt den Bauch ein und lassen Sie wieder locker.

Achten Sie auf die Empfindungen der Entspannung, die sich allmählich in der Bauchmuskulatur ausbreiten.

Lassen Sie sie in die anderen Muskeln des Körpers ausstrahlen. Ihr ganzer Körper ist jetzt entspannt und locker, Sie atmen ruhig und gleichmäßig, sind entspannt, tief entspannt.

Dann die Beine

Jetzt spannen Sie den rechten Oberschenkel an, indem Sie den Fuß vor sich hochheben und die Zehenspitzen zu sich richten ...

Halten Sie die Spannung.

Und Sie lösen auch hier wieder Ihr Bein, lassen es wieder herunterhängen. Achten Sie auch hier auf den Gegensatz von der Anspannung zur Entspannung, die sich allmählich ausbreitet.

Lassen Sie die Muskeln immer weiter locker.

Nun spannen Sie auf die gleiche Weise auch den linken Oberschenkel an, indem Sie ihn hochheben und die Zehenspitzen zu sich ziehen ...

Und entspannen Sie wieder.

Beide Beine werden immer entspannter und schwerer.

Und Sie spannen nun den rechten Unterschenkel an, indem Sie die Zehenspitzen von sich weg nach unten drücken, nicht zu fest, damit Sie keinen Krampf bekommen ...

Und lösen nun wieder, auch der Unterschenkel wird mehr und mehr entspannt.

Auf die gleiche Weise spannen Sie nun den linken Unterschenkel an, auch hier drücken Sie die Fußspitzen von sich weg, spüren, wie der Muskel sich anspannt.

Und lösen ihn wieder.

Vertiefung und Beendigung der Entspannungsübung

Sie lassen Ihre Aufmerksamkeit nun wieder von den Füßen nach oben wandern.

Lassen Sie die Entspannung hinaufströmen durch die Beine, zum Rücken, in die Magengegend, in die Brust, die Schultern, in die Arme und Hände, in das Gesicht.

Versuchen Sie, diese Muskeln mit jedem Ausatmen noch weiter zu entspannen.

Sie spüren die Schwere des Körpers, spüren, wie einzelne Körperteile wärmer geworden sind. Ihr ganzer Körper ist nun ganz tief entspannt. Sie genießen die Entspannung eine Weile, es wird Ihnen immer wohler und wohler, mehr und mehr entspannt.

Nach ein paar Minuten zählen Sie innerlich langsam bis 3, bei 1 bewegen Sie die Beine, bei 2 räkeln Sie Arme und Hände, und bei 3 öffnen Sie langsam die Augen.

Durchführung und Erfolgskontrolle des Entspannungstrainings

Die erste Einweisung in das muskuläre Entspannungstraining nach Jacobson sollte durch einen kompetenten Behandler in Einzel- oder Gruppensitzung erfolgen. Danach eignet sich das Verfahren in fortgesetzter Übungsanwendung in idealer Weise zur eigenverantwortlichen Behandlung durch den Schmerzpatienten selbst. Es ist geradezu ein wichtiges therapeutisches Ziel, selbstinitiierte und eigenverantwortliche Anwendung von muskulären Entspannungsübungen zu erreichen. Als günstig hat es sich erwiesen, für die regelmäßigen selbständigen Übungen eine Instruktionskassette einzusetzen. Eine angenehme Raumtemperatur, gute Durchlüftung und möglichst Reizabschirmung (Lärm, grelles Licht etc.) sind ebenso wie eine bequeme, nicht einengende Bekleidung günstige Voraussetzungen für ein erfolgreiches Training. Im Heimtraining genügt ein bequemer Sessel, für schmerztherapeutische Einrichtungen gibt es spezielle Entspannungsstühle. Das Liegen im Bett ist im allgemeinen ungünstig (Einschlafen), dann sollte der Patient doch eher auf einer geeigneten Unterlage auf dem Boden liegen. Eine einfache Erfolgskontrolle kann durch den Patienten selber z.B. durch die Messung der Pulsfequenz vor und nach der Übung erfolgen. Gebräuchlich sind weiterhin *subjektive Spannungsthermometer* in Form visueller Analogskalen (VAS, 0: völlig entspannt, 100: völlig angespannt):

0 ———————————————— 100

Es empfiehlt sich, Nebenwirkungen (z. B. Darmgeräusche), Schwierigkeiten („ich kann bestimmte Muskeln nicht erspüren“) sowie subjektive Entspannungsreaktionen protokollieren zu lassen und mit dem Patienten zu besprechen. Aspekte einer erweiterten Erfolgskontrolle durch den Therapeuten sind eine allgemein entspannte Körperhaltung (Extremitäten in Außenrotation und leichter Abduktionsstellung), verminderte Schluckbewegungen, ruhiger Lidschluß, gleichmäßige und tiefe Atmung sowie ggf. Beobachtung von Blutdruck, Oberflächen-EMG sowie elektrischem Hautwiderstand.

Gesicherte physiologische Wirkung der PMR:

- *Herz-Kreislauf-System:* Senkung der Herzfrequenz, periphere Gefäßerweiterung, Senkung des Blutdrucks
- *Skelettmuskulatur:* Tonusreduktion, zentrale Veränderung der Sensibilität der Muskelspindeln
- *Atmungssystem:* Verlangsamung der Atemfrequenz, vermehrte Atemtiefe, reduzierter Gasaustausch
- *Hautsystem:* reduzierte Schweißabsonderung, Zunahme des elektrischen Hautwiderstandes, Abnahme der Spontanfluktuationen des Hautwiderstandes
- *Hirnstromaktivität:* zunehmende EEG-Synchronisation, erhöhter α-Anteil des EEG, reduzierte Wachheit und Vigilanz
- *Weiterhin:* Veränderungen von Parametern des Immunsystems (Cortison, Leukozytenzahl) sowie des Endorphinlevels

Hinweise für einen Langzeiterfolg der progressiven Muskelentspannung

Als schmerzspezifisches Vorgehen empfiehlt sich u. U., in den Anspannungsphasen eine eher leichte Anspannung zu verwenden, da sonst die Gefahr einer reflektorischen Verspannung und somit evtl. eine Zunahme der Schmerzempfindung besteht. Aktuelle, starke Schmerzen behindern das Erlernen der Entspannungsreaktion. Auch müssen unbedingt die Compliance und Motivation der Patienten beachtet und sollten unrealistische Erwartungen korrigiert werden (z. B. Beschwerdefreiheit nach nur wenigen Übungen). Das größte Anwendungsproblem der PMR besteht nach unseren Erfahrungen darin, daß die Methode über einen längeren Zeitraum, d.h. über Wochen bis Monate, intensiv, möglichst täglich, geübt werden muß, um einen guten Erfolg zu erzielen.

Die Akzeptanz der PMR ist zwar nach unserem Eindruck zunächst sehr hoch, es muß aber unbedingt darauf geachtet werden, daß regelmäßig und nicht etwa nur schmerzkontingent geübt wird. Weitere Anwendungsprobleme können sich aus dem Alltagstransfer ergeben. Die PMR ist eben gerade nicht nur eine Methode des „stillen Kämmerleins", vielmehr müssen Patienten angehalten werden, in ihren jeweiligen, mehr oder weniger belastenden Alltagssituationen aktiv die PMR anzuwenden und zu üben, sich zu entspannen.

Es existieren keine absoluten Kontraindikationen für die Anwendung der PMR. Vorsicht ist jedoch geboten bei ausgeprägter Hypotonie, Herzerkrankungen, Diabetes sowie paranoiden und affektiven Psychosen, hierbei ist stets eine fachärztliche Abklärung und Überwachung ratsam.

B

B

9.2 Schmerzbewältigungsverfahren

Schmerzbewältigungsverfahren bauen zumeist direkt auf Entspannungstechniken auf und stellen eine verhaltenstherapeutische Erweiterung der Relaxationstechniken dar. Das Ziel der Schmerzbewältigungs- bzw. Schmerzimmunisierungstechniken ist das Erlernen einer aktiven Schmerzkontrolle und Schmerzregulation im Alltag bei Patienten mit akuten und chronischen Schmerzzuständen. Das auf die Arbeit von Meichenbaum und Turk (im deutschen Sprachraum: Bullinger und Turk 1982) zurückgehende Verfahren besteht aus folgenden Elementen:

- Erlernen alternativer neuer Bewältigungsstrategien zur Vorbereitung auf akute Schmerzen.
- Einführung neuer kognitiver Prozesse zur Konfrontation mit dem realen oder imaginativen Schmerz
- Erlernen schmerzinkompatibler Verhaltensweisen im Alltag
- Systematische Einführung der Selbstbekräftigung für erfolgreiche Schmerzbewältigung

Das Training beinhaltet drei Phasen:

- Die *edukative Phase* bezieht eine ausführliche Information des Patienten über neuronale, biochemische und psychologische Mechanismen seiner Schmerzerkrankung mit ein (z. B. Diathese-Streß-Modell, Gate-Control-Theorie). Der Patient soll dabei für eine multidimensionale Therapie, die vorwiegend auf eine Selbtstregulation bzw. -kontrolle der Schmerzen gerichtet ist, motiviert werden.
- In der *Übungsphase* lernt der Patient, sich zunächst systematisch zu entspannen (progressive muskuläre Relaxation nach Jacobson). Aufmerksamkeitsfokussierung, Ablenkung und Vorstellung sind die wichtigsten Bewältigungsstrategien des Schmerzimmunisierungstrainings. Unter Einbeziehung spezifischer Imaginations- und Suggestionsübungen soll der Patient üben, seine Aufmerksamkeit nicht mehr auf das Schmerzsymptom selbst zu lenken, sondern auf schmerzlindernde Ereignisse (z. B. Vorstellung eines kühlenden Sees). Die Aufmerksamkeitsverschiebung kann sowohl imaginär (Vorstellungsbilder) als auch nichtimaginär (Aufmerksamkeitslenkung auf Gegenstände, Objekte) erfolgen. Die Technik der kognitiven Umstrukturierung ist auf die Änderung von ungünstigen belastenden Gedanken und Selbstverbalisationen (Schmerzempfinden) gerichtet. Der Patient soll sich dabei auf den Schmerz einlassen und eigene erfolgreiche Schmerzbewältigungstechniken (z. B. progressive Muskelentspannung) sowie entlastende Selbstverbalisationen versuchen.
- Die in der Therapie gelernten Schmerzbewältigungsmechanismen sollen dann systematisch in der *Anwendungsphase* im Alltag eingesetzt werden.

9.3 Operante Schmerztherapie

Der Begriff „operante Schmerztherapie“ leitet sich vom Lernmechanismus des operanten Konditionierens (→ Kapitel

3: Verhaltensmedizinische Grundlagen des Schmerzes) ab und wurde von Fordyce in die psychologische Schmerztherapie eingeführt. Man versteht darunter Verfahren, die vorwiegend auf die Veränderung der Bedingungen, die die Schmerzen aufrechterhalten bzw. begünstigen (Verstärker), gerichtet sind. Es wird dabei davon ausgegangen, daß Patienten mit chronisch rezidivierenden Schmerzen auf instrumentellem oder operantem Weg lernen, ihr Leben auf das Schmerzproblem auszurichten. Schonhaltung, Reduktion der körperlichen und sozialen Aktivitäten, erhöhter Schmerzmittelmißbrauch sowie erhöhte Aufmerksamkeitslenkung auf den Schmerz (Klagen) sind Folgen dieses Lernprozesses. Die operante Therapie ist daher auf folgende Therapieziele bezogen:

- Erhöhung des allgemeinen Aktivitätsniveaus im Alltag des Patienten, Aufgeben von Schonhaltungen
- Reduktion der übermäßigen Inanspruchnahme von Einrichtungen zur Diagnose und Behandlung des Schmerzproblems
- Verminderung des Schmerzverhaltens und die Reduzierung von Schmerzmitteln sowie Förderung von gesundem Verhalten
- Änderung der Verstärkungsbedingungen der unmittelbaren sozialen Umgebung des Patienten (z. B. Änderung der Reaktionen von Bezugspersonen auf Schmerzäußerungen des Patienten).

Die *Änderung des Aktivitätsniveaus* erfolgt unter Zuhilfenahme von Bewegungsprogrammen und Sport, die eine andauernde schmerzhemmende Wirkung und die Abnahme des Vermeidungs- und Schonungsverhaltens haben und gleichzeitig zur Ablenkung von den Schmerzreizen führen.

Das Ausmaß der *Verminderung der schmerzkontingenten Medikation* ist weitgehend von der Organdiagnose abhängig. Fordyce führte bei der Behandlung chronischer Rückenschmerzen den „pain cocktail" ein, mit dem die Kontingenz zwischen Schmerz und Schmerzmitteleinnahme mit zunehmender Therapiedauer gelöscht werden soll. Der Patient erhält seine Medikation stets zur gleichen Zeit (also zeit- und nicht schmerzkontingent) sowie in einer stets gleich aussehenden und gleich schmeckenden Flüssigkeit (z.B. Orangensaft), wobei eine zunehmende Reduktion der Schmerzmitteldosis angestrebt wird.

Die *Verminderung der offenen und verdeckten Schmerzäußerung* des Patienten erfolgt durch Selbstkontrollverfahren (z. B. ablenkende Instruktionen, positive Vorstellungen). Zentrale Bewältigungsstrategien sind dabei die Veränderung der Selbstverbalisation und die spezifische Ablenkung von Schmerzreizen durch den Patienten.

Im besonderen Maße wird in der Behandlung auf die *Veränderung der Einflußnahme durch Bezugspersonen* (Pflegepersonal, Familienangehörige) im Hinblick auf das Schmerzverhalten geachtet. So werden etwa die Bezugspersonen ermuntert, Schmerzäußerungen (Klagen, Stöhnen) zu ignorieren und auf positive und aktivitätsfördernde Äußerungen des Patienten gezielt einzugehen und diese positiv zu bekräftigen.

B

9.4 Multimodale Therapieprogramme

Die eingangs aufgeführten Basisansätze der verhaltensmedizinisch-psychologischen Schmerztherapie (Entspannungsverfahren, Schmerzbewältigungstechniken, operante Schmerztherapie) werden zumeist unter Verwendung weiterer Psychotherapiebausteine, insbesondere aus dem Bereich der Edukation, der kognitiven Therapie und der Verhaltenstherapie, zu multimodalen Gruppen- und Einzeltherapieprogrammen zusammengefügt und liegen als Therapiemanuale vor, in denen themenzentriert die einzelnen Therapiesitzungen beschrieben sind, so z. B. die Konkordanztherapie für Migränepatienten (Gerber et al. 1989), das Psychologische Trainingsprogramm für Kopf- und Rükkenschmerzen (Basler 2001) oder das Trainingsprogramm zur Kopfschmerztherapie mit Kindern und Jugendlichen (Denecke und Kröner-Herwig 2000).

9.4.1 Kopfschmerztherapie mit Kindern und Jugendlichen

Ein von Kröner-Herwig ursprünglich mit Unterstützung der Techniker Krankenkasse entwickeltes Therapieprogramm („Stopp den Kopfschmerz“) für Kinder und Jugendliche mit Migräne und Spannungskopfschmerzen im Alter ab 8 Jahren liegt inzwischen mit empirischer Evaluation als Manual vor (Denecke und Kröner-Herwig 2000). Vorzugsweise sollte das Programm als Gruppentherapie mit 4–6 Teilnehmern durchgeführt werden (Einzeltherapie ist möglich), dabei sind 8 themenzentrierte Sitzungen in einwöchigem Abstand sowie ein Abschlußgespräch mit den Eltern beschrieben. Es werden kindgerechte Edukationsmodelle verwendet, wie z.B der Kopfschmerzdrache Drak, Schmerztor, schwarze Gedanken und bunte Gedanken, Aufmerksamkeitsscheinwerfer (→ Tab.9.1). Aus motivationalen Gründen werden Urkunden bei den jeweiligen Sitzungen verteilt und zum Schluß der Titel „Kopfschmerz-Experte“ vergeben. Ein speziell auf Kinder abgestimmtes Kopfschmerztagebuch findet sich in der Materialiensammlung. In der empirischen Evaluation hat sich das Training als signifikant überlegen gegenüber einer Wartekontrollgruppe sowie einer Selbstlerngruppe erwiesen, wobei nicht nur eine Reduktion der Kopfschmerzsymptomatik, sondern auch Anzeichen einer besseren Streßbewältigung und eines verbesserten Selbstwertgefühls bei den Kindern und Jugendlichen zu verzeichnen waren.

9.5 Biofeedback

9.5.1 Einführung und Grundprinzipien

Neben Entspannungsverfahren, Schmerzbewältigungstechniken und operanten Behandlungsansätzen sowie weiteren verhaltenstherapeutischen Maßnahmen hat sich in den letzten Jahren vermehrt die Biofeedback-Therapie zur Behandlung chronischer Schmerzzustände und funktioneller Störungen etabliert.

Grundprinzip

Grundsätzlich können alle autonom ablaufenden Körperfunktionen über

Biofeedback beeinflußt werden. Sie müssen nur bewußt wahrgenommen werden. Deswegen gilt:

- Biofeedback ist die Umsetzung autonom verlaufender, nicht (oder nicht gut) wahrnehmbarer Aktivitäten in besser wahrgenommene und damit beeinflußbare Funktionen.

Beispiel: Der Blutdruck wird normalerweise nicht wahrgenommen; mißt man ihn jedoch kontinuierlich und meldet ihn in Form eines dem Blutdruck entsprechend variierenden Tones zurück, dann kann man leicht lernen, ihn zu kontrollieren und zu verändern.

Geschichte der Biofeedback-Forschung

In den sechziger Jahren gelang erstmals Miller und Dicara im Tierversuch der Nachweis, daß autonome Funktionen nicht nur durch klassische, sondern auch durch operante Konditionierung beeinflußt werden können. Allerdings konnten die von Miller et al. erzielten Ergebnisse lange Zeit in nur unbefriedigendem Maße repliziert werden. Parallel zu den Untersuchungen im Bereich des vegetativen Nervensystems konnte Basmajian auf muskulärer Ebene nachweisen, daß die Aktivität einzelner motorischer Einheiten zumindest teilweise der willkürlichen Kontrolle unterstellt werden können.

Theoretische Konzepte zur Biofeedbacktherapie

Die unter dem Begriff Biofeedback zusammgefaßten Forschungsansätze entstammen unterschiedlichen theoretischen Positionen. Diese gehen ein in das Vorgehen bei der Planung und Durchführung der Untersuchungen, in den zur Beschreibung verwendeten Begriffen und in die herangezogenen Erklärungsmodelle. Entsprechend den Bezeichnungen Biofeedback, viszerales Lernen, Selbstkontrolle von Körpervorgängen existieren drei theoretische Erklärungsansätze zur Wirkungsweise der Biofeedbackverfahren:

- Kybernetik: Regelkreismodelle, Systemtheorie
- Lernpsychologie: Konditionierungsmodelle
- Kognitive Ansätze: Selbstkontrolle, Selbstregulation

Diese drei Ansätze schließen sich weniger gegenseitig aus, als daß sie sich vielmehr ergänzen.

Kybernetische Ansätze

In der Kybernetik als der Lehre vom Steuern und Regeln wird die Biofeedbackanordnung als externer Regelkreis interpretiert. Das wesentliche steuernde Prinzip ist dabei die negative Rückkopplung: Abweichungen der Regelgröße (z. B. Blutdruck) lösen entgegengesetzte Änderungen aus (Homöostase). Der Mensch besitzt sehr viele solcher internen Regelkreise, die gewöhnlich autonom vielerlei Körperfunktionen steuern (Blutdruck, Hunger, Durst usw.). Im Fall der Biofeedback-Kontrolle wird nun ein möglicherweise gestörter interner Regelkreis durch einen externen ergänzt bzw. ersetzt, das externe Feedback-Signal dient als Führungsgröße für den internen Regler.

Lerntheoretische Konzepte

Lerpsychologische Ansätze betrachten die Wirkungsweise von Biofeedback im

B

B

Rahmen des Lernens am Erfolg (operante Konditionierung). Es wird angenommen, daß die Patienten zunächst durch Versuch und Irrtum versuchen, die jeweiligen Körperfunktionen zu beeinflussen. Erfolgt eine Beeinflussung in die erwünschte Richtung, so wirkt das Feedbacksignal als Verstärker (Lob) und führt auch zukünftig zu vermehrtem Auftreten der richtigen Reaktionsweise- ein physiologisches Verhalten wird gelernt (viszerales Lernen).

Kognitive Ansätze

Kognitive Erklärungsansätze betonen die Bedeutung willkürlicher Kontrolle sowie die Wirkung von Einstellungen und inneren Prozessen im Individuum. Die Biofeedbackanordnung wird hier als eine Möglichkeit der Selbstkontrolle und -regulation physiologischer Prozesse durch das Individuum betrachtet. Der Glaube an die eigenen Selbstregulationskräfte wird im Patienten bestärkt. Der Aspekt der gesteigerten Selbstkontrolle erscheint der wichtigste und integrativste Punkt in der theoretischen Erklärung der Biofeedbackverfahren. Dies bedeutet zweierlei: Selbstkontrolle über autonom ablaufende physiologische Prozesse ist erlernbar, und Selbstkontrolle wiederum kann es ermöglichen, Entgleisungen von Körperfunktionen zu verhindern oder zu beseitigen. Für den Patienten bedeutet dies das Gefühl einer gesteigerten Selbsteffizienz.

9.5.2 Biofeedback-Therapie – allgemeines Vorgehen

Im folgenden Abschnitt sollen einige Vorgehensweisen bei der Biofeedbacktherapie vorgestellt werden. Neben situativen Faktoren und Hausaufgaben sind Struktur der Sitzung und die Datendokumentation von entscheidender Bedeutung. Dazu kommen noch einige Anmerkungen zu Kontraindikationen bei der Biofeedbacktherapie

Situative Faktoren

Damit in einer Biofeedbackbehandlung optimal gelernt werden kann, müssen bestimmte situative Faktoren beachtet werden:

- Theoriegeleitetes Vorgehen: Die Biofeedbacktherapie erfordert ein verhaltenstherapeutisch orientiertes Vorgehen und Grundkonzept. Die Gefahr ist sonst zu groß, am tatsächlichen Problem „vorbeizubehandeln".
- Transparenz ermöglichen: Der Patient sollte zur Erhöhung der „Compliance" die Biofeedback-Therapie verstehen können. Eine Einführung in das therapeutische Rationale ist deswegen immer notwendig.
- Instruktionsverständnis prüfen: Patienten mit einem Durchgangssyndrom, mit mnestischen Schwierigkeiten oder mit aphasischen Problemen sind für eine Biofeedbackbehandlung ungeeignet.
- Relevante physiologische Größe finden: Die über Biofeedback erlernte physiologische Funktion muß die zugrundeliegende Störung verändern können.
- Kann die physikalische Größe gemessen werden? Die relevante physiologische Funktion muß (mit Hilfe des Biofeedbackverstärkers) beobachtbar und quantifizierbar sein, etwa in Form elektrischer Potentiale,

Druck, Wärmestrahlung oder Bewegung.

- Durchblick am Biofeedbackgerät: Der Therapeut sollte das Prinzip, die Bedienung und die Technik des Biofeedbackgerätes sicher beherrschen können.
- Variabilität überprüfen: Die erfaßten Signale müssen die damit verbundene physiologische Funktion in ihrer Stärke und Variation genau widerspiegeln.
- Rückmeldung einfach gestalten: Akustische Signale zur Rückmeldung sind vom Patienten oft einfacher zu verstehen als visuelle. Dagegen können visuelle Signale (insbesondere wenn sie komplex aufgebaut sind) einen zusätzlichen motivationalen Anreiz bewirken.
- Keine Überforderung: Das Biofeedbacksignal muß vom Patienten gut interpretierbar sein; hier muß hauptsächlich darauf geachtet werden, daß die gleichzeitige Rückmeldung mehrerer Kanäle schnell zu einer Überforderung führen kann.
- Viele Pausen einlegen: Am besten nach einem vorgegebenen Muster (z. B. alle 2 Minuten) die Therapie unterbrechen und eine Pause machen ($^1/_2$ bis 1 Minute). Dadurch wird der psychologisch wichtige Reminiszenzeffekt ausgenutzt.
- Zwischenziele festlegen: Für jede Sitzung sollte ein Trainingsziel festgelegt werden, das bei realistischer Einschätzung vom Patienten auch erreicht werden kann.
- „Adaptives Therapieren“: Wird das Kriterium erreicht, kann die Anforderung erhöht werden und umgekehrt (shaping). Dabei Mißerfolge vermeiden!
- Leistungssituation vermeiden: Wettbewerbssituationen sollten unter allen Umständen vermieden werden, weil dadurch sehr schnell die Motivation des Patienten durch Überforderung sinken kann.

(Haus-)Aufgaben beim Biofeedbacktraining

Es sollten insbesondere am Ende einer Sitzung mehrere Feedbackabschnitte „ohne Rückmeldung“ eingefügt werden, die dann vom Therapeuten zu kommentieren sind. So kann sich der Patient von der externen Rückmeldung lösen und versuchen, über interne Wege das Ziel zu erreichen. Dadurch können Hausaufgaben erteilt werden. Das Prinzip der Erteilung von Hausaufgaben ermöglicht die Generalisierung der erlernten Selbstkontrollstrategien in den Alltagsbereich des Patienten. Diese Hausaufgaben sollten in der nächsten Therapiestunde für etwa 10–15 Minuten besprochen werden.

Struktur der therapeutischen Sitzung

Die therapeutische Sitzung muß gut strukturiert sein. Diese Struktur kann aus der Besprechung der Hausaufgaben bestehen, der Messung der Baseline, d. h. die relevante Aktivität vor der eigentlichen therapeutischen Intervention, einer Abschlußmessung nach der Intervention und der Erteilung neuer Hausaufgaben:

Folgendes Vorgehen hat sich bei der praktischen Anwendung bewährt:

1. Besprechung der Hausaufgaben der vorigen Sitzung
2. Erfassung der Anfangs-Baseline: kei-

B

B

Woche	8 Sitzungen des Trainings Stopp den Kopfschmerz!
1	**Der Kopfschmerz-Durchblicker** „Was passsiert in meinem Kopf?“ Informationen über den Schmerz
2	**Der Entspannungs-Chef** „Relax!“ Erlernen einer Entspannungsübung (PMR)
3	**Der Streß-Manager** „Nicht schon wieder…“ Identifikation von Kopfschmerzauslösern
4	**Der Gedanken-Spezialist** Schwarzmalen und Hellsehen Umwandlung schwarzer Gedanken in bunte Gedanken
5	**Der Aufmerksamkeits-Checker** Der Aufmerksamkeitsscheinwerfer Aufmerksamkeit und Kopfschmerz
6	**Ich bin der O.K.-Meister** „Ich bin o.k.!“ Selbstsicherer Umgang mit Freunden und Familie
7	**Der Problem-Fighter** Die Problemlöse-Treppe Problembewältigung
8	**Der Kopfschmerz-Experte** Was ein Kopfschmerz-Experte tun kann Rückschau auf das Gelernte und Vorausplanung
9	**Abschluß-Gespräch** Kind-Eltern-Therapeut

Tab. 9.1 Kopfschmerztherapie mit Kindern und Jugendlichen. Kurzbeschreibung der wöchentlichen Trainingssitzungen (nach Denecke nach Kröner-Herwig 2000).

ne besondere Instruktion, Dauer etwa 10 Minuten
3. Therapeutische Intervention: erreichbare Kriterien setzen, viele Pausen einlegen, Übungsabschnitte ohne Rückmeldung einstreuen
4. Erfassung der End-Baseline: zuerst Instruktionen wie bei der Intervention, aber ohne Rückmeldung, danach nach kurzer Pause keine Instruktionen mehr geben

Dokumentation

Eine ausreichende Dokumentation sollte in jedem Fall vorliegen. Diese besteht aus den Meßergebnissen der psychophysiologischen Voruntersuchung, den Meßwerten der Baseline-Erhebungen (prä und post!) und eventuell den Meßwerten bei den therapeutischen Interventionen. Ganz wichtig ist die gleichzeitige Erfassung anderer Variablen wie z. B. Schmerztagebuch, Stimmungsthermometer. Durch das Vorliegen objektiver physiologischer oder subjektiver (Einschätz-)Daten kann ein fehlgeleitetes therapeutisches Konzept frühzeitig erkannt und modifiziert werden. Umgekehrt kann der Patient bei ersichtlicher Besserung auf der physiologischen Datenebene zur Therapie weiterhin motiviert werden.

Kontraindikationen (allgemein)

Es gibt keine absoluten Kontraindikationen. Von Fall zu Fall sollte entschieden werden, ob z. B. der Einsatz von Biofeedback-Methoden bei psychotischen Patienten oder bei Patienten, die unter Medikamenteneinfluß stehen, sinnvoll ist oder inwieweit Patienten mit einer Aphasie (insbesondere sensorische) mit den therapeutischen Instruktionen umgehen können.

9.5.3 Grundlagen der Registrier- und Rückmeldetechnik

Unter Biosignalen versteht man zeitliche Änderungen physikalischer Größen, die Informationen über biologische Prozesse enthalten. Gebräuchliche Signalparameter sind Amplitude und Frequenz bzw. Periode eines Signals. Ein Meßsystem zur Biosignalregistrierung und -rückmeldung besteht aus folgenden Elementen:

1. Meßquelle (tierischer oder menschlicher Organismus)
2. Meßfühler
3. Verstärker
4. Registriergerät
5. Rückmeldevorrichtung

In der psychophysiologischen Forschung werden meist mehrere Biosignale gleichzeitig mit Polygraphen (Mehrfachschreibern) gemessen. Für die praktische Anwendung von Biofeedback-Methoden wurden jedoch auch einfache Geräte entwickelt, die nur eine biologische Funktion und ihre zeitliche Veränderung optisch und akustisch anzeigen.

Meßquelle und Meßfühler

Unterschieden wird zwischen elektrischen und nichtelektrischen Biosignalen. Bei den elektrischen Biosignalen (z. B. EMG, EEG) ist die Meßquelle ein Spannungsgenerator im Körperinneren, der sich als elektrisches Feld zur Körperoberfläche ausbreitet und dort an zwei oder mehr Ableitepunkten mit Hilfe von Meßelektroden erfaßbar ist. Die Abhängigkeit des registrierten Biosignals von der Elektrodenposition hat für verschiedene Biosignale zur Festlegung von Standard-Ableitepunkten geführt, die aus der Spezialliteratur ersichtlich sind. Als weiterer Faktor beeinflußt der Übergangswiderstand zwischen den Ableiteelektroden und der Körperoberfläche die Amplitude des Signals und außerdem die Einstreuung von Störungen in die Registrierung. Für eine einwandfreie Registrierung ist gewöhnlich ein Übergangswiderstand von unter 10 kOhm zwischen Elektrode und Hautoberfläche erforderlich. Dies wird durch Vorbereitung der Haut, wie Reinigung, Entfettung, leichte Anrauhung durch Schleifmittel und durch die Verwendung einer elektrolytischen Paste zwischen Elektrode und Haut erreicht. Nichtelektrische Biosignale (z.B. Blutdruck, Atmung) lassen sich durch geeignete Meßfühler (Wandler) in elektrische Biosignale verwandeln.

Verstärker und Registriergerät

Bei den meisten elektrischen Biosignalen werden Spannungsänderungen im Bereich von einigen Mikrovolt (millionstel Volt, uV) bis etwa 100 Millivolt (tausendstel Volt, mV) gemessen. Zum Betreiben von Registriervorrichtungen sind jedoch Spannungsänderungen im Voltbereich erforderlich. Die Verstärkung eines Biosignals wird durch die drei Größen Verstärkungsfaktor, Zeitkonstante und Filter bestimmt. Biosignale müssen gemäß den Ausgangsspannungen um den Faktor 103 bis 106 verstärkt werden. Das Frequenzverhalten (untere noch zu verstärkende Grenzfrequenz) eines Verstärkers wird mit dessen Zeitkonstante beschrieben. Weiterhin lassen sich Filter aktivieren, die höhere Frequenzen unterdrücken. Für die Registrierung und Speicherung der verstärkten Biosignale bestehen folgende Möglichkeiten:

- Anzeige des Momentanwertes (z.B. Fieberthermometer)
- Anzeige des momentanen Zeitverlaufes auf dem Bildschirm eines Computers oder Oszilloskops, sehr geeignet zur Beobachtung schneller Signalveränderungen (z.B. Roh-EMG)
- Aufzeichnung des Zeitverlaufes auf Registrierpapier
- Aufzeichnung des Zeitverlaufes mittels eines elektronischen Datenspeichers zur späteren Auswertung.

Rückmeldevorrichtung

Die Feedbacksignale müssen durch Reizgeber erzeugt werden, die verschiedenen Signale lassen sich zunächst nach den Sinnesmodalitäten einteilen:

- *Akustische Signale:* Töne, die in der Höhe oder Lautstärke variieren, Klicks, Musik, Sprache. Akustische Signale haben den Vorteil, auch bei geschlossenen Augen wahrnehmbar zu sein.
- *Optische Signale:* Zeigerinstrumente, Signallampen, Zahlen, Texte und Bilder auf Bildschirmen, Dias, sichtbare Verstärker wie Bonbons, Münzen, Punkte. In visuellen Signalen können auch komplexere Informationen verschlüsselt werden.
- *Taktile Signale:* Vibrationsgeber. Feedbacksignale können damit unbemerkt von Unbeteiligten dargeboten werden.
- *Schmerzreize:* Elektrische Hautreizung, in der Verhaltenstherapie als aversive Stimuli gebräuchlich, wirken als unmittelbare Bestrafung bzw. bei Wegfall des Schmerzes als unmittelbare negative Verstärkung.
- *Elektrische Reizung im ZNS:* Im Tierexperiment als Verstärker hochwirksam, in der Humantherapie kaum verwendet.

EMG-Biofeedback

Der Muskel kann als Quelle elektrischer Aktivität angesprochen werden. Die Muskelaktionspotentiale werden von den Muskelfasermembranen erzeugt und durch das umgebende leitende Medium bis zur Haut geleitet. Dieses elektrische Feld ist auf der Hautoberfläche ableitbar (Elektromyogramm,

EMG). Die Ableitung der elektrischen Muskelaktivität geschieht meist mit Oberflächenelektroden, die unmittelbar über dem abzuleitenden Muskel angebracht werden. Da der aktive Muskel auf der Haut ein elektrisches Feld erzeugt, das einen parallel zu den Muskelfasern verlaufenden Vektor aufweist, müssen die Elektroden in einem bestimmten (und standardisierten) Abstand so angebracht werden, daß ihre Verbindungslinie zum Vektor der elektrischen Aktivität parallel liegt. Nur durch eine sorgfältige Elektrodenplazierung wird eine optimale Ableitung ermöglicht. Eine Ableitung besteht aus zwei aktiven Elektroden oder aber auch aus drei Elektroden (Referenzelektrode). Die Ableitung geschieht meist bipolar, d.h., beide aktiven Elektroden sind über dem abzuleitenden Muskel lokalisiert. Bei bipolarer Ableitung ist es die Spannungsdifferenz zwischen zwei Elektroden, die als Signal an den Verstärker gegeben wird. Zur Oberflächenableitung können verschiedenartige Elektroden verwendet werden, bewährt haben sich Ag-/AgCl-Elektroden, da diese kaum polarisieren. Häufig werden Diskuselektroden mit einem aktiven Durchmesser von 1 cm verwendet, die mit Kleberingen auf der gereinigten, entfetteten und ggf. leicht angerauhten Haut befestigt werden. Als leitendes Medium zwischen Elektrode und Haut wird eine Elektrodenpaste verwendet. Für Routineableitungen hat sich die Verwendung von Ag-/AgCl-Einmalelektroden aus dem EKG-Bereich sehr bewährt, die preisgünstig und hygienisch sind, die Elektrodenpflege (Nachchloridieren von Mehrfach-Elektroden!) vereinfachen und zu konstanten Ableiteergebnissen führen. Die vor jeder Ableitung zu messenden Elektrodenwiderstände sollten unter 10 kOhm liegen, ggf. kann die Haut mit einer speziellen Schleifpaste bzw. feinem Sandpapier aufgerauht werden, bis eine leichte Rötung eintritt. Die durch die Elektroden aufgenommenen elektromyographischen Signale liegen typischerweise im Bereich zwischen 1 und 500 µV und werden in einem Verstärker um einen Faktor der Größenordnung 105 verstärkt. Dieses verstärkte EMG-Signal wird aufgrund seiner hohen Frequenz und Unregelmäßigkeit nicht in seiner Rohform zur Rückmeldung verwendet. Das verstärkte Signal wird statt dessen gleichgerichtet (rektifiziert) und über eine bestimmte Zeit (im Bereich zwischen t = 0,1 und 3 Sekunden) zur Darstellung einer sog. Hüllkurve integriert. Das integrierte Signal wird zur Steuerung eines akustischen und/oder optischen Feedbacksignals verwendet. Um dabei zu große und/oder schnelle Schwankungen zu vermeiden, kann durch Variation der Zeitkonstanten bei Signalwandlung eine Dämpfung erreicht werden. Dämpfung bedeutet, daß sich eine sprunghafte Veränderung im Ausgangssignal in einem langsameren Anstieg bzw. Abfall des Feedbacksignals bemerkbar macht, somit tritt eine „Glättung" der Rückmeldung ein. Das Feedback besitzt dann allerdings einen um so geringeren Informationsgehalt, je länger die Integrationszeit und je stärker die Dämpfung ist. Häufigste Artefaktquellen einer EMG-Biofeedbackableitung stellen elektrische Einstreuungen anderer elektrischer Felder als das des interessierenden Muskels dar. Elektrische Felder, die von medi-

B

zintechnischen Geräten, Leuchtstoffröhren, Glühlampendimmern usw. ausgehen, können das EMG-Signal verrauschen, dies tritt um so eher auf, je höher und ungleichmäßiger die Elektrodenübergangswiderstände sind. Oftmals sind solche Einstreuungen am typischen 50-Hz-Netzbrummen zu erkennen. Abhilfe schafft neben sorgfältiger Elektrodenapplikation die elektrische Abschirmung des Therapieraums sowie Ausfilterung des Störsignals mit geeigneten Filtern im Verstärker. Eine andere Art der elektrischen Einstreuung geschieht häufig durch den Herzmuskel, oftmals an einer Überlagerung des interessierenden EMG durch im Rhythmus der Herzrate schwankende Aktivitäten erkennbar. Auch in diesem Fall ist eine Signalfilterung und somit Unterdrückung der niederfrequenten Signalanteile angebracht.

Atem-Biofeedback

Das Atem-Biofeedback oder respiratorische Biofeedback ist eine Technik, deren Ziel es in erster Linie ist, einen tiefen, generalisierten Entspannungszustand zu erreichen. Beim Atem-Biofeedback liegt der Patient in entspannter Rückenlage auf einer Liege. In dieser Ruhelage soll der Verlauf der Atembewegung in der Zeit, die sog. Atemkurve (mit den Aspekten der Atemfrequenz und der Atemtiefe), registriert werden. Da die Atmung Umfangsänderungen des Thoraxraums bewirkt, kann die Ableitung der Atemkurve mit Hilfe eines Pneumographen geschehen, der um Brust oder Bauch der Person gelegt wird (Atemgürtel). Als pneumographische Abnehmer kann man dünne Gummischläuche verwenden, die mit einer dünnflüssigen Elektrolytpaste gefüllt sind. Die durch die Atembewegung hervorgerufene Dehnung des Schlauches hat Widerstandsänderungen der Füllung zur Folge, die durch eine entsprechende Schaltung als Spannungsänderungen in Erscheinung treten und so das Registriergerät bzw. Feedbackgerät ansteuern. Eine Schwierigkeit dieser Ableitung besteht darin, daß die Atembewegungen des Brust- und Bauchraumes in einem interindividuell unterschiedlichen Verhältnis zueinander stehen, d. h., es gibt vorwiegende Bauchatmer und vorwiegende Brustatmer. Daher ist es sinnvoll, die Versuchsperson (Vp) vorzutesten, wenn nur eine Ableitung vorgenommen werden soll. Das Feedback der Atemexkursion kann akustisch durch einen frequenzvariablen Ton erfolgen, der bei Inspiration ansteigt und bei Exspiration abfällt. Eine andere Anordnung (Leuner, unveröffentlichtes Manuskript) verwendet ein optisches Feedback. Dabei wird eine Lampe über dem liegenden Patienten angebracht. Die Lampe ändert die Lichtintensität stufenlos mit der Inspiration (Aufleuchten) und der Exspiration (Erlöschen). Die Lampe strahlt auf eine Mattscheibe, die über dem Gesicht der Versuchsperson angebracht ist. Dadurch wird dem Patienten ein diffuses Licht dargeboten, das durch die geschlossenen Augen wahrnehmbar ist. Die Helligkeit wird so eingestellt, daß sie auch bei extremer Inspiration nicht störend wirkt. Bei Exspiration erlischt das Licht so weit, daß es durch die geschlossenen Augen nicht mehr wahrnehmbar ist.

Biofeedback des Blutdrucks

Wegen der damit verbundenen Belastung für den Patienten fällt für die Feedbackbehandlung die direkte, „blutige“ Messung des Drucks mittels Einführung von Kanülen oder Kathetern mit Druckmessern in den Gefäßen weg. Eine Möglichkeit der Blutdruckmessung ist die von Riva-Rocci entwikkelte und von Korotkoff weitergeführte Methode mit Hilfe einer aufblasbaren Gummimanschette am Oberarm. Durch Abhören der sog. Korotkow-Geräusche des Blutflusses in der Armarterie der Ellenbeuge lassen sich der systolische und diastolische Blutdruck ermitteln. Diese Meßmethode liefert allerdings diskontinuierliche Meßwerte, die aufgrund der Belastung für den Patienten (Unterbrechung des Blutflusses) nur in relativ großen Zeitabständen (ca. 1–2 Minuten) erhoben werden können. Die schnelle Erfassung und Rückmeldung kurzfristiger Veränderungen kann durch ein von Shapiro et al. (1970) beschriebenes automatisiertes Verfahren erfolgen. Dabei wird die Manschette auf einen konstanten Druck gebracht, bei dem bei ca. 50 % der Herzschläge in einer bestimmten Zeit ein Korotkow-Ton auftritt. Dies entspricht in etwa dem augenblicklichen systolischen Druck. Der Patient erhält nun eine Rückmeldung, die an das Auftreten des Geräusches bei jedem Herzschlag gebunden ist. Soll der Blutdruck erniedrigt werden (Manschettendruck größer als systolischer Blutdruck), wird das Ausbleiben des Tons verstärkt bzw. als Ziel des Trainings definiert. Soll der Blutdruck erhöht werden, ist es das Ziel, die Anzahl der Töne zu erhöhen. Zwar liegt auch hier eine binäre Rückmeldung vor, die aber wesentlich häufiger erfolgt (bei jedem Herzschlag) und es dem Patienten ermöglicht, den zeitlichen Trend zu erkennen. Auch bei diesem Verfahren ist eine leichte Beeinträchtigung des Patienten durch die enge Manschette nicht auszuschließen, ohne daß allerdings der Blutfluß für längere Zeit unterbrochen ist. Die Rückmeldung des diastolischen Drucks kann auf die gleiche Weise erfolgen. Neuere Methoden erfassen die „Puls-Transit-Zeit“ (PTZ). Dies ist die Zeit, die eine Pulswelle benötigt, um vom Herzen in die Peripherie zu gelangen. Die PTZ wird ermittelt, indem die R-Zacke im EKG mit der Pulswelle in der Peripherie (z.B. Fingerpuls) verglichen wird. Eine schnelle PTZ korreliert eng mit einem hohen Blutdruck und umgekehrt. Das System muß zu Beginn einer Aufzeichnung durch ein geeichtes Blutdruckmeßgerät kalibriert werden.

EEG-Biofeedback

In der Elektroenzephalographie (EEG) wird die Summation lokaler elektrischer Erregungen an den Dendriten oberflächennaher kortikaler Neurone gemessen. Die durch Kopfhäute und Schädel gefilterten und gedämpften elektrischen Potentiale können an der Schädeloberfläche durch Ag-/AgCl-Elektroden abgeleitet werden. Hinsichtlich der Elektrodenpositionierung und der Bezugspunkte hat sich das sog. 10-20-System durchgesetzt. Die Positionierung der Elektroden wird durch EEG-Elektrodenhauben erleichtert. Es ist auf sorgfältige Elektrodenapplikation mit dem Ziel möglichst niedriger Übergangswiderstände zu achten. EEG-

B

B

Ableitungen sind relativ artefaktanfällig. Andere biologische Signale, wie Muskelpotentiale, EKG, Augenbewegungen oder Veränderungen des Hautwiderstandes, überlagern das EEG. Technische Artefakte entstehen durch mechanische Einwirkungen (etwa Bewegungen), durch Netzbrummüberlagerungen, insbesondere bei mangelhaftem Sitz der Oberflächenelektroden auf der Kopfhaut, oder elektrostatische Feldveränderungen. Der technische Aufwand bei der Rückmeldung bestimmter EEG-Parameter, also bestimmter Frequenzanteile im Gesamtspannungsverlauf, ist relativ groß, weil EEG-Kurven prinzipbedingt immer ein breites Spektrum verschiedener Frequenzen beinhalten. Deshalb müssen Filter mit relativ steilen Flanken eingesetzt werden, die aus den kontinuierlichen Meßwerten die relevanten Frequenzanteile selektieren und einer weiteren Verarbeitung und Umsetzung in ein Feedbacksignal zugänglich machen. Auf die Methodik der Erfassung spezifischer evozierter und ereigniskorrelierter Potentiale soll in diesem Zusammhang nicht weiter eingegangen werden, da sie im Rahmen der klinischen Anwendung von Biofeedbackverfahren bisher noch nicht nutzbar gemacht worden ist. Deutliche Korrelationen zwischen Parametern des EEG und psychischen Funktionen finden sich nur bei relativ allgemeinen Funktionszuständen des Organismus. So ist es möglich, mit dem EEG bestimmte Aktivierungs- oder Vigilanzzustände zu erfassen und etwa verschiedene Stadien des Schlafes zu differenzieren sowie bestimmte pathologische Prozesse, z. B. Epilepsien, zu identifizieren. Die EEG-Kurven enthalten je nach Wachheits- oder Aktivierungsgrad einer Person unterschiedliche Anteile verschiedener Frequenzen. So dominieren im aktivierten Wachzustand die sog. Beta-Wellen mit Frequenzen von 14–30 Hz (desynchronisiertes EEG). Im Ruhezustand, besonders bei geschlossenen Augen, sind vor allem die synchronisierten Alpha-Wellen zwischen 8 und 13 Hz, im Zustand des leichten Schlafes die Theta-Wellen (4 bis 7 Hz) und im Tiefschlaf die Delta-Wellen zwischen 1 und 3 Hz zu sehen. Insgesamt zeigen sich teilweise erhebliche interindividuelle Differenzen der EEG-Spektren, pathologische Veränderungen fallen in der Regel durch eine deutliche Verlangsamung der EEG-Wellen auf.

Biofeedbackanwendungen von EEG-Ableitungen fanden zunächst in Form des sog. Alpha-Trainings statt. Kamyia et al. versuchten, mit Hilfe des Feedbacks eine Erhöhung des Alpha-Anteils im EEG zu erreichen. Damit einhergehen sollten positive Bewußtseinszustände, verbunden mit allgemeinen Gefühlen des Wohlbehagens und völliger Entspannung. Nach anfänglicher Euphorie hinsichtlich der Möglichkeiten des Alpha-Trainings ist in der neueren Forschung Ernüchterung eingetreten. Es erscheint zweifelhaft, ob es überhaupt möglich ist, den Alpha-Anteil im EEG dauerhaft zu erhöhen. Keinesfalls scheinen durch Alpha-Feedback außergewöhnliche Bewußtseinsveränderungen oder -erweiterungen aufzutreten oder besondere psychische Kräfte mobilisiert werden zu können. Alpha-Feedback kann heutzutage keine besondere therapeutische Relevanz zugesprochen werden.

Theta-Feedback: Von verschiedenen Autoren wurde ein Zusammenhang zwischen Theta-Aktivität und Meditation berichtet (Banquet 1973). Weiterhin könnte Theta-Training einmal zur Induzierung eines Schlafzustandes (Theta-Erhöhung) oder zur Verminderung von Schläfrigkeit (Theta-Erniedrigung) eingesetzt werden. Insgesamt gibt es nur wenige Arbeiten auf dem Gebiet des Theta-Feedbacks (Birbaumer 1976), ähnlich wie beim Alpha-Feedback ist es ungeklärt, ob eine Kontrolle von Theta-Wellen durch Feedback überhaupt möglich ist.

SMR-Training: Sterman et al. (1974) berichten über die Behandlung von Patienten mit Epilepsie mit Hilfe eines Trainings, des sensomotorischen Rhythmus (SMR, 12–14-Hz-Rhythmus über den primären motorischen Rindenarealen). Das EEG der so trainierten Patienten zeigte weniger Krampfpotentiale bei einer insgesamt deutlichen Abnahme der Anfallshäufigkeit, die nach Absetzen der Feedbackbehandlung jedoch wieder anstieg.

Hauttemperatur-Biofeedback

Die Messung der Hauttemperatur geschieht mit Hilfe von Thermoelementen, sog. Thermistoren, die in Verbindung mit entsprechenden Kopplern oder Biofeedback-Geräten die Temperatur absolut anzeigen. Thermoelemente wandeln eine an ihnen anliegende Spannung analog der Umgebungstemperatur, so daß bei entsprechender Eichung eine exakte Anzeige der Temperatur (absolute Messung) möglich ist. Das Thermoelement wird je nach Fragestellung an der Stirn, am Unterarm oder auf der Handoberfläche angebracht. Zur Befestigung empfiehlt sich, das Thermoelement festzukleben.

Probleme treten bei der Messung der Temperatur im allgemeinen nicht auf. Die Verstärkereinstellung ist abhängig von der Art des verwendeten Gerätes. Zeitkonstanten und Filter sind nicht erforderlich. Beachtet werden müssen jedoch Umgebungseinflüsse wie die Raumtemperatur und die Luftfeuchtigkeit, ferner muß die Bekleidung der Patienten den Raumbedingungen angemessen sein (nicht zu warm), und es sollten physiologische Änderungen berücksichtigt werden (Hyperthyreose, Menstruation).

Die meisten Feedbackgeräte besitzen verschiedene Rückmeldeverfahren, so z. B. einen Ton, dessen Frequenz mit der Temperatur variiert, oder einen Ton, der nur beim Abweichen von einer festgelegten Temperatur in eine bestimmte Richtung seine Frequenz ändert. Oftmals wird die Differenz der Temperatur zwischen zwei Meßpunkten (z.B. zwischen Stirn und Unterarm) rückgemeldet.

Die Auswertung der Temperaturveränderungen erfolgt durch Berechnung der Abweichung, wobei die Intervalle mindestens eine Minute betragen müssen, da sich die Temperatur langsam einregelt. Eine ausreichend lange Habituation an den Behandlungsraum ist erforderlich. Die Baseline sollte mindestens über drei Minuten erhoben werden. Ferner ist zu beachten, daß eine Drift der Temperatur über die ganze Sitzung hinweg stattfinden kann. Die Auswertung erfolgt dann, indem man zwischen verschiedenen Phasen erneut eine Baseline erfaßt und die Änderungen jeweils auf die neue Baseline oder auf eine gemittelte Baseline bezieht.

Biofeedback der elektrodermalen Aktivität (EDA)

Die Elektroden für die Messung des Hautwiderstandes und der Hautleitfähigkeit werden an einer mit Schweißdrüsen reichlich ausgestatteten Stelle der Körperoberfläche angebracht. Normalerweise werden dazu die Handinnenflächen oder die Fingerinnenseiten benutzt, seltener die Fußsohlen. Wird an der Handinnenfläche abgeleitet, so sollte dabei die nicht dominante Hand verwendet werden. Als Ableitepunkte für die Messung der elektrodermalen Aktivitäten werden meist die mittleren Glieder der Finger wegen der dort vorhandenen großen Dichte der Schweißdrüsen und der Intaktheit der Hautoberfläche verwendet. Mit dem Hautwiderstand wird die präsekretorische elektrische Aktivität der Schweißdrüsen gemessen, nicht etwa die Durchfeuchtung der Haut. Deswegen spielt die „Nässe" auf der Haut nur eine untergeordnete Rolle. Es empfiehlt sich die Benutzung von Ag-/AgCl-Elektroden, die nur eine geringe Polarisationsneigung zeigen, und die Verwendung von Spezialelektrodenpasten für elektrodermale Messungen. Bei den meisten Geräten zur Messung der EDA kann man zur Verhinderung von Polarisationseffekten die Polarität während der Ableitung umschalten.

Meßprobleme bei Hautwiderstandsmessungen ergeben sich u.a. auch dadurch, daß der Grundwiderstand der Haut inter- und intraindividuell stark schwankt, allerdings mit sehr langsamen Änderungen (tonisches Niveau), während phasische Änderungen, z.B. nach emotionalen Reizen, schnelle Widerstandssenkungen von einigen Kiloohm ergeben. Weitere interessante Änderungen stellen die sog. Spontanfluktuationen dar. Das Feedback von hautgalvanischen Reaktionen dient hierbei vor allem folgenden Zwecken: als Signal für Aktivierung, so daß Therapeut und Patient wissen, welches Erregungsniveau die jeweils besprochenen Inhalte erzeugen, sowie zum Training von Entspannung und Erregungsverminderung.

Biofeedback der Gefäßweite

Das Gefäßverengungstraining (Vasokonstriktionstraining-VKT) der Arteria temporalis superficialis ist ein Ansatz der Biofeedbacktherapie bei einem akuten Migräneanfall, ausgehend von der Pathogenese der Migräneerkrankung (starke Vasodilatation der Kopfgefäße).

Ziel des VKT ist es, daß der Patient willentlich die Verengung großer Gefäße bewirkt, ohne dazu Medikamente einnehmen zu müssen. Bei handelsüblichen VKT-Trainingsgeräten geschieht die Erfassung des Blutflusses der Arterienweite nicht-invasiv indirekt durch Messung des Blutvolumenpulses (BVP) und mit Hilfe eines Photoplethysmographen, der eine mehr oder minder selektive Erfassung einzelner großer Hautarterien erlaubt. Durch geeignete Signalverarbeitung wird die momentane Amplitude des BVP, die Pulsvolumenamplitude (PVA), aus dem Rohsignal extrahiert. Mit der PVA wird ein Videobild in Form einer durch einen senkrechten hellen Balken stilisierte Arterie angesteuert in der Weise, daß bereits kleine Änderungen der PVA – entsprechend einer Verengung der Arterie – auf dem Bildschirm als Verengung des hellen Balkens sichtbar werden. Hierdurch lernt der Patient, seine Temporalisarterie willkürlich zu verengen. Das Verfahren erfordert einiges Geschick im Aufspüren der geeigneten Schläfenarterie und beim exakten Anlegen des Plethysmographen bei ruhig sitzendem Patienten. Artefakte können über Muskelbewegungen und durch die Atmung (Luft anhalten) ausgelöst werden.

9.5.4 Biofeedbacktherapie – klinische Anwendungen

Alkoholismus
Chronischer Alkoholismus kann dadurch entstehen, daß häufig Alkohol als Spannungslöser bei emotionalem Streß getrunken wird. Hier kann Biofeedback in erster Linie als alternatives Entspannungsverfahren eingesetzt werden. Daneben kann die neuerlernte Fähigkeit der (Biofeedback-)Kontrolle von Körperfunktionen im Sinne der „Self-efficiency“ nach Bandura zu gesteigertem Selbstwertgefühl führen.

Ängste
Biofeedback wird hier eingesetzt zur allgemeinen Entspannung, insbesondere beim generalisierten Angstsyndrom. Daneben können z. B. durch *Hautwiderstands-Biofeedback* angstauslösende Reize identifiziert werden.

Allergien
Wenn Allergien durch psychische Faktoren (z.B. Angst oder Streß) ausgelöst werden, können Biofeedback-gestützte Entspannungsverfahren angewendet werden.

Arthritis
Entzündliche Prozesse in den Gelenken können begleitend durch *Hauttemperatur-Biofeedback* behandelt werden. Dadurch kann eine verstärkte Durchblutung erreicht werden.

Asthma bronchiale
Asthmaanfälle können durch psychische Faktoren wie z. B. emotionale Belastung ausgelöst werden. Hier kann EMG-Biofeedback als unterstützende Technik im Sinne einer allgemeinen Entspannung (Verminderung der muskulären Anspannung am M. frontalis), Streßverminderung und Desensibilisierung vor belastenden Situationen angewendet werden.

Chronische Muskelverspannungen
Muskelverspannungen sind häufig das Ergebnis von Haltefehlern, Muskelschwächen oder Streßfaktoren. Hier wird *EMG-Biofeedback* zur Verminderung der Anspannung in der betroffenen Muskulatur eingesetzt.

Chronische Rückenschmerzen
Durch *EMG-Biofeedback* der paravertebralen Muskulatur kann der „Spannung-Schmerz-Zyklus“ durchbrochen werden.

Essentielle Hypertonie
Psychologische und umweltabhängige Streßkomponenten gewinnen bei der Entstehung der Hypertonie zunehmend an Bedeutung. Hier bietet sich die Anwendung von EMG-Biofeedback als Entspannungsmethode an, zumal in Studien gezeigt werden konnte, daß es einen engen Zusammenhang zwischen tiefer Muskelentspannung und vermin-

B

dertem arteriellem Blutdruck gibt. Zur Verminderung sympathischer Aktivität (als ein ursächlicher Faktor von Bluthochdruck) kann auch die Anwendung von Handtemperatur-Biofeedback erwogen werden. Dabei soll eine Erhöhung der peripheren Temperatur durch Vasodilatation erreicht werden.

Funktionelle Reedukation

Eine funktionelle Erkrankung wird definiert als fehlerhafte Funktion eines Systems, wobei über deren Ursache keine Aussage getroffen wird. So können rein organische oder ausschließlich psychische Erkrankungen zugrunde liegen.

Herzrhythmusstörungen

Sofern die Symptomatik primär psychogen (z. B. als emotionaler Streß oder als Angststörung) verursacht ist, können unspezifische Entspannungverfahren (z. B. *EMG-Biofeedback*) angewendet werden. Eine Möglichkeit der direkten Beeinflussung der Herzaktion kann durch *EKG-Biofeedback* geschaffen werden. Hier sollte insbesondere eine willentliche Herzfrequenzverminderung erlernt werden.

Konzentrationsverbesserung

Kann erreicht werden durch *EEG-Biofeedback*, indem eine dominierende α- oder β-Aktivität erzeugt wird. In letzter Zeit wird dies durch Rückmeldung der „contingent negative variation" (CNV) ebenfalls vermehrt erreicht.

Migräne

Der akute Migräneanfall ist u. a. auch charakterisiert durch Vasospasmen im Bereich der Hirnkranzgefäße. In der Schmerzphase beobachtet man als Gegenregulation auf die übermäßige Vasokonstriktion eine reflektorische Vasodilatation, die in der Regel durch die Einnahme von ergotaminhaltigen Kupierungsmedikamenten aufgefangen wird. Man veranlaßt demnach die Blutgefäße, sich zu verengen. Dies kann auch mittels der *Infrarotplethysmographie* der A. temporalis superficialis unter willentliche Kontrolle gestellt werden (wird in etwa 10 Sitzungen à 45 Minuten erlernt).

Da Migräne als ursächlich neurologische Erkrankung sehr stark durch Streßfaktoren beeinflußt wird, kann man aber auch versuchen, übermäßige sympathische Aktivierung abzubauen. Dies ist sowohl durch *EMG-Biofeedback* (insbesondere des M. frontalis) als auch durch *Hauttemperatur-Biofeedback* möglich.

Morbus Raynaud

Diese funktionelle kardiovaskuläre Erkrankung führt durch Vasospasmen zu einer Verminderung der peripheren Durchblutung kleiner Gefäße, insbesondere in den Händen. Diese Gefäßkrämpfe können durch psychische Faktoren oder verminderte Umgebungstemperatur ausgelöst werden. Zur Anwendung gelangt hier *Hauttemperatur-Biofeedback* im Sinne einer Erhöhung der peripheren Hauttemperatur. Die *Infrarotplethysmographie* peripherer Gefäßbereiche als Rückmeldemethode ist ebenfalls beschrieben worden. Unspezifisch wirken allgemeine Entspannungsverfahren, wie z. B. EMG-Biofeedback.

Muskelspasmen

Tics (wie z. B. der Blepharospasmus), Schreibkrämpfe oder der Torticollis spasmodicus können durch EMG-Biofeedback der betroffenen Muskulatur vermindert werden. Neben der entspannenden Wirkung lernt der Patient eventuell unbewußt wirkende Auslösemechanismen kennen. Außerdem wird die Muskeleigenwahrnehmung verbessert, was ein schnelleres Durchbrechen der Anspannung auf niedrigerem Niveau ermöglicht.

Schlaflosigkeit
Chronische Schlaflosigkeit geht oft einher mit starker Muskelverspannung, unangemessener sympathischer Aktivierung und kognitiver Unruhe. Hier können folgende Biofeedbackarten angewendet werden: *EEG-Biofeedback* des Alpha-Bereichs im Roh-EEG zur Förderung einer besseren kognitiven Entspannung, *EMG-Biofeedback* zum Abbau von Muskelverspannungen z.B. des M. temporalis oder des M. frontalis, *Hauttemperatur-Biofeedback* (Erhöhung der peripheren Hauttemperatur) zum Abbau sympathischer Aktivierung.

Schlaganfall oder periphere Läsionen
Die bei der spastischen Hemiparese auftretende übermäßige tonische Muskelaktivität kann durch *EMG-Biofeedback* zusammen mit geeigneten Übungsaufgaben vermindert werden. Eine eventuell vorhandene Enthemmung antagonistischer Muskelgruppen kann gelöst werden. Bei der schlaffen Lähmung soll der Patient eine Anspannung der paralysierten Muskelbereiche anstreben, die ihm ebenfalls durch *EMG-Biofeedback* zurückgemeldet wird.

Spannungskopfschmerz
Das Hauptsymptom des Spannungskopfschmerzes kann in einer übermäßigen und chronischen muskulären Verspannung der Mm. frontales occipitales, masseter und trapezii bestehen (chronischer Kopfschmerz vom Spannungstyp mit myogener Komponente). Daher ist *EMG-Biofeedback* zur Verminderung der Anspannung in diesen Muskelbereichen sinnvoll.

Stoffwechselstörungen
Mehrere Studien belegen, daß eine willentliche Kontrolle der Insulinproduktion möglich ist. So liegen Fallstudien vor, bei denen Patienten durch „Insulin-Biofeedback“ die Ausschüttung körpereigenen Insulins kontrollieren konnten.

Stottern
Wenn Stottern durch Ängste oder Streß ausgelöst wird, kann *EMG-* oder *Hautwiderstands-Biofeedback* als Entspannungsverfahren angewendet werden. Dabei sollte der Patient lernen, nur ab einem vorher festgelegten Entspannungszustand zu sprechen.

Streßprävention
Biofeedback liefert präzise und quantifizierbare Informationen über den psychophysiologischen Zustand bzw. über das Erregungsniveau. Daher gilt die Biofeedbackmethode generell als streßreduzierende Methode.

Postoperative Behandlung
Nach orthopädischen Operationen (Sehnen- oder Muskelverlagerungen) kann die Rehabilitationsphase durch *EMG-Biofeedback* der betroffenen Muskulatur deutlich verkürzt werden.

B

Der Patient soll dabei versuchen, eine möglichst große EMG-Aktivität im Muskel zu erzeugen.

9.6 Zusammenfassung und Schlußbetrachtung

Die vorhergehend beschriebenen verhaltensmedizinischen Therapieverfahren kommen teilweise einzeln und isoliert, meistens jedoch als Bausteine entsprechender multimodaler Therapieprogramme in Kombination zum Einsatz. Auch schließen sich verhaltensmedizinische, pharmakologische und andere Behandlungen entsprechend einer multifaktoriellen Sichtweise des Schmerzes nicht gegenseitig aus, sondern können in sinnvoller Weise aufeinander abgestimmt werden. Medizinische und psychologische Maßnahmen sind nicht als konkurrierend, sondern als sich ergänzend anzusehen, das komplizierte Schmerzgeschehen gleichzeitig aus verschiedenen Richtungen anzugehen. Auch haben sich die beschriebenen verhaltensmedizinischen Verfahren vielleicht nicht immer kurzfristig, jedenfalls aber häufig auf Dauer als ökonomisch und kostensenkend erwiesen, was durch günstige Langzeiteffekte in katamnestischen Beobachtungen und insbesondere auch durch eine deutliche Reduktion des Konsums von Schmerzmitteln belegt ist.

Die erfolgreiche Anwendung verhaltensmedizinischer Verfahren in der Schmerztherapie setzt allerdings ausführliche Kenntnisse der lernpsychologischen Grundlagen sowie der verhaltenstherapeutischen Therapietechniken voraus, wie wir sie in den vorangegangenen Abschnitten in wichtigen Punkten anreißen wollten. Auch müssen Patienten ihre eigene aktive Rolle nicht nur in der therapeutischen Mitarbeit, sondern in der alltäglichen Schmerzbewältigung erkennen und annehmen. Die nur allzuoft anzutreffende Komorbidität bei chronischen Schmerzpatienten (z.B. Depressionen) erfordert oftmals weitergehende verhaltentherapeutische Kenntnisse und Interventionen, um einen therapeutischen Erfolg sicherzustellen. Die erfolgreiche Schmerztherapie wird deshalb in der engen Zusammenarbeit und Kooperation zwischen Medizinern, Psychologen und weiteren Berufsgruppen bestehen.

Literatur

Allgemein-umfassende Darstellungen und Lehrbücher

Basler HD, Franz C, Kröner-Herwig B, Rehfisch HP, Seemann H (Hrsg) (1999) *Psychologische Schmerztherapie* (4., erw. Auflage). Springer, Berlin

Geissner E, Jungnitsch G (1992) *Psychologische Schmerzbehandlung.* Psychologie Verlags Union, Weinheim

Kröner-Herwig B, Franz C, Geissner, E (1999) *Praxisfeld Schmerztherapie. Psychologische Behandlung chronischer Schmerzsyndrome.* Thieme, Stuttgart

Entspannungsverfahren

Ohm D (1999) *Streßfrei durch Progressive Relaxation.* Stuttgart: Trias. Auch als Übungs-CD lieferbar

Ohm D (2000) *Progressive Relaxation für Kids.* Stuttgart: Trias. Auch als Übungs-CD lieferbar

Petermann F, Vaitl D (2000) *Handbuch der Entspannungsverfahren* (2., überarb. Auflage). Beltz, Psychologie Verlags Union, Weinheim

Rehfisch HP, Basler HD (1999) *Entspannung und Imagination.* In: Basler HD, Franz C, Kröner-Herwig B (Hrsg): *Psychologische Schmerztherapie* (4., erw. Auflage). Springer, Berlin

Schmerzbewältigungsverfahren, Operante Schmerztherapie

Bullinger M und Turk D (1982) *Selbstkontrolle: Strategien zur Selbstbekämpfung.* In: Kesser W, Pöppel E, Mitterhusen P (Hrsg): *Schmerz.* Urban und Schwarzenberg, München

Flor H, Turk D (1999) *Der kognitiv-verhaltenstherapeutische Ansatz und seine Anwendung.* In: Basler HD, Franz C, Kröner-Herwig B (Hrsg): *Psychologische Schmerztherapie* (4., erw. Auflage). Springer, Berlin

Multimodale Therapiemanuale

Basler HD (2001) *Chronische Kopf- und Rückenschmerzen. Psychologisches Trainingsprogramm. Trainerhandbuch und Therapiematerialien.* Vandenhoeck und Ruprecht

Denecke H, Kröner-Herwig B (2000) *Kopfschmerztherapie mit Kindern und Jugendlichen. Ein Trainingsprogramm.* Hogrefe, Göttingen

Gerber WD, Miltner W, Birbaumer N, Haag G (1989) *Konkordanztherapie. Therapiemanual und Medienband für Therapeuten.* Gerhard Röttger Verlag, München

Biofeedback

Gerber WD (1986) *Verhaltensmedizin der Migräne.* Edition Medizin, Weinheim

Kröner-Herwig B (1999) *Biofeedback.* In: Basler HD, Franz C, Kröner-Herwig B, Rehfisch HP, Seemann H (Hrsg.) *Psychologische Schmerztherapie* (4., erw. Auflage). Springer, Berlin

Kröner-Herwig B, Sachse R (1988) *Biofeedback-Therapie. Klinische Studien, Anwendungen in der Praxis.* Kohlhammer, Stuttgart

Schandry R (1989) *Psychophysiologie.* Urban und Schwarzenberg, München

Zeier H (1990) *Biofeedback.* Huber, Stuttgart

10 Stimulationsverfahren

Dorothea von der Laage und
Hans-Joachim Willenbrink

10.1 Transkutane elektrische Nervenstimulation (TENS)

Dorothea von der Laage

Die transkutane elektrische Nervenstimulation (TENS) hat als nebenwirkungsarme Methode bei der Behandlung chronischer Schmerzen in den letzten Jahren weite Verbreitung gefunden.

Durch Applikation elektrischer Impulse auf die Haut und die darunterliegenden Nerven kann, bei richtiger Indikationsstellung und fachgerechter Anwendung, eine erhebliche Schmerzlinderung erzielt werden.

10.1.1 Geschichte der TENS

Die schmerzlindernde Wirkung von elektrischen Strömen war bereits lange vor Christus bekannt. Schon die Ägypter nutzten und beschrieben die analgetische Wirkung von elektrisierenden Fischen bei Gichtschmerzen. Im Jahre 1850 wurden erstmals in den USA elektrische Ströme zur Lokalanästhesie eingesetzt (Kane und Taub 1975). Grundlage für alle Gegenirritationsverfahren und das Verständnis und die Entwicklung einer Stimulationsanalgesie bildete die Veröffentlichung der Gate-Control-Theorie 1965 durch Melzack und Wall. Bereits 2 Jahre später wurde die erste transkutane elektrische Nervenstimulation in den USA durchgeführt, und TENS kam über Skandinavien wenige Jahre später auch nach Deutschland. Der Weg für die allgemeine Verbreitung dieser schmerztherapeutischen Methode wurde durch die Anerkennung von TENS als Kassenleistung 1987 endgültig geebnet.

Heute besteht eine große Gefahr darin, daß wegen geringer Nebenwirkungen dieses Verfahren zu häufig und zu unkritisch angeboten wird und die notwendige intensive Anleitung der Patienten nicht erfolgt, so daß nach wenigen Behandlungsversuchen teuere Geräte ungenutzt beim Patienten verbleiben.

10.1.2 Wirkungsmechanismus

Für die Wirkung der transkutanen elektrischen Nervenstimulation spielen sowohl spinale als auch supraspinale Schmerzhemmechanismen eine entscheidende Rolle. Dabei kommen je nach Stimulationsmuster unterschiedliche Mechanismen zum Tragen. Bei einer Stimulation mit hohen Frequenzen wird vorwiegend ein spinaler Hemmmechanismus aktiviert. Durch hochfrequente TENS kommt es zu einer Stimulation der dicken schnelleitenden A-beta-Fasern, dadurch wird die Weiterleitung der Schmerzimpulse über die A-delta- und C-Fasern bereits auf Rückenmarksebene unterdrückt. Bei niedrigfrequenter Stimulation (akupunkturähnlicher TENS) kommen vorwiegend supraspinale Hemmsysteme zum

B

Einsatz. Eine erhöhte Ausschüttung von Endorphinen kann durch Antagonisierung mit Naloxon belegt werden.

10.1.3 Gerätekunde

Im Gegensatz zu den früheren großen Standgeräten steht heute eine Vielzahl von kleinen handlichen Geräten von der Größe einer Zigarettenschachtel zur Verfügung, die leicht am Gürtel oder in der Tasche getragen werden können. Die Zahl der anbietenden Firmen ist enorm gestiegen, die Preisvorstellungen klaffen weit auseinander. Leider liegen nur wenige Studien vor, die die technischen Daten der Geräte vergleichen (Schopf 1991). Noch weniger liegen uns klinische Studien vor, welche die Anwendung und Wirksamkeit unterschiedlicher Geräte an einem großen vergleichbaren Patientenkollektiv untersuchen.

Die meisten Geräte liefern monophasische, die neueren Geräte häufig auch biphasische Rechteckimpulse mit einer Impulsdauer von ca. 0,2 ms, die Stromintensität kann bis 60 mA gesteigert werden, Frequenzen sind stufenlos von 10 bis 100 Hz einstellbar (→ Abb. 10.1).

Bei den meisten Geräten sind 3 mögliche *Stimulationsformen* vorgesehen:

- *Hochfrequente Stimulation*
- *Burststimulation* (akupunkturähnliche Stimulation), bei der in niedriger Frequenz Impulssalven von 5–7 schnell aufeinanderfolgenden Impulsen abgegeben werden, da niederfrequente Einzelimpulse vom Patienten oft als unangenehm empfunden werden
- *Modulierende Stimulation* (bei der im ständigen Wechsel sowohl Amplitude als auch Frequenz einer Änderung unterliegen)

Zweikanalgeräte mit jeweils 2 Elektrodenpaaren sind von großem Vorteil, da häufig eine Stimulation gleichzeitig in mehreren schmerzenden Körperregionen erwünscht ist. Manche Geräte bieten die Möglichkeit, jeden Kanal einzeln bezüglich der Stimulationsparameter zu verändern, so daß ein Elektrodenpaar hochfrequent arbeiten kann und das andere z. B. mit Burststimulation. In den Anfangsjahren der TENS wurde die beste Leitfähigkeit über Gummielektroden unterschiedlicher Größe mit Elektrodengel erreicht, die der Patient mit Pflaster fixieren mußte. Als sehr vorteilhaft haben sich die heutigen flexiblen Einmalelektroden erwiesen, welche bei guter Pflege mehrere Wochen benutzbar sind. Sie haften ohne Pflaster und können dadurch auch von älteren Patienten viel leichter ohne Hilfsperson appliziert werden. Zeitgemäß sind fast alle Geräte mit einem Akku und einem Ladegerät ausgestattet.

10.1.4 Praktische Hinweise zur Anwendung

Elektrodenplazierung

- im schmerzenden Areal
- über den peripheren Nerven
- paravertebral
- kontralateral

Elektrodenauswahl

TENS wirkt durch elektrische Reizung des schmerzenden Areals oder der versorgenden Nervenstämme. Beide Elektroden, Anode und Kathode, werden üblicherweise von gleicher Größe gewählt. Es stehen unterschiedliche Elektroden mit einem Durchmesser von 3 bis zu 5 cm sowie Rechteckelektroden mit einer Länge von 15 cm zur Verfügung. Im Gesichtsbereich oder an den Akren sind kleine Elektroden sinnvoll, paravertebral im Wirbelsäulenbereich sind lange Elektroden besonders geeignet. Eine Ausnahme bildet die elektrische Nervenblockade nach Jenkner (1983), bei der eine sehr kleine Anode einer großflächigen Kathode gegenüberliegt. Jenkner beschreibt mit dieser Methode erfolgreiche Nervenblockaden, insbesondere Sympathikusblockaden.

Häufig wird die Stromintensitität unter der Kathode als stärker empfunden als unter der Anode. Eine Erklärung dafür kann darin gesehen werden, daß unter der Kathode die eigentliche Depolarisation an der Zellmembran stattfindet, welche von dort über die Nerven weitergeleitet wird. Unter der Anode hingegen entsteht zunächst eine Hyperpolarisation mit nachfolgender relativer Depolarisation.

Hinweise zum Therapiebeginn

Es ist von entscheidender Bedeutung für den zu erwartenden Therapieerfolg, daß alle Patienten ausführlich und wiederholt in die Handhabung des Nervenstimulationsgerätes, das Aufkleben der Elektroden und mögliche Therapieänderungen eingewiesen werden. Es hat sich bewährt, zunächst mit hochfrequenter Stimulation zu beginnen, da diese als wesentlich angenehmer empfunden wird im Sinne von leichtem Kribbeln, wohingegen eine niederfrequente Stimulation deutliche, teilweise unangenehme Muskelkontraktionen hervorruft. Eine 10 bis 20 Minuten dauernde Erprobungszeit in

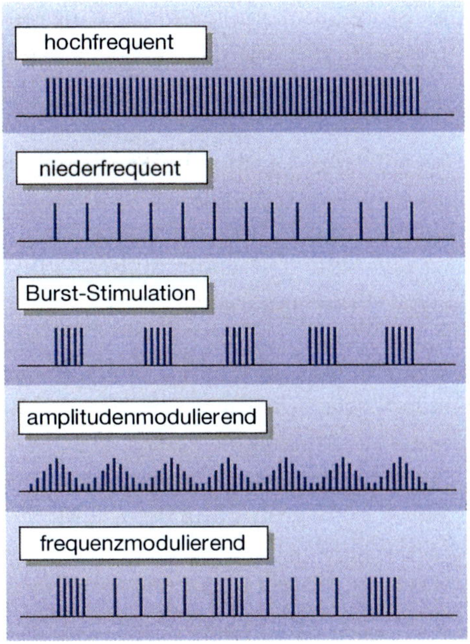

Abb.10.1 Stimulationsmuster bei TENS.

der Ambulanz oder Praxis sollte zur Verfügung stehen. Die Elektrodenplazierung sollte vom Arzt ausgewählt werden, der Patient sollte unter Anleitung durch geschultes Pflegepersonal Gelegenheit haben, das Gerät selbst zu bedienen und ein Gefühl für die Stromwirkung zu entwickeln. Je nach Absprache mit der Hersteller-Firma werden Geräte entweder in Ambulanz und Praxis vorrätig gehalten und dem Patienten direkt mitgegeben oder per Rezept von der Hersteller-Firma zum Patienten nach Hause geschickt. Auf speziellen Vordrucken oder üblichen Kassenrezepten wird eine Erprobungsphase von zunächst 4 Wochen verordnet. Der Mietpreis wird später von der Herstellerfirma bei Dauerverordnung auf den Kaufpreis angerechnet. Nach 1–2 Wochen Erprobungszeit zu Hause wird eine Wiedervorstellung zur weiteren Beratung und zur Änderung der Stimulationsmöglichkeiten bezüglich Frequenz, Elektrodenlokalisation und Stimulationsdauer notwendig. Es hat sich bewährt, eine Stimulationsdauer von zunächst 3 x 30 Minuten täglich zu empfehlen. Nötigenfalls kann diese Stimulationsdauer und -frequenz erhöht werden, eine Dauerstimulation sollte wegen eines möglichen Gewöhnungseffektes jedoch vermieden werden. Auf jeden Fall müssen die Elektroden in der Nacht entfernt werden, um Hautirritationen zu vermeiden.

Bei gutem Primärerfolg kann eine weitere Leihverordnung für 1–3 Monate sinnvoll sein, der dann eventuell die Dauerverordnung folgt.

Therapieerfolg und Therapiekontrolle
Wie Flöter (1986) zeigen konnte, kann der unzureichende Therapieerfolg nicht selten Folge der unregelmäßigen und unzuverlässigen Anwendung der TENS sein. Daher scheint eine Therapiekontrolle in mindestens 3monatigen Abständen notwendig, um die Compliance zu überprüfen, den Patienten zu beraten und Änderungen zur Optimierung der Therapie vorzunehmen.

10.1.5 Indikationen

Indikationen für TENS sind:
- Stumpf- und Phantomschmerzen
- Lumbalgie/Ischialgie
- HWS-Syndrom
- Schulter-Arm-Syndrom
- Spannungskopfschmerz
- Gesichtsschmerz
- Zosterneuralgie
- Schmerz nach peripherer Nervenläsion

Für o. g. Indikationen liegen ausreichend Studienergebnisse und Behandlungsberichte vor. Positive Behandlungsergebnisse werden je nach Indikation bei 30–70 % angegeben. Auch die untersuchte Langzeitwirkung liegt wesentlich günstiger als bei Placebogabe.

Neurogene Schmerzen sprechen besonders günstig auf TENS an. Thoden et al. (1979) fanden einen positiven Anfangseffekt bei über 50 % aller Patienten, nach 3 Jahren lag der Therapieerfolg immer noch bei über 40 %.

Phantomschmerzpatienten, welche häufig unter medikamentöser Therapie keine ausreichende Schmerzlinderung erfahren, profitieren nach Gessler (1991) initial zu 70 %, nach einem Monat noch zu 50 % und nach 5 Jahren zu 28 %. Bei Phantomschmerzen werden 1 oder 2 Elektrodenpaare am Stumpf selbst plaziert oder entlang den versorgenden peripheren Nerven, z. B. dem N. femoralis. Als Frequenz werden vorwiegend 80–100 Hz gewählt. Um der beobachteten Toleranzentwicklung entgegenzuwirken, sollte jedoch eine Modulation von Frequenz und Stromstärke angestrebt werden.

Auch vertebragene Schmerzen stellen eine gute Indikation für TENS dar (Hankemeier 1986). Bei Lumboischialgie sind 2-Kanal-Geräte von großem Vorteil, da hiermit gleichzeitig paravertebral in Höhe der Schmerzentstehung sowie entsprechend der Schmerzausstrahlung im betreffenden Dermatom mit einem 2. Elektrodenpaar, z. B. am Bein, stimuliert werden kann.

Schulter- und Nackenschmerzen reagieren nach eigenen Erfahrungen sehr positiv auf TENS (→ Abb. 10.2). Zunächst empfiehlt es sich, beidseits der

HWS mit hoher Frequenz zu stimulieren, im Schulterbereich über den häufig ausgeprägten Myogelosen kann auch Burststimulation versucht werden. Auf eine individuelle Elektrodenplazierung entsprechend genauer Austestung kann nicht verzichtet werden.

Da beim Spannungskopfschmerz häufig eine Schmerzausbreitung von zervikal über das Schädeldach zur Stirn angegeben wird, ist auch hier eine Stimulation mit hoher Frequenz beidseits der HWS unter der Haargrenze indiziert.

Elektroden im Gesichtsbereich werden nach eigenen Erfahrungen auch bei niedriger Stromstärke häufig nicht toleriert oder führen zu Schmerzzunahme. Andere Autoren berichten über die Anwendung von TENS bei Migräne (Goepel et al. 1985) und auch bei Gesichtsschmerzen. Bei Trigeminusneuralgie sollte keinesfalls ipsilateral, sondern nur kontralateral stimuliert werden.

10.1.6 Kontraindikationen

Für die TENS bestehen *absolute* Kontraindikationen:

- Demand-Herzschrittmacher
- Stimulation über Karotissinus

Die relativen Kontraindikationen für TENS sind:

- Gravidität
- Stimulation über großen Metallplatten
- Allergien

Die Irritation eines Herzschrittmachers ist nur möglich bei ventraler und dorsaler Elektrodenplazierung im thorakalen Bereich sowie bei der Verwendung von Stromstärken über 60 mA. Trotzdem sollte aus sicherheitstechnischen Gründen bei Herzschrittmacherpatienten auf TENS verzichtet werden.

In der Gravidität gilt die Elektrodenplazierung im abdominellen und lumbalen Bereich als kontraindiziert.

Große Metallimplantate werden von manchen Herstellerfirmen als Kontraindikation angegeben, so daß es ratsam erscheint, diesen Bereich zu vermeiden. Allergische Reaktionen treten bei den neuentwickelten Eletroden äußerst selten auf.

10.1.7 Nebenwirkungen

Nebenwirkungen von TENS sind:

- Hautirritation
- Schmerzverstärkung

TENS stellt insgesamt eine äußerst nebenwirkungsarme Methode dar. Extrem selten kann es bei vereinzelten Patienten unter den Elektroden zu einer Hautirritation kommen. Eine Elektrodenplazierung in parästhetischen Hautarealen sollte vermieden werden, um Verbrennungen durch zu hohe Stromstärken zu verhindern. Gelegentlich berichten Patienten über eine Schmerzverstärkung nach Stimulation. Durch eine Änderung der Elektrodenplazierung und Reduzierung der Stromintensität kann diese Komplikation häufig beseitigt werden. Bei einer ausgeprägten Psychogenese der Beschwerden ist es allerdings möglich, daß Stromapplikation in keiner Form toleriert wird.

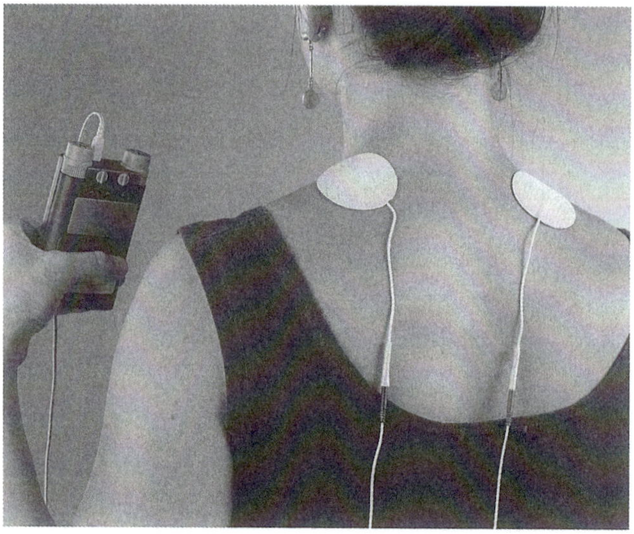

Abb. 10.2
TENS bei HWS-Syndrom

10.1.8 Vorteile

Für die TENS ergeben sich folgende Vorteile:

- jederzeit vom Patienten anwendbar
- nicht schmerzhaft
- Einsparung von Medikamenten
- wenige Nebenwirkungen

Ein wichtiger Vorteil von TENS ist die Einsparung von Analgetika und damit die Verringerung medikamentös bedingter Nebenwirkungen oder Organschädigungen. Außerdem hat der chronisch schmerzkranke Patient eine Methode zur Verfügung, welche er selbständig und eigenverantwortlich nach Bedarf einsetzen kann, wodurch ihm eine maximale Unabhängigkeit garantiert wird.

10.1.9 Nachteile

Die Nachteile von TENS sind:

- regelmäßige Anwendung erforderlich
- Gewöhnungseffekt
- Hautirritation möglich
- kontraindiziert bei Patienten mit Herzschrittmacher
- bei älteren Patienten häufig Hilfsperson nötig

Ein mündiger Schmerzpatient muß verstehen, daß TENS keine kurative Methode darstellt, sondern daß es sich um ein Schmerzmittel handelt, welches während der Stimulation und möglicherweise 2–3 Stunden danach wirksam werden kann. Die regelmäßige Anwendung ist unabdingbar für den Therapieerfolg. Unmotivierte und unzuverlässige Patienten scheiden daher aus. Durch regelmäßige Unterbrechungen und Therapiepausen sowie Einsatz von modulierender Stimulation kann einer schnellen Toleranzentwicklung vorgebeugt werden. Zur Behandlung älterer Patienten muß die jeweilige soziale Situation berücksichtigt werden, da sehr häufig eine Hilfsperson zum Befestigen der Elektroden zur Verfügung stehen muß.

10.1.10 Zusammenfasssung

Insgesamt muß die Anwendung der transkutanen elektrischen Nervenstimulation als wesentliche Bereicherung der therapeutischen Möglichkeiten angesehen werden. Die gute Verträglichkeit, die Einsparung der Medikamente und die Verhinderung der dadurch bedingten Nebenwirkungen sowie die Förderung von Eigenverantwortlichkeit und Selbständigkeit des Patienten bei der Anwendung dieses Verfahrens sprechen für eine großzügige Indikationsstellung.

10.2 Die epidurale Neurostimulation zur Behandlung chronischer Schmerzen

Hans-Joachim Willenbrink

10.2.1 Entwicklung

Shealy und Mortimer implantierten 1967 erstmals eine Elektrode in den Bereich der Hinterstränge des Rückenmarks zur Schmerzausschaltung. Nachdem Wall und Sweet im selben Jahr durch elektrische Reizung des N. infraorbitalis eine Hypalgesie erzielten, schien für sie die von Melzack und Wall aufgestellte „Gate Control Theory“ belegt. Diese besagt, daß die Reizung von A-beta-Fasern – höchste Konzentration in den Hintersträngen des Rückenmarks – zu einer Unterdrückung der Schmerzimpulse führt, die über C- oder A-delta-Fasern aus der Peripherie geleitet werden. Wird die Stimulation unterbrochen, besteht eine anhaltende Schmerzhemmung über die Stimulationsperiode hinaus für mehrere Tage. Tierexperimentelle Ergebnisse und klinische Beobachtungen führten zu weiteren Hypothesen, die eine Modulation auf neuronaler Ebene annehmen. Noch ist ungeklärt, welchen Einfluß SCS auf die Freisetzung vasodilatatorisch wirkender Neuropeptide afferenter Neurone haben. Bekannt ist, daß SCS die Modulation noradrenerger, serotoninerger Rezeptorsysteme beeinflußt und die VIP-Freisetzung aus den sympathischen Nervenfasern möglicherweise verändert (Saria 1983, Linderoth 1992, Horsch 1994).

Kontinuierliche Weiterentwicklungen dieser als Spinal-Cord-Stimulation (SCS) bekannten Methode führten zu klaren Indikationen.

Über den Periduralraum wird von lumbal, thorakal oder zervikal eine mehrpolige Stimulationssonde in die den chronischen Schmerzreizen zugeordneten Segmenten plaziert, um hier einen in seiner Impulsbreite, -dauer und -stärke variablen Strom abzugeben, dessen Impulsgeber entweder extern oder als Vollimplantat subkutan in der vorderen Bauchwand implantiert liegt. Die Stimulation führt zu einer angenehmen Parästhesie. Diese Parästhesie muß in dem Dermatom zu spüren sein, in das der Schmerz fortgeleitet wird (Kumar, 1986, Nielson, 1975, North 1993).

Die Indikationen für dieses Verfahren werden zwar klar definiert (→ Tab. 10.1), für den Erfolg sind jedoch die Patientenselektion und die erfolgreiche Teststimulation ausschlaggebend. Tabelle 10.2 zeigt eine Zusammenstellung der Entscheidungskriterien für SCS.

10.2.2 Welche Patienten profitieren von dieser Methode?

Grundlage für eine erfolgreiche Langzeittherapie mit SCS ist die strenge

Selektion. Anwendung und Ausschlußkriterien werden in Tabelle 10.1 und 10.3 genannt. Ein wichtiges Zielkriterium ist die erfolgreiche Probestimulation. Innerhalb dieser Zeit (> 5 Tage) muß nachweislich vom Patienten eine Schmerzlinderung nach NAS (Numerische Analogskala) von ≥ 50% beschrieben werden. Die Probestimulation hat sich als aussagekräftige Screening-Methode (mehr als) bewährt. Die transkutane Nervenstimulation (TENS) sollte nicht als Screening-Methode herangezogen werden (Long, 1975, Simpson, 1994). Überschneidungen ergeben sich, wenn die genannten Symptome nicht auf SCS ansprechen. In diesen Fällen kann die intrathekale, pumpengesteuerte Morphinapplikation erfolgreich sein.

10.2.3 Ergebnisse

Low back pain

Ursache der Rückenschmerzen sind häufig vorausgegangene Operationen an der Wirbelsäule, in deren Gefolge Epidural- bzw. Spinalkanalstenosen oder im Bereich der Nervenwurzeln laterale Neuroforaminalstenosen entstehen. Hierbei können radikuläre und pseudoradikuläre Schmerzen auftreten, die unter dem Oberbegriff FBSS (failed back surgery syndrome) subsumiert werden.

Die chronische Reizung der Nervenwurzel führt zu einer Fortleitung des Schmerzes in das zugehörige Dermatom der Extremitäten. Diffuse axiale Rückenschmerzen, die ebenso im Rahmen des FBSS auftreten, werden durch diese Methode kaum erfaßt und sind somit keine sichere Indikation zur SCS mit den zur Zeit zur Verfügung stehenden Systemen. Die gute Erfolgsquote liegt bei streng segmentalen, radikulären Schmerzen, ausgehend von lumbalen oder zervikalen Wurzeln. Richardson (1991) implantierte 136 SCS-Geräte bei FBSS. Die Erfolgsquote (Schmerzlinderung von mind. 75% nach NAS) betrug nach 1–4 Jahren 67%. Winkelmüller (1981) implantierte 56 Geräte. Bei einem Follow-up von 4–84 Monaten hatten 69% der Patienten eine sehr gute Schmerzlinderung (North, 1983). Turner analysierte sämtliche Veröffentlichungen zum Thema SCS bei Low back pain. Danach hatten bei einem mittleren Follow-up von 16 Monaten 59% der Patienten eine Schmerzreduktion von mehr als 50% (Turner et al. 1995).

Periphere AVK

Seit 1976 wird die SCS bei peripherer AVK mit hervorragenden Ergebnissen eingesetzt (Cook, 1976). Ziel dabei ist, die über Alpha-1-Rezeptoren vermittelte Vasokonstriktion zu beeinflussen. Die Änderung der Rheologie und des mikrovaskulären Blutflusses findet nicht nur über sympathische Efferenzen, sondern auch über eine Substanz-P-vermittelte Prostaglandinausschüttung statt. Die Folge ist, daß die arterielle Sauerstoffsättigung und der periphere arterielle Blutfluß zunehmen als Zeichen der Sympathikolyse (Broseta 1986, Dooley 1976, Fiume 1989). Claeys und Horsch behandelten 237 Pat. mit SCS. Davon befanden sich 169 Patienten im Stadium III und 68 im Stadium IV mit angiographisch gesicherten, operativ nicht revaskularisierbaren Verschlüssen. Ausschlußkriterien waren: Ulzerationen, Nekrosen, C_2H_5OH

Tab. 10.1
Sichere Indikationen für Spinal-cord-Stimulation (Simpson, 1994).

Indikationen	Erfolgsergebnisse nach BA Simpson: 1981–1994 aufgrund aller Literaturangaben
sicherer Erfolg	Angina pectoris, ischämischer Beinschmerz
guter/sehr guter Erfolg	Kausalgie, Reflexdystrophie (M. Sudeck), periphere Nervenläsion, Plexus-brachialis-Verletzung, Nervenwurzel-Ausriß, Stumpfschmerz
mäßig gute Erfolge	FBS (leg pain more than back pain), Phantomschmerz, postherpetische Neuralgie
kein Erfolg	Kompletter Querschnitt, nozizeptive Schmerzen, abdominale Schmerzen

oder operative Interventionsmöglichkeiten. 157 Patienten hatten auch nach 5 Jahren eine deutliche Besserung des ischämischen Ruheschmerzes. 144 Patienten mit Stadium III konnten in das Stadium II, 68 Pat. mit Stadium IV konnten in das Stadium II überführt werden. Die Amputationsfrequenz wurde erheblich gesenkt. In einer anderen Arbeit betrug bei 24 Patienten die Gehstrecke < 50 m. 23 von diesen hatten nach SCS eine Gehstrecke von > 150 m (Fiume 1989).

In einer Untersuchung von 1058 Patienten durch Richardson war eine Schmerzreduktion von > 50% nach NAS bei 72% der Pat., 25–50% bei 14% der Pat. und < 25% nach NAS bei 14% der Patienten nach 4 Jahren gegeben.

Die bisherigen Ergebnisse bei der pAVK waren so überzeugend, daß in vielen Zentren auf eine Probestimulation vezichtet wird, denn die Erwärmung der Extremität unter SCS als Zeichen der Sympathikolyse wird als Erfolg der Neurostimulation gewertet. Nähere Hinweise sind dem Buch von Horsch und Claeys (1994) zu entnehmen.

Instabile Angina pectoris (AP)

Erstmals berichteten 1988 Mannheimer sowie Murphy und Giles über die erfolgreiche Behandlung von Patienten bei therapieresistenter AP. Es handelte sich in erster Linie um Patienten mit dem Syndrom X, bei dem angiographisch keine signifikanten Stenosen sichtbar waren. Sie konnten auch belegen, daß durch SCS gefährliche, den Patienten bedrohende ischämische Phasen nicht maskiert werden. (Mannheimer 1988, Murphy und Giles 1987). 1994 beschrieb de Jongste die Erfolge bei 17 Patienten. Eingeschlossen wurden die Patienten, die angiographisch signifikante Koronararterienstenosen hatten, aber nicht für eine Revaskularisation in Frage kamen (operativer Bypass oder PTCA), nach NYHA III oder IV eingestuft wurden und deren medikamentöse Behandlung (Nitrat, Beta-Blocker oder Kalzium-Kanal-Antagonisten) erfolglos blieben. Darüber hinaus mußten sich die Patienten einem „Treadmill excercise-Test“ unterziehen. Ausschlußkriterien waren u. a.: Alter > 76 Jahre, instabile Angina pectoris während der letzten 3 Monate

Tab. 10.2
Entscheidungskriterien zur Spinal-cord-Stimulation (SCS).

Patientenvorstellung
orthopädische und neurologische Untersuchung
Sichtung der vorhandenen Befunde
standardisierter Fragebogen

Entscheidungsfindung
Einbeziehung der Ein- und Ausschlußkriterien
evtl. zusätzliche Untersuchungen
Rücksprache bzw. Mitteilung eines Kurzbefundes an den einweisenden Arzt

1. Patientengespräch
Klärung der momentanen Schmerzsituation
Überprüfung der derzeitigen Therapie
evt. Rückführung an den einweisenden Arzt zur Ausschöpfung anderer Therapiemethoden
Aufklärung über SCS, wenn möglich mit den Angehörigen
Verweisung auf andere Patienten, die bisher mit SCS behandelt wurden, zur Kontaktaufnahme nach vorherigem Einverständnis

2. Patientengespräch
Procedere der Implantation, Terminfestlegung

OP-Tag
ambulante Implantation der Testelektroden in Lokalanästhesie
bei Risikopatienten stationärer Aufenthalt

Verlauf
postoperative orale Schmerztherapie festlegen
telefonische oder schriftliche Mitteilung an den einweisenden Arzt
telefonische Rückmeldung des Patienten
postoperative Wiedereinbestellung am darauffolgenden Tag

Dokumentation über mindestens 7 Tage
Bewertung des Schmerzes nach NAS-Skala
Schmerzreduktion > 50% nach NAS zum Vorwert

Implantation des Generators
ambulant/stationär nach vorausgegangenem Erfolg (wie Sondenimplantation)
Einstellung des Generators (Parametrisierung)

Wiedereinbestellung nach 24 Stunden
Kontrolle des Gerätes
Kontrolle der Wundverhältnisse

Wiedervorstellung nach 48 Stunden
Kontrolle des Gerätes
Kontrolle der Wundverhältnisse

Wiedervorstellung nach 12 Tagen
Entfernung der Fäden

Wiedervorstellung alle 3–6 Monate
Geräteüberprüfung

Tab. 10.3 Ausschlußkriterien für Spinal-cord-Stimulation.

diffuser Schmerz
psychische Erkrankungen
axialer Rückenschmerz
Nichtausschöpfung kausaler Therapien
tumorbedingte Schmerzen

und eine frische myokardiale Infarzierung. Unter SCS kam es zu einer signifikanten Abnahme der ST-Strecken-Senkung. Die Dauer der täglichen ischämischen Episoden konnte von 39,4 Min. auf 6,7 Min. reduziert werden und führten damit zu einer Abnahme des thorakalen Schmerzes. Die Verbesserung der Lebensqualität fand ihren Ausdruck in der Zunahme körperlicher Aktivitäten. Angina-pectoris-Anfälle und Angstepisoden waren erheblich reduziert. Die medikamentöse Therapie wurde beibehalten, nitroglycerinresistente AP traten deutlich seltener auf. Diese Ergebnisse konnten auch nach einem Follow-up von 12 Monaten annähernd bestätigt werden (de Jongste et al. 1994).

Phantomschmerzen

Mit gutem Erfolg wurden in den letzten Jahren Phantomschmerzen behandelt. Patienten, die weder auf eine medikamentöse noch auf eine invasive Schmerztherapie ansprachen, hatten eine Schmerzlinderung von > 75% nach NAS (Claeys 1994). Die Indikation war gegeben, wenn eine klare Differenzierung zum Neuromschmerz vorlag und eine medikamentöse Analgetika- und Ko-Analgetika-Therapie erfolglos blieb. Die Erfolge in der Behandlung des Phantomschmerzes sind größer als die alleinige Behandlung des Neuromschmerzes (Krainick 1980, Broseta 1982). Alternativ steht hier die Therapie mittels intrathekaler Applikation von Morphin und Clonidin. Der Erfolg hängt wie bei den anderen Indikationen von der Elektrodenpositionierung ab.

10.2.4 Kontraindikationen für SCS

Eine Implantation ist nicht indiziert, wenn der Betroffene keine Schmerzlinderung verspürt.

Der Hersteller nennt als Kontraindikation das gleichzeitige Tragen eines Demand-Herzschrittmachers oder Defibrillators. Andere Autoren sehen hierin kein Hindernis, wenn beide Generatoren in einem adäquaten Abstand (thorakal – abdominal) zueinander liegen.

Kernspintomographische Untersuchungen stellen nach Herstellerangaben eine Kontraindikation dar. Sollte bei liegendem SCS dennoch eine Resonanztomographie notwendig sein, muß der Generator nicht nur ausgestellt, sondern alle eingegebenen Parameter auf AUS bzw. null programmiert werden.

Weitere Einschränkungen werden durch den Hersteller genannt. Patienten, die unter einer Antikoagulanzientherapie stehen (Markumar®), sind auszuschließen, wenn eine Umstellung auf eine Low-dose-Heparinisierung unter

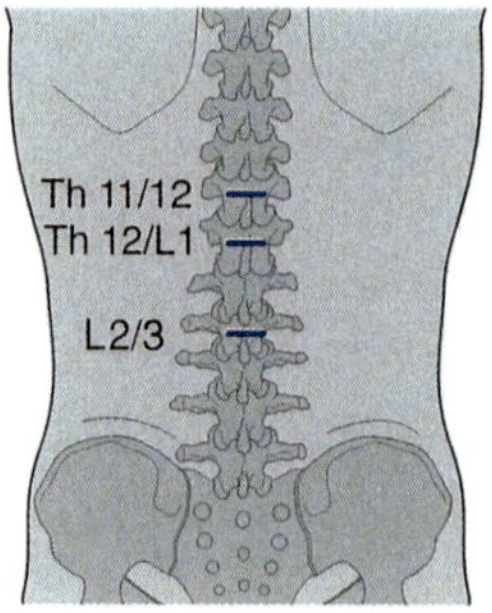

typische Punktionsorte bei unterschiedlichen Schmerzausbreitungen:

Schmerzgebiet	Eingangsort	Sondenspitze
nur der Fuß	L 2 – L 3	Th 11 – L 1
untere Extremität mit Hüfte und Oberschenkel	Th 12 – L 1	Th 9 – Th 10
oberer Brustbereich	Th 4 – Th 6	Th 1 – Th 2
obere Extremität	Th 1 – Th 3	C 3 – C 5

Abb. 10.3 Typische Punktionsorte bei unterschiedlichen Schmerzausbreitungen.

Blutgerinnungskontrolle nicht möglich ist.

Da sich der Patient während des Eingriffs in Bauchlage befindet, sind „schwere" kardiopulmonale Erkrankungen eine relative Kontraindikation für SCS.

10.2.5 Technik und Planung

Nach entsprechender Selektionierung (medikamentöse Therapie, psychische Erkrankung, positive Teststimulation) wird bei allen Patienten in Lokalanästhesie und perioperativer Antibiotikaprophylaxe eine Testsonde von lumbal (LWK 3/4) bei den unteren Extremitäten oder von thorakal (Th 4/5) bei den oberen Extremitäten mittels paravertebraler Punktionstechnik in den Periduralraum gebracht und so weit unter Bildwandler-Kontrolle vorgeschoben, bis entsprechende Parästhesien in den betroffenen Schmerzregionen zu verspüren sind. Für den Erfolg der dauerhaften Schmerzlinderung ist die möglichst exakte Elektrodenplazierung ausschlaggebend. (→ Abb. 10.3, 10.4a und b und 10.5). Die Patienten müssen die Stimulation während des Legens spüren und genau orten können. Daher ist eine Vollnarkose (außer bei der peripheren AVK als Indikation) nicht möglich. Die Sonde wird perkutan ausgeleitet und für 1 bis 2 Wochen mit einem externen Impulsgenerator verbunden. Während dieser Zeit muß bei unserer Vorgehensweise eine *Schmerzreduktion mehr als 50%* nach NAS zur vorherigen Schmerzstärke *unter Belastung* betragen. Dieses wird dokumentiert. Erst dann kommt es zur vollständigen Implantation des Impulsgenerators in Lokalanästhesie.

Bei der Probestimulation sollte man sich darüber im klaren sein, daß die Probestimulationssonde als zweipolige Sonde nach erfolgreicher Stimulation wieder entfernt werden muß, um diese gegen die vierpolige Sonde auszutauschen. Erfolgt die Probestimulation über einen längeren Zeitraum (ca. 4 Wochen), kann das erneute Legen aufgrund von Fibrosebildungen erheblich erschwert sein.

Entscheidung: Halbimplantat oder Vollimplantat: Bei Halbimplantaten sitzt der Impulsgeber extern, der mit einer ringförmigen Antenne verbunden ist. Diese wird auf das Hautareal gelegt, unter dem der implantierte Empfänger liegt. Vollimplantate besitzen gleichzeitig Batterie und Impulsgeber. Letztere sind komfortabler, aber erheblich teurer. Wenn bei der Probestimulation bereits feststeht, daß hohe Stromstärken zur

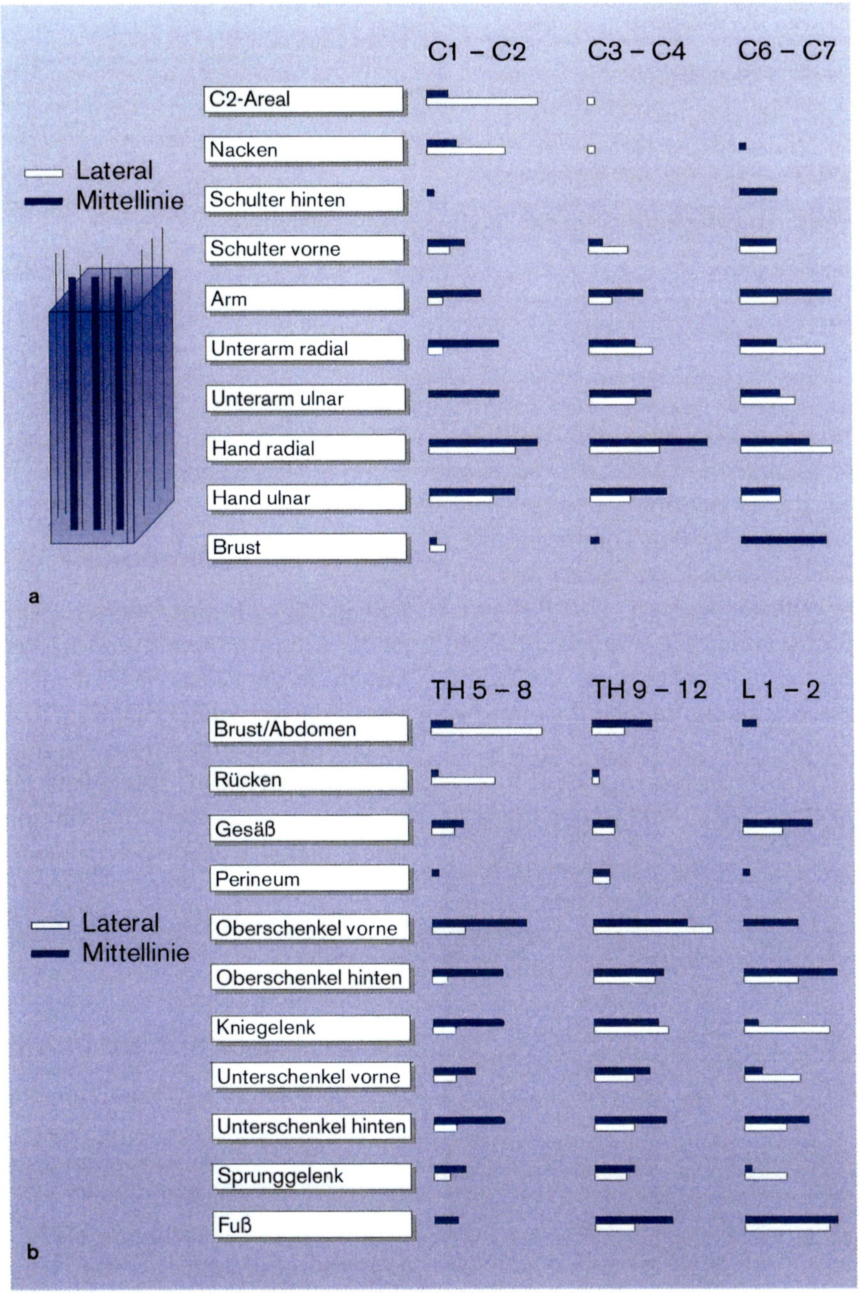

Abb. 10.4 a und b Elektrodenplatzierung (nach Barolat, Neurosurgery Quarterly 1995).
a) Beispiel: Um den radialen Anteil des Unterarmes zu stimulieren, muss die Elektrode möglichst weit lateral im Periduralraum auf Höhe der Wurzelabgänge C6 – C7 links oder rechts der Mittellinie platziert werden. Will man jedoch den ulnaren Anteil der Hand erreichen, empfiehlt es sich, die Elektrode möglichst nah der Mittellinie des Periduralraumes in Höhe C3 – C4 zu legen.
b) Beispiel: Um ein optimales Stimulationsergebnis im Bereich des dorsalen Oberschenkels und gleichzeitig im Fuß zu erreichen, muss die Elektrode möglichst nahe der Mittellinie über L1 – L2 liegen.

spezifische Komplikationen n. Heidecke
Kabelbruch/Elektrodenbruch
Wanderung der Elektrode
Fibrosierung in der Umgebung der Elektrode
allgemeine Komplikationen n. Krainick
sekundäre Infektion
Duraperforation

Tab. 10.4 Komplikationen der epiduralen Neurostimulation.

B

Stimulation notwendig sind, sollte ein Halbimplantat verwendet werden, weil der Ersatz der Batterie wesentlich kostengünstiger ist. Bei Vollimplantaten muß der gesamte Impulsgeber operativ ausgewechselt werden. Die Entwicklung geht dahin, daß wiederaufladbare Generatoren demnächst zur Verfügung stehen. Vollimplantate sind sicher bei Patienten mit peripherer arterieller Durchblutungsstörung und nächtlichem Ruheschmerz einzusetzen.

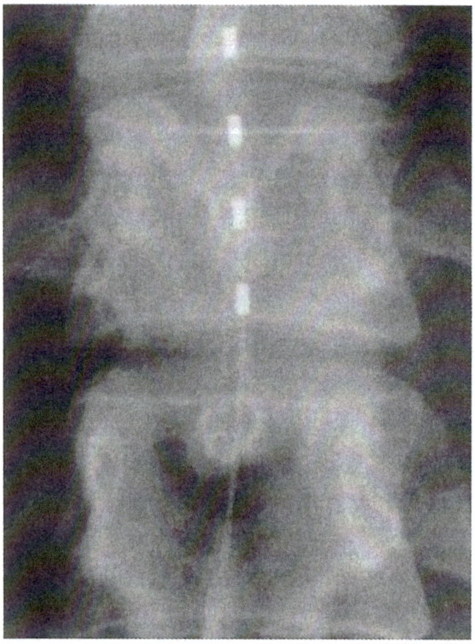

Abb. 10.5 Röntgenologische Lagekontrolle der Neurostimulationssonde.

10.2.6 Komplikationen

Tabelle 10.4 gibt eine Übersicht über die in der Literatur erwähnten Komplikationen. In der Literatur wird ein Nachlassen der Wirkung beschrieben, deren Hauptursache eine Fibrosebildung um die Pole sein soll. Inwieweit jedoch sogenannte Gewöhnungseffekte eine Rolle spielen, wie sie auch bei der transkutanen Nervenstimulation (TENS) auftreten, kann derzeit nicht beantwortet werden.

10.2.7 Zusammenfassung

Wenn alle kausalen Therapiemethoden zur Behandlung chronischer Schmerzen – unter Berücksichtigung der medikamentösen Nebenwirkungen – erfolglos bleiben, können bestimmte Erkrankungen, die mit neuropathischen Schmerzzuständen einhergehen, hervorragend mit der Spinal-cord-Stimulation behandelt werden. Die höchste Erfolgsquote liegt in der Behandlung radikulärer Rückenschmerzen, der Angina pectoris und der pAVK.

SCS bei therapierefraktärer Angina pectoris ist möglicherweise eine zukünftige Behandlungsperspektive, da die Schmerzlinderung sicher eintritt. Einen ausführlichen Überblick über die Indikation und Effizienz der SCS sowie deren zukünftigen Stellenwert in der Behandlung der Angina pectoris beim Syndrom X sind den Arbeiten von Eliason (1993) und de Jongste (1994) zu entnehmen. Hier sei auf zwei hervorragende Übersichtsarbeiten hingewiesen: Simpson 1994 und Barolat 1995.

Literatur (Kapitel 10.1)

Erikson MBE, Sjölund BH (1979) *Transcutane Nervenstimulierung zur Schmerzlinderung*, Verlag für Medizin Dr. Ewald Fischer, Heidelberg

Flöter T (1986) *Die Wirksamkeit der Heimtherapie in Abhängigkeit von der Behandlungshäufigkeit*. Therapiewoche 10 : 43

Gessler M, Struppler A (1984) *Kontralaterale und bilaterale Schmerztherapie mit transcutaner elektrischer Nervenstimulation (TENS)*. Schmerzkonferenz 1–2, Fischer, Stuttgart

Gessler M (1991) *Stumpf- und Phantomschmerzen*. In: Pothmann R (Hrsg.). *TENS – Transcutane elektrische Nervenstimulation*, Hippokrates, Stuttgart

Goepel R, Buhl R, Pothmann R (1985) *Transcutane Nervenstimulation bei Migränepatienten*. Fortschr. Med. 103:865

Hankemeier U, Fischer W (1986) *Erfahrungen mit der Transkutanen Nervenstimulation bei Kreuzschmerzen*. Schmerz Pain Douleur 7: 113–116

Jenkner F L (1983) *Nervenblockaden auf pharmakologischem und auf elektrischem Weg*. Springer, Wien New York

Johnson M, Ashton CH, Thompson J W (1991) *An in-depth study of long-term users of transcutaneous electrical nerve stimulation (TENS)*. Pain 443 : 221–229

Kane K, Taub A (1975) *A History of Local Analgesia*. Pain 1:125

Koßmann B, Ahnefeld F W (1985) *Die transkutane Nervenstimulation: Ein modernes Konzept der Behandlung chronischer Schmerzen*. Schmerz Pain Douleur 2:69–72.

Laage von der D (1994) *Nicht pharmakologische Verfahren in der Schmerztherapie*. Internist 35: 20–25

Pothmann R (1991) (Hrsg.) *TENS – Transkutane elektrische Nervenstimulation*. Hippokrates, Stuttgart

Schopf T (1991) *Technische und ergonomische Evaluation von TENS-Geräten – eine Marktübersicht*. Diplomarbeit im Studiengang Biomedizinische. Technik Fachhochschule Gießen-Friedberg

Thoden U, Gruber RP, Krainick J, Huber-Mück L (1979), *Langzeitergebnisse transkutaner Nervenstimulation bei chronisch neurogenen Schmerzzuständen*. Nervenarzt 50:179

Woolf C J, Thompson J W (1994) *Stimulation-induced analgesia: transcutaneous electrical nerve stimulation (TENS) and vibration*. In: Wall P D, Melzack R (eds): *Textbook of Pain*. 3rd ed. Churchill. Livingstone, Edingburgh – London – Madrid – Melbourne – New York

Literatur (Kapitel 10.2)

Barolat G (1995) *Current status of epidural spinal cord stimulation*. Neurosurg Quart Vol. 5 (2) 98–124

Broseta J, Barbera J, de Vera JA et al. (1986) *Spinal cord stimulation in peripheral arterial disorders. Cooperative study*. J. Neurosurg. 64:71–80

Broseta J, Roldan P, Gonzales-Darder J et al. (1982) *Chronic epidural dorsum column stimulation in the treatment of causalgia pain*. Appl. Neurophys 5:190–194

Claeys L, Horsch S (1993) *Epidurale Rückenmarkstimulation bei austherapierten arteriellen Verschlußleiden*. In: *Phlebologie. Mikrozirkulationsstörungen der Haut – Patientenstudien*. 22:106–109

Claeys L, Horsch S (1994) *Epidural spinal cord stimulation for phantom limb pain*. 6th International Congress: Pain clinic 4-15-22:303

Cook AW, Oydar A, Baggenstos P et al. (1976) *Vascular disease of the extremities: electrical stimulation of the spinal cord and the posterior roots*. NY State J Med 76: 366–368

de Jongste MJL, Hautvast RWM, Hillege HL et al. (1994) *Efficacy of spinal cord stimulation as adjuvant therapy for intractable angina pectoris: A prospective, randomized clinical study*. JACC Vol. 23, (7): 1592–1597

Dooley D, Pasproak M (1976) *Modification of blood flow to the extremities by electrical stimulation of the nervous system*. South. Med. J 69: 1309–1311

Eliason T, Albertsson P, Hardhammar P et al. (1993) *Spinal cord stimulation in angina pectoris with normal coronary arteriogramms*. Coron. Artery Dis. 4: 845–850

Fiume D, Palombi Msciassa V, Tamorri M (1989) *Spinal cord stimulation in peripheral ischemic pain*. Pace 12: 698–704

Horsch S, Claeys L(Ed) (1994) *Spinal cord stimulation. An innovative method in the treatment of PVD.* Steinkopff Darmstadt/Springer International. ISBN 0-38791463-3 (Springer)

Jacobs MJ, Jorning PJ, Beckers RC et al. (1990) *Foot salvage and improvement of microvascular blood flow as a result of epidural spinal cord electrical stimulation.* J Vasc Surg 12: 354–360

Krainick JU, Thoden U, Riechert T (1980) *Pain reduction in amputees by long-term spinal cord stimulation. Long-term follow-up study over 5 years.* J Neurosurg 52: 346–350

Kumar K, Wyant GM, Ekong CEU (1986) *Epidural spinal cord stimulation for relief of chronic pain.* Pain Clinic 1:91–99

Linderoth B, Gunasekera L, Meyerson BA (1991) *Effects of sympathectomy on skin and muscle microcirculation during dorsal column stimulation in man.* Neurosurg 29:874–879

Linderoth B, Gazelis B, Frank J et al. (1992) *Dorsal column stimulation induces release of serotonin and substance P in the cat dorsal horn.* Neurosurg 31: 289–297

Long DN, Ericson DE (1975) *Stimulation of the posterior columns of the spinal cord for relief of intractable pain.* Surg Neurol 4: 134–141

Mannheimer C, Augustinsson LE, Carlsson CA et al. (1988) *Epidural spinal electrical stimulation in severe angina pectoris.* BR Heart J 59:56–61

Murphy DF, Giles KE (1987) *Dorsum column stimulation for pain and relief from intractable angina pectoris.* Pain 28: 365–368

Nielson KD, Adams JE, Hosobuchi Y (1975) *Experience with dorsal column stimulation for chronic intractable pain.* Surg Neurol 4: 148–152

North RB, Kidd DH, Zahurak M (1993) *Spinal cord stimulation for chronic intractable pain. Experience over two decades.* Neurosurgery, Vol. 32, 3: 384–395

Saria A, Lundberg JM, Brodin E et al. (1983) *Substance P and vascular protein leakage in various tissues of rate and guinea pig.* In: Scrabanek P, Powell D (eds) *Substance* P. Boole Press Dublin: 94–95

Simpson BA (1994) *Spinal cord stimulation.* Pain Rev 1: 199–230

Turner JA, Loeser JD, Bell KG (1995) *Spinal cord stimulation for chronic low back pain: A systematic literature synthesis.* Neurosurgery Vol. 37(6): 1088–1096

Zucco F, Varrassi G (1994) *Spinal cord stimulation.* A review. J of Pain 15 2–3:25–43

11 Akupunktur

Dorothea von der Laage

11.1 Einleitung

Die Akupunktur stellt eine der ältesten Heilmethoden dar. In China hat sie eine jahrtausende lange Tradition und wurde von Generation zu Generation weitergegeben. Im Laufe des letzten Jahrzehnts hat diese Behandlungsmethode auch in Europa eine zunehmende Anerkennung und Verbreitung gefunden.

Der große Vorteil der Akupunktur liegt in der risikoarmen Anwendung, in der hohen Akzeptanz durch die Patienten und in ihrer Wirksamkeit auch bei einigen sonst therapieresistenten Krankheitsbildern. Ihren Haupteinsatzbereich hat die Akupunktur bei der Behandlung chronischer Schmerzen gefunden. Für bestimmte chronische Schmerzzustände wie Lumbalgie und Migräne liegen mittlerweile ausreichend klinische Studien vor, die die Wirksamkeit der Akupunktur belegen.

Noch vor wenigen Jahren hatten die meisten westeuropäischen Mediziner große Schwierigkeiten, eine Methode zu akzeptieren, die einem völlig fremden Kulturkreis entstammt, deren zugrundeliegendes Krankheitsverständnis und Weltbild fremd erscheint und die teilweise eine ungewöhnliche und unverständliche Nomenklatur benutzt. Inzwischen hat ein Umdenken stattgefunden und das Interesse der Ärzteschaft ist in kürzester Zeit enorm angestiegen. Nachdem die Akupunktur zunächst vorwiegend von Schmerztherapeuten in vielen Ambulanzen und Praxen eingesetzt wurde, wenden mittlerweile vor allem auch Orthopäden und Allgemeinmediziner dieses Verfahren an.

Da bislang keine Zusatzbezeichnung, wie z. B. für Naturheilverfahren oder Homöopathie existiert, gibt es wenig Möglichkeiten, sich über die Qualifikation des Akupunktur anbietenden Arztes zu informieren. Von verschiedenen Akupunkturgesellschaften werden heute umfangreiche Akupunkturkurse mit Einbeziehung praktischer Übungen und abschließender Prüfung angeboten. Eine solche Ausbildung durch qualifizierte und erfahrene Referenten sollte für jeden verantwortungsbewußten Arzt Voraussetzung zur Ausübung der Akupunktur sein. Da eine solche Schulung mit großem zeitlichem und finanziellem Aufwand verbunden ist, sollte bereits während des Medizinstudiums die Möglichkeit der Information und Einführung in die Akupunktur gegeben werden, um frühzeitig Interesse zu wecken und die Möglichkeit eines frühen Ausbildungsbeginns zu garantieren. Statt bisher 140 Stunden ist jetzt eine erweiterte Ausbildung mit 350 Stunden Theorie und Praxis von den Akupunkturfachgesellschaften vorgesehen.

Die weitere Anerkennung der Akupunktur sowohl durch Patienten als auch durch Krankenkassen hängt von der Qualität der durchgeführten Akupunkturbehandlungen und von den erzielten Therapieerfolgen ab. Sie wird in

Frage gestellt, wenn unzulängliche Ausbildung zu einer wenig erfolgreichen Behandlung führt.

11.2 Geschichte der Akupunktur

Akupunktur ist eine der ältesten und traditionsreichsten Heilmethoden. Es gibt in China bereits aus dem 2. Jahrtausend vor Christus erste Hinweise auf ihre Anwendung. Das Lehrbuch des „gelben Kaisers" mit dem Titel „Huang Di Nei Jing" wird als grundlegendes Werk der traditionellen chinesischen Medizin angesehen. Es wurde um 200 v. Chr. verfaßt und beschreibt den Dialog zwischen dem „gelben Kaiser" und seinem Leibarzt. Die Funde erster Metallnadeln werden in die Zeit der *Hang-Dynastie* (206 v. Chr. bis 24 n. Chr.) datiert. Ein erstes „Akupunktur-Lehrbuch" wurde von *Huang Fu Mi* im 3. Jahrhundert nach Christus verfaßt.

Die Akupunktur fand erst im 17. Jahrhundert ihren Weg nach Europa.

De Bondt, ein holländischer Arzt, der in Batavia lebte, lernte dort Akupunktur kennen und machte in Europa diese fernöstliche Heilmethode vermutlich erstmals bekannt (1658). Im Jahr 1683 wurde eine ausführliche Beschreibung des Nadelstechens von *Ten Rhyne* veröffentlicht. Im 18. Jahrhundert wurde die Akupunktur wenig genutzt und nur gelegentlich als Kuriosität erwähnt. Erst 1816 wurde in Frankreich von Louis Berlioz, dem Vater von Hector Berlioz, die Anwendung der Akupunktur beschrieben. Ein weiterer ausführlicher Bericht von Churchill 1821 stammt aus England. In Deutschland folgte die erste Akupunktur vermutlich 1824 durch *H. S. von Michaelis*, fand aber im 19. Jahrhundert wenig allgemeine Beachtung im deutschsprachigen Raum.

1950 fand der 4. internationale Kongreß für Akupunktur in Paris statt, bei welchem deutsche Ärzte wie *Gerhard Bachmann* und *Heribert Schmidt* mit dem damaligen Präsidenten der internationalen Akupunkturgesellschaft Roger de la Fuye Kontakt aufnahmen. Diese Pioniere der Akupunktur in Deutschland gründeten 1951 eine Deutsche Gesellschaft für Akupunktur. Trotzdem fand in den folgenden Jahren das Wirken der Akupunkturärzte „im stillen" statt. Von den meisten Schulmedizinern wurde diese Methode als Scharlatanerie abgetan und höchstens Heilpraktikern zugestanden. Studien wurden nicht durchgeführt, Universitäten lehnten die Beschäftigung mit einer solchen Außenseitermethode ab.

1972 unternahm der amerikanische Präsident Nixon eine Reise nach China, und die ihn begleitenden Reporter brachten erstmals sensationelle Berichte über die Möglichkeiten der Akupunktur mit in den Westen. Dadurch wurde lebhaftes Interesse entfacht, und auch in Europa wurden Operationen in Akupunkturanalgesie durchgeführt. Dieses Einsatzgebiet für Akupunktur wurde jedoch schnell wieder verlassen. Bei vielen operativen Eingriffen ist die analgetische Wirkung der Akupunktur unzureichend, die Relaxation ist ungenügend, und nicht alle Patienten sprechen auf diese Methode ausreichend an. Bei den heute zur Verfügung stehenden schonenden Anästhesieverfahren scheint der erhöhte Aufwand durch Akupunktur statt Narkose nicht gerechtfertigt.

Tab. 11.1 Beispiele für Yin-Yang-Polarität.

Yin	Yang
passiv	aktiv
negativ	positiv
innen	außen
Winter	Sommer
Nacht	Tag
Mond	Sonne
schwach	stark
weiblich	männlich

Tab. 11.2 Zuordnung der Symptome und Krankheitsbilder nach der TCM.

Yin	Yang
chronischer Schmerz	akuter Schmerz
feuchte Haut	trockene Haut
Ruheschmerz	Bewegungsschmerz
Unterfunktion	Überfunktion
Depression	Erregung
tiefer Schmerz	oberflächlicher Schmerz
dauernd	anfallsweise
gleichbleibende Lokalisation	wechselnde Lokalisation
parenchymatöse Organe	Hohlorgane
Yin-Meridiane	Yang-Meridiane
Schwäche	Stärke
Leere	Fülle

Auch in China wurde die Akupunktur lange Zeit unter den politischen Einflüssen nach dem Opiumkrieg 1840 in den Hintergrund gedrängt. Erst unter Mao Tse Tung gab es wieder eine Hinwendung und Rückbesinnung auf das alte, traditionsreiche Gedankengut, so daß heute in China westliche und östliche Medizin nicht mehr konkurrieren, sondern ergänzend nebeneinander bestehen und praktiziert werden.

11.3 Wirkungsmechanismus

Die anatomischen und physiologischen Wirkungsmechanismen der Akupunktur sind bis heute nicht ausreichend be-

Entsprechungssystem der fünf Elemente			
Holz	Wind	Zorn	Muskulatur
Feuer	Hitze	Freude	Gefäße
Erde	Feuchtigkeit	Besorgnis	Bindegewebe
Metall	Trockenheit	Trauer	Haut/Haare
Wasser	Kälte	Angst	Knochen/Mark

Tab. 11.3
Entsprechunssystem der fünf Elemente.

B

kannt. Akupunktur nimmt sicher Einfluß auf verschiedene Schmerzmodulationssysteme. Sie wirkt durch das Einstechen von Nadeln in die Haut und die darunterliegenden Gewebe. Die dadurch ausgelöste Reizung des peripheren Nervensystems mit afferenter Reizleitung zum zentralen Nervensystem scheint notwendig für ihre Wirksamkeit zu sein.

Die sogenannten Akupunkturpunkte liegen nach neuesten Erkenntnissen häufig an Perforationsstellen von Gefäßnervenbündeln durch die oberflächliche Körperfaszie.

Fest steht aufgrund von vielen Studien, daß es sich beim sogenannten Akupunkturpunkt nicht nur um einen Punkt im eigentlichen Sinne, sondern um ein größeres Areal handelt.

Dieser Sachverhalt erschwert auch Studien mit sogenannten Placebopunkten. Die Erfahrung der Chinesen und vieler europäischer Akupunkturärzte zeigt aber, daß durch Nadelung möglichst exakt im Akupunkturpunkt eine bessere analgetische Wirkung erzielt werden kann als bei ungenauer Punktsuche.

Es konnte auch gezeigt werden, daß ein Großteil der sogenannten Triggerpunkte mit Akupunkturpunkten identisch sind. Andererseits existieren Areale, deren Stimulation eine schmerzlindernde Wirkung erzielt, obgleich diese nicht als Akupunkturpunkte ausgewiesen sind.

Für die Schmerzhemmung können *spinale* und *supraspinale Mechanismen* aktiviert werden:

- Auf *Rückenmarksebene* lieferte die *Gate-Control-Theorie* analog zu TENS ein erstes Erklärungsmodell. Das Einstechen der Akupunkturnadel in die Kutis oder die darunterliegenden Gewebeschichten führt zu einem verstärkten sensorischen Input und aktiviert körpereigene Schmerzhemmechanismen. Durch Stimulation der A-Fasern wird auf Rückenmarksebene in den Hinterhornneuronen die Schmerzantwort auf noxische Reize gehemmt. Möglicherweise spielt hier die Aktivitätsminderung in den WDR-Neuronen eine entscheidende Rolle. In einem komplexen Zusammenspiel wirken auf die Hinterhornneurone des Rückenmarks erregende und hemmende Faktoren.
- Supraspinal werden im *Hirnstamm* lokalisierte Mechanismen aktiviert,

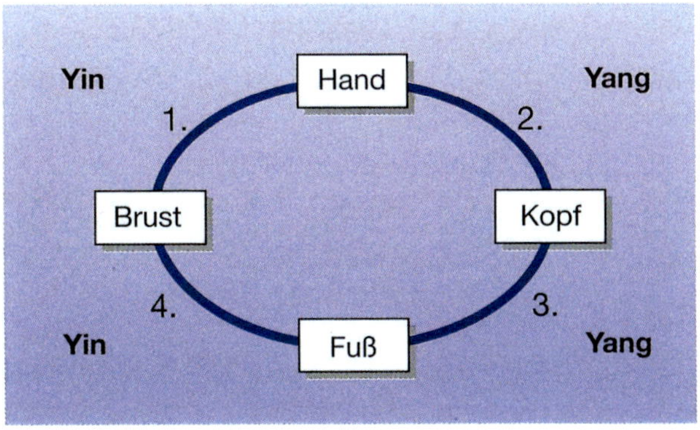

Abb. 11.1
Meridianumlauf.

die eine absteigende Hemmung der Schmerzleitung bewirken. Hier spielt das *serotoninerge System* mit den Neurotransmittern Noradrenalin und Serotonin eine wesentliche Rolle. Die Schmerzreduktion auf humoralem Wege kann durch Tierexperimente nachgewiesen werden. So wurden Blutkreisläufe von Versuchstieren verbunden und nach Akupunktur des ersten Tieres die Erhöhung der Schmerzschwelle beim nichtakupunktierten Tier nachgewiesen. Durch die beobachtete und durch Naloxon antagonisierbare Endorphinausschüttung kann zwar die akute analgetische Wirkung erklärt werden, jedoch nicht der die Nadelung weit überdauernde Effekt. Hierfür gibt es bislang keine ausreichende Erklärung. Möglicherweise handelt es sich um Einflüsse auf die gedächtnisanalogen Vorgänge im schmerzverarbeitenden ZNS.

Die Wirkung der sogenannten *Fernpunkte*, welche weit entfernt vom Schmerzort liegen, lassen sich nach traditionell chinesischer Vorstellung über die Meridianlehre erklären. Nach westlichen Vorstellungen könnten somatotope Organisationen im Hirnstamm eine Rolle spielen.

Insgesamt bleiben noch viele Fragen bezüglich des Wirkungsmechanismus offen, welche jedoch nicht dazu führen sollten, eine Methode mit klinisch guter Wirkung zu vernachlässigen, sondern weiterhin intensive Grundlagenforschung zu betreiben.

11.4 Philosophische Grundlagen

Die Akupunktur hat als ein Teil der *traditionellen chinesischen Medizin* (TCM) ihre Wurzeln in den naturphilosophischen Vorstellungen des *Taoismus*. Die Prinzipien der chinesischen Akupunkturlehre können nur verstanden werden, wenn die Grundideen des Taoismus und die Regeln der traditionellen chinesischen Medizin bekannt sind. Das taoistische Ordnungsprinzip wird in der TCM auf den menschlichen Körper angewandt. Die Einflüsse und Gesetzmäßigkeiten der Natur spielen eine große Rolle, wobei der Mensch in Abhängigkeit und in Einklang mit der Natur lebt.

Elemente und ihr Bezug zu Organen bzw. Meridianen		
Holz	Leber	Gallenblase
Feuer	Perikard	Drei-Erwärmer
	Herz	Dünndarm
Erde	Milz/Pankreas	Magen
Metall	Lunge	Dickdarm
Wasser	Niere	Blase

Tab. 11.4 Elemente und ihr Bezug zu Organen bzw. Meridianen.

B

11.4.1 Yin/Yang-Prinzip

Das ganze Universum und auch der menschliche Körper werden als ungegliedertes Kontinuum betrachtet. Es herrscht ein ständiges Wechselspiel und ein Fließgleichgewicht zwischen zwei polaren Energien, nämlich Yin und Yang. Sie gehören untrennbar zusammen und ergänzen sich in idealer Weise. Alle Gegensatzpaare dieser Welt werden diesem Prinzip zugeordnet (→ Tab.11.1 und 11.2).

Eine Störung des Gleichgewichts zwischen Yin und Yang führt nach traditionellen chinesischer Auffassung zu Krankheit.

Therapieziel ist immer die Wiederherstellung der Harmonie zwischen Yin und Yang bzw. ein Aufrechterhalten des Gleichgewichts zwischen beiden Polen.

11.4.2 Fünf-Elemente-Lehre

Ein weiteres Grundsystem der TCM stellt das Entsprechungssystem der fünf Elemente bzw. fünf Wandlungsphasen dar. Den 5 Urelementen werden Emotionen, klimatische Faktoren, Gewebe, Farben, Jahreszeiten und viele andere Phänomene zugeordnet, aber auch Meridiane und Organe bzw. Funktionskreise (→ Tab.11.3).

Da diese Elemente in festgelegten Zyklen (fördernd oder hemmend) aufein-

Yin	Yang
Lunge	Dickdarm
Milz/Pankreas	Magen
Herz	Dünndarm
Niere	Blase
Leber	Gallenblase
Kreislauf/Sexualität	3fach-Erwärmer

Tab. 11.5 Meridiane.

Tab. 11.6 Therapierichtlinien.

chronischer Schmerz	akuter Schmerz
vorwiegend Lokalpunkte	vorwiegend Fernpunkte
wenig Stimulation	starke Stimulation
viele Nadeln	wenig Nadeln
lange Stimulation	kurze Stimulation
leichte Stimulation	kräftige Stimulation

ander einwirken, kann über das Entsprechungssystem auch eine therapeutische Wirkung verschiedener Meridiane aufeinander abgeleitet werden (→ Tab 11.4).

11.4.3 Meridianlehre

Nach der TCM zirkuliert das Chi, die Lebenskraft oder Lebensenergie, ständig im menschlichen Körper. Sein Fluß darf nicht stagnieren. Ist die Zirkulation unterbrochen, entsteht Krankheit. Diese Lebensenergie fließt in festgelegten Bahnen, den sogenannten Meridianen. Trotz aller wissenschaftlichen Untersuchungen konnte kein Korrelat für diese Meridiane gefunden werden. Sie stellen aber ein didaktisch wertvolles System dar, auf welchem alle Akupunkturpunkte entsprechend ihrer therapeutischen Zusammengehörigkeit aufgereiht liegen.

Auch Meridiane werden der Yin/Yang-Polarität zugeordnet (→ Tab. 11.5).

Diese Meridiane sind paarig angeordnet. Alle Yang-Meridiane verlaufen auf der Außenseite der Extremitäten, alle Yin-Meridiane auf der Innenseite. Zu diesen 12 Meridianpaaren kommen noch zwei unpaare Meridiane, jeweils auf der ventralen und dorsalen Meridianlinie.

Im Sinne des Energieflusses wird ein zirkulärer Umlauf der Meridiane um den ganzen Körper angenommen, wobei jeweils ein Meridian in den anderen übergeht. Diese 3 sogenannten Umläufe bestehen jeweils aus 4 Meridianen, nämlich 2 Yin- und 2 Yang-Meridianen. Da diese Umläufe spiralig ineinander

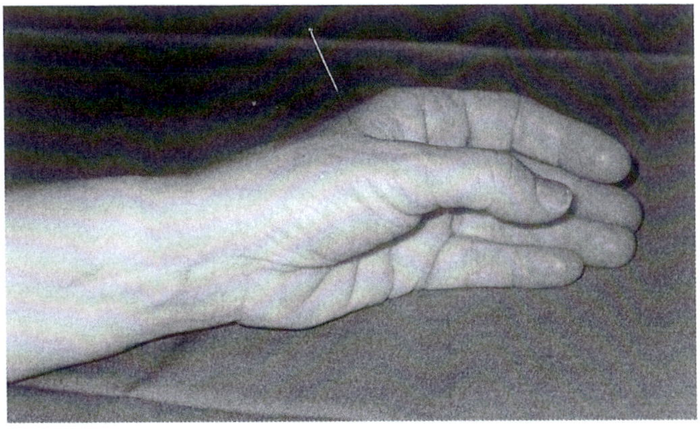

Abb. 11.2 Akupunktur im analgetisch wirksamen Punkt Dickdarm 4.

übergehen, ist ein kontinuierlicher Energiefluß gewährleistet (→ Abb. 11.1).

Jeder Meridianumlauf besteht aus *2 Meridianachsen*, wobei jeweils der untere Yin-Meridian im Bereich des Thorax in den oberen Yin-Meridian übergeht und die Yin-Achse bildet und der obere Yang-Meridian im Bereich des Kopfes in den unteren Yang-Meridian zur Yang-Meridianachse weiterverläuft. Meridiane, die sich an den Extremitäten gegenüberliegen, also jeweils ein Yang- und ein Yin-Meridian, werden als gekoppelte Meridiane bezeichnet und ergänzen sich in ihrer Wirkung.

B

11.5 Praktische Anwendung

11.5.1 Punktlokalisation

Die Akupunkturwirkung wird durch das Einstechen von Nadeln in definierte Akupunkturpunkte ausgelöst (→ Abb. 11.2). Diese Punkte werden in allen Lehrbüchern in Abhängigkeit von gut sichtbaren oder tastbaren anatomischen Strukturen angegeben, und mit dem speziellen patientenbezogenen Körpermaß Cun ist eine individuelle Lokalisierung des entsprechenden Punktes möglich.

1 Cun entspricht der Breite des Daumenendgliedes des Patienten.

Wegen der besonderen Druckempfindlichkeit der Akupunkturpunkte stellt die Palpation ein zusätzliches Hilfsmittel für das exakte Auffinden der gesuchten Akupunkturpunkte dar. Anders als bei der Ohrakupunktur hat das Messen des Hautwiderstandes bei der Körperakupunktur keine große Bedeutung.

Beim Einstechen der Akupunkturnadel in den Akupunkturpunkt oder in die Nähe desselben wird häufig das *„Nadelgefühl“ = De Chi = PSC* (propagated sensation along the channel) ausgelöst. Es handelt sich dabei um eine nicht schmerzhafte spezifische Empfindung, die häufig mit Druck, ziehendem Gefühl oder Parästhesie beschrieben wird. Die chinesische Akupunkturlehre und manche europäische Schulen legen größten Wert auf das Auslösen dieses De-Chi-Gefühls, weil nur dadurch ein ausreichender Therapieerfolg zu erreichen sei. Besonders wichtig und erfolgversprechend ist das Auslösen eines starken Nadelgefühls über den Fernpunkten bei der Behandlung akuter Schmerzzustände.

11.5.2 Punkteauswahl

Für die Akupunktur ergibt sich folgende Punkteauswahl:

- Locus dolendi stechen
- Lokale Akupunkturpunkte
- Akupunkturpunkte im gleichen Segment
- Fernpunkte entsprechend der Meridianlehre
- Kontralaterale Fernpunkte
- Allgemein wirksame Punkte

Entsprechend dem Vorgehen der „Barfuß-Ärzte“ in China stellt das *Locus-dolendi-Stechen* die einfachste Form der Akupunktur dar. Hierbei werden Triggerpunkte und druckschmerzhafte Punkte ertastet und genadelt. Die hierdurch erzielbaren Erfolge sind begrenzt, bei Schmerzen im Bereich des Bewegungsapparates und bei myogelotischen Muskelbezirken sollten diese Punkte ergänzend in das Therapiekonzept mit einbezogen werden.

Unabhängig von einer traditionellen chinesischen Diagnostik eignet sich für die Schmerztherapie ein *Konzept aus Nah- und Fernpunkten* nach einfachen Richtlinien. Zum einen werden Nahpunkte genadelt, das sind Akupunkturpunkte verschiedener Meridiane, die in dem oder um das betroffene Schmerzgebiet liegen. Zusätzlich werden Fernpunkte des betroffenen Meridians aufgesucht sowie Fernpunkte auf dem dazugehörigen 2. Meridian der Meridianachse. Eventuell kommen noch Fernpunkte des gekoppelten Meridians in Frage. „Betroffen" ist der Meridian, welcher hauptsächlich durch das Schmerzgebiet zieht. Diese beschriebene Punkteauswahl stellt in unseren Augen ein einfaches und logisch ableitbares Grundkonzept dar. Hinzu können *Punkte allgemeiner Wirksamkeit* kommen, die nach der jeweiligen Begleitsymptomatik ausgewählt werden, z.B. der analgetische Punkt Dickdarm 4 (→ Abb. 11.2). Allerdings lassen sich die Therapieerfolge möglicherweise durch das Einbeziehen einer traditionell chinesischen Diagnosestellung und die sich daraus ableitenden Therapieregeln verbessern (Kubiena 1995).

11.5.3 Allgemeine Therapierichtlinien

Auswahl der Akupunkturnadeln

Zur Anwendung kommen sowohl in China als auch in Europa Stahlnadeln mit einem Durchmesser von 0,3 bis 0,5 mm und einer Länge von 1–10 cm. Das Metall spielt offensichtlich keine therapeutische Rolle, trotzdem werden in Frankreich in der Aurikulotherapie teilweise noch Gold- und Silbernadeln verwendet. Für besonders sensible Patienten und Kinder stehen extrem dünne Nadeln zur Verfügung, die über ein Führungsröhrchen nahezu schmerzlos in die Kutis eingestochen werden. Für die moderne Therapie empfiehlt sich heute der Einsatz von Einmalnadeln. Steht diese Möglichkeit nicht zur Verfügung, muß unbedingt eine Heißluftsterilisation bei 180 °C oder Autoklavieren durchgeführt werden. Auf eine Hautdesinfektion kann bei der Körperakupunktur verzichtet werden, ggf. sollte die Haut gereinigt werden.

Punktionstechnik

Die Akupunkturnadel wird in der Regel senkrecht und schnell in die Cutis eingestochen und je nach Punktlokalisation einige Millimeter bis zu 4 cm vorgeschoben. Bei einigen Akupunkturpunkten ist eine tangentiale Nadelführung sinnvoll.

Behandlungsunterschiede – akute und chronische Schmerzen

Bei rein einseitigen Schmerzlokalisation kann unilateral behandelt werden. Bei allgemeinen Beschwerden werden alle Punkte spiegelbildlich behandelt. Die Erhöhung der Nadelzahl verbessert nicht grundsätzlich den Therapieerfolg. In der Regel genügen 10–15 Nadeln pro Sitzung. Bei chronischen Schmerzzuständen beträgt die Liegedauer der Nadeln 15–20 Minuten. Hier wird im Gegensatz zu akuten Schmerzen wenig stimuliert (→ Tab. 11.6). Die Patienten müssen angehalten werden, sich während der Therapie ruhig zu verhalten

B

um Nadeldislokationen und Schmerzen zu vermeiden. Bei schweren Schmerzzuständen im Bereich des Bewegungsapparates kann die intensive Stimulation über ein Elektrogerät die analgetische Wirkung verbessern.

Behandlungsdauer

Eine Behandlungsserie besteht je nach Patient und Symptomatik aus 10 bis 15 Sitzungen, die wir zunächst 2mal pro Woche, später 1mal pro Woche durchführen. Nach einer Therapiepause von 4–6 Wochen kann entschieden werden, ob eventuell eine 2., kürzere Serie notwendig erscheint.

11.5.4 Indikationen

Für die Akupunktur ergeben sich folgende Indikationen:

Kopfschmerzen
- Migräne
- Spannungskopfschmerz
- Clusterkopfschmerz
- analgetikainduzierter Kopfschmerz

Gesichtsschmerz
- Trigeminusneuralgie
- Zosterneuralgie
- Atypischer Gesichtsschmerz

Erkrankungen des Bewegungsapparates
- HWS-Syndrom
- Schulter-Arm-Syndrom
- Epikondylitis
- Lumbalgie/Ischialgie
- Coxarthrose/Coxalgie
- Gonarthrose
- Arthralgie aller Gelenke
- Fibromyalgie

Brustschmerzen
- Interkostalneuralgie
- Zosterneuralgie

Abdominalschmerzen
- Gastritis
- Verwachsungsbeschwerden
- Dysmenorrhoe

Tumorschmerzen
- als adjuvante Therapie

Akupunktur wird zur Behandlung funktioneller reversibler Störungen und Schmerzzustände empfohlen. Neben den *Schmerzen des Bewegungsapparates* stellt *chronischer Kopfschmerz* in Europa eine Hauptindikation für Akupunktur dar. Zur Migränebehandlung liegen besonders viele Studien vor. Dabei variieren die Behandlungserfolge von 50 bis 90 % (Dowson et al. 1985, Stux 1987, Weinschütz 1996). Ein direkter Vergleich der Studien ist häufig nicht möglich, weil Studiendesign, Patientenkollektiv und auch die jeweilige Akupunkturqualität stark variieren (Kerksen 1992). Auch beim Spannungskopfschmerz werden positive Therapieergebnisse erzielt (Soerensen 1991). Alle anderen Formen von Kopf- und Gesichtsschmerz wurden selten untersucht, stellen aber in Einzelfällen durchaus eine Alternative oder ergänzende Möglichkeit zum schulmedizinischen Behandlungskonzept dar (von der Laage 1997).

Unter den Beschwerden im Bereich des Bewegungsapparates sind besonders gute Behandlungsergebnisse bei *HWS-Syndrom* sowie bei *Periarthritis humeroscapularis* zu erwarten. Hingegen sind Behandlungserfolge bei arthrosebedingten Belastungsschmerzen oft nur von kurzer Dauer.

Bei *abdominellen Schmerzen,* z. B. durch Verwachsungen, können durch den Einsatz von Akupunktur Analgetika eingespart werden.

Trotz gegenteiliger Literaturberichte sollte der *Tumorschmerz* in erster Linie mit den üblichen medikamentösen Methoden therapiert werden. Akupunktur ist zwar auch in der Lage, Tumorschmerzen zu beeinflussen, die Schmerzlinderung ist jedoch zu gering, die Wirkdauer zu kurz, die Unabhängigkeit des Patienten ist stark beeinträchtigt. Allenfalls nichttumorbedingte Begleitsymptome wie Lumbalgie und Kopfschmerz eignen sich auch beim Krebspatienten für Akupunktur.

11.5.5 Kontraindikationen

Relative Kontraindikationen für die Akupunktur sind:

- Gerinnungsstörungen
- kardiale Dekompensation
- Gravidität

Nimmt der zu behandelnde Patient gerinnungsaktive Medikamente ein, muß die Indikation enger gestellt und der Patient genauer aufgeklärt werden. Außerdem sollten die Nadeln nicht zu tief eingestochen werden.

Für schwer herzkranke Patienten könnte ein möglicher Blutdruckabfall negative Auswirkungen haben.

In der Literatur findet sich keine einheitliche Meinung über die Komplikationsmöglichkeiten bei Akupunktur in der Gravidität. Es gibt Hinweise dafür, daß es unter Umständen zu einer frühzeitigen *Wehentätigkeit* kommen kann.

Bestimmte Akupunkturpunkte gelten als kontraindiziert, nämlich alle Punkte über dem Abdomen sowie Di 4, M 36, MP 6, Ni 6, G 3, G 31 und alle Punkte an Fingern und Zehen.

11.5.6 Komplikationsmöglichkeiten

Bei Akupunktur können folgende Komplikationen auftreten:

- Kreislaufreaktion (Hypotonie, Bradykardie)
- Hämatom
- Infektion

Die Komplikationsmöglichkeiten bei Akupunktur können als äußerst gering eingestuft werden. Die gefürchteten und mehrfach beschriebenen *Organverletzungen*, insbesondere eine Pleurapunktion, kann bei sachgerechter Handhabung vermieden werden. Der Angst mancher Patienten vor Übertragung von Hepatitis oder Aids kann durch Verwendung von Einmalnadeln oder korrekter Sterilisation leicht begegnet werden.

Lokale Infektionen werden äußerst selten beobachtet.

Im Bereich des Ohrknorpels können lokale Infektionen zu schweren Nekrosen führen. Hier kann deshalb auf eine wirksame Hautdesinfektion nicht verzichtet werden. Ohrdauernadeln sollten nur nach exakter Aufklärung und unter guter Beobachtung verwendet werden.

Während und nach erfolgter Akupunkturbehandlung kann es vorwiegend bei psychisch labilen Patienten zu Blutdruckabfall und Bradykardie kommen. Die Therapie besteht aus der üblichen

Kopftieflagerung und kreislaufwirksamen Medikamenten.

11.5.7 Zusammenfassung

Nach vollständiger Diagnose und Ausschluß einer kausalen Therapiemöglichkeit kann Akupunktur als sinnvolle Ergänzung oder alternative Behandlungsmethode bei vielen chronischen Schmerzsyndromen eingesetzt werden. Die Erfolgsquote liegt hoch bei äußerst geringer Nebenwirkungsrate. Eine Therapiemöglichkeit also, die beim chronischen Patienten entscheidende Vorteile bietet.

B

Literatur

Arnold HJ (1976) *Geschichte der Akupunktur in Deutschland.* Karl Haug Verlag, Heidelberg

Dowson DI, Lewith GT, Machin D (1985) *The effects of acupuncture versus placebo in the treatment of headache.* Pain 21:35–42

Gallacchi G, Müller W, Plattner GR, Schnorrenberger CC (1981) *Akupunktur und Laserstrahlbehandlung beim Zervikal- und Lumbalsyndrom.* Schweiz Med. Wochenschr. 111:1360

Kerksen T (1992) *Einschätzung der handwerklichen Qualität durchgeführter Akupunkturtherapien in 86 klinischen Studien.* In: Bühring M, Kemper FH (Hrsg.) *Naturheilverfahren.* Springer, Berlin

Kubiena G (1995) *Kleine Klassik für die Akupunktur,* Wilhelm Maudrich, Wien München

Lewith GT, Machin D (1983) *On the evaluation of the clinical effects of acupuncture.* Pain 16:111

Loh L, Nathan PW, Scott GD, Zilkha KJ (1984) *Acupuncture versus medical treatment for migraine and muscle tension headaches.* J Neuros Psychiatr 47:333

Molsberger A, Hermes D, Böwing G (1991) *Das Patienteninteresse an Akupunktur – Ergebnisse einer epidemiologischen Untersuchung.* Ärzte Naturheilverf 32:56–60

Petrie JP, Hazlemann BL (1986) *A controlled study of acupuncture in neck pain.* Br J Rheumatol 25:271

Pöntinnen PJ (1979) *Acupuncture in the treatment of low back pain and sciatica.* Acupuncture Elektrother Res 4:53

Pothmann R (Hrsg.) (1996) *Systematik der Schmerzakupunktur.* Hippokrates Verlag, Stuttgart

Richardson P H, Vincent C A (1986) *Acupuncture for the treatment of pain: A review of evaluative research.* Pain 24:15–40

Sorensen T (1991) *Acupuncture in tension headache.* Cephalgia 11:57

Stux G (1987) *Akupunkturtherapie der Migräne.* Schmerz 1:40–44

Stux G, Stiller N, Pommeranz B (1993) *Akupunktur – Lehrbuch und Atlas.* Springer, Berlin New York Heidelberg

von der Laage D, Lederer T, Tolksdorf W (1992) *Schmerztherapie mit Akupunktur – eine prospektive Studie.* Schmerz 6:128–133

von der Laage D (1997) *Akupunktur bei Kopfschmerzen.* Schmerz 11:4–8

Weinschütz T (1996) *Akupunktur bei Kopfschmerzen. Methodische Grundlagen und Ergebnisse klinischer Untersuchungen.* Schmerz 10:149

12 Physikalisch-medizinische Therapiemaßnahmen

Jean-Jacques Glaesener

Nota Bene

Die Wirkungen physikalischer Therapien sind nicht immer gleichzusetzen mit der erwünschten analgetischen Wirksamkeit.

Eine Schmerztherapie hingegen ohne Einbeziehen der Möglichkeiten und Wirkmechanismen der Physikalischen Therapie würde dem umfassenden therapeutischen Auftrag gegenüber dem Schmerzpatienten widersprechen und bliebe somit notgedrungen Stückwerk!

12.1 Einleitung

Im Rahmen der Schmerztherapie gehört die Physikalische Therapie mit zu den wichtigsten Komplementärverfahren. Sie wird regelmäßig an erster Stelle der nichtmedikamentösen Maßnahmen in der Schmerztherapie genannt neben der psychologischen Schmerztherapie, der kognitiven Schmerzbewältigung, der Akupunktur sowie Aktivierungsprogrammen und Stimulationsverfahren. So werden an namhaften Universitätskliniken (z. B. Klinikum Großhadern München, Medizinische Hochschule Hannover) Schmerzambulanzen interdisziplinär durch die Abteilung für Anästhesie und Intensivmedizin und die Abteilung für Physikalische und Rehabilitative Medizin geleitet.

Die Physikalische Medizin leistet neben den zahlreichen Therapieansätzen auch einen ganz wesentlichen Beitrag in der *Schmerzdiagnostik*. So gehört zur gezielten Verordnung physikalischer Therapiemaßnahmen zunächst eine fundierte Aktualitätsdiagnostik, welche neben der ausführlichen Schmerzanamnese folgende Befunderhebung einbezieht:

- visueller Befund
- Funktionsbefund
- tastbarer Befund
- Ganganalyse
- neurologischer Status
- Gefäßstatus

In der Physikalischen Medizin spielt dabei der Funktionsbefund eine zunehmend wichtige Rolle, was zu einer Vielfalt von speziellen Untersuchungstechniken des Bewegungssystems geführt hat. Daneben ergibt der Tastbefund, d. h. die gewebsbezogene Strukturanalyse, wertvolle Aussagen über Veränderungen:

- im Haut- und Unterhautfettgewebe, z. B. Verquellungen und schmerzhafte Bindegewebszonen
- in der Muskulatur, z. B. Tonuserhöhungen, Verkürzungen, Kontrakturen
- in den Gelenkstrukturen, z. B. Störungen des Joint play
- an Periost und Knochen, z. B. speziellе Knochenhautreizpunkte.

Der sich aus dieser fundierten physikalisch-medizinischen Schmerzdiagnostik ergebende Therapieansatz in Bezug auf die Möglichkeiten der reinen Physikalischen Therapie ist naturgemäß nur in den seltensten Fällen kausal, andererseits auch nicht nur rein symptomatisch. In der Regel ist es ein befundorientierter Therapieansatz, welcher darauf abzielt, die pathologischen Afferenzen am Hinterhorn des Rückenmarkes herabzusetzen.

Dieses Prinzip der segmentalen Hemmung basiert auf der Gate-Control-Theorie von Melzack und Wall (1965). Es wird dabei eine Beeinflussung der Schmerzweiterleitung im Bereich der Substantia gelatinosa des Rückenmarkhinterhorns postuliert:

Afferente Signale erreichen das Hinterhorn über Fasern verschiedenen Kalibers, die sich in ihrer Leitfähigkeit unterscheiden: Afferenzen aus dem Bewegungsapparat über Aα-, Aβ,- und Aγ-Fasern mit hoher Leitgeschwindigkeit, Empfindungen aus Schmerz und Temperatur im wesentlichen über Aδ-Fasern sowie C-Fasern. Alle Fasern nehmen Kontakt an den Hinterhorn-Übertragungszellen, geben aber gleichzeitig Kollaterale an Kontrollzellen in der Substantia gelatinosa ab. Afferenzen aus dicken, schnell-leitenden Fasern erregen die Kontrollzelle, wodurch die Transmissionszelle gehemmt wird (Aktivierung hemmender Interneurone). Dieses unterbindet die Weiterleitung von Schmerzimpulsen aus den Aδ- und C-Fasern in das sekundäre sensorische Neuron.

Neben dieser segmentalen reflektorischen Beeinflussung der Schmerzleitung werden weitere Wirkmechanismen für die Physikalische Therapie in folgenden Ebenen der Schmerzverarbeitung postuliert:

- *Limbisches System:* Ebene der affektiven Verarbeitung – Hier kommt der psychosomatische Aspekt der Physikalischen Therapie zum Tragen, da Berührung oder Wärmeapplikation als beruhigende Grunderfahrungen empfunden werden.
- *Hypothalamus und Hypophyse:* Ebene der endokrinen Schmerzverarbeitung – Hauptwirkung der Physikalischen Therapieansätze in Form einer vegetativen Umstimmung über Hypophyse und Hypothalamus
- *Somatosensorischer Kortex:* Ebene der kognitiven Schmerzverarbeitung – Interaktion zwischen Therapeut und Patient.
- *Lokoregionäre Beeinflussung:* Applikation von Wärme/Kälte, Druck/Dehnung als Gegenmaßnahme zur Schmerzentstehung.

Grundsätzlich erkennt man hier die verschiedenen wissenschaftlich nachgewiesenen *Wirkungsweisen der Physikalischen Therapie:*

- Veränderung der autonomen Reaktionen über die Beeinflussung des Sympathikus/Parasympathikus auf endokrinem/humoralem Weg (Hypothalamus–Hypophyse–Nebennierenrinde)
- Reflektorische Beeinflussung im Sinne segmentaler lokaler Reaktionen, jedoch auch im Sinne kutiviszeraler Reflexe, myokutaner Reflexe und viszerokutaner Reflexe
- Reflektorische Beeinflussung auf nichtsegmentaler Ebene, wobei hier die genauen Mechanismen nicht erklärt sind. Beispiele hierfür sind das Konzept der Bindegewebszonen, der Triggerpunkte usw.

- Psychosomatische Beeinflussung des Allgemeinbefindens, wobei der Haut, als Grenzorgan zwischen Person und Umwelt und als Kontaktorgan und Sinnesorgan, eine sehr hohe Wertigkeit zukommt. Voraussetzung ist die Bereitschaft des Patienten, eine „verwöhnende" Behandlung zu akzeptieren, welche nicht nur den „Befund" beeinflußt, sondern auch die „Befindlichkeit".

In der Praxis gelingt es mit den verschiedensten Verfahren der Physikalischen Therapie am Körper folgende *Effekte* zu erzielen:

- Verbessern der Durchblutung
- Anregen des Stoffwechsels
- Beeinflussen des Muskeltonus
- Dehnen des Bandapparates
- Verbessern der Gelenkbeweglichkeit
- Verbessern der Trophik

Es zeigt sich, daß allein durch die nachweisbare Zunahme der Durchblutung in einem durch einen Schmerzreiz akut betroffenen Körpersegment eine schmerztherapeutische Wirkung hervorgerufen werden kann. Hier stellt sicherlich der verstärkte Abstrom algogener Neuropeptide einen zusätzlich lokal wirksamen Mechanismus dar.

Physikalische Therapie ist Reiz-Reaktions-Therapie.

Somit besteht als Voraussetzung für ihre Wirksamkeit die Notwendigkeit einer Reaktionsbereitschaft des Körpers. Dieses ist meistens nicht der Fall bei Patienten in sediertem und relaxiertem Zustand, des weiteren bei Patienten in einem ausgeprägten Schwächezustand, z.B. im Rahmen einer Zytostatikabehandlung.

Physikalisch-therapeutische Maßnahmen wirken als Reize. Sie lösen dabei physiologische Reaktionen als Antwort des Organismus aus.

12.2 Krankengymnastische Techniken in der Schmerzbehandlung

Es ist allgemein anerkannt und auch in größeren Studien belegt worden, daß Krankengymnastik eine günstige Auswirkung auf die Schmerzwahrnehmung und insbesondere auch auf die Schmerzverarbeitung hat. Diese positive Wirkung basiert, wie schon oben dargestellt, auf folgenden *Wirkungsmechanismen:*

- Freisetzen von Endorphinen
- Hemmen der Schmerzübertragung im Rückenmark
- Abschwächen anormaler zentraler Neuronenaktivität
- Detonisieren der Muskulatur
- Mindern von Angst und Spannung

Krankengymnastik ist ärztlich verordnete Bewegungstherapie zu prophylaktischen, therapeutischen und rehabilitativen Zwecken.

Sie nutzt im wesentlichen aktive und passive Formen der kinetischen Energie (Kinesitherapie) und soll ebenfalls als Reiztherapie Reaktionen des Körpers hervorrufen und Selbstheilungsvorgänge anregen bzw. unterstützen und beschleunigen.

Therapieziele der Krankengymnastik sind:

- Lindern von Schmerzen
- Beeinflussen der Stoffwechselsituation
- Verbessern und Erhalten der Beweglichkeit
- Verbessern und Erhalten der Kraft
- Verbessern und Erhalten der Ausdauer
- Verbessern und Erhalten der Koordination

Es wird dabei klar, daß der Einsatz der Physiotherapie im Rahmen der Schmerztherapie nur eines der Einsatzgebiete der hier zahlreich vorgehaltenen Techniken ist, wobei gerade dieses Gebiet zunehmend an Wertigkeit zugewinnt. Im Folgenden sollen nur jene Krankengymnastik-Techniken erläutert und besprochen werden, die eine herausstechende Rolle im Rahmen der Schmerztherapie einnehmen.

12.2.1 Passive Maßnahmen

Lagerung und Entlastung

Durch fachkundiges Lagern der von Schmerzproblemen betroffenen Extremitäten sowie auch des Rumpfes können gleichzeitig mehrere *schmerzlindernde Effekte* erzielt werden:

- Entlastung der Haut und damit des schmerzhaften Druckgefühls
- Entspannen und Dehnen hypertoner Muskulatur
- Entlasten von Gelenken und gleichzeitig das Erhalten der Gebrauchsstellung derselben
- Rückgang von Ödemen bei Extremitäten durch konsequentes Hochlagern
- Sekretabfluß im Bereich des Respirationstraktes und das Öffnen von Lungenbezirken, die von Atelektase bedroht sind

Für eine konsequente Lagerungs-„Therapie“ ergeben sich zahllose Indikationen. An erster Stelle stehen folgende Krankheitsbilder:

- *Akute Lumboischialgie:* Stufenbettlagerung, Unterlagern der Knie, dicke Kissen zwischen den Knien in Seitlage
- *Akutes HWS-Syndrom und HWS-Distorsion:* Schanz-Kragen, funktionelle Lagerung mit Kissen
- *Akute posttraumatische Zustände* (z.B. Schulterluxation, OSG-Fraktur usw.): Herausfinden einer schmerzfreien Position, für den Transport und für den weiteren Verlauf extrem wichtig
- *Postoperative Zustände:* konsequentes Hochlagern zur Ödemreduktion
- *Schmerzhafte Schulter bei Hemiplegie oder bei Tetraplegie:* Tunnellagerung in Seitenlage. Konsequentes Entlasten der irritierten Schultergelenkskapsel
- *Chronisches Karpaltunnelsyndrom:* Nachtschienenlagerung
- *„Skidaumen“/Rhizarthrose:* Entlastung durch entsprechende Orthesen

Dies sind nur einige Beispiele für die entscheidende Rolle, welche eine entsprechende Entlastung und Lagerung zu Beginn der akuten Schmerzentstehung und im weiteren für eine erfolgversprechende Schmerztherapie spielen kann.

12.2.2 Manuelle Therapie

Die Manuelle Medizin umfaßt die manuelle Diagnostik und Therapie.

Ziel der Manuellen Therapie ist der Erhalt bzw. die Wiederherstellung normaler Funktionen der von Dysfunktionen betroffenen Gelenke und aller anatomisch und funktionell damit verbundenen Strukturen des Bewegungsapparates.

Wichtige *Begriffe in der Nomenklatur* der Manuellen Medizin sind:

- *„Bewegungssegment"* (Junghans) ist die bewegliche Verbindung zweier benachbarter Wirbel mit zugehörigem Diskus, Facettengelenken, Kapsel und Bändern.
- *„Joint play"* ist die Summe aller passiven translatorischen Gleitbewegungen, die außerhalb der Funktionsbewegungen stattfinden, jedoch für diese notwendig sind.
- *Hypomobilität* bzw. *„Blockierung"* ist eine funktionelle und reversible Bewegungseinschränkung in eine oder mehrere Richtungen, die mit Schmerz und Weichteilreaktion verbunden ist.

In der Manualtherapie gehen die Ärzte und Therapeuten, nach entsprechender vorausgegangener Diagnostik, mit folgenden *Grifftechniken* vor:

- Weichteiltechniken (Kompression, Längstraktion und Querdehnung der Muskulatur)
- mobilisierende Gelenkbehandlung
- neuromuskuläre Techniken (Postisometrische Relaxation, PIR; Muscle Energy Technics, MET)
- Manipulation

Besondere Techniken aus der Manualtherapie

Behandlungsmethode nach Cyriax

Es handelt sich hier um eine systematische funktionelle Weichteildiagnostik und Behandlung des Bewegungsapparates im Rahmen der Manualtherapie. Durch eine gezielte klinische Untersuchung gelingen in der Regel eine einwandfreie Identifikation der betroffenen Struktur am Bewegungsapparat und eine Beschreibung deren Störung (Gelenk, Kapsel, Bänder, Schleimbeutel, Muskel, Sehnen).

Die *spezielle Funktionsprüfung* beinhaltet immer die Prüfung der aktiven Bewegungen, die anschließende Prüfung der passiven Bewegungen und schließlich die gezielte Prüfung der am Gelenk ansetzenden Muskeln durch isometrische Anspannung derselben.

Die *Therapie* besteht aus tiefen Querfriktionen (deep friction), aus manuellen Mobilisationstechniken und teilweise Manipulationen sowie schließlich den Anweisungen für gezielte Injektionen bzw. Infiltrationen.

Indikationen für den Einsatz der Therapie nach Cyriax im Rahmen der Schmerztherapie sind vor allem:

- Insertionstendopathien großer Muskeln, z.B. am Schultergelenk, am Ellenbogengelenk, am Hüftgelenk, Kniegelenk und oberen Sprunggelenk
- kontrakte Gelenkkapseln
- reversible Gelenkstörungen an der Hals-, Brust- und Lendenwirbelsäule

McKenzie-Behandlung

Diese gezielte Wirbelsäulenuntersuchungs- und Behandlungsmethode unterscheidet in seiner *Diagnostik:*

- das Haltungssyndrom: durch Überdehnung bedingte Schmerzen normaler, gesunder Strukturen
- das Dysfunktionssyndrom: durch adaptiv verkürzte Strukturen infol-

ge reaktiver Fehlhaltung bedingte Schmerzen
- das Derangementsyndrom: durch veränderte Stellung der Gelenkflächen zueinander, z. B. durch Verlagern des Nucleus pulposus und den daraus resultierenden reflektorischen stabilisierenden Muskelkrämpfen, bedingte Schmerzen.

Die *Therapie* basiert stark auf Selbstbehandlungsverfahren (treat your own back/treat your own neck). Dabei erfolgt die Behandlung durch dosierte Gegenbewegungen zur gesperrten Richtung, z.B. durch Korrektur eines kontralateralen oder ipsilateralen Shifts der Wirbelsäule, z.B. durch Korrektur eines posterioren Derangements durch Bauchlage, Bauchlage in Extension und schließlich Hyperextension.

Indikationen für die Therapie nach McKenzie sind insbesondere Wirbelsäulensyndrome, bedingt durch eine Bandscheibenprotrusion ohne radikuläre Beteiligung, wo allein durch Positionsänderungen eine Erleichterung des Schmerzbildes erzielt und somit noch eine mechanische Entlastungsmöglichkeit im Bereich der gestörten Bandscheibe postuliert werden kann.

Maitland-Therapie

Es handelt sich hier um eine Form der Manualtherapie, bei der durch passive Bewegungen des Stütz- und Bewegungsapparates gleichzeitig untersucht, behandelt und beurteilt wird. Ein jeder Teilschritt der Therapie wird anhand der vorausgehenden subjektiven Schmerzangabe und objektiven Untersuchung geplant. Gleichzeitig wird der Behandlungserfolg anhand eines objektiven, dokumentierten Ergebnisses ermittelt.

Die *Therapie* besteht aus feinen manuell ausgelösten Bewegungsausschlägen, dosiert in 4 Grade eingeteilt. Hinzu kommt noch die Technik des Oszillierens (rhythmisch, langsam, schnell, sehr schnell) in verschiedenen Gelenkpositionen sowie in akzessorische und physiologische Bewegungsrichtungen.

Indikationen für die Maitland-Therapie ergeben sich insbesondere bei der konservativen Behandlung von Bandscheibenvorfällen. In der Hand von erfahrenen Therapeuten ist sie hoch wirksam und ermöglicht in vielen Fällen, auch bei Vorliegen von radikulären Wurzelreizerscheinungen, sogar in manchen Fällen bei Kompressionssyndrom in Kombination mit abschwellenden medikamentösen Maßnahmen, das Vermeiden eines operativen Eingriffs. Auch im Bereich der Extremitäten gelingt es mit der sehr präzisen Diagnostik nach Maitland und den entsprechenden Therapieverfahren Schmerzsyndrome durch verkürzte Muskeln und kontrakte Gelenke erfolgreich zu beheben. Ergänzt wurde die Maitland-Therapie durch *Nervenmobilisationstechniken nach Butler*, womit insbesondere durale Verklebungen erfolgreich gelöst werden können.

Orthopädische Manuelle Therapie (OMT)

Die *Orthopädische Manuelle Therapie nach Kaltenborn-Evjenth* nutzt geeignete Methoden verschiedener manueller Techniken. Damit gelingt es, Dysfunktionen (Schmerz, Hypo- oder Hypermobilität, Weichteilaffektionen) am Bewegungsapparat aufzufinden und zu behandeln.

Die Behandlung akuter Schmerzzustände erfolgt durch:

- dreidimensionale Traktion
- Oszillationen
- Weichteiltechniken
- Sympathikusdämpfung

Die *Behandlung chronischer Schmerzzustände* erfolgt mehr durch Querfriktionen und Weichteilmanipulation. Zusätzlich beinhaltet die OMT entspannende und mobilisierende Behandlungen.

12.2.3 Aktive Maßnahmen

Funktionelle Bewegungslehre nach Klein-Vogelbach

Die *krankengymnastische Technik* hält *folgende Übungen bereit:*

- haltungskorrigierende (z.B. Dehnen oder Kräftigen der verkürzten oder insuffizienten Muskulatur)
- bewegungskorrigierende (z. B. Gangschule)
- mobilisierende (z. B. hubfreie/hubarme Mobilisation)
- stabilisierende (Wirbelsäulengymnastik)

Ziele dieser Übungen sind das Ökonomisieren von Bewegungsabläufen und die Korrektur von Fehlhaltungen.
Therapieformen:

- Benutzen von Ausgangsstellungen, in denen soviel wie möglich des Körpergewichtes abgelegt wird (hubarme und hubfreie Mobilisation)
- mobilisierende Massagen
- Benutzen widerlagernder Mobilisation, d.h. bewußtes Stabilisieren der nicht an der Bewegung beteiligten Körperabschnitte

Indikationen sind vor allem:

- Störung der Haltung
- Störungen der Bewegungen, vor allem auch postoperativ bei noch vorhandenen Schmerzen
- Funktionsstörungen, die zu überlastungsbedingten Beschwerden führen

Muskeltrainingstechniken

Isometrisches Muskeltraining

Die Länge des Muskels bleibt bei Kontraktion konstant (isometrisch). Die Trainingsleistung erfolgt durch Halte- oder Widerstandsarbeit.

Die *Vorteile* dieser Technik sind die Einsatzmöglichkeit zu einem frühen postoperativen Zeitpunkt, die gute Dosierbarkeit und die Einsatzmöglichkeit bei in Gipsverbänden fixierten Gelenken.

Die *Nachteile* sind vor allem das Fehlen eines koordinativen Elementes und das ausschließliche Training der phasischen, d.h. langsamen Muskelfasern.

Die Einsatzmöglichkeiten dieser Muskeltrainingstherapie in der Schmerztherapie sind relativ begrenzt.

Dynamisch-isotonisches Muskeltraining

Hier erfolgen die Bewegungen unter Abnahme der Schwerkraft. Das freie Bewegen erfolgt mittels manueller Unterstützung (aktiv-assistiv) oder mittels apparativer Unterstützung (Schlingentisch, Rollenzug). Auch Übungen im Bewegungsbad gehören in diese Kategorie, da hier die Unterstützung durch die Auftriebskraft des Wassers erfolgt.

Die *Indikationen* für diese physiotherapeutische Technik liegen vor allem in der Abnahme der Schwerkraft und der dadurch gegebenen Möglichkeit des schmerzfreien Übens.

12.2.4 Krankengymnastische Techniken auf neurophysiologischer Grundlage

Brunkow

Ausgehend von einem hypothetischen Steuerungsniveau wird mit dieser Technik versucht, normale Bewegungsmuster zu bahnen und zu automatisieren (Aufrichtung und Fortbewegung) über das Auslösen propriozeptiver Reize.

Der *Ablauf der Behandlung* besteht insbesondere aus:

- phasischen Muskelaktionen (maximale Dorsalflexion der Hände und Füße)
- dynamischen Muskelaktionen (Rotation in Schulter- und Hüftgelenk
- tonischen Muskelaktionen, d. h. Stemmreaktionen

So wird über Kokontraktion der antagonistischen Muskelgruppen eine symmetrische Tonisierung der gesamten aufrichtenden Muskulatur bewirkt.

In der Schmerztherapie finden sich *Indikationen* für die Verordnung der Stemmführung nach Brunkow vor allem:

- bei Störungen des neuromuskulären Gleichgewichtes und
- zur Entlastung der Wirbelsäule.

Gleichzeitig werden durch diese Technik die arterielle Durchblutung und der venöse Rückfluß gefördert.

Die Propriozeptive Neuromuskuläre Fazilitation (PNF)

Wirkungsweise: Die Stimulation der Propriozeptoren erfolgt unter Hinzuziehung exterozeptiver Reize. Das Ziel ist die Entladung der motorischen Vorderhornzelle. Dabei sollen möglichst viele unterschiedliche Reize genutzt werden, um eine maximale Rekrutierung von motorischen Einheiten zu erzielen und dergestalt die Motorik zu steuern bzw. zu reaktivieren.

Ziel: Angestrebt ist eine Verbesserung der funktionellen Bewegungsabläufe im Körper und des physiologischen Zusammenspiels des neuromuskulären Systems.

Die Indikationen sind vor allem periphere Nervenläsionen und Erkrankungen des zentralen Nervensystems. Da jedoch auch hier häufig genug nicht beeinflußbare Schmerzbilder entstehen, die sich durch eine Leistungsförderung des neuromuskulären Systems beheben lassen, hat diese physiotherapeutische Technik eine wichtige Rolle bei *der Behandlung neurologischer und traumatologischer Schmerzbilder:*

- nach Wirbelsäulenoperationen
- nach Hüft- und Kniegelenksendoprothesen-Operationen
- nach Sehnen-, Band- und Muskelverletzungen
- bei Sportverletzungen
- bei Muskelatrophien und schmerzhaften Gelenkkontrakturen

Brügger-Therapie

Dieses *Therapieprinzip* basiert auf dem Konzept der nozizeptiv ausgelösten Veränderung der Arbeitsweise der Muskulatur zum Schutz des Organismus vor drohender oder fortschreitender Schädigung.

So postuliert Brügger eine Reaktion des Organismus auf die initiale Nozizeptorenreizung in Form einer „arthrotendomyotischen Reaktion“ (hypoton oder hyperton).

Die *Formen* der dann notwendigen *Dekontraktionsbehandlung* sind:

- Antagonistenhemmung
- Dekontraktion durch Druck auf den kontrakten Muskel
- postisometrische Dekontraktion
- Wärmeapplikation, bevorzugt mittels heißer Rolle

Die *Indikationen* für die Brügger-Therapie sind vor allem:

- muskuläre Schmerzzustände des Bewegungsapparates, z. B. Nacken- und Schulterschmerzen, ISG-Affektionen, die Epicondylitis radialis humeri und weitere Arthropathien
- schmerzhafte Haltungsstörungen
- Wirbelsäulenbeschwerden, insbesondere auch konservativ zu behandelnde Bandscheibenaffektionen

12.2.5 Krankengymnastik mit Hilfsmitteln

Schlingentischbehandlung

Auch hier handelt es sich um eine *Behandlungstechnik*, welche darauf basiert, die Schwerelosigkeit am ganzen Körper oder an einzelnen Körperteilen zu nutzen. Daraus ergeben sich folgende *Vorteile für den Therapeuten:*

- exaktes Arbeiten, d. h. das genaue Festlegen der Bewegungsebenen und das Verhindern von Ausweichbewegungen
- Arbeitserleichterung, da die Hände des Therapeuten für die Behandlung frei sind
- Kraftersparnis, da die Traktion und die Dehnung von Zügen und Expandern sowie Gewichten übernommen wird

Indikationen für eine Entlastungsbehandlung im Schlingentisch sind:

- akute Lumboischialgie
- akute Bandscheibenvorfälle im Bereich der Halswirbelsäule
- Hüftgelenks- und Kniegelenksarthrosen
- postoperative Schmerzen im Bereich von Schultergelenk, Ellenbogengelenk, Hüft- und Kniegelenk

12.3 Thermotherapie, Hydrotherapie, Elektrotherapie in der Schmerzbehandlung

Wie bei der Krankengymnastik, wo die kinetische Energie genutzt wird, um Reaktionen des Körpers zu provozieren, so werden auch bei den folgenden Verfahren natürliche Energieformen angewandt, um den Körper in seiner Reaktionsfähigkeit zu reizen und entsprechende Antworten zu erzielen. Sie sind in hohem Maße bei der Bekämpfung sowohl akuter als auch chronischer Schmerzen zu nutzen und erleben derzeit auch im Zuge des verstärkten Hinwendens der Patienten zu den Naturheilverfahren eine starke Renaissance.

Es können folgende *Energieformen* genutzt werden:

- *Thermische Energie* in der Thermotherapie sowohl in Form von Kältereizen als auch in Form von Wärmereizen
- *Elektrische Energie* in Form der Elektrotherapie in verschiedenen Frequenzvarianten, Stromstärken und Applikationsformen
- *Mechanische Energie* als Mechanotherapie bzw. Massage in verschiedenen Techniken und Variationen. Sie weist eine hohe Erfolgsquote bei der Dämpfung von Schmerzen auf, auch wenn dieses bislang nicht wissenschaftlich nachgewiesen werden konnte.

Die *Wirkungsweise* dieser mehr passiven Verfahren im Vergleich zu den Verfahren der Kinesitherapie/Physiotherapie, die allgemein den aktiven physikalisch-therapeutischen Verfahren zugerechnet werden, ist die gleiche wie in der Einleitung zu diesem Kapitel dargestellt.

12.3.1 Kälte- und Wärmetherapie

Kälteanwendung

Bei Kälteapplikation wird folgender *Wirkungsmechanismus* postuliert: Es kommt zu einer

- Detonisierung der Muskulatur durch:
  - Hemmung der Aktivität der Gamma-Neurone
  - Hemmung der Muskelspindeln
- Reduktion/Verlangsamung des lokalen Stoffwechsels
- Verlängerung der Refraktärzeit und
- äußerst wirksamen Blockierung der Nervenleitung

Die am häufigsten genutzten *Verfahren der Kryotherapie* sind:

- Kühlspray
- Eiseinreibungen (Eis, Eiswasser, Eisbeutel)
- Applikation von sog. Kryopacks (Kältegel)
- Kälteerzeugung mittels Kaltluft oder Stickstoff
- kalte Wickel ganzer Extremitäten (Stöckli-Wickel)
- kalte Tauchbäder

Die *Indikationen* für die Applikation von Kälte in der Schmerztherapie sind:

- akuter Schmerz bei Verstauchung, Prellung, Verbrühung/Verbrennung
- Schmerzbilder aus dem rheumatischen Formenkreis mit entsprechenden Entzündungszeichen und Befall mehrerer Gelenke
- akute Nervenschmerzen im Zuge einer Zervikobrachialgie/Lumboischialgie (großzügige Applikation von kalten Wickeln mit leitungskaltem Wasser)
- schmerzhafte Spastik

Wärmeanwendung

Die lokale und systemische *Wirkung von Wärmeanwendungen* beruht im wesentlichen auf:

- Hyperämisierung, bedingt durch das Weitstellen der Venen und die zusätzliche Kapillarisation im behandelten Haut- und Muskelareal. Es kommt zu einer Stoffwechselsteigerung und gleichzeitig zu einem verstärkten Abstrom algogener Substanzen sowie zu einer damit in Verbindung stehenden Veränderung der Schmerzschwelle.
- Verbesserung der Dehnbarkeit des Kollagengewebes. So werden die Voraussetzungen geschaffen für die häu-

fig im Anschluß an die Thermotherapie stattfindende Mechanotherapie in Form spezieller Massagetechniken
- Myotonolyse am motorischen Nervensystem
- Dämpfung der Erregbarkeit am sensomotorischen Nervensystem
- Relaxierung und Spasmolyse und somit einer Beeinflussung der Schmerzen durch Umstimmung der vegetativen Reaktionslage.

Die am häufigsten angewandten *Verfahren der Thermotherapie* sind:

- das Infrarotlicht
- Fango- und Parafinpackungen
- Moorpackungen
- Wärmepackungen anderer Art, wie z.B. Heublumensäcke
- die heiße Rolle
- feuchtwarme Wickel
- Güsse
- medizinische Bäder (nur noch äußerst selten als Überwärmungsbad)

Als *Indikationen* gelten vor allem:

- Affektionen des Stütz- und Bewegungsapparates, insbesondere wenn diese mit starken reaktiven Muskelverspannungen verbunden sind, z. B. bei segmentaler Hypomobilität im Bereich der Wirbelsäule, bei Bandscheibenprotrusionen mit im Vordergrund stehender lokoregionärer Schmerzreaktion, bei chronischen Affektionen, wie z. B. M. Bechterew, sowie bei Arthrosen der großen Gelenke
- starke Muskelverspannungen im Bereich der Extremitäten im Zuge von Gelenkkontrakturen, sozusagen als vorbereitende Maßnahme für die dann folgenden Maßnahmen der Physiotherapie
- vegetative Umstimmung und zur allgemeinen Entspannung

Kontraindikationen sind:

- akute Arthritiden, z. B. auch die Gichtarthritis
- aktivierte Arthrosen, d.h. akute Entzündungsschübe im Bereich einer vorhandenen Arthrose
- arterielle Durchblutungsstörungen (Grad III und IV nach Fontaine)
- Lymphabflußstörungen und venöse Abflußstörungen
- unzureichend kompensierte Herzinsuffizienz

12.3.2 Hydrotherapie

Hier spricht man allgemein von einem *Wirkungskomplex*, der sich dadurch auszeichnet, daß mehrere Faktoren gleichsinnig oder im entgegengesetzten Sinn verwendet wirken können.

Diese *Faktoren* sind:

- Wärme
- hydrostatische Druck
- Auftriebskraft des Wassers
- Reibungswiderstand des Wassers
- Leitfähigkeit des Wassers für Wärme und Elektrizität

Gerade durch die Kombination verschiedener Wirkfaktoren läßt sich das Medium Wasser äußerst gut in der Therapie von Schmerzen verwenden und trägt zusätzlich in hohem Maße zum subjektiven Wohlbefinden der Patienten bei.

Die *Auftriebskraft* bedeutet:

- den Fortfall des Auflagedruckes und damit einen Zustand der Schwerelosigkeit

B

- die Entlastung des Stütz- und Bewegungsapparates; vor allem bei postoperativen Schmerzen und in der Rehabilitation postoperativer Zustände gut nutzbar
- die Erleichterung von Bewegungen bei hochgradig geschwächter Muskulatur und bei ansonsten schmerzhaften Bewegungen

Die *Wärme* bewirkt im Medium Wasser:

- Hyperämie des eingetauchten Körperanteils
- Myotonolyse
- Relaxierung und Spasmolyse und damit eine wirksame Analgesie

Für die *Hydrotherapie* gibt es verschiedene Applikationsformen:

- Wickel und Packungen
- Güsse
- Teilbäder (Fußbad/Armbad)
- Sitzbäder/Halbbäder/Vollbäder
  - mit vorwiegend thermischer Wirkung
  - mit arzneilichen Zusätzen
  - mit thermischer und mechanischer Wirkung, z. B. Unterwassermassage
- spezielle Bäder (z. B. hydrogalvanische Bäder, Bäder mit pflanzlichen oder chemischen Zusätzen, CO_2-Bäder)

Eine Indikationsliste für den Einsatz der Hydrotherapie würde den hier gesetzten Rahmen sprengen. Bezüglich der Bewegungsbäder bestehen positive, wissenschaftlich gesicherte Erkenntnisse zu folgenden *Indikationen:*

- Low back pain
- postoperative Schmerzzustände nach Operationen der oberen und unteren Extremität, nach Operationen der Wirbelsäule
- Arthrosenbehandlung
- chronisch venöse Insuffizienz
- rheumatoide Arthritis
- M. Bechterew
- Ateminsuffizienz

12.3.3 Gleich-, Nieder- und Mittelfrequenzstromtherapie

In der Elektrotherapie (→ Tab. 12.1) unterscheidet man folgende *Wirkformen:*

- Gleichstrombehandlung
- niederfrequente Wechselstrom-/Impulsstrombehandlung
- mittelfrequente Wechselstrombehandlung

Galvanisation

Es handelt sich hier um ein elektrotherapeutisches Verfahren mit *konstantem Gleichstrom*, bei dem Stromstärke und Stromspannung während der Anwendungszeit konstant bleiben.

Die Applikation von Gleichstrom führt zu einer Ionenverschiebung und damit zu einer Veränderung des Elektrolytmilieus. Es kommt dadurch zu einer langdauernden Schmerzdämpfung durch Stabilisierung des Ruhemembranpotentials und damit gleichzeitiger Hemmung der Aktivität sensorischer Nervenfasern.

Wirkungen:

- kutane Hyperämie mit Vasodilatation und Kapillarisation
- Analgesie, am ausgeprägtesten unter der Anode
- muskelrelaxierende Wirkung durch Erregungshemmung

Tab. 12.1 Therapieverfahren in der Elektrotherapie.

Beim Einsatz der *Elektrotherapie* ergibt sich immer die Frage der Wahl des *Therapieverfahrens*, hier insbesondere unter dem Aspekt der möglichst ausgeprägten analgetischen Wirksamkeit. Dabei hat sich aus einer längeren klinischen Erfahrung folgende Reihung ergeben, die jedoch keinerlei wissenschaftlichen Anspruch erhebt und auch nicht in entsprechenden Untersuchungen überprüft wurde, sondern ausschließlich auf den subjektiven Angaben der entsprechend behandelten Patienten basiert:

1. **Niederfrequenzströme:**
   - Ultrareizstrom (modifizierter Träbert-Reizstrom)
   - Diadynamik: DF/MF = CP: 1 min.
     LP: 10 min.
   - Diadynamik (CP-Strom) + Ultraschall als Simultanverfahren („Sonodynator")
   - TENS-Verfahren
2. **Mittelfrequente Ströme** mit entsprechender galvanischer Komponente im Sinne eines Interferenzstroms
3. **Ultraschall** als alleinige Ultraschalltherapie (oder in Kombination mit diadynamischen Strömen)
4. **Galvanisation:**
   - stabile Galvanisation entweder in Längsdurchflutung oder in Querdurchflutung
   - im hydroelektrischen Vollbad/Teilbad, z. B. Zwei- oder Vier-Zellen-Bad
5. **Kurzwellenbehandlung** bei Schmerzauslösern in der Tiefe

Die am meisten genutzten *Formen der Galvanisation* in der Schmerztherapie sind:

- hydrogalvanische Verfahren, wie z.B. das hydrogalvanische Vollbad (Stangerbad) und das hydrogalvanische Teilbad (2- und 4-Zellen-Bäder)
- Gleichstromdurchflutung an Extremitäten
- Iontophorese, d. h. das Ausnutzen eines galvanischen Stroms, um den Transport von Ionen eines Medikamentes durch die Haut zu verstärken

Indikationen für die Applikation eines galvanischen Stroms sind:

- weichteilrheumatische Schmerzsyndrome, wie z. B. das Fibromyalgie-Syndrom, wo insbesondere umfassende, den ganzen Körper betreffende Therapieverfahren wirksamer sind als lokale, punktuelle Schmerzverfahren
- Neuralgien, z. B. bei radikulären Symptomen oder insbesondere auch bei Polyneuropathien
- Nervenläsionen, u. a. auch beim Nervenkompressionssyndrom
- Polyarthralgien, z. B. bei chronischer Polyarthritis

Kontraindikationen für Gleichstrombehandlung sind:

- akute Entzündungen
- allgemeine Infektionen
- das Vorliegen eines Herzschrittmachers zwischen Anode und Kathode
- frische Thrombosen (nicht älter als 3 Wochen)

B

Iontophorese

Bei dieser schmerztherapeutisch sehr wirksamen Methode werden negativ geladene Substanzen (Anionen) unter der Kathode, positiv geladene Substanzen (Kationen) unter der Anode appliziert.

Je nach Behandlungsziel der Iontophorese haben sich folgende *Substanzen* bewährt:

- *analgetisch:* Salicylate, Lidocain
- *entzündungshemmend:* Voltaren-Emulgel, Arnika
- *hyperämisierend:* Histamin

Indikationen sind vor allem Reizungen und schmerzhafte Affektionen von Sehnen und Sehnenansätzen, die relativ dicht unter der Haut liegen, sowie Schleimbeutelreizungen.

Niederfrequente Wechselstrombehandlung

Niederfrequente Reizströme lösen Aktionspotentiale an Nerven- und Muskelfasern aus. Es kommt zu einer afferenten Stimulation im Bereich der Vorderhornzelle.

So sind folgende *Wirkungsmechanismen von Impulsströmen* bekannt:

- Muskeldetonisierung bei Reizfrequenzen von 100 Hz
- Hyperämisierung über eine Beschleunigung des Stoffwechsels
- Analgesie über Aktivierung der körpereigenen schmerzhemmenden Systeme
- ggf. eine neuromuskuläre Reizwirkung bzw. Muskelstimulation

Elektrische Reize werden im Nieder- oder Mittelfrequenzbereich an erregbaren Membranen im Verlauf der Nervenfasern weitergeleitet. Sie führen zu folgenden Phänomenen:

- an motorischen Nervenfasern zu einer Induktion von Muskelbewegungen
- an sensiblen Nervenfasern zu einer Induktion der Schmerzhemmung
- an vegetativen Nervenfasern zu einer Regulierung der glatten Muskulatur

Folgende *Wirkformen* der Impulsströme werden heutzutage vor allem in der Schmerztherapie eingesetzt:

- Niederfrequenzbereich:
  - diadynamische Ströme
  - Träbert-Reizstrom
  - modifizierter Ultrareizstrom
  - TENS (transkutane elektrische Nervenstimulation)
- Mittelfrequenzbereich:
  - Interferenzstrom-Behandlung

Diadynamische Ströme

Es handelt sich hier um einen *gleichgerichteten Wechselstrom* mit Impulsen von 50 bis 100 Hz, die in verschiedenen Kombinationen zur Anwendung kommen. Unterlegt ist dieser Impulsstrom durch einen unterschwellig dosierten galvanischen Strom als Basisstrom. Mit verschiedenen Formen und Kombinationen der Sinushalbwellen sind unterschiedliche analgetische Effekte auszulösen. *Hauptindikationen* für die Anwendung sind:

- chronische Erkrankungen des Bewegungsapparates

- Verletzungsfolgen am Bewegungsapparat mit Schmerzen, bedingt durch Hämatom und posttraumatische Schwellung

Die besten analgetischen Eigenschaften hat die Stromform DF (diphasé fixe) in Verbindung mit:

- CP (courte période) und dessen resorptionsfördernder Wirkung
- LP (longue période) mit stärker detonisierender Wirkung

Ultrareizstrom nach Träbert
Hier handelt es sich um Rechteckimpulse von 2 ms Dauer/5 ms Pause in einer Frequenz von 140 Hz. Die Kathode wird über den lokalen Schmerzpunkt appliziert, die Anode weiter distal im Verlauf des betroffenen Nervs. Es kommt zu einem vibrierenden Stromgefühl mit starker analgetischer Wirksamkeit und Detonisierung der schmerzhaft verspannten Muskulatur.

Mittelfrequente Wechselstrombehandlung

Die amplitudenmodulierten Wechselstromimpulse unterschiedlicher Dauer mit Frequenzen oberhalb 1000 Hz depolarisieren zunächst unterschwellig erregbare Membranen, um anschließend erregend zu wirken. Es kommt zu einer physiologischen Muskelaktivierung mit langsam an- und abschwellenden Impulsen.

Im Bereich der Schmerztherapie wird insbesondere das Interferenzstrom-Verfahren (Prinzip nach Nemec) angewandt. Hiermit können reflektorisch Muskeln sehr wirksam detonisiert werden.

12.3.4 Hochfrequenztherapie

Die hochfrequenten Therapieströme sind elektromagnetische Felder und Wellen, bei denen ständig magnetische in elektrische Energie umgewandelt wird, was zur Wärmeerzeugung in der Tiefe des Bindegewebes genutzt wird. Die am häufigsten genutzte Methode ist die Kurzwelle.

Zwei *Anwendungsmöglichkeiten* werden unterschieden:

- *Kondensatorfeldmethode:* Zwischen den Kondensatorplatten (Diaelektrikum) entsteht ein elektrisches Feld, das bei Verwendung von Wechselstrom die Ladung schnell wechselt. Dadurch kommt es zu einer gleichmäßigen Erwärmung der tieferen Körpergewebsschichten zwischen den Platten.
- *Spulenfeldmethode:* Die Spule wird von hochfrequentem Strom durchflossen und erzeugt ein wechselndes Magnetfeld. Es entsteht ein hochfrequenter Stromfluß im Körper, ebenfalls mit der Folge einer Erwärmung in der Tiefe des Bindegewebes.

Indikationen für den Einsatz der Hochfrequenztherapie sind:

- vertebragene Schmerzsyndrome im akuten und chronischen Zustand (z. B. schmerzhafte Spondylarthrosen, Arthrosen des Iliosakralgelenkes)
- Arthrosen der großen Gelenke, insbesondere Omarthrose, Coxarthrose, Gonarthrose
- gelenknahe Überlastungssyndrome wie z. B. Epikondylopathien, Insertionstendopathien, Bursitiden und Myotendinosen

B

- traumatische Läsionen tiefer Gewebsschichten im subakuten und chronischen Zustand
- Achillodynie

Weitere Indikationen aus dem Bereich der Schmerztherapie sind:

- sympathische Reflexdystrophie (Complex Regional Pain Syndrome) im Stadium II und III
- rheumatoide Arthritis
- M. Bechterew

Kontraindikationen für den Einsatz der Hochfrequenztherapie finden sich bei:

- Patienten mit Herzschrittmachern
- Metallteilen bzw. Metallimplantaten im Bestrahlungsgebiet
- akuten Entzündungen
- Schmerzbildern mit gestörter Sensibilität
- Gravidität
- Anwendung im Gesichtsbereich ohne Benutzung eines Augenschutzes

12.3.5 Ultraschalltherapie

Es ist die Anwendung hochfrequenter elektrischer Schwingungen, welche in mechanische Schwingungen umgewandelt werden, die wiederum auf das Gewebe übertragen werden.

Wirkungen sind:

- primär mechanische Wirkung im Sinne eines Wechsels von Druck- und Zugreiz
- sekundär eine entsprechende thermische Wirkung (Wärmeerzeugung)

Diese mechanischen Longitudinalwellen mit einer Frequenz von 1000 kHz führen zu:

- Resorptionsförderung
- Detonisierung des Muskel- und Bindegewebes
- Erhöhung der Schmerzschwelle

Entsprechend kann Ultraschalltherapie mit analgetisch wirksamen Reizströmen oder mit Arzneimitteln kombiniert werden.

Es ergeben sich daraus folgende *Indikationen* für den Einsatz der Ultraschalltherapie:

- subakute und chronische Formen degenerativer Erkrankungen des Bewegungsapparates
  - mit straffen Bindegewebsstrukturen
  - mit ausgeprägtem Muskelhartspann
  - mit Funktionseinschränkung der Gelenke einschließlich der Bewegungssegmente an der Wirbelsäule
- posttraumatische Schmerzzustände des Bewegungsapparates, hier insbesondere bei Kontusionen und Muskelzerrungen mit Resthämatomschwellung und entsprechendem Periostreiz (z. B. Distorsionen, Insertionstendopathien)

12.4 Spezielle Massagetechniken in der Schmerzbehandlung

12.4.1 Klassische Massage

Als *Wirkmechanismus* für den schmerzlindernden Effekt der mechanischen Energie beim Durchführen einer Massage werden postuliert:

- segmentale reflektorische Beeinflussung der Schmerzweiterleitung
- Detonisierung der Muskulatur

- Hyperämisierung der Haut und der Muskulatur
- Verbesserung der Trophik

Zusätzlich ist das Ausschütten von Endorphinen nach wie vor ein Untersuchungsobjekt in größeren wissenschaftlichen Untersuchungsreihen, deren Ergebnisse jedoch noch ausstehen.

Entsprechend diesem Wirkmechanismus lassen sich die *Indikationen* für den Einsatz einer Massage im Bereich der Schmerztherapie wie folgt zusammenfassen:

- posttraumatische Zustände mit Muskeltonuserhöhung
- alle Formen von Myosen
- arthrogen verursachte Muskeltonuserhöhungen
- rheumatische Erkrankungen mit Faszienverdickungen und -verklebungen
- reaktive schmerzhafte Muskelverspannungen bei Wirbelsäulensyndromen verschiedener Genese

Grundregeln bei der Verordnung von Massagen (in Anlehnung an E. Senn)

Bei der Verordnung dieser hochwirksamen Behandlungstechniken, die im Zuge verschiedener Gesundheitsreformen immer wieder Gefahr liefen, „zur Disposition gestellt zu werden“, müssen einige Regeln beachtet werden, die diesen speziellen Massagetechniken auch nach außen hin und bei der internen Qualitätskontrolle die Qualität und das Ansehen verschaffen, die sie verdient haben:

1. **Abklären der Diagnose anhand einer ausführlichen Anamnese und einer Befunderhebung mittels Funktionstests und Palpation**
2. **Festlegen der betroffenen/schmerzverursachenden Strukturen im Rahmen der Diagnose bzw. der Arbeitshypothese**
3. **Auswahl der Massagetechnik in bezug auf Schmerzart und betroffene Struktur**
4. **Festlegen von Ziel und Umfang der Massageserie**
5. **Integration der Massage in einen physikalisch-therapeutischen Gesamtbehandlungsplan**
6. **Überprüfen der Wirkung der verordneten Massage nach spätestens 6 Behandlungseinheiten bzw. 2 Wochen**

Tiefe Quermassage/Querfriktion

Es handelt sich hier um Querreibungen und Zirkelungen an Sehnen und Bändern quer zum Verlauf der entsprechenden Strukturen.

Ziele sind die Detonisierung des Muskels und die Verbesserung der Durchblutung insbesondere im Bereich der Sehneninsertion. Bezweckt wird weiterhin eine Förderung der Resorption und damit eine direkte Schmerzhemmung.

Indikationen sind insbesondere:

- schmerzhafte Verkürzungen und Tonuserhöhungen bzw. Verkürzungen und Kontrakturen von Muskeln, Faszien und Sehnen
- chronische Insertionstendopathien (Schulter, Knie, oberes Sprunggelenk)

12.4.2 Reflexzonenmassage

Bindegewebsmassage

Bei dieser Technik wird der kuti-viszerale Reflexbogen ausgenutzt, um über kutane Reize an entsprechenden Head-Zonen und den sog. Bindegewebszonen schmerzhafte Störungen an Organen und Organsystemen zu beeinflussen. Durch den Einsatz der Bindegewebsmassage gelingt:

- Lösen schmerzhafter Verklebungen/ Verhärtungen und Verquellungen
- Auslösen reflektorischer Fernwirkungen auf Durchblutung, Sekretion und Funktionszustände innerer Organe
- Schmerzhemmung spinal und supraspinal über eine Beeinflussung der Nozizeptoren

In der Schmerztherapie kennen wir vor allem folgende *Indikationen* für die Bindegewebsmassage:

- rheumatische Erkrankungen
- Erkrankungen mit spastischen Schmerzen innerer Organe, z. B. am Verdauungstrakt, am Urogenitalsystem und teilweise auch am Respirationstrakt
- Migräne
- Complex Regional Pain Syndrome (Sudecksche Dystrophie), wobei hier der Einsatz der Bindegewebsmassage kontralateral bzw. fern von der unmittelbar betroffenen Extremität bzw. dem betroffenen Gelenk erfolgen soll

Schlüsselzonentherapie nach Marnitz

Hier handelt es sich um eine Tiefenmassage als komplexe Behandlungsmethode

- sowohl lokaler Strukturen, d.h. des manifesten Krankheitsgebiets,
- als auch korrespondierender Zonen, d.h. des unterschwelligen Krankheitsgebiets.

Nach einer entsprechenden Befundaufnahme erfolgt die befundorientierte Behandlung. Dabei wird angestrebt, die manifeste Funktionsstörung über eine Einwirkung auf Schlüsselzonen zu beeinflussen, welche manchmal nicht unmittelbar am Ort der manifesten Störung liegen.

Ausgenutzt werden dabei:

- der Dehnreiz an den Muskelspindeln
- der kuti-viszerale Reflexbogen
- die peripheren Dermatome und Sklerotome und damit eine Beeinflussung über die peripheren Nerven

Eine *Indikation* für die Schlüsselzonentherapie nach Marnitz ergibt sich vorzugsweise bei massiven, teilweise schon chronifizierten reflektorischen Muskelverspannungen infolge bandscheibenbedingter Schmerzzustände oder chronischer Reizsyndrome an großen Gelenken mit Schmerzausstrahlung bis weit in die betroffene Extremität hinein.

12.4.3 Manipulativmassage nach Terrier

Diese manuelle Behandlungsmethode verbindet Grifftechniken der klassischen Massage für periartikuläre Weichteilstrukturen mit der Wirkung einer passiven Mobilisierung am entsprechenden Gelenk. Eigentlich handelt es sich somit um eine passive Mobilisierung eines beweglichen Körperabschnittes unter gleichzeitiger Massage der Umgebungsmuskulatur.

Die *Wirkung* dieser sehr effektiven Massagetechnik in der Schmerztherapie erklärt sich über den positiven Effekt von Massage, besonders auf reflexogene Stellen und Zonen der nahen Gelenkumgebung (Muskelenden, Sehnen, Sehnenansätze und Ligamente) sowie Gelenkkapsel, Haut und das subkutane Bindegewebe.

Die Mobilisation erfolgt an den Gelenkpartnern, jeweils in den Richtungen und in dem Umfang sowie in dem Rhythmus, die ein regelmäßiges Wechselspiel von Dehnung und Lockerung der massierten Strukturen gewährleisten. Es handelt sich somit fast ausschließlich um Traktions- und Gleittechniken.

Durch die *Kombination aus Massage und Mobilisation* kommt es zu einer Reizung der mechanischen Propriozeptoren (Muskelspindel und Golgi-Körperchen) sowie der weniger strukturierten sensorischen Propriozeptoren. Hierdurch wird in hochwirksamem Maße die Tonuslage der Muskulatur reflektorisch beeinflußt und damit, nach passagerer Schmerzverstärkung unter der Therapie (fakultativ), spätestens ca. 30 Minuten nach Abschluß der Therapie eine deutliche Schmerzlinderung bewirkt.

Indikationen in der Schmerztherapie sind:

- kontrakte schmerzhafte große Gelenke mit entsprechenden reflektorischen Verspannungen des periartikulären Gewebes, insbesondere der Muskulatur, z. B. Omarthrose, Coxarthrose und Gonarthrose, OSG-Arthrose
- postoperative Verklebungen und Gelenkkontrakturen (vorsichtiger Einsatz 6 Wochen nach Osteosynthese möglich)

12.4.4 Manuelle Lymphdrainage

Sie findet vor allem Anwendung bei entzündlichen Ödemen und posttraumatischen Zuständen, wo vermehrt Entzündungs- und Schmerzmediatoren im Interstitium verantwortlich für die Schmerzauslösung sind (Histamin, Serotonin, Prostaglandin, Bradykinin).

Die *Schmerzlinderung* erfolgt durch:

- Nachlassen des Gewebedruckes
- Beschleunigung des Lymphabflusses und somit des Abflusses algogener Substanzen
- Vagotonisierung unter der manuellen Lymphdrainage

Diese Therapie erfordert eine besonders qualifizierte Ausbildung. Die dabei verwandten Grifftechniken orientieren sich am Lymphgefäßverlauf und erfolgen mit sehr geringer Druckintensität. Sie tangieren vorwiegend den Haut- und Unterhautbereich und vermeiden Scherkräfte. Sie erfolgen kreisend bzw. spiralförmig, meistens sehr langsam und in niedriger Frequenz. Die Anwendung der manuellen Lymphdrainage sollte grundsätzlich schmerzlos sein.

Daraus ergeben sich folgende *Indikationen:*

- Behandlung von schmerzhaften Schwellungszuständen verschiedener Ätiologie
  - Lymphabflußstörungen im Sinne primärer oder sekundärer Lymphödeme
  - Entzündung, z. B. Complex Regional Pain Syndrome (Sudeck-Dystrophie)
  - posttraumatische Abflußstörungen
  - venöse Abflußstörungen
- Schmerzzustände (postoperativ und posttraumatisch)
- Sklerodermie
- Verbrennungen

Kontraindikationen für die Verordnung von Lymphdrainage:

- akute Infekte, z. B. das Erysipel oder Herpes-zoster-Affektionen
- akute venöse Thrombose
- dekompensierte Herzinsuffizienz
- Asthma bronchiale bei Gefahr der Exazerbation

B

Literatur

Braddom RL (1996) *Physical Medicine and Rehabilitation.* Verlag W.B. Saunders

Butler DS (1995) *Mobilisation des Nervensystems.* Springer Verlag

Cyriax J (1984) *Textbook of Orthopaedic Medicine Vol. 1 + 2. Baillière Tindall,* 11. Auflage, London

Deutsche Gesellschaft für Physikalische und Rehabilitative Medizin *(1998) Ergebnisse der Konsensuskonferenz Fachgebiet Physikalische und Rehabilitative Medizin Begriffe u. Definitionen.* DFBB Verlag

Dittel R (1992) *Schmerzphysiotherapie.* Gustav-Fischer-Verlag

Gillert O, Rulffs W, Bögelein K (1995) *Elektrotherapie,* Pflaum-Verlag, München

Gillert O, Rulffs W (1990) *Hydrotherapie und Balneotherapie,* Pflaum-Verlag, München

Jenkner FL (1992) *Elektrische Schmerztherapie,* A.M.I.-Verlag, Gießen

Heimann G (1997) *Leitfaden Manuelle Therapie,* Gustav-Fischer-Verlag

Klein-Vogelbach S (1993) *Funktionelle Bewegungslehre,* 4., überarbeitete Auflage, Springer Verlag

Kolster B, Ebelt-Paprotny G, Hirsch M (1997) *Leitfaden Physiotherapie,* Jungjohann-Verlagsgesellschaft

Lewit K (1984) *Manuelle Medizin.* Urban & Schwarzenberg

Schmidt KL (1995) *Lehrbuch der Physikalischen Medizin und Rehabilitation,* Gustav-Fischer-Verlag

Schneider W, Dvoràk J, Dvoràk V, Tritschler Th (1989) *Manuelle Medizin, Therapie,* Thieme-Verlag, Stuttgart

Werner G, Diehl R, Klimczyk K, Rude J (2000) *Checkliste Physikalische und Rehabilitative Medizin,* Thieme-Verlag, Stuttgart

Winkel et al. (1987) *Nichtoperative Orthopädie,* Band 3, Gustav-Fischer-Verlag

13 Alternative Verfahren

Dorothea von der Laage

13.1 Einleitung

Im Lauf der letzten Jahre konnte eine zunehmende Schulmedizinverdrossenheit beobachtet werden. Bei vielen Menschen hat eine Rückbesinnung auf die Werte und Möglichkeiten der Natur stattgefunden. Naturschutz, Ökologie sowie gesunde Ernährung und biologischer Anbau sind wichtige Begriffe unserer Zeit geworden.

In der Medizin haben alternative unkonventionelle therapeutische Methoden eine zunehmend große Verbreitung gefunden. Auch in Deutschland werden große Geldsummen jährlich für diese Behandlungsmethoden ausgegeben. Eine Umfrage des Institutes für Demoskopie Allensbach 1984 hat ergeben, daß 32 % der Befragten sich als Anhänger von Naturheilverfahren bezeichnen und 42% als teilweise interessiert, nur 26 % bezeichneten sich als uninteressiert (Bühring, 1991). Die Auswahl und das Angebot der komplementären Methoden ist unüberschaubar. Dabei ist es sowohl für Patienten als auch für Ärzte schwer zu entscheiden, welche Therapieverfahren als sinnvolle alternative Methoden angesehen werden können und welche als Scharlatanerie abgelehnt werden müssen.

Gerade chronisch schmerzkranke Patienten sind aufgrund ihrer langen Leidensgeschichte, vieler frustraner Therapieversuche und des großen Leidensdruckes für Heiler und Scharlatane leichte Beute. Manche Patienten vermissen in der Schulmedizin einen ganzheitlichen Therapieansatz ebenso wie eine enge Beziehung zwischen Arzt und Patienten. Bei manchen alternativen Verfahren kommt eine sehr unmittelbare und intensive Arzt-Patienten-Beziehung zustande. Ganzheitsmedizinische Aspekte, welche heute in der Schulmedizin endlich aufgewertet werden, spielen bei vielen alternativen Verfahren sowohl in der Diagnostik als auch in der Therapie eine entscheidende Rolle. Der Mensch wird nicht nur als Summe seiner Teile und Funktionen verstanden, sondern als psychosomatische Einheit, bei welcher mentale Kräfte, kulturelle Einflüsse und soziale Verhältnisse das körperliche Verhalten und Befinden mitbestimmen.

Für einige Außenseitermethoden ist in der ärztlichen Weiterbildungsordnung eine spezielle Qualifikation vorgesehen. *Zusatzbezeichnungen* können erworben werden im Bereich Naturheilverfahren, in Homöopathie und für manuelle Therapie.

Als *Außenseitermethode* ist jede therapeutische Methode anzusehen, solange sie nicht ausreichend überprüft ist und wissenschaftlich akzeptiert wird. Als Beispiele seien genannt:

- Naturheilverfahren
- Homöopathie
- anthroposophische Medizin
- ausleitende Verfahren

- Sauerstoff- und Ozontherapie
- Umstimmungsverfahren

Eine wissenschaftliche Anerkennung im modernen schulmedizinischen Sinne zu erlangen dürfte für viele alternative Methoden kaum realisierbar sein. Kontrollierte Doppelblindstudien sind schwer möglich, da echte Placeboverfahren nicht zur Verfügung stehen. Zum anderen werden alternative Verfahren vorwiegend im niedergelassenen Bereich eingesetzt, wo hohe zeitliche Arbeitsbelastung sowie teilweise auch mangelndes wissenschaftliches Interesse die Durchführung ausreichender Studien verhindern. Die Etablierung des 1. Lehrstuhls für Naturheilverfahren in Berlin läßt in dieser Beziehung auf Fortschritte hoffen. Seit 1982 existiert außerdem das Münchener Modell zur Integration von Naturheilverfahren in Forschung und Lehre. Mittlerweile wird auch an mehreren Universitätskliniken im Bereich Schmerztherapie zum Thema Akupunktur geforscht.

Diese Entwicklung zeigt, daß alternative therapeutische Methoden die sogenannte Schulmedizin sinnvoll ergänzen können, ohne sie ersetzen zu wollen.

Im Folgenden sollen einige in der Schmerztherapie verbreitete Verfahren vorgestellt werden. Die Entscheidung zum Einsatz eines solchen alternativen Verfahrens bei einem chronisch schmerzkranken Patienten muß ganz individuell getroffen werden unter kritischer und verantwortungsbewußter Nutzen- und Risikoabwägung.

13.2 Naturheilverfahren

13.2.1 Definition

Alternative Heilverfahren sind nicht gleichzusetzen mit Naturheilverfahren. Als Naturheilverfahren können ausschließlich diejenigen Methoden bezeichnet werden, welche Stoffe, die in der Natur angeboten werden, verwenden. Solche natürlichen Heilmittel sind vor allen Dingen Pflanzen, Wasser, Wärme, Kälte, Licht und Erde. Klassische Naturheilverfahren sind:

- Hydrotherapie
- Thermotherapie
- Bewegungstherapie
- Massagetherapie
- Ernährungstherapie
- Ordnungstherapie
- Balneotherapie
- Klimatherapie
- Atemtherapie
- Chirotherapie
- Phytotherapie

Der Zentralverband der Ärzte für Naturheilverfahren (ZÄN) hat 1993 folgende Definition formuliert: Naturheilverfahren sind ein Teil der Gesamtmedizin und verwenden ganzheitliche diagnostische und therapeutische Methoden in Prävention, Therapie und Rehabilitation.

Naturheilverfahren werden also nicht im Gegensatz zur Schulmedizin gesehen, sondern als ergänzende Möglichkeit in einem ganzheitlichen Therapiekonzept. Dabei wird ein besonderer Schwerpunkt und eine besonders günstige Einsatzmöglichkeit bei der Prävention und bei der Rehabilitation gesehen, weniger im Bereich der Akutmedizin.

Die Naturheilkunde greift Prozesse der natürlichen (spontanen) Heilung auf, regt sie an und imitiert sie (Bühring, 1991). Durch den Einsatz natürlicher Stoffe wird der menschliche Organismus angeregt, seine individuellen körpereigenen Heilungs- und Regulationsmöglichkeiten zu mobilisieren.

Sebastian Kneipp hat in besonders effektiver Weise mehrere Elemente der klassischen Naturheilverfahren kombiniert.

13.2.2 Kneipp-Behandlungsweise

Die Behandlungsweise nach Kneipp umfaßt folgende Therapien:

- Hydrotherapie
- Bewegungstherapie
- Ernährungstherapie
- Phytotherapie
- Ordnungstherapie.

Wir wissen heute aus der modernen Schmerztherapie, daß bei chronischen Schmerzen besonders der multifaktorielle Einsatz unterschiedlicher Behandlungsmethoden gute Therapieerfolge verspricht. Bei chronisch Schmerzkranken werden deshalb nicht nur Bäder und Wärmeanwendungen (Hydrotherapie), sondern auch Krankengymnastik und sportliche Betätigung (Bewegungstherapie) sowie ausgewogene, ballastreiche Ernährung (Ernährungstherapie) und auch Phytotherapeutika als Coanalgetika vor allem zur Anxiolyse und Sedierung eingesetzt.

In der sogenannten Ordnungstherapie werden diese Elemente noch ergänzt durch Berücksichtigung der psychischen Verfassung. Dieser komplexe Therapieansatz steht in Einklang mit dem psychosomatischen Krankheitsverständnis des chronischen Schmerzes.

13.2.3 Ordnungstherapie nach Bircher/Benner (1867–1939)

Die Ordnungstherapie nach Bircher/Benner umfaßt folgende Grundsätze:

- sinnvolle Nutzung von Licht, Luft, Wasser, Wärme
- ausgewogener Wechsel zwischen Bewegung und Ruhe
- maßvoller und kluger Gebrauch von Speise und Trank
- Regulierung des Stoffwechsels
- Kultivierung der Gemütsbewegungen.

13.2.4 Phytotherapie

Die Phytotherapie bezeichnet die moderne Weiterentwicklung der traditionsreichen Pflanzenheilkunde und beschreibt eine Wissenschaft, die sich mit der Anwendung von pflanzlichen Heilmitteln beschäftigt.

Heute erleben wir eine erneute Hinwendung zur „Mutter Natur“. Der Einsatz von Pflanzen zur Heilung von Krankheiten und Linderung von funktionellen Störungen ist schon aus dem Altertum bekannt und zieht sich durch die gesamte Geschichtsschreibung. Eine Entwicklung und Kultivierung der Pflanzenheilkunde wird aus unterschiedlichsten Kulturen berichtet. Von den Griechen (Hippokrates 660 v. Chr. bis 377 v. Chr.) wurde sie bereits systematisch beschrieben. Aus dem 1. Jahrhundert vor Christus ist ein 1. bebildertes Arzneimittelbuch überliefert. Seit Karl dem Großen wurde Klostermedizin in den Klosterschulen speziell gefördert, und heilkundige Mönche arbeiteten in ihren Krankenhäusern vor allem mit Phytotherapeutika. Nach der Gründung der Universitäten im 12. und 13. Jahrhundert übernahmen Laien die Heilkunde und erforschten die Wirkung spezieller Pflanzen. Auch Paracelsus (1493–1541) als einer der bekanntesten Mediziner seiner Zeit bediente sich vorwiegend pflanzlicher Heilmittel.

Die Begriffe Phytopharmakon und Phytotherapeutikum werden teilweise synonym, teilweise auch unterschiedlich definiert. Als *Phytotherapeutika* werden Präparationen aus Gesamtpflanzen bezeichnet, welche außer dem Wirkstoff auch Begleitstoffe beinhalten. Es handelt sich hierbei um einen Wirkstoffkomplex, der auch als milde Droge bezeichnet wird. Im Gegensatz dazu versteht man unter *Phytopharmakon* die isolierte Reinsubstanz einer Pflanze, die als stark wirksam eingestuft wird.

Die Zubereitung der Pflanzen wird auf unterschiedliche Weise durchgeführt, z. B. als Aufguß, als Kaltwasserauszug, als Extrakt, als Sirup oder durch Abkochen. Die Anwendung der Phytotherapeutika geschieht extern, z. B. bei der Phytobalneologie oder mit Kräutersäcken sowie intern durch Tee oder Sirup.

Reinsubstanzen sind in der Schulmedizin seit langem bekannt als Atropin, als Digitalis und nicht zuletzt in der Schmerztherapie als Opium und Morphin. Diese Substanzen haben wie chemische Arznei ein beträchtliches Nebenwirkungspotential. Nebenwirkungsarm sind hingegen Wirkstoffkomplexe, die adjuvant und bei Unverträglichkeiten in der Schmerztherapie regelmäßig eingesetzt werden. Als Beispiele seien die sedierende Wirkung des Baldrians und die antidepressive Wirkung des Johanniskrautes genannt. Die spasmolytische und sedierende Wirkung eines Kräuterbades ist auch heute noch unumstritten.

Der Einsatz von Phytotherapeutika statt Chemotherapeutika wird empfohlen bei:

- Befindlichkeitsstörungen
- Rekonvaleszenz
- hohem Lebensalter
- großen Nebenwirkungen durch Standardtherapie
- Behandlung von Nebenwirkungen.

13.2.5 Bachblüten

Als Sonderform der Phytotherapie hat auch in der Schmerztherapie in den letzten Jahren die Behandlung mit Bachblüten große Verbreitung gefunden. Das Literaturangebot auch für Laien hat ein enormes Ausmaß angenommen.

Bei der Bachblütentherapie kommen 38 verschiedene Blüten oder eine Kombination aus 5 Bachblüten (Rescue) zum Einsatz. Aus einem sogenannten Stock bottle wird je ein Tr. in 10 ml eines Wasser-Alkohol-Gemischs (3 : 1) gelöst. Von diesem Gemisch werden 4 x täglich 4 Tr. eingenommen.

13.3 Homöopathie

Homöopathie ist die ereignisgesteuerte Anwendung möglichst kleiner Gaben jeweils nur eines Wirkstoffes. Sie geht zurück auf Samuel Hahnemann (1755 bis 1843). Er untersuchte die Vergiftungsbilder einer Substanz und verglich sie mit der jeweiligen Patientensymptomatik. Entsprechend seinem Leitsatz „similia similibus currentur" („ähnliches möge mit ähnlichem geheilt werden") entwickelte er eine Arzneimittelwahl nach dem Ähnlichkeitsprinzip. Die Patientensymptomatik wird in detaillierter Form erfragt und erforscht, um dann ganz gezielt eine spezielle Substanz zu verordnen, deren Wirkungsspektrum der Patientensymptomatik gleicht. Ein spezifisches Merkmal der Homöopathie ist die Anwendung dieser Wirksubstanzen in hohen und höchsten Verdünnungsgraden. Hahnemann fand nämlich eine bessere Wirkung der Substanz bei extremer Verdünnung. Dabei spielt neben der jeweiligen Verdünnung aber auch das notwendige „Verschütteln" eine entscheidende Rolle, weil davon ausgegangen wird, daß Informationen der Substanz auf das Lösungsmittel auf diesem Wege übertragen werden. Moleküle der Ausgangssubstanz lassen sich allerdings bereits in einer Verdünnung von D24 nicht mehr nachweisen. Niedrige Verdünnungen zeigen eine kurze Wirkung, hohen Verdünnungen wird eine lange Wirkung zugeschrieben. Der Einsatz von komplexen Mitteln, die eine fixe Kombination von tiefen Potenzen beinhalten, wird kontrovers diskutiert.

Als Nebenwirkungen werden bei niedrigen Potenzen Allergien oder toxische Effekte beschrieben. Als Kontraindikation für eine homöopathische Behandlung werden Regulationsstarre und mangelnde Compliance angesehen.

13.4 Anthroposophische Arzneimittel

Die anthroposophische Lehre geht auf Rudolf Steiner (1861–1925) zurück. Die anthroposophische Medizin bezieht das anthroposophische Weltbild voll in ihr Handeln mit ein und stellt so eine geisteswissenschaftliche Erweiterung der Schulmedizin dar. In der anthroposophischen Medizin werden wie bei der Homöopathie Konstitutionsdiagnosen gestellt unter ganzheitlichen Aspekten. Rhythmische Prozesse spielen eine besondere Rolle, so werden auch die verwendeten Pharmaka teilweise mit spezieller Rhythmik verordnet. Zum Einsatz kommen pflanzliche, mineralische und tierische Arzneistoffe in niedrigen Potenzen.

Die bekannteste Substanz Iscador M (Viscum album Mali) wird aus der Mistel extrahiert. Iscador wird in der Tumorbehandlung angewendet, wobei bei unterschiedlichen Tumoren und bei unterschiedlichem Geschlecht des Patienten Mistelextrakte von verschiedenen Wirtsbäumen verwendet werden. Eine Stimulation der Granulozyten, der Leukozyten und des C-reaktiven Proteins wurde beschrieben. Die Substanz wird intravenös in einer Dosierung von 0,25–0,30 mg/kg KG verabreicht. Als Kontraindikationen gelten nur Mistelallergie, Fieber und akute Entzündungen. Als Therapieerfolg wird eine verbesserte Lebensqualität einschließlich Schmerzlinderung angegeben.

Im Arzneimittelgesetz werden unter der Rubrik „Präparate der besonderen Therapierichtungen" anthroposophische Arzneimittel, Homöopathika und Phytotherapeutika aufgelistet.

B

13.5 Ausleitende Verfahren

Definition

Die Säftelehre, die sogenannte Humoraltherapie mit der Anwendung der ausleitenden Verfahren, geht auf Aschner (1883–1960) zurück. Die Humoraltherapie basiert auf der Vorstellung, daß es durch Anwendung von Hautreizmitteln zu einem Entzug von Blut und Lymphe kommt und darüber zu einer „Reinigung des Körpers". Diese Methode wurde und wird besonders bei Rheuma und Stoffwechselkrankheiten empfohlen. Alle ausleitenden Verfahren wirken segmental hyperämisierend und durchblutungs- sowie lymphstromfördernd und haben einen Gegenirritationseffekt.

Kontraindikationen

Als Kontraindikationen gelten:

- arterielle Durchblutungsstörungen
- bestrahlte Areale
- Allergien
- offene Hauterkrankungen
- mangelnde Compliance des Patienten.

Beispiele

Als ausleitende Verfahren gelten:

- Schröpfen (blutig)
- Kantharidenpflaster
- Baunscheidt-Therapie
- Blutegeltherapie
- Aderlaß.

Schröpfen

Die Technik des Schröpfens wurde bereits bei den alten Ägyptern und Griechen beschrieben. Evakuierte Gläser werden beim unblutigen Schröpfen auf betroffene Hautareale aufgesetzt, um so ein subkutanes Hämatom zu erzeugen. Beim blutigen Schröpfen wird zunächst die Haut gestichelt und über diesem Hauteinstich das evakuierte Glas aufgesetzt. Dadurch kommt es zu einem Einfließen von Blut (bis zu 20 ml) in das angesaugte Glas. Bei chronischen Schmerzen wird die ca. 5malige Anwendung in 1–2wöchigen Abständen empfohlen. Eine gute Indikation stellen Rücken- und Extremitätenschmerzen dar, besonders wenn Myogelosen und Myotendinosen vorliegen.

Kantharidenpflaster

Kantharidenpflaster als schmerztherapeutische Methode geht auf das 7. Jahrhundert nach Christus zurück und wird auch heute noch regelmäßig eingesetzt.

Bei dieser Methode wird nach Desinfektion ein 5 x 10 bis 10 x 10 cm großes Pflaster auf die betroffene Hautstelle aufgebracht. Dieses Pflaster ist mit dem Wirkstoff der spanischen Fliege (Lytta vesicatoria) getränkt. Dadurch kommt es zur Bildung einer intrakutanen Blase, die steril eröffnet werden muß und mit Puder- oder Salbenverbänden weiterversorgt wird. Als Residuum muß mit einer Pigmentstörung gerechnet werden.

Die Wirkung wird auch hier durch Hyperämisierung, durch Lymphentzug und Aktivierung der Körperabwehr erreicht. Als Indikation werden Schmerzen im Bereich des Bewegungsapparates genannt, welche auf chronisch degenerative Erkrankungen zurückgehen.

Baunscheidt-Therapie

Die Baunscheidt-Methode wurde im 19. Jahrhundert von einem Mechaniker namens Carl Baunscheidt erfunden.

Nach Desinfektion wird mit einem Schnäpper (Nadelhämmerchen) die Haut gestichelt, ohne daß es zu einem Blutaustritt kommt. Sodann wird hautreizendes Baunscheidt-Öl aufgetragen und über 48 h ein Verband angelegt. Es bildet sich eine lokale Entzündung mit Papeln, die wiederum zu einem Abtransport von Lymphe und Schlackstoffen führen soll.

Eine Indikation zur Baunscheidt-Therapie wird bei Schmerzen in der Muskulatur und in bindegewebigen Strukturen der Wirbelsäule gesehen. Als Nebenwirkung muß die lokale Entzündung, eine Hyperpigmentierung und eventuell eine Schmerzreaktion in Kauf genommen werden.

Blutegel

Blutegeltherapie wurde in der Vergangenheit beim postthrombotischen Syndrom, bei Arthrosen und Gichterkrankungen empfohlen. Diese Methode muß als absolut überholt gelten und kann am ehesten durch das blutige Schröpfen ersetzt werden.

Aderlaß

Aderlaß wurde von Hippokrates als konstitutionsverbessernd empfohlen. In der Schmerztherapie wurde er lange Zeit bei bestimmten Kopfschmerzformen eingesetzt. Heute kommt dieser Methode keine Bedeutung mehr zu.

13.6 Sauerstoff- und Ozontherapien

Ziele und Indikationen

Mit dem Ziel, die Sauerstoffübertragung von den Erythrozyten zur Zelle zu verbessern, werden unterschiedliche Sauerstoff- bzw. Ozontherapien eingesetzt:

- Oxygenierungstherapie nach Regelsberger: Bis zu 100 ml Sauerstoff werden pro Therapiesitzung über spezielle Apparate langsam intravenös infundiert.
- Hämatogene Oxygenationstherapie (HOT) nach Federico Wehrli (1892 bis 1964): 50–80 ml Venenblut werden antikoagulatorisch behandelt, mit Sauerstoff aufgeschäumt und UV-bestrahlt und dann reinfundiert oder intramuskulär injiziert.
- Ozontherapie nach Erwin Payr: Sauerstoff-Ozon-Gemische werden subkutan oder intramuskulär injiziert oder mit Eigenblut subkutan oder intramuskulär verabreicht. Intravenöse Injektionen sind heute wegen des hohen Risikos nicht mehr gebräuchlich.
- Sauerstoffmehrschrittherapie nach von Ardenne: Hierbei handelt es sich um eine nicht-invasive Methode, bei der intensive Sauerstoff-Inhalation mit einem körperlichem Trainingsprogramm kombiniert wird.

Als Indikation für eine Sauerstoff- oder Ozontherapie in der Schmerztherapie werden solche Schmerzen angegeben, die durch lokale Durchblutungsstörungen entstanden sind oder eine Minderperfusion nach sich ziehen.

CO_2-Therapie

Eine weitere kontrovers diskutierte schmerztherapeutische Methode stellt die Quellgasinsufflation dar. Sie wird als Reflextherapie verstanden und sowohl bei Kopfschmerzsymptomatik als auch

B

bei Beschwerden des Bewegungsapparates eingesetzt.

Das Risiko einer Gasembolie bei Injektion von Sauerstoff oder CO_2 wird von den Anwendern zwar als nicht existent eingestuft, kann unseres Erachtens aber nicht von der Hand gewiesen werden.

13.7 Umstimmungsverfahren

Unter der Vorstellung, durch einen speziellen Reiz die Regulationsfähigkeit des Körpers zu verbessern, werden spezielle Umstimmungsverfahren in der Schmerztherapie eingesetzt:

Eigenbluttherapie: Diese Behandlung wird bei rheumatischen Erkrankungen eingesetzt. Hierbei werden 0,5–5 ml venöses Blut entnommen und intramuskulär reinjiziert.

Elektroakupunktur nach Voll: An Akupunkturpunkten werden elektrische Phänomene gemessen, und entsprechend dieser Meßbefunde werden Medikamente der besonderen Therapierichtungen verabreicht.

Symbioselenkung: Diese mikrobiologische Therapie wird gelegentlich bei Migräne und Rheuma durchgeführt. Hierbei werden zur Stärkung der körpereigenen Abwehr und Wiederherstellung der körpereigenen Bakterienflora Symbionten oral verabreicht. Vorübergehendes Fieber und Schmerzverstärkung müssen als Nebenwirkung berücksichtigt werden.

Bioresonanztherapie: Ein elektrisches Gerät fängt pathogene Schwingungen des Patienten auf, reguliert sie und gibt sie an den Patienten zurück.

Symbioselenkung und Bioresonanztherapie spielen in der Schmerzbehandlung eine nachgeordnete Rolle. Eigenbluttherapie und Elektrotherapie nach Voll werden jedoch von einigen Kollegen regelmäßig bei unterschiedlichen Schmerzsyndromen eingesetzt.

13.8 Schlußfolgerung

Alternative schmerztherapeutische Methoden sollen die herkömmlichen schulmedizinischen Verfahren sinnvoll ergänzen, keineswegs ersetzen. Hier gilt es die notwendige Grenze zu erkennen und individuell mit einer genauen Nutzen-Risiko-Abwägung zum Wohle des Patienten zu entscheiden. Jede einzelne Methode gehört in die Hand des speziell geschulten und erfahrenen Arztes, der die vorhandenen Risiken abschätzen und erkennen kann und dem Patienten eine ausreichende Aufklärung anbietet.

Alternative Verfahren kommen nur in Betracht, wenn:

- die gesamte Diagnostik beendet ist
- konventionelle Verfahren ausgeschöpft sind
- konventionelle Verfahren kontraindiziert sind und
- der Patient alternative Therapie wünscht.

Naturheilverfahren im eigentlichen Sinne jedoch sollten großzügig und konsequent eingesetzt werden. Sie weisen eine extrem geringe Nebenwirkungsrate auf, können vom Patienten oft selbständig durchgeführt werden und können zu einer erheblichen Schmerzlinderung führen.

Die natürliche Heilkraft in jedem von uns ist die größte Kraft, um wieder gesund zu werden (Hippokrates).

Literatur

Abele U, Stiefvater EW (1964) *Aschner-Fibel.* Karl F. Haug, Stuttgart

Abele J (1982) *Lehrbuch der Schröpfkopfbehandlung.* Haug, Heidelberg

Bühring M (1991) *Naturheilkunde – Grundlagen, Ideen, Konzepte.* Urachhaus, Stuttgart

Bühring M (1993) *Über die klassischen Naturheilverfahren und die sogenannte Außenseitermedizin.* Natur- und Ganzheitsmedizin 6:91–94

Brune K (1987) *Alternative Schmerztherapie - harmlos und erfolgreich?* Schmerz 1:24–28

Günther R (1991) *Balneotherapie bei chronischen Schmerzen.* In: Thomalske G (Hrsg) *Nichtmedikamentöse Therapie bei Schmerz.* Gustav Fischer, Stuttgart – Jena – New York

Hentschel HD (Hrsg.) (1991) *Naturheilverfahren in der ärztlichen Praxis.* Dtsch Ärzteverlag, Köln

Lohmann M (1997) *Therapiehandbuch Naturheilkunde.* Gustav Fischer, Ulm – Stuttgart – Jena – Lübeck

Walach H, Haag G (1996) *Homöopathie bei Kopfschmerzen.* Schmerz 10:156–162

Seng G (Hrsg.), Abele J, Anemueller H, Baltin H, Gäbler H (1989) *Naturheilverfahren und Homöopathie.* (2. Aufl.) TRIAS-Thieme Hippokrates Enke, Stuttgart

Simon L (1994) *Schmerztherapie mit homöopathisch potenzierten Heilpflanzen.* (2. Aufl.) Haug, Heidelberg

Volkmer E (1992) Die *subkutane CO_2-Insufflationstherapie (Quellgastherapie).* Schmerz 6:154–155

Wagner HM (1995) *Phytotherapie.* Gustav Fischer, Stuttgart

B

Krankheits-bilder und ihre Therapie

14 Kopf- und Gesichtsschmerzen

Hartmut Göbel und Axel Heinze

14.1 Die Systematik der internationalen Kopfschmerzklassifikation

14.1.1 Exakte operationale Schmerzdiagnostik

Die Kopfschmerzklassifikation der International Headache Society (IHS) gibt klare operationalisierte Regeln vor, mit denen man eine spezifische Kopfschmerzdiagnose stellen kann. Erst in Kenntnis dieser Regeln wird die Kopfschmerzdiagnostik möglich. Es handelt sich bei der Kopfschmerzklassifikation um ein genaues Regelwerk, das eine vereinfachte Vorgehensweise erlaubt. Am Ende des Abschnitts 14.1.1 findet sich eine Konversionstabelle für die IHS- und die ICD-10-NA-Klassifikation (→ Tab. 14.1). Sie ermöglicht einen schnellen Überblick über die verschiedenen prinzipiell möglichen Kopfschmerzdiagnosen und erlaubt, die exakten ICD-10-NA-Codes auszuwählen. Letztere werden für administrative Zwecke in der Praxis unumgänglich sein. Die vollständigen operationalisierten Kriterien zur Diagnostik der verschiedenen Kopfschmerzerkrankungen sind in den jeweiligen Hauptkapiteln aufgeführt.

Die Klassifikation enthält praktikable diagnostische Kriterien für alle Kopfschmerzerkrankungen. Die Regeln werden in den nachfolgenden Kapiteln in der deutschen Übersetzung bei den jeweiligen Kopfschmerzerkrankungen im Wortlaut den Ausführungen vorangestellt. Das IHS-Code-System ist hierarchisch aufgebaut, und es kann bis auf vierstellige Genauigkeit differenzieren.

Im praktischen Routinebereich wird die Diagnose von Kopfschmerzerkrankungen mit einer Genauigkeit bis auf 2 Codestellen vorgenommen werden. In spezialisierten Zentren und zur Durchführung von wissenschaftlichen Untersuchungen kann bis zur vierten Codeziffer diagnostiziert werden.

Die Klassifikation stellt für die meisten Kopfschmerzformen Kurzbeschreibungen zur Verfügung. Diese Kurzbeschreibungen sind ein Übergang von der bisherigen Praxis. Sie ermöglichen einen Einstieg in die operationalisierten Kriterien.

Das IHS-Klassifikationssystem erfüllt die grundlegenden Forderungen an Klassifikationssysteme:

- Jeder Typ einer bestimmten Kopfschmerzerkrankung bei einem gegebenen Patienten muß zu einem Kriteriensatz passen.
- Selbstverständlich muß es auch möglich sein, daß verschiedene Kopfschmerzformen zu gleicher Zeit oder zu unterschiedlichen Zeiten bei ein und demselben Patienten eingeteilt werden können.
- Die Kriteriensätze müssen so spezifisch und so sensitiv wie möglich sein.

C

Ein ganz besonderes Wesensmerkmal der modernen Schmerzdiagnostik ist, daß man Parameter wie „häufig“, „oft“, „typischerweise“, „gewöhnlich“, „in der Regel“ aus dem diagnostischen Denk- und Sprachschatz streichen muß. Es kommt nicht darauf an, eine Beobachtung in dieser ungenauen und interpretationsflüchtigen Weise zu formulieren, sondern man muß *qualitativ genau* und *quantitativ exakt* beschreiben, welche Wesensmerkmale die Kopfschmerzerkrankungen aufweisen, um zu einer präzisen und spezifischen Wenn-dann-Beziehung zwischen der Kopfschmerzphänomenologie und der Kopfschmerzdiagnose zu kommen.

14.1.2 Notwendigkeit der Einbeziehung erlebter Parameter

Die Diagnostik und die Klassifikation von Erkrankungen ist eine der schwierigsten Aufgaben innerhalb der Medizin. Dies gilt insbesondere dann, wenn die Erkrankung nicht nur durch physikalische Parameter definiert ist, sondern wenn auch *erlebte Parameter*, wie insbesondere die Dimensionen des Schmerzes, in die Erkrankung mit eingehen. Dies unterscheidet letztlich die Medizin von einer Ingenieurwissenschaft, die mit dem definierten Zentimeter-Gramm-Sekunden-Maßsystem der Physik auskommt. Bei den häufigsten primären Kopfschmerzerkrankungen besteht kein gesichertes pathophysiologisches Wissen, so daß apparative Parameter im Zentimeter-Gramm-Sekunden-System der Physik in der Routinediagnostik nicht zur Verfügung stehen.

Erschwerend kommt hinzu, daß es sehr viele Übergangsformen zwischen den verschiedenen Kopfschmerzentitäten gibt, so daß eine präzise Einordnung ohne operationalisierte Kriterien nicht möglich ist.

14.1.3 Klassifikation von Kopfschmerzen, nicht von Patienten

Von besonderer Bedeutung ist, daß ein Kopfschmerz nicht immer in der gleichen, konstanten Phänomenologie zu beobachten ist. Vielmehr kann im Laufe des Lebens eine vorhandene Kopfschmerzerkrankung sich in einer ganz unterschiedlichen Phänomenologie präsentieren, im leichtesten Fall mit unterschiedlicher Intensität oder aber mit unterschiedlicher Dauer der Merkmale. Oder es können auch ganz unterschiedliche qualitative Veränderungen der Kopfschmerzerkrankung auftreten. Eine Migräne kann z. B. mit ganz unterschiedlichen neurologischen Begleitstörungen zu unterschiedlichen Zeiten beobachtet werden. Dieses allein belegt, daß eine *Klassifikation von Patienten* überhaupt nicht möglich ist, da ein gegebener Patient ganz unterschiedliche Kopfschmerzerkrankungen im Laufe seines Lebens parallel oder aber gleichzeitig erleiden kann.

Entscheidendes Kriterium in der Kopfschmerzdiagnostik ist deshalb, daß nicht Patienten, sondern vielmehr deren Kopfschmerzerkrankungen beschrieben und diagnostiziert werden.

Es ist ohne weiteres möglich, daß ein und derselbe Patient 2, 3, 4 oder mehr Kopfschmerzdiagnosen gleichzeitig oder sukzessive aufweisen kann. Wichtig ist auch, daß man die jeweils *dominante Form* an 1. Stelle beschreibt und somit den größten Leidensdruck durch die Plazierung der Kopfschmerzerkrankung in den Vordergrund bringt.

Aufgrund dessen sollten Begriffe wie z. B. „Migräniker" oder „Spannungszephalgiker" nicht verwendet werden, da solche Begriffe implizieren, daß die Kopfschmerzphänomenologie ein für allemal konstant bleibt und quasi mit einer einmaligen Diagnose für den Rest des Lebens eine klare therapeutische Handlungsweise vorgeschrieben ist. Eine moderne Kopfschmerzklassifikation muß immer wieder neu die Kopfschmerzphänomene erfassen und entsprechend klassifizieren. Selbstverständlich ist es nicht möglich, jede Kopfschmerzepisode, die irgendwann einmal im Laufe des Lebens stattgefunden hat, eindeutig zu spezifizieren. Dies liegt schon daran, daß Patienten nicht in der Lage sind, sich über längere Zeiträume die entsprechenden Kopfschmerzmerkmale zu merken und diese dem diagnostizierenden Arzt bekanntzugeben.

Aus diesem Grunde ist ein entscheidender Leitgedanke, daß die wichtigsten Kopfschmerzformen mit einem relevanten Leidensdruck beschrieben werden. In der Regel besteht die Situation, daß die im Vordergrund stehende Kopfschmerzform zunächst detailliert geschildert wird und dann 1 oder 2 weitere Kopfschmerzformen entsprechend angegeben werden. Die Patienten können sehr genau berichten, welche Kopfschmerzformen für sie von besonderer Bedeutung sind und welche nicht. Neben dieser qualitativen Hierarchie kann die moderne Kopfschmerzdiagnostik auch eine quantitative Hierarchie angeben. Dies geschieht dadurch, daß bei jeder Kopfschmerzform angegeben wird, an wieviel Tagen/Monat sie auftritt. Bei anderen Erkrankungen ist dies selbstverständlich; so würde z. B. niemand sich damit zufriedengeben, wenn man eine arterielle Hypertonie ohne quantitative Angabe der entsprechenden Blutdrucksituation quantitativ beschreibt. Bei Kopfschmerzerkrankungen war dies bis vor kurzem nicht geübte Praxis.

Eine moderne Kopfschmerzdiagnostik kennzeichnet sich jedoch dadurch, daß sich der quantitative Aspekt niederschlägt und hinter jeder Kopfschmerzdiagnose die entsprechenden Kopfschmerztage/Zeiteinheit und zusätzlich die Anzahl der abgrenzbaren Kopfschmerzepisoden/Zeiteinheit festgeschrieben werden.

14.1.4 Allgemeine Richtlinien zur Benutzung der internationalen Kopfschmerzklassifikation der IHS

Bei der Kopfschmerzklassifikation müssen bestimmte Richtlinien beachtet werden. Ohne die Kenntnis dieser Richtlinien ist eine bestimmungsgemäße und reproduzierbare Nutzung der Klassifikation nicht möglich. Es ist deshalb wichtig, daß bei Benutzung der Klassifikation die folgenden 10 Richtlinien präsent sind:

- Besteht bei einem Patienten mehr als eine Kopfschmerzerkrankung, so sollten alle Kopfschmerzformen im einzelnen diagnostiziert werden. Die

Reihenfolge bei der Beschreibung der Kopfschmerzdiagnosen richtet sich dabei nach der vom Patienten angegebenen Wertigkeit.

- Um eine Kopfschmerzdiagnose zu stellen, müssen alle Hauptkriterien der jeweiligen diagnostischen Kriteriensätze erfüllt sein.
- Hinter jeder qualitativen Beschreibung der Diagnose sollte die von dem Patienten angegebene Anzahl der Kopfschmerztage/Jahr in Klammern angegeben werden.
- Die diagnostischen Kriterien von Kopfschmerzerkrankungen, die für die 1. Stelle oder die beiden 1. Stellen des Diagnoseschlüssels beschrieben sind, müssen auch von allen anderen Unterformen erfüllt werden. Ausnahmen und/oder spezielle Subkriterien werden bei den jeweiligen Unterformen angegeben.
- Bei Patienten, die erstmals eine bestimmte Kopfschmerzform in enger zeitlicher Beziehung mit dem Beginn einer Erkrankung entwickeln, die in den Gruppen 5–11 aufgelistet ist, sind deren Kopfschmerzerkrankungen innerhalb dieser Gruppen zu verschlüsseln. Der jeweilige Kopfschmerztyp wird an einer 4. Stelle des Codes genau spezifiziert. Ein ursächlicher Zusammenhang wird damit nicht notwendigerweise festgeschrieben. Wird eine vorbestehende Migräne, Kopfschmerz vom Spannungstyp oder Clusterkopfschmerz in enger zeitlicher Beziehung zu einer der in den Gruppen 5–11 genannten Erkrankungen verschlimmert, so ist dennoch eine Migräne, Kopfschmerz vom Spannungstyp oder ein Clusterkopfschmerz zu verschlüsseln (Gruppen 1–3). Falls die Anzahl der Kopfschmerztage um mehr als 100 % ansteigt, so sollte der dafür vermutete Grund in Klammern angegeben werden, er ist jedoch nicht extra zu verschlüsseln.
- Benutzen Sie innerhalb der maximal 4 Stellen des umfassenden Diagnoseschlüssels so viele Stellen, wie es ihren praktischen Zielsetzungen entspricht.
- Falls eine Kopfschmerzerkrankung die diagnostischen Kriterien mehrerer Kopfschmerzformen erfüllen sollte, verschlüsseln sie diese gemäß der am weitesten vorne genannten Kopfschmerzform innerhalb der Klassifikation, für welche die Kriterien erfüllt sind (1.7, 2.3, 3.3 werden nicht als spezifische Diagnosen betrachtet, wenn die Kopfschmerzerkrankung auch die Kriterien einer anderen weiter hinten stehenden Diagnose erfüllt).
- Erfüllt eine Kopfschmerzerkrankung den Kriteriensatz einer bestimmten Kopfschmerzdiagnose, so können bei dem betroffenen Patienten auch ähnliche Kopfschmerzepisoden vorkommen, die diese Kriterien nicht komplett erfüllen. Grund dafür kann z. B. sein, daß der betroffene Patient sich nicht genau an die entsprechenden Symptome erinnert. In diesem Fall sollte der Patient eine typische unbehandelte oder erfolglos behandelte Attacke genau beschreiben. Im nächsten Schritt muß sichergestellt werden, daß bisher genügend Attakken abgelaufen sind, um die Diagnose festzulegen. Anschließend sollen die Kopfschmerztage/Jahr für diese Kopfschmerzform bestimmt und

dann die der behandelten und weniger typischen Attacken zu dieser Zahl hinzuaddiert werden.

- Ein Hauptproblem bei der exakten Diagnostik von Kopfschmerzerkrankungen ist das nicht immer optimale Vertrauen in die von den Patienten anamnestisch angegebenen Kopfschmerzcharakteristika. Es ist deshalb in unklaren Fällen zu empfehlen, daß der Patient seine Kopfschmerzphänomenologie mit Hilfe eines Kopfschmerztagebuches notiert und dann mit Hilfe dieses Instrumentes die Diagnose festgelegt wird.
- Falls die 4. Stelle des Diagnoseschlüssels in Verbindung mit einem zweistelligen Schlüssel verwendet werden soll, so kann die 3. Stelle durch Einsetzen des Codes 0 überbrückt werden.

Tab. 14.1 Die Systematik der internationalen Kopfschmerzklassifikation mit Konversion zwischen Klassifikationscodes der IHS und der WHO.

IHS-Code		ICD-10-NA-Code	
		ätiologischer Code	**Kopfschmerz-Code**
1.	**Migräne**		**G43.9**
1.1	Migräne ohne Aura		G43.0
1.2	Migräne mit Aura		G43.1
1.2.1	Migräne mit typischer Aura		G43.10
1.2.2	Migräne mit prolongierter Aura		G43.11
1.2.3	familiäre hemiplegische Migräne		G43.1x5[1]
1.2.4	Basilarismigräne		G43.1x3[1]
1.2.5	Migräneaura ohne Kopfschmerz		G43.1x4[1]
1.2.6	Migräne mit akutem Aurabeginn		G43.12
1.3	Ophthalmoplegische Migräne		G43.80
1.4	Retinale Migräne		G43.81
1.5	Periodische Syndrome in der Kindheit als mögliche Vorläufer oder Begleiterscheinungen einer Migräne nicht codiert: Abdominalmigräne		G43.82
1.5.1	Gutartiger paroxysmaler Schwindel in der Kindheit		G43.821
1.5.2	Alternierende Hemiplegie in der Kindheit		G43.822
1.6	Migränekomplikationen		
1.6.1	Status migraenosus		G43.3
1.6.2	Migränöser Infarkt		G43.2
1.7	Migräneartige Störungen, die nicht die obigen Kriterien erfüllen		G43.9

Tab. 14.1 Die Systematik der internationalen Kopfschmerzklassifikation mit Konversion zwischen Klassifikationscodes der IHS und der WHO (*Fortsetzung*).

IHS-Code		**ICD-10-NA-Code**	
		ätiologischer Code	**Kopfschmerz-Code**
2.	**Kopfschmerz vom Spannungstyp**		**G44.2**
2.1	Episodischer Kopfschmerz vom Spannungstyp		
2.1.1	Episodischer Kopfschmerz vom Spannungstyp mit erhöhter Schmerzempfindlichkeit perikranieller Muskeln		G44.20
2.1.2	Episodischer Kopfschmerz vom Spannungstyp ohne erhöhte Schmerzempfindlichkeit perikranieller Muskeln		G44.21
2.2	Chronischer Kopfschmerz vom Spannungstyp		
2.2.1	Chronischer Kopfschmerz vom Spannungstyp mit erhöhter Schmerzempfindlichkeit perikranieller Muskeln		G44.22
2.2.2	Chronischer Kopfschmerz vom Spannungstyp ohne erhöhte Schmerzempfindlichkeit perikranieller Muskeln		G44.23
2.3	Chronischer Kopfschmerz vom Spannungstyp, der nicht die obigen Kriterien erfüllt		G44.28
3.	**Clusterkopfschmerz und chronische paroxysmale Hemikranie**		
3.1	Clusterkopfschmerz		G44.0
3.1.1	Clusterkopfschmerz mit noch nicht abschätzbarem Verlauf		G44.00
3.1.2	Episodischer Clusterkopfschmerz		G44.01
3.1.3	Chronischer Clusterkopfschmerz		G44.02
3.1.3.1	von Beginn an ohne Remissionen		G44.020
3.1.3.2	nach primär episodischem Verlauf		G44.021
3.2	Chronische paroxysmale Hemikranie		G44.03
3.3	Clusterkopfschmerzartige Störungen, die nicht die obigen Kriterien erfüllen		G44.08
4.	**Verschiedenartige Kopfschmerzformen ohne begleitende strukturelle Läsion**		**G44.80**
4.1	Idiopathischer stechender Kopfschmerz		G44.800
4.2	Kopfschmerz durch äußeren Druck		G44.801
4.3	Kältebedingter Kopfschmerz		G44.802
4.3.1	Äußere Kälteexposition		G44.8020
4.3.2	Einnahme eines Kältestimulans		G44.8021
4.4	Benigner Hustenkopfschmerz		G44.803

Tab. 14.1 Die Systematik der internationalen Kopfschmerzklassifikation mit Konversion zwischen Klassifikationscodes der IHS und der WHO (*Fortsetzung*).

IHS-Code		**ICD-10-NA-Code**	
		ätiologischer Code	**Kopfschmerz-Code**
4.5	Benigner Kopfschmerz durch körperliche Anstrengung		G44.804
4.6	Kopfschmerz bei sexueller Aktivität		G44.805
4.6.1	Dumpfer Schmerz		G44.8050
4.6.2	Explosiver Schmerztyp		G44.8051
4.6.3	Haltungsabhängiger Typ		G44.8052
5.	**Kopfschmerz nach Schädeltrauma**		**G44.88**
5.1	Akuter posttraumatischer Kopfschmerz		G44.880
5.1.1	bei belangvollem Schädeltrauma und/oder entsprechenden Befunden	S06	G44.880
5.1.2	bei geringfügigem Schädeltrauma ohne belangvolle Befunde	S09.9	G44.880
5.2	Chronischer posttraumatischer Kopfschmerz		G44.3
5.2.1	bei belangvollem Schädeltrauma und/oder entsprechenden Befunden	S06	G44.30
5.2.2	bei geringfügigem Schädeltrauma ohne belangvolle Befunde	S09.9	G44.31
6.	**Kopfschmerz bei Gefäßstörungen**		**G44.81**
6.1	Akute ischämische zerebrovaskuläre Störungen	I63	G44.810
6.1.1	Transitorische ischämische Attacke (TIA)	G45	G44.810
6.1.2	Thromboembolischer Infarkt	I64.0	G44.810
6.2	Intrakranielles Hämatom	I62	G44.810
6.2.1	Intrazerebrales Hämatom	I61[2]	G44.810
6.2.2	Subdurales Hämatom	I62.0[3]	G44.810
6.2.3	Epidurales Hämatom	I62.1[4]	G44.810
6.3	Subarachnoidalblutung	I60[5]	G44.810
6.4	Nichtrupturierte Gefäßfehlbildung	Q28	G44.811
6.4.1	Arteriovenöses Angiom	Q28.2	G44.811
6.4.2	Sackförmiges Aneurysma	Q28.3	G44.811
6.5	Arteriitis	M31	G44.812
6.5.1	Riesenzellarteriitis	M31.6	G44.812
6.5.2	Andere systemische Arteriitiden	I68.2	G44.812

C

Tab. 14.1 Die Systematik der internationalen Kopfschmerzklassifikation mit Konversion zwischen Klassifikationscodes der IHS und der WHO (*Fortsetzung*).

IHS-Code		**ICD-10-NA-Code**	
		ätiologischer Code	**Kopfschmerz-Code**
6.5.3	Primär intrakranielle Arteriitis	I67.7	G44.812
6.6	A.-carotis- oder A.-vertebralis-Schmerz	I63.0, I63.2 I65.0, I65.2, oder I67.0	G44.810
6.6.1	Carotis- oder Vertebralis-Dissektion	I67·0	G44.810
6.6.2	Karotidodynie (idiopathisch)		G44.806
6.6.3	Kopfschmerz nach Endarteriektomie	I97.8	G44.814
6.7	Hirnvenenthrombose	I63.6	G44.810
6.8	Arterieller Hochdruck	I10	G44.813
6.8.1	Akute Blutdrucksteigerung durch ein exogenes Agens	I15	G44.813
6.8.2	Phäochromozytom	D35.0[6]	G44.813
6.8.3	Maligner Hochdruck	I10	G44.813
6.8.4	Prä-Eklampsie und Eklampsie	O13; O14; O15	G44.813
6.9	Kopfschmerz bei anderen Gefäßkrankheiten	zusätzlicher Code für Ätiologie	G44.818
7.	**Kopfschmerz bei nichtvaskulären intrakraniellen Störungen**		**G44.82**
7.1	Liquordrucksteigerung		G44.820
7.1.1	Gutartige intrakranielle	G93.2	G44.820
7.1.2	Hochdruck-Hydrozephalus	G91.8	G44.820
7.2	Liquorunterdruck		G44.820
7.2.1	Postpunktioneller Kopfschmerz	G97.0	G44.820
7·2.2	Kopfschmerz bei Liquorfistel	G96.0	G44.820
7.3	Intrakranielle Infektion	G00-G09	G44.821
7.4	Intrakranielle Sarkoidose und andere nichtinfektiöse Entzündungsprozesse	D86 zusätzlicher Code für Ätiologie	G44.823
7.5	Kopfschmerz nach intrathekaler Injektion	G97.8	G44.824
7.5.1	Direkter Effekt	T80.8	G44.824
7.5.2	Bedingt durch chemische Meningitis	G03.8	G44.824

Tab. 14.1 Die Systematik der internationalen Kopfschmerzklassifikation mit Konversion zwischen Klassifikationscodes der IHS und der WHO (*Fortsetzung).*

IHS-Code		ICD-10-NA-Code	
		ätiologischer Code	Kopfschmerz-Code
7.6	Intrakranielles Neoplasma	C00-D48	G44.822
7.7	Kopfschmerz bei anderen intrakraniellen Störungen	zusätzlicher Code für Ätiologie	G44.828
8.	**Kopfschmerz durch Einwirkung von Substanzen oder deren Entzug7**		**G44.4 oder G44.83**
8.1	Kopfschmerz bei akuter Substanzwirkung7		G44.4 oder G44.83
8.1.1	Nitrat- oder Nitrit-Kopfschmerz	X44	G44.400
8.1.2	Natriumglutamat-Kopfschmerz	X44	G44.401
8.1.3	Kohlenmonoxid-Kopfschmerz	T58	G44.402
8.1.4	Alkohol-Kopfschmerz	F10.0	G44.83
8.1.5	Andere Substanzen[7]	zusätzlicher Code für spezifische Substanz	G44.4 oder G44.83
8.2	Kopfschmerz bei chronischer Substanzwirkung		
8.2.1	Ergotamin-Kopfschmerz	Y52.5	G44.412
8.2.2	Analgetika-Kopfschmerz	F55.2	G44.410
8.2.3	Andere Substanzen	zusätzlicher Code für spezifische Substanz	G44.4 oder G44.83
8.3	Kopfschmerz bei Entzug nach akutem Substanzgebrauch		
8.3.1	Alkoholentzug (Hangover)	F10.3	G44.83
8.3.2	Andere Substanzen[8]	zusätzlicher Code für spezifische Substanz	G44.4 oder G44.83
8.4	Kopfschmerz bei Entzug nach chronischem Substanzgebrauch		
8.4.1	Ergotamin-Entzugskopfschmerz	Y52.5	G44.413
8.4.2	Koffein-Entzugskopfschmerz	F15.3	G44.83
8.4.3	Narkotika-Entzugskopfschmerz	F13.3	G44.83

Tab. 14.1 Die Systematik der internationalen Kopfschmerzklassifikation mit Konversion zwischen Klassifikationscodes der IHS und der WHO (*Fortsetzung*).

IHS-Code		**ICD-10-NA-Code**	
		ätiologischer Code	**Kopfschmerz-Code**
8.4.4	Andere Substanzen[8]	zusätzlicher Code für spezifische Substanz	G44.4 oder G44.83
8.5	Kopfschmerz bei Substanzgebrauch ohne gesicherten Wirkungsmechanismus		
8.5.1	Hormonelle Kontrazeptiva oder Östrogene	Y42.4	G44.418
8.5.2	Andere Substanzen[8]	zusätzlicher Code für spezifische Substanz	G44.4 oder G44.83
9.	**Kopfschmerz bei einer primär nicht den Kopfbereich betreffenden Infektion**	**A00–B97[9]**	**G44.881**
9.1	Virale Infektion	zusätzlicher Code für Ätiologie	G44.881
9.1.1	Fokal, nicht primär den Kopfbereich betreffend		
9.1.2	Systemisch		
9.2	Bakterielle Infektion	zusätzlicher Code für Ätiologie	G44.881
9.2.1	Fokal, nicht primär den Kopfbereich betreffend		
9.2.2	Systemisch (Septikämie)		
9.3	Kopfschmerz bei anderen Infektionen	zusätzlicher Code für Ätiologie	G44.881
10.	**Kopfschmerz bei Stoffwechselstörungen**		**G44.882**
10.1	Hypoxie		G44.882
10.1.1	Höhenkopfschmerz	W94	G44.882
10.1.2	Hypoxischer Kopfschmerz	zusätzlicher Code für Ätiologie	G44.882
10.1.3	Schlafapnoe-Kopfschmerz	G47.3	G44.882
10.2	Hyperkapnie (Hyperventilation)	R06.4	G44.882

Tab. 14.1 Die Systematik der internationalen Kopfschmerzklassifikation mit Konversion zwischen Klassifikationscodes der IHS und der WHO (*Fortsetzung*).

IHS-Code		ICD-10-NA-Code	
		ätiologischer Code	**Kopfschmerz-Code**
10.3	Hypoxie in Verbindung mit Hyperkapnie	R06.4 + zusätzlicher Code für Ätiologie	G44.882
10.4	Hypoglykämie	E16	G44.882
10.5	Dialyse	Y84.1	G44.882
10.6	Kopfschmerz bei anderen metabolischen Störungen	zusätzlicher Code für Ätiologie	G44.882
11.	**Kopfschmerz oder Gesichtsschmerz bei Erkrankungen des Schädels sowie im Bereich von Hals, Augen, Ohren, Nase, Nebenhöhlen, Zähnen, Mund oder anderen Gesichts- oder Kopfstrukturen**		**G44.84**
11.1	Schädelknochen	M80-M89.8	G44.840
11.2	Hals		
11.2.1	Halswirbelsäule	M99	G44.841
11.2.2	Retropharyngeale Tendinitis	M79.8	G44.842
11.3	Augen		
11.3.1	Akutes Glaukom	H40	G44.843
11.3.2	Brechungsfehler	H52	G44.843
11.3.3	Heterophorie oder Heterotropie	H50.3-H55.5	G44.843
11.4	Ohren	H60-H95	G44.844
11.5	Nase und Nebenhöhlen		
11.5.1	Kopfschmerz bei akuter Sinusitis	J01	G44.845
11.5.2	Andere Erkrankungen von Nase oder Nebenhöhlen	J34	G44.845
11.6	Zähne, Kiefer und benachbarte Strukturen	K00-K14	G44.846
11.7	Krankheiten des Kiefergelenks	K07.6	G44.846
12.	**Kopf- und Gesichtsneuralgien, Schmerz bei Affektion von Nervenstämmen und Deafferenzierungsschmerzen**		**G44.847, G44.848 oder G44.85**
12.1	Anhaltender (nicht anfallsartiger) Schmerz durch Erkrankung von Hirnnerven		G44.848

Tab. 14.1 Die Systematik der internationalen Kopfschmerzklassifikation mit Konversion zwischen Klassifikationscodes der IHS und der WHO (*Fortsetzung*).

IHS-Code		**ICD-10-NA-Code**	
		ätiologischer Code	**Kopfschmerz-Code**
12.1.1	Kompression oder Distorsion von Hirnnerven oder der 2. oder 3. Zervikalwurzel	zusätzlicher Code für Ätiologie	G44.848 + G53.8 or G55
12.1.2	Demyelinisierende Erkrankungen von Hirnnerven	G35-G37	G44.848
12.1.2.1	Opticusneuritis (retrobulbäre Optikusneuritis)	H46	G44.848
12.1.3	Hirnnerveninfarkt	zusätzlicher Code für Ätiologie	G44.848 + G53.8
12.1.3.1	Diabetische Neuropathie	E10-E14	G44.848 + G53.8
12.1.4	Entzündliche Hirnnervenstörungen		
12.1.4.1	Herpes zoster	B02.2	G44.881
12.1.4.2	Chronische postherpetische Neuralgie	B02.2	G44.847 + G53.0
12.1.5	Tolosa-Hunt-Syndrom		G44.850
12.1.6	Nacken-Zungen-Syndrom		G44.851
12.1.7	Andere Ursachen für Dauerkopfschmerz bei Hirnnervenläsion	zusätzlicher Code für Ätiologie	G44.848
12.2	Trigeminusneuralgie		G44.847
12.2.1	Idiopathische Trigeminusneuralgie	G50.00	G44.847
12.2.2	Symptomatische Trigeminusneuralgie	G50.09[10]	G44.847
12.2.2.1	Kompression der Trigeminuswurzel oder des Ganglion Gasseri	G53.80 + zusätzlicher Code für Ätiologie	G44.848
12.2.2.2	Zentrale Läsionen	G53.80 + zusätzlicher Code für Ätiologie	G44.848
12.3	Glossopharyngeusneuralgie		
12.3.1	Idiopathische Glossopharyngeusneuralgie	G52.10	G44.847

Tab. 14.1 Die Systematik der internationalen Kopfschmerzklassifikation mit Konversion zwischen Klassifikationscodes der IHS und der WHO *(Fortsetzung)*.

IHS-Code		**ICD-10 NA-Code**	
		ätiologischer Code	**Kopfschmerz-Code**
12.3.2	Symptomatische Glossopharyngeusneuralgie	G53.830 + zusätzlicher Code für Ätiologie	G44.847
12.4	Nervus-intermedius-Neuralgie	G51.80	G44.847
12.5	Laryngicus-superior-Neuralgie	G52.20	G44.847
12.6	Okzipitalneuralgie	G52.80	G44.847
12.7	Zentrale Ursachen von Kopf- und Gesichtsschmerzen, die nicht dem Typ der Trigeminusneuralgie entsprechen		
12.7.1	Anaesthesia dolorosa	G50.09 oder G52.800 + zusätzlicher Code für Ätiologie	G44.847
12.7.2	Thalamusschmerz	G46.21	G44.810
12.8	Gesichtsschmerz, der nicht die Kriterien der Gruppen 11 und 12 erfüllt	G50.1	G44.847
13.	**Nichtklassifizierbarer Kopfschmerz**		**R51**

Bemerkungen zu Tabelle 14.1

[1] In den Kategorien G43.1x3, G43.1x4 und 43.1x5 wird die 5. Stelle wie folgt bestimmt: 0 = Migräne mit typischer Aura; 1 = Migräne mit prolongierter Aura; 2 = Migräne mit akutem Aurabeginn

[2] Code 161 betrifft nichttraumatische intrazerebrale Hämatome. Traumatische intrazerebrale Hämatome werden unter S06.3 codiert.

[3] Code 162.0 betrifft nichttraumatische subdurale Hämatome. Traumatische subdurale Hämatome werden unter S06.5 codiert.

[4] Code 162.1 betrifft nichttraumatische epidurale Hämatome. Traumatische epidurale Hämatome werden unter S06.4 codiert.

[5] Code 160 betrifft nichttraumatische Subarachnoidalblutungen. Traumatische Subarachnoidalblutungen werden unter S.06.6 codiert.

[6] Code D35.0 betrifft das benigne Phäochromozytom. Das maligne Phäochromozytom wird unter C74.1 codiert.

[7] In der ICD-10 werden Substanzen nach Vorhandensein oder Nichtvorhandensein eines Abhängigkeitspotentials klassifiziert. Kopfschmerzen im Zusammenhang mit der Einnahme psychoaktiver Substanzen (mit Abhängigkeitspotential) werden unter G44.83 mit einem zusätzlichen Code für die hervorgerufenen Gesundheitsstörungen klassifiziert, z.B. Intoxikation (F1x.0), Abhängigkeit (F1x.2), Entzugssymptome (F1x.3), ... Mit der 3. Ziffer kann die betreffende Substanz eingefügt werden, z.B. F55.2 Mißbrauch von Schmerzmitteln. Kopfschmerzen in Zusammenhang mit Substanzen ohne Abhängigkeitspotential werden unter G44.4 codiert.

[8] Siehe Fußnote 7

[9] Kapitel 2 diese Buches enthält eine begrenzte Auflistung von Infektionserregern. Bei Bedarf kann auf die umfassende Auflistung viraler oder bakterieller Erreger in der 2. Ausgabe der ICD-10 oder ICD-NA zurückgegriffen werden.

[10] Der Code F50.09 sollte nicht bei bekannter Ursache einer Trigeminusneuralgie gewährt werden. In diesen Fällen sollte G53.800 mit dem entsprechenden zusätzlichen Code für die Ätiologie genutzt werden.

14.2 Diagnostik von Kopfschmerzen

14.2.1 Analyse des Kopfschmerzbildes

Um eine Kopfschmerzdiagnose zu erstellen, ist es erforderlich, genaue Informationen über das Kopfschmerzleiden zu bekommen. Dies ist möglich, indem die verschiedenen Kopfschmerzmerkmale von dem Patienten erfragt und dann anschließend zu einem „Kopfschmerzbild" zusammengesetzt werden. Ähnlich wie bei der Erstellung eines Gemäldes müssen sehr aufmerksam die Kopfschmerzleiden beobachtet, manchmal auch erst die Informationen aus dem weiteren Verlauf erfaßt, diese Informationen sehr detailliert protokolliert und notiert werden, damit sich schließlich dann das zusammenfassende Bild ergibt, das die Kopfschmerzerkrankung deutlich wiedergibt.

Die wichtigsten Schritte bei der Erstellung der Kopfschmerzdiagnose können folgendermaßen beschrieben werden:

- Der Patient muß selbst Informationen über seine Kopfschmerzen sammeln.
- Die Informationen müssen an den Arzt weitergegeben werden.
- Der Arzt muß Interesse an den Informationen haben, sich mit dem Patienten auseinandersetzen, durch geeignete Techniken und Methoden die Informationen erhalten und die Informationen zusammenstellen.
- Patient und Arzt müssen die Informationen ständig erneut erheben, überprüfen und im Verlauf mit den zunächst gesammelten Informationen in Verbindung bringen und ggf. revidieren.

14.2.2 Wie man den Patienten anleitet, exakt über die Kopfschmerzen zu berichten

Eine exakte Information über den Ablauf der Kopfschmerzen ist der wichtigste und entscheidende Schritt zu einer erfolgreichen Kopfschmerzbehandlung. Der Begriff der Sprechstunde ist besonders passend für die Behandlung und Diagnose von Kopfschmerzerkrankungen. Tatsächlich braucht man in der Regel auch 60 min, um die für die Kopfschmerzdiagnose erforderlichen Informationen von dem Patienten zu erhalten und zu einem Kopfschmerzbild zusammenzustellen.

Die Erstellung einer Kopfschmerzdiagnose ist im eigentlichen Sinne ärztliche Kunst, ebenso wie die Erstellung eines Gemäldes Kunst sein kann. Es kommt darauf an, aufgrund der tatsächlich vorgegebenen Realitäten die entscheidenden berichteten Informationen zu sammeln und dann zu einem Bild zusammenzusetzen. Das erfordert Geduld, Mühe, manchmal auch detektivische Nachforschungen und insbesondere auch manchmal Revisionen und „Radierungen" des zunächst aufgestellten Bildes. Patienten, die zum Teil lange Jahre an Kopfschmerzerkrankungen leiden, haben oft ihre eigenen Erklärungen und Vorstellungen über die Ursachen der Kopfschmerzerkrankungen.

Oftmals waren sie auch schon bei vielen Ärzten, haben sich aus verschiedensten Zeitschriften unterschiedlichste

Informationen zusammengesammelt und haben sich die unterschiedlichsten Konzepte über Kopfschmerzursachen und sinnvolle Behandlungen angeeignet. Durch mannigfaltige Therapieversuche sind sie teilweise frustriert und vorsichtig. Oft wurde auch der Arzt schon mehrfach gewechselt.

Die Folge ist, daß bei der 1. Untersuchung bei einem neuen Arzt eine gewisse Art von Lampenfieber auftritt. Die Patienten scheuen sich dann, ihre eigenen Beobachtungen wiederzugeben. Sie selbst wissen in aller Regel nicht, daß es gar nicht darauf ankommt, Informationen und Erklärungen zu geben, sondern nur ganz systematisch die eigenen Beobachtungen über ihre Kopfschmerzerkrankung. Oft soll auch ein fachmännisch guter Eindruck vermittelt werden, und man möchte mit Pseudoerklärungen über die Kopfschmerzen die Kompetenz zur eigenen Erkrankung ausdrücken.

Viele Patienten greifen auf Erklärungen aus der Vergangenheit zurück. So sind typische Gesprächseröffnungen in der Kopfschmerzsprechstunde beispielsweise:

- „Herr Doktor, ich habe Migräne, und die wird von meiner abgenutzten Halswirbelsäule verursacht."
- „Ich habe dauernden Kopfschmerz, der von meinem niedrigen Blutdruck her ausgelöst wird."
- „Ich habe Kopfschmerzen, die von meinen Hormonstörungen stammen."

Solche Formulierungen führen dazu, daß bei nicht systematischem Vorgehen sehr schnell Voreingenommenheit beim Arzt, aber auch beim Patienten erzeugt wird. Die Folge sind inadäquate Erklärungsversuche, die dann zu einer Fehlbehandlung führen.

Viele Patienten kommen auch bei der Sprechstunde mit einem Bündel von verschiedensten Arztbriefen und Vorbefunden. Häufig wird gar nicht das eigentliche klinische Bild zunächst dargelegt, sondern es wird ein Paket von Befunden und Arztbriefen auf dem Tisch ausgebreitet, die in verschiedensten Tüten und Rollen verpackt sind. Die Diskussion befaßt sich dann, wenn man nicht aufpaßt, mit historischen Daten, nicht aber mit dem eigentlichen klinischen Kopfschmerzbild.

Aus diesem Grund ist es von besonderer Wichtigkeit, daß man den Patienten anhält, nur über die eigenen Beobachtungen seiner Kopfschmerzerkrankung zu berichten. Dazu gehört manchmal etwas Disziplin, da die Patienten sehr gerne schnell wieder auf Interpretationen zurückgreifen. Man sollte deshalb den Patienten eindrücklich darauf hinweisen, einmal eine typische Attacke ganz exakt zu beschreiben.

Es zeigt sich dann sehr schnell, daß eine solche unvoreingenommene Beschreibung den Patienten häufig extreme Schwierigkeiten bereitet und ganz essentielle Details wie z. B. die Dauer der Attacke oder das Vorhandensein bestimmter Begleitsymptome dem Patienten nie klar bewußt geworden sind, da die eigentlichen Kopfschmerzmerkmale wenig Beachtung gefunden haben und eher sensationelle Erklärungsversuche für die Kopfschmerzursache von großem Interesse gewesen sind. Der Patient sollte also immer angehalten werden, daß er zunächst nur seine eigenen Beobachtungen und ganz neutral

C

eine Beschreibung des Ablaufes der Kopfschmerzerkrankungen gibt.

Einige Patienten können dies sehr gut und können dann geordnet und systematisch über den Ablauf einer typischen Kopfschmerzattacke berichten. Diesen Patienten kann man dann Zeit lassen, in Ruhe die verschiedenen Kopfschmerzmerkmale zu referieren, und dabei durch gezielte Zwischenfragen den Informationsfluß lenken.

Andere Patienten sind jedoch nicht in der Lage, die verschiedenen Merkmale zu gruppieren. Dann muß man ein Konzept zur Hand haben, mit dem man gezielt Kopfschmerzmerkmale erfaßt.

In aller Regel hängt es vom individuellen Patienten ab, wie man seine Kopfschmerzbefragung durchführen muß. Manche Patienten können eigenständig und vollständig den Kopfschmerzverlauf beschreiben, andere haben hier sehr große Schwierigkeiten.

Ein Grund dafür ist, daß Kopfschmerzattacken sehr häufig schnell vergessen werden. Es handelt sich möglicherweise um ein ähnliches Phänomen wie bei Geburtsschmerzen, die zwar ganz extrem erlebt werden können, aber schon einige Stunden nach der Geburt kein Thema mehr darstellen und dann nicht mehr erinnert werden. Das Nervensystem hat offensichtlich Kompensationsmechanismen, um solche Schmerzepisoden sehr schnell aus dem Bewußtsein zu streichen.

Eine interessante Analogie zur prinzipiellen Kommunizierbarkeit von Schmerzen besteht zu der von Geruchsinhalten. Beim Geruch z. B. ist es zwar möglich, eine große Anzahl von Wahrnehmungen olfaktorisch exakt auseinanderzuhalten (die Parfümindustrie lebt von dieser Fähigkeit des Wahrnehmungssystems sehr gut), aber die Kommunikation über Gerüche ist bei normalen Menschen durch ein unzureichendes Klassifikationssystem wesentlich eingeschränkt.

Rationale Erklärungen der Schmerzen dagegen scheinen viel mehr im Bewußtsein zu haften als das Schmerzerlebnis selbst und werden dann auch in der Kopfschmerzsprechstunde in den Vordergrund gebracht. Diese allerdings sind für die Kopfschmerzdiagnose wesentlich weniger von Relevanz als die sachliche Analyse und Beschreibung der Kopfschmerzbilder. Weil diese Schwierigkeiten generell bestehen, ist es sehr sinnvoll, daß die Patienten angeleitet werden, vor der eigentlichen Kopfschmerzsprechstunde sich eine Liste mit Informationen zum Ablauf des Kopfschmerzes selbst vorzubereiten.

14.2.3 Hilfsmittel zur Kopfschmerzdiagnose

Kieler Kopfschmerzfragebogen

Als Hilfsmittel zur praktischen Umsetzung der IHS-Kopfschmerzklassifikation kann der Kieler Kopfschmerzfragebogen hilfreich sein (→ Abb. 14.1). Er wurde insbesondere als Unterstützung für die Diagnose von Migräne und Kopfschmerz vom Spannungstyp entwickelt, da diese Formen einerseits die häufigsten Kopfschmerzerkrankungen sind und andererseits zur Erzielung eines optimalen Therapieerfolgs unterschiedlich behandelt werden müssen. Diese beiden Kopfschmerzformen sind für 92 % aller Kopfschmerzen verantwortlich. Es wurde eine standardisierte Checkliste verfaßt, in die die Patienten die Kriterien für diese beiden Kopf-

Der Kieler Kopfschmerzfragebogen

Beantworten Sie bitte folgende Fragen:

Treten bei Ihnen Kopfschmerzen auf, die so oder ähnlich aussehen?

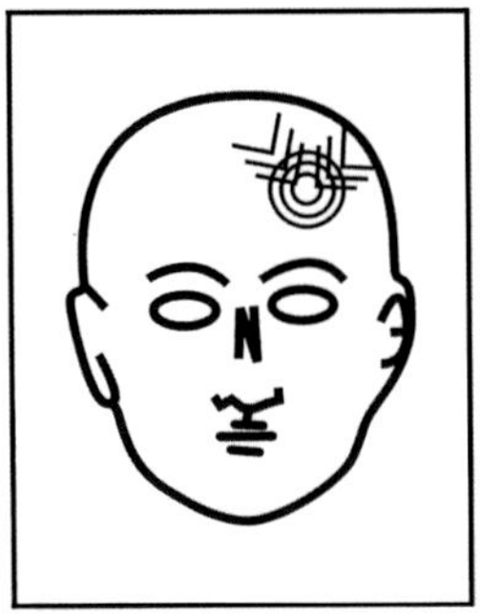

- Dauer ohne Behandlung: 4 bis 72 Stunden
- anfallsweisees Auftreten, zwischen den Anfällen keine Kopfschmerzen
- einseitiges Auftreten
- pochender, pulsierender oder hämmernder Schmerz
- Übelkeit, Erbrechen, Lärm- oder Lichtempfindlichkeit können den Schmerz begleiten

Falls bei Ihnen solche oder ähnliche Kopfschmerzen auftreten, beantworten Sie bitte die folgenden Fragen. Treten solche Kopfschmerzen bei Ihnen nicht auf, setzen Sie bitte die Beantwortung bei der Frage 13 fort.

(1)

Dauern diese Kopfschmerzanfalle 4 bis 72 Stunden an, wenn Sie kein Medikament einnehmen oder eine Behandlung erfolglos bleibt?

☐ JA ☐ NEIN

(2)

Können sich diese Kopfschmerzen auf eine Kopfhälfte beschränken?

☐ JA ☐ NEIN

(3)

Können diese Kopfschmerzen einen pulsierenden Charakter haben?

☐ JA ☐ NEIN

(4)

Können diese Kopfschmerzen Ihre übliche Tagesaktivität erheblich beeinträchtigen?

☐ JA ☐ NEIN

(5)

Können diese Kopfschmerzen beim Treppensteigen oder durch andere körperliche Aktivität verstärkt werden?

☐ JA ☐ NEIN

(6)

Können diese Kopfschmerzen von Übelkeit begleitet werden?

☐ JA ☐ NEIN

(7)

Können diese Kopfschmerzen von Erbrechen Begleitet werden?

☐ JA ☐ NEIN

(8)

Können diese Kopfschmerzen von Lichtempfindlichkeit begleitet werden?

☐ JA ☐ NEIN

(9)

Können diese Kopfschmerzen von Lärmempfindlichkeit begleitet werden?

☐ JA ☐ NEIN

(10)

Sind bei Ihnen schon mindestens fünf Kopfschmerzanfälle aufgetretten, die der Beschreibung entsprechen?

☐ JA ☐ NEIN

(11)

Wie lange leiden Sie an solchen Kopfschmerzanfällen? Geben Sie bitte die entsprechende Anzahl in Jahren an:

...... JAHRE

(12)

An wieviel Tagen pro Monat leiden Sie durchschnittlich an entsprechenden Kopfschmerzanfällen? Geben Sie bitte die Zahl der Tage pro Monat an:

...... TAGE

(13)

Treten bei Ihnen Kopfschmerzen auf, die man wie folgt beschreiben kann?

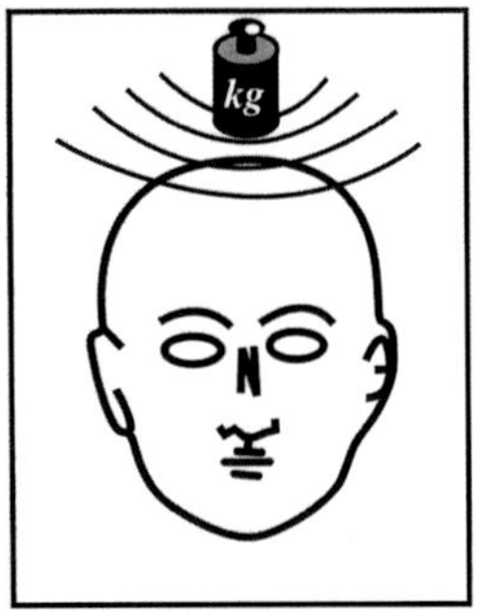

- Dauer ohne Behandlung: 30 Minuten bis 7 Tage
- beidseitiges Auftreten
- kann anfallsweise oder täglich auftreten
- drückender, ziehender, dumpfer Schmerz
- kein Erbrechen oder starke Übelkeit

Falls bei Ihnen solche oder ähnliche Kopfschmerzen aufteten, beantworten Sie bitte folgende Fragen. Treten solche Kopfschmerzen bei Ihnen nicht auf, ist die Befragung abgeschlossen

(14)

Dauern diese Kopfschmerzen gewöhnlich 30 Minuten bis maximal 7 Tage an, wenn Sie kein Medikament einnehmen oder eine Behandlung erfolglos bleibt?

☐ JA ☐ NEIN

(15)

Können diese Kopfschmerzen einen dumpfen, drückenden bis ziehenden Charakter haben?

☐ JA ☐ NEIN

(16)

Können Sie trotz dieser Kopfschmerzen Ihrer üblichen Tagesaktivität nachgehen?

☐ JA ☐ NEIN

Abb. 14.1a Der Kieler Kopfschmerzfragebogen.

(17)

Können diese Kopfschmerzen bei Ihnen beidseitig auftreten?

☐ JA ☐ NEIN

(18)

Bleiben diese Kopfschmerzen durch körperliche Aktivitäten (z.B. Treppensteigen) unbeeinflußt?

☐ JA ☐ NEIN

(19)

Können diese Kopfschmerzen von Übelkeit begleitet werden?

☐ JA ☐ NEIN

(20)

Können diese Kopfschmerzen von Erbrechen begleitet werden?

☐ JA ☐ NEIN

(21)

Können diese Kopfschmerzen von Lichtempfindlichkeit begleitet werden?

☐ JA ☐ NEIN

(22)

Können diese Kopfschmerzen von Lärmempfindlichkeit begleitet werden?

☐ JA ☐ NEIN

(23)

Sind bei Ihnen schon mindestens zehn Kopfschmerzanfälle aufgetreten, die der angegebenen Beschreibung gleichen?

☐ JA ☐ NEIN

(24)

An wievielen Tagen pro Monat leiden Sie durchschnittlich an solchen Kopfschmerzanfällen? Geben Sie bitte die entsprechende Anzahl an:

...... TAGE

(25)

Leiden Sie schon länger als sechs Monate an solchen Kopfschmerzen?

☐ JA ☐ NEIN

(26)

Seit wievielen Jahren leiden Sie an solchen Kopfschmerzen? Geben Sie bitte die entsprechende Zahl an:

...... JAHRE

Auswertung

Migräne

Kriterien		*erfüllt*	
Frage 1	*ja*	☐	*Es müssen alle Kriterien erfüllt sein.*
Fragen 2 - 5	*mind. zwei ja*	☐	
Fragen 6 - 9	*mind. ein ja*	☐	
Fragen 10	*ja*	☐	

Episodischer Kopfschmerz vom Spannungstyp

Kriterien		*erfüllt*	
Frage 14	*ja*	☐	*Es müssen alle Kriterien erfüllt sein.*
Fragen 15 - 18	*mind. zwei ja*	☐	
Fragen 19,20	*zwei nein*	☐	
Fragen 21,22	*mind. ein nein*	☐	
Fragen 23,24	*23 = ja und weniger als 15 Kopfschmerztage pro Monat*	☐ ☐	

Chronischer Kopfschmerz vom Spannungstyp

Kriterien		*erfüllt*	
Frage 15 - 18	*mind. zwei ja*	☐	*Es müssen alle Kriterien erfüllt sein.*
Fragen 20	*nein*	☐	
Fragen 19,21,22	*mind. zwei nein*	☐	
Fragen 24,25	*25 = ja und mind. 15 Kopfschmerztage pro Monat*	☐ ☐	

Konnten Sie Ihren Kopfschmerztyp ermitteln?

Falls ja:
dann haben Sie einen ersten Eindruck gewonnen, wie mann verschiedene Kopfschmerzformen unterscheiden kann. Das Ergebnis stellt jedoch ***keine Kopfschmerzdiagnose*** *dar, sondern ist nur eine Beschreibung und Einordnung der Kopfschmerzmerkmale. Erst wenn Ihr Arzt einen regelrechten körperlichen Untersuchungsbefund herausfindet, darf die entsprechende Diagnose destellt werden.*

Die Unterscheidung der verschiedenen Kopfschmerztypen ist sehr wichtig, da die unterschiedlichen Formen von kopfschmerzen gezielt behandelt werden sollten. Informationen dazu können Sie auf den nächsten Seiten lesen.

Falls nein:
zeigen Sie Ihre Kopfschmerzen Merkmale, die sich nicht durch den Fragebogen für die Beschreibung der zwei häufigsten Kopfschmerztypen abgrenzen lassen. In diesem Fall kommen sehr viele unterschiedliche Kopfschmerztypen in Frage. Sie sollten Ihren Arzt um Rat fragen.

Abb. 14.1b Der Kieler Kopfschmerzfragebogen.

schmerzformen eintragen können. Der Kopfschmerzfragebogen ermöglicht also sehr einfach, daß die spezifische Befragung auf der Grundlage der IHS-Kriterien fehlerfrei realisiert werden kann. Mit dem Kieler Kopfschmerzfragebogen (Göbel, 1994b) können sowohl der Patient als auch der Arzt sehr leicht herausfinden, ob der Kopfschmerz die Kriterien des Kopfschmerzes vom Migränetyp oder des Kopfschmerzes vom Spannungstyp aufweist.

Natürlich ist auch möglich festzustellen, ob beide Kopfschmerzformen bestehen. Anhand der Beschreibung der Kopfschmerzmerkmale wird mit 26 Fragen und einem Auswertungsbogen der Kopfschmerz nach den Kriterien der Internationalen Kopfschmerzgesellschaft spezifiziert. Tritt der Kopfschmerz vom Spannungstyp an weniger als 15 Tagen im Monat auf, wird er als *episodischer Kopfschmerz vom Spannungstyp* bezeichnet. Besteht er an mehr als 15 Tagen/Monat, wird er als *chronischer Kopfschmerz vom Spannungstyp* bezeichnet.

Der Fragebogen kann nur das Bild der Kopfschmerztypen beschreiben und unterscheiden. Die endgültige Diagnosestellung erfordert immer eine ärztliche Untersuchung. Zeigen sich bei dieser ärztlichen Untersuchung keine Abweichungen von einem regelrechten Befund, die die Kopfschmerzen als sekundäre Folge bedingen könnten, kann die Diagnose der primären Kopfschmerzen Migräne oder Kopfschmerz vom Spannungstyp gestellt werden.

Der Kieler Kopfschmerzfragebogen soll Patienten dazu anleiten, spezifisch die Merkmale der verschiedenen Kopfschmerzerkrankungen zu erinnern und anzugeben, um im Arzt-Patienten-Gespräch dann eine gezielte Beantwortung der ärztlicherseits gestellten Fragen zu ermöglichen.

Da andererseits viele Patienten mit primären Kopfschmerzerkrankungen überhaupt nicht zum Arzt gehen, soll er auch ermöglichen, daß diese sogenannten Nicht-Konsultierer ihre Kopfschmerztypen prinzipiell differenzieren können, und dann eine spezifische Selbstmedikation veranlassen. Die Fragen geben zudem Beispiele, wie die operationalisierten Kriterien der IHS-Klassifikation sprachlich in der Anamneseerhebung formuliert werden können.

Kieler Kopfschmerzkalender

Zur objektiven prospektiven Beschreibung der Kopfschmerzphänomenologie gibt es weitere Hilfsmittel. Man kann verschiedene Attacken über einen gewissen Zeitraum durch einen Kopfschmerzkalender oder durch ein Kopfschmerztagebuch systematisch analysieren. In Abbildung 14.2 wird ein diagnostischer Kopfschmerzkalender (Göbel, 1994b) für anfallsweise auftretende Kopfschmerzen vorgestellt, der „Kieler Kopfschmerzkalender" (→ Abb. 14.2). Dieser Kopfschmerzkalender ist in der Lage, die verschiedenen Merkmale von Kopfschmerzerkrankungen systematisch zu bestimmen. Dazu wurden an der linken Seite des Kopfschmerzkalenders die verschiedenen Merkmale von Kopfschmerzerkrankungen aufgelistet. Es handelt sich dabei um die wesentlichen Merkmale der Migräne und des Kopfschmerzes vom Spannungstyp. Für jeden Anfall wird zunächst das Datum eingetragen. Anschließend wird die Schmerzstärke anhand einer Skala von

C

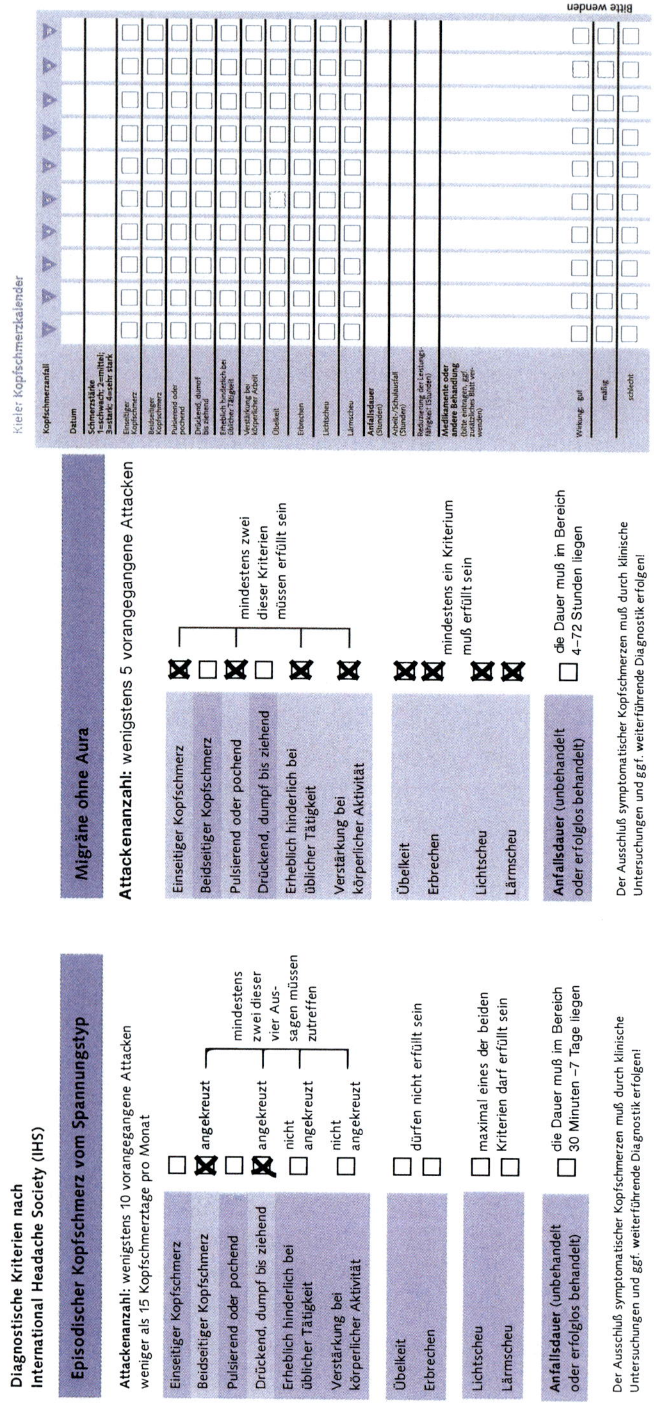

Abb. 14.2
Der Kieler Kopfschmerzkalender.

1 = „schwach" bis 4 = „sehr stark" angegeben. Die Patienten können dann ankreuzen, ob der Schmerz einseitig oder beidseitig auftritt.

Der Kopfschmerzcharakter soll angegeben werden, also ob die Schmerzen pulsierend oder pochend bzw. drükkend dumpf bis ziehend sind. Es kann deklariert werden, ob die Kopfschmerzen bei der üblichen Tätigkeit *erheblich behinderlich* sind und ob sie sich bei körperlicher Aktivität verstärken. Begleitstörungen wie Übelkeit, Erbrechen, Lichtempfindlichkeit, Lärmempfindlichkeit können ebenfalls dargestellt werden. Darüber hinaus wird die Behinderung durch die Kopfschmerzerkrankung eindeutig beschreibbar, indem folgendes notiert wird:

- Anfallsdauer in h
- Zeit von möglichen Arbeits- oder Schulausfällen
- ob und wie lange die Leistungsfähigkeit reduziert ist.

Die entsprechende Behandlung der Kopfschmerzepisode kann skizziert und auch der Behandlungserfolg entsprechend dargelegt werden. Nach Beobachtung mehrerer Attacken kann somit zusammen mit dem Patienten ein eindeutiges Kopfschmerzbild im Zeitverlauf ermittelt werden. Damit besteht dann durch dieses Kopfschmerzphänogramm eine klare Basis für die Kopfschmerzdiagnose, und die Behinderung durch die Kopfschmerzen und die Effektivität der eingesetzten Behandlung können exakt angegeben werden.

Bei hartnäckigen Kopfschmerzen, die sich noch in der diagnostischen Evaluationsphase befinden, muß immer ein Kopfschmerzkalender eingesetzt werden. Ohne eine solche Grundlage bleiben jede Kopfschmerzdiagnose und jede Kopfschmerzbehandlung vage und nicht rational nachvollziehbar.

Der Kopfschmerzkalender dient auch dazu, daß eine kontinuierliche *Erfolgs-* und *Verlaufskontrolle* der Erkrankung möglich ist. Das Führen eines Blutdruckkalenders oder eines Blutzuckerprotokolls ist bei Menschen, die an einem erhöhten Blutdruck oder an Diabetes mellitus leiden, selbstverständlich. Auch bei Kopfschmerzerkrankungen gehört es heute zum Standard, daß ein Kopfschmerzkalender geführt wird. Die Patienten sind darüber hinaus auch anzuhalten, den Kopfschmerzkalender regelmäßig zu führen und bei jedem Arztbesuch mitzubringen.

Man kann auch aus der Dokumentation der Kopfschmerzerkrankung sehr genau die Motivation des Patienten erfassen. Zudem kann man damit auch Verantwortung für die Kopfschmerztherapie an den Patienten abgeben.

Es ist für jeden Patienten einleuchtend, daß ohne genaue Kommunikationsmittel und ohne genaue Kommunikation der Arzt in seinem Bemühen um die Kopfschmerzerkrankung eingeschränkt ist und damit die Beobachtungen und die Informationsweitergabe seitens des Patienten elementar für einen effektiven Therapieerfolg sind.

Gemeinsam mit dem Patienten muß der Weg zu einer effektiven Therapie gebahnt werden. Diesen Weg kann man dem Patienten an Beispielen aus anderen medizinischen Gebieten erklären:

Der Kopfschmerzkalender dokumentiert auch kleine Erfolge, und diese Erfolge sind positive Verstärker für den Arzt und für den Patienten.

Häufiges Hindernis für eine erfolgreiche Kopfschmerztherapie ist, daß Patienten einmal mit einer bestimmten Diagnose verbunden werden, die sie dann als bleibendes Merkmal etikettiert. Bei Änderungen oder Hinzukommen weiterer Kopfschmerzerkrankungen ist die Wahrscheinlichkeit einer mangelnden Wirkung der zunächst gewählten, primären Therapie, groß.

Die Patienten sollten deshalb nicht mit einer bestimmten Diagnose ein für allemal verbunden und aufgrund dieses „lebenslänglichen Urteils" mit gleichbleibenden Wiederholungsrezepten ohne Anpassung der Therapie abgespeist werden. Entscheidend ist, daß nicht Patienten, sondern die Kopfschmerzen diagnostiziert und klassifiziert werden.

Für die Therapieevaluation von Dauerkopfschmerzen ist ein diagnostischer Kopfschmerzkalender nicht erforderlich, wenn eine gleichmäßige, konstante Kopfschmerzphänomenologie vorliegt. Der Kopfschmerzverlauf muß jedoch kontinuierlich erfaßt werden. Essentiell dafür ist das regelmäßige Führen des Kopfschmerzkalenders, der die korrespondierende Therapieeffektivität im Verlauf dokumentieren kann. Dazu wurde der Kieler Schmerzwochenkalender entwickelt (→ Abb. 14.2). Eine Veränderung des Therapieverhaltens der Patienten im Therapieverlauf kann somit sicher beobachtet werden, und eine adäquate Kommunikationsgrundlage für die Kopfschmerzsprechstunde zwischen Arzt und Patient ist realisiert.

14.2.4 Kieler Kopfschmerzinterview

Notwendige Informationsquelle

Wesentlicher Sammelpunkt aller Informationen ist das Kopfschmerzinterview. Es ist die entscheidende Quelle für die Diagnosestellung und die Einleitung einer effektiven Therapie. Das Kopfschmerzinterview erfordert Zeit und Ruhe. Ist der Arzt abgespannt oder unter Zeitdruck, wird ein unstrukturiertes Kopfschmerzinterview in aller Regel nicht die Erwartungen erfüllen, die ein Patient und auch ein Arzt an ein ertragreiches Interview stellen. Die Durchführung eines Kopfschmerzinterviews erfordert Konzentration und kann nicht „quasi nebenbei" erfolgen. Man sollte deshalb bei einem Erstinterview eines Kopfschmerzpatienten eine ausreichende Zeitplanung vorsehen und Raum für die verschiedensten Fragen lassen. Es ist für den Patienten oft frustrierend zu erleben, daß für den entscheidenden Schritt, die Angabe der verschiedenen Kopfschmerzmerkmale, manchmal nur 3–5 min eingeplant werden, dabei aber für völlig aussagelose Untersuchungsverfahren bei den primären Kopfschmerzerkrankungen, wie z.B. bildgebende radiologische Verfahren, erhebliche finanzielle Mittel, enorm viel Zeit und medizinische Arbeitskraft investiert werden. Man sollte sich also die Zeit nehmen, die Bildgebung nicht Apparaten überlassen und das ärztliche Handwerk direkt ausüben.

Achten auf Warnsymptome

Wenn ein Patient wegen Kopfschmerzen einen Arzt konsultiert, muß zunächst die Frage thematisiert werden,

C

warum er gerade jetzt, zum aktuellen Zeitpunkt ärztlichen Rat sucht.

Der entscheidende Grund für diese Frage ist die Klärung, ob es sich hier um ein seit langem bestehendes Kopfschmerzleiden handelt und der Patient vielleicht einen erneuten Anlauf bei bekannter Kopfschmerzphänomenologie tätigt, um die Kopfschmerzerkrankung besser bewältigen zu können, oder aber ob bei einem ebenfalls schon länger bestehenden Kopfschmerzleiden jetzt eine völlig neue Kopfschmerzproblematik entstanden ist, die den Patienten zum Arzt führt.

In diesen beiden Situationen sind nämlich prinzipiell verschiedene Vorgehensweisen notwendig.

Wenn es sich um eine erste Kopfschmerzattacke oder um einen außergewöhnlich schlimmen Schmerz handelt, der sich im Hinblick auf die bisherigen Kopfschmerzformen deutlich abhebt, ist immer an mögliche akute organische Prozesse und das Bestehen symptomatischer Kopfschmerzformen zu denken.

Die nächsten Fragen der Kopfschmerzanamnese beziehen sich auf das Vorliegen von Warnsymptomen möglicher akuter organischer Prozesse und des Bestehens von sekundären Kopfschmerzformen.

Warnsymptome sekundärer Kopfschmerzerkrankungen bei akuten Prozessen müssen sorgfältig erfaßt werden. Sie können auch bei jahrelangen problemlosen Kopfschmerzverläufen auftreten.

Auf eine infektiöse Grundlage von Kopfschmerzerkrankungen deuten hin:

- Fieber
- Schüttelfrost

Indikatoren für Blut oder Eiter im Subarachnoidalraum können sein:

- Nackensteifigkeit
- Nacken- und Rückenschmerzen

Als Warnsymptome für einen erhöhten intrakraniellen Druck müssen folgende Symptome angesehen werden:

- zunehmende Müdigkeit
- Gedächtnis- und Konzentrationsverlust
- allgemeine Erschöpfbarkeit
- Schwindel
- Ataxie

Die Wahrscheinlichkeit für solche Prozesse erhöht sich, wenn solche Symptome über mehrere Wochen zunehmend auftreten.

Immer wenn mit den Kopfschmerzen die vorgenannten Störungen oder Befundkonstellationen auftreten, muß eine besonders eingehende allgemeine und neurologische Untersuchung durch einen Neurologen eingeleitet werden, an die sich ggf. bei regelwidrigen Befunden eine apparative Diagnostik anschließt.

Zeitliches Ablaufmuster und Erfassung der Anzahl von Kopfschmerzformen

Für die Diagnosefindung wesentliche Fragen sind die nach dem *zeitlichen Ablaufmuster* der Kopfschmerzerkrankungen. Es kommt hier darauf an, eine exakte Zeitbeschreibung vorzunehmen und nicht nach „wahrscheinlichen", „möglichen", „eventuellen" und „häufigen" Phänomenen zu fragen. Bei der zeitlichen Analyse muß exakt thematisiert, gezählt und gemessen werden. Zunächst wird die genaue Zeitspanne des Bestehens der Kopfschmerzerkran-

C

kungen erfaßt. Diese Frage bezieht sich nicht auf die unterschiedlichen einzelnen Kopfschmerzerkrankungen, die prinzipiell bestehen können, sondern vielmehr auf das gesamte Kopfschmerzproblem. Der Patient muß sich also exakt erinnern, seit wann Kopfschmerzen überhaupt einen Leidensdruck produzieren. Anschließend wird erfragt, wie viele unterschiedliche Kopfschmerzerkrankungen der Patient abgrenzen kann, also wie viele unterschiedliche Kopfschmerzerkrankungen bei ihm vorhanden sind. Diese Frage bezieht sich nicht nur auf die Gegenwart, sondern auch auf Kopfschmerzerkrankungen, die in der Vergangenheit aufgetreten sind. Es handelt sich dabei um die Erfassung sämtlicher bisher abgelaufenen Kopfschmerzerkrankungen.

Eine typische Antwort von Patienten ist etwa: „Ich habe Migräne und gewöhnliche Kopfschmerzen.“ Manchmal geben Patienten bei dieser Frage auch die Antwort, daß sie 4 unterschiedliche Kopfschmerzformen haben, wobei sich dann aber im weiteren Verlauf der Analyse herausstellt, daß es sich um eine einzige Kopfschmerzdiagnose handelt, die nur mit unterschiedlichen Begleitstörungen abläuft.

Man sollte bei Beginn der Kopfschmerzbefragung möglichst viele unterschiedliche Kopfschmerztypen thematisieren, damit wesentliche Formen nicht übergangen werden. Der entscheidende Grund für diese Differenzierung ist, daß unterschiedliche Kopfschmerzerkrankungen heute spezifisch behandelt werden können und der Arzt und der Patient wissen müssen, welcher Kopfschmerz jeweils vorliegt.

Initiiert man nämlich eine Therapie für eine bestimmte Kopfschmerzform, die bei dieser Kopfschmerzform sehr wirkungsvoll sein kann, muß diese Therapie bei anderen Kopfschmerzerkrankungen nicht unbedingt zum Erfolg führen. Wenn dann weder Arzt noch Patient sich darüber im klaren sind, welche unterschiedlichen Kopfschmerzformen bestehen, dann können wirkungsvolle Therapien für die einzelnen Kopfschmerzepisoden nicht realisiert werden. Deshalb ist der Suche nach den unterschiedlichen Kopfschmerzformen ein besonderer Schwerpunkt einzuräumen.

Kopfschmerztage pro Monat

Nach Erfassung der unterschiedlichen Anzahl von Kopfschmerztypen kommt es nun darauf an, die grundsätzliche zeitliche Präsenz der Kopfschmerzleiden zu bestimmen.

Am besten eignet sich dazu in der Regel die Frage nach den Tagen/Monat, an denen die unterschiedlichen Kopfschmerzformen bestehen. Im einfachsten Fall können die Patienten diese Frage leicht beantworten, indem sie z.B. sagen: „Ich habe an 2 Tagen im Monat Kopfschmerzen.“ Es sollte sich dann sofort die weitere Frage anschließen, ob der Patient an den anderen Tagen völlig kopfschmerzfrei ist.

Dies ist wichtig, da manche Patienten nur sehr starke Kopfschmerzen mit unangenehmen Begleiterscheinungen angeben, während sie dazwischenliegende Kopfschmerztage nicht mitteilen. Erst auf die Frage, ob an den anderen Tagen völlige Kopfschmerzfreiheit vorhanden ist, infomieren sie auch über Kopfschmerzleiden, die sie normalerweise nicht artikuliert hätten. Wenn man dann sämtliche Kopfschmerztage/Monat kennt, hat man einen genauen Überblick über den quantitativen Aspekt der Kopfschmerzerkrankungen.

Medikamenteneinnahme

Die Information zum Einnahmeverhalten von Medikamenten gibt ebenfalls einen sehr wichtigen quantitativen Aspekt der Kopfschmerzerkrankung wieder. Aus diesem Grunde muß genau analysiert werden, an wieviel Tagen/Monat Kopfschmerzmedikamente zur Therapie der Kopfschmerzerkrankungen eingenommen werden.

Man kann dabei sofort Inkonsistenzen zu der Anzahl der Kopfschmerztage/Monat erfassen. Außerdem kann man bestimmen, an wieviel Tagen die Kopfschmerzen derartig gravierend sind, daß eine medikamentöse Kopfschmerztherapie durchgeführt werden muß. Darüber hinaus ist diese Frage besonders wichtig zur Klärung, ob möglicherweise ein medikamenteninduziertes Dauerkopfschmerzproblem existiert.

Viele Patienten können sich nicht genau erinnern, wie viele Medikamente sie pro Monat einnehmen. Die neutrale Frage nach den *Tagen mit Medikamenteneinnahme* ist dagegen für die meisten Patienten problemlos zu beantworten.

Anschließend wird analysiert, wie viele unterschiedliche Kopfschmerzmedikamente/Monat eingenommen werden. Auch diese Frage wird ganz unterschiedlich beantwortet. So geben manche Patienten nur die Medikamente an, die sie ärztlicherseits verschrieben bekommen haben. Medikamente, die von ihnen selbst über die Apotheke bezogen worden sind, werden oft nicht referiert.

Das gleiche kann für Medikamente gelten, die von Bekannten, Verwandten oder Familienangehörigen empfohlen und zur Verfügung gestellt worden sind. Manchmal werden auch nur sogenannte „Migränemittel" dem Arzt mitgeteilt und andere Medikamente, wie z. B. Schmerzmittel oder Medikamente, die aus der Publikumspresse und aus Anzeigen bekannt sind, gar nicht als Medikamente aufgefaßt, sondern teilweise sogar als Lebensmittel angesehen. Diese werden auf die Frage nach Medikamenten entsprechend auch oft nicht berichtet.

Deshalb muß der Patient auch genau zu solchen Substanzen und Zubereitungen gefragt werden, damit ein klares Bild des Einnahmeverhaltens von Kopfschmerzmedikamenten aufgebaut werden kann. Ein sehr schwieriges Thema für die meisten Patienten ist die Frage nach der Anzahl der Dosiseinheiten, die pro Monat eingenommen werden. Auch hier gilt es wieder, alle möglichen Applikationsformen, wie z. B. Tabletten, Dragees etc., zu thematisieren und dann zu versuchen, diese zu addieren. Häufig ergibt sich durch diese Analyse ein völlig neues Bild im Hinblick auf die Schwierigkeitsproblematik einer Kopfschmerzerkrankung. Dieser Fragenkomplex ist jedoch von vielen Patienten nur sehr schwer zu beantworten.

Exakte Analyse der Kopfschmerzformen

Nach Beantwortung dieser essentiellen Grundfragen muß jetzt eine exakte Kopfschmerzanalyse der unterschiedlichen Kopfschmerzerkrankungen vorgenommen werden. Es ist weder für den Arzt noch für den Patienten möglich, für alle Kopfschmerzerkrankungen gleichzeitig eine Beschreibung vorzugeben.

Aus diesem Grunde muß man für jede der Kopfschmerzerkrankungen einzeln ein Kopfschmerzbild entwerfen. Um eine Rangordnung zu bilden, sollte man nach Angabe des Patienten mit der Kopfschmerzerkrankung beginnen, die den größten Leidensdruck verursacht.

So wird das gravierendste Problem an vorderster Stelle diskutiert. Der Patient kann nun systematisch die Kopfschmerzmerkmale dieser ersten Kopfschmerzform im einzelnen mit dem Arzt durchsprechen. Natürlich können Kopfschmerzleiden zu unterschiedlichen Zeiten mit unterschiedlicher Intensitätsausprägung oder unterschiedlichen Begleitsymptomen auftreten. Aus diesem Grunde sollte der Patient angehalten werden, typische Attacken zu beschreiben, um hier ein charakteristisches Bild für die Kopfschmerzerkrankung zu vermitteln.

In aller Regel wird der Patient sofort verstehen, was damit gemeint ist, und dann eine entsprechend klare Auskunft geben. Problematisch wird es, wenn der Patient versucht, eine besonders exzeptionelle Attacke zu charakterisieren. Die Frage nach einem charakteristischen Verlauf sollte jedoch dazu veranlassen, daß der Patient sich auf diesen Ablauf der thematisierten Kopfschmerzerkrankung bezieht.

Für die thematisierte spezifische Kopfschmerzform muß zunächst geklärt werden, wann sie erstmalig aufgetreten ist.

Der Patient soll sich genau erinnern, in welcher Lebensphase und in welchem Alter die Kopfschmerzerkrankungen erstmalig in Erscheinung getreten sind.

Bei dieser Frage kann auch analysiert werden, ob während der Gesamtdauer der Kopfschmerzerkrankung unterschiedliche Verläufe der Kopfschmerzepisoden aufgetreten sind oder ob ein immer wieder gleiches, charakteristisches Auftreten der Kopfschmerzen zu berichten ist. Dazu kann man den Patienten bitten, sich genau zu überlegen, wie die Kopfschmerzen z. B. im Schulalter oder im frühen Erwachsenenalter abgelaufen sind.

Wichtig ist auch zu fragen, in welcher Lebenssituation sich der Patient beim erstmaligen Auftreten befand. Auch sollte bei der retrospektiven Betrachtung überlegt werden, ob im Laufe der Zeit unterschiedliche Begleitereignisse vorhanden waren.

Elementar für die Kopfschmerzdiagnose ist besonders, in welcher von folgenden zeitlichen Verlaufsformen der Kopfschmerz vorliegt:

- In zeitlich klar abgrenzbaren Episoden mit dazwischenliegenden freien Intervallen?
- Oder als konstanter Dauerkopfschmerz?

Bei einem Patienten mit unterschiedlichen Kopfschmerzerkrankungen muß dieser angeleitet werden, genau herauszufinden, ob die gerade thematisierte Kopfschmerzform sich zeitlich mit anderen Kopfschmerzerkrankungen überschneidet, aber eindeutig von diesen abgegrenzt werden kann und welche zeitlichen Auftretenscharakteristika diese abgrenzbare Entität aufweist, oder aber ob es sich tatsächlich um ein homogenes Kopfschmerzproblem handelt.

Diese Frage ist für die Einteilung in die verschiedenen Verlaufsformen von Kopfschmerzerkrankungen von großer Bedeutung, da viele Kopfschmerzentitäten anhand der zeitlichen Charakteristika differenziert und völlig unterschiedlich behandelt werden, was z.B. an den Diagnosen episodischer oder chronischer Kopfschmerz vom Spannungstyp bzw. episodischer oder chronischer Clusterkopfschmerz zu erkennen ist.

Eine weitere Präzisierung des zeitlichen Verlaufes der thematisierten Kopfschmerzform ergibt sich aus der Frage nach der Anzahl der Kopfschmerztage/Monat. Die Zeitspanne eines Monats ist für die meisten Patienten gut überschaubar, und sie können in der Regel gut angeben, an wieviel Tagen/Monat Kopfschmerzen bestehen.

Treten Kopfschmerzen weniger häufig als einmal im Monat auf, z.B. nur alle 2 oder 3 Monate, so können natürlich auch die Kopfschmerztage/Jahr analysiert werden. Dies gilt insbesondere für Kopfschmerzattacken mit neurologischen Begleitsymptomen im Sinne einer Migräne mit Aura, die bei vielen Patienten nur in größeren Zeitabständen zu finden sind.

Die nächste Frage bezieht sich auf die spontane Dauer der Episoden.

Diese Dauer soll exakt in h oder min angegeben werden und sich auf Episoden beziehen, die nicht oder erfolglos behandelt worden sind.

Natürlich ist hier nicht die Zeitdauer von Kopfschmerzerkrankungen von Relevanz, die mit einem Medikament nach 30 min erfolgreich behandelt waren, da dadurch keine charakteristische Antwort für den Spontanverlauf der Kopfschmerzerkrankung erhalten werden kann. Neben dieser spontanen Dauer der Episoden ist zusätzlich die Anzahl der Episoden/Zeiteinheit abzugrenzen. So läßt sich ein klares zeitliches Raster der Kopfschmerzerkrankung/Zeitspanne erarbeiten und die Kopfschmerzverlaufsform genau im Zeitablauf registrieren. Manche Kopfschmerzerkrankungen lassen sich auch hinsichtlich einer typischen Auftretenszeit charakterisieren. Man sollte deshalb auch erfragen, ob die Kopfschmerzen z. B. in der Nacht oder am frühen Morgen beginnen, ob sie im Laufe des Tages kontinuierlich zunehmen, oder aber auch, ob sie an bestimmten Wochentagen oder zu bestimmten Jahreszeiten spezifisch auftreten.

Auslösefaktoren

Nachdem nun diese Grunddaten der Kopfschmerzerkrankung erkannt sind, kann man sich den eigentlichen Ablaufmerkmalen der einzelnen Kopfschmerzen widmen. Bei einigen Kopfschmerzerkrankungen können spezifische Auslösefaktoren dem Patienten bekannt sein. Solche Auslösefaktoren können ganz unterschiedlicher Natur sein.

Auslösefaktoren sind nicht zu verwechseln mit den eigentlichen Ursachen der Kopfschmerzerkrankungen. Sie beziehen sich auf mögliche Phänomene, die zeitlich mit der Entstehung der Kopfschmerzen assoziiert sein können.

Daher ist es wichtig, ein prospektives Kopfschmerztagebuch zu führen, um die unterschiedlichen Auslösefaktoren zu erfassen.

Bei einigen Patienten wird es jedoch trotz größter Bemühungen nicht gelingen, solche Auslösefaktoren zu bestimmen.

Wenn bei einigen Attacken Auslösefaktoren eine Rolle spielen, bei anderen nicht, sollte auch die prozentuale Häufigkeit der Relevanz von Auslösefaktoren bei den verschiedenen Attacken untersucht werden, um auch hier eine nähere quantitative Analyse des Kopfschmerzproblems zu ermöglichen.

Hinweissymptome

Bei einigen Patienten ergeben sich, bevor die eigentliche Kopfschmerzproblematik auftritt, frühe Hinweissymptome für das Sichannähern der Kopfschmerzattacke. Solche können z. B. besondere Stimmungen sein, wie Gereiztheit, besondere Freundlichkeit, besondere Aktivität oder auch Müdigkeit. Es kommen auch z. B. Hunger, Appetit nach bestimmten Speisen, übermäßiger Durst oder andere Symptome vor.

Die Erfassung solcher Hinweissymptome ist wichtig, da sie bei einigen Patienten bereits frühzeitig zu bestimmten therapeutischen Eingriffen veranlassen können und dann das Kopfschmerzproblem noch vor dem eigentlichen Entstehen oder vor der Entgleisung in den Griff zu bekommen ist.

Hinweissymptome können mittels eines Kopfschmerzkalenders prospektiv ermittelt werden und dann als Warnsignal für eine Verhaltensänderung dienen. Die Häufigkeit solcher Hinweissymptome in bezug auf die gesamte Anzahl der verschiedenen Kopfschmerzattacken kann zudem quantitativ erfaßt werden.

Oft fällt es Patienten sehr schwer, sich an solche Einzelheiten von Kopfschmerzanfällen zu erinnern. Man muß deshalb versuchen, gedankliche Brükken zu bauen, und nach solchen Symptomen genau fahnden. Fragen können sich z. B. darauf beziehen, ob man am Tag vor der Kopfschmerzerkrankung:

- sich besonders leistungsfähig fühlt
- häufig Ärger mit dem Lebenspartner bekommt
- vor dem Entstehen der eigentlichen Kopfschmerzerkrankung sich niedergeschlagen fühlt usw.

Diese Hinweissymptome können einerseits die verschiedenen Kopfschmerzerkrankungen klarer zutage treten und auf der anderen Seite auch den Zeitpunkt der verschiedenen Therapieverfahren besser planen lassen.

Neurologische Symptome

Der nächste Themenkomplex bezieht sich auf das mögliche Vorhandensein von neurologischen Begleitstörungen, die mit der Kopfschmerzerkrankung einhergehen. Dies ist für viele Patienten ein besonders schwer zu beantwortender Fragenkomplex, da häufig die Meinung vertreten wird, daß solche Begleitstörungen überhaupt nichts mit der Kopfschmerzerkrankung zu tun haben. Andere Patienten wiederum glauben, daß die Begleitstörungen die eigentlichen Ursachen der Kopfschmerzerkrankung sind, und sie vergessen deshalb, solche Begleitstörungen bei der Beschreibung der Symptome anzugeben.

Man sollte sich bei der Beschäftigung mit diesem Fragenkomplex bewußt machen, daß der Kopfschmerz eigentlich nur ein kleines Teilsymptom der gesamten Erkrankung darstellt und häufig sogar die Begleitstörungen

das eigentlich Entscheidende an den verschiedenen Kopfschmerzerkrankungen sind. Insofern ist der Begriff „Begleitstörung" etwas irreführend, da er suggeriert, daß diese neurologischen Störungen etwas Sekundäres und im Hintergrund Stehendes seien.

Tatsächlich sind aber die genaue zeitliche Erfassung der Begleitstörungen und auch die genaue Erfassung der Art der Begleitstörungen für die Auswahl der Therapie von besonderer Bedeutung. Dazu kommt, daß der Ablauf der Begleitstörungen für die zeitliche Planung der Therapie ebenfalls entscheidend sein kann. Aus diesem Grunde muß diesem Themenkomplex größte Aufmerksamkeit gewidmet werden.

Nach der neuen Terminologie werden neurologische Begleitstörungen als Aura bezeichnet.

Der Begriff Aura ist völlig synonym mit dem Begriff neurologische Begleitstörung und bezieht sich nicht auf den Aurabegriff, den man sonst aus dem Themenbereich der epileptischen Anfallserkrankungen kennt.

Eine Aura kann nicht nur vor der eigentlichen Kopfschmerzerkrankung auftreten, sondern sich auch mit der eigentlichen Kopfschmerzphase überlappen oder die Kopfschmerzphase sogar überdauern. Schließlich kann die Aura auch zeitlich völlig unabhängig von einer Kopfschmerzphase ablaufen und z. B. im Sinne der Migräneaura ohne Kopfschmerz das eigentliche namensgebende Symptom der Erkrankung sein. Zunächst sollten diese neurologischen Begleitstörungen von Kopfschmerzerkrankungen qualitativ beschrieben und der Patient sollte genau befragt werden, ob solche neurologischen Begleitstörungen auftreten können. Natürlich weiß in der Regel der betroffene Patient nicht, was unter einer neurologischen Begleitstörung zu verstehen ist. Man muß ihm deshalb zunächst bestimmte Auswahlmöglichkeiten an die Hand geben. Solche Auswahlmöglichkeiten sind insbesondere visuelle Störungen wie z. B.:

- Zickzacklinien im Gesichtsfeld
- Verschwommensehen
- Verzerrtsehen von Figuren
- Lichtblitze
- Leuchterscheinungen
- kompletter Verlust des Sehvermögens.

Darüber hinaus können natürlich sämtliche sonstige neurologische Störungen im Rahmen von Kopfschmerzerkrankungen auftreten. Auch hier sind die wichtigsten Symptomkomplexe dem Patienten zu nennen, und der Patient ist danach zu fragen, ob solche Störungen bestehen können. Es handelt sich dabei insbesondere um:

- Schwindel
- Wortfindungsstörungen
- Doppelbilder
- Pupillenveränderungen
- Paresen
- sensorische und sensible Störungen usw.

Bei solchen Vorgaben ist der Patient in aller Regel problemlos in der Lage, die von ihm erlebten Phänomene einzuordnen. Man muß sich dabei immer wieder vergegenwärtigen, daß die meisten Menschen kein Vokabular für entsprechende Störungen haben und sich deshalb sehr schwer tun, ihre Beobachtungen zu referieren. Dies gilt natürlich um so mehr für junge Patienten oder gar für Kinder, die häufig nicht in der Lage sind, die einzelnen Beobachtungen und Erlebnisse zu beschreiben.

Nachdem nun die Phänomene qualitativ erfaßt worden sind, kommt es jetzt wieder darauf an, die quantitativen Aspekte dieser neurologischen Störungen genau zu bestimmen. Zunächst muß gefragt werden, an wieviel Tagen/Monat oder einer anderen Zeiteinheit solche neurologischen Begleitstörungen auftreten oder ob sie gar kontinuierlich bestehen. Anschließend muß bei einem episodischen Auftreten die genaue Ablaufcharakteristik dieser neurologischen Begleitstörungen im Zeitraster bestimmt werden. Zunächst müssen Fragen zum Beginn dieser Störungen gestellt werden:

- Treten diese graduell auf, d. h., nehmen sie allmählich innerhalb von 5 oder mehr Minuten zu?
- Treten die neurologischen Begleitstörungen, wenn es mehrere sind, sukzessiv auf oder gleichzeitig?

Diese zeitliche Verlaufscharakteristik ist häufig diagnoserelevant, insbesondere natürlich für die Migräne mit Aura. Bei dieser Verlaufsform von Kopfschmerzerkrankungen ist das allmähliche Ausbreiten oder das sukzessive Auftreten, die „Migration“, krankheitsspezifisch. Anschließend muß die Dauer der neurologischen Begleitstörungen bestimmt und dabei wieder ein typischer Verlauf thematisiert werden. Es ist natürlich prinzipiell möglich, daß verschiedene neurologische Begleitstörungen mit ganz unterschiedlicher Dauer auftreten und z. B. im typischen Fall die Auraphase 30 min dauert, aber auch Episoden auftreten, bei denen solche neurologischen Begleitstörungen 2, 3 oder mehr Tage anhalten. Diese unterschiedlichen Verlaufsformen sind ebenfalls genau zu thematisieren und zu protokollieren. Schließlich ist von bedeutender Wichtigkeit, wie lang das Intervall zwischen dem Abklingen der Aura und den dann folgenden Kopfschmerzen ist. Sollte es zu einer Überschneidung der Auraphase und der Kopfschmerzphase kommen, muß ebenfalls die Dauer der Überschneidung erfragt werden.

Kopfschmerzintensität

Kopfschmerzerkrankungen können sehr unterschiedliche Intensitätsgrade einnehmen. Aus diesem Grunde ist es von Wichtigkeit, die verschiedenen Intensitätsausprägungen der Kopfschmerzattacken zu erfragen. Die Fragegestaltung soll klare Antwortkategorien vorgeben, um eine möglichst objektive Beschreibung zu ermöglichen. Solche Kategorien sind z. B.:

- schwach
- mittelstark
- sehr stark.

Diese Einschätzung spiegelt näturlich die subjektive Relevanz für den Patienten wider. Objektivieren läßt sich die Kopfschmerzbelastung z. B. durch eine Analyse der Auswirkungen der Kopfschmerzen. Wenn der Kopfschmerz sehr stark ist, behindert er die normalen Aktivitäten im Tagesablauf komplett, während mittelstarke oder schwache Kopfschmerzen diese lediglich erschweren.

Die Behinderung durch die Kopfschmerzattacke ist ein zusammenfassender Pauschalparameter für die gesamte Symptomatik der Kopfschmerzerkrankung. In die Behinderung gehen sowohl

C

der Schmerzcharakter, die Schmerzintensität als auch das Ausmaß der verschiedenen Begleitstörungen ein.

Man sollte also ebenfalls versuchen, das Ausmaß der Behinderung quantitativ zu erfassen, und fragen, ob die Behinderung erheblich ist und sogar jegliche Aktivitäten vollständig unmöglich macht, oder aber ob die Patienten in der Lage sind, ihre normalen Aktivitäten aufrechtzuerhalten.

Schmerzqualität

Die Frage nach der Qualität des Schmerzes ist häufig von den Patienten nicht exakt zu beantworten, da sie mit dem Begriff „Schmerzqualität" wenig anfangen können. Aus diesem Grunde sollte man den Betroffenen erklären, was mit Schmerzqualität gemeint ist, und Beispiele geben:

- Fühlt sich der Schmerz an wie ein Schraubstock am Kopf?
- Fühlt sich der Schmerz an wie ein Gewicht, das auf den Kopf drückt?
- Ist der Schmerz im Sinne eines ständigen dumpfen Druckes zu verspüren?
- Fühlt sich der Schmerz an wie ein Band, das um den gesamten Kopf gelegt ist und ihn einschnürt?
- Pocht der Schmerz wie ein Hammer, der ständig an die Schädeldecke klopft?
- Macht es in Ihrem Kopf „bum bum bum", so als ob etwas an Ihren Adern ständig zieht?
- Brennt und kribbelt der Schmerz?
- Fühlt es sich an wie ein Stich, Blitz oder Schuß?

Manche Patienten verstehen erst dann, was mit der Frage nach der Schmerzqualität gemeint ist, und können sie dann mit eigenen Worten beschreiben. Andere Patienten haben dabei überhaupt keine Schwierigkeiten und können sehr originell den Schmerzcharakter angeben wie z. B.:

- „Ich habe eine große Explosion in meinem Kopf."
- „Der Schmerz fühlt sich an, als ob jemand mit einer brennenden Lanze in mein Auge sticht und es heraushebelt."

Viele phänomenologisch unterscheidbare Kopfschmerzentitäten sind allein anhand ihrer Schmerzcharakteristika gut zu differenzieren. Aus diesem Grunde ist die Frage nach der Kopfschmerzqualität von besonderer Bedeutung, und man sollte sich mit diesem Thema in der Kopfschmerzanamnese eingehend beschäftigen.

Lokalisation

Die Klassifikation der Internationalen Kopfschmerzgesellschaft benutzt neben dem zeitlichen Ablauf der Kopfschmerzerkrankung besonders auch die Lokalisation der Kopfschmerzen als wichtiges Einteilungskriterium im diagnostischen Prozeß. Aus diesem Grund muß die typische Auftretensstelle der Kopfschmerzen exakt erfragt werden. In diesem Zusammenhang sei auf ein häufiges Mißverständnis hingewiesen: In der Literatur wird oft zwischen Kopfschmerzen und Gesichtsschmerzen differenziert. Dies ist für viele Ärzte sehr verwirrend, weil nämlich auch das Gesicht ein Bestandteil des Kopfes ist und eine Differenzierung von Kopf und Gesicht keine logische Unterteilung beinhaltet. Gleiches gilt für die Seite der Schmerzlokalisation. Viele Kopfschmerzerkrankungen werden nach der Ein- oder Zweiseitigkeit ihres Auftretens unterschieden. Für einige Autoren bedeutet dies nun, daß Kopfschmerzen entweder auf der linken oder auf der rechten Seite auftreten müssen, damit die Einseitigkeit des Auftretens dokumentiert ist. Dies scheint jedoch eine irrtümliche Darstellung, da natürlich auch die Vorderseite, die Hinterseite oder die Oberseite der Kalotte jeweils eine Seite darstellen und ein Kopfschmerz, der am Nacken auftritt, genauso ein einseitiger Kopfschmerz im Bereich des Kopfes ist wie ein nur linksseitiger Kopfschmerz, der sowohl an der Stirn als auch an der Temporalregion und in der Nackenregion lokalisiert ist. Besser ist deshalb, wenn man von vornherein die Seitigkeit von Kopfschmerzen darauf bezieht, ob der Kopfschmerz umschrieben an bestimmten Stellen des Kopfes auftreten kann oder den gesamten Kopf betrifft.

Aus diesem Grund sollten die Patienten zunächst gefragt werden, ob der Kopfschmerz an einer bestimmten Stelle lokalisiert werden kann. Wenn dies der Fall ist, soll diese Stelle möglichst genau beschrieben und dokumentiert werden. Wenn eine bestimmte Stelle nicht angegeben werden kann, dann ist anzunehmen, daß der Kopfschmerz prinzipiell am gesamten Kopf auftreten kann. Dazu gehört auch das Gesicht. Es ist ein häufiges Mißverständnis, daß Kopfschmerzen, wie z. B. der Kopfschmerz vom Spannungstyp, nicht im Bereich der Wangen oder an anderen Stellen des Gesichtes auftreten können. Die Folge sind dann Diagnosen wie „atypischer Gesichtsschmerz", die die komplette Differentialdiagnostik von Kopfschmerzen oft aus dem Blickfeld verschwinden lassen.

Schließlich muß erfragt werden, ob der Kopfschmerz sich von einer zunächst umschriebenen Lokalisation auf andere Stellen des Kopfes ausbreiten kann (Migration), und auch, ob der Kopfschmerz in bestimmte Körperareale ausstrahlt. Dies ist insbesondere für den Nackenbereich und den Schulterbereich möglich. Die Ausprägungscharakteristika des Kopfschmerzes in Raum und Zeit sind für die Kopfschmerzdiagnostik entscheidende Parameter.

Verstärkung bei körperlicher Aktivität

Bei diesem Themenkomplex muß eingehend analysiert werden, ob die Kopfschmerzen durch verschiedene körperliche Aktivitäten verschlimmert werden. Auch hier muß man wieder oft zu Beispielen greifen, indem man fragt, ob sich die Kopfschmerzen bei folgenden Tätigkeiten verschlimmern:

- Treppensteigen
- Koffertragen
- Bücken
- schnellem Laufen.

Eine positive Beantwortung dieser Frage weist darauf hin, daß aktivitätsabhängige Mechanismen bei der Entstehung der Kopfschmerzen eine Rolle spielen. Aber auch lageabhängige Mechanismen, wie sie z. B. beim postpunktionellen Kopfschmerz oder beim Kopfschmerz bei erhöhtem intrakraniellem Druck vorkommen, reagieren auf diagnostisch wegweisende Positionsveränderungsmanöver. Sollte die körperliche

Aktivität den Kopfschmerz nicht verschlechtern, ist auch die umgekehrte Frage von Bedeutsamkeit:

Kann physische Aktivität den Kopfschmerz verbessern, oder beeinflußt sie ihn zumindest nicht?

Bei unterschiedlichen Kopfschmerzerkrankungen ist die körperliche Aktivierung ein Verbesserungsfaktor wie z. B. beim Cluster-Kopfschmerz, bei dem die Patienten typischerweise im Zimmer auf und ab gehen und dadurch sich eine Linderung verschaffen, oder beim Kopfschmerz vom Spannungstyp, bei dem der Spaziergang an der frischen Luft eine deutliche Verbesserung der Kopfschmerzen bewirken kann. In diesem Zusammenhang sollten die Patienten auch interviewt werden, ob ihnen sonstige Faktoren bekannt sind, die die Kopfschmerzen verschlechtern oder verbessern können. Diese können ganz unterschiedlich sein, wie z. B. die Anwesenheit der Schwiegermutter, der Urlaub, Reiseaktivitäten oder sonstige Lebensumstände.

Begleitsymptome

Wie bereits oben ausgeführt, sind Begleitsymptome der Kopfschmerzerkrankung von besonderer diagnostischer Relevanz. Gastrointestinale Störungen, wie z. B. Übelkeit, Erbrechen, Appetitlosigkeit oder Bauchschmerzen, lassen sich sehr häufig bei verschiedenen Kopfschmerzerkrankungen aufdecken und sind natürlich insbesondere für die Migränediagnose wichtig. Manchmal ist die Übelkeit sehr gering ausgeprägt, und auch schon Appetitlosigkeit kann ein Hinweis für gastrointestinale Begleitstörungen sein. Teilweise haben die Patienten zwar einen ausgeprägten Brechreiz, sind aber nicht in der Lage, sich zu übergeben. Auch sollte möglichst nach der Zeitdauer der Übelkeit gefragt werden und nach dem Intensitätsgrad dieser Begleitstörungen, da sie in ganz unterschiedlichem Ausmaße auftreten können und auch für die Planung der Therapie hochrelevant sind.

Weitere wichtige Begleitstörungen sind sensible und sensorische Störungen, z. B.:

- Photophobie
- Phonophobie.

Die Photophobie ist bei vielen Kopfschmerzen präsent. Die Patienten sollten genau gefragt werden, ob ihnen Licht während der Kopfschmerzattacke unangenehm ist. Es ist besonders wichtig, die Patienten zu fragen, ob während der Kopfschmerzattacke Lichtvermeidung besteht.

Viele Patienten beantworten die einfache Frage nach Lichtempfindlichkeit sonst falsch positiv und meinen eine generelle Empfindlichkeit gegen helles Sonnenlicht. Aus diesem Grunde sind einige Tricks erforderlich, um eine spezifische Antwort zu bekommen:

Es ist z. B. hilfreich, die Patienten zu fragen, ob sie sich während der Kopfschmerzattacke in ein dunkles Zimmer zurückziehen. Ist dieses der Fall, kann man fragen, was sie machen, bevor sie ins Bett gehen. Häufig hört man dann die Antwort, daß der Vorhang oder die Rolläden zugezogen werden, weil in der Dunkelheit der Schmerz besser zu ertragen sei. Durch ein solches Verhalten ist die Lichtvermeidung eindeutig dokumentiert. Die allgemeine Angabe einer Lichtempfindlichkeit dagegen ist von geringer diagnostischer Relevanz.

Auch die Lärmempfindlichkeit kann in diesem Setting genau analysiert werden. Viele Patienten geben an, daß die Familienmitglieder gebeten werden, möglichst nicht zu stören, oder daß sie fürchterlich empfindlich gegenüber Radiomusik oder sonstigen Lärmstörungen während der Kopfschmerzattacke sind.

Ebenfalls sollen andere sensorische Störungen erfragt werden, insbesondere Geruchsüberempfindlichkeit. Gerade bei der Migräne wird eine besondere Anfälligkeit für olfaktorische Reize, die Osmophobie, sehr häufig berichtet. Dies gilt z. B. für Parfums, aber auch für Blumendüfte und sonstige Gerüche. Entsprechende Symptome bestehen auch auf dem taktilen Gebiet. Die Patienten können berichten, daß Berührungen oder Streicheln, auch wenn sie tröstend gemeint sind, während der Kopfschmerzattacke äußerst unangenehm erlebt werden. Es müssen alle Symptome ausführlich erfragt und dokumentiert werden, die mit den Kopfschmerzen einhergehen.

Bisherige Behandlung

Nachdem nun die Merkmale der Kopfschmerzerkrankungen im einzelnen erfaßt worden sind, kann jetzt die bisherige Behandlung eingehend analysiert werden. Der Patient wird gebeten, genaue Angaben über die bisherigen Therapieversuche zu machen. Zunächst sollte er berichten, welche nichtmedikamentösen Therapieverfahren bisher eingesetzt worden sind. Diese sind mit dem Patienten zu diskutieren und insbesondere in der Durchführungsweise zu protokollieren. Solche nichtmedikamentösen Behandlungsverfahren können sehr vielfältig sein und z. B. folgendes umfassen:

- Informationen
- Beratung
- Entspannungsübungen
- Biofeedbacktherapie
- transkutan-elektrische Nervenstimulation (TENS)
- Akupunktur.

Es ist wichtig, hier bei der Analyse Mühe aufzuwenden, weil die verschiedenen Konzepte der Patienten zur Entstehung der Kopfschmerzerkrankung durch die bisher durchgeführten Behandlungsstrategien deutlich werden. Wurden z. B. wiederholt Massagen oder Wärmeanwendungen im Hals-Nacken-Bereich eingesetzt, dann ist anzunehmen, daß das Konzept des Patienten sich auf die Halswirbelsäule und die Nackenmuskulatur bezieht. Wurde eine wahllose Aneinanderkettung von verschiedensten unkonventionellen Therapieverfahren oder ähnliche Maßnahmen bisher schon absolviert, dann ist davon auszugehen, daß bei dem Patienten eine ausgesprochene Un- oder Fehlinformiertheit vorliegt und wahrscheinlich sehr viel Arbeit aufgewendet werden muß, um die verschiedensten Konzepte ausführlich mit dem Patienten zu besprechen.

Als nächster wichtiger Schritt ist die Darlegung der bisher eingesetzten medikamentösen Therapie erforderlich. Es geht darum, möglichst exakt alle bisher eingenommenen Medikamente in Erfahrung zu bringen. Es sollte folgendes dokumentiert werden:

- Medikamentennamen
- entsprechende Substanzen
- Therapiezeitraum.

Viele Patienten wechseln sehr häufig die Medikamente, probieren einmal dies und einmal das. Deswegen sollte auch die Zeitdauer des Einsatzes dokumentiert werden. Ebenso müssen natürlich die Dosierung und die Anzahl der Tage/Monat, an denen diese Dosierung eingesetzt worden ist, bestimmt werden. Genauso sind Effektivität und unerwünschte Nebenwirkungen der Medikation von Bedeutung.

Die allerwenigsten Patienten sind auf die Frage nach ihrer bisherigen Medikation vorbereitet und können daher nur sehr ungenaue Angaben machen. Nur im seltensten Ausnahmefall bringt ein Patient die bisher eingenommenen Medikamente in die Sprechstunde mit. Aus diesem Grunde muß auch die Frage nach der bisherigen medikamentösen Therapie zeitlich sehr intensiv durchgeführt werden.

Daß ein Patient bisher Substanzen eingenommen hat und diese als wirkungslos bezeichnet, heißt nicht, daß solche Substanzen auch in Zukunft nicht wirksam sein werden. Ebenso ist die Aussage, daß eine bestimmte Substanz bisher „nicht vertragen" worden ist, auch keine Aussage für alle Zeiten.

Es ist nämlich wichtig zu erfahren, in welcher Dosierung, in welcher Applikationsform und mit welcher Begleitmedikation Medikamente bisher eingenommen worden sind. Darüber hinaus ist auch der Zeitpunkt der Einnahme im Verlauf der Kopfschmerzepisode von Bedeutung. Dies gilt insbesondere natürlich für Ergotalkaloide oder auch für Analgetika, die bei Einnahme im späteren Verlauf einer Kopfschmerzattacke keine Wirksamkeit mehr erlangen können. Auch am bisherigen Einnahmeverhalten zeigt sich, wie gut der Patient hinsichtlich einer effektiven und sinnvollen medikamentösen Intervention bei den verschiedenen Kopfschmerzerkrankungen bereits informiert ist. Es ergeben sich dadurch viele Anknüpfungspunkte für die weitere Information und Beratung des Patienten.

14.2.5 Die allgemeine Anamnese

Erfassung weiterer Erkrankungen

Nachdem die spezielle Kopfschmerzanamnese durchgeführt worden ist, ist der nächste Schritt die Erfassung von weiteren Beschwerden. Dazu gehören sowohl die Ermittlung von aktuell bestehenden Erkrankungen und Beschwerden als auch die Frage nach in der Vergangenheit abgelaufenen Erkrankungen, Unfällen bzw. Operationen. Der Untersuchungsgang bezieht Fragen zu der persönlichen, der biographischen und der beruflichen Situation ein. Dabei sollte insbesondere auch die Reaktion der sozialen Mitwelt auf die Kopfschmerzerkrankung eruiert werden. Ebenfalls ist es wichtig zu erfahren, ob bestimmte familiäre Krankheitsdispositionen vorliegen oder ob erbliche Erkrankungen in der Familie bekannt sind. Bei all diesen Fragen sollte der Patient Zeit haben, in Ruhe nachzudenken, um alle Aspekte der krankheitsbezogenen Angaben dem untersuchenden Arzt mitteilen zu können. Ebenfalls sollte eine ausführliche gynäkologische Anamnese durchgeführt werden.

Medikamentenanamnese

Zur allgemeinen Untersuchung gehört auch eine sehr detaillierte Medikamen-

C

ten-, Drogen- und Genußmittelanamnese.

Verschiedene Medikamente, Drogen und Genußmittel sind in der Lage, einerseits Kopfschmerzen selbst zu induzieren, andererseits Kopfschmerzen zu unterhalten. Die genaue Erfassung der eingesetzten Medikamente, die Dosis und die eingesetzte Zeitspanne sind deshalb von besonderer Wichtigkeit.

Fremdanamnese

Auch in der Diagnostik von Kopfschmerzerkrankungen sind fremdanamnestische Daten von großer Bedeutung. Dies gilt besonders für die Erfassung von Kopfschmerzmerkmalen bei Kindern. Angaben der Eltern sind hier besonders genau zu erfragen. Aber auch bei Erwachsenen sind die Angaben von Angehörigen über z.B. schleichende Verhaltens- oder Wesensänderungen, die der Patient selbst nicht wahrnimmt, für die Feststellung von symptomatischen Kopfschmerzerkrankungen sehr wichtig.

C

14.2.6 Klinische Untersuchung bei Kopfschmerzen

Für die Diagnostik sowohl der primären als auch der sekundären Kopfschmerzformen ist eine körperliche Untersuchung essentiell. Einerseits müssen verschiedene Erkrankungen zur Diagnostik von Primärkopfschmerzen ausgeschlossen werden, andererseits müssen bei der Feststellung von sekundären Kopfschmerzerkrankungen spezifische Befunde dargelegt werden. Die prinzipielle Vorgehensweise nach der Klassifikation der Internationalen Kopfschmerzgesellschaft zur körperlichen und weiterführenden apparativen Untersuchung ist den folgenden 3 Schritten zu entnehmen. Von diesen Punkten, die hier paradigmatisch für alle primären Kopfschmerzen aufgeführt und exemplarisch den Diagnosekriterien der Migräne entnommen sind, muß mindestens einer erfüllt sein, um eine primäre Kopfschmerzerkrankung diagnostizieren zu können:

- Vorgeschichte, köperliche und neurologische Untersuchungen geben keinen Hinweis auf eine der Erkrankungen, die in den Gruppen 5–11 der IHS-Klassifikation aufgelistet sind.
- Vorgeschichte und/oder körperliche und/oder neurologische Untersuchungen lassen an eine derartige Erkrankung denken, die aber durch ergänzende weiterführende Untersuchungen ausgeschlossen wird.
- Eine Erkrankung aus den Gruppen 5–11 der IHS-Klassifikation liegt vor, aber die Migräneattacken sind nicht erstmalig in einer engen zeitlichen Verbindung mit dieser Erkrankung aufgetreten.

Sind diese Voraussetzungen nicht gegeben, liegt eine symptomatische Kopfschmerzerkrankung vor. Eine ausführliche körperliche Untersuchung ist also essentiell für die Diagnostik sowohl primärer als auch sekundärer Kopfschmerzerkrankungen.

14.3 Migräne

14.3.1 Begriffsverwendung

Die Ausdrücke einfache (gewöhnliche, gemeine) Migräne und klassische Migräne sind in der Vergangenheit häufig miteinander verwechselt worden und vermitteln keine Information. Sie sind daher in der Klassifikation durch die Begriffe „Migräne ohne Aura“ und „Migräne mit Aura“ ersetzt worden. Die Aura wird als ein Komplex fokaler neurologischer Symptome verstanden, der die Attacke einleitet oder begleitet. Die meisten Patienten leiden ausschließlich an Attacken ohne Aura. Es scheint so, daß Patienten mit häufigen Attacken mit Aura gewöhnlich auch Anfälle ohne Aura haben. Vorboten können Stunden oder auch 1–2 Tage vor dem Beginn einer Migräneattacke mit oder ohne Aura auftreten. Sie äußern sich gewöhnlich in Hyper- oder Hypoaktivität, depressiver Verstimmung, Heißhunger auf bestimmte Speisen, wiederholtem Gähnen und ähnlichen atypischen Symptomen. Der Ausdruck Prodromi ist in der Vergangenheit mit unterschiedlicher Bedeutung verwendet worden, am häufigsten synonym mit Aura. Er sollte zukünftig vermieden werden, das gleiche gilt auch für den vieldeutigen Begriff „Warnsymptome“.

Migräne ohne Aura

Beschreibung: idiopathisches Kopfschmerzleiden mit wiederkehrenden Attacken von 4–72 h Dauer. Typische Kopfschmerzcharakteristika sind einseitige Lokalisation, pulsierender Schmerzcharakter, mäßige bis starke Schmerzintensität, Verstärkung durch übliche körperliche Aktivität und Begleiterscheinungen wie Nausea, Photo- und Phonophobie. Tabelle 14.2 zeigt die diagnostischen Kriterien der Migräne ohne Aura.

Die Abgrenzung der Migräne ohne Aura gegenüber dem episodischen Kopfschmerz vom Spannungstyp kann schwierig sein. Deswegen werden in den diagnostischen Kriterien wenigstens 5 Attacken gefordert. Die Patienten suchen selten einen Arzt auf, bevor sie nicht mehrere Attacken durchgemacht haben, und daher werden durch die geforderte Bedingung nur sehr wenige Anfälle ausgeschlossen, die dann in 1.7 codiert werden sollten. Die Pathomechanismen der Attacke sind bis jetzt wenig geklärt. Die regionale Hirndurchblutung bleibt normal oder ist während der Attacke allenfalls leicht erhöht. Veränderungen in der Blutzusammensetzung und in der Thrombozytenfunktion aus endogenen oder exogenen Gründen können die Attacke triggern. Nach heutiger Vorstellung sind die pathophysiologischen Mechanismen der Migräneattacke primär im Gehirn verankert, wobei es zu Interaktionen des trigemino-vaskulären Systems und anderer Systeme mit intra- und extrakranialen Gefäßen und deren unmittelbarer Umgebung kommt. Dieser Attackentyp kommt bei den meisten Migräneformen vor. Die Migräne ohne Aura kann fast ausschließlich zu einer bestimmten Zeit des Menstruationszyklus auftreten und wird dann als menstruelle Migräne bezeichnet. Für eine solche Entität gibt es keine allgemein akzeptierten Kriterien. Für eine solche Diagnose erscheint es vernünftig zu fordern, daß 90 % der Attacken in der Zeitspanne zwischen 2 Tagen vor Beginn und dem letzten Tag der Menstruation auftreten sollten.

Migräne mit Aura

Beschreibung: idiopathisches Kopfschmerzleiden mit Attacken, bei denen unzweideutig im zerebralen Kortex oder

C

Tab. 14.2
Diagnostische Kriterien der Migräne ohne Aura.

A.	Wenigstens 5 Attacken entsprechend den unter B–D angeführten Bedingungen.
B.	Kopfschmerzattacken mit einem unbehandelten oder erfolglos behandelten Verlauf von 4–72 h Dauer (Anmerkung: Bei Kindern unter 15 Jahren können die Attacken 2–48 h dauern. Falls der Patient einschläft und ohne Migräne wieder aufwacht, gilt als Dauer der Attacke die Zeit bis zum Aufwachen.)
C.	Wenigstens 2 der nachfolgend angeführten Kopfschmerzcharakteristika: 1. Einseitiger Kopfschmerz 2. Pulsierender Schmerzcharakter 3. Mäßige bis starke Schmerzintensität, die übliche Tagesaktivitäten erschwert oder unmöglich macht 4. Verstärkung beim Treppensteigen oder bei üblicher körperlicher Aktivität
D.	Während des Kopfschmerzes wenigstens eine der nachfolgend aufgeführten Begleiterscheinungen: 1. Übelkeit und/oder Erbrechen 2. Photophobie und Phonophobie
E.	Wenigstens eine der nachfolgend aufgeführten Bedingungen: 1. Vorgeschichte, körperliche und neurologische Untersuchung geben keinen Hinweis auf eine der Erkrankungen, die in den Gruppen 5–11 aufgelistet sind. 2. Vorgeschichte und/oder körperliche und/oder neurologische Untersuchung lassen an eine derartige Erkrankung denken, die aber durch ergänzende weiterführende Untersuchungen ausgeschlossen wird. 3. Eine Erkrankung aus den Gruppen 5–11 liegt vor, aber die Migräneattacken sind nicht erstmalig in einer engen zeitlichen Vebindung mit dieser Erkrankung aufgetreten.

im Hirnstamm lokalisierte neurologische Symptome auftreten, die sich allmählich über 5–20 min hinweg entwickeln und weniger als 60 min anhalten. Kopfschmerz, Übelkeit und/oder Photophobie schließen sich üblicherweise direkt an die neurologischen Aurasymptome an oder folgen ihnen nach einem freien Intervall von weniger als 1 h. Die Kopfschmerzphase dauert gewöhnlich 4 bis 72 h, sie kann aber auch vollständig fehlen. Tabelle 14.3 zeigt die diagnostischen Kriterien der Migräne mit Aura.

Vor oder gleichzeitig mit dem Beginn der Aurasymptome ist die regionale Hirndurchblutung in der klinisch betroffenen Region, oft auch in einem ausgedehnteren Gebiet vermindert. Gewöhnlich beginnt dieser Vorgang im hinteren Großhirnbereich und dehnt sich nach vorne hin aus. Die Durchblutungsverminderung liegt über oder gerade im Bereich der ischämischen Schwelle, nicht selten auch darunter. Nach einer oder mehreren Stunden entwickelt sich allmählich in der gleichen

Region eine Hyperämie. Es gibt Mitteilungen darüber, daß die Hyperämie nicht in einer direkten Beziehung zum Kopfschmerz steht, der üblicherweise während der Ischämiephase beginnt, während die Hyperämie bereits wieder verschwinden kann. Kortikale arterielle Spasmen und/oder die Spreading depression von Leao können an diesem Geschehen beteiligt sein, jedoch ist ihre Beziehung zur Kopfschmerzphase und zu den Mechanismen der Kopfschmerzphase unsicher. Die Veränderungen der Hirndurchblutung sind nicht bei allen Unterformen der Migräne mit Aura ausreichend untersucht. Es scheint so, daß es bei verschiedenen Unterformen nur quantitative Unterschiede gibt. Systematische Studien sprechen dafür, daß die meisten Patienten mit einer visuellen Aura gelegentlich auch Aurasymptome in den Extremitäten haben. Umgekehrt scheinen bei Patienten mit Aurasymptomen in den Extremitäten immer auch visuelle Aurasymptome aufzutreten.

Migräne mit typischer Aura

Beschreibung: Migräne mit einer Aura in Form homonymer Sehstörungen, halbseitigen Sensibilitätsstörungen, Hemiparese oder Dysphasie oder einer Kombination solcher Symptome. Allmähliche Entwicklung, Dauer von weniger als 1 h und komplette Reversibilität charakterisieren die Aura, die mit Kopfschmerz verbunden ist. In Tabelle 14.4 sind die diagnostischen Kriterien der Migräne mit typischer Aura aufgeführt.

Dieser Typ ist die häufigste Form der Migräne mit Aura, und die Diagnose erschließt sich bereits aus der sorgfältig erhobenen Vorgeschichte. Am häufigsten tritt eine visuelle Aura auf, üblicherweise als Fortifikationsspektrum. Man versteht darunter eine sternförmige Figur in der Nähe des Fixationspunktes, die sich allmählich nach rechts oder links ausdehnt, eine lateralkonvexe Form mit gezackter flimmernder Randzone annimmt und in ihrem Zentrum ein graduell unterschiedliches absolutes oder relatives Skotom hinterläßt. In anderen Fällen tritt ein Skotom ohne positive visuelle Phänomene auf, dessen Beginn oft als akut beschrieben wird, das bei genauer Analyse aber doch eine allmähliche Größenzunahme aufweist. Nächsthäufiges Aurasymptom sind Sensibilitätsstörungen in Form nadelstichartiger Parästhesien, die sich vom Ausgangspunkt allmählich ausdehnen und größere oder kleinere Teile einer ganzen Körperseite und des Gesichtes erfassen können. Im Zentrum dieser Sensibilitätsstörung entwickelt sich ein sensibles Defizit, das bisweilen auch als alleiniges Symptom auftreten kann. Weniger häufige Aurasymptome sind Sprachstörungen, üblicherweise als Dysphasie, die sich oft nicht näher einordnen läßt, sowie eine einseitige motorische Schwäche. Gewöhnlich folgen die Symptome in Reihenfolge aufeinander, beginnend mit visuellen Symptomen, dann gefolgt von Sensibilitätsstörungen, Dysphasie und motorischer Schwäche, aber auch eine umgekehrte Reihenfolge oder eine andere Reihung kommt vor. Wenn die Patienten Schwierigkeiten bei der Beschreibung ihrer Symptome haben, sollten sie instruiert werden, den Zeitablauf und die Symptome aufzuzeichnen, am besten im Rahmen eines Kopfschmerztagebuches. Nach einer solchen pro-

Tab. 14.3 Diagnostische Kriterien der Migräne mit Aura.

A. Wenigstens 2 Attacken entsprechend den unter B angeführten Bedingungen.
B. Wenigstens 3 der nachfolgend angeführten Charakteristika: 1. Ein oder mehrere voll reversible Aurasymptome als Ausdruck einer fokalen Funktionsstörung im zerebralen Cortex und/oder im Hirnstamm. 2. Wenigstens ein Aurasymptom entwickelt sich allmählich über mehr als 4 Minuten hinweg, 2 oder mehrere Symptome treten in der Folge auf. 3. Kein Aurasymptom dauert länger als 60 min. Diese Zeitgrenze kann proportional überschritten werden, wenn mehrere Aurasymptome auftreten. 4. Die Kopfschmerzphase folgt der Aura mit einem freien Intervall von weniger als 60 min, kann aber gelegentlich vor oder gleichzeitig mit der Aura beginnen.
C. Wenigstens eine der nachfolgend aufgeführten Bedingungen: 1. Vorgeschichte, körperliche und neurologische Untersuchung geben keinen Hinweis auf eine der Erkrankungen, die in den Gruppen 5–11 aufgelistet sind. 2. Vorgeschichte und/oder körperliche und/oder neurologische Untersuchung lassen an eine derartige Erkrankung denken, die aber durch ergänzende weiterführende Untersuchungen ausgeschlossen wird. 3. Eine Erkrankung aus den Gruppen 5–11 liegt vor, aber die Migräneattacken sind nicht erstmalig in einer engen zeitlichen Vebindung mit dieser Erkrankung aufgetreten.

spektiven Beobachtung wird das klinische Bild meist klarer. Übliche Fehler sind ungenaue Angaben über die Lateralisation des Kopfschmerzes, Angaben über einen plötzlichen statt eines tatsächlich graduellen Beginns der Aurasymptome, Angaben über monokuläre statt tatsächlich homonyme visuelle Störungen und ungenaue Angaben über die Dauer der Aura.

Migräne mit prolongierter Aura

Beschreibung: Migräne mit einem oder mehreren Aurasymptomen, die länger als 60 min und weniger als 1 Woche dauern. Bildgebende Verfahren ergeben keinen pathologischen Befund.

Diese Form der Migräne tritt nur selten auf. Bei der Mehrzahl der Patienten sind Anfälle mit prolongierter Aura vermischt mit wesentlich häufigeren Anfällen mit typischer Aura. Eine akut einsetzende prolongierte Aura ist schwer von TIA oder kleinen ischämischen Insulten abzutrennen und nicht hinreichend validiert.

Familiäre hemiplegische Migräne

Beschreibung: Migräne mit einer Hemiparese im Rahmen der Aura, wenigstens ein Verwandter ersten Grades mit übereinstimmenden Attacken.

Dieser Typ hat wahrscheinlich dieselbe Pathophysiologie wie die Migräne

Tab. 14.4 Diagnostische Kriterien der Migräne mit typischer Aura.

A.	Kriterien von 1.2 (Tab. 14.1) einschließlich aller unter B angeführten Bedingungen.
B.	Ein oder mehrere der nachfolgend aufgelisteten Aurasymptome: 1. Homonyme Sehstörung 2. Einseitig Parästhesien und/oder sensibles Defizit 3. Einseitige Parese 4. Aphasie oder nicht klassifizierbare Sprachstörung

mit typischer Aura. Der Grund für eine Abgrenzung ist der, daß es Familien gibt, in denen absolut übereinstimmende und z. T. lang anhaltende Attacken vorkommen. Der Ausdruck familiäre hemiplegische Migräne ist mißbräuchlich auch auf solche Familien angewendet worden, bei denen unterschiedliche Migränetypen vorkommen. Bei den meisten Patienten treten hemiplegische Attacken vermischt mit wesentlich häufigeren Attacken einer Migräne ohne Hemiparese auf.

Basilarismigräne

Beschreibung: Migräne mit Aurasymptomen, die sich eindeutig auf Funktionsstörungen im Hirnstamm oder in beiden Okzipitallappen zurückführen lassen.

Viele der unter den diagnostischen Kriterien aufgelisteten Symptome können fehlinterpretiert werden, wenn sie in Verbindung mit Angst und Hyperventilation auftreten. Ursprünglich wurde der Begriff Basilarisarterienmigräne verwendet, aber da es sich bei dem Pathomechanismus der Attacken nicht um einen Spasmus der Basilarisarterie handelt, sollte der Begriff Basilarismigräne bevorzugt werden. Bei vielen Patienten treten Basilarisattacken vermischt mit Attacken mit typischer Aura auf. Am häufigsten sieht man Basilarisattacken bei Patienten im jüngeren Erwachsenenalter (→ Tab. 14.5).

Migräneaura ohne Kopfschmerz

Beschreibung: Migräneaura ohne Verbindung mit Kopfschmerz.

Bei der Migräne mit Aura kann es vorkommen, daß der Kopfschmerz gelegentlich fehlt. Besonders wenn die Patienten älter werden, kann der Kopfschmerz völlig verschwinden, während die Auraanfälle bestehenbleiben. Weniger üblich ist es, daß eine Migräne ausschließlich mit Anfällen von Aura ohne Kopfschmerz auftritt. Bei einem Beginn des Migräneleidens oberhalb des 40. Lebensjahres und auch aus anderen Gründen kann eine Abgrenzung dieser Entität von transitorischen thromboembolischen ischämischen Attacken schwierig sein und eine sehr sorgfältige Untersuchung erfordern. Eine akut einsetzende Aura ohne Kopfschmerz ist als Migränetyp nicht genügend validiert.

Migräne mit akutem Aurabeginn

Beschreibung: Migräne mit Aurasymptomen, die sich in weniger als 5 min voll entwickeln.

Die häufigste Erklärung für die Angabe eines akuten Aurabeginns ist eine ungenaue Vorgeschichte. Die Angabe sollte durch wiederholte genaue Befragung und vorzugsweise durch eine prospektive Beobachtung abgesichert werden. Das Vorhandensein einer typischen Kopfschmerzphase ist zu fordern, und die Diagnose sollte durch vorangegangene Migräneattacken eines anderen Typs oder eine positive Familienanamnese gestützt sein. Zum Ausschluß thromboembolischer TIA sind umfassende Untersuchungen notwendig.

Ophthalmoplegische Migräne

Beschreibung: wiederholte Kopfschmerzattacken in Verbindung mit der Parese eines oder mehrerer die Augenmuskulatur innervierender Hirnnerven bei Ausschluß einer intrakraniellen Läsion.

Ob die ophthalmoplegische Migräne tatsächlich etwas mit der Migräne zu tun hat, ist unsicher, denn der Kopfschmerz dauert oft eine Woche oder länger. Eine Verbindung mit anderen Migränetypen ist oft berichtet worden, ebenso wird eine Beziehung zum Tolosa-Hunt-Syndrom diskutiert. Dieser Migränetyp ist extrem selten.

Retinale Migräne

Beschreibung: wiederholte Anfälle von monokularem Skotom oder monokularer Erblindung von weniger als 1 h Dauer in Verbindung mit Kopfschmerz. Ursächliche Augenerkrankungen oder Gefäßprozesse müssen ausgeschlossen sein.

Eine monokulare Sehstörung ist nur in wenigen Fällen dokumentiert. Es wird über einige Fälle ohne Kopfschmerz berichtet, bei denen der ursächliche Zusammenhang mit einer Migräne jedoch nicht gesichert ist.

Gutartiger paroxysmaler Schwindel in der Kindheit

Beschreibung: Diese wahrscheinlich heterogene Störung ist durch kurze Schwindelattacken bei ansonsten gesunden Kindern charakterisiert.

Alternierende Hemiplegie in der Kindheit

Beschreibung: wechselseitig auftretende Attacken von Hemiplegie bei Kindern in Verbindung mit anderen par-

Tab. 14.5 Diagnostische Kriterien der Basilarismigräne.

A. Kriterien entsprechend 1.2 (→ Tab. 14.1)
B. Zwei oder mehr der nachfolgend angeführten Aurasymptome: 1. Visuelle Symptome sowohl im temporalen als auch im nasalen Gesichtsfeld beider Augen 2. Dysarthrie 3. Vertigo 4. Tinnitus 5. Hörminderung 6. Doppeltsehen 7. Ataxie 8. Bilaterale Parästhesien 9. Bilaterale Parese 10. Bewußtseinsstörung

oxysmalen Symptomen und mentaler Beeinträchtigung.

Die Ursache dieser Störung ist nicht geklärt. Die Beziehung zur Migräne wird aus klinischen Gründen vermutet. Es läßt sich aber auch nicht ausschließen, daß diese Störung dem epileptischen Formenkreis zuzurechnen ist. Gutartiger rezidivierender Schwindel im Erwachsenenalter ist gleichfalls als Migräneäquivalent betrachtet worden, jedoch ist ein solcher Zusammenhang nicht genügend validiert.

Status migraenosus

Beschreibung: Migräneattacke mit einer Kopfschmerzphase, die trotz Behandlung länger als 72 h dauert. Zwischenzeitlich können kopfschmerzfreie Intervalle von weniger als 4 h Dauer vorhanden sein, nicht eingerechnet Schlaf.

Migräne mit prolongierter Aura und einem Kopfschmerz von mehr als 72 h Dauer ist unter 1.2.2 zu codieren, ophthalmoplegische Migräne unter 1.3. Gewöhnlich tritt ein Status migraenosus in Verbindung mit längerem Medikamentenabusus auf. Siehe hierzu auch Kapitel 14.7.

Migränöser Infarkt

Beschreibung: Ein oder mehrere Aurasymptome sind nicht innerhalb von 7 Tagen voll reversibel und/oder mit einem durch bildgebende Verfahren bestätigten ischämischen Infarkt verknüpft.

Ursächliche Beziehungen zwischen einer Migräne ohne Aura und einem ischämischen Hirninfarkt sind nicht gesichert. Ein ischämischer Infarkt bei Migränepatienten kann folgendermaßen definiert sein:

a) Hirninfarkt aus anderen Gründen bei gleichzeitig bestehender Migräne
b) Hirninfarkt aus anderen Gründen mit migräneähnlichen Symptomen
c) Hirninfarkt im Ablauf einer typischen Migräneattacke.

Bei Anwendung strenger Kriterien sollte nur das Beispiel c) als migränöser Infarkt codiert werden. Migränepatienten können trotz sonst stets gleichförmiger Aura einmal im Anfall einen ischämischen Infarkt erleiden. Entweder finden sich die für den Patienten typischen Augensymptome, die jedoch über 7 Tage hinaus anhalten, oder es treten sonst für den Patienten nicht typische fokale neurologische Symptome auf. Epidemiologische Studien belegen für Frauen im Alter von 20–45 Jahren, die unter einer Migräne mit Aura leiden, ein 3fach erhöhtes Risiko für einen ischämischen Hirninfarkt.

Migräneartige Störungen, welche die Kriterien nicht komplett erfüllen

Beschreibung: Kopfschmerzattacken, die dem Formenkreis der Migräne zugerechnet werden, aber nicht vollständig die operationalen diagnostischen Kriterien der oben angeführten Migräneformen erfüllen.

Patienten, die nicht eine genügende Zahl ansonsten typischer Migräneattacken aufweisen, um die obigen Kriterien zu erfüllen, sollten hier ebenso codiert werden wie Patienten mit einer genügenden Anzahl von Attacken, die alle Kriterien bis auf eins erfüllen.

14.3.2 Epidemiologie

In Deutschland erfüllen die Kopfschmerzen von 11,3 % der Bevölkerung

C

den IHS-Kriteriensatz der Migräne komplett (Göbel et al., 1994b). Die relative Häufigkeit der Kopfschmerztage/Monat ist unterschiedlich verteilt.

66 % der Betroffenen erleiden an 1–2 Tagen/Monat Migräneattacken. Die mittlere Attackenfrequenz beträgt 2,82 Tage/Monat bzw. 34 Tage/Jahr. Nur 2 % der Betroffenen geben Attacken an 15 bis 20 Tagen/Monat an. Das Geschlechtsverhältnis von Frau zu Mann beträgt 2,14 : 1 und zeigt somit signifikant höhere Prävalenzraten bei Frauen. Die Migräne zeigt in den verschiedenen Altersgruppen eine unterschiedlich hohe Prävalenzrate mit signifikant weniger häufigem Auftreten in den höheren Altersgruppen. Die Prävalenzbereiche in internationalen Studien umspannen 5–19 % bei Männern und 11–35 % bei Frauen.

C

14.3.3 Pathophysiologie

Obwohl bis heute nicht klar ist, in welcher Weise die Vererbung bei der Genese der Migräne eine Rolle spielt, zeigen die verschiedenen Studien doch, daß ein genetischer Faktor zur Pathogenese beiträgt. Damit dieser genetische Faktor jedoch zur Wirkung gelangen kann, müssen auch Umweltfaktoren einwirken. Die Bereitschaft des Individuums muß vorhanden sein, um für diese Umweltfaktoren empfänglich zu sein. Die Reaktionsbereitschaft basiert sowohl auf biochemischen als auch auf neurophysiologischen Besonderheiten in der Rezeption und Verarbeitung von internen und externen Stimuli. Sie erklärt, warum bei einigen Patienten Reize zu einer Migräneattacke führen, bei anderen Personen jedoch nicht. Daten, die diese besondere Migränebereitschaft belegen, sind zum Beispiel:

- im Migräneintervall erhöhte Amplitude der kontingenten negativen Variation (CNV)
- ausgeprägter „photic driving effect" im EEG
- Veränderung der Blutplättchen bei den betroffenen Patienten im Intervall
- reduzierter Magnesiumspiegel im Zentralnervensystem.

Zudem zeigt sich auch eine veränderte Regulation der zerebralen Durchblutung im Migräneintervall bei den betroffenen Patienten, ersichtlich etwa aus den Ergebnissen der transkraniellen Dopplersonographie.

Durch Einfluß der verschiedensten Triggerfaktoren kann sich diese beschriebene Migränebereitschaft auswirken, und die Kaskade der Migränepathophysiologie wird in Gang gesetzt.

Welche Triggerfaktoren in der jeweiligen Situation von Relevanz sind, läßt sich nur bei einem geringen Teil der Patienten voraussagen. Ob ein Faktor in der jeweiligen Situation Triggereigenschaften beinhaltet, liegt nicht nur an den physikalischen Eigenschaften des Reizes, sondern wird wesentlich vom Individuum mitbestimmt. Dazu gehören insbesondere:

- Bewertung von Streß
- Fähigkeit, auf solche Veränderungen im normalen Tagesablauf planend Einfluß zu nehmen.

Unklar ist, wo und wie das Zusammentreffen der Triggerfaktoren mit der besonderen Migränebereitschaft stattfinden muß. Bei einigen Faktoren, insbesondere bei Streß, Veränderungen des Schlaf-wach-Rhythmus oder bei sensorischen Stimuli, ist das Zentralnervensystem entscheidend. Bei anderen, wie z.B. metabolischen Störungen oder Nahrungsmittelfaktoren, könnte auch die Peripherie eine wichtige Rolle spielen. Wahrscheinlich ist jedoch der gesamte Organismus bei der Generierung der Migräneattacke involviert.

Das Wahrnehmungssystem der betroffenen Menschen steht aufgrund der beschriebenen Bedingungen in ständiger Überbereitschaft und bleibt auch bei Reizwiederholungen hoch gespannt, eine Adaptation bzw. Habituation bei wiederholter Reizeinwirkung findet nicht statt. In dieser Situation können plötzliche interne oder externe Veränderungen als Triggerfaktoren (Streß, Emotionen, Ernährung, Lärm, Licht etc.) zur Überreaktion von Steuerungsvorgängen im Gehirn führen. Ein erhöhtes Angebot an Glutamat und anderen exzitatorischen Transmittern führt zur Überstimulation von Rezeptoren. Interne Zeitgeber können über die Beeinflussung zirkadianer Rhythmen auf die Regulationsvorgänge Einfluß nehmen. Durch die Triggerfaktoren kann eine plötzliche Aktivierung im Gehirn bedingt werden. Dadurch werden plötzlich zu viele Neurotransmitter und Neuropeptide/Zeiteinheit freigesetzt, insbesondere das Serotonin und andere exzitatorische Neurotransmitter. Auch die NMDA-Rezeptoren werden überstimuliert. Die freigesetzten Botenstoffe werden abgebaut. Durch den schnellen Abbau der zu schnell freigesetzten Botenstoffe schließt sich eine Phase der Neurotransmittererschöpfung an. Bis die Botenstoffe wieder nachgebildet sind, ist die globale Informationsverarbeitung im Gehirn gestört. Durch die Transmitterfreisetzung resultiert in der Initialphase ein verstärktes Angebot an erregenden Transmittern. Dazu gehören insbesondere das Glutamat und andere exzitatorische Aminosäuren. Diese exzitatorischen Aminosäuren sind in der Lage, eine kortikale Spreading depression auszulösen.

Die kortikale Spreading depression führt zu fokalen neurologischen Störungen, die sich kontinuierlich ausbreiten. So zeigt sich beispielsweise, daß Patienten mit einer kompletten Blindheit in der Lage sind, typische visuelle Aurasymptome zu generieren. Die Ausbreitung der fokalneurologischen Störung mit einer Geschwindigkeit von 3–6 mm/min folgt genau der Geschwindigkeit, mit der sich in Tierversuchen die kortikale Spreading depression über die Hirnrinde ausbreitet. Der Randsaum der Flimmerskotome zeigt eine Flimmerfrequenz von ca. 10–15 Hz. Dagegen zeigt sich im Zentrum des Flimmerskotoms nur eine Flimmerfrequenz von 3–4 Hz. Dieser Abfall weist darauf hin, daß sich die neurale Erregbarkeit im Zentrum des Skotoms reduziert. Ein ähnliches Verhalten zeigt sich auch bei der experimentell ausgelösten kortikalen Spreading depression. An der Ausbreitungsfront feuern die Neurone mit großer Frequenz, während nach der Provokation der Spreading depression eine Suppression der Erregung resultiert. Ähnliches zeigt sich auch bei der klinischen Migräneaura. Beispielsweise kommt es im typischen Falle bei der sensorischen Aura zunächst zu Kribbelparästhesien, die sich kontinuierlich ausbreiten und schließlich in eine Taubheit in dem entsprechenden Hand-

C

oder Armgebiet übergehen. Weitere Evidenz für den Zusammenhang zwischen der kortikalen Spreading depression und der Migräneaura ergibt sich aus der Tatsache, daß die Veränderungen des regionalen kortikalen Blutflusses während spontaner Migräneattacken mit der gleichen Ausbreitungsgeschwindigkeit zu beobachten sind wie die Ausbreitung der Migräneaura und der experimentell induzierten kortikalen Spreading depression. Durch Ausbildung der kortikalen Spreading depression kommt es zu einer Störung der extra- und intrazellulären Elektrolytkonzentrationen. Die Folge ist, daß benachbarte perivaskuläre Nozizeptoren erregt werden und in der Lage sind, Schmerz zu induzieren. Dazu ist eine gewisse Latenzzeit von 30 bis 60 min im Normalfall erforderlich, um Entzündungsmediatoren durch die erregenden Neurotransmitter freizusetzen und perivaskulär eine aseptische, neurogen induzierte Entzündung hervorzurufen.

Durch eine räumliche und zeitliche Summation der erregenden Wirkungen steigt das Ausmaß des Migräneschmerzes mit der Zeit an. Dies ist eine Erklärung dafür, warum der Migränekopfschmerz ebenfalls in typischer Weise sich über verschiedene Areale des Kopfes hinweg ausbreitet. Durch Erregung von Axonreflexen können die Neuropeptide, insbesondere Substanz P, Neurokinin A und Calcitonine gene related peptide (CGRP), anhaltend freigesetzt werden, und die Migräneattacke setzt sich zeitlich fort. Die Migränepathophysiologie läuft in der Attacke so lange ab, bis Kompensationsmechanismen greifen. Dazu gehören die Neubildung der in der Initialphase verstärkt freigesetzten Neurotransmitter und das Greifen der Kompensation durch die körpereigenen, antinozizeptiven Schmerzabwehrsysteme. Bis diese Mechanismen in der Lage sind, die Dysregulation im Zentralnervensystem auszugleichen, können mehrere Stunden, in Einzelfällen auch einige Tage vergehen. Welche Mechanismen zu einer Migräne mit oder zu einer Migräne ohne Aura führen, sind bisher weitgehend unklar. Eine mögliche Erklärung ist, daß die beschriebenen Vorgänge bei der Migräne mit Aura initial wesentlich schneller ablaufen und dadurch zu hämodynamisch relevanten kortikalen Blutflußveränderungen führen, die für die Ausbildung der fokalneurologischen Symptome verantwortlich gemacht werden müssen. Dagegen könnte bei der Migräne ohne Aura ein sehr langsamer, allmählicher Pathomechanismus in Gang gesetzt werden, dessen Störungen nicht zu einer bemerkenswerten Veränderung des kortikalen, zerebralen Blutflusses führen, jedoch in der Folge dann ebenfalls die inflammatorischen Neuropeptide freisetzen und zu einer Schmerzinduktion im Bereich der Piaarterien führen.

Die Folge der neurogen induzierten Entzündung ist eine Aktivierung von Hirnstammkernen, wobei insbesondere der Nucleus caudalis die nozizeptiven Einflüsse aus den intra- und den extrakraniellen Geweben moduliert. Durch Summation der intra- und extrakraniellen nozizeptiven Erregungen kann die Migräneattacke potenziert werden, und es können auch Körperbereiche in das Schmerzerleben integriert werden, die primär gar nicht pathophysiologisch verändert sind. Dazu zählen insbesondere die Schulter- und Nackenmuskulatur sowie Bereiche des Schädels, die nicht von einer neurogen induzierten Entzündung betroffen sind. Diese sensorische Überbeanspruchung könnte auch eine Erklärung für die sensorischen Reizerscheinungen sein mit der Folge, daß normalerweise nicht schmerzhafte Reize während der Migräneattacke als extrem aversiv erlebt werden, insbesondere in Form einer Photophobie und einer Phonophobie. Die Folge dieser Überstimulation des Nucleus caudalis kann auch zwischen den Attacken zu einer erhöhten Empfindlichkeit führen. Therapeutische Manöver, wie z.B. Massagen, Wärmeanwendungen oder Triggerpunktinjektionen im Bereich der perikranialen Muskulatur, können den permanenten unterschwelligen nozizeptiven Input reduzieren und dadurch von den Migränepatienten als angenehm erlebt werden, ohne jedoch an der Generierung der Migräneattacke etwas zu ändern. Der Einfluß kortikaler Mechanismen auf das Migränegeschehen, insbesondere von Kognitionen, Emotionen, Fähigkeiten, auf Reize aktiv handelnd einwirken zu können (z.B. Streßbewältigung), und psychischer Entspannung, kann durch Einwirkung einer deszendierenden Kontrolle auf den Nucleus caudalis verstanden werden.

Die komplexen pathophysiologischen Mechanismen zeigen auch, daß eine monokausale Therapie der Migräneerkrankung niemals gerecht werden wird. Die pathophysiologischen Bedingungen sind zudem nicht „in Reihe" geschaltet, sondern verlaufen hinsichtlich vieler Bedingungen parallel. Aus diesem Grunde muß auch ein komplexer, ganzheitlicher Therapieansatz resultieren, der sowohl die peripheren als auch die zentralen Bedingungen der Migränepathophysiologie berücksichtigt.

14.3.4 Differentialdiagnose

Mehrere Kopfschmerzformen, symptomatische Kopfschmerzen

Die Diagnose ist einfach zu stellen, wenn die Migräne als einzige Kopfschmerzform bei einem Betroffenen auftritt und die Kriterien der Migräne gemäß IHS-Klassifikation von dem Patienten eindeutig angegeben werden können. Probleme ergeben sich immer dann, wenn mehrere Kopfschmerzformen vorhanden und die Patienten nicht in der Lage sind, eine eindeutige Schilderung ihrer Symptome zu geben. Bei gemeinsamem Vorkommen von Migräne und anderen Kopfschmerzformen, wie insbesondere Kopfschmerz vom Spannungstyp, wurden früher Begriffe wie „gemischter Kopfschmerz", „Spannungs-Gefäß-Kopfschmerz", „Kombinationskopfschmerz" etc. verwendet. Migräne und Kopfschmerz vom Spannungstyp kommen bei ein und demselben Patienten sehr oft vor. Ca. 50 % der Betroffenen weisen beide Diagnosen auf. Früher ist hier häufig die Diagnose „Kombinationskopfschmerz" gestellt worden, aber dieser Begriff ist nie genauer definiert worden. Die Kopfschmerzpatienten bieten ein kontinuierliches Spektrum, das von der ausschließlichen Migräne über die Migräne mit mäßigen Anteilen von Kopfschmerzen vom Spannungstyp, gleichgewichtiges Vorkommen beider Kopfschmerzformen, Überwiegen von Kopfschmerz vom Spannungstyp bis zu reinem Kopfschmerz vom Spannungstyp reicht.

C

Das Konzept des „Kombinationskopfschmerzes“ ist daher willkürlich, und es ist unmöglich, eine bestimmte Gruppe von Patienten abzugrenzen, auf die diese Diagnose eines Kombinationskopfschmerzes präzise zutreffen würde. Auch ergeben sich aus dieser Diagnose keine spezifischen therapeutischen Ansätze. Statt dessen sollten bei Patienten, bei denen mehrere Kopfschmerzformen auftreten, diese auch spezifisch diagnostiziert und zusammen mit den jeweiligen Kopfschmerztagen/Monat gesondert genannt werden. Da nach den allgemeinen Regeln die Zahl der Kopfschmerztage/Jahr für jede Diagnose in Klammern anzugeben ist, ist die individuelle Gewichtung der beiden Diagnosen damit deutlich auszudrükken.

Leidet ein Patient an Attacken bzw. Episoden, von denen jede einzelne Kriterien sowohl für die Migräne ohne Aura als auch für den episodischen Kopfschmerz vom Spannungstyp erfüllt, so gilt die allgemeine Regel, daß derjenige Typ diagnostiziert werden sollte, der in der IHS-Klassifikation an 1. Stelle erscheint, das ist die Migräne ohne Aura. Bei der Differentialdiagnose ist besonders zu berücksichtigen, daß symptomatische Kopfschmerzen eine identische Phänomenologie zu Migränekopfschmerzen aufweisen können.

Migräneaura vs. transitorische ischämische Attacke

Das entscheidende diagnostische Kriterium für die Migräne mit Aura ist die zeitlich-räumliche Ausbreitung von fokalneurologischen, zerebral generierten Symptomen, die Migration der Störungen. Treten mehrere neurologische Symptome auf, dann lösen die fokalen Symptome sich konsekutiv ab. Das charakteristische zeitliche Ausbreiten erfolgt bei der Migräneaura im typischen Fall innerhalb von 30–60 min.

Bei einer akuten zerebralen Ischämie im Sinne einer transienten ischämischen Attacke findet die Generierung der fokalneurologischen Störungen wesentlich schneller statt. Wie der Begriff „Schlaganfall“ verdeutlicht, entwickelt sich die neurologische Symptomatik plötzlich, in der Regel in nur einigen Sekunden bis zu einigen Minuten. So breiten sich zum Beispiel motorische Störungen innerhalb von 1 min vom Gesicht zur Hand aus oder von der Hand zur unteren Extremität. Eine solche Ausbreitungsgeschwindigkeit wäre völlig uncharakteristisch für eine Migräne mit Aura. Hier würden die Vorgänge in der Regel 5 min oder mehr benötigen.

Auch die inhaltliche Ausgestaltung der fokalneurologischen Symptomatik unterscheidet sich bei der Migräne mit Aura von der Symptomatik im Rahmen von transienten ischämischen Attacken. Während bei der Migräne mit Aura in der Regel ein positives Symptom besteht, wie z. B. Parästhesien, tritt bei der transienten ischämischen Attacke eher ein negatives Symptom, z. B. eine Hypästhesie oder eine Anästhesie, auf. Motorische Störungen sind bei der transienten ischämischen Attacke in aller Regel wesentlich ausgeprägter als bei der Migräne mit Aura. Die Tatsache, daß bei der Migräne mit Aura ein anfallsweises, immer wiederkehrendes Vorhandensein der fokalneurologischen Symptomatik besteht, ist ebenfalls ein wichtiges Abgrenzungskriterium zu transitorischen ischämischen

Attacken. Dazu kommt, daß die Patienten mit Migräne in der Regel jung sind und daß Gefäßrisikofaktoren nicht zu finden sind.

Ein weiterer wichtiger Punkt bei der Differenzierung der Migräne mit Aura von transienten ischämischen Attacken ist, daß der Kopfschmerz im Rahmen der Migräne mit Aura erst folgt, wenn die neurologische Symptomatik wieder abklingt. Dagegen ist bei der transitorischen ischämischen Attacke meist ein zeitgleiches Auftreten der fokalen Symptomatik mit den Kopfschmerzen zu verzeichnen. Ebenfalls ist wichtig, daß nach Abklingen der neurologischen Symptomatik bei der Migräne mit Aura der Kopfschmerz weiterhin besteht und sogar noch ansteigt. Dagegen ist bei der transitorischen ischämischen Attacke mit Abklingen der fokalen Symptomatik auch ein Abklingen der Kopfschmerzproblematik zu verzeichnen.

Schwieriger zu differenzieren sind Hirnstammsymptome wie Vertigo, Tinnitus, bilaterale sensorische und motorische Störungen sowie Dysarthrie, Dysphagie und Diplopie. Entsprechende Symptome sind auch bei der Basilarismigräne festzustellen, und diese Form ist teilweise schwierig von transienten ischämischen Attacken abzugrenzen. Allerdings hilft bei der Differenzierung, daß die Patienten mit Basilarismigräne in aller Regel sich in der 2. und 3. Lebensdekade befinden, Gefäßrisikofaktoren fehlen, der Kopfschmerz bei der Basilarismigräne stark ausgeprägt ist und der Kopfschmerz die neurologische Symptomatik zeitlich lange überdauert.

Persistieren die neurologischen Symptome im Zusammenhang mit Kopfschmerz über eine Woche, ist die Differentialdiagnose eines migränösen Infarktes zu erwägen. In dieser Situation ist die Durchführung von bildgebenden Verfahren notwendig, und sowohl die klinische Symptomatik als auch das Ergebnis des CCT bzw. MRT werden die Diagnose klären können. Darüber hinaus müssen weitere apparative Befunde erhoben werden, um mögliche Ursachen einer zerebralen Ischämie aufzudecken. Dazu gehören insbesondere Untersuchungen des vaskulären und des kardialen Systems.

Akute intrakranielle Hämatome können ebenfalls die Symptomatik einer Migräneattacke mit oder ohne Aura nachahmen. In diesem Falle wird jedoch die Vorgeschichte Hinweise auf ein Schädel-Hirn-Trauma oder auf einen abnormen neurologischen Befund ergeben. Dazu gehört insbesondere auch eine progressive Zunahme der neurologischen Symptomatik bis hin zum Bewußtseinsverlust. In dieser Situation wird die Durchführung bildgebender Verfahren die pathologischen Mechanismen klären.

Während bei einem intrakraniellen Hämatom in aller Regel eine ausgeprägte neurologische Symptomatik vorhanden ist, die unverzüglich zum Einsatz bildgebender Verfahren führen wird, ist bei der Subarachnoidalblutung oder bei einem intrakraniellen Aneurysma nicht immer eine plötzliche akute Klinik vorhanden. Gerade Kopfschmerzen, die auf der Basis solcher Pathomechanismen entstehen, müssen auch bei bekannter Migräne zur ständigen Wachheit in der Diagnostik veranlassen. Auch ein Patient, der über 20 Jahre an einer typischen Migräne leidet, kann entsprechende Komplikationen erleben. Aus diesem Grund muß bei Kontrolluntersuchungen immer wieder die Kopfschmerzphänomenologie erhoben und geprüft werden, ob die Kriterien mit denen der ursprünglichen Migräne übereinstimmen oder ob sich eine Veränderung in der Kopfschmerzphänomenologie eingestellt hat. Dazu muß außerdem eine Kontrolle des neurologischen Befundes durchgeführt werden, damit mögliche fokale Veränderungen frühzeitig erfaßt werden können. Bestehen Zweifel an einem regelrechten Befund im Zusammenhang mit einer Veränderung der Kopfschmerzsymptomatik, ist die Notwendigkeit gegeben, ein bildgebendes Verfahren durchzuführen. Ein kraniales Computertomogramm ohne Kontrastmittel ermöglicht, Blut in den basalen Zisternen nachzuweisen. Sollte dieser Nachweis nicht gelingen und aufgrund des klinischen Befundes der Verdacht auf eine Subarachnoidalblutung weiterhin aufrechtzuerhalten sein, ist die Durchführung einer Lumbalpunktion angezeigt. Im Einzelfall kann bei kleinen Blutungsquellen auch durch die Lumbalpunktion eine Xanthochromie nicht erfaßt werden. Sollten aufgrund der Kopfschmerzphänomenologie und des Verlaufes Zweifel weiterbestehen, muß die Durchführung einer Angiographie ernstlich in Erwägung gezogen werden.

Der sogenannte „Donnerschlagkopfschmerz" oder die „Blitzmigräne" werden mit Aneurysmata in Verbindung gebracht, die, ohne zu bluten, einen Gefäßspasmus in den umgebenden Bereichen bedingen. Aufgrund des plötzlichen Auftretens ist dieser Kopfschmerz in aller Regel von einer Migräne gut abzugrenzen („Kopfschmerz wie noch nie"). Der Kopfschmerz ist, wie der Name sagt, explosionsartig und tritt schlagartig auf. Diese Kopfschmerzform ist eine der ausgeprägtesten schweren Kopfschmerzen und neben einer ausführlichen, sorgfältigen neurologischen Untersuchung sind die bildgebenden Verfahren bis hin zu einer Angiographie ggf. zu veranlassen.

Arteriovenöse Malformationen (AVM) können Kopfschmerzen induzieren, die von einer Migräneattacke nicht ohne weiteres unterschieden werden können. Gehen solche Attacken mit epileptischen Anfällen oder anderen neurologischen Störungen einher, besteht Veranlassung, ein bildgebendes Verfahren durchzuführen. Beim Vorliegen von duralen arteriovenösen Malformationen im Bereich des Sigmoids oder des Sinus cavernosus können zusätzlich ein erhöhter intrakranieller Druck und visuelle Symptome bestehen. In diesem Fall ist zusätzlich eine zerebrale Angiographie zur Diagnosefindung erforderlich.

Andere vaskuläre Kopfschmerzursachen

Eine häufige Ursache von vaskulären Kopfschmerzen ist ein plötzlich erhöhter arterieller Blutdruck. Entsprechende Blutdruckanstiege können im Rahmen von idiopathischen arteriellen Hypertensionen auftreten. Darüber hinaus können jedoch auch ein Phäochromozytom oder Medikamente mit blutdruckerhöhender Potenz für die plötzlichen Blutdruckspitzen verantwortlich gemacht werden. Zur Diagnostik ist eine sorgfältige Anamnese mit Erfassung von Risikofaktoren vaskulärer Art erforderlich, eine entsprechend sorgfältige kardiovaskuläre Untersuchung und schließlich auch eine Augenhintergrundspiegelung mit Erfassung von hypertoniebedingten Fundusveränderungen. Bei einem konstant erhöhten Blutdruck kann beim Erwachen ein dumpfer, okzipitaler, pochender Kopfschmerz bestehen, der mit Ausnahme der neurologischen Begleitstörungen Übelkeit und Erbrechen leicht mit einer Migräne verwechselt werden kann. Die obengenannten Untersuchungen werden die Differenzierung zur Migräne ermöglichen, darüber hinaus auch das tägliche Auftreten sowie das Alter der Betroffenen. Auch bei solchen Kopfschmerzformen müssen intrakranielle strukturelle Läsionen in Erwägung gezogen werden, und neben einer sorgfältigen neurologischen Untersuchung ist es bei möglichen Zweifeln an einem regelrechten Befund erforderlich, ein kranielles CT zu veranlassen. Kopfschmerzen bei arterieller Hypertension gehen häufig mit Begleitstörungen einher in Form von Tachykardie, Schwitzen und Blässe.

Idiopathische Karotidodynie

Die idiopathische Karotidodynie äußert sich durch wiederkehrende ipsilaterale Anfälle von Schmerzen im Bereich des Halses und des Kopfes. Bei der Palpation der A. carotis im Bereich der Halsverlaufsstrecke zeigt sich das Gefäß ausgesprochen schmerzempfindlich. Beim erstmaligen Auftreten ist es schwierig, klinisch die idiopathische Karotidodynie von einer Karotisdissektion zu differenzieren. Aus diesem Grunde ist eine apparative Diagnostik erforderlich. Bei der idiopathischen Karotidodynie erbringt diese einen Normalbefund.

Gefäßdissektion

Bei einer Dissektion der A. carotis entsteht ein Schmerz im Bereich des Gefäßverlaufes und hinter dem ipsilateralen Auge. Die Dauer der schmerzhaften Phase ist unterschiedlich und kann von einigen Tagen bis zu mehreren Wochen betragen. Durch die Beeinträchtigung des Sympathikus kann zusätzlich ein ipsilaterales Horner-Syndrom in der Regel auftreten. Aufgrund des Dauerschmerzes und der Lokalisation ist die Differenzierung von der Migräne in der Regel ohne Probleme möglich. Zur Diagnosebestätigung ist die Durchführung einer Angiographie erforderlich.

Bei einer Dissektion der A. vertebralis ist der Schmerz im Bereich des Halses und des Hinterkopfes lokalisiert. Auch hier ist charakteristisch, daß der Schmerz plötzlich auftritt und teilweise von neurologischen Störungen aufgrund einer Ischämie des Hirnstamms begleitet wird. Auch bei dieser Symptomatik ist die Durchführung einer Angiographie erforderlich.

Arteriitiden

Die zunehmende einseitige Empfindlichkeit im Verlauf von kranialen Gefäßen kann zu einem ausgeprägten Schmerzsyndrom führen. Typischerweise sind ältere Menschen über 65 Lebensjahre betroffen. Der Kopfschmerz tritt nicht anfallsweise auf, sondern nimmt konstant zu. Er ist begleitet von einer extremen Schmerzempfindlichkeit des betroffenen Gefäßes. Darüber hinaus liegen häufig ein ausgeprägtes Krankheitsgefühl, Leistungsminderung und eine Temperaturerhöhung vor. Bei der Einwirkung von Kälte verschlimmert sich der

Schmerz. Die drastisch erhöhte Blutsenkungsgeschwindigkeit und die Aufdeckung von entzündlichen Riesenzellen in der Gefäßbiopsie führen zur Bestätigung der Diagnose.

Kopfschmerz bei erhöhtem zerebrospinalem Druck

Die benigne intrakranielle Hypertension äußert sich durch Kopfschmerzen, Übergewicht und Menstruationsunregelmäßigkeiten in Verbindung mit einem Papillenödem bei jungen Frauen. Bei einem Pseudotumor cerebri bestehen Gesichtsfeldstörungen und ein Dauerkopfschmerz. Der initiale anfallsweise Kopfschmerz ist deshalb kaum Anlaß zu einer Verwechslung mit der Migräne. Bei einem intrakraniellen Tumor kann auch in der Frühphase ein anfallsweiser Kopfschmerz auftreten, der eine Migräneerkrankung vortäuscht. Mit zunehmender Zeit stellt sich jedoch eine Progression der Symptomatik ein. Es treten weitere Störungen in Form von Konzentrationsreduktion, Übelkeit, Erbrechen, Müdigkeit, Leistungsreduktion und neurologischen Störungen auf. Bei dieser graduell zunehmenden neurologischen Symptomatik ist die Durchführung bildgebender Verfahren und ggf. eine Angiographie erforderlich.

Ein anfallsweiser Kopfschmerz kann bei Kolloidzysten und sonstigen Tumoren im Bereich der Ventrikel auftreten. Die anfallsweisen Kopfschmerzen können von Übelkeit und Erbrechen begleitet sein und somit ebenfalls klinisch nur schwer von einer Migräneattacke abgegrenzt werden. Durch die Zunahme des intrakraniellen Druckes werden bald neuropsychologische Störungen auftreten, die graduell zunehmen. Bei einem Ventilcharakter der Tumoren im Bereich der liquorzirkulierenden Wege können Anfälle oder andere plötzliche Veränderungen des neurologischen Status in Erscheinung treten. Auch in diesem Fall ist die Durchführung eines Computertomogramms oder eines Magnet-Resonanz-Tomogramms dringend erforderlich.

Im Anschluß an eine Lumbalpunktion oder aufgrund eines traumatisch oder spontan eingetretenen Liquorlecks kann ein erniedrigter Liquordruck resultieren. Der Kopfschmerz remittiert im Liegen und verschlechtert sich im Stehen. Durch diese Lageabhängigkeit kann der Kopfschmerz sehr leicht von anderen Kopfschmerzformen differenziert werden.

Entzündliche Erkrankungen

Bei intrakraniellen Infektionen, granulomatösen Entzündungen oder anderen nichtinfektiösen entzündlichen Erkrankungen kann teilweise zwar initial ein episodischer Kopfschmerz auftreten, der einen pulsierenden, pochenden Charakter hat und durch körperliche Aktivität verstärkt wird, allerdings zeigte sich bei diesen Erkrankungen eine in relativ kurzer Zeit auftretende Progression der Symptomatik. Zusätzlich sind weitere Probleme wie Fieber oder Hirnnervenstörungen und andere fokalneurologische Störungen einschließlich Nervendehnungszeichen gegeben. In diesem Falle ist es erforderlich, daß eine Untersuchung des Liquor cerebrospinalis und bildgebende Diagnostik veranlaßt werden.

Kopfschmerz bei Substanzwirkung

Eine Reihe von Medikamenten und Nahrungsmitteln sind in der Lage, Kopfschmerzen zu induzieren. Dazu gehören insbesondere Medikamente zur Kupierung der Migräneattacke wie z. B. Ergotalkaloide, Analgetika oder Nifedipin. Aber auch aufgenommene Nahrungsmittel wie Alkohol, Nitrat, Glutamat und andere Substanzen sind in der Lage, Kopfschmerzen zu induzieren, die Migräneattacken vortäuschen können. Zur Analyse der kopfschmerzinduzierenden Potenz von eingenommenen Substanzen ist es erforderlich, einen Substanzentzug durchzuführen, der dann zeigt, ob eine Kopfschmerzbesserung bei Auslassen der Substanz eintritt.

Metabolische Erkrankungen

Ein pulsierender, pochender Kopfschmerz kann bei metabolischen Erkrankungen induziert werden. Dazu gehören insbesondere die Hypoglykämie und der Kopfschmerz bei Dialyse. Die Hypoxie, besonders bei Aufenthalt in großer Höhe oder bei Lungenerkrankungen, sowie die Schlafapnoe können ebenfalls zu einem pulsierenden, pochenden Kopfschmerz führen, der mit der Migräne verwechselt werden kann. Bei den betroffenen Patienten ist häufig eine kurze Vorgeschichte zu verzeichnen. Die Symptome der zugrundeliegenden Erkrankung weisen auf den sekundären Kopfschmerz hin. Zusätzliche internistische Untersuchungen der Lungenfunktion, im Falle einer Schlafapnoe eine Polysomnographie, sowie eine Blutgasanalyse und eine Bestimmung des Blutzuckertagesprofils können Hinweise für die primäre Ursache der Kopfschmerzen geben. Bei zusätzlichen Zweifeln, ob ein intrakranieller struktureller Prozeß vorhanden ist, müssen bildgebende Verfahren wie CT und MRT durchgeführt werden.

Kopfschmerz bei strukturellen Erkrankungen des Kopfes

Der sogenannte zervikogene Kopfschmerz ist ein durch Bewegung induzierter Kopfschmerz, der streng einseitig auftritt, im Hals beginnt und bis zur Orbita ipsilateral ziehen kann. Zusätzlich können vegetative Störungen in Form von Tränenfluß und konjunktivaler Injektion auftreten. Neben den eindeutig bewegungsabhängigen Schmerzen müssen bei näherer Untersuchung der Halswirbelsäule strukturelle Läsionen vorhanden sein, die die klinischen Symptome erklären können.

Bei Struktur- und Funktionsanomalien im Bereich der Halswirbelsäule kann auch ein beidseitiger, okzipitaler bzw. zervikaler Schmerz auftreten, der mit einer erhöhten Schmerzempfindlichkeit der zervikalen Muskulatur einhergeht. Es handelt sich dabei in der Regel um einen Dauerschmerz, der nicht von den zusätzlichen Störungen der Migräneattacke begleitet wird.

Störungen des Auges, insbesondere Brechungsanomalien, können anfänglich zu anfallsweisen Kopfschmerzen führen, die die Symptome einer Migräne haben oder tatsächlich auch aufgrund der streßhaften Dauerbelastung Migräneattacken triggern. Eine Überprüfung des Visus zeigt die Ursache und bahnt vor allem die Therapie. Häufig treten Kopfschmerzen bei nicht korrigierten Refraktionsstörungen im Kindesalter auf.

Bei Erwachsenen dagegen kann ein akutes Glaukom zu schweren einseitigen Kopfschmerzen führen, die peri- und supraorbital lokalisiert sind. Typischerweise treten die Kopfschmerzen in der Nacht auf und können die Symptome einer Migräne komplett imitieren. Häufig sind die Kopfschmerzen von Augentränen begleitet, und die Palpation des Bulbus weist auf den erhöhten Augendruck hin.

Eine akute Entzündung der Nasennebenhöhlen kann zu Kopfschmerzen führen, die von einer Migräneattacke im Initialstadium nur schwer zu unterscheiden sind. Aurasymptome treten bei dieser Form der Kopfschmerzen jedoch nicht auf. Ebenso fehlen typischerweise Übelkeit und Erbrechen. Die zusätzlichen Störungen der Nasennebenhöhlenentzündung weisen auch hier auf die Diagnose hin. Während bei akuten Nasennebenhöhlenprozessen Kopfschmerzen ein häufiges Begleitsymptom sein können, sind chronische Nebenhöhlenprozesse, insbesondere eine chronische Nebenhöhlenentzündung, nur in den seltensten Fällen Ursache für Kopfschmerzen.

Kopfschmerzen bei Erkrankungen der Zähne, der Kiefer und der Kiefergelenke führen in der Regel zu einem Dauerkopfschmerz, der nicht mit den anfallsweisen Kopfschmerzen der Migräneattacke mit den typischen Migränecharakteristika verwechselt wird. Durch zusätzliche Symptome der Erkrankungen wird die Diagnose der zugrundeliegenden Störung erklärbar.

Kopfschmerz bei Schädel-Hirn-Traumata

Das akute Einwirken eines Schädel-Hirn-Traumas kann bei entsprechend empfindlichen Patienten zur Triggerung einer Migräneattacke führen. Bekannt dafür ist die Fußballermigräne bei häufigem Ballköpfen. Allerdings ist hier die direkte, logische Verbindung zwischen den Kopfbällen und der Anstrengung sowie den sonstigen Begleitereignissen bei sportlicher Belastung nicht ohne weiteres zu differenzieren. Neben der Auslösung von Migräneattacken durch Schädel-Hirn-Traumata kann bei akuten Schädel-Hirn-Traumata ein posttraumatischer Kopfschmerz induziert werden. Dieser geht jedoch nicht mit den typischen Begleitstörungen der Migräne einher und ist in der Regel ein dumpf-drückender Dauerschmerz. Gleiches gilt für den chronisch posttraumatischen Kopfschmerz, der ein überdauernder ständig vorhandener Kopfschmerz ist und nicht die migränetypischen Begleitstörungen zeigt. Die neurologische Untersuchung sowie bildgebende Verfahren weisen auf die Diagnose und belegen in Verbindung mit der Vorgeschichte den sekundären Charakter des Kopfschmerzes.

14.3.5 Triggerfaktoren

Differenzierung von Auslöser und Ursache

Bei der Auslösung der Migräneattacken müssen Triggerfaktoren im Sinne von einem „Anstoßen“ der Migräneattacke von den eigentlichen „Ursachen“ und einer migränespezifischen Reaktionsbereitschaft streng getrennt werden. Während die Ursache in einer spezifischen übermäßigen Reaktionsbereitschaft des Organismus besteht, können Triggerfaktoren sehr mannigfaltige Bedingungen sein, die die Migränekaskade zum Ablaufen bringen lassen. Ein Großteil der Migräneattacken wird ohne irgendwelche erkennbaren, äußeren Umstände in Bewegung gesetzt. Auch beim besten Willen kann dann kein spezifischer Triggerfaktor für die spezielle Migräneattacke gefunden werden. Insofern lassen sich Migräneattacken auch nach der Vermeidung von speziellen Triggerfaktoren häufig nicht umgehen.

Folgende Auslösefaktoren sind besonders potente Kandidaten, eine Migräneattacke in Gang zu bringen:

- Streß
- Veränderungen des normalen zirkadianen Rhythmus
- Emotionen
- hormonelle und metabolische Veränderungen
- Auslassen von Mahlzeiten
- Erschöpfung.

Der gemeinsame Nenner aller Triggerfaktoren scheint eine plötzliche Veränderung des normalen Lebensrhythmus zu sein. Durch welche Faktoren und durch welche Mechanismen und Umstände diese Veränderung herbeigeführt wird, scheint dabei weniger von Bedeutung. Entsprechend können alle möglichen Störmanöver des normalen Tagesrhythmus Migräneattacken bedingen.

Viele Triggerfaktoren lassen sich nicht ohne weiteres ändern. Dazu gehören beispielsweise hormonelle Faktoren, das Wetter, der Arbeitsplan oder unvorhergesehene Streßfaktoren. Andererseits läßt sich doch ein Großteil von Veränderungen durch eine feste Planung und Einhalten dieser Pläne vermeiden. Dazu gehört insbesondere ein strenges Einhalten einer regelmäßigen Nahrungszufuhr. Das Auslassen von gewohnten Mahlzeiten, insbesondere des Frühstücks, ist ein ganz besonders potenter Triggermechanismus für die Induktion von Migräneattacken. Insbesondere bei Jugendlichen und bei Kindern können ausgelassene Mahlzeiten mit großer Sicherheit Migräneattacken generieren. Bei bis zu 25 % der Kinder können Migräneattacken durch das Auslassen von festen Mahlzeiten ausgelöst werden. Dabei ist weniger der Abfall des Blutglukosespiegels für die Triggerung verantwortlich. So zeigt sich beispielsweise bei Patienten mit einem Diabetes mellitus, daß Blutzuckerveränderungen nur schwach mit der Triggerung von Migräneattacken korreliert sind. Vielmehr müssen weitere Nahrungsbestandteile, insbesondere die Elektrolytkonzentration und die Konzentration von freien Fettsäuren, als bedeutsam in der Generierung von Migräneattacken angesehen werden. Wahrscheinlich ist auch ein einzelner Faktor nicht verantwortlich zu machen, sondern die gesamte metabolische Situation und die physiologischen Prozesse.

Migräne und Streß

Streß, Belastungen und emotionale Einflüsse werden am häufigsten als auslösende Faktoren für Migräneattacken in retrospektiven Befragungen angegeben. Neben der Auslösepotenz sind diese Faktoren auch in der Lage, bestehende Kopfschmerzen zu erschweren. Insbesondere für Kopfschmerz bei Kindern werden Schulstreß, Schulsorgen, Bela-

C

stungen und auch psychische und körperliche Überanspannung als auslösende Bedingungen angegeben.

Die bisherigen Studienergebnisse sind so zu verstehen, daß es nicht auf die Inhalte der emotionalen Bedingungen ankommt, sondern vielmehr auf die plötzlichen Veränderungen, die entstehen müssen, um eine Migräneattacke zu triggern. Entsprechend lassen sich 2 Bedingungsgefüge abgrenzen:

- Streß-Entspannung-Migräne
- Entspannung-Streß-Migräne.

Es ist also nicht so sehr das absolute Niveau als vielmehr die Veränderung des Streßniveaus, die zur Migräne führt.

Schlaf-wach-Rhythmus

Die meisten Migräneattacken werden entweder am frühen Morgen generiert oder am Nachmittag. Ein Zusammenhang mit dem Schlaf-wach-Rhythmus wird intensiv diskutiert. Besonders bei der Migräne ohne Aura soll eine Bindung an das Schlafmuster vorliegen. Bei einem kurzen Schlaf während des Tages soll erst das Erreichen tieferer Schlafstadien, wie insbesondere die REM-Phasen 3 und 4, in der Lage sein, Migräneattacken zu triggern. Entsprechend sollen auch besonders lange und tiefe Schlafphasen in der Nacht in der Lage sein, an den betreffenden Tagen Migräneattacken in Gang zu bringen. Allerdings sind diese Angaben nicht durch kontrollierte Studien belegt, sondern lassen sich nur auf Einzelfälle beziehen.

Für den Zusammenhang zwischen Schlaf und Migräne spricht auch die Tatsache, daß bei Bindung der Migräne an bestimmte Wochentage der Samstag mit größter Häufigkeit als Migränetag genannt wird. Ein wichtiger Grund dafür könnte sein, daß am Samstag später aufgestanden wird bzw. am Freitag später ins Bett gegangen wird. Natürlich können solche monokausalen Erklärungsversuche durch andere Bedingungen konfundiert sein. Dazu gehören insbesondere die Entspannung sowie die veränderte Nahrungseinnahme am Wochenende, einschließlich Kaffeekonsum. Diese mannigfaltigen Variablen zeigen, daß ein monokausales Denken bei der Suche nach Auslösefaktoren von Migräneattacken wenig sinnvoll ist.

Nahrungsmittel

Nahrungsmittel werden nicht nur in der Bevölkerung, sondern auch bei Ärzten sehr häufig als potente Auslöser von Migräneattacken angesehen. Bei der Beurteilung, inwieweit Nahrungsmittel tatsächlich Triggerfaktoren darstellen, muß sehr zurückhaltend vorgegangen werden. Häufig geben Patienten die allgemeine Meinung wieder und beziehen Faktoren, die sie vom Hörensagen als Auslöser von Migräneattacken kennen, auch auf sich. So wird ein Vorurteil, das möglicherweise zur Auslösepotenz von bestimmten Nahrungsmitteln besteht, tradiert und immer wieder als relevant aufrechterhalten. Besonders häufig werden folgende Nahrungsmittel als Migränetriggerfaktoren angegeben:

- Schokolade
- Molkereiprodukte
- Zitrusfrüchte
- Alkohol
- fritierte Nahrungsmittel
- Gemüse
- Tee
- Kaffee

- Getreideprodukte
- Meeresfrüchte.

Ca. 20 % aller Migränepatienten berichten, daß bei ihnen nahrungsbedingte Triggerfaktoren eine Rolle spielen. Besonders häufig soll Alkohol in der Lage sein, Migräneattacken zu induzieren. In der Regel gilt dies dann für alle alkoholischen Getränke. Bei einer kleinen Untergruppe sollen nur bestimmte alkoholische Getränke in der Lage sein, Migräneattacken auszulösen. Dies gilt insbesondere für Rotwein und für Sekt. Dabei spielt jedoch nicht allein das alkoholische Getränk eine Rolle, sondern auch die Tageszeit, zu der der Alkohol konsumiert wird. So gibt es Menschen, bei denen zum Beispiel das Trinken von Sekt nach 20.00 Uhr nicht zu Migräneattacken führt, dagegen das Kosten von Sekt am frühen Nachmittag bei der Verabschiedung eines Arbeitskollegen im Rahmen einer Betriebsfeier mit nahezu 100 %iger Wahrscheinlichkeit eine Migräneattacke entstehen läßt. Der Mechanismus für die Generierung von alkoholinduzierten Migräneattakken ist unklar. Es handelt sich dabei eindeutig nicht um einen symptomatischen Kopfschmerz im Sinne von einem Alkoholkopfschmerz, sondern um genuine Migräneattacken, die auch mit oder ohne Aura einhergehen können. Als pathophysiologische Bedingung wird oft eine Dehydrierung aufgrund der alkoholinduzierten Diurese angesehen. Entsprechend wird empfohlen, bei Alkoholkonsum zusätzlich größere Mengen von Mineralwasser zu trinken. Darüber hinaus können jedoch auch andere biochemische Eigenschaften des alkoholischen Getränks in die Generierung der Migräneattacke involviert sein. Spezielle Untersuchungen dazu sind noch nicht schlüssig zu interpretieren.

Die biochemischen Bestandteile der Nahrungsmittel, welche für die Triggerung von Migräneattacken verantwortlich gemacht werden müssen, sind weitgehend unbekannt. Die meisten Patienten sind nicht allein gegen ein einziges spezifisches Nahrungsmittel empfindlich, sondern gegen eine ganze Reihe verschiedener Nahrungsmittel. Dieser Umstand spricht dafür, daß möglicherweise ein einzelner Stoff oder ein Gemisch verschiedener Stoffe in den Nahrungsmitteln zur Triggerung der Migräneattacken führt. So konnte gezeigt werden, daß Tyramin in der Lage ist, mit größerer Wahrscheinlichkeit Migräneattacken zu generieren als ein Placebo. Andererseits gibt es viele Nahrungsmittel, die als potente Migränetriggerfaktoren angesehen werden, die so gut wie überhaupt kein Tyramin beinhalten. Dazu gehört zum Beispiel die Schokolade. Andere Untersuchungen haben die Potenz von Tyramin in der Generierung von Migräneattacken nicht bestätigen können.

Zur Zeit ist es nicht möglich, die Triggerung von Migräneattacken mit einem bestimmten Stoff in Verbindung zu bringen. Möglicherweise verhält es sich hier ähnlich wie bei der Triggerung durch Alkohol: Nicht das Nahrungsmittel allein, sondern Zeitpunkt und Art der Nahrungsmitteleinnahme könnten für die Generierung von Migräneattacken verantwortlich sein.

Einfluß des Wetters

Wetterfaktoren werden in der Bevölkerung als besonders wichtig in der Auslösung von Migräneattacken angesehen. Besonders wird dabei in Süddeutschland der Föhn angeschuldigt. Kontrollierte Studien, die einen Zusammenhang zwischen entsprechenden Wettersituationen und der Generierung von Migräneattacken belegen würden, stehen bis heute aus. Die weitgehende Übereinstimmung der Migräneprävalenz in den verschiedenen Ländern der Welt und insbesondere auch die große Übereinstimmung der Häufigkeit der Kopfschmerztage/Zeiteinheit sind indirekte Hinweise dagegen, daß spezielle Wettersituationen in bestimmten Regionen mit der Auslösung von Migräneattacken in regelhafte Verbindung gebracht werden können. Auch zeigte sich in Studien, die den Zusammenhang zwischen atmosphärischen Wetterbedingungen und der Auslösung von Migräneattacken thematisierten, kein bedeutsamer Zusammenhang.

Bei spezieller Analyse der Attackengenerierung bei Patienten, die angeben, daß sie Migräneattacken in Verbindung mit Wettermechanismen erleiden, zeigte sich, daß nur ein verschwindend geringer Anteil von ca. 3 % der Migräneattacken mit bestimmten Wetterlagen in Verbindung gebracht werden kann.

14.3.6 Nichtmedikamentöse Therapie der Migräne

Therapieplanung

Eine ganzheitliche Migränetherapie zielt auf die Beeinflussung aller Pathomechanismen. Die gemeinsame Therapieplanung mit dem Patienten muß insgesamt unter folgenden Hauptüberschriften durchgeführt werden:

- Beratung zur Diagnose und zur Entstehung der Erkrankung
- Verhaltensmaßnahmen
- Selbstbeobachtung und Verlaufskontrolle
- medikamentöse Therapie
- Erfolgskontrolle.

Beratung zur Diagnose und zur Entstehung der Erkrankung

Es ist bei weitem nicht ausreichend, daß sich der Arzt darüber im klaren ist, welche Kopfschmerzform er behandelt. Im typischen Fall leidet ein Patient nicht nur an einer, sondern an 2 oder gar mehr Kopfschmerzformen. Aus diesem Grunde muß der Patient wissen, welche Kopfschmerzform er spezifisch mit welcher Maßnahme behandeln soll. Der Kopfschmerzpatient braucht deshalb eine ausführliche, individuelle Beratung. Ein alleiniges präzises Wissen beim Arzt ist nicht ausreichend dafür, daß der Patient außerhalb der Praxis in der Lage ist, die empfohlene Therapie bei der richtigen Kopfschmerzform einzusetzen. Aus diesem Grund muß nicht nur der Arzt die diagnostischen Kriterien der unterschiedlichen Kopfschmerzerkrankungen kennen, sondern auch der Patient. Die verschiedenen Formen sind deshalb mit dem Patienten ausgiebig zu diskutieren. Dies ist effizient nur möglich, indem man dem Patienten einen Kopfschmerzfragebogen, Kopfschmerzkalender, Informationsmaterial und eine Liste mit Patientenratgebern an die Hand gibt. Ideal dazu ist auch ein Behandlungspaß (→ Abb. 14.3), der über die Merkmale der wichtigsten Kopfschmerzformen Auskunft gibt, einen Kopfschmerzkalender beinhaltet und auf den letzten

Seiten die Möglichkeit bietet, die verschiedenen Therapievorschläge für die unterschiedlichen Kopfschmerzformen zu skizzieren. Es ist unmöglich, daß ein Patient alle Informationen, die er benötigt, um die verschiedenen Kopfschmerzformen effektiv zu behandeln, während einer Sprechstundensitzung verstehen und sich merken kann.

Verhaltensmedizinische Maßnahmen

Wenn unter diesen Umständen die Anlage zur Migräne im eigentlichen Sinne nicht änderbar ist, bedeutet das noch lange nicht, daß man gegen dieses Leiden auch nichts tun kann. Der Satz „Migräne ist nicht heilbar" ist irreführend, da er therapeutischen Nihilismus impliziert. Die Migränebereitschaft ist zwar nicht wegzuzaubern. Sehr wohl gibt es aber sehr effektive Möglichkeiten, diese nicht zur Wirkung gelangen zu lassen oder aber eine Attacke effektiv zu kupieren, wenn sie dennoch ausgebrochen ist. Der Patient muß wissen, daß es hier wirksame Möglichkeiten gibt, um die Behinderung durch Migräne zu reduzieren.

Dazu stehen Arzt und Patient 3 Therapiestrategien zur Verfügung:

- Vorbeugung durch Vermeidung von Auslösefaktoren
- Vorbeugung durch Reduktion der Anfallsbereitschaft
- Behandlung der akuten Auswirkungen der Migräneattacke.

Planung eines regelmäßigen Tagesablaufes

Nach ausführlicher Beratung zur Diagnose und zur Entstehung der Migräne muß der Patient in jedem Falle mit nichtmedikamentösen Therapiemaßnahmen bekanntgemacht und zu ihrer Durchführung aufgefordert werden. Kein Patient darf erwarten, daß eine Migränetherapie effektiv ist, ohne daß nichtmedikamentöse Therapiemaßnahmen von dem Patienten eigenständig und regelmäßig durchgeführt werden. Eine der wichtigsten Bedingungen für die Generierung der Migräneattacke sind plötzliche Veränderungen im normalen Tagesablauf. Dazu gehören insbesondere Streßfaktoren, die solche Veränderungen bedingen können. Der Patient muß wissen, daß Streß zum alltäglichen Leben gehört und auch Menschen, die keine Migräne haben, Streß ausgesetzt sind. Neben der besonderen Reaktionsbereitschaft für Streß sind insbesondere die unterschiedlichen Verhaltensmaßnahmen auf die Streßsituation dafür verantwortlich, daß sich Streßsituationen bei den Migränepatienten zu einer Migräneattacke auswirken können. Der Patient kann durch diese Erklärung lernen, daß er in der Lage ist, durch Aufbau eines adäquaten Verhaltensrepertoires Streßfaktoren adäquat begegnen zu können. Die wenigsten Patienten möchten eine medikamentöse Therapie der Migräne. Auch aus diesem Grunde ist das Vertrautmachen mit nichtmedikamentösen Therapiemaßnahmen besonders wichtig. Erst wenn der Arzt sich Mühe gibt, dem Patienten ausführlich nichtmedikamentöse Therapiestrategien zu erklären, wird er auch den Empfehlungen hinsichtlich der medikamentösen Therapie Vertrauen schenken und sie durchführen.

Eine der wichtigsten Maßnahmen zur Vermeidung von Streß ist die Planung

SCHMERZKLINIK KIEL
Klinik für neurologisch-verhaltensmedizinische Schmerztherapie

Schmerzklinik Kiel • Heikendorfer Weg 9-27 • 24149 Kiel

In Kooperation mit dem Klinikum der Christian-Albrechts-Universität zu Kiel

Heikendorfer Weg 9
24149 Kiel
Tel. 0431/20099-0
Fax 0431/20099-99

Therapiepass für ______________________ **Datum** ______________________

Ihre Diagnose: ❒ MIGRÄNE OHNE AURA ❒ MIGRÄNE MIT AURA

I. Verhaltensmedizinische Vorbeugung

Entsannungsverfahren:

❒ Multimediale Entspannung CD täglich um ________ Uhr
❒ Progressive Muskelrelaxation CD täglich um ________ Uhr
❒ Atem-Tiefenentspannung CD täglich um ________ Uhr

Vermeidung von Auslösemechanismen:

❒ Checkliste

❒ Regulierung des Tagesrhythmus: -regelmäßige Mahlzeiten
-regelmäßiger Schlaf
(insbesondere am Wochenende)

Bibliotherapie:

❒ Patientenratgeber lesen, um Ursachen und Behandlungsmöglichkeiten zu verstehen und optimal einzusetzen:
H. GÖBEL (1998) KOPFSCHMERZEN UND MIGRÄNE, LEIDEN DIE MAN NICHT HINNEHMEN MUß.
SPRINGER VERLAG, HEIDELBERG, 2. AUFLAGE, ISBN 3-540-64610-8

II. Medikamentöse Vorbeugung

❒ Metoprolol (z.B. Beloc mite) ❒ Propanolo (z.B. Dociton)
❒ Magnesium 600 mg ❒ Cyclandelat (Natil)
❒ Flunarzin (z.B. Sibelium) ❒ Amitriptylin (z.B. Saroten)

		morgens	mittags	abends
	1. Woche	____	____	____
ab	2. Woche	____	____	____
ab	3. Woche	____	____	____

für zunächst 6 Wochen, dann Entscheidung ob Weiterführung für 6 bis 9 Monate.

III. Anfallsbehandlung

❒ Ruhe und Entspannung einleiten, abschirmen und möglichst hinlegen
❒ Schmerzbewältigung bei akuten Schmerzen : Relivision (CD)

leichte Attacke: *rechtzeitig!* Schon bei Auftreten der Aura bei Migräne mit Aura.

❒ 20 Tropfen Metoclopramid (z.B. Paspertin) ❒ 1 Zäpfchen Metoclopramid (z.B. Gastrosil)

nach 15 Minuten Pause

❒ 2 Brausetabletten Aspirin ❒ Ibuprofen 400 mg ❒ Naproxen 500 mg
❒ 2 Tabletten Paracetamol ❒ 1 Zäpfchen Paracetamol 1g

bei fehlender Wirkung oder schwerer Attacke:

❒ 50 mg Tablette Imigran ❒ 100 mg Tablette Imigran
❒ 25 mg Zäpfchen Imigran ❒ 10 mg Nasenspray Imigran
❒ 20 mg Nasenspray Imigran ❒ 6 mg s.c. Imigran mit Glaxopen
❒ 10 mg MAXALT
❒ 2,5 mg Tbl. Naramig ❒ 2 x 2,5 mg Tbl. Naramig
❒ 2,5 mg Tbl. Asco Top ❒ 2 x 2,5 mg Tbl. AscoTop
❒ zusätzlich 500 mg Naproxen

Abb. 14.3 Ausschnitt aus einem Behandlungspaß für Migränepatienten.

eines regelmäßigen Tagesablaufs. Der Patient muß wissen, daß Auslösefaktoren durch eine plötzliche Veränderung der normalen Hirnaktivität wirken können. Nichtmedikamentöse Verhaltensmaßnahmen zur Vorbeugung von Migräneattacken versuchen, die Hirnaktivität zu stabilisieren, damit plötzliche Störungen sich nicht auswirken können.

Der Patient muß darüber informiert werden, daß oberstes Gebot und einfachste Maßnahme ist, einen möglichst regelmäßigen Tagesablauf zu realisieren. Der Patient muß wissen, daß plötzliche, unvorhergesehene Veränderungen, Höhen und Tiefen, zu Störungen der Gehirntätigkeit führen und einen Migräneanfall auslösen können. Dagegen kann ein regelmäßiger Tagesablauf zu einer Synchronisation der Gehirntätigkeit führen und damit zu einer geringeren Störanfälligkeit beitragen.

Aus diesem Grunde sollte der Patient angehalten werden, einen regelmäßigen Tagesablauf aktiv zu planen. Dazu muß er sich Regeln aufstellen, die er selbst einhalten muß, und er muß fordern, daß auch andere Rücksicht auf seine Regeln und damit auf seine Behinderung nehmen.

Allgemeines Gesundheitsverhalten

Neben den migränespezifischen Therapiemaßnahmen muß der Patient auch darauf hingewiesen werden, weitere Bereiche seines Lebens zu überdenken und insbesondere zu versuchen, ein möglichst positives Gesundheitsverhalten aufzubauen. Dazu gehören eine ausgeglichene regelmäßige Ernährung, ein ausgeglichenes Schlaf-wach-Verhalten und die Einplanung von adäquaten Pausen im Tagesablauf. Genußmittelmißbrauch, besonders von Koffein, Alkohol und Nikotin, muß überdacht und reduziert bzw. am besten komplett gestoppt werden.

Eine wichtige Maßnahme im Leben des Migränepatienten ist auch, körperliche Bewegung, Gymnastik und Ausgleichssport möglichst regelmäßig durchzuführen und dafür feste Zeiten in der Woche einzuplanen. Es kommt dabei nicht darauf an, Hochleistungen zu erbringen. Sinnvoll ist, in der Woche an etwa 2 Terminen Zeiten von ca. 1 h festzusetzen, in denen der Körper im Mittelpunkt steht.

Obwohl unspezifisch, können physiotherapeutische Maßnahmen, wie z. B. Streckübungen der Nackenmuskulatur, Massagen, Wärmeapplikation oder Fangopackungen im Bereich des Nackens, angenehm sein. Eine spezifische Therapie der Migräne stellt dies jedoch keinesfalls dar. Sekundäre Begleitereignisse, wie z. B. eine überhöhte Schmerzempfindlichkeit der Nackenmuskulatur, können dadurch jedoch günstig beeinflußt werden.

Gewarnt werden sollten die Patienten vor unkonventionellen Therapieverfahren, die, ohne die migränespezifischen Faktoren zu berücksichtigen, Heilung versprechen. Viele Migränepatienten versuchen, in der Presse jeden Hinweis über Kopfschmerzen und Migräne zu sammeln und dann die entsprechenden Tips umzusetzen. Die passive Konsumierung von Therapieverfahren, wie z. B. Akupunktur oder Einspritzung von Lokalanästhetika, wird es nicht ermöglichen, irgendein migränespezifisches Problem langfristig über den Placeboeffekt hinaus zu lösen. Bis heute gibt es keine überzeugende Studie, die nachweist, daß mit solchen Maßnahmen etwas bewirkt werden kann außer Zeitverlust für die Einleitung von effektiven Therapiemaßnahmen und Ausgaben zum Teil erheblicher Beträge.

Spezielle verhaltensmedizinische Techniken

Der Zusammenhang zwischen psychischen Mechanismen und der Migräne ist ein ständiger Diskussionsgegenstand. Aus diesem Grunde wurden verschiedenste psychotherapeutische Techniken zur Therapie der Migräne eingesetzt. Die verschiedenen psychotherapeutischen Schulen verwenden dabei ganz unterschiedliche Methoden. Als praktikabel und wirksam haben sich im wesentlichen nur die verhaltensmedizinischen Verfahren erwiesen. Es handelt sich dabei um Techniken, die primär für die Indikation Angst entwickelt und dann für das Anwendungsgebiet Schmerz und insbesondere Kopfschmerz adaptiert worden sind. Die verhaltensmedizinischen Verfahren basieren auf der Erkenntnis, daß eine enge Assoziation zwischen Streß und Migräne besteht. Aus diesem Grunde sollen verhaltensmedizinische Verfahren in die Lage versetzen, eine möglichst effektive Bewältigung von streßhaften Situationen zu ermöglichen. Dabei wird berücksichtigt, daß streßhafte Situationen nicht nur durch objektive äußere Umstände entstehen können, sondern auch durch inadäquate Verhaltensweisen und durch kognitive Fehlbewertung von gegebenen Situationen und auch dann mit entsprechenden psychischen und physischen Erregungszuständen einhergehen. Folgende Methoden wurden entwickelt:

- Entspannungsverfahren
- Biofeedback-Verfahren
- Streßbewältigungstraining
- kognitive verhaltensorientierte Methoden.

Aufwendige verhaltensmedizinische Therapieverfahren können meist nur im Rahmen stationärer Behandlungen in speziellen Schmerzkliniken eingesetzt werden.

Entspannungstraining

Als am leichtesten einsetzbar haben sich Entspannungstrainings bewährt. Es liegen keine Studien vor, die nachweisen, daß aufwendigere psychologische Therapieverfahren in der Lage sind, eine größere Effizienz bei vergleichbarem Aufwand zu erbringen.

Aufgrund der hohen Migräneprävalenz ist es unmöglich und illusionär, daß alle Migränepatienten sich durch ausreichend ausgebildete und qualifizierte Psychologen einer idealen psychologischen Therapie unterziehen können. Dazu würden beispielsweise ein Konkordanztraining mit ausgiebigen Streßbewältigungstrainings- und Selbstsicherheitstrainingsphasen gehören, ein Gefäßtraining-Biofeedback und ein Entspannungsverfahren. Die entscheidende Frage ist also, welche Patienten man einem ausgiebigen psychologischen Therapieprogramm zuleiten sollte und welche nicht.

Tonträger für Entspannungstraining

Im Handel sind Tonbandkassetten oder Kompakt-Discs mit verschiedenen Entspannungstrainings erhältlich. Speziell für den Einsatz bei Kopfschmerzen wurden nachfolgende CDs entwickelt:

- Multimediale Entspannung; das Entspannungstraining zur Vorbeugung von Migräne und Kopfschmerzen. Diese Entspannungsmethode zielt auf die Realisierung eines regelmäßigen Tagesablaufs und damit auf eine Synchronisation der Gehirntätigkeit.
- Tiefenentspannung durch Aktivatmung; dieses Entspannungstraining funktioniert durch eine systematische Anspannung und durch eine systematische Entspannung der Atemmuskulatur.
- Relievision; Visualisierung zur Akuttherapie von Migräne, Spannungskopfschmerzen und Rückenschmerzen. Relievision (Relief – Besserung, Vision – bildliche Vorstellung) ist die bildliche Vorstellung von Geschehnissen vor dem geistigen Auge durch Visualisierung. Die vorgestellten Szenen können zu direkten, aktiven Veränderungen im Körper benutzt werden.
- Progressive Muskelrelaxation nach Jacobson.

Die progressive Muskelrelaxation nach Jacobson wird von den klassischen Entspannungstrainings bei Kopfschmerzen, insbesondere bei Migräne, favorisiert, da es am leichtesten erlernbar ist und sich auch als am effektivsten erwiesen hat. Das Verfahren basiert auf einer aktiven Wahrnehmung von Anspannung und Entspannung in den Muskeln und befähigt, aktiv eine möglichst tiefe Entspanntheit im Körper, aber auch im Erleben herbeizuführen. Der Übende soll sich aktiv auf die Anspannung und die Entspannung, die er selbst herstellt, konzentrieren und dabei die Unterschiede zwischen diesen beiden Phasen wahrnehmen, so daß eine direkte Erlebbarkeit von Anspannung resultiert und auf die Anspannung positiv eingewirkt werden kann. Es ist dann möglich, daß eine Verspannung rechtzeitig erkannt wird und eine Gegenmaßnahme eingeleitet werden kann. Die CD stellt eine für die Kopfschmerzvorbeugung speziell eingerichtete Form des klassischen Entspannungstrainings zur Verfügung (die CDs können bestellt werden bei Neuro-Media GmbH, Hegenwohld 15a, 24214 Noer. Fax: 04346–36004, Internet: www.neuro-media.de).

Achten auf Eigenständigkeit

Verhaltensmedizinische Maßnahmen sind essentiell in der Therapie der Migräne. Genauso wie ein richtiges Zähneputzen und eine gute Zahnpasta erforderlich sind, um die Zähne gesund zu halten, müssen bestimmte Techniken eingesetzt werden, um Migräne aktiv begegnen zu können. Verhaltensmedizinische Maßnahmen sollten genauso selbstverständlich in der Therapie der Migräne werden wie die medikamentösen Aspekte. In aller Regel werden medikamentöse und verhaltensmedizinische Therapiemethoden parallel eingesetzt, um einen optimalen Therapieerfolg erzielen zu können. Ideal ist es, wenn die verhaltenstherapeutischen Maßnahmen den Patienten in die Lage versetzen, eigenständig, kompetent und zeitlich und örtlich ungebunden die verschiedenen Techniken einzusetzen.

C

14.3.7 Medikamentöse Therapie des Migräneanfalls

Kein anderer Baustein der Migränetherapie reduziert den Leidensdruck des Migränepatienten derart entscheidend wie die Möglichkeit, Migräneattacken effektiv, schnell und nebenwirkungsarm behandeln zu können. Die Attackenbehandlung steht damit zwangsläufig im Zentrum der Migränetherapie. Eine einheitliche Standardtherapie, die für alle Betroffenen in jeder Situation Gültigkeit hätte, steht nicht zur Verfügung. Zum einen unterscheiden sich Patienten in Alter, Geschlecht, Lebenssituation und Begleiterkrankungen. Zum anderen unterscheiden sich Migräneattacken in Intensität, Dauer, Begleitphänomenen und Häufigkeit. Eine Attakkentherapie wird daher nur erfolgreich sein können, wenn sie individuell auf den einzelnen Patienten maßgeschneidert ist. Da darüber hinaus auch noch letztlich unvorhersehbar Bioverfügbarkeit, Wirksamkeit und Verträglichkeit der gleichen Substanz erheblich zwischen den Patienten variieren, ist das im Einzelfall beste Behandlungskonzept meist erst Ergebnis eines längeren Optimierungsprozesses.

Die verschiedenen Therapiesituationen in der Akuttherapie

Ein optimales Behandlungskonzept muß bei dem gleichen Patienten verschiedene potentielle Therapiesituationen berücksichtigen. In Abhängigkeit von der Attackencharakteristik und dem Zeitpunkt innerhalb der Attacke unterscheidet man:

- allgemeine Maßnahmen
- Behandlung bei Ankündigungssymptomen einer Migräne
- Behandlung bei Auraphänomenen
- Behandlung der leichten Migräneattacke
- Behandlung der schweren Migräneattacke
- Notfallbehandlung der Migräne durch den Arzt
- Behandlung des Status migraenosus.

Allgemeine Maßnahmen

Visuelle, akustische, olfaktorische und auch sensorische Reize werden innerhalb einer Migräneattacke häufig als unangenehm oder auch schmerzhaft erlebt, und eine Verstärkung der Beschwerden bereits durch leichte körperliche Aktivität oder allein durch Bücken ist charakteristisch. Die Erfahrung zeigt, daß eine medikamentöse Attackenbehandlung in der Regel schneller und effektiver wirkt, wenn diese Schmerzverstärkungsfaktoren ausgeschaltet sind.

Eine *Reizabschirmung* gehört deshalb zu den ersten Maßnahmen im akuten Migräneanfall. Die Patienten sollten sich in ein ruhiges und dunkles Zimmer zurückziehen und körperliche Ruhe einhalten. Dies führt in aller Regel zu einer Unterbrechung der momentanen Tagesaktivität. Der Versuch von Patienten, sich durch Einnahme von Medikamenten arbeitsfähig zu erhalten, ist ein wesentlicher Grund für einen Fehlgebrauch von Kopfschmerzakutmedikation mit der Gefahr der Induktion von medikamenteninduzierten Dauerkopfschmerzen.

Ob lokale Kälte- oder eventuell Wärmeanwendung hilfreich ist, muß im Einzelfall überprüft werden.

Tab. 14.6 Medikamentöse Therapie der Mirgäneattacke in Abhängigkeit von verschiedenen Merkmalen des Attackenverlaufes.

Strategie A Antiemetikum + Analgetikum	Antiemetikum • Metoclopramid • Domperidon • Dimenhydrinat • Diphenhydramin	Analgetikum • Acetylsalicylsäure 1g • Paracetamol 1 g • Ibuprofen 400–800 mg • Diclofenac-Kalium 50 mg
Strategie B Triptane	→ sehr starke Schmerzen	• Sumatriptan 6 mg s.c.
	→ starke Schmerzen	• Almotriptan 12,5 mg • Eletriptan 40 mg • Rizatriptan 10 mg • Sumatriptan nasal 20 mg • Sumatriptan 100 mg • Zolmitriptan 5 mg
	→ mittelstarke Schmerzen	• Almotriptan 12,5 mg • Eletriptan 20 mg • Naratriptan 2,5 mg • Rizatriptan 5 mg • Sumatriptan 50 mg • Sumatriptan Supp 25 mg • Zolmitriptan 2,5 mg
	→ Erbrechen vorhanden	• Sumatriptan 6 mg s.c. • Sumatrptan nasal 20 mg • Sumatriptan Supp 25 mg
	→ schnelle Wirkung erwünscht	• Rizatriptan 10 mg • Sumatrptan 6 mg s.c. • Sumatriptan nasal 20 mg
	→ anhaltende Wirkung bei langen Attacken erwünscht	• Almotriptan 12,5 mg • Eletriptan 40 mg • Naratriptan 2,5 mg
	→ sehr gute Verträglichkeit erwünscht	• Almotriptan 12,5 mg • Eletriptan 20 mg • Naratriptan 2,5 mg

Medikamentöse Maßnahmen bei Ankündigungssymptomen

Viele Migränepatienten kennen Ankündigungssymptome einer Migräneattakke, die bereits ein bis zwei Tage vor dem Beginn der eigentlichen Kopfschmerzphase auftreten. Hierzu gehören unter anderem:

- Stimmungsschwankungen
- Hyperaktivität
- erhöhter Appetit, insbesondere auf Süßigkeiten
- ausgeprägtes Gähnen.

Es kann aufgrund solcher Ankündigungssymptome mit hoher Wahrschein-

C

lichkeit das Entstehen einer folgenden Migräneattacke vorausgesagt werden.

Im Sinne einer Kurzzeitprophylaxe ist die einmalige Einnahme von 500 mg Acetylsalicylsäure als Brauselösung oder 20 mg Metoclopramid oder 30 mg Domperidon möglich.

Zum Teil kann hierdurch das Auftreten der Kopfschmerzphase verhindert werden. Die prophylaktische Wirkung des Domperidons ist dabei durch kontrollierte Studien belegt.

Medikamentöse Maßnahmen bei Aurasymptomen

Bei ca. 15 % der Migränepatienten geht der Kopfschmerzphase der Migräne eine Auraphase unmittelbar voran. Diese von Patienten oft als sehr beunruhigend empfundenen Auren lassen sich medikamentös nicht verkürzen. Auren beeinflussen jedoch Auswahl und Zeitpunkt der medikamentösen Behandlung der Kopfschmerzphase.

So ist der Einsatz von selektiven Serotoninrezeptoragonisten, den Triptanen, während einer Migräneaura kontraindiziert.

Ihr Einsatz sollte bei einer Migräne mit typischer Aura oder einer Migräne mit prolongierter Aura erst nach vollständigem Abklingen der Aura erfolgen. Bei einer Basilarismigräne, ophthalmoplegischen Migräne oder einer familiären hemiplegischen Migräne sollten Triptane grundsätzlich nicht zum Einsatz kommen. Diese Anwendungsbeschränkungen beruhen auf der vasoaktiven Wirkung der Triptane. Es besteht die theoretische Überlegung, Triptane könnten, während einer Migräneaura angewandt, einen Hirninfarkt hervorrufen. In einer kontrollierten Studie, in der Sumatriptan 6 mg s.c. während Migräneauren gegeben wurde, kam es zu keiner solchen Komplikation, jedoch konnte auch weder die Migräneaura selbst noch die folgende Kopfschmerzphase positiv beeinflußt werden.

Die gleichen Überlegung gelten grundsätzlich auch für Ergotamine. Zwar relativiert sich die theoretische Gefahr bei Anwendung in der Auraphase bei Migräne mit typischen Auren aufgrund der langsamen Resorption und des damit verbundenen langsamen Wirkeintritts von Ergotaminen. Da jedoch im Einzelfall die Dauer der Aura nicht vorhersehbar ist, gilt auch hier die Empfehlung, das Auraende abzuwarten.

Die Gabe von Analgetika und Antiemetika in der Auraphase ist hingegen unbedenklich. Zwar kommt es zu keiner günstigen Beeinflussung der Aura selbst, jedoch möglicherweise der folgenden Kopfschmerzphase. Die Aura ermöglicht damit bei vielen Patienten den rechtzeitigen und damit effektiven Einsatz von Substanzen, die eventuell bei Einnahme erst zu Beginn der Kopfschmerzphase nicht mehr ausreichend wirksam wären.

Bei Auftreten von Auren sollte daher das individuelle Behandlungsschema der leichten Migräneattacke zeitlich vorgezogen werden.

Medikamentöse Behandlung der leichten Migräneattacke

Leichte Migräneattacken lassen sich initial durch einen langsamen Anstieg der Kopfschmerzintensität, ein niedriges Kopfschmerzintensitätsplateau sowie nur mäßige Übelkeit von schweren Migräneattacken abgrenzen.

Zur Behandlung dieser leichten Migräneattacken hat sich die Kombination eines Antiemetikums mit einem Analgetikum bewährt.

Antiemetika

Unter den Antiemetika ist dabei Substanzen der Vorzug zu geben, die neben einer antiemetischen auch eine prokinetische Wirkung haben. Diese können einerseits direkt gezielt die Migränesymptome Übelkeit und Erbrechen reduzieren und andererseits die Magenmotilität normalisieren. Durch Beseitigung der Magenstase während der Migräneattacke wird damit eine Verbesserung und Beschleunigung der Resorption von Analgetika ermöglicht. Der Einsatz von Antiemetika ist folglich bei jeder leichten Migräneattacke sinnvoll, unabhängig davon, ob Übelkeit besteht oder nicht.

Am weitesten verbreitet ist der Einsatz von *Metoclopramid*. Es ist zur oralen, rektalen oder intravenösen Anwendung erhältlich. Die antiemetische Wirkung beruht auf einer Dopamin- und 5-HT_3-antagonistischen Wirkung, während die prokinetische Wirkung wahrscheinlich über einen 5-HT_4-agonistischen Effekt vermittelt wird. In pharmakokinetischen Studien konnte die Normalisierung der während einer Migräneattacke verlangsamten Aufnahme von Acetylsalicylsäure durch Metoclopramid eindeutig demonstriert werden. Zusätzlich konnte in neueren Untersuchungen eine direkte Reduktion von Migränekopfschmerzen durch Metoclopramid i.v. nachgewiesen werden.

Die typischen Dosierungen des Metoclopramids liegen bei 10 mg i.v. bzw. 10–20 mg oral und rektal.

Als Alternative zum Metoclopramid steht *Domperidon* zur Verfügung. Die antiemetische und prokinetische Wirkung entspricht weitestgehend dem Metoclopramid. Da Domperidon jedoch die Blut-Hirn-Schranke kaum überschreitet, treten zentralnervöse Nebenwirkungen in Form von Müdigkeit oder extrapyramidalmotorischen Störungen im Vergleich zum Metoclopramid nur sehr selten auf. Domperidon ist in Deutschland zur oralen Anwendung als Tablette oder Suspension erhältlich.

Die Einmaldosis für Domperidon liegt bei 10–20 mg.

Als Antiemetika der 2. Wahl sind die nicht rezeptpflichtigen H_1-Antihistaminika *Dimenhydrinat* und *Diphenhydramin* aufzufassen. Bei guter antiemetischer Wirkung fehlt ihnen ein prokinetischer Wirkmechanismus. Über den Antagonismus an H_1-Rezeptoren führen sie jedoch zu einer ausgesprochenen Sedierung. Diese Nebenwirkung wird vielfach von Patienten in der Migräneattacke als durchaus angenehm empfunden, kann jedoch die Einsatzfähigkeit nach Abklingen der eigentlichen Migränebeschwerden beeinträchtigen. Antihistaminika sind in kontrollierten Studien bei Migräne nicht untersucht. Dimenhydrinat ist zur oralen, rektalen, intramuskulären oder intravenösen Anwendung erhältlich. Dimenhydrinat kann ab dem Schulkindalter eingesetzt werden. Die Dosis ist altersabhängig, für die verschiedenen Altersgruppen liegen verschiedene Darreichungsgrößen vor.

Im Erwachsenenalter liegt die Einmaldosis bei 150 mg rektal bzw. 50 bis 100 mg oral.

C

Diphenhydramin steht als Tablette und Suppositorium zur Verfügung. Die rektale und orale Einmaldosis für Diphenhydramin im Erwachsenenalter liegt bei 50 mg.

Wenn in einer Migräneattacke die bestehende Übelkeit nur gering ausgeprägt ist, können Antiemetika und Analgetika zusammen eingesetzt werden. Wird jedoch der orale Einsatz eines Analgetikums trotz ausgeprägterer Übelkeit gewünscht, empfiehlt es sich, den Wirkeintritt des Antiemetikums abzuwarten.

Analgetika

Acetylsalicylsäure und Paracetamol sind die am häufigsten eingesetzten Analgetika zur Migräneattackenbehandlung. Ähnlich wie bei den nichtsteroidalen Antiphlogistika Ibuprofen. Bei Naproxen und Diclofenac beruht der Einsatz lange Zeit weniger auf kontrollierten Studien als auf der im Alltag gewonnenen Erfahrung. Der gemeinsame Wirkmechanismus ist die Hemmung der Prostaglandinsynthese durch Blockierung des Enzyms Cyclooxygenase, wobei zusätzliche zentrale Mechanismen wahrscheinlich sind.

Acetylsalicylsäure ist in Deutschland zur oralen Einnahme als Tablette, Kautablette und Brausetablette sowie zur intravenösen Injektion erhältlich. Sowohl für die orale als auch für die intravenöse Gabe liegen ausreichend kontrollierte Studien vor, die die Wirksamkeit und Verträglichkeit belegen. Eine Startdosis von mindestens 1000 mg oral wird empfohlen, ebenso die rechtzeitige Einnahme zu Beginn einer Migräneattacke und die Kombination mit einem Antiemetikum.

Die intravenöse Gabe von Acetylsalicylsäure 1000 mg ist in Deutschland Therapie der 1. Wahl in der Notfallbehandlung der Migräne durch den Arzt.

Paracetamol steht zur oralen (Tablette, Brause, Suspension) und rektalen Anwendung als Suppositorium zur Verfügung. In den wenigen vorliegenden Studien waren 1000 mg Placebo überlegen, so daß diese Dosis allgemein als orale und rektale Startdosis bei Erwachsenen empfohlen wird. Im Kindesalter muß die Dosis an das Körpergewicht angepaßt werden, eine Altersbeschränkung für die Einnahme besteht jedoch nicht.

Nichtsteroidale Antiphlogistika

Diclofenac-Kalium ist als Tablette zu 50 mg erhältlich. In Studien konnte die gute Wirksamkeit und insbesondere der schnelle Wirkungseintritt bei Migräne belegt werden. Aufgrund der schnellen Resorption bereits im Magen ist die gleichzeitige Einnahme eines Prokinetikums nicht erforderlich.

Die empfohlene Startdosis für Diclofenac-Kalium in der Migräneattacke liegt bei 50 mg.

Ibuprofen ist als Tablette/Kapsel, Brausegranulat/Suspension, Suppositorium und zur intramuskulären Injektion erhältlich.

Anhand der Studienlage können orale und rektale Startdosierungen von 400–800 mg Ibuprofen empfohlen werden.

Medikamentöse Behandlung der schweren Migräneattacke

Eine schwere Migräneattacke besteht, wenn sich das Behandlungsschema für leichte Migräneattacken, d.h. die kombinierte Einnahme eines Antiemetikums und eines Analgetikums, als nicht ausreichend wirksam erweist (→ Tab. 14.6).

Die Betroffenen erkennen schwere Migräneattacken häufig am raschen Anstieg der Kopfschmerzen in einen stärkeren Intensitätsbereich. Die migränetypischen Begleiterscheinungen wie Übelkeit und Erbrechen sind ebenso ausgeprägt wie ein allgemeines Krankheitsgefühl. Ein Weiterarbeiten ist kaum mehr möglich, Bettruhe wird erforderlich.

In dieser Situation wird der Einsatz spezifischer Migränemittel erforderlich. Früher standen hier lediglich die Ergotalkaloide zur Verfügung. Aufgrund schlechterer Wirksamkeit und Verträglichkeit werden die Ergotalkaloide heute zunehmend durch die Triptane, d. h. selektive Serotonin(5-HT)-Rezeptoragonisten, verdrängt.

Ergotalkaloide

Sie waren bis 1993 die einzige Möglichkeit zur Eigenbehandlung schwerer Migräneattacken. Mutterkorn (Secale cornutum) ist die v. a. auf Roggen parasitär vorkommende alkaloidreiche Dauerform des Pilzes Claviceps purpurea. Flüssige Extrakte von Mutterkorn wurden bereits im 19. Jahrhundert zur Therapie der Migräneattacke eingesetzt. Das für die Wirkung bei Migräne verantwortliche Reinalkaloid Ergotamin wurde 1918 erstmals isoliert und 1926 in die Migränebehandlung eingeführt.

Lange Zeit ging man davon aus, daß die *Wirkung* des Ergotamins bei Migräne auf dem bekannten vasokonstriktorischen Effekt beruhe. Nach dem damaligen Migränemodell wurden Kopfschmerzen bei Migräne durch eine schmerzhafte Dilatation zerebraler Gefäße verursacht, eine Wirkung, die durch Ergotamin antagonisiert werden könne.

Heute wird angenommen, daß weniger eine Erweiterung von zerebralen Blutgefäßen für den Schmerz verantwortlich sei als eine Sensibilisierung von meningealen Nozizeptoren im Rahmen einer neurogen vermittelten Entzündung. Der Entzündungsprozeß soll dabei durch die Freisetzung von Neuropeptiden wie CGRP (calcitonin gene-related peptide), Substanz P und Neurokinin A vermittelt werden. Die Freisetzung dieser Neuropeptide aus terminalen Axonen des N. trigeminus (unmyelinisierte C-Fasern) soll nach dem Modell der neurogenen Entzündung über eine Erregung von 5-HT_{1D}-Rezeptoren blockiert werden können. Sowohl die Triptane als auch Ergotamin sind derartige 5-HT_{1D}-Rezeptoragonisten. Im Gegensatz zu den Triptanen ist Ergotamin jedoch eine nichtselektiver Serotoninrezeptoragonist. Erregt werden nicht nur 5-HT_{1D}-Rezeptoren, sondern unter anderem auch 5-HT_2-Rezeptoren, die eine Vasokonstriktion, z. B. in den Koronararterien, vermitteln. Darüber hinaus ist Ergotamin ein Dopaminrezeptoragonist.

Übelkeit und Erbrechen zählen damit zu den charakteristischen Nebenwirkungen. Schließlich ist Ergotamin in der Lage, über eine α-Rezeptorstimulation eine Vasokonstriktion im gesamten peripheren Gefäßbett hervorzurufen. In der Vergangenheit traten regelmäßig epidemieartige Massenvergiftungen auf, wenn mit Mutterkorn verunreinigtes Korn zu Lebensmitteln verarbeitet wurde. Das

C

Krankheitsbild des Ergotismus (St.-Antonius-Feuer) ist unter anderem durch periphere und koronare Durchblutungsstörungen gekennzeichnet, die durch Gefäßspasmen hervorgerufen werden.

In der Migränetherapie werden sowohl Ergotamintartrat als auch Dihydroergotamin eingesetzt.

Verabreichungsformen

Ergotamintartrat steht in Deutschland lediglich zur oralen und rektalen Anwendung zur Verfügung. Ein Aerosolspray wurde aus Umweltschutzgründen vom Markt genommen, da es als Treibgas FCKW enthielt. Eine parenterale Applikationsform (s.c., i.m. oder i.v.) ist in Deutschland nicht erhältlich. Die *Bioverfügbarkeit* von Ergotamintartrat ist sowohl bei oraler (<1%) als auch bei rektaler Zufuhr (1–3%) nur sehr gering. Verantwortlich ist zum einen die nur schlechte Resorption, die jedoch individuell sehr unterschiedlich sein kann. Zum anderen besteht bei oraler Gabe ein ausgeprägter First-pass-Effekt aufgrund hepatischer Elimination. Bei beiden Applikationsformen ist die Anflutungsgeschwindigkeit nur langsam und der Wirkeintritt verzögert.

Die *Plasmahalbwertszeit* ist mit 2 Stunden kurz, jedoch ist die Rezeptorbindung, z. B. an arteriellen Gefäßen, deutlich anhaltender mit einer geschätzten Bindungshalbwertszeit von über 10 Stunden. Die Wirkung von Ergotamintartrat überdauert damit nachweisbare Plasmaspiegel um ein Mehrfaches. Eine Einnahme an mehr als 2 Tagen pro Wochen sollte aufgrund dieser langen Wirkdauer unbedingt vermieden werden, um der Entstehung eines ergotamininduzierten Dauerkopfschmerzes ebenso wie der eines chronischen Ergotismus entgegenzutreten.

Ergotamintartrat ist eine alte Substanz, die nicht das heute übliche klinische Studienprogramm durchlaufen mußte. Entsprechend unzureichend war lange Zeit die Datenlage zur Wirksamkeit und Verträglichkeit aus kontrollierten Studien. Von hoher Aussagekraft sind jedoch die aktuellen Vergleichsstudien zwischen Triptanen und Ergotamin. Im direkten Vergleich von Sumatriptan 100 mg mit Ergotamintartrat 2 mg plus Koffein 200 mg war Sumatriptan signifikant besser und schneller wirksam, und dies in einem klinisch relevanten Ausmaß. Die rektale Applikation ist der oralen aufgrund der höheren Bioverfügbarkeit vorzuziehen.

- Die Startdosis liegt für Ergotamintartrat bei 1–2 mg rektal und 2 mg oral.
- Ergotamintartrat sollte regelmäßig zusammen mit einem Antiemetikum eingenommen werden, um die dopaminvermittelte emetische Wirkung auszugleichen.

Nicht selten sind fixe Kombinationen mit Koffein, wobei hier das Ziel in einer Verbesserung der Resorption liegen soll. Die Einnahme muß früh in der Attacke mit einer ausreichenden Startdosis erfolgen, um eine Wirkung zu erzielen. Eine fraktionierte Einnahme sollte vermieden werden.

Als *Kontraindikationen* zu beachten sind jegliche Gefäßerkrankungen, insbesondere koronare Durchblutungsstörungen sowie Hypertonie, Leber- und Nierenfunktionsstörungen. Ergotamine dürfen nicht zusammen mit anderen vasoaktiven Substanzen, z. B. Triptanen, eingesetzt werden. Auch die gleichzeitige Einnahme von Betarezeptorenblockern und Ergotaminen kann die periphere Durchblutung vermindern. Schwangerschaft und Stillzeit sind absolute Kontraindikationen.

Typische Nebenwirkungen sind Übelkeit, Erbrechen und Zeichen einer peripheren Mangeldurchblutung (Parästhesien, stenokardische Beschwerden, Vasospasmen). Die rektale Einnahme kann zu anorektalen Ulzera führen. In Einzelfällen sind fibrotische Veränderungen beobachtet worden. Myokardinfarkte könne auch bei Patienten ohne Koronarerkrankung in der Anamnese auftreten.

Dihydroergotamin ist in Deutschland nicht nur zur oralen und rektalen, sondern auch zur parenteralen Anwendung (s. c., i. m., i. v.) erhältlich. Aus pharmakologischer Sicht ist der Einsatz der oralen und rektalen Zubereitung wenig sinnvoll, da die Resorption und damit die Bioverfügbarkeit unter 1 % liegt. Bei parenteraler Gabe steigt die Bioverfügbarkeit deutlich an, jedoch auch die Nebenwirkungsrate. Kontrollierte Studien zum Wirknachweis liegen nicht ausreichend vor.

Nebenwirkungsprofil und Anwendungsbeschränkungen entsprechen denen von Ergotamintartrat. Der Einsatz von Dihydroergotamin bietet damit keinen erkennbaren Vorteil gegenüber anderen Migränetherapeutika.

Als Fazit muß der Einsatz von Ergotamintartrat und Dihydroergotamin in der Attackentherapie der Migräne als insgesamt nicht empfehlenswert eingestuft werden. Mit der einen möglichen Ausnahme der höheren Wiederkehrkopfschmerzrate sind die Triptane den Ergotalkaloiden in allen Bereichen überlegen.

Da derzeit noch kein direkter Vergleich zwischen den länger wirksamen Triptanen Naratriptan und Almotriptan auf der einen Seite und den Ergotalkaloiden auf der anderen Seite vorliegt, ist jedoch selbst der genannte mögliche Vorteil keinesfalls gesichert.

Triptane als wichtiger Therapiebaustein

Als Sumatriptan im Jahre 1993 in Deutschland zugelassen wurde, handelte es sich um den ersten wirklichen Fortschritt in der Akuttherapie der Migräne seit Einführung der Ergotalkaloide 67 Jahre zuvor. Sumatriptan ist das Ergebnis eines Prozesses, in dem erstmals eine Substanz zur Migränetherapie gezielt im Labor entwickelt wurde. Pharmakologisch handelt es sich bei dem Sumatriptan um einen selektiven $5\text{-HT}_{1B/1D}$-Rezeptoragonisten. Seit 1997 sind mit dem Zolmitriptan, Naratriptan, Rizatriptan, Eletriptan und Almotriptan weitere Vertreter dieser neuen Substanzklasse eingeführt worden, die unter dem Klassennamen Triptane zusammengefaßt werden. Die Triptane als Substanzklasse haben sich im klinischen Alltag der Migränebehandlung eindrucksvoll bewährt. Dabei haben sich die Wirk- und Verträglichkeitsprofile der einzelnen Triptane und auch der verschiedenen Applikationsformen so weit geschärft, daß heute eine Differentialtherapie der Migräneattacke mit Triptanen möglich ist. Dabei werden Schweregrad und Dauer der Migräneattacke ebenso berücksichtigt wie die individuellen Bedürfnisse des Patienten hinsichtlich Verträglichkeit und Wirkgeschwindigkeit. Die Abbildung gibt einen vergleichenden Überblick über die Wirkcharakteristika, Verträglichkeit und Wiederkehrkopfschmerzrate von Triptanen in der klinischen Praxis (→ Abb.14.4a–d).

Wie bei den Ergotalkaloiden wird auch bei den Triptanen als *Hauptwirkmechanismus* eine Blockierung der für den Migräneschmerz als verantwortlich angesehenen neurogenen Entzündung im Bereich der Meningen angenommen (s.o.). Über eine Erregung präsynaptischer 5-HT_{1D}-Rezeptoren kommt es zur Hemmung der Freisetzung von Neuropeptiden, insbesondere von Calcitonin gene-related peptide, Substanz P und Neurokinin A, aus terminalen trigeminalen Axonen. Da diese Neuropeptide den Entzündungsprozeß, der letztlich zu einer Sensibilisierung von meningealen Nozizeptoren führt, aufrechterhalten, führt ihre Freisetzungshemmung zum Abklingen der Entzündung. Der Begriff der neurogenen Entzündung wurde gewählt, um die Genese der Entzündung durch Freisetzung von Peptiden aus neuronalen Strukturen zu unterstreichen.

Darüber hinaus führen die Triptane über eine Erregung von 5-HT_{1B}-Rezeptoren zu einer direkten Vasokonstriktion meningealer Gefäße. Möglicherweise ist auch dieser Mechanismus für die Wirkung bei Migräne von Wichtigkeit. Da die Affinität zu 5-HT_2-Rezeptoren nur gering ist und α-Rezeptoren nicht stimuliert werden, ist anders als bei den Ergotalkaloiden dieser vasokonstriktorische Effekt außerhalb des zerebralen Gefäßsystems nur wenig ausgeprägt. Trotzdem liegt in dieser vasoaktiven Wirkung die Begründung für die *Anwendungsbeschränkung* für den Einsatz von Triptanen bei Vorliegen eines unbehandelten Hypertonus und von koronaren, zerebralen oder peripheren Durchblutungsstörungen.

Alle Triptane haben die modernen Zulassungsverfahren durchlaufen. *Wirkung und Verträglichkeit* sind in kontrollierten Studien auch bei Langzeiteinnahme derart umfangreich untersucht wie bei sonst keiner anderen Substanz, die zur Migränebehandlung eingesetzt wird. Die Studien belegen einstimmig die sehr gute und schnelle Wirksamkeit sowie die gute Verträglichkeit der Triptane in der Migräneattackenbehandlung. Die einzelnen Triptane und die verschiedenen Applikationsformen unterscheiden sich jedoch durchaus im Detail.

Einige Punkte gelten für die Triptane generell

- Triptane müssen anders als Ergotalkaloide und Analgetika nicht sofort zu Beginn des Anfalls eingesetzt werden, da sie auch bei schon fortgeschrittener Attacke effektiv sein können. Dies ist besonders wichtig bei Patienten, die neben der Migräne noch unter weiteren Kopfschmerzformen, z. B. einem Kopfschmerz vom Spannungstyp, leiden. Hier kann die Einnahme herausgezögert werden, bis eindeutig eine Migräneattacke vorliegt. Somit wird eine unnötige und eventuell ineffektive Medikamenteneinnahme vermieden.
- Triptane reduzieren effektiv nicht nur Migränekopfschmerzen, sondern auch Übelkeit und Erbrechen. Hierfür ist jedoch erforderlich, daß sie in ausreichender Konzentration an den Wirkort gelangen. Bei ausgeprägter Übelkeit kann daher die Kombination mit einem Analgetikum und Prokine-

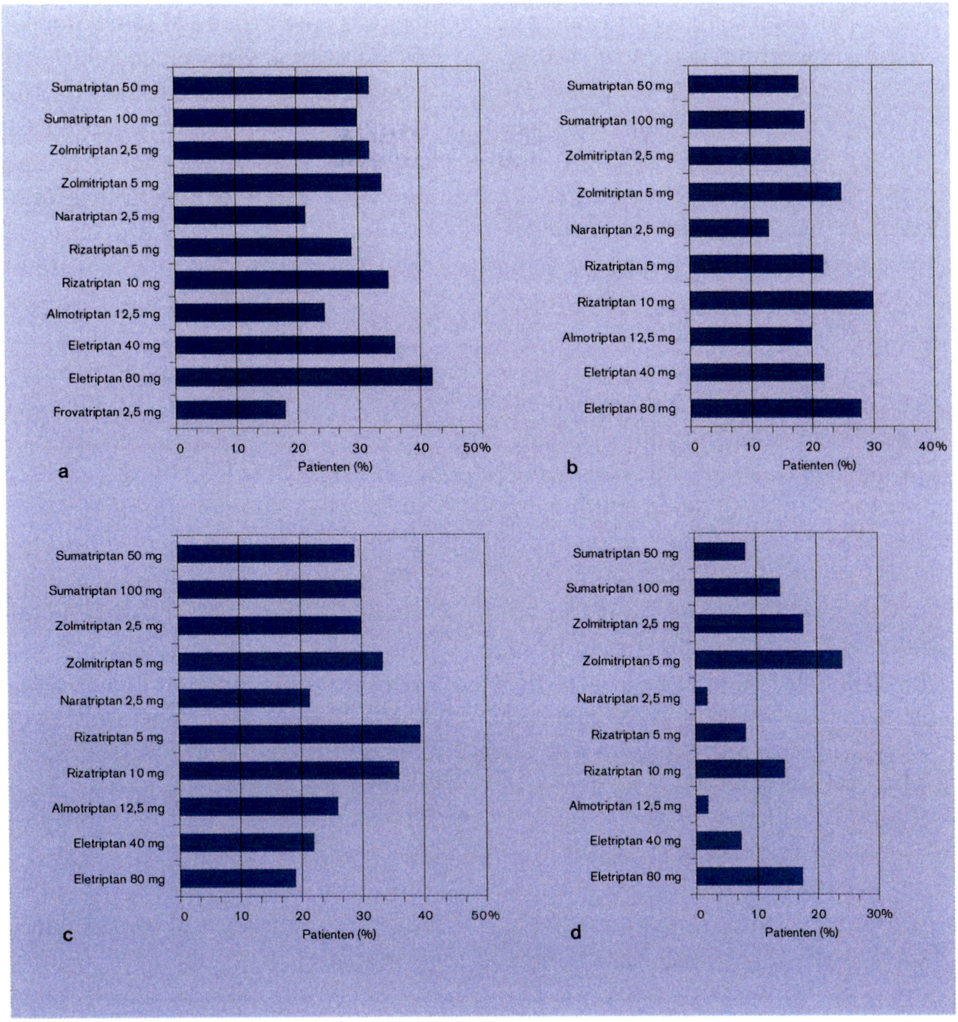

Abb. 14.4 a–d Triptane in der Übersicht: Metaanalyse Ferrari et al. Lancet 2001.
a) Durchschnittlicher Prozentsatz der Patienten nach Abzug der Placeborate, die 2 Stunden nach Einnahme eines Triptans nur noch unter leichten oder gar keinen Kopfschmerzen litten (therapeutischer Gewinn gegenüber Placebo).
b) Durchschnittlicher Prozentsatz der Patienten nach Abzug der Placeborate, die 2 Stunden nach Einnahme eines Triptans kopfschmerzfrei waren (therapeutischer Gewinn gegenüber Placebo).
c) Durchschnittlicher Prozentsatz der Patienten, die innerhalb von 24 Stunden nach zunächst erfolgreicher Einnahme eines Triptans über eine Kopfschmerzwiederkehr berichteten.
d) Durchschnittlicher Prozentsatz der Patienten nach Abzug der Placeborate, die über Nebenwirkungen klagten (therapeutischer Gewinn gegenüber Placebo).

tikum sinnvoll sein, wenn eine orale Darreichungsform des Triptans eingesetzt werden soll. Bei Vorliegen von Übelkeit oder frühem Erbrechen sollten jedoch alternative Applikationsformen in Erwägung gezogen werden. Sumatriptan liegt nicht nur als Tablette, sondern auch als Suppositorium, Nasenspray und zur subkutanen Applikation mittels Autoinjektor oder Fertigspritze vor. Rizatriptan und Zolmitriptan können als Schmelztablette ohne Wasser eingenommen werden.

- Ist die erste ausreichende Dosis eines Triptans nicht wirksam, sollte keine Einnahmewiederholung erfolgen, da diese mit großer Wahrscheinlichkeit ebenfalls nicht effektiv ist. Die ausreichende Dosis ist in der Regel die jeweils für die Applikationsform größte erhältliche Dosierungseinheit. Die wäre z. B. bei Sumatriptan 100 mg oral bzw. 20 mg nasal oder bei Rizatriptan 10 mg oral.
- Triptane werden im Körper in der Regel schnell abgebaut. Die Plasmahalbwertszeiten liegen zwischen 2 und 6 Stunden. Damit sind sowohl Vorals auch Nachteile verbunden. Die Gefahr einer Überdosierung und Ansammlung der Substanzen im Körper ist gering. Obwohl auch Triptane bei zu häufigem Gebrauch Dauerkopfschmerzen induzieren können, muß die Einnahme doch deutlich häufiger erfolgen als bei Ergotalkaloiden, d. h. an mindestens 15 Tagen pro Monat. Darüber hinaus ist die Symptomatik dieser triptaninduzierten Dauerkopfschmerzen deutlich milder und der erforderliche Medikamentenentzug für die Betroffenen einfacher. Mit einer Einnahme von Triptanen an maximal 10 Tagen im Monat kann der Entstehung medikamenteninduzierter Kopfschmerzen sicher entgegengetreten werden. Die relativ kurze Wirkdauer der Triptane führt bei einem Teil der Patienten mit langen Migräneattacken zu einem erneuten Auftreten der Kopfschmerzen. Man spricht dann von einem sogenannten Wiederkehrkopfschmerz. Eine erneute Einnahme des Triptans ist in dieser Situation mit großer Wahrscheinlichkeit wieder effektiv, häufig reicht jedoch auch bei rechtzeitiger Einnahme der Einsatz von Antiemetika und Analgetika. Erfahrungsgemäß kann eine primäre Kombination aus einem Triptan mit einem langwirksamen nichtsteroidalen Antiphlogistikum wie Naproxen das Auftreten von Wiederkehrkopfschmerzen herauszögern oder im Idealfall auch verhindern.
- Die für die Triptanklasse *typischen Nebenwirkungen* sind Kribbel- und Wärmemißempfindungen sowie ein Schwere-, Druck- oder Engegefühl besonders im Hals- und Brustbereich. Beschrieben wird auch ein Gefühl von Schwäche, Müdigkeit oder Abgeschlagenheit.
- Ausreichende Erfahrungen für den Einsatz von Triptanen liegen bisher nur für die Altersgruppe vom 18. bis 65. Lebensjahr vor. In den anderen Altersgruppen sind wissenschaftliche Studien bisher nicht in ausreichender Zahl durchgeführt worden. Ein Alter unter 18 bzw. über 65 Jahre gilt damit als Anwendungsbeschränkung. Weitere *Anwendungsbeschränkungen* sind das Vorliegen einer Basilarismigräne oder einer familiären hemiplegischen Migräne. Bei einer Migräne

mit typischer oder prolongierter Aura sollte vor Einnahme das Ende der Aura abgewartet werden. Die Einnahme in der Schwangerschaft oder Stillzeit sollte im Hinblick auf die noch unzureichende Datenlage vermieden werden.

- *Kontraindikationen* sind das Vorliegen einer unzureichend behandelten Hypertonie, von koronaren, zerebralen oder peripheren Gefäßerkrankungen sowie einer schweren Leber- oder Niereninsuffizienz. Unterschiedliche Triptane bzw. Ergotalkaloide (einschließlich Methysergid) sollten nicht gleichzeitig eingenommen werden. Bei gleichzeitiger Einnahme von selektiven Serotoninwiederaufnahmehemmern besteht das theoretische Risiko der Entstehung eines Serotoninsyndroms. Sumatriptan und Rizatriptan sollten frühestens 14 Tagen nach Absetzen einer MAO-Hemmer-Therapie zum Einsatz kommen.

Einen Vergleich der Wirksamkeit, der Schnelligkeit des Wirkeintritts und der Wiederkehrkopfschmerzrate der einzelnen Triptane gibt die Abbildung 14.5.

Detailinformationen zu den einzelnen Substanzen können der folgenden Aufstellung entnommen werden.

Einteilung der Triptane

Sumatriptan

Sumatriptan (Imigran®) wurde 1993 als erstes Triptan zugelassen. Es ist noch immer das am häufigsten eingesetzte Triptan und gilt als der Goldstandard der Migräneattackentherapie.

Der entscheidende Vorteil des Sumatriptans liegt in der Vielfalt der Applikationsformen. Neben Tabletten mit 50 und 100 mg Inhaltsstoff liegen auch Nasensprays mit 10 und 20 mg, ein Suppositorium mit 25 mg sowie eine Fertigspritze und ein Autoinjektor für die subkutane Applikation von 6 mg vor.

Ist die Einnahme eines oralen Triptans aufgrund von Übelkeit oder Erbrechen nicht möglich, gibt es keine Alternative zum Sumatriptan. Die subkutanen Applikationsformen gelten als die schnellsten und stärksten Migräneakuttherapeutika überhaupt. So war Sumatriptan 6 mg s.c. im direkten Vergleich auch Lysinacetylsalicylat i.v. eindeutig überlegen. Durch den Autoinjektor, den Glaxopen, ist ein Patient selbständig in der Lage, die s.c.-Applikation von Sumatriptan zu jeder Zeit und an jedem Ort durchzuführen. Häufig kann damit bereits innerhalb von 15 Minuten eine klinische Wirksamkeit erreicht werden.

Die Startdosierungen von Sumatriptan liegen oral bei 50 oder 100 mg, nasal bei 20 mg, rektal bei 25 mg und subkutan bei 6 mg.

Die Einnahme jeder Applikationsform kann bei Auftreten von Wiederkehrkopfschmerzen jeweils noch einmal innerhalb von 24 Stunden wiederholt werden.

Unter den *triptantypischen Nebenwirkungen* sind Kribbelmißempfindungen sowie ein Druck- oder Engegefühl im Hals- und Brustbereich insbesondere bei der subkutanen Anwendung häufig und zum Teil auch ausgeprägt. Zentralnervöse Nebenwirkungen wie Müdigkeit sind dagegen eher seltener. Bei den übrigen Applikationsformen ist die Verträglichkeit erheblich besser. Patienten

C

sollten unbedingt vor Einnahme über die möglichen Nebenwirkungen und ihre Ungefährlichkeit aufgeklärt werden. Falls dann Nebenwirkungen auftreten, werden sie von der überwiegenden Mehrheit der Patienten bei gleichzeitig guter Wirksamkeit toleriert. Bei der Erstanwendung von Sumatriptan s.c. wird die Anwesenheit eines Arztes empfohlen. Sumatriptan s.c. wird nicht nur bei Migräne, sondern auch in der Attakkentherapie des Clusterkopfschmerzes erfolgreich eingesetzt.

Sumatriptan sollte, wie die anderen Triptane auch, nur bis zu einem Alter von 65 Jahren verabreicht werden, da im höheren Alter bisher keine kontrollierten klinischen Studien durchgeführt worden sind. Es liegen mittlerweile auch Studien für den Einsatz von Sumatriptan bei Jugendlichen zwischen dem 12. und 18. Lebensjahr vor. Diese ergaben auch in dieser Altersgruppe kein erhöhtes Risiko bei guter Wirksamkeit. Bei Kindern unter der Altersgrenze von 12 Jahren sollte allerdings Sumatriptan nicht verabreicht werden.

C

Zolmitriptan (AscoTop®)

Zolmitriptan ist seit 1997 als Tablette zu 2,5 mg und seit 2001 als Schmelztablette zu 5 mg jeweils zum gleichen Preis erhältlich. Ein Nasenspray mit 5 mg steht vor der Zulassung.

> Die Startdosis für Zolmitriptan liegt bei 2,5 mg. Bei fehlender Wirksamkeit wird in der nächsten Attacke ein Therapieversuch mit 5 mg empfohlen. Die Tageshöchstdosis liegt bei 10 mg.

Zolmitriptan ist in seiner *Wirkung* mit Sumatriptan oral vergleichbar, unterscheidet sich jedoch etwas im *Nebenwirkungsprofil*. Druck- oder Engegefühl im Hals- und Brustbereich sind weniger häufig und wenn vorhanden milder ausgeprägt. Die Schmelztablette bietet den Vorteil der Einnahme ohne Wasser, z.B. unterwegs auf Reisen.

Die *Resorption* erfolgt jedoch wie bei allen oralen Triptanen im Magen-Darm-Trakt, nicht sublingual. Die Wirkung und Wirkgeschwindigkeit ist damit der Tablette auch nicht überlegen. Bei Vorliegen von ausgeprägter Übelkeit oder Erbrechen empfiehlt sich eine antiemetische Behandlung vor der oralen Einnahme von Zolmitriptan.

Naratriptan (Naramig®)

Naratriptan wurde 1997 zeitgleich mit dem Zolmitriptan als Tablette zu 2,5 mg in die Migränetherapie eingeführt. Die Entwicklung des Naratriptans zielte darauf ab, einen Wirkstoff mit geringerer Nebenwirkungs- und Wiederkehrkopfschmerzrate als Sumatriptan zur Verfügung zu stellen. Beide Ziele konnten realisiert werden. Die Häufigkeit von Wiederkehrkopfschmerzen ist mit ca. 20 % von allen zugelassenen Triptanen am niedrigsten und die Nebenwirkungsrate von Naratriptan entsprach in den kontrollierten Studien durchgängig der Nebenwirkungsrate von Placebo. Dafür weist Naratriptan im Vergleich mit den anderen Triptanen bei der empfohlenen Startdosis von 2,5 mg einen langsameren Wirkeintritt und eine geringere absolute Wirksamkeit auf. Eine Dosiserhöhung auf 5 mg führt jedoch erfahrungsgemäß zu einer deutlichen Wirksamkeitssteigerung, ohne daß das günstige Nebenwirkungsprofil beeinträchtigt wird.

Naratriptan wird bevorzugt bei Migränepatienten eingesetzt, die besonders empfindlich für Nebenwirkungen oder bei denen aufgrund langer Migräneattacken Wiederkehrkopfschmerzen die Regel sind. Aufgrund der guten Verträglichkeit kann Naratriptan insbesondere auch Patienten empfohlen werden, die erstmalig mit einem Triptan behandelt werden. Bei Vorliegen von ausgeprägter Übelkeit oder Erbrechen empfiehlt sich eine antiemetische Behandlung vor der oralen Einnahme von Naratriptan.

Rizatriptan (Maxalt®, Maxalt® lingua)

Rizatriptan ist seit 1998 als Tablette und Schmelztablette jeweils zu 5 und 10 mg erhältlich.

> Die Startdosis liegt für Rizatriptan in der Regel bei 10 mg. Bei gleichzeitiger Einnahme von Propranolol wird aufgrund von Wechselwirkungen in der Elimination eine Dosisreduktion auf 5 mg erforderlich. Mit dieser Dosis werden dann die gleichen Plasmaspiegel wie sonst bei 10 mg ohne Propranolol erreicht. Die Tageshöchstdosis liegt bei 20 mg.

Rizatriptan ist in seiner *Wirksamkeit* mit Sumatriptan oral vergleichbar, weist jedoch einen rascheren Wirkeintritt auf.

Druck- oder Engegefühl im Hals- und Brustbereich sind seltener und wenn vorhanden milder ausgeprägt als bei Sumatriptan, dagegen ist Müdigkeit eine häufiger beobachtete *Nebenwirkung*.

Die Schmelztablette bietet wie beim Zolmitriptan den Vorteil der Einnahme ohne Wasser, z. B. unterwegs auf Reisen. Die Resorption erfolgt gastrointestinal, nicht sublingual. Die Wirkung und Wirkgeschwindigkeit der Schmelztablette ist damit der Tablette nicht überlegen. Bei Vorliegen von ausgeprägter Übelkeit oder Erbrechen empfiehlt sich eine antiemetische Behandlung vor der oralen Einnahme von Rizatriptan.

Almotriptan (Almogran®)

Almotriptan ist seit 2001 in Deutschland als Tablette zu 12,5 mg erhältlich. Die Tageshöchstdosis liegt bei 25 mg. Die bisherige Studienlage weist Almotriptan als eine Substanz mit besonderen Eigenschaften aus. Bei der empfohlenen Startdosis liegt die *Nebenwirkungsrate* ähnlich wie bei Naratriptan auf Placeboniveau und damit deutlich unter der des oralen Sumatriptans. Insbesondere die häufig bei Triptanen beklagten Brustsymptome werden kaum angegeben. Gleichzeitig ist Almotriptan aber nicht langsamer oder schwächer wirksam als Sumatriptan oral.

Almotriptan vereinigt damit mehrere positive Eigenschaften, die in dieser Konstellation bisher nicht zur Verfügung standen. Auch Almotriptan kann damit insbesondere Patienten empfohlen werden, die erstmalig mit einem Triptan behandelt werden. Bei Vorliegen von ausgeprägter Übelkeit oder Erbrechen empfiehlt sich eine antiemetische Behandlung vor der oralen Einnahme von Almotriptan.

Eletriptan (Relpax®)

Eletriptan (Relpax®) wurde im Januar 2002 als Tablette zu 20 und 40 mg in Deutschland eingeführt.

> Die Startdosis wird für Eletriptan bei 20 oder 40 mg, die Tageshöchstdosis bei 160 mg liegen.

Eletriptan 80 mg ist in den bisherigen Studien allen anderen oralen Triptanen in der Wirksamkeit überlegen und weist eine niedrige Wiederkehrkopfschmerzrate auf. Die *Nebenwirkungen* umfassen dabei alle triptantypischen Symptome, von der Brust- und Halsenge bis hin zu Müdigkeit und Abgeschlagenheit. Der *Wirkeintritt* ist schnell, die Wiederkehrkopfschmerzrate dosisabhängig: Je höher die Dosis, um so seltener treten Wiederkehrkopfschmerzen auf.

Aufgrund des *Nebenwirkungsprofils* dürfte sich Eletriptan weniger für Patienten eignen, die erstmals mit einem Triptan behandelt werden, sondern vielmehr für Patienten, die mit der Wirkung der bisher erhältlichen oralen Triptane unzufrieden waren. Bei Vorliegen von ausgeprägter Übelkeit oder Erbrechen empfiehlt sich eine antiemetische Behandlung vor der oralen Einnahme von Eletriptan.

14.3.8 Notfallbehandlung der Migräne durch den Arzt

Die Notfallbehandlung einer Migräneattacke durch einen Arzt wird in der Regel erst dann erforderlich, wenn die dem Patienten zur Verfügung stehenden Behandlungsstrategien nicht ausreichend waren. Sind in dieser Situation die in der Attacke bereits erfolglos eingenommenen Substanzen nicht sicher bekannt, sollte auf den Einsatz von selektiven Serotoninrezeptoragonisten und Ergotaminen grundsätzlich verzichtet werden, um mögliche gefährliche Wechselwirkungen zu vermeiden. Darüber hinaus ist in der Notfallsituation das Vorliegen von Kontraindikationen gegen den Einsatz von selektiven Serotoninrezeptoragonisten und Ergotaminen selten sicher auszuschließen.

Bewährt hat sich in der Praxis die intravenöse Applikation einer Kombination aus 10 mg Metoclopramid und 1800 mg Lysinacetylsalicylat, entsprechend 1000 mg Acetylsalicylsäure. Die i.v. Injektion erfolgt langsam innerhalb von 3–5 Minuten.

Inwieweit die Kombination aus Lysinacetylsalicylat und Metoclopramid dem Lysinacetylsalicylat allein überlegen ist, wurde bisher nicht untersucht. Die praktische Erfahrung liegt dies jedoch nahe. Metoclopramid und Lysinacetylsalicylat können in einer Spritze gemeinsam aufgezogen werden. Die Stabilität des gelösten Lysinacetylsalicylats ist gering, so daß die Zubereitung erst unmittelbar vor der Injektion erfolgen sollte.

Kontraindikationen und Anwendungsbeschränkungen entsprechen den Empfehlungen bei der oralen Anwendung der Substanzen.

14.3.9 Behandlung des Status migraenosus

Besteht die Kopfschmerzphase im Rahmen einer Migräneattacke länger als 72 Stunden, liegt definitionsgemäß ein Status migraenosus vor.

Häufig liegt dieser Migränekomplikation ein medikamenteninduziertes Geschehen zugrunde. Aber auch Migräneattacken zum Zeitpunkt der Menstruation können spontan über 3 Tage hinaus andauern.

Die Behandlung entspricht mit der intravenösen Applikation einer Kombination aus *10 mg Metoclopramid* und *1800 mg Lysinacetylsalicylat* zunächst der Notfallbehandlung der Migräne durch den Arzt.

Durch kontrollierte Studien nicht belegt, aber häufig durchgeführt ist die zusätzliche Gabe von Kortikosteroiden, z.B. Prednisolon 50 mg i.v., aufgrund ihrer antientzündlichen und antiödematösen Wirkung oder die Gabe von Benzodiazepinen, z.B. Diazepam 10 mg oral, zur Sedierung.

Nach der Remission des Status migraenosus ist eine besonders grundlegende Analyse der Migräneanamnese und der bisherigen Behandlung erforderlich. Die Einleitung einer medikamentösen Migräneprophylaxe ist häufig indiziert, nicht selten jedoch auch ein Medikamentenentzug. Eine eingehende Beratung und auch die Ausschöpfung nichtmedikamentöser Therapieverfahren besitzen darüber hinaus zentralen Stellenwert.

14.3.10 Medikamentöse Migräneprophylaxe

Mit der Einführung der hochwirksamen Triptane zur Attackentherapie der Migräne hat sich der Stellenwert der medikamentösen Migräneprophylaxe verlagert. Die große Bedeutung der vorbeugenden medikamentösen Therapie beruhte in der Vergangenheit auf der Tatsache, daß wirksame Substanzen zur Attackenkupierung nicht vorhanden waren. Primäres Ziel der Prophylaktika war es, die Zahl der Migräneattacken zu reduzieren. Die weiterhin auftretenden Migräneattacken mußten mangels effektiver oder verträglicher Akuttherapie dann jedoch meist durchlitten werden. Damit sahen sich die Betroffenen vor die Alternative gestellt, zwischen häufigen (schlecht behandelbaren) Migräneattacken ohne medikamentöse Prophylaxe oder möglicherweise selteneren (schlecht behandelbaren) Migräneattakken mit medikamentöser Prophylaxe zu wählen. Die Entscheidung fiel in der Regel zugunsten der medikamentösen Prophylaxe. Als geringeres Übel mußten jedoch die Nebenwirkungen dieser medikamentösen Dauerbehandlung hingenommen werden – sofern nur die gewünschte Wirkung zu erreichen war.

Viele der heute noch empfohlenen nebenwirkungsträchtigen Substanzen zur Prophylaxe der Migräne stammen aus dieser Zeit. Dazu zählen u.a. Methysergid (Komplikationen: pulmonale, perikardiale oder retroperitoneale Fibrosierungen) oder Flunarizin (Nebenwirkungen: Depressionen, deutliche Gewichtszunahme, Parkinsonoid). Das Ziel einer Verbesserung der Lebensqualität der Migränepatienten konnte letztlich häufig nur bedingt erreicht werden.

Heute haben sich die Bedürfnisse der Patienten grundlegend verändert. Steht einem Migränepatienten eine verträgliche und effektive Akutmedikation zur Verfügung, wird er einer vorbeugenden Behandlung, die mit einer relativ hohen Wahrscheinlichkeit mit Nebenwirkungen einhergeht und deren Wirkung auch noch unsicher ist, eher ablehnend gegenüberstehen. Dies gilt insbesondere, wenn man sich das übliche Wirksamkeitskriterium für medikamentöse Prophylaktika vor Augen hält, welches lediglich eine 50 %ige Abnahme der Attackenzahl fordert. Eine Reduktion der Einnahmehäufigkeit eines wirksamen Triptans von

6 Tagen auf 3 Tage im Monat bei einer Verschlechterung des Allgemeinbefindens an den übrigen 27 Tagen im Monat wird heute erfahrungsgemäß und verständlicherweise von den Patientinnen und Patienten nicht als erstrebenswerter Erfolg angesehen.

Vor diesem Hintergrund erklärt sich auch die zunehmende Bedeutung der nichtmedikamentösen Migräneprophylaxe, die einer medikamentösen Prophylaxe immer vorangehen und auch eine eventuelle spätere medikamentöse Prophylaxe begleiten sollte. Übergeordnetes Ziel ist es, durch Ausschalten oder Reduzieren von Triggerfaktoren der Migräne deren Häufigkeit zu senken. Das Erlernen und das regelmäßige Anwenden von Entspannungsverfahren wie der progressiven Muskelrelaxation nach Jacobson gehört hier ebenso dazu wie die Anwendung von verhaltensmedizinischen Verfahren der Streßbewältigung. Von hoher Priorität ist auch eine Rhythmisierung des Tagesablaufs. Dies betrifft die regelmäßige Nahrungszufuhr zur Stabilisierung des Blutzuckerspiegels ebenso wie ein morgendliches Aufstehen zu festen Zeiten – an Wochentagen wie am Wochenende.

Indikationen zur Migräneprophylaxe

Dies bedeutet jedoch nicht, daß in der heutigen Migränetherapie keine Notwendigkeit mehr für medikamentöse Prophylaktika bestünde. Zum einen gibt es auch weiterhin Patienten, die vom Fortschritt der Triptane nicht profitieren können, weil bei ihnen entweder Kontraindikationen für die Einnahme vorliegen (z. B. eine koronare Herzkrankheit oder eine Basilarismigräne) oder sie zu der Minderheit von Patienten gehören, bei denen Triptane nicht wirksam oder nicht verträglich sind. Zum anderen, und dies ist ein entscheidendes Argument für die Migräneprophylaxe, besteht auch bei Einsatz von Triptanen das Risiko der Entstehung von medikamenteninduzierten Kopfschmerzen.

Als wichtigste Grundregel in der Migränetherapie gilt, daß die Einnahme von Kopfschmerzakutmedikation (Triptane wie Analgetika) maximal an zehn Tagen pro Monat erfolgen sollte, um somit das Risiko für die Entstehung medikamenteninduzierter Kopfschmerzen zu reduzieren.

An 20 Tagen pro Monat sollte dementsprechend keine Migräneakutmedikation verwendet werden. Bestehen Migränebeschwerden an einem 11., 12. oder 13. Tag im Monat, muß der Patient diese Beschwerden ohne Akutmedikation durchstehen, will er nicht das Risiko der Entstehung von medikamenteninduzierten Kopfschmerzen eingehen.

Folglich liegt das primäre Ziel der medikamentösen Migräneprophylaxe heute in der Reduktion der Tage, an denen Migränebeschwerden auftreten, um damit die Häufigkeit der Einnahme von – im Gegensatz zu früher meist wirksamer – Akutmedikation zu senken. Übergeordnetes Ziel ist das Verhindern der Entstehung von medikamenteninduzierten Kopfschmerzen. Damit ist für die Indikationsstellung zur Migräneprophylaxe weniger die Häufigkeit der Migräneattacken entscheidend als vielmehr die Zahl von Migränetagen im Monat. Die althergebrachte Regel, eine Prophylaxe bei mindestens 3 Migräneattacken im Monat zu empfehlen, sollte daher aufgegeben und stattdessen eine Häufigkeit von *mindestens 6 Migränetagen im Monat* als primäre Indikation gewählt werden. Andere, sekundäre Indikationen wären das regelmäßige Auftreten eines Status migraenosus sowie von Migräneattacken, die zwar an weniger als 6 Tagen im Monat bestehen, jedoch entweder einer Akuttherapie nicht zugänglich sind oder mit ausgeprägten, subjektiv sehr belastenden Auren einhergehen. Der Extremfall wäre die Sekundärprophylaxe eines migränösen Hirninfarktes (→ Tab. 14.7).

Insgesamt ist im Vergleich zu früheren Zeiten der Leidensdruck der Betroffenen deutlich geringer und damit auch die Bereitschaft reduziert, Nebenwirkungen oder nur mäßige Erfolge einer medikamentösen Migräneprophylaxe hinzunehmen. Damit erhöht sich die Notwendigkeit, wirksame und gleichzeitig verträgliche Migräneprophylaktika auszuwählen.

Allgemeine Regeln

Eine medikamentöse Migräneprophylaxe ist notwendigerweise eine Dauertherapie. Aus Sicht des Migränepatienten ist eine solche Dauertherapie nur akzeptabel bei subjektiv guter Wirksamkeit bei gleichzeitig subjektiv guter Verträglichkeit. Darüber hinaus ist eine Unbedenklichkeit im Langzeiteinsatz Grundvoraussetzung. Hieraus leiten sich allgemeine Regeln für die medikamentöse Migräneprophylaxe ab (→ Tabelle 14.8).

Auswahl der Migräneprophylaktika

Die Therapieempfehlungen für die Behandlung der akuten Migräneattacke unterscheiden sich international nur wenig. Kontrollierte Studien zur Überprüfung der Wirksamkeit und Verträglichkeit von Akuttherapeutika sind verhältnismäßig einfach durchzuführen, und die Ergebnisse sind problemlos von Land zu Land übertragbar. Entscheidend für die Uniformität der Empfehlungen ist jedoch auch, daß in der Akuttherapie unbestritten hochwirksame Substanzen zur Verfügung stehen. Damit können eindeutige „harte“ Effektivitätsparameter, wie z. B. Schmerzfreiheit innerhalb von 2 Stunden, zum Wirksamkeitsvergleich in Studien gewählt werden.

Bei der medikamentösen Prophylaxe ist die Sachlage weniger eindeutig. Bisher steht keine Substanz zur Verfügung, die zuverlässig das Auftreten von Migräneattacken verhindern kann. Die Wirksamkeitsparameter tragen dieser Tatsache Rechnung. Der gebräuchlichste Parameter ist daher nicht – wie naheliegend – das Erreichen von Attackenfreiheit, sondern lediglich eine Attakkenreduktion um 50 %. Auch dieser Zielwert wird bei den effektivsten Substanzen im optimalen Fall bei nur ca. 60 % der Studienteilnehmer erreicht. Im folgenden werden Substanzen aufgeführt, für die der wissenschaftliche Wirkungsnachweis in der Migräneprophylaxe erbracht wurde. Die Auswahl der Prophylaktika orientiert sich im Einzelfall nicht an einem starren Stufenschema sondern vielmehr an der Lebenssituation der Patienten, einer eventuell vorhandenen Komorbidität und am individuellen Migränephänotyp (→ Tab. 14.9a, b).

Betarezeptorenblocker

Betarezeptorenblocker werden generell als Medikamente der 1. Wahl zur prophylaktischen Behandlung der Migräne angesehen, wobei die Wahl der bevorzugten Substanz international variiert. In placebokontrollierten Studien konnte eine migräneprophylaktische Wirksamkeit für *Propranolol, Metoprolol, Timolol, Nadolol* und *Atenolol* nachgewiesen werden. In Deutschland hat sich weitestgehend der Einsatz von Metoprolol und Propranolol etabliert. Der Wirkmechanismus der β-Rezeptorenblocker ist nicht bekannt. Wirksam sind sowohl nichtselektive β-Rezeptorenblocker (z. B. Propranolol) als auch selektive β1-Rezeptorenblocker (z.B. Metoprolol). Anscheinend nicht effektiv sind aber Betarezeptorenblocker mit intrinsischer sympathomimetischer Aktivität (z. B. Pindolol, Acebutolol, Alprenolol). Die Blut-Hirn-Schrankengängigkeit, hauptsächlich durch die Lipophilität definiert, spielt hingegen eine untergeordnete Rolle. So überwindet das im Vergleich zu anderen β-Rezeptorenblockern hydrophilere Atenolol die Blut-Hirn-Schranke nur schlecht und ist trotzdem migräneprophylaktisch wirksam. Ein Effektivitätsunterschied zwischen verschiedenen β-Rezeptorenblockern konnte in den durchgeführten Studien nicht festgestellt werden.

Die erforderlichen Dosierungen, um eine im Vergleich zu Placebo signifikant bessere Wirkung zu erzielen, sind relativ hoch. Während sich Metoprolol bei einer täglichen Erhaltungsdosis von 200 mg durchgehend Placebo überlegen zeigte, war das Ergebnis bei 100 mg noch uneinheitlich. Für Propranolol beginnt vergleichbar die wirksame Dosis bei 80 mg, wohingegen der zuverlässige Wirkbereich bei 160–240 mg liegt.

Für die Praxis bedeutet dies, daß zunächst eine tägliche Dosis von 100mg Metoprolol bzw. 80 mg Propranolol als Migräneprophylaxe angestrebt werden sollte. Bei fehlender Wirksamkeit und guter Verträglichkeit sollte dann eine Aufdosierung auf 200 mg für Metoprolol bzw. 160 mg bei Propranolol erfolgen.

Erst wenn bei diesen Dosierungen keine Attackenreduktion zu erreichen ist, muß die jeweilige Substanz im individuellen Fall als nicht wirksam angesehen werden.

Der Rang der β-Rezeptorenblocker in der Migräneprophylaxe beruht nicht nur auf ihrer Wirksamkeit, sondern auch auf ihrer relativ guten Verträglichkeit in der Langzeiteinnahme. Für die Verträglichkeit entscheidend ist eine langsame Aufdosierung über mehrere Wochen hinweg, z. B. wöchentliche Steigerung um 50 mg bei Metoprolol bzw. um 40 mg bei Propranolol. Die Einnahme kann auf ein oder zwei Tagesdosen verteilt werden. Bei Schlafstörungen empfiehlt sich eher eine morgendliche Einmalgabe eines retardierten Präparates, bei orthostatischen Problemen hingegen eine abendliche Einmalgabe. Die Betarezeptorenblocker Metoprolol und Propranolol sind in Deutschland zur Migräneprophylaxe zugelassen.

Kalziumantagonisten

Anders als für Nimodipin und Verapamil ist die gute Effektivität des Kalziumantagonisten *Flunarizin* in der Migräneprophylaxe unbestritten. Der Wirkmechanismus ist unklar, da Flunarizin verschiedenste Neurotransmitter beeinflußt. Zusätzlich zum Effekt an Kal-

Tab. 14.7 Indikationen und Ziele der medikamentösen Migräneprophylaxe.

Indikation		**Ziel**
Primär	Mindestens 6 Migränetage im Monat	Reduktion der Migränetage im Monat um 50 %
Sekundär	Regelmäßiges Auftreten eines Status migraenosus	Verkürzung der einzelnen Attacken auf unter 72 Stunden
	Unzureichende Behandlungsmöglichkeiten für die akute Migräneattacke	Abschwächung der einzelnen Attacke, damit sie einer Akuttherapie zugänglich wird
	Regelmäßiges Auftreten von subjektiv sehr belastenden Auren (Basilarismigräne, prolongierte Auren, familiäre hemiplegische Migräne)	Reduktion der Migräneattackenzahl und damit auch der Auren
	Einmaliger migränöser Hirninfarkt	Sekundärprophylaxe eines migränösen Hirninfarkts

ziumrezeptoren ist auch eine antagonistische Wirkung, u.a. an Dopamin-, $Histamin_1$- und Serotoninrezeptoren, bekannt. In Vergleichsstudien mit Propranolol zeigte Flunarizin eine vergleichbare Wirkung.

Die wirksamen Dosierungen zur Migräneprophylaxe von Flunarizin lagen bei 5 und 10 mg. Eine langsame Aufdosierung ist im allgemeinen nicht erforderlich.

Aufgrund des *ungünstigen Nebenwirkungsprofils* wird Flunarizin jedoch in der Praxis weit seltener eingesetzt als z.B. Betarezeptorenblocker. Die typischen Nebenwirkungen sind Benommenheit, Müdigkeit sowie eine deutliche Gewichtszunahme mit oder ohne erhöhtem Appetit. Seltener, aber schwerwiegend sind bei Langzeitanwendung depressive Verstimmungen, insbesondere bei Frauen mit Depression in der Vorgeschichte und extrapyramidalmotorische Symptome.

Cyclandelat, ein weiterer Kalziumantagonist, wird in Deutschland deutlich häufiger als Flunarizin eingesetzt. Den häufigen Einsatz und die Einstufung als Substanz der 2. Wahl in Deutschland verdankt Cyclandelat mehr der hervorragenden Verträglichkeit als einer guten Wirksamkeit. In neueren kontrollierten Studien mit größeren Fallzahlen zeigte sich Cyclandelat gegenüber Placebo nicht signifikant überlegen. In älteren Untersuchungen, bei denen Flunarizin bzw. Propranolol zum Vergleich herangezogen wurden, fanden sich jedoch durchaus positive Effekte, die der Wirkung der Vergleichssubstanz entsprachen. Auch in der Praxis kann Cyclandelat im Einzelfall Erfolge zeitigen. Empirisch bewährt hat sich die Kombination mit Magnesium. Beides sind relativ milde Prophylaktika mit einer sehr guten Verträglichkeit. Sind Prophylaktika mit höherer Effektivität nicht verträglich oder kontraindiziert, bietet sich ein Versuch mit dieser Kombination an.

Die empfohlenen täglichen Erhaltungsdosen für Cyclandelat liegen bei 1200–1600 mg,

Verfehltes Behandlungsziel	Fehler
Effektivität	Vorliegen eines medikamenteninduzierten Kopfschmerzes, nicht einer Migräne
	Zu niedrige Dosis
	Zu kurze Einnahmedauer
	Behandlungsbeginn mit Migräneprophylaktika der 3. Wahl oder ineffektiven Substanzen
	Erwecken falscher Erwartung über die erreichbare Wirkung beim Patienten
	Verzicht auf den Einsatz von Kopfschmerzkalendern vor und während der Migräneprophylaxe
Verträglichkeit	Fehlende Aufklärung über Nebenwirkungen im Vorfeld
	Zu rasche Aufdosierung nach starrem Konzept
	Mißachtung der Bedeutung möglicher Nebenwirkungen im individuellen Fall
Unbedenklichkeit bei Langzeiteinnahme	Ignorieren von Kontraindikationen oder Anwendungsbeschränkungen
	Einsatz von potentiell organschädigenden Substanzen als Prophylaktikum
	Einsatz von Substanzen, die medikamenteninduzierte Dauerkopfschmerzen hervorrufen können

Tab. 14.8
Häufige Fehler bei der medikamentösen Migräneprophylaxe.

wobei nach der Studienlage der höheren Dosierung – auf zwei Tagesdosen verteilt – der Vorzug zu geben ist. Eine schrittweise Aufdosierung ist nicht erforderlich.

Die Kalziumantagonisten Flunarizin und Cyclandelat sind in Deutschland zur Migräneprophylaxe zugelassen.

Antidepressiva

Ein Überblick über die zur Verfügung stehende Studienlage zeigt, daß unter den Antidepressiva letztlich lediglich für *Amitriptylin* ausreichend placebokontrollierte Studien vorliegen, die einen Wirkungsnachweis erbrachten. Eine Korrelation zwischen der antidepressiven Wirkung und der migräneprophylaktischen Wirkung bestand in den Studien – sofern untersucht – nicht. Die Studien sind dabei durchgängig älteren Datums. Der Einsatz anderer trizyklischer Antidepressiva erfolgt einzig aufgrund empirischer Erfahrungen.

Die erforderliche Zieldosis von Amitriptylin liegt bei 50 bis 75mg pro Tag. Die Aufdosierung sollte langsam in wöchentlichen Schritten von 10 bis 25mg erfolgen.

Amitriptylin ist indiziert bei gleichzeitigem Vorliegen von Migräne und einem chronischen Kopfschmerz vom Spannungstyp, einer Depression oder von Schlafstörungen. Es sollte jedoch auch bei einer hochfrequenten Migräne in

Tab. 14.9a Bevorzugte Medikamentenauswahl in der Migräneprophylaxe in Abhängigkeit von der individuellen Patientensituation.

Begleitmerkmale	Bevorzugte Auswahl
Migräne + Bluthochdruck	Betarezeptorenblocker, Lisinopril
Migräne + Herzinsuffizienz	Lisinopril
Migräne + Streß	Betarezeptorenblocker, trizyklische Antidepressiva
Migräne + Depression	Trizyklische Antidepressiva
Migräne + Schlaflosigkeit	Trizyklische Antidepressiva
Migräne + Kopfschmerz vom Spannungstyp	Trizyklische Antidepressiva
Migräne + Untergewicht	Trizyklische Antidepressiva, Pizotifen, Flunarizin
Migräne + Übergewicht	Lisinopril, Topiramat
Migräne + Epilepsie	Valproinsäure, Topiramat
Migräne + Überempfindlichkeit für Nebenwirkungen	Extr. Rad. Petasitis spissum (Pestwurz), Cyclandelat, Magnesium
Migräne + Schlaganfall	Acetylsalicylsäure
Migräne + Wadenkrämpfe	Magnesium
Migräne + Obstipation	Magnesium
Migräne + kraniozervikale Dystonie	Botulinum-Toxin A

Erwägung gezogen werden, wenn eine Alternative zur Betarezeptorenblockerprophylaxe gesucht wird. Zu den häufigen Nebenwirkungen zählen Sedierung, Mundtrockenheit, Obstipation, Tachykardie und Gewichtszunahme. Seltener sind Schwindel, Muskeltremor, Akkommodations-, Leberfunktions-, Erregungsleitungs-, orthostatische Regulationsstörungen, Glaukomauslösung, Miktionsstörungen oder sexuelle Störungen. Amitriptylin ist in Deutschland nicht zur Migränebehandlung zugelassen, jedoch zur langfristigen Schmerzbehandlung im Rahmen eines therapeutischen Gesamtkonzeptes. Patienten sollten hierüber vor Therapiebeginn informiert werden, um Irritationen zu vermeiden.

Serotoninrezeptorantagonisten

Die 5-HT_2-Antagonisten Methysergid, Lisurid und Pizotifen zählen zu den älteren Migräneprophylaktika. Die prophylaktische Wirksamkeit von *Methysergid* ist unbestritten und in Studien gut belegt. Der Einsatz ist heute jedoch auf wenige Spezialfälle beschränkt. Hierfür ist zum einen die schlechte Verträglichkeit verantwortlich. Hauptproblem ist jedoch bei der Langzeitbehandlung die Gefahr der Entstehung von Retroperitoneal-, Perivaskular-, Herz- und Lungenfibrosen. Das Risiko für diese schwerwiegenden Komplikationen liegt bei ca. 1:5000 behandelten Patienten.

Begleitmerkmale	Vermeiden
Migräne + Epilespie	Trizyklische Antidepressiva
Migräne + Depression	Betarezeptorenblocker, Flunarizin
Migräne + hohes Alter/ Herzerkrankungen	Trizyklische Antidepressiva
Migräne + Übergewicht	Trizyklische Antidepressiva, Pizotifen, Flunarizin
Migräne + Asthma	Betarezeptorenblocker, Topiramat
Migräne + Leistungssport	Betarezeptorenblocker
Migräne + Psoriasis	Betarezeptorenblocker
Migräne + hohe Konzentration und Denkleistung	Trizyklische Antidepressiva, Betarezeptorenblocker
Migräne + Lebererkrankung	Valproinsäure

Tab. 14.9b Zu vermeidende Medikamentenauswahl in der Migräneprophylaxe in Abhängigkeit von der individuellen Patientensituation.

C

Die Zieldosis von Methysergid liegt bei 3 bis 6 mg täglich, verteilt auf 3 Einzeldosen. Die Aufdosierung erfolgt langsam in Schritten zu je 1 mg alle 3 Tage. In Abständen von 3 bis 4 Monaten muß Methysergid ausgeschlichen und die Einnahme für mindestens 4 Wochen unterbrochen werden, um das Risiko für Fibrosierungen zu minimieren.

Die gleichzeitige Einnahme von Triptanen oder Ergotalkaloiden zur Akuttherapie der Migräne und von Methysergid zur Prophylaxe ist zu vermeiden, um Durchblutungsstörungen vorzubeugen.

Placebokontrollierte Studien belegen auch die Effektivität von *Pizotifen*. Der Einsatz wird in der Praxis jedoch durch die Nebenwirkungen Müdigkeit und vor allem Appetitsteigerung mit deutlicher Gewichtszunahme stark eingeschränkt. Die Substanz wird gezielt bei Appetitmangel bei untergewichtigen Kindern und Jugendlichen eingesetzt.

Die Zieldosis von Pizotifen liegt bei 3 x 0,5 mg pro Tag. Die Aufdosierung erfolgt schrittweise um 0,5 mg alle 3 Tage. Pizotifen ist heute nur noch ein Ausweichmedikament der 3. Wahl.

Lisurid ist sowohl ein 5-HT_2-Antagonist als auch ein Dopamin-D_2-Rezeptoragonist. Die Wirksamkeit dieser alten Substanz zur Migräneprophylaxe ist nur unzureichend durch Studien belegt. Häufige Nebenwirkungen umfassen Übelkeit und Schwindel. Bei höheren Dosierung sind Alpträume, Halluzinationen, paranoide Reaktionen und Verwirrtheitszustände beschrieben. Ähnlich wie bei Methysergid können Fibrosierungen auftreten. Die Einnahme sollte nach spätestens 12 Monaten unterbrochen werden. Der Einsatz von Lisurid zur Migräneprophylaxe ist heute nicht mehr indiziert.

Methysergid, Lisurid und Pizotifen sind in Deutschland zur Migränebehandlung zugelassen.

Antikonvulsiva

In den letzten Jahren wurde die *Valproinsäure* zunehmend als effektives

Migräneprophylaktikum erkannt. Die sehr gute Wirkung, die der der Betarezeptorenblocker entspricht, wurde in kontrollierten Studien mehrfach zweifelsfrei nachgewiesen.

> Effektiv sind häufig schon Dosierungen von Valproinsäure um 500 bis 600 mg, die einschleichend erreicht werden.

Der Einsatz von Valproinsäure ist jedoch nicht als unbedenklich anzusehen, da potentiell schwerwiegende und lebensbedrohende Nebenwirkungen auftreten können. Während schwere Hautreaktionen (Stevens-Johnson-Syndrom und Lyell-Syndrom) nur in Einzelfällen beschrieben worden sind, sind dosisunabhängig und besonders bei Kindern und Jugendlichen schwerwiegende bis tödlich verlaufende Leberfunktionsstörungen mit einer sehr geringen, aber konstanten Häufigkeit aufgetreten. Daher sollte in jedem Einzelfall vor Einsatz der Valproinsäure in der Migränebehandlung die Indikation genau überprüft werden, insbesondere auch vor dem Hintergrund der fehlenden Zulassung für diese Indikation in Deutschland. Daher ist die Valproinsäure trotz guter Wirksamkeit derzeit als Reservesubstanz anzusehen.

In einer kontrollierten Studie aus dem Jahr 2001 führte *Gabapentin* gegenüber Placebo bei einer Dosis von 2400 mg zu einer signifikanten Abnahme der Migräneattackenzahl und der Zahl der Migränetage pro Monat. Nur 13,3 % der Patienten beendeten die Studie aufgrund von Nebenwirkungen vorzeitig, meist aufgrund von Müdigkeit oder Schwindel. Zur definitiven Festlegung des Stellenwertes von Gabapentin sind jedoch noch weitere kontrollierte (Dosisfindungs-)Studien und insbesondere auch Vergleichsstudien mit anderen Prophylaktika erforderlich.

Valproinsäure und Gabapentin sind in Deutschland zur Migränebehandlung nicht zugelassen.

Acetylsalicylsäure und nichtsteroidale Antiphlogistika

Die tägliche Einnahme von *Acetylsalicylsäure* über mindestens 3 Monate in einer Dosis von 1500 mg oder mehr führt mit einer relativ hohen Wahrscheinlichkeit zur Ausbildung eines medikamenteninduzierten Kopfschmerzes.

> Die regelmäßige, tägliche Einnahme von 300 mg Acetylsalicylsäure hingegen hat eine – wenn auch schwache – prophylaktische Wirkung bei Migräne.

Die Hauptindikation für eine Migräneprophylaxe mit 300 mg Acetylsalicylsäure ist nicht eine häufige Migräne, hierfür stehen besser wirksame und auch besser verträgliche Substanzen zur Verfügung. Indikation ist vielmehr die (Rezidiv-)Prophylaxe des migränösen Infarktes bei Patienten, die unter häufigen und ausgeprägt verlaufenden Migräneauren leiden (prolongierte Auren, Basilarismigräne, familiäre hemiplegische Migräne). Jedoch wird auch hier in der Regel noch auf weitere, effektivere Prophylaktika in Kombination mit Acetylsalicylsäure zurückgegriffen.

Auch das nichtsteroidale Antiphlogistikum *Naproxen* weist eine prophylaktische Wirkung bei Migräne auf.

Die in kontrollierten Studien untersuchten und für wirksam befundenen

C

Dosierungen für Naproxen liegen bei 500 bis 1000 mg.

Es muß jedoch genauso wie bei Acetylsalicylsäure darauf hingewiesen werden, daß die tägliche Einnahme von Naproxen in unwesentlich höheren Dosierungen ebenfalls mit der Gefahr der Entstehung von medikamenteninduzierten Kopfschmerzen einhergeht.

Die klassische Indikation des Naproxens ist daher die Kurzzeitprophylaxe der menstruellen Migräne. Die genauen Einnahmeschemata für diese Indikation variieren. Häufig erfolgt der Beginn der täglichen Einnahme von 2 x 500 mg Naproxen 2 Tage vor Einsetzen der Menstruation bzw. 2 Tage vor der erwarteten Migräneattacke. Die Einnahme wird für insgesamt 7 Tage fortgeführt und dann abgesetzt.

Ergotalkaloide

Ergotalkaloide und hier insbesondere *Dihydroergotamin* wurden traditionell zur Migräneprophylaxe eingesetzt, ohne daß es hierfür eine wissenschaftliche Grundlage gab. Die weitverbreitete und nichtsdestoweniger irrige Auffassung, Migräne würde von einem zu niedrigen Blutdruck hervorgerufen, bildete die Rationale für die Anwendung. Die wenigen kontrollierten Studien hatten wenig Aussagekraft zum einen aufgrund niedriger Fallzahlen, zum anderen aufgrund nur kurzer Beobachtungsintervalle. Aber selbst wenn Dihydroergotamin eine vorübergehende Wirksamkeit aufwiese, bliebe das Hauptargument gegen den Einsatz in der Migräneprophylaxe unberührt, die Gefahr der Entstehung von ergotamininduzierten Dauerkopfschmerzen. Der Einsatz von Ergotalkaloiden zur Migräneprophylaxe ist heute als obsolet anzusehen.

Magnesium

Magnesium ist eine Substanz, die von Patienten problemlos zur Migräneprophylaxe akzeptiert wird. Bedauerlicherweise ist die Wirkung im Vergleich zu Standardprophylaktika wie den Betarezeptorenblockern geringer ausgeprägt. In einer kontrollierten Studie konnte eine signifikant bessere Wirkung gegenüber Placebo nachgewiesen werden.

Die eingesetzte Dosis lag bei 2 x 300 mg Magnesium pro Tag.

In anderen Untersuchungen gelang der Wirkungsnachweis nicht. Interessanterweise wurden kürzlich Studien vorgestellt, die eine Wirksamkeit vom i.v. Magnesium auch in der akuten Migräneattacke zeigten. Kontraindikationen oder Anwendungsbeschränkungen bestehen bei oraler Gabe von Magnesium nicht. Typische Nebenwirkung sind breiige Stühle oder Diarrhöen, die dosisabhängig auftreten. Neben den Betarezeptorenblockern ist Magnesium das einzige Prophylaktikum, das während der Schwangerschaft zugelassen ist. Bewährt hat sich empirisch eine Kombination von Magnesium mit Cyclandelat (s.o.). Die Wirkung der einzeln nur schwach wirksamen Substanzen ist bei Kombination häufig deutlich verstärkt.

Andere Substanzen

Der Bedarf nach wirksamen und doch gut verträglichen Substanzen zur medikamentösen Migräneprophylaxe ist nach wie vor aktuell. Pflanzliche Wirkstoffe sind dabei für Patienten besonders attraktiv. Doch müssen sich auch diese Substanzen einem Wirkungs- und Verträglichkeitsnachweis in kontrollierten Studien unterziehen. In einer aktuellen Studie konnte die Wirksamkeit eines Spezialextraktes von Extr. Rad. Petasitis spissum, einem Pestwurz-Extrakt, in der Migräneprophylaxe belegt werden. Im Vergleich zur Baselineuntersuchung zeigte sich bei Behandlung mit 75 mg Extr. Rad. Petasit. spiss. eine Responderrate nach 3 Monaten von 71% der Patienten, vergleichbar also zu den Responderraten von Betablockern. Hochdosiertes Vitamins B_2 zeigte sich 1998 in einer kontrollierten Studie Placebo deutlich überlegen. Die Ergebnisse wurden bislang nicht reproduziert. Die eingesetzte Dosis des Vitamin B_2 lag mit 400 mg pro Tag dabei um ein Vielfaches über dem Wirkstoffgehalt der in Deutschland erhältlichen Präparate (meist 10 mg Wirkstoff).

Zukünftige Substanzen

Eine aktuelle kontrollierte Studie wurde zum Einsatz des ACE-Hemmers *Lisinopril* bei Migräne im Jahr 2001 vorgestellt. Bei einer Dosierung von 20 mg kam es im Vergleich zu Placebo zu einer signifikanten Abnahme der Kopfschmerzstundenzahl, der Tage mit Migräne und der Kopfschmerzintensität. Zahlreiche von Betarezeptorenblockern bekannte Nebenwirkungen wie sexuelle Funktionsstörungen treten bei ACE-Hemmern nicht auf, auch sind das gleichzeitige Vorliegen eines Asthma bronchiale, einer Claudicatio intermittens oder von Erregungsleitungsstörungen des Herzens keine Kontraindikationen. Eine direkte Vergleichsstudie zwischen Metoprolol oder Propranolol und Lisinopril hinsichtlich der Wirksamkeit und Verträglichkeit steht jedoch noch aus.

Im Jahre 2000 wurden zwei kontrollierte Studien zur prophylaktischen Wirksamkeit von *Botulinumtoxin A* bei Migräne veröffentlicht. Silberstein et al. konnten eine signifikante Abnahme der Häufigkeit von Migräneattacken, eine Abnahme der durchschnittlichen Schmerzintensität, eine Abnahme der Tage mit Erbrechen sowie eine Abnahme der Tage mit Akutmedikation zeigen. Signifikante Nebenwirkungen wurden nicht beschrieben, die Wirkung hielt nach einmaliger Injektion über 3 Monate an. Die benötigten Botulinumtoxin-A-Dosen waren dabei insbesondere bei der Arbeit von Silberstein et al. mit 25 MU Botox® relativ niedrig. Zur Wirksamkeit von Botulinumtoxin A bei Migräne werden derzeit weltweit große multizentrische Studien durchgeführt.

Entsprechend der Anwendung von Naproxen 2 x 500 mg wurde im Jahr 2001 in einer placebokontrollierten Studie die prophylaktische Wirkung von *Naratriptan* 2 x 1 mg bzw. 2 x 2,5 mg zur Kurzzeitprophylaxe der menstruellen Migräneattacke untersucht. Die Einnahme erfolgte während 4 Zyklen jeweils über 5 Tage, beginnend 2 Tage vor erwartetem Einsetzen der Menstruation. Die Behandlungsgruppe, die 2 x 1 mg Naratriptan erhielt, wies signifikant weniger perimenstruelle Migränetage und Migräneattacken auf, während sich Dauer und Intensität der dennoch auftretenden Migräneattacken nicht von denen der anderen Behandlungsgruppen unterschieden. Die Verträglichkeit des Naratriptans entsprach dabei der des Placebos. Naramig 2 x 2,5 mg zeigte interessanterweise keine signifikant Wirkung. Es bleibt abzuwarten, inwieweit diese Ergebnisse reproduzierbar und in den klinischen Alltag übertragbar sind. Die Gefahr der Entstehung von medikamenteninduzierten Kopfschmerzen bei zu häufiger Einnahme von Triptanen sollte dabei nicht vergessen werden.

14.3.11 Migränetherapie bei Kindern und Jugendlichen

Verhaltensmedizinische Therapiemaßnahmen

Im Vordergrund der Therapie der Migräne im Kindesalter stehen Verhaltensmaßnahmen.

Es gelten hier prinzipiell die gleichen Regeln wie im Erwachsenenalter. Die Suche nach Triggerfaktoren ist im Kindesalter noch schwieriger als im Erwachsenenalter, da häufig die Kinder nicht direkt angeben können, welche Bedingungen auslösende Potenz für Migräne haben können. Ein entscheidender Unterschied ist auch, daß die Angaben durch Informationen der Eltern gefiltert sind, so daß es sehr schwer sein kann, die individuelle Bewertung von Streßfaktoren durch das Kind über die Eltern adäquat in Erfahrung zu bringen. Beratung zu Lebensführung, Ernährung, Freizeit- und Arbeitsverhalten sind ebenfalls von besonders großer Bedeutung. Diätetische Maßnahmen, wie das Auslassen von Käse, Schokolade, Zitrusfrüchten oder Milchprodukten, führen selten zum Erfolg. Die Datenlage zum Zusammenhang zwischen solchen Faktoren und der Auslösung von Migräneattacken ist sehr unsicher. Aus diesem Grunde sollte mehr Wert auf eine regelmäßige Nahrungseinnahme und ausreichendes Nahrungsangebot gelegt werden, anstatt für die gesamte Familie belastende Migränediäten zu komponieren.

Medikamentöse Akuttherapie

Hinsichtlich der medikamentösen Therapie ergeben sich zum Erwachsenenalter deutliche Unterschiede. Gerade bei der Migräne im Kindesalter ist es erforderlich, daß bei Beginn der Attacke die Medikation zum frühestmöglichen Zeitpunkt eingenommen wird.

Man beginnt zunächst mit der Gabe eines Medikamentes gegen Übelkeit: Domperidon (10 mg oral oder als Zäpfchen), um eine verbesserte Resorption und Wirkung des Schmerzmittels und eine Therapie der Übelkeit und des Erbrechens einzuleiten.

Es muß eine sehr vorsichtige Dosierung erfolgen, da schwere Muskelfunktionsstörungen als unerwünschte Nebenwirkungen, insbesondere bei Kindern, auftreten können. Dies gilt um so mehr bei Einsatz von Metoclopramid. Im Anschluß an die Gabe von Domperidon kann nach einem Zeitraum von 15 min ein Schmerzmittel verabreicht werden.

Hier empfiehlt sich bei jungen Kindern unter dem 12. Lebensjahr in erster Linie Paracetamol.

Bei Schulkindern, bei denen die Migräneattacken zu jeder Gelegenheit, insbesondere auch in der Schule am Morgen, auftreten können, sollten die Lehrer entsprechend informiert werden. Am besten ist es, wenn der Arzt dem Schüler eine schriftliche Instruktion zum Verhalten bei Migräneattacken zur Vorlage beim Lehrer mitgibt. Zur Attackenkupierung kann bei Kindern, deren Attacken auf Paracetamol nicht ausreichend ansprechen, auch Dihydroergotamin in Tablettenform (2 mg) eingesetzt werden.

Bei ausgeprägter Übelkeit und Erbrechen können das Mittel gegen Übelkeit und das Schmerzmittel auch als Zäpfchen gegeben werden. Bei fehlender Wirksamkeit von Analgetika und Antiemetika käme schließlich auch der Einsatz von Sumatriptan nasal infrage. Auch wenn eine Zulassung für das Kindes- und Jugendalter noch nicht vorliegt, konnte die Wirksamkeit und Verträglichkeit auch im Kindesalter in Studien gezeigt werden.

Medikamentöse Prophylaxe

Die medikamentöse prophylaktische Therapie im Kindesalter gestaltet sich noch schwieriger und komplizierter als im Erwachsenenalter. Im Hinblick auf die eventuell erforderliche hohe Einnahmefrequenz von Schmerzmitteln und einen schweren Leidensdruck muß auch im Kindesalter bei häufigen Migräneattacken eine prophylaktische Medikation erwogen werden. Dabei muß jedoch bedacht werden, daß Nebenwirkungen von Prophylaktika im Kindesalter häufiger und schwerer auftreten als im Erwachsenenalter. Bei der prophylaktischen Therapie gilt im Kindesalter ebenfalls wie im Erwachsenenalter, daß immer nur eine Monotherapie durchgeführt und nicht verschiedene Medikamente in Kombination gegeben werden sollten.

In erster Linie kann im Kindesalter ein Betablocker, wie z. B. Metoprolol oder Propranolol, eingesetzt werden. Eine Alternative ist Cyclandelat.

Aufgrund der möglichen Nebenwirkungen und der auch nur zeitlich befristeten Möglichkeit der Gabe sollte, wenn irgendwie möglich, auf die Gabe von Serotoninantagonisten oder Kalziumantagonisten wie Flunarizin bei Kindern verzichtet werden.

Man muß sich darüber im klaren sein, daß die medikamentöse Prophylaxe eine verhaltensmedizinische Prophylaxe nicht ersetzen kann und daß man in jedem Falle versuchen sollte, nichtmedikamentöse prophylaktische Maßnahmen zu trainieren und intensiv auszunutzen.

In aller Regel ergeben sich gleiche oder sogar bessere Effekte durch Verhaltensmaßnahmen.

Hinsichtlich der Wirksamkeit der medikamentösen Migräneprophylaxe bei Kindern gibt es in der Literatur sehr widersprüchliche Angaben. Ein Teil der Untersuchungsbefunde zeigt signifikante Effekte, bei anderen Studien ergeben sich solche bedeutsamen Effekte nicht. Wenn man eine medikamentöse Prophylaxe bei Kindern erwägt, sollte kurzzeitig überprüft werden, ob eine therapeutische Wirksamkeit erzielt wird und wie möglicherweise initiale Nebenwirkungen kompensiert werden können.

Dazu sind Erfolgskontrollen in vierzehntägigen Abständen erforderlich. Nur bei Effektivität sollte eine Weiterführung erfolgen. Die möglichen Nebenwirkungen müssen mit den Eltern und den Kindern besprochen und ggf. sorgfältig erfaßt werden. Gegebenenfalls muß die Therapie angepaßt werden. Alle diese Vorsichtsmaßnahmen zeigen, daß die prophylaktische medikamentöse Therapie der Migräne im Kindesalter möglichst umgangen werden sollte und Medikamente zur Migräneprophylaxe nur im

Ausnahmefall eine Lösung des Problems für einen gewissen Zeitraum ermöglichen. Allerdings können gerade bei den Kindern, bei denen sehr schwerwiegende und stark behindernde Attacken auftreten, „Einzelfallexperimente" erforderlich werden. Zuweilen finden sich dann tatsächlich verblüffende Effekte von prophylaktischen Therapieverfahren. Jedoch sind das Ausnahmen. Bei solchen Problemfällen sollte nach Möglichkeit die Behandlung durch einen erfahrenen Neuropädiater durchgeführt werden.

Auch wenn eine schnelle Besserung des Migräneleidens nicht zu erzielen ist, ist es notwendig, daß die Patienten und die Eltern wiederholt beraten werden und Hoffnung hinsichtlich einer Besserung des Migräneleidens vermittelt wird. Gerade im Kindesalter kann es immer wieder zu einer spontanen Besserung kommen. Manchmal zeigt sich erst im weiteren Verlauf, welche Triggerfaktoren besonders potent sind, und eine kontinuierliche Erfassung und Erfragung möglicher Auslösefaktoren kann eine entscheidende Besserung erzielen. Völlig unbefriedigend und frustrierend für Kinder und Eltern ist es allerdings, wenn die Patienten ohne spezifische Beratung über die heutigen Möglichkeiten der Therapie wieder aus der Sprechstunde entlassen werden mit dem Hinweis, daß Migräne nicht heilbar sei und man nichts finden könne.

14.3.12 Migräne im Leben der Frau

Die sogenannte menstruelle Migräne

Der Begriff der menstruellen Migräne findet sich in vielen Texten zum Thema Kopfschmerz. Er scheint so selbstverständlich, daß ihn lange Jahre kaum jemand in Frage gestellt hat. Teilweise glaubte man, daß die Migräne überhaupt immer mit der Menstruation in irgendeiner Weise im Zusammenhang zu sehen sei. Migräne wurde als Frauenkrankheit aufgefaßt. Entsprechend wurde die Frauenheilkunde auch als ein primärer Ansprechpartner im Rahmen einer Migränetherapie angesehen.

Forschungsergebnisse haben jedoch gezeigt, daß diese als selbstverständlich angesehene Verbindung zwischen Hormonen, Menstruation, Schwangerschaft, Menopause, Antibabypille und Migräne relativiert werden muß.

Die Klassifikation der Internationalen Kopfschmerzgesellschaft führt den Begriff der menstruellen Migräne nicht auf. Dies hängt zum einen damit zusammen, daß die Kopfschmerzdiagnostik sich auf die Phänomenologie bezieht, nicht jedoch auf mögliche vermutete Ursachen. Andererseits ließe sich natürlich der Begriff der menstruellen Migräne auch phänomenologisch definieren; es zeigt sich jedoch, daß Migräneattacken, die ausschließlich während der Menstruation ablaufen, eine extrem große Seltenheit darstellen. Die Betroffenen erinnern sich nach ausführlicher Befragung in der Regel daran, daß sie nicht nur ausschließlich während der Menstruation an Migräneattacken leiden, sondern auch zu anderen Zeiten im Zyklus. Was unter menstrueller Migräne zu verstehen ist, bleibt jedem selbst überlassen, der Begriff ist nirgendwo exakt definiert. Einige Autoren scheinen zu glauben, daß die Leser die Definition schon selbst wissen, und geben überhaupt keine nähere Spezifikation an, was unter menstrueller Migräne zu verstehen ist. In anderen Berichten wird davon ausgegangen, daß eine menstruelle Migräne die Kopfschmerzattacken sind, bei denen die Frauen annehmen, daß die Menstruation mit der Migräne in irgendeinem Zusammenhang stehe. Solche angenommenen Zusammenhänge durch die Betroffenen finden sich in unterschiedlichen Studien im Ausmaß zwischen 8 und 70 %.

Will man nicht den zeitlichen Zusammenhang generell definieren, also eine Montags-, Dienstags-, Mittwochs- etc. -Migräne definieren, so würde der Begriff einer menstruellen Migräne nur dann sinnvoll sein, wenn man Migräneattacken, die ausschließlich in Verbindung mit der Menstruation auftreten, als solche bezeichnen würde. Aber auch in diesem Zusammenhang bekommt man definitorische Schwierigkeiten. Der Zeitraum vor und nach der Menstruation muß exakt definiert werden. Dehnt man diese Zeitspanne nicht willkürlich aus und läßt 3 Tage vor und 3 Tage nach der Menstruation als entsprechenden Zeitraum zu, zeigt sich, daß maximal eine von 20 Frauen, die die Kriterien der Migräne erfüllen, in diese Gruppe zu subsumieren ist. Es zeigt sich also, daß der Begriff der menstruellen Migräne nur für einen geringen Teil der betroffenen Patientinnen anzuwenden ist (→ Abb. 14.5 und 14.6).

Ein Zusammenhang mit dem sogenannten *prämenstruellen Syndrom* ist bisher wissenschaftlich nicht nachgewiesen. Dieses prämenstruelle Syndrom, charakterisiert durch Unterleibsschmerzen, Schwäche sowie weitere psychovegetative Symptome, zeigt sich ca. 2–3 Tage vor der Menstruation. Die Migräneattacken im zeitlichen Zusammenhang mit der Menstruation unterscheiden sich nicht von den sonstigen Attacken.

Häufig wird unter einer menstruellen Migräne auch eine besonders schwere und lang andauernde Attacke verstanden, die mit besonders starker Übelkeit und Erbrechen assoziiert ist. Allerdings kann jede Form der Migräne, mit oder ohne Aura, während der Menstruation auftreten. Ist die Menstruation tatsächlich ein Auslösefaktor, so zeigt sich, daß meist 2 Tage vor der Menstruation die Migräneattacke generiert wird. Bei den Patientinnen, bei denen tatsächlich ausschließlich während der Menstruation Migräneattacken auftreten, findet sich ein festes zeitliches Verhältnis zwischen der Auftretenszeit und der Menstruationszeit. Allerdings kann bei anderen Frauen dieses zeitliche Verhältnis locker sein und die Migräneattacke in unterschiedlichem Zeitabstand zur Menstruation auftreten.

Zusammenhang zwischen Menstruation und Migräne

Aus klinischen und experimentellen Studien ist bekannt, daß der Auslösefaktor der Migräne im Zusammenhang mit der Menstruation in einem Abfall des Östrogenspiegels und des Progesteronspiegels zu finden ist. Bei entsprechend empfindlichen Frauen kann der Auslösung der Migräne durch die Gabe von Östrogen vorgebeugt werden. Die Gabe von Progesteron kann jedoch nicht die Migräneattacke verhindern. Entsprechend kann vermutlich der Abfall des Plasmaöstradiolspiegels für die Generierung der Migräneattacke verantwortlich gemacht werden. Die absoluten Hor-

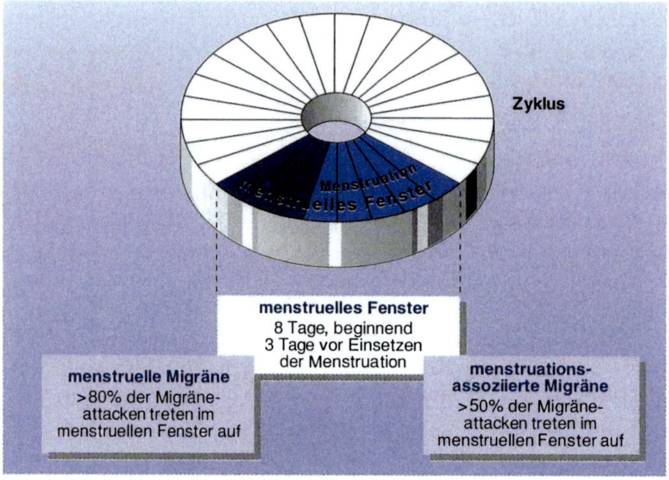

Abb. 14.5
Definition der menstruellen sowie der menstruations-assoziierten Migräne.

monspiegel scheinen dagegen nicht von Bedeutung zu sein. In unterschiedlichen Studien konnte kein fester Zusammenhang zwischen der absoluten Konzentration der verschiedenen Hormone und der Auslösung von Migräneattacken aufgedeckt werden. Weitergehende Analysen der Hormonkonzentrationen ergaben bisher keine einheitliche Meinung zur Bedeutung der verschiedenen Hormone für die Auslösung der Migräneattacken. Weder das follikelstimulierende Hormon noch das luteinisierende Hormon (LH) unterscheiden sich bei Patientinnen, die an einer menstruell gebundenen Migräne leiden, und gesunden Kontrollgruppen. Als mögliche Ursache der Kopfschmerzauslösung während des Östradiolabfalls wurde ein Effekt des Hormons auf die vaskuläre Reaktivität angenommen, wobei eine Gefäßerweiterung aufgrund der geringeren Hormonkonzentration verantwortlich gemacht wurde. In verschiedenen Hormonprovokationstests wurde über Auffälligkeiten bei Patientinnen berichtet, bei denen menstruationsgebundene Migräneattacken auftreten. Allerdings ist deren Bedeutung bis heute weitgehend unklar, insbesondere ergeben sich daraus bis heute keine bedeutsamen therapeutischen Konsequenzen.

Behandlung der menstruellen Migräne

Aufgrund des zeitlichen Zusammenhangs mit der Menstruation lag es in früheren Jahren nahe, hormonelle Therapieverfahren einzusetzen. Aufgrund der Verbindungen zwischen der Östrogenkonzentration und der Migränegenerierung wurde früher die *Gabe von Östrogen* 3–10 Tage vor der Menstruation empfohlen.

Allerdings zeigte sich, daß damit der Zeitpunkt des Eintretens der Migräneattacke nur verschoben wird, bis der natürliche Abfall wiederum auftritt. Die Gabe von transdermalen Hormonpflastern hat sich in kontrollierten Studien als nicht effektiv erwiesen. Gleiches gilt für die orale Gabe von Östrogenen.

Der Einsatz von Östrogen in Form von einem auf die Haut auftragbaren

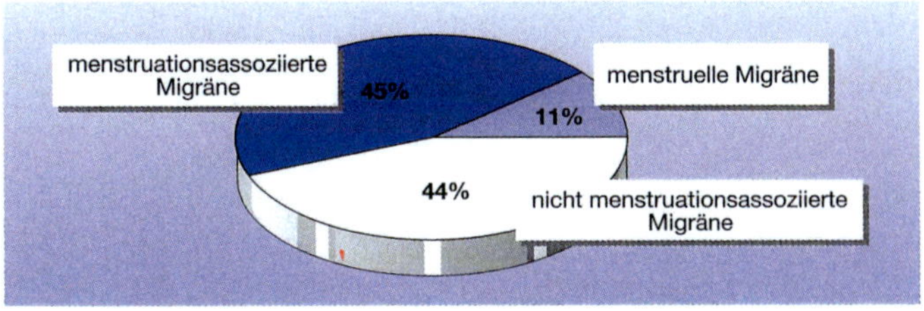

Abb. 14.6
Häufigkeit der menstruationsassoziierten Migräne, der nicht menstruatiionsassoziierten Migräne sowie der menstruellen Migräne.

Gel hat sich in placebokontrollierten Doppelblindstudien als wirksam erwiesen. Allerdings sind entsprechende Präparate in Deutschland derzeit nicht zugelassen. Das Gel wird 2 Tage vor der erwarteten Migräneattacke aufgetragen und in den nächsten 7 Tagen weiter angewendet.

Durch diese einfache Maßnahme kann bei den betroffenen Patientinnen zum Teil die Auslösung der Migräneattacke verhindert werden. Voraussetzung dafür ist natürlich, daß tatsächlich dieser enge, ausschließliche Zusammenhang zwischen dem Hormonspiegelabfall und der Migräneattacke besteht. Dieses ist, wie bereits dargelegt, nur bei wenigen Ausnahmen der Fall.

Alternativ zur Hormontherapie kann auch das nichtsteroidale Antiphlogistikum Naproxen als Kurzzeitprophylaxe der menstruationsgebundenen Migräne eingesetzt werden. In hartnäckigen Fällen kann die zeitlich begrenzte Gabe von 2 x 250 mg Naproxen im Zeitraum von 3 Tagen vor bis 4 Tage nach Menstruationsbeginn der Entstehung eines menstruationsgebundenen Migräneanfalls vorbeugen. Diese Kurzzeitprophylaxe kann sowohl alleine oder zusätzlich zu einer Langzeitprophylaxe mit den o.g. Medikamenten erfolgen.

In allen anderen Fällen gilt für die Therapie der Migräneattacke im zeitlichen Zusammenhang mit der Menstruation das, was für die Behandlung der Migräneattacke bereits dargelegt wurde. Die Migräneattacke, unabhängig, ob sie nun im Zusammenhang oder nicht im Zusammenhang mit der Menstruation auftritt, wird nach den beschriebenen allgemeinen Vorgehensweisen behandelt. Bei schweren Migräneattacken, die sich einer Akutmedikation hartnäckig widersetzen, sollte frühzeitig auch eine konsequente prophylaktische Therapie eingeleitet werden.

Schwangerschaft und Migräne

Gegenseitige Beeinflussung: Die Migräne ist von besonderer Bedeutung für eine mögliche oder bestehende Schwangerschaft.

- Zum einen ergibt sich die Frage, wie eine Migräne während der Schwangerschaft zu behandeln ist, insbesondere welche Medikamente indiziert oder kontraindiziert sind.
- Zum anderen sorgen sich betroffene Patientinnen, ob die Schwangerschaft per se durch die Migräneerkrankung bedroht wird.
- Schließlich ist von Bedeutung, welche Auswirkungen die Schwangerschaft auf den Verlauf der Migräneattacke haben kann.

Erfreulicherweise zeigt sich, daß ein sehr günstiger Einfluß auf den Migräneverlauf durch die Schwangerschaft zu beobachten ist. Tatsächlich gibt es kaum eine bessere prophylaktische Maßnahme für Migräneattacken als die Schwangerschaft. Aus epidemiologischen Studien ist bekannt, daß bei fast 70% der betroffenen Patientinnen eine deutliche Verbesserung oder sogar ein völliges Sistieren der Migräne während der Schwangerschaft zu beobachten ist. Der Effekt auf den Migräneverlauf zeigt sich insbesondere in den letzten 2 Dritteln der Schwangerschaft. Ob bei wiederholten Schwangerschaften der positive Effekt auf die Migräne allmählich nachläßt, ist bisher durch Studien nicht geklärt.

Nur bei einem geringen Teil der Patientinnen findet sich ein konstanter Verlauf oder gar eine Verschlechterung der Migräne während der Schwangerschaft. Dies scheint insbesondere für Patientinnen zu gelten, die an einer Migräne mit Aura leiden. Treten Migräneattacken erstmalig während der Schwangerschaft auf, handelt es sich vorwiegend um eine Migräne mit Aura. Allerdings ist dies nur in einer Minderzahl der Betroffenen der Fall, in einer französischen Studie zeigte sich dies bei 13% der untersuchten Patientinnen. Nach der Entbindung findet sich bei ca. knapp der Hälfte der Patientinnen in der ersten Woche ein erneutes Auftreten von Kopfschmerzen, vorwiegend Kopfschmerz vom Spannungstyp, jedoch auch Kopfschmerzen im Sinne der Migräne.

Verbesserung des Migräneverlaufs: Die Ursache für die zum Teil spektakuläre Verbesserung der Migräne während der Schwangerschaft ist bisher völlig offen, und es gibt keine klaren empirischen Befunde, die dies erklären können. Allerdings werden verschiedene Hypothesen diskutiert. Zunächst wird angenommen, daß die erhöhten Konzentrationen von Östrogen und Progesteron und deren konstante Spiegel während der Schwangerschaft die Basis für die Verbesserung sind. Andere Erklärungen gehen davon aus, daß ein veränderter Serotoninstoffwechsel während der Schwangerschaft und eine erhöhte Konzentration von endogenen Opioiden (Endorphine) für die Verbesserung verantwortlich zu machen sind. Eine entscheidende Bedeutung allerdings scheint die veränderte Lebensweise während der Schwangerschaft zu haben. Schwangere Frauen ernähren sich bewußter, haben einen regelmäßigen Schlaf-wach-Rhythmus, vermeiden Alkohol und Nikotin, versuchen, streßfreier zu leben, und sind im Arbeitsprozeß weniger beansprucht. Es besteht eine schwangerschaftsbedingte Kontrolle von Auslösefaktoren, und entsprechend werden weniger Migräneattacken generiert. Empirische Untersuchungen, die diese Hypothese bestätigen, liegen jedoch nicht vor.

Behandlung der Migräne während der Schwangerschaft

Prophylaxe

Erfreulicherweise wird durch den Spontanverlauf während der Schwangerschaft die Migränetherapie positiv unterstützt. Generell gilt, daß eine medikamentöse Therapie während der Schwangerschaft, wenn irgendwie möglich, zu vermeiden ist. Ganz besonders gilt dies natürlich für prophylaktische Maßnahmen, bei denen täglich Medikamente eingenommen werden müssen. Die Migräneprophylaktika, die sich als besonders wirksam erwiesen haben, sind während der Schwangerschaft kontraindiziert. Dies gilt für die trizyklischen Antidepressiva, die Antikonvulsiva, Flunarizin und die Serotoninantagonisten.

Dies ist insbesondere von Bedeutung, wenn eine Schwangerschaft geplant oder auch nur möglich ist. Da gerade junge Frauen solche Medikamente bei schweren Migräneverläufen einsetzen, müssen sie auf die Notwendigkeit einer adäquaten Kontrazeption hingewiesen werden.

Zur Vorbeugung von Migräneattakken empfehlen sich entsprechend, wie sonst auch, in erster Linie folgende Verhaltensmaßnahmen:

- Entspannungsübungen
- Kennenlernen und Vermeidung von Triggerfaktoren.

Bei extrem schweren Migräneverläufen während der Schwangerschaft, insbesondere bei der Migräne mit Aura, kann zunächst die Gabe von Magnesium zur Migräneprophylaxe erwogen werden. Der Effekt von Magnesium auf den Migräneverlauf zeigte sich in klinischen Studien als gering, in Einzelfällen ist jedoch ein bedeutsamer Effekt zu erzielen. Zur Therapie des arteriellen Bluthochdruckes wird während der Schwangerschaft Propranolol eingesetzt. Es ergibt sich dabei kein Hinweis auf eine Fruchtstörung. Trotzdem sollte der Einsatz von Propranolol während der Schwangerschaft zur Migräneprophylaxe sehr zurückhaltend und nur als letzte Möglichkeit erwogen werden.

Attackentherapie

Es gibt nur sehr wenig Literatur zur Wirksamkeit und Verträglichkeit von Medikamenten in der Therapie der Migräneattacke während der Schwangerschaft. Gleiches gilt für die Auswirkungen einer medikamentösen Migränetherapie auf die Geburt und das Stillen. In erster Linie sollten zur Akutmedikation von Migräneattacken während der Schwangerschaft folgende Medikamente eingesetzt werden:

- Metoclopramid 20 mg
- Paracetamol 1000 mg.

Dabei soll auf den zeitlichen Abstand von 15 min geachtet werden. Sollte Paracetamol nicht ausreichend wirksam sein, kann auch die Gabe von *Acetylsalicylsäure 1000 mg* erwogen werden. Zu dieser Substanz gibt es eine umfangreiche Literatur hinsichtlich des Einsatzes während der Schwangerschaft, und es gibt keine Hinweise darauf, daß fetale Fehlbildungen induziert werden.

Die neueren nichtsteroidalen Antirheumatika sollten bei der Schwangerschaft nicht eingesetzt werden, weil einerseits keine ausreichenden Erfahrungen vorliegen und andererseits auch keine Hinweise dafür bestehen, daß ihre Effektivität zur Kupierung der Migräneattacke größer ist als die der seit vielen Jahrzehnten eingesetzten o.g. Substanzen. Besonders muß darauf geachtet werden, daß nichtsteroidale Antirheumatika nicht kontinuierlich eingesetzt werden. Insbesondere während des letzten Trimenons ergeben sich dadurch folgende Gefahren:

- Verlängerung der Schwangerschaft
- erhöhtes Risiko einer Präeklampsie

C

- erhöhtes Blutungsrisiko für Mutter und Kind
- persistierende pulmonale Hypertension.

Streng kontraindiziert sind Ergotalkaloide, wie Ergotamintartrat und Dihydroergotamin. Die Substanzen haben während der Schwangerschaft einen uterotonischen Effekt. Darüber hinaus zeigt sich Ergotamin als embryotoxisch.

Für den Einsatz von Sumatriptan liegen derzeit noch keine ausreichenden Daten vor. Zwar gibt es Berichte von Schwangerschaften, die während einer Therapie mit Sumatriptan aufgetreten sind. Dabei sind bisher keine Probleme verzeichnet worden. Bis jedoch ausreichend Erfahrungen vorliegen, darf Sumatriptan während der Schwangerschaft nicht eingesetzt werden.

C

Hormontherapie

Bei hartnäckigen Migräneattacken, die schwer zu therapieren sind, wird häufig die Antibabypille als verantwortlich für die Generierung der Migräneattacken beschuldigt. Die empirische Überprüfung eines Zusammenhangs zwischen Antibabypille und Migräne dagegen zeigt keine eindeutige Verbindung. In einigen Studien ergeben sich Hinweise für ein tatsächlich erhöhtes Auftreten von Migräneattacken, wobei je nach Studie dies bei 18–50% der betroffenen Patientinnen der Fall sein soll, in anderen Studien zeigt sich dagegen sogar eine Verbesserung unter der Therapie mit der Antibabypille bei bis zu 35 % der Patientinnen. In placebokontrollierten Doppelblindstudien findet sich dagegen kein bedeutsamer Unterschied zwischen Gruppen von Patientinnen, die mit Antibabypille oder Placebo behandelt wurden. Alles in allem zeichnet sich somit ab, daß zwischen der Antibabypille und der Migräne kein definitiver Zusammenhang besteht.

Das Neuauftreten von Migräneattacken im Zusammenhang mit der Einnahme der Antibabypille wird ebenfalls immer wieder diskutiert. Allerdings liegt das häufigste Erstauftretensalter der Migräne in der 2. Lebensdekade, also genau in der Zeit, in der auch erstmalig die Antibabypille eingenommen wird. Insofern scheint hier nur ein rein statistischer Zusammenhang ohne ätiologische Relevanz zu bestehen. Die Therapie der Migräne bei bestehender oder nicht bestehender Einnahme einer Antibabypille unterscheidet sich nicht, und es ist auch keine Beeinflussung zwischen Antibabypille und Migränemedikamenten bekannt. Bei der Durchführung der Migränetherapie gelten die gleichen Richtlinien wie sonst auch. Nur für den seltenen therapierefraktären Fall ist ein Auslaßversuch ratsam. Den Patientinnen sollte dann eine andere Methode der Kontrazeption empfohlen werden.

Im Zusammenhang mit dem erhöhten Risiko von arteriellen oder venösen Hirnthrombosen sowie einer Subarachnoidalblutung sollte bei plötzlichem Auftreten von neurologischen Störungen möglichst umgehend eine neurologische Untersuchung veranlaßt werden. Dies gilt auch, wenn unerwartete Kopfschmerzattacken auftreten, die auch täglich in Erscheinung treten können. Aus diesem Grunde sollten gerade Patientinnen, die eine Antibabypille einnehmen, in zeitlich engeren Abständen hinsichtlich des Verlaufs der Erkrankung kontrolliert werden. Das Rauchen sollte streng vermieden werden. Aufgrund des möglicherweise erhöhten Risikos für Schlaganfälle bei einer Migräneerkrankung gilt dies besonders. Insgesamt ist dieses Risiko für eine erhöhte Häufigkeit von Schlaganfällen bei Migräne extrem gering. Dennoch gilt das Vorliegen einer Migräne mit Aura als Kontraindikation für den Einsatz von östrogenhaltigen Kontrazeptiva.

Menopause und höheres Lebensalter der Frau

Es wird häufig die Meinung vertreten, daß die Migräneattacke allmählich im höheren Lebensalter „ausbrennt“, also an Häufigkeit und an Intensität abnimmt. In Studien, die sich mit diesem Fragenkomplex beschäftigen, zeigt sich jedoch, daß bei mehr als 50 % der Betroffenen während der Menopause und danach keine Veränderung des bisherigen Migräneverlaufes zu beobachten ist. Bei ca. 47 % der Patientinnen zeigt sich sogar eine Verschlechterung. Eine Gebärmutterentfernung oder eine Eierstockentfernung, die auch heute noch teilweise zur Therapie einer schweren Migräneattacke Patientinnen zugemutet wird, hat keinen Effekt auf den Verlauf einer Migräne. Auch das Überwiegen der Migränehäufigkeit bei Frauen im Vergleich zu Männern bleibt im hohen Lebensalter bestehen. Hormontherapien im hohen Lebensalter können die Migräne nicht beeinflussen. Entsprechend gilt auch in dieser Situation, daß die Migränetherapie wie sonst auch durchgeführt werden sollte. Im hohen Lebensalter, jenseits des 75. oder 80. Lebensjahres, dagegen scheint eine Änderung einzutreten. Tatsächlich gibt es in den spezialisierten Migräneambulanzen keinen Patienten oder keine Patientin, die älter als 80 Jahre ist und über Migräneattacken klagt. Diese Beobachtung kann viele Gründe haben, z.B.:

- Die Migräne tritt nicht mehr auf.
- Die Migränepatienten sterben früher.
- Alte Leute kommen kaum noch aus Mobilitätsgründen in die Spezialambulanzen etc.

14.4 Kopfschmerz vom Spannungstyp

14.4.1 Beschreibung

Der *episodische Kopfschmerz vom Spannungstyp* kennzeichnet sich durch wiederkehrende Episoden eines Kopfschmerzes, der Minuten oder Tage dauern kann. Der Schmerz ist typischerweise drückend oder ziehend, von leichter bis mäßiger Intensität, beidseitig, verstärkt sich nicht bei üblicher körperlicher Aktivität. Übelkeit fehlt, Photophobie oder Phonophobie können vorhanden sein.

Der *chronische Kopfschmerz vom Spannungstyp* besteht an wenigstens 15 Tagen/Monat innerhalb eines Zeitraums von wenigstens 6 Monaten. Der Kopfschmerz ist drückend bis ziehend, in der Intensität leicht bis mäßig, beidseitig, verstärkt sich nicht bei üblicher körperlicher Aktivität. Übelkeit, Photophobie und Phonophobie können vorkommen.

14.4.2 Klassifikation

Früher verwendete Begriffe:

- Spannungskopfschmerz
- Muskelkontraktionskopfschmerz

C

- psychomyogener Kopfschmerz
- streßabhängiger Kopfschmerz
- gewöhnlicher Kopfschmerz
- essentieller Kopfschmerz
- idiopathischer Kopfschmerz
- psychogener Kopfschmerz.

Episodischer Kopfschmerz vom Spannungstyp

Diagnostische Kriterien → Tab. 14.10.

Chronischer Kopfschmerz vom Spannungstyp

Diagnostische Kriterien → Tab. 14.11.

14.4.3 Epidemiologie

Aus den verschiedenen internationalen epidemiologischen Studien zeigt sich, daß zwischen 40 und 90 % der Bevölkerung an episodisch auftretendem Kopfschmerz vom Spannungstyp leiden. 3% der deutschen Bevölkerung leiden an Kopfschmerz vom Spannungstyp an mehr als der Hälfte der Tage. Der Kopfschmerz vom Spannungstyp ist mit Abstand die häufigste Kopfschmerzform und zählt überhaupt zu den häufigsten Erkrankungen. Diese Kopfschmerzer-

Tab. 14.10
Diagnostische Kriterien des episodischen Kopfschmerzes vom Spannungstyp.

A. Wenigstens 10 vorangegangene Kopfschmerzepisoden entsprechend den unter B–D aufgeführten Bedingungen. Zahl der Kopfschmerztage weniger als 180/Jahr bzw. weniger als 15/Monat.
B. Kopfschmerzdauer zwischen 30 min und 7 Tagen.
C. Wenigstens 2 der nachfolgend angeführten Schmerzcharakteristika: 1. Schmerzqualität drückend bis ziehend, nicht pulsierend. 2. Leichte bis mäßige Schmerzintensität, die übliche körperliche Aktivität allenfalls behindert, aber nicht unmöglich macht. 3. Beidseitige Lokalisation 4. Keine Verstärkung durch Treppensteigen oder sonstige vergleichbare körperliche Aktivitäten.
D. Beide nachfolgend angeführten Bedingungen: 1. Keine Übelkeit oder Erbrechen (Appetitlosigkeit kann vorkommen). 2. Photophobie und Phonophobie fehlen, eine von beiden kann vorhanden sein.
E. Wenigstens eine der nachfolgend aufgeführten Bedingungen: 1. Vorgeschichte, körperliche und neurologische Untersuchung geben keinen Hinweis auf eine der Erkrankungen, die in den Gruppen 5–11 aufgelistet sind. 2. Vorgeschichte und/oder körperliche und/oder neurologische Untersuchung lassen an eine derartige Erkrankung denken, die aber durch ergänzende weiterführende Untersuchungen ausgeschlossen wird. 3. Eine Erkrankung aus den Gruppen 5–11 liegt vor, aber die Attacken des Kopfschmerzes vom Spannungstyp sind nicht erstmalig in einer engen zeitlichen Verbindung mit dieser Erkrankung aufgetreten.

Tab. 14.11 Diagnostische Kriterien des chronischen Kopfschmerzes vom Spannungstyp.

A. Durchschnittliche Kopfschmerzhäufigkeit wenigstens 15 Tage/Monat bzw. 180 Tage/Jahr über wenigstens 6 Monate hinweg mit den Kriterien, die unter B–D angeführt sind.

B. Wenigstens 2 der nachfolgend angeführten Schmerzcharakteristika:
1. Drückender oder ziehender Schmerz.
2. Leichte bis mäßige Schmerzintensität, die tägliche Aktivitäten beeinträchtigen kann, aber nicht völlig unmöglich macht.
3. Beidseitige Lokalisation.
4. Keine Verstärkung durch Treppensteigen oder ähnliche körperliche Aktivitäten.

C. Beide nachfolgend angeführten Bedingungen:
1. Kein Erbrechen.
2. Nicht mehr als eine der nachfolgend angeführten Bedingungen: Übelkeit, Photophobie oder Phonophobie.

D. Wenigstens eine der nachfolgend angeführten Bedingungen:
1. Vorgeschichte, körperliche und neurologische Untersuchung geben keinen Hinweis auf eine der Erkrankungen, die in den Gruppen 5–11 aufgelistet sind.
2. Vorgeschichte und/oder körperliche und/oder neurologische Untersuchung lassen an eine derartige Erkrankung denken, die aber durch ergänzende, weiterführende Untersuchungen ausgeschlossen wird.
3. Eine Erkrankung aus den Gruppen 5–11 liegt vor, aber die Attacken des Kopfschmerzes vom Spannungstyp sind nicht erstmalig in einer zeitlichen Verbindung mit dieser Erkrankung aufgetreten.

krankung hat erhebliche Auswirkungen auf den Lebensablauf der Betroffenen und verursacht enorme soziale Kosten. Die Kosten entstehen durch medizinische Versorgung, durch direkte und indirekte Konsequenzen der Erkrankung, insbesondere durch reduzierte Arbeitsfähigkeit oder kompletten Ausfall der Arbeitsfähigkeit. In einer dänischen Studie wird geschätzt, daß der Arbeitszeitverlust durch die Migräne 270 Arbeitstage/1000 Beschäftigte/Jahr beträgt. Die entsprechende Zahl für den Kopfschmerz vom Spannungstyp ist erheblich größer, nämlich 920 Tage/1000 Arbeitnehmer/Jahr.

14.4.4 Pathophysiologie

Perikraniale Muskelschmerzempfindlichkeit

Der Kopfschmerz vom Spannungstyp wird häufig mit einer Erkrankung der perikranialen Muskeln und Sehnen in Verbindung gebracht. Aufgrund der wissenschaftlichen Literatur ist die Frage jedoch weitgehend offen, inwieweit solche peripheren Faktoren als ätiologische Bedingungen für den Kopfschmerz vom Spannungstyp angesehen werden müssen. Aus diesem Grunde wurde eine Subdifferenzierung des Kopfschmerzes vom Spannungstyp in Formen, die mit einer Störung der perikranialen Muskulatur, und in Formen, die nicht mit einer entsprechenden Störung der perikranialen Muskulatur einhergehen, vorgenommen. Als wesentliche Voraussetzung für die Unterscheidung gibt die Klassifikation die manuelle Palpation oder die Untersuchung der Schmerzempfindlichkeit der perikranialen Muskulatur mit einem Druckalgometer an. Darunter versteht man ein geeichtes Gerät zur mechanischen Induktion von Schmerz, z.B. mit einem Druckstempel. Als apparativer Zusatzparameter wird auch eine erhöhte elektromyographische Aktivität in der perikranialen Muskulatur im Ruhezustand oder während Provokationstests angegeben. Durch diese Subdifferenzierung ist eine intensive Stimulation von Untersuchungen erfolgt, auf deren Basis neue pathophysiologische Erkenntnisse gewonnen werden konnten. Nach neueren Studien haben 50–65 % der Patienten, die an einem episodischen Kopfschmerz vom Spannungstyp erkrankt sind, eine erhöhte Muskelschmerzempfindlichkeit der perikranialen Muskulatur. Die Unterscheidung zwischen einer normalen und gestörten perikranialen Muskelfunktion ist aus pathophysiologischer Sicht von großer Bedeutung, da es dadurch möglich ist, Subgruppen von Patienten zu differenzieren, bei denen die Kopfschmerzen durch unterschiedliche pathogenetische Bedingungen generiert werden. Allerdings sind zum derzeitigen Zeitpunkt noch nicht ausreichende Befunde vorhanden, die die entsprechende Subdifferenzierung als zwingend notwendig belegen.

Interaktion von peripheren und zentralen Mechanismen

Bei der Analyse der Pathophysiologie des Kopfschmerzes vom Spannungstyp kann aufgrund der morphologischen Veränderungen im Muskel nicht direkt auf die Entwicklung eines klinischen Kopfschmerzproblems geschlossen werden. Dazu sind weitere, zusätzliche Mechanismen erforderlich, die in allen Einzelheiten noch nicht experimentell geklärt sind. Es ist davon auszugehen, daß die pathophysiologische Kette durch eine initiale Mikroläsion im Muskel, insbesondere durch eine Drosselung der muskulären Mikrozirkulation, bedingt wird. Eine Mikroläsion muß nicht per se zu einem pathologischen Zustand führen, sondern kann durch Reparaturmechanismen ausgeglichen werden. Von therapeutischer Bedeutung ist, daß periphere Reparaturmechanismen in der Initialphase des klinischen Beschwerdebildes wahrscheinlich spätere sekundäre Veränderungen im Zentralnervensystem verhindern können. Dies begründet ein möglichst schnelles Eingreifen in den pathophysiologischen Mechanismus. Werden quantitativ räumlich und zeitlich übermäßig bestehende Mikroläsionen nicht eliminiert, wird eine Veränderung der Schmerzmodulation im Bereich des Rückenmarks und des Hirns in Gang gesetzt. Die supraspinale Sensibilisierung für Schmerzreize scheint dabei die bedeutendste Bedingung für die Entwicklung eines chronischen Kopfschmerzes vom Spannungstyp zu sein.

Warum es zu einer erhöhten Zahl von Mikroläsionen im Muskel kommt, kann ganz unterschiedliche Gründe haben. Ein übermäßiger muskulärer Streß durch ungünstige muskuläre Belastung aufgrund äußerer Umstände, wie z.B. ungünstige oder lang andauernde Arbeitsposition, ist dabei eine Möglichkeit. Streß, Angst und andere psychische

Faktoren können durch Muskelanspannung ebenso zu peripheren Mikroläsionen im Muskel beitragen oder sie gänzlich bedingen. Die Muskelkontraktion steht primär unter zentraler Kontrolle, und eine unzureichende Innervation des Bewegungsapparates aufgrund fehlerhafter zentraler Ansteuerung ist Hauptbeeinflussungsquelle für die inadäquate Muskelfunktion.

Ein mehrfach reproduzierter empirischer Beleg für diese Annahme ist ein gestörtes Verhalten antinozizeptiver Hirnstammreflexe bei Patienten mit chronischem Kopfschmerz vom Spannungstyp. Es kann daher angenommen werden, daß durch eine erhöhte Aktivierung aus der Peripherie, wie z. B. durch muskulären Streß oder durch eine erhöhte zentrale efferente Aktivität, z. B. in Form von psychischem Streß, Depressivität etc., ein erhöhter Einfluß auf die im Reflexbogen beteiligten Hirnstammstrukturen ausgeübt wird. Die Folge dieser verstärkten afferenten und efferenten Aktivierung kann eine Hemmung der inhibitorischen Hirnstammneurone sein. Diese hemmenden Hirnstammneurone werden im periaquäduktalen Grau und im Nucleus raphe magnus vermutet, die mit dem antinozizeptiven System in Verbindung gebracht werden. Eine solche permanente Aktivierung mit Hemmung der inhibitorischen Interneurone im antinozizeptiven System kann für das primäre Kopfschmerzgeschehen verantwortlich gemacht werden.

Chronifizierung

Der episodische Kopfschmerz vom Spannungstyp kann bei Vorliegen der ätiologischen Faktoren bei sonst völlig gesunden Menschen auftreten. Die Kopfschmerzepisode ist dabei Ausdruck einer zeitweisen Störung der normalen Nozizeption und deren zentraler Kontrollmechanismen aufgrund vorübergehender unphysiologischer Beanspruchung. Initial scheint dabei ein erhöhter peripherer nozizeptiver Input aus überbeanspruchten perikranialen Muskeln, z. B. bei übermäßiger Belastung oder mangelnden Ruhephasen, verantwortlich zu sein. Psychische Faktoren können dabei entweder zu einer erhöhten Muskelanspannung beitragen oder durch eine Sensibilisierung peripherer und zentraler nozizeptiver Mechanismen die Schmerzempfindlichkeit erhöhen.

Kommen Reparaturmechanismen nicht zum Tragen oder stellen sich Kopfschmerzepisoden wiederholt in kurzen Zeitabständen ein, wird eine zunehmende Dauersensibilisierung im myofaszialen Gewebe induziert. Die erhöhte Aktivierung könnte zu einer konstanten Langzeitaktivierung nozizeptiver Neurone und zu einer permanenten Blockierung inhibitorischer antinozizeptiver Mechanismen führen. Eine Daueraktivierung zentraler nozizeptiver Neurone könnte dann die Bedingung für einen chronischen Kopfschmerz vom Spannungstyp sein. Periphere sowie zentrale sensorische als auch motorische Mechanismen könnten somit im Einzelfall mit völlig unterschiedlicher Gewichtung das chronische Kopfschmerzgeschehen bedingen.

Ätiologische Faktoren

Die Klassifikation der Internationalen Kopfschmerzgesellschaft zum Kopfschmerz vom Spannungstyp ermöglicht, einen ursächlichen Faktor für das Kopfschmerzgeschehen anzugeben. Neun unterschiedliche Bedingungen des Kopfschmerzes vom Spannungstyp werden differenziert:

0. kein ursächlicher Faktor feststellbar
1. Mehr als ein Faktor der unter 2.–9. aufgelisteten Bedingungen (Listung in der Reihenfolge der Bedeutung)
2 oromandibuläre Dysfunktion
3. psychosozialer Streß
4. Angst
5. Depression
6. Kopfschmerz als Vorstellung oder Idee
7. muskulärer Streß
8. Mißbrauch von Medikamenten gegen Kopfschmerz vom Spannungstyp
9. eine der Erkrankungen, die in den Gruppen 5–11 der IHS-Klassifikation aufgelistet sind.

Die Faktoren umfassen ganz unterschiedliche Aspekte und erstrecken sich von primär organischen Bedingungen bis hin zu komplexen psychischen Störungen. Ob diese Bedingungen tatsächlich entscheidend für die Vielzahl der verschiedenen klinischen Kopfschmerzprobleme sind, muß derzeit offenbleiben. Derzeit sind diese Faktoren mehr als Diskussionsgrundlage denn als definitive Ursachen des Kopfschmerzgeschehens zu verstehen.

Die Bedingungen zeigen jedoch, daß der Kopfschmerz vom Spannungstyp nicht nur ein primäres Kopfschmerzgeschehen darstellen, sondern auch als sekundärer Kopfschmerz auftreten kann. Aus diesem Grunde ist es notwendig, eine eingehende körperliche Untersuchung durchzuführen und solche ursächlichen Bedingungen ggf. aufzudecken.

Trotz eingehender Analyse findet sich bei vielen Patienten kein ätiologisch faßbarer Grund. Auch bei diesen Patienten sind pathophysiologische Mechanismen am Wirken, die offensichtlich noch nicht bekannt oder aufgrund mangelnder Kenntnisse derzeit nicht aufzufinden sind. Darüber hinaus ist es möglich, daß diese Kopfschmerzen durch Veränderungen im Zentralnervensystem entstehen, die durch periphere Parameter derzeit nicht erfaßt werden können.

Störung der Kaufunktion (sog. „oromandibuläre Dysfunktion" oder „Myarthropathie")

Die Regulierung der Kiefer- und Kaubewegungen erfordert besonders eingehende und differenzierte Steuerungsvorgänge seitens des Zentralnervensystems. Bei Störungen der Kieferfunktion werden permanent Gegenregulationsmaßnahmen seitens des Zentralnervensystems erforderlich. Solche Störungen machen sich bemerkbar durch Kiefergelenkgeräusche bei Bewegungen des Kauapparates oder durch eingeschränkte Bewegungsfähigkeit der Kiefer. Auch Schmerzen bei Bewegungen des Kiefers, Zähneknirschen und permanentes starkes Zusammenbeißen der Zähne können entsprechende Störungen bedingen. Völlig offen ist hier jedoch, ob die Kopfschmerzen die Folge oder die Ursache solcher Fehlfunktionen sind. Interessanterweise zeigen sich keine Unterschiede zwischen den Häufigkeiten der oromandibulären Dysfunktion in den Gruppen von Menschen, die an Migräne, an Kopfschmerz vom Spannungstyp oder überhaupt nicht an Kopfschmerzen leiden. Allerdings findet sich bei Betrachtung von Patienten mit chronischem

Kopfschmerz vom Spannungstyp, daß einzelne Symptome der oromandibulären Dysfunktion signifikant häufiger auftreten als bei Patienten, die keinen Kopfschmerz vom Spannungstyp aufweisen. Tabelle 14.12 zeigt eine Checkliste zur Erfassung einer oromandibulären Dysfunktion. Werden mindestens 3 Fragen mit „gelegentlich" angegeben, sind die Kriterien der oromandibulären Dysfunktion erfüllt. Im Zweifelsfall sollten immer zahnärztliche Untersuchungen veranlaßt werden.

Medikamentenmißbrauch

Bestimmte Mengen von Schmerz- oder Beruhigungsmitteln können ebenfalls zu einer Störung der zentralen Steuerungsvorgänge führen.

Folgende Mengen können als Schwellendosis angesehen werden:

- > 45 g Acetylsalicylsäure/Monat (d. h. regelmäßig ca. 3 Tbl./Tag)
- > 45 g Paracetamol/Monat (d. h. regelmäßig ca. 3 Tbl./Tag)
- opioidhaltige Schmerzmittel (z. B. Morphin): mehr als 2malige Einnahme/Monat
- benzodiazepinhaltige Beruhigungsmittel: > 300 mg/Monat (d. h. ca. 3 Tbl./Tag).

Die angegebenen Mengen dürfen nicht als individuell verbindlich angesehen werden. Bei einzelnen Patienten können bereits wesentlich geringere Mengen mit einem Kopfschmerz vom Spannungstyp einhergehen. Dies trifft insbesondere zu, wenn Medikamente eingenommen werden, die in einer Tablette gleich mehrere Wirkstoffe enthalten, sogenannte Kombinationspräparate. Diese Medikamente sind besonders in der Lage, Kopfschmerz vom Spannungstyp auszulösen. Aus diesem Grunde sollten solche Kombinationspräparate prinzipiell nicht verordnet oder eingenommen werden. Darüber hinaus gibt es bis heute keinen Beweis, daß Kombinationspräparate eine bessere klinische Wirksamkeit haben als ausreichend dosierte Monopräparate.

Multifaktorielle Entstehung

Der Kopfschmerz vom Spannungstyp kann eine Vielzahl unterschiedlicher ursächlicher Faktoren besitzen. Die vielfältigen Funktionen des peripheren und des zentralen Nervensystems können auf den verschiedensten Ebenen gestört oder überbeansprucht sein. Aus diesem Grunde ist häufig eine multifaktorielle Genese des Kopfschmerzes vom Spannungstyp anzunehmen, und es ist sehr schwer, einen einzelnen Faktor abzugrenzen.

Kopfschmerz vom Spannungstyp als Symptom anderer Erkrankungen

Die Merkmale des Kopfschmerzes vom Spannungstyp können auch durch eine Vielzahl von anderen Erkrankungen ausgelöst werden. Beispiele dafür sind etwa Unfallfolgen, Entzündungen oder Bluthochdruck. Aus diesem Grunde muß eine sorgfältige körperliche und neurologische Untersuchung durchgeführt werden, um solche zugrundeliegenden faßbaren Bedingungen aufdekken zu können.

Mehrere ursächliche Faktoren

Als ursächlicher Faktor läßt sich beim chronischen Kopfschmerz vom Spannungstyp bei nahezu 50% der Patienten ein Medikamentenmißbrauch feststel-

Tab. 14.12 Checkliste oromandibuläre Dysfunktion.

1. Hören Sie bei Kieferbewegungen Geräusche?		
❒ ständig	❒ gelegentlich	❒ nie
2. Können Sie Ihren Kiefer nur unvollständig öffnen, oder verspüren Sie eine unregelmäßige Bewegung bei der Kieferfunktion?		
❒ ständig	❒ gelegentlich	❒ nie
3. Ist Ihre Kieferbewegung mit Schmerzen verbunden?		
❒ ständig	❒ gelegentlich	❒ nie
4. Wenn Sie Ihren Kiefer öffnen, kann es dann vorkommen, daß die weitere Bewegung plötzlich gestoppt wird und Ihr Kiefer blockiert ist?		
❒ ständig	❒ gelegentlich	❒ nie
5. Bemerken Sie, daß Sie unbewußt die Zähne zusammenbeißen?		
❒ ständig	❒ gelegentlich	❒ nie
6. Bemerken Sie, daß Sie mit den Zähnen knirschen?		
❒ ständig	❒ gelegentlich	❒ nie
7. Bemerken Sie, daß Sie auf Ihre Lippe, auf Ihre Zunge oder auf Ihren Gaumen beißen?		
❒ ständig	❒ gelegentlich	❒ nie
8. Bemerken Sie, daß Sie mit Ihrer Lippe gegen die Zähne oder den Gaumen drücken?		
❒ ständig	❒ gelegentlich	❒ nie
9. Bemerken Sie Schmerzen im Bereich des Kiefergelenkes, im Bereich der Ohren oder im Bereich des Gaumens?		
❒ ständig	❒ gelegentlich	❒ nie

len. Darüber hinaus entstehen entweder primär oder sekundär aufgrund der Kopfschmerzproblematik eine Reihe von psychischen Problemen. Depressivität, Schlafstörungen, Angst, sozialer Rückzug sind die häufigsten psychischen Auffälligkeiten bei diesen Patienten. Aus diesem Grunde ist es unbedingt erforderlich, daß im ärztlichen Gespräch solche Bedingungen analysiert und einer spezifischen Therapie zugeführt werden. In neueren Studien konnte gezeigt werden, daß mehr als zwei Drittel der betroffenen Patienten ausgeprägte psychische Störungen aufweisen.

Kombiniertes Auftreten mit anderen Kopfschmerzformen

50 % der Menschen, bei denen die Kriterien des Kopfschmerzes vom Spannungstyp erfüllt sind, geben an, ausschließlich nur an dieser einen Kopfschmerzform zu leiden. Bei der anderen Hälfte der Menschen bestehen zusätzlich eine oder mehrere andere Kopfschmerzformen. Bei jungen Menschen muß ganz besonders sorgfältig nach dem Vorliegen von mehreren Kopfschmerzformen gefragt werden. Die isolierte Einteilung der Betroffenen nach einer einzelnen Kopfschmerzform wird in den meisten Fällen nicht zu einem gewünschten Therapieerfolg führen, da der überwiegende Teil der Patienten an mehr als einer Kopfschmerzerkrankung leidet und entsprechend jede Kopfschmerzform spezifisch behandelt werden muß.

14.4.5 Diagnose

Die Kopfschmerzmerkmale sind relativ unspezifisch und können prinzipiell auch bei symptomatischen Kopfschmerzformen vorhanden sein. Tatsächlich muß deshalb beim Kopfschmerz vom Spannungstyp eine sehr sorgfältige allgemeine und neurologische Untersuchung vorgenommen werden. Von ganz entscheidender Bedeutung für die Diagnose ist der Ausschluß einer organischen Erkrankung.

Die Diagnose eines Kopfschmerzes vom Spannungstyp kann nur nach einer sorgfältigen körperlichen Untersuchung durch einen Arzt gestellt werden. Allein aufgrund des häufigen Auftretens ist man in den meisten Fällen schon durch die Angaben des Patienten in der Lage, die richtige Diagnose zu stellen. Ein wichtiges Hilfsmittel dazu sind die Angaben in einem von Patienten regelmäßig geführten Kopfschmerzkalender (z.B. Kieler Kopfschmerzkalender und Kieler Kopfschmerzfragebogen). Erst wenn der ärztliche Untersuchungsbefund Hinweise für andere Kopfschmerzformen erbringt, müssen im Einzelfall zusätzliche Untersuchungsverfahren, wie z. B. ein Computertomogramm oder ein EEG, veranlaßt werden.

Besondere Aufmerksamkeit muß immer dann aufgewendet werden, wenn die Kopfschmerzen sich in den letzten Wochen oder Monaten geändert haben. Dies gilt insbesondere bei einer kontinuierlichen Zunahme der Kopfschmerzhäufigkeit und der Kopfschmerzintensität. Auch Begleitsymptome, wie Muskel- oder Gelenkschmerzen, Schwindel, Gangstörungen, zunehmende Müdigkeit, Konzentrationsverlust oder Erbrechen, müssen immer eine intensive und sorgfältige körperliche und neurologische Untersuchung veranlassen.

Die häufigste Bedingung für die Entstehung eines Kopfschmerzleidens im

Sinne eines chronischen Kopfschmerzes vom Spannungstyp ist Medikamentenmißbrauch bei primär episodischem Kopfschmerzgeschehen. Ein solches Kopfschmerzleiden ist leicht durch die Erfassung der Tage/Monat aufzuzeigen, an denen Kopfschmerzmedikamente eingenommen werden. Liegen mehr als 10 Tage/Monat vor, ist die Wahrscheinlichkeit eines medikamenteninduzierten oder medikamentenunterhaltenen Kopfschmerzgeschehens sehr hoch.

14.4.6 Differentialdiagnose

Rein quantitativ sind Kopfschmerzen aufgrund eines Hirntumors im Hinblick auf die große Zahl von Kopfschmerzleiden extrem selten. Andererseits äußern sich Tumorleiden im Bereich des Zentralnervensystems in fast der Hälfte der Fälle u.a. auch durch Kopfschmerzen. Dies gilt ganz besonders bei Kindern, bei denen nahezu zwischen 90 und 100 % der Betroffenen über Kopfschmerzen als frühes Warnsymptom von Hirntumoren klagen. Die Charakteristika des Kopfschmerzes entsprechen zunächst weitgehend den Kriterien des Kopfschmerzes vom Spannungstyp. Hinzu kommt jedoch, daß der Kopfschmerz beim Aufstehen aus einer liegenden Position, z.B. am Morgen beim Aufstehen oder auch während des Tages nach einem Mittagsschlaf, verstärkt auftreten kann und zusätzlich Begleitstörungen wie Erbrechen und Übelkeit mit dem Kopfschmerzgeschehen einhergehen. Besonders wahrscheinlich wird die Diagnose, wenn das Kopfschmerzleiden erst seit einigen Wochen besteht und kontinuierlich von Woche zu Woche im Ausmaß zunimmt und schließlich dann auch noch bei der neurologischen Untersuchung entsprechende neurologische Ausfälle aufgedeckt werden können.

Kopfschmerz nach Schädelverletzungen kann ebenfalls in Form eines Kopfschmerzes vom Spannungstyp auftreten.

Gefäßstörungen sind häufig Ursache für Kopfschmerz vom Spannungstyp als Symptom. Ursachen können Infarkte, Blutungen, Gefäßfehlbildungen, Gefäßentzündungen, Thrombosen oder Blutdrucksteigerungen sein. Im Gegensatz zur allgemeinen Annahme ist niedriger Blutdruck selten Ursache von Kopfschmerzen.

Die Halswirbelsäule wird fälschlicherweise als häufige Ursache von Kopfschmerz vom Spannungstyp angesehen. Degenerative Veränderungen der Halswirbelsäule können bei vergleichbaren kopfschmerzfreien Personen in gleicher Häufigkeit gefunden werden wie bei Kopfschmerzpatienten. Der sehr seltene durch die Halswirbelsäule verursachte Kopfschmerz (sog. zervikogener Kopfschmerz) äußert sich durch die einseitige Lokalisation im Nacken und Hinterkopf und kann durch spezifische Bewegungen ausgelöst werden. Es bestehen Bewegungseinschränkungen gegen aktive und passive Bewegungen und eine erhöhte Schmerzüberempfindlichkeit der Muskulatur.

Akute oder chronische Infektionen können ebenfalls Ursache für Kopfschmerz vom Spannungstyp als Symptom sein. Die akute Nasennebenhöhlenentzündung (Sinusitis) ist häufige Quelle dieser Kopfschmerzen. Die chronische Sinusitis dagegen verursacht kein dauerndes Kopfschmerzleiden. Operative Eingriffe bei einer chronischen Sinusitis zur Therapie der Kopfschmerzen erbringen in der Regel keine Besserung. Auch Stoffwechselstörungen, wie z.B. bei Sauerstoffmangel oder bei Dialyse, können zur Entstehung von Kopfschmerzen vom Spannungstyp als Symptom beitragen.

Bei der Ursachenfindung des Kopfschmerzes vom Spannungstyp ist von entscheidender Bedeutung, daß sowohl primäre Kopfschmerzen (d.h., die Kopfschmerzen sind die Erkrankung selbst) als auch sekundäre Kopfschmerzen (d.h., die Kopfschmerzen sind Symptom einer anderen Erkrankung) vorliegen können und darüber hinaus nicht nur ein Kopfschmerzleiden vorhanden sein muß, sondern eine Vielzahl verschiedener Kopfschmerzerkrankungen bestehen kann, die es gilt, im einzelnen abzugrenzen.

14.4.7 Therapie

Entscheidungswege

Zunächst ist die Behandlung des chronischen und des episodischen Kopfschmerzes vom Spannungstyp zu unterscheiden. Für beide Verlaufsformen gilt, daß auf Medikamente möglichst verzichtet und zunächst immer nichtmedikamentöse Maßnahmen eingeleitet werden sollten.

Dazu gehört ein genaues Verständnis über die Mechanismen des Kopfschmerzes. Voraussetzung für eine gute Therapie ist ebenfalls das regelmäßige Führen eines Kopfschmerztagebuches. Im Hinblick auf die mannigfaltigen Einflußfaktoren auf den Kopfschmerz vom Spannungstyp muß ein sehr individuelles Beratungsgespräch mit dem Arzt erfolgen, um solche Bedingungen herauszuarbeiten. Die Diskussionen müssen folgende Themenkreise betreffen:

- bisherige Medikation
- bisherige nichtmedikamentöse Behandlungsverfahren
- mögliche psychische Einflußfaktoren
- mögliche Begleitfaktoren wie z. B. Schlafschwierigkeiten oder emotionale Störungen.

Prinzipiell mögliche Behandlungsverfahren bei Kopfschmerz vom Spannungstyp sind nachfolgend aufgelistet (→ Tab. 14.13).

Korrektur unrealistischer Ziele

Die Korrektur unrealistischer Ziele ist eine besonders wichtige Maßnahme, bevor die Therapie aufgebaut wird. Viele Patienten glauben, daß der Kopfschmerz allein und einfach durch einen richtigen Griff in die Arzneimittelkiste weggezaubert werden könne. Gerade bei einem Leiden wie dem chronischen Kopfschmerz vom Spannungstyp muß man dem Patienten verdeutlichen, daß es sich um einen besonders schwer zu behandelnden Kopfschmerz handelt, bei dem der 1. Schritt in der Therapie nicht unbedingt zum Erfolg führen muß und man deshalb 2., 3. und weitere Strategien einsetzen muß.

Kontrolle des Medikamentenkonsums

Im Falle eines medikamenteninduzierten Dauerkopfschmerzes kann überhaupt keine Therapie erfolgreich sein, wenn ein Medikamentenentzug nicht konsequent durchgeführt wird. Eine effektive Therapie des episodischen Kopfschmerzes vom Spannungstyp kann bereits durch nichtmedikamentö-

C

Tab. 14.13 Therapie des Kopfschmerzes vom Spannungstyp

episodischer Kopfschmerz vom Spannungstyp
Ausschaltung ursächlicher Faktoren, z.B.: • psychische Störungen • muskulärer Streß • Fehlfunktion des Kauapparates etc.
nichtmedikamentöse Therapie: • Entspannungsübungen • Ausgleichsgymnastik • Sport • Biofeedback • Wärmeanwendungen • Massagen
medikamentöse Verfahren: • Pfefferminzöl in äthanolischer Lösung • Acetylsalicylsäure 500–1000 mg • Paracetamol 500–1000 mg • Ibuprofen 200–400 mg
chronischer Kopfschmerz vom Spannungstyp
Ausschaltung ursächlicher Faktoren, z.B.: • psychische Störungen • muskulärer Streß • Fehlfunktion des Kauapparates etc.
nichtmedikamentöse Therapie: • Entspannungsübungen • Ausgleichsgymnastik • Biofeedback • Wärmeanwendungen • Massagen
medikamentöse Verfahren: • Keine regelmäßige Einnahme von Schmerzmitteln! **zur Linderung:** • Pfefferminzöl in äthanolischer Lösung **zur kontinuierlichen Therapie geeignet:** • Amitriptylin 50–100 mg • Doxepin 50–100 mg • Imipramin 50–100 mg **zur Intervalltherapie geeignet:** • Botulinumtoxin A
unwirksam oder gefährlich: • Ergotamin, Codeine, Benzodiazepine • Schmerzmittel • Koffein • Betablocker, Neuroleptika

se Maßnahmen gewährleistet werden. Bei schwierigen Kopfschmerzproblemen, die einer erfolgreichen Selbstbehandlung nicht unterzogen werden konnten, muß eine ausführliche Beratung über die möglichen Therapiemaßnahmen erfolgen.

Als generelle Regel gilt, daß bei einem chronischen Kopfschmerz vom Spannungstyp eine Dauermedikation mit herkömmlichen Schmerzmitteln unter allen Umständen vermieden werden muß. Aus diesem Grunde haben nichtmedikamentöse Therapieverfahren herausragenden Stellenwert.

Dagegen ist bei episodischem Kopfschmerz vom Spannungstyp eine Schmerzmitteleinnahme vertretbar, solange diese nicht an mehr als 10 Tagen/Monat durchgeführt wird.

Viele Betroffene betreiben einen Medikamentenfehlgebrauch, und deshalb ist es erforderlich, daß vor Aufnahme aufwendiger und insbesondere teurer Therapiemaßnahmen der Medikamentenkonsum kontrolliert wird. Aus diesem Grund muß ein konsequenter Medikamentenentzug mit ärztlicher Unterstützung durchgeführt und anschließend die Einnahme einer Akutmedikation an maximal 10 Tagen/Monat realisiert werden. Als Alternative für eine Akutmedikation bei hartnäckigen Kopfschmerzen können eingesetzt werden:

- Entspannungsübungen
- 10%iges Pfefferminzöl in äthanolischer Lösung
- lokale Anwendung der transkutanen elektrischen Nervenstimulation (sog. TENS)
- Wärme- oder Kälteanwendungen
- mimische Gesichtsübungen
- Selbstmassagen.

Verhaltensmedizinische Maßnahmen

Muskelentspannung

Die Bedingung einer erhöhten Muskelanspannung für den Kopfschmerz vom Spannungstyp ist nicht belegt. Vielmehr sprechen die aktuellen Befunde dafür, daß die erhöhte Muskelspannung *eine Folge* und nicht eine Ursache der Schmerzen darstellt.

Unabhängig davon haben Entspannungsverfahren und physikalische Maßnahmen zur Lockerung der Muskulatur ihren festen Platz in der Therapie des Kopfschmerzes vom Spannungstyp gefunden.

In erster Linie sollte jeder Patient die *progressive Muskelrelaxation nach Jacobson* lernen. Es handelt sich dabei um ein einfaches, effektives und überall einsetzbares Verfahren.

Biofeedback

In der Biofeedback-Therapie (feed back, englisch: zurückleiten) wird vom Therapeuten in der Regel mit einem technischen Gerät eine bestimmte Körperfunktion gemessen und diese Information an den Patienten zurückgeleitet. Bei Kopfschmerzerkrankungen sind dies häufig die Kopfmuskelaktivität oder der Pulsschlag. Die Meßergebnisse werden für den Patienten in der Regel auf einem Bildschirm oder mit einem Meßgerät angezeigt. Ändert sich die Körperfunktion, ändert sich auch die Anzeige. Durch diese Rückmeldung der Körperfunktion kann der Patient direkt sehen, ob seine Muskeln entspannt sind, sein Puls regelmäßig schlägt oder sein Blutfluß zu- oder abnimmt. In der weiteren Therapie wird dann gelernt, diese Körperfunktionen direkt und gezielt willentlich zu beeinflussen.

In der Literatur gibt es über 40 Studien, die sich mit EMG-Biofeedback-Therapieverfahren beschäftigen. Die Studien zeigen, daß sowohl ein Entspannungstraining als auch EMG-Biofeedback-Verfahren eine ca. 50%ige Reduktion der Kopfschmerzparameter zur Folge haben.

Streßmanagement

Während Muskelentspannungstrainings und EMG-Biofeedback vorwiegend bei chronischem Kopfschmerz vom Spannungstyp eingesetzt werden, wird die verhaltensmedizinische Behandlung im Sinne des Streßmanagements vorwiegend bei episodisch auftretenden Kopfschmerzen genutzt. Dies gilt insbesondere für Patienten, bei denen folgende Probleme bestehen:

- übermäßig großer täglicher Streß
- Depressivität
- andere Lebensbewältigungsprobleme.

Die Patienten sollen durch die Behandlung in die Lage versetzt werden, Techniken zu erlernen, mit denen sie solche Streßsituationen in den Griff bekommen können. Typischerweise sind in solchen Streßbewältigungstrainings auch Entspannungstrainings integriert, so daß mehrdimensional Aspekte berücksichtigt werden. Problematisch ist jedoch, daß solche Therapieverfahren zeitaufwendig, kostenaufwendig und auch nicht überall zugänglich sind.

Physiotherapie

Prävention von muskulärem Streß

Physiotherapeutische Verfahren haben zum Ziel, die Folgen von Störungen im Bereich des Bewegungssystems positiv zu beeinflussen. Die Methoden werden in der Regel erst dann eingesetzt, wenn solche Störungen bereits eingetreten sind.

Vermeidung von unphysiologischen Sitz- und Standpositionen

Ziel ist, daß der Patient erkennt, daß er durch eigene, bewußte Haltungskorrekturen seinem Kopf- oder Nackenschmerz direkt vorbeugen und darauf Einfluß nehmen kann.

Isometrische Übungen

Neben der Prävention von muskulärem Streß gibt es aktive therapeutische Maßnahmen der Physiotherapie, um direkt pathophysiologische Prozesse im Bereich der Muskulatur positiv zu beeinflussen. Es können folgende Übungen unterschieden werden:

- isometrische Übungen
- aktive Bewegungsübungen
- passive Massagetechniken.

Bestehen beim Kopfschmerz vom Spannungstyp muskuläre Faktoren, können isometrische Übungen den muskulären Streß ausgleichen. Die Übungen sind sehr einfach durchzuführen, können in jeder Situation unterstützend angewendet werden und sind eigenständig durch den Patienten durchführbar. Darüber hinaus benötigen sie nur kurze Zeit und können neben der direkten muskulären Beeinflussung auch eine günstige Arbeitsentlastung mit sich bringen.

Lokale Thermotherapie

Bei extrem erhöhter Schmerzempfindlichkeit der Kopfmuskulatur kann eine eintägige Ruhigstellung erforderlich sein. Während der Phase der Ruhigstellung kann eine lokale Wärmetherapie durchgeführt werden mit:

- feucht-heißen Kompressen
- Fangopackungen
- Fön
- Brennsalben
- Brennwatte.

Elektrotherapie

Zusätzliche physikalische Effekte können erzeugt werden durch:

- lokale Elektrotherapie
- transkutane elektrische Nervenstimulation (TENS).

Massagetechniken

Massagetechniken werden seit vielen Generationen in vielen Kulturen traditionell eingesetzt. Bis heute liegt jedoch kein klares Verständnis der Wirkungsweise vor. Durch Massagetechniken sollen der erhöhte Muskeltonus und lokale Muskelspasmen verändert werden. Sekundär soll dadurch eine Reduktion der erhöhten Schmerzempfindlichkeit herbeigeführt werden.

Wärmetherapie

Durch Einsetzen von lokaler Wärme soll eine lokale Durchblutungserhöhung im entsprechenden Areal ausgelöst werden. Man verspricht sich davon ein erhöhtes Angebot an Sauerstoff und einen schnelleren Abbau von Stoffwechselmetaboliten im Bereich des durch muskulären Streß überbeanspruchten Muskels. Darüber hinaus sollen eine verbesserte venöse und arterielle Blutströmung ermöglicht und auch ein Lymphstau durch eine Verbesserung des Lymphstroms normalisiert werden. Zusätzlich sollen durch die lokale Wärme der Muskeltonus reduziert und eine Reduktion der Muskelschmerzempfindlichkeit herbeigeführt werden.

Stimulationstechniken (TENS, Akupunktur etc.)

Die transkutane elektrische Nervenstimulation (TENS) soll bei systematischem Gebrauch eine Reduktion von muskulären Schmerzen herbeiführen können. Man versucht mit einer kontinuierlichen elektrischen Stimulation im Bereich der Haut, eine nicht schmerzhafte Dauerstimulierung zu erzeugen, die zu einer reflektorischen Hemmung der Spontanschmerzen führen soll.

Andere Arten der Anwendung physikalischer Einwirkungen haben bei Kopf- und Gesichtsschmerzen aus wissenschaftlicher Sicht nur einen geringen Stellenwert, wie:

- Gleichstromtherapie
- Reizstromtherapie mit Impulsströmen
- Hochfrequenztherapien mit Kurzwellen oder Mikrowellen
- Ultraschalltherapie
- Akupunktur.

Problematisch bei diesen Verfahren ist darüber hinaus, daß eine gesicherte Wirkung bisher durch wissenschaftliche Studien nicht belegt ist. Außerdem besteht bei diesen Verfahren als besonderer Nachteil eine Abhängigkeit zur ärztlichen Praxis, da diese Methoden nicht eigenständig durchgeführt werden können.

Therapie bei Störung der Kaufunktion (sog. oromandibuläre Dysfunktion)

Die Therapie bei Störung der Kaufunktion basiert auf mehreren Bausteinen:

- Die Beratung und die Information über die pathophysiologischen Bedingungen ist die primäre Voraussetzung für eine effektive Therapie. Der Patient muß darauf aufmerksam gemacht werden, daß er auf die Kieferstellung und die Kieferbewegung aufpassen und Zähnezusammenbeißen, Knirschen etc. vermeiden soll. Eine gute Möglichkeit ist, daß der Patient sich Signale in seiner Umgebung sucht, die er als Hinweisreiz für die Aufmerksamkeit auf seinen Kauapparat wählt. Dies kann z.B. Telefonklingeln oder aber der Glockenschlag einer Uhr sein.
- Als zweite wichtige Maßnahme sind dem Patienten aktive gymnastische Übungen für den Kieferbereich beizubringen.
- Ist die Kiefermuskulatur sehr schmerzhaft, kann durch ein Kältespray, das auf die Kiefermuskulatur aufgesprüht wird, eine Schmerzlinderung herbeigeführt werden. Dann können die gymnastischen Übungen während der Kältespraywirkung durchgeführt werden.
- Eine ähnliche Maßnahme kann durch eine Triggerpunktinjektion mit Lokalanästhetika erfolgen. Der Nachteil ist jedoch, daß hier ein Arzt zugegen sein muß.
- Ein regelmäßiges Trainieren eines Muskelentspannungsverfahrens (progressive Muskelrelaxation nach Jacobson) gehört zum Standardprogramm.
- Das Erlernen von Streßbewältigungsmaßnahmen und Selbstsicherheit wird dazu führen, daß die Rückfallgefahr reduziert wird.
- Liegen entzündliche Gelenkveränderungen vor, kann die zeitweise Anwendung eines Schmerzmittels (nichtsteroidales Antirheumatikum) Linderung bringen. Solche Maßnahmen sollten jedoch nur für 10 bis 14 Tage durchgeführt werden.
- Ist die oromandibuläre Fehlfunktion bereits länger chronifiziert, so kann die Therapie mit Amitriptylin hilfreich sein.
- Als Unterstützung der vorgenannten Maßnahmen kann zusätzlich zur Stabilisierung und Neueinstellung des Kiefers eine Aufbißschiene vom Zahnarzt angepaßt werden. Um dies zu realisieren, muß eine sorgfältige Prüfung der Aufbißkontakte durchgeführt werden. Die genaue Wirkungsweise der Aufbißschienen ist nicht bekannt. Es wird diskutiert, ob durch die Aufbißschiene ein gestörter Zahnschluß normalisiert werden kann.

Medikamentöse Therapie des chronischen Kopfschmerzes vom Spannungstyp

Bei sehr häufig oder gar täglich auftretendem Kopfschmerz vom Spannungstyp sollte unter allen Umständen die kontinuierliche Einnahme von Schmerzmitteln vermieden werden, da es dann mit größter Wahrscheinlichkeit zu einer Verschlechterung des Kopfschmerzleidens mit häufigeren Attacken und stärkeren Kopfschmerzintensitäten kommt. Deshalb sind gerade beim chronischen Kopfschmerz vom Spannungstyp nichtmedikamentöse Maßnahmen primär einzusetzen. Amitriptylin ist das weltweit am häufigsten eingesetzte und am besten untersuchte Medikament in der Prophylaxe des chronischen Kopfschmerzes vom Spannungstyp.

Der wesentliche Grund für die Einnahme von trizyklischen Antidepressiva zur Prophylaxe des Kopfschmerzes vom Spannungstyp besteht darin, daß diese Medikamente über lange Zeit ohne gravierende Nebenwirkungen eingesetzt werden können. Voraussetzung für den Einsatz ist, daß der Patient genau über seine Diagnose aufgeklärt worden ist und er das Rationale für die Langzeittherapie verstanden hat. Die Patienten können bei mangelnder Beratung den Eindruck gewinnen, daß sich der Arzt bei der Verschreibung des Medikamentes geirrt hat und der Arzt überhaupt nicht nachvollzogen hat, warum der Patient ihn konsultiert hat.

Die Dosen zur effektiven Therapie des chronischen Kopfschmerzes vom Spannungstyp liegen deutlich unter denen, die bei der endogenen Depression eingesetzt werden (→ Tab. 14.12). Auswertungen von Studienergebnissen zeigen, daß nicht erwartet werden darf, daß es bei einer Mehrzahl der mit medikamentöser Monotherapie behandelten Patienten zu einem kompletten Sistieren des chronischen Kopfschmerzes vom Spannungstyp kommt. Vielmehr wird nur eine zeitweise Linderung herbeigeführt. Aus diesem Grunde darf die Amitriptylin-Therapie nicht allein eingesetzt werden, sondern sollte immer nur als ein möglicher Baustein innerhalb eines Gesamtkonzeptes einer mehrfaktoriellen Therapie durchgeführt werden. Entsprechend müssen weitere nichtmedikamentöse Maßnahmen angeboten werden.

Mit dem Einsatz von Botulinumtoxin A eröffnen sich derzeit völlig neue Behandlungswege in der Behandlung chronischer Schmerzerkrankungen im allgemeinen und des chronischen Kopfschmerzes vom Spannungstyp im speziellen. Der primäre Wirkmechanismus des Botulinumtoxins A ist eine über 3 bis 6 Monate anhaltende Chemoblockade der cholinergen Innervation von Muskelzellen. Erfolgt eine Injektion in einen Muskel mit einem anhaltend schmerzhaft erhöhten Muskeltonus, so kann durch eine gezielte Relaxation eine Schmerzreduktion erreicht werden. Sind muskulärer Streß, sich selbst unterhaltende Trigger- und Tenderpoints Ursache oder aggravierende Faktoren der Kopfschmerzen, kann mit einer einmaligen Behandlung der Chronifizierungszirkel der Schmerzkrankheit aufgebrochen werden. Ansonsten ist bei einer Wirkdauer von 3–6 Monaten eine Wiederholungsbehandlung erforderlich. Im Gegensatz zu den herkömmlich eingesetzten trizyklischen Antidepressiva kommt es hierbei zu keinen ZNS-Nebenwirkungen.

Die medikamentöse Therapie des Kopfschmerzes vom Spannungstyp stellt im Gesamtkonzept einer erfolgreichen Therapie, um ein Bild zu benutzen, das „Salz in der Suppe“ dar. Mit dem alleinigen Verabreichen des „Salzes“ ohne adäquate Beratung und ohne adäquate nichtmedikamentöse Therapie und Verhaltensänderung des Patienten sowie ohne gezielte Behandlung von Begleiterkrankungen wie Angst und Depression, ohne Behebung von Faktoren, die zu muskulärem Streß oder Fehlfunktion des Kauapparates führen, wird eine erfolgreiche Behandlung nicht möglich sein.

14.5 Clusterkopfschmerz

14.5.1 Definition

Der Clusterkopfschmerz ist durch schwere, einseitige orbitale, frontale und/oder temporale Schmerzattacken von 15–180 min Dauer gekennzeichnet. Die Attacken treten mit einer Häufigkeit von 1 Attacke jeden 2. Tag bis zu 8 Attacken/Tag auf. Die Schmerzen werden ipsilateral durch mindestens eines der folgenden Symptome begleitet:

- konjunktivale Injektion
- Lakrimation
- Kongestion der Nase
- Rhinorrhö
- vermehrtes Schwitzen im Bereich von Stirn und Gesicht
- Miosis
- Ptosis
- Lidödem.

Die Attacken treten periodisch gehäuft auf; man spricht von einem Cluster (cluster, englisch: Haufen). Zwischengeschaltet sind Remissionszeiten unter-

Tab. 14.14 Klassifikation und diagnostische Kriterien des Clusterkopfschmerzes nach IHS.

3.1 Clusterkopfschmerz

Diagnostische Kriterien:

- Wenigstens 5 Attacken entsprechend den unter B–D angeführten Bedingungen
- Sehr starker einseitiger Schmerz orbital, supraorbital und/oder temporal mit einem unbehandelten Verlauf von 15–180 min
- In Verbindung mit dem Kopfschmerz tritt gleichzeitig wenigstens eins der nachfolgend angeführten Zeichen auf:
  1. Konjunktivale Injektion
  2. Lakrimation
  3. Kongestion der Nase
  4. Rhinorrhö
  5. Starkes Schwitzen im Bereich der Stirn und des Gesichts
  6. Miosis
  7. Ptosis
  8. Lidödem
- Attackenfrequenz zwischen 1. Attacke jeden 2. Tag und 8 Atacken/Tag.
- Wenigstens eine der nachfolgend angeführten Bedingungen:
  1. Vorgeschichte, körperliche und neurologische Untersuchung geben keinen Hinweis auf eine der Erkrankungen, die in den Gruppen 5–11 aufgelistet sind.
  2. Vorgeschichte und/oder körperliche und/oder neurologische Untersuchung lassen an eine derartige Erkrankung denken, die aber durch ergänzende weiterführende Untersuchungen ausgeschlossen wird.
  3. Eine Erkrankung aus den Gruppen 5–11 liegt vor, aber der Clusterkopfschmerz ist nicht erstmalig in einer engen zeitlichen Verbindung mit dieser Erkrankung aufgetreten.

Tab. 14.14 Klassifikation und diagnostische Kriterien des Clusterkopfschmerzes nach IHS *(Fortsetzung)*.

3.1.1 Clusterkopfschmerz mit noch nicht abschätzbarem Verlauf
Diagnostische Kriterien: Alle Kriterien gemäß 3.1 Eine Klassifikation nach 3.1.2 oder 3.1.3 ist noch nicht möglich.
3.1.2 Episodischer Clusterkopfschmerz
Diagnostische Kriterien: Alle Kriterien gemäß 3.1 Wenigstens zwei Kopfschmerzperioden (Clusterperioden) mit einer Dauer von 7 Tagen bis zu einem Jahr bei unbehandelten Patienten. Remissionen von wenigstens 14 Tagen Dauer sind zwischengeschaltet.
3.1.3 Chronischer Clusterkopfschmerz
Diagnostische Kriterien: Alle Kriterien gemäß 3.1 Remissionsphasen fehlen für die Dauer eines Jahres oder länger oder dauern weniger als 14 Tage.
3.1.3.1 Chronischer Clusterkopfschmerz von Beginn an ohne Remissionen
Diagnostische Kriterien: Alle Kriterien gemäß 3.1.3 Von Anfang an fehlen Remissionsphasen von 14 Tagen Dauer oder länger.
3.1.3.2 Chronischer Clusterkopfschmerz nach primär episodischem Verlauf
Diagnostische Kriterien: Alle Kriterien gemäß 3.1.3 Innerhalb des ersten Jahres nach Beginn des Clusterkopfschmerzes wenigstens eine Remissionsphase von 14 Tagen Dauer oder länger mit nachfolgendem Verlauf ohne Remissionen über wenigstens ein Jahr hinweg.

schiedlicher Dauer. Die Klassifizierung und diagnostischen Kriterien des Clusterkopfschmerzes (International Headache Society, 1988) finden sich in Tabelle 14.14.

Der episodische Clusterkopfschmerz tritt in Perioden von 7 Tagen bis zu 1 Jahr Länge auf, die durchschnittliche Dauer beträgt 4–12 Wochen. Die schmerzfreien Intervalle betragen mindestens 14 Tage.

Der chronische Clusterkopfschmerz äußert sich durch das Auftreten von Clusterattacken über ein Zeitintervall von mehr als 1 Jahr ohne Remission oder mit einer nur kurzfristigen Remissionsdauer von weniger als 14 Tagen.

Früher verwendete Begriffe für dieses Kopfschmerzleiden, die heute nicht mehr benutzt werden sollten, sind:

- Bing-Erythroprosopalgie
- ziliare oder migränöse Neuralgie nach Harris
- Erythromelalgie des Kopfes
- Horton-Syndrom
- Histaminkopfschmerz
- Petrosus-Neuralgie nach Gardner
- Neuralgie des Ganglion sphenopalatinum
- Vidianus-Neuralgie
- Sluder-Neuralgie
- Hemicrania periodica neuralgiformis.

C

14.5.2 Epidemiologie

Das mittlere Alter beim erstmaligen Auftreten des Clusterkopfschmerzes beträgt 28–30 Jahre. Die Inzidenz des Clusterkopfschmerzes beträgt 15,6 auf 100.000 Personen/Jahr für Männer und 4,0 auf 100.000 Personen/Jahr für Frauen. Die durchschnittliche Inzidenz beträgt 9,8 auf 100.000 Personen/Jahr. Die Prävalenz des Clusterkopfschmerzes beträgt nach verschiedenen Studien ca. 0,9 %.

Der Clusterkopfschmerz weist als einzige Form der primären Kopfschmerzerkrankungen ein deutliches Überwiegen bei Männern auf. Der Anteil der Männer unter den Patienten mit chronischem und episodischem Clusterkopfschmerz liegt zwischen 70 und 90 %.

14.5.3 Klinik

Periodischer Verlauf und Remissionen

Namensgebendes Charakteristikum des Clusterkopfschmerzes ist das periodisch dicht gehäufte Auftreten der Kopfschmerzattacken. Diese Perioden mit Kopfschmerzattacken werden von Phasen mit kompletter Kopfschmerzfreiheit unterbrochen. Beim episodischen Clusterkopfschmerz erstrecken sich die Clusterperioden über 1 Woche bis zu höchstens 1 Jahr, im Mittel halten sie zwischen 1 und 2 Monaten an. In der Regel treten pro 24 Monate 1–2 Clusterphasen auf.

Die schmerzfreien Remissionsphasen betragen definitionsgemäß mindestens 14 Tage. Die mittlere Dauer der Remissionsphasen liegt zwischen 6 Monaten und 2 Jahren. Bei einigen Patienten lassen sich konstante Muster dieser Remissionsphasen beobachten. Allerdings gibt es bei anderen Patienten ganz unterschiedliche Phasenlängen. In Ausnahmefällen lassen sich Remissionsphasen beobachten, die länger als 20 Jahre dauern.

Halten Clusterperioden über 1 Jahr an, ohne daß es zu einer kopfschmerzfreien Remissionsphase von mindestens 14 Tagen Länge gekommen ist, spricht man von einem chronischen Clusterkopfschmerz.

Es ist möglich, daß ein chronischer Clusterkopfschmerz bereits von Beginn an diesen nicht durch freie Intervalle getrennten Verlauf zeigt. Man spricht dann vom sogenannten primären chronischen Clusterkopfschmerz von Beginn an ohne Remission. Besteht zunächst ein episodischer Clusterkopfschmerz mit kopfschmerzfreien Intervallen, der dann im späteren Zeitverlauf in einen chronischen Clusterkopfschmerz übergeht, spricht man von einem chronischen Clusterkopfschmerz nach primär episodischem Verlauf.

Zeitmuster der Attacken

Clusterattacken haben eine spontane Dauer von 15–180 min. Im Mittel findet sich eine Attackendauer von 30–45 min. Die Attackendauer ist zu Beginn einer Clusterepisode und zum Ende der Clusterepisode kürzer als in der Mitte der Clusterepisode. Der schnelle Aufbau der Schmerzattacke zeigt sich in der Tatsache, daß bei fast allen Patienten der Gipfel der Schmerzintensität bereits nach 10 min erreicht ist. Dieses Plateau wird für ca. 30 min eingehalten, anschließend klingt die Attacke ab.

Die Attackenfrequenz variiert zwischen 1 Attacke jeden 2. Tag bis zu 8 Attacken/Tag. Die mittlere Attackenfrequenz während der Clusterphase beträgt 2 Attacken/Tag. Mehr als 3bis 4 Attacken/Tag sind selten.

Bei der Mehrzahl der Patienten zeigt sich eine typische tageszeitliche Bindung des Auftretens der Clusterattakken. Am häufigsten sind die Attacken nachts zwischen 1 und 2 Uhr zu beobachten, ein 2. Gipfel tritt zwischen 13 und 15 Uhr am Nachmittag auf und ein 3. um 21 Uhr am Abend. Eindeutig überwiegt jedoch das nächtliche Auftreten zwischen 1 und 3 Uhr. Bei über 50% der Patienten beginnen die Attacken aus dem Schlaf heraus.

Schmerzcharakteristika

Bei nahezu allen Patienten besteht ein streng seitenkonstantes Auftreten der Clusterattacken. Clusterkopfschmerz tritt praktisch immer auf derselben Seite auf und nie (!) simultan beidseitig. Nur in sehr seltenen Ausnahmen zeigt sich ein Wechsel des Auftretens von der einen zur anderen Seite zwischen den verschiedenen Clusterperioden.

Bei über 90 % der Patienten beginnt der Schmerz in der Augenregion, entweder hinter dem Auge, über dem Auge oder im fronto-temporalen Augenbereich. Der Schmerz kann auch zur Stirn, zum Kiefer, zum Rachen, zum Ohr, zum Hinterhaupt oder in seltenen Fällen auch zum Nacken und zur Schulter ausstrahlen. Der Anstieg der Schmerzintensität ist sehr schnell. Aus dem Wohlbefinden heraus kommt es innerhalb von 10 min zu einem extrem schweren, oft als vernichtend erlebten Schmerz. Die Patienten beschreiben den Schmerz als ein glühendes Messer, das in das Auge gestochen wird, oder als einen brennenden Dorn, der in die Schläfe gerammt wird.

Begleitstörungen

Die Begleitstörungen treten ausschließlich auf der vom Schmerz betroffenen Seite auf. Am häufigsten findet sich in ca. 80 % ein Tränenfluß am betroffenen Auge. Konjunktivale Injektion sieht man bei 50–80 % der Patienten. Ein inkomplettes Horner-Syndrom mit einer leichten ipsilateralen Miosis oder Ptosis kann während der Attacke bei nahezu bis zu 70 % der Patienten beobachtet werden, bei längeren Verläufen kann auch während der Remissionsphase bei einigen Patienten ein inkomplettes Horner-Syndrom weiterbestehen. Bei ca. 60 – 80 % zeigt sich eine nasale Kongestion oder eine Rhinorrhö auf der betroffenen Seite. Gesichtsschwitzen und Gesichtsröten läßt sich ebenfalls auf der betroffenen Seite finden, allerdings tritt diese Störung mit deutlich geringerer Häufigkeit als die vorgenannten Beschwerden auf. Bei einigen wenigen Patienten sind die autonomen Begleitstörungen so gering ausgeprägt, daß die Patienten ihr Auftreten nicht wahrnehmen. Solche geringgradigen autonomen Störungen sind bei weniger als 3–5 % der Patienten zu erwarten.

Körperliche Aktivität

Ein differentialdiagnostisch wichtiges Merkmal des Clusterkopfschmerzes in der Abgrenzung zur Migräne ist der Bewegungsdrang der Patienten während der Attacke. Im typischen Fall schildern die Patienten, daß sie während der Schmerzattacken ruhelos umherlaufen; sie schlagen schmerzgeplagt mit der Faust auf den Tisch oder mit dem Kopf gegen die Wand. Bettruhe wird selten eingehalten.

Auslösefaktoren

Eine Reihe von Auslösefaktoren können während der Clusterperiode Clusterattacken triggern, während sich die Patienten in der Remissionsphase ohne Konsequenzen den gleichen Bedingungen aussetzen können. Der bekannteste Auslösefaktor für den Clusterkopfschmerz ist Alkohol. Wichtig ist, daß nicht der Alkohol per se die einzelnen Clusterattacken auslöst, sondern daß es auf die Menge des eingenommenen Alkohols ankommt. Kleine Mengen von Alkohol können sehr potent und zuverlässig während der Clusterperiode die Clusterattacken generieren, während größere Mengen von Alkohol teilweise sogar Clusterattacken verhindern können. Weitere Substanzen sind Histamin, Nitroglyzerin und Kalziumantagonisten wie z. B. Nifedipin. Auch Blendlicht wird als Auslösefaktor angegeben. Das zeitweise Tragen von Sonnenschutzgläsern während der Clusterepisode kann vorbeugend wirken.

14.5.4 Diagnose

Zur Diagnosestellung müssen die Charakteristika der Kopfschmerzattacke genau erfragt werden (→ Tab. 14.1). Dazu zählen in erster Linie die Zeitdauer, die Unilateralität, die Schwere der Attacke, die typischen Begleitsymptome, die Lokalisation im Augenbereich und auch das Verhalten des Patienten während der Attacke.

Objektive diagnostische Tests

Da die Patienten häufig die neurologischen Begleitstörungen wie insbesondere das inkomplette Horner-Syndrom nicht selbst wahrnehmen, empfiehlt es sich, den Patienten zu bitten, während der Attacke in den Spiegel zu schauen.

Bestehen trotzdem Zweifel, ob es sich um einen Clusterkopfschmerz handelt, kann während einer Clusterperiode während der Sprechstunde eine Clusterattacke durch Gabe von sublingualem Nitroglyzerin ausgelöst werden. Für eine erfolgreiche Provokation einer solchen iatrogen ausgelösten Attacke ist es erforderlich, daß innerhalb der letzten 8 h keine Attacke spontan generiert wurde, daß innerhalb der letzten 24 h keine vasokonstriktorischen Substanzen eingenommen wurden und daß keine medikamentöse Prophylaxe betrieben wird. Nach Gabe von 1 mg Nitroglyzerin sublingual läßt sich in der Regel innerhalb von 30–60 min die Attacke auslösen. Der Test wird als positiv angesehen, wenn die experimentell induzierte Clusterattacke den klinisch spontanen Clusterattacken entspricht. Der Nitroglyzerin-Test läßt sich nicht sinnvoll einsetzen, wenn sich der Patient in einer Remissionsphase befindet.

Klinische Untersuchungen

Ein regelrechter neurologischer und allgemeiner Untersuchungsbefund ist zur Diagnosestellung erforderlich. Apparative Zusatzbefunde können derzeit keinen spezifischen Beitrag zur Diagnose bringen. Es gibt jedoch Situationen, in denen Zweifel bestehen, ob es sich um ein primäres Kopfschmerzleiden handelt. Solche Zweifel ergeben sich insbesondere dann, wenn der Clusterkopfschmerz erstmalig auftritt bei:

- sehr jungen Patienten (< 20 Jahre)
- Patienten jenseits des 60. Lebensjahres.

Die Notwendigkeit einer eingehenden neurologischen Untersuchung mit zusätzlichen bildgebenden Verfahren ist dann gegeben, wenn der Kopfschmerz einen allmählich zunehmenden Verlauf einnimmt oder zusätzliche uncharakteristische Begleitstörungen auftreten, insbesondere Konzentrationsstörungen, Gedächtnisstörungen, Übelkeit, Erbrechen, Bewußtseinsstörungen, epileptische Anfälle etc.

In erster Linie werden bei o.g. Voraussetzungen als bildgebendes Verfahren ein Magnet-Resonanz-Tomogramm des Hirns und ein Computertomogramm der knöchernen Schädelbasis veranlaßt. Besonders sollte auf einen möglichen Hypophysentumor oder eine Raumforderung im Bereich der Schädelbasis (z. B. Metastase) geachtet werden. Nasen- und Nasennebenhöhlenprozesse müssen ebenfalls erfaßt werden.

Die Differentialdiagnose des Clusterkopfschmerzes ist in Tabelle 14.15 wiedergegeben.

14.5.5 Verlauf

Ein charakteristischer Verlauf der Clusterkopfschmerzen kann im Einzelfall nicht angegeben werden. Epidemiologische Langzeitstudien liegen nicht vor. Eine aktive Clusterkopfschmerzproduktion nach dem 75. Lebensjahr ist so gut wie nie zu beobachten. Es lassen sich sowohl Übergänge von einem episodischen in einen chronischen Clusterkopfschmerz beobachten als auch umgekehrt. Der Einfluß einer prophylaktischen Medikation auf den Spontanverlauf ist bis heute nicht bekannt.

80 % der Patienten mit einem primär episodischem Clusterkopfschmerz leiden auch nach 10 Jahren noch an einem episodischen Clusterkopfschmerz, während sich bei 12 % ein chronischer Clusterkopfschmerz nach primär episodischem Verlauf entwickelt.

Bei über der Hälfte der von einem primär chronischen Clusterkopfschmerz Betroffenen bleibt diese chronische Verlaufsform auch nach 10 Jahren ohne länger dauernde Remissionsphasen bestehen. Nur bei ca. 10 % ist eine länger anhaltende Remissionsphase von mehr als 3 Jahren zu erwarten.

C

Tab. 14.15 Differentialdiagnose des Clusterkopfschmerzes.

Diagnose	Attackendauer	Begleitsymptome	Besonderheiten
Migräne	4–72 h	Übelkeit, Erbrechen, Phono-, Photophobie	keine feste Seitenlokalisation, Ausbreitungstendenz des Schmerzes
chronische paroxysmale Hemikranie	15–30 min; mittlere Attackenfrequenz 14/Tag	gleiche neurologische autonome Begleitstörungen wie bei Clusterkopfschmerz	sicheres Ansprechen auf Indometacin
Trigeminusneuralgie	Sekundenbruchteile bis max. 2 min	neurologische Begleitstörungen wie bei Clusterkopfschmerz sind nicht zu beobachten	Auslösung durch externe Reize, wie z.B. Kauen, Sprechen etc. Ansprechen auf Carbamazepin
SUNCT-Syndrom „shortlasting unilateral neuralgiform headache attacks with conjunctival injection, tearing, sweating and rhinorrhoea“	Schmerzepisoden von 15–60 sec; große Attackenfrequenz von 5–30 Attacken/h	periorbitales Auftreten, Begleitsymptome wie bei Clusterkopfschmerz	Triggerung durch Kaumanöver, kein Ansprechen auf Indometacin oder Carbamazepin
Nasennebenhöhlenprozesse	in aller Regel Dauerschmerz	neurologische Begleitstörungen wie bei Clusterkopfschmerz sind nicht zu beobachten	attackenweises Auftreten und Provokation durch Nitroglyzerin oder Alkohol fehlen
Glaukom	kein zeitliches Auftretensmuster des Clusterkopfschmerzes	konjunktivale Injektion vorhanden, typische Begleitstörungen wie bei Clusterkopfschmerz fehlen jedoch	reduzierte Sehfähigkeit (bei Clusterkopfschmerz normal); keine Ptosis, keine Miosis

Tab. 14.15 Differentialdiagnose des Clusterkopfschmerzes *(Forsetzung)*.

Diagnose	Attackendauer	Begleitsymptome	Besonderheiten
posttraumatische oder postoperative Kornealäsionen	kein zeitliches Auftretensmuster des Clusterkopfschmerzes	konjunktivale Injektion vorhanden, typische Begleitstörungen wie bei Clusterkopfschmerz fehlen jedoch	Anamnese und augenärztlicher Befund; reduzierte Sehfähigkeit (bei Clusterkopfschmerz normal)

14.5.6 Pathophysiologie

Orbitale Phlebogramme, die bei Clusterkopfschmerzpatienten während aktiver Clusterperioden durchgeführt wurden, ergaben Hinweise auf eine aseptische Entzündung im Sinus cavernosus und im Bereich der Vena ophthalmica superior ungeklärter Genese. Auf knöchern begrenztem engstem Raum gebündelt liegen im Bereich des Sinus cavernosus sensorische Fasern des N. ophthalmicus, sympathische Fasern, die ipsilateral das Augenlid, das Auge, das Gesicht, die Orbita und die retroorbitalen Gefäße versorgen, venöse Gefäße, die Orbita und Gesicht drainieren, und die A. carotis interna. Lokale entzündliche Prozesse können damit sowohl sensorische und autonome Nervenfasern als auch venöse und arterielle Gefäße beeinflussen. Eine Irritation der Nervenfasern ist dabei sowohl unmittelbar durch entzündliche Neuropeptide denkbar als auch als Folge einer mechanischen Kompression durch entzündlich erweiterte und aufgequollene Gefäße.

Der Nachweis dieses Entzündungsprozesses im Bereich des Sinus cavernosus während einer aktiven Clusterkopfschmerzperiode gelang erstmals mittels Tc-99m-Albumin-SPECT-Untersuchung (Göbel et al. 2000). Mit Hilfe dieses Verfahrens kann eine regionale Plasmaeiweißextravasation dargestellt werden, die typisch für eine Permeabilitätserhöhung eines entzündlich veränderten Gefäßes ist. Bei Clusterkopfschmerzpatienten fand sich im Gegensatz zu gesunden Kontrollpersonen eine Tracermehranreicherung in der Region des Sinus cavernosus und des Sinus sphenoparietalis. Die Seite der Clusterkopfschmerzen und des regionalen Proteinaustritts korrespondierte bei allen Clusterkopfschmerzpatienten. Nach effektiver prophylaktischer Behandlung mit Verapamil oder Kortikoiden verschwand die Tracermehranreicherung. Mit dieser Theorie lassen sich der Clusterschmerz und die vielfältigen Begleiterscheinungen erklären. Auch die Fähigkeit vasodilatierender Substanzen, Clusterattacken während aktiver Clusterperioden zu provozieren (Alkohol, Nitroglyzerin, Histamin, Hypoxie), und von vasokonstriktiven Substanzen (Sauerstoff, Sumatriptan, Ergotamin), diese schnell zu beenden, ist mit dem Modell kompatibel. Ebenfalls wird die Zunah-

C

me der Schmerzen im Liegen verständlich, wobei die venöse Drainage des Sinus cavernosus schlechter ist als im Sitzen oder im Stehen.

Es wird angenommen, daß während aktiver Clusterperioden eine basale entzündliche Grundreaktion vorliegt, die attackenweise exazerbiert. Die o.a. orbitalen Phlebogramme, die einen entzündlichen Prozeß nahelegten, wurden jeweils zwischen 2 Attacken während einer Clusterperiode durchgeführt. Beim chronischen Clusterkopfschmerz ist diese entzündliche Grundreaktion kontinuierlich vorhanden, bei der episodischen Form nur periodisch. Die zuverlässige Wirksamkeit entzündungshemmend wirkender Kortikosteroide zur Prophylaxe von Clusterkopfschmerzen wird ebenfalls verständlich.

C

14.5.7 Therapie

Verhaltensmedizinische und nichtmedikamentöse Maßnahmen

Im Gegensatz zu anderen primären Kopfschmerzen wird der Clusterkopfschmerz nur minimal durch psychische Mechanismen beeinflußt. Entspannungsverfahren, Streßbewältigungstechniken und ähnliche Maßnahmen, die eine wichtige Rolle in der Therapie der Migräne und des Kopfschmerzes vom Spannungstyp spielen, können den Clusterkopfschmerzverlauf nicht bedeutsam verändern. Der Einsatz alternativer nichtmedikamentöser Therapiemaßnahmen, wie Akupunktur, Neuraltherapie, Biofeedback, Massagen, Manualtherapie, transkutane elektrische Nervenstimulation (TENS) etc., ist beim Clusterkopfschmerz sinnlos und verzögert die Aufnahme einer effektiven Therapie. Von entscheidender Wichtigkeit ist die Information des Patienten durch den Arzt.

Im Hinblick auf die mögliche Provokation von Attacken durch Alkohol, vasodilatorische Substanzen wie Nitrate oder Histamin sollte der Patient angehalten werden, solche Stoffe zu vermeiden. Dazu ist auch eine genaue Medikamentenanamnese erforderlich. Bei einigen Patienten kann auch Nikotin Clusterkopfschmerzattacken provozieren. Aus diesem Grunde sollten rauchende Patienten veranlaßt werden, das Rauchen zu beenden. Ernährungsfaktoren haben keinen großen Einfluß auf den Clusterkopfschmerzverlauf, weshalb diätetische Maßnahmen bei Clusterkopfschmerzen nicht erfolgversprechend sind.

Anschließend sollte der Patient über die medikamentösen Therapiemöglichkeiten aufgeklärt werden. Ein Therapieschema sowohl zur Attackentherapie als auch zur Prophylaxe sollte individuell erarbeitet und dem Patienten in Form eines Behandlungsplans an die Hand gegeben werden. Der Patient sollte Informationen darüber erhalten, wie lange eine prophylaktische Behandlung durchgeführt wird, zu welchem Zeitpunkt er ein bestimmtes Medikament einnehmen muß und welche Nebenwirkungen zu erwarten sind.

Behandlung der akuten Clusterkopfschmerzattacke

Sauerstoff

Als Therapiemethode der 1. Wahl zur Kupierung einer akuten Clusterattacke gilt die Inhalation von 100%igem Sauerstoff (→ Abb. 14.7). Die einzige Limitierung dieser Therapieform besteht darin,

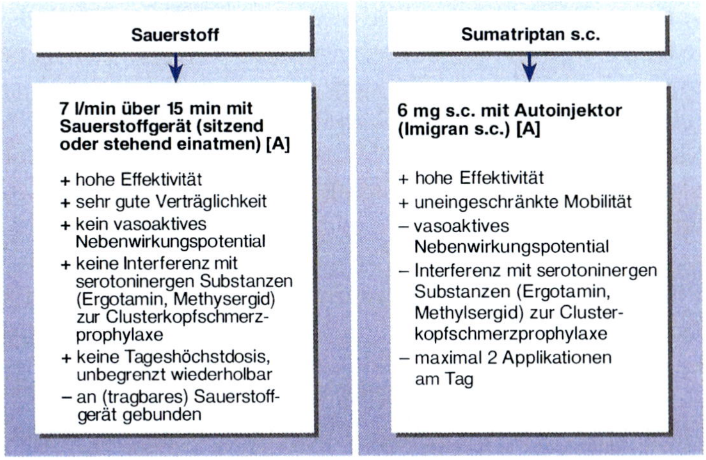

Abb. 14.7 Therapie der Clusterkopfschmerzattacke. Die Buchstaben in eckigen Klammern geben den Umfang klinischer Studien an: (A) Anerkannt und durch klinische Studien erwiesen; (B) zwar kontrollierte Studien, aber nicht in notwendigem Umfang; (C) nicht oder durch Studien nur unzureichend belegt.

daß die Verfügbarkeit einer Sauerstoffflasche nicht immer gewährleistet ist. Allerdings stellen Sanitätsfachhandlungen tragbare Sauerstoffgeräte zur Verfügung, die der Patient ggf. mit sich führen kann.

Bei Applikation von 100%igem Sauerstoff mit einem Sauerstoffgerät wird eine Dosierung von 7 l/min für 15 min gewählt. Zur bequemen Applikation des Sauerstoffs wird in der Regel eine Mundmaske benutzt. Der Patient atmet mit normaler Frequenz im Sitzen bei leicht vornübergebeugtem Oberkörper. Die Inhalation muß innerhalb der ersten 15 min nach Attackenbeginn erfolgen. In vergleichenden Untersuchungen zeigte sich, daß das Einatmen von reinem Sauerstoff die gleiche Wirksamkeit wie die sublinguale Applikation von Ergotamintartrat besitzt. Die Sauerstofftherapie zeichnet sich durch eine besonders gute Verträglichkeit und durch einen besonders schnellen Wirkeintritt aus. Bei über zwei Drittel der Attacken kann innerhalb von 7 min eine Kopfschmerzbesserung erzielt werden. Bei den übrigen Attacken kann der Wirkeintritt innerhalb der nächsten 15 min erwartet werden. Von besonderer Bedeutung ist, daß die Sauerstofftherapie bei Kontraindikationen gegen Ergotamin und Sumatriptan bedenkenlos eingesetzt werden kann. Insbesondere bestehen keine Kontraindikationen seitens des kardiovaskulären Systems. Es wird angenommen, daß der Wirkmechanismus der Sauerstofftherapie durch einen akuten aktiven vasokonstriktorischen Effekt erzielt wird.

In Einzelfallbeobachtungen zeigte sich, daß die Anwendung von hyperbarem Sauerstoff einen präventiven Effekt bei Clusterkopfschmerz haben kann, auch wenn andere Therapiestrategien erfolglos geblieben sind.

Sumatriptan s.c.

Die effektivste pharmakologische Maßnahme zur Kupierung einer akuten Clusterkopfschmerzattacke ist die subkutane Applikation von Sumatriptan. Durch Gabe von 6 mg Sumatriptan s.c. werden innerhalb von 15 min über 74 % der behandelten Attacken beendet (→ Abb. 14.7).

Die Patienten können die Substanz jederzeit eigenständig mit einem Autoinjektor applizieren und sind damit unabhängig von einem unhandlichen Sauerstoffgerät. Höhere Dosierungen als 6 mg zeigen keine bessere Effektivität. In Langzeitstudien ergeben sich keine Hinweise dafür, daß die große Effektivität von Sumatriptan zur Kupierung der akuten Clusterattacke im Laufe der Zeit nachläßt oder daß das Nebenwirkungsprofil sich verändert.

Die Frage, wie häufig Sumatriptan in der Kupierung der Clusterattacke eingesetzt werden kann, ist bisher noch nicht abschließend geklärt. Es kann sein, daß während der Einstellungsphase einer prophylaktischen Therapie noch eine große Attackenfrequenz (bis zu 8 Attakken täglich) besteht. In dieser Situation ist zu bedenken, daß der Clusterkopfschmerz eine außerordentlich große Behinderung der Patienten bedeutet und in aller Regel mit schwersten Schmerzen einhergeht. In Langzeituntersuchungen wurde von einzelnen Patienten die normalerweise empfohlene Maximalapplikation von 2 x 6 mg/Tag Sumatriptan um ein Vielfaches überschritten. Komplikationen sind dabei nicht aufgetreten. Im Ausnahmefall muß also erwogen werden, ob im Hinblick auf mangelnde Therapiealternativen bis zum Eintreten der Wirksamkeit einer prophylaktischen Therapie eine Überschreitung der maximalen Tagesapplikation verantwortet werden kann. Dies kann jedoch immer nur im Einzelfall entschieden werden. Während der ersten 5–7 Tage bis zur Wirksamkeit der Prophylaxe ist Sumatriptan s.c. zur Attackenkupierung als Überbrückungsmöglichkeit geeignet.

Grundsätzlich ist zu beachten, daß Sumatriptan keinesfalls parallel zu einer prophylaktischen Therapie mit Ergotamintartrat oder Methysergid eingesetzt werden darf. Unproblematisch ist die Gabe von Sumatriptan in Verbindung mit Kortikosteroiden, Lithium und Kalziumantagonisten. In jedem Fall ist primär eine optimale prophylaktische Therapie anzustreben. Mit den heutigen Möglichkeiten sollte es in aller Regel möglich sein, in kürzester Zeit eine deutliche Reduktion der Attackenfrequenz oder gar ein Sistieren herbeizuführen.

Ergotalkaloide

Bei oraler oder rektaler Applikation von Ergotamintartrat ist die Zeit bis zum Wirkeintritt in der Regel unzumutbar lang, nicht selten kommt es vorher zu einer Spontanremission der Attacke. Eine schnelle Applikationsform ist die intramuskuläre Applikation von Dihydroergotamin. Zu diesen Applikationswegen liegen jedoch im wesentlichen nur offene Studien vor. Darin werden Erfolgsraten von ca. 60–70 % kupierten Clusterkopfschmerzattacken nach 30 min beschrieben.

Andere Akutmaßnahmen

In der klinischen Anwendung erwiesen sich andere Akutmaßnahmen als unbefriedigend. Dazu zählen die intranasale Applikation von Cocain oder Lidocain. Nonopioid-Analgetika oder Opioid-Analgetika sollten nicht eingesetzt werden. Sie sind einerseits ineffektiv, andererseits führen sie zu Nebenwirkungen und können zur Abhängigkeit führen.

Medikamentöse Prophylaxe

Aufgrund der hohen Attackenhäufigkeit während einer aktiven Clusterperiode gilt die Regel, daß eine prophylaktische Therapie generell angezeigt ist. Die Wahl des Prophylaktikums richtet sich danach, ob es sich um einen *episodischen Clusterkopfschmerz* oder um einen *chronischen Clusterkopfschmerz* handelt (→ Tab. 14.16).

Zur Prophylaxe des Clusterkopfschmerzes werden verschiedene Substanzen eingesetzt. Für viele dieser Substanzen und noch mehr für die Dosierungen ist die Wirksamkeit eher durch empirische Traditionen als durch wissenschaftliche Studien belegt. Neben der Wirksamkeit stehen bei der Auswahl der Substanzen die Verträglichkeit, die Dauer der Anwendbarkeit, die Einfachheit der Anwendung und auch die Kombinierbarkeit mit der Akutmedikation im Vordergrund. Es werden deshalb zunächst die wirksamen Substanzen mit ihren Vor- und Nachteilen aufgeführt. Sistieren die Attacken unter der prophylaktischen Therapie, sollte sie noch 14 Tage über die letzte Attacke hinaus fortgeführt werden. Bei mangelnder Wirksamkeit einzelner Substanzen können auch Kombinationen von 2 oder 3 Medikamenten eingesetzt werden. Der Einsatz dieser Kombinationen sollte jedoch nur durch erfahrene Therapeuten erfolgen.

Prophylaktische Therapie des episodischen Clusterkopfschmerzes

Verapamil

Aufgrund der guten Verträglichkeit und problemlosen Kombinierbarkeit mit einer Akuttherapie mit Sauerstoff oder mit Sumatriptan wird Verapamil vielfach als Substanz der 1. Wahl angesehen. Verapamil kann mit gutem Erfolg

Tab. 14.16
Prophylaxe des Clusterkopfschmerzes.*

	Episodischer Clusterkopfschmerz	Chronischer Clusterkopfschmerz
1. Wahl	Verapamil (A) **oder** Ergotamin (B)	Verapamil (B) **oder** Lithium
2. Wahl	Methysergid (C) **oder** Kortikosteroide (C) **oder** Lithium (C)	Kortikosteroide (C)
3. Wahl	Valproinat (C)	Methysergid (C) **oder** Valproinat (C)

* Die Substanzen sind unter Berücksichtigung von Wirksamkeit, Verträglichkeit und Handhabbarkeit in Klassen der 1., 2. oder 3. Wahl eingeteilt. Bei Einsatz von Substanzen der 2. und 3. Wahl sind Anwendungsbeschränkungen bei Langzeittherapie zu beachten. Die Auswahl innerhalb einer Wahlklasse muß individuell entschieden werden. Dosierungen siehe Text. Die Buchstaben in eckigen Klammern geben den Umfang klinischer Studien an: (A) Anerkannt und durch klinische Studien erwiesen; (B) zwar kontrollierte Studien, aber nicht in notwendigem Umfang; (C) nicht oder durch Studien nur unzureichend belegt.

bei episodischem Clusterkopfschmerz eingesetzt werden. Verapamil gehört zur Gruppe der Kalziumantagonisten und eignet sich insbesondere auch zur Dauertherapie bei chronischem Clusterkopfschmerz. Oft stellt sich aber unter Verapamil kein komplettes Sistieren der aktiven Clusterkopfschmerzphase ein. Am geeignetsten ist der Einsatz von retardiertem Verapamil. Die Anfangsdosierung beträgt 2 x 240 mg in 12stündigen Abstand (z. B. Isoptin® RR 2 x 1 Tbl.). In Abhängigkeit vom Therapieerfolg kann bis auf Dosierungen von 720 mg/Tag erhöht werden. Im Einzelfall können von erfahrenen Spezialisten auch höhere Dosierungen eingesetzt werden. Ein EKG vor Therapiebeginn, klinische Kontrollen hinsichtlich Zeichen einer Herzinsuffizienz und regelmäßige Blutdruckkontrollen sollen immer veranlaßt werden.

Ergotamintartrat

Ebenfalls als eine prophylaktische Behandlung der 1. Wahl bei episodischem Clusterkopfschmerz kann nach wie vor Ergotamintartrat angesehen werden. Es können damit Erfolgsraten im Sinne eines Sistierens der aktiven Clusterperiode von über 70 % erwartet werden. Wenn die Kontraindikationen dieser vasoaktiven Substanz beachtet werden, sind die Nebenwirkungen häufig bemerkenswert gering. Ein Teil der Patienten kann initial mit Übelkeit oder Erbrechen reagieren. Wenn dies der Fall ist, kann in den ersten 3 Tagen Metoclopramid 3 x 20 Tr. zusätzlich verabreicht werden Die Dosierung von Ergotamintartrat erfolgt oral oder als Suppositorium in einer Menge von 3–4 mg/Tag, auf 2 Dosen (2–0–2 mg) verteilt.

Treten die Clusterattacken ausschließlich nachts auf, kann die Gabe eines Suppositoriums mit 2 mg Ergotamin zur Nacht ausreichend sein. Bei nächtlichen Attacken kann unter stationären Bedingungen die intramuskuläre Injektion von 0,25–0,5 mg Dihydroergotamin beim Schlafengehen das Ausbrechen der nächtlichen Clusterattacke verhindern.

Der Behandlungszeitraum sollte auf maximal 4 Wochen festgesetzt werden. Ein Rebound-Effekt ist nicht zu erwarten. Tritt nach Abbruch der Ergotamingabe erneut eine aktive Clusterperiode auf, kann die Behandlung weitergeführt werden. Möglich ist auch die initiale Therapieeinleitung mit Ergotamin über 5 Tage und die simultane Aufdosierung von Verapamil. Bei Eintritt der Wirksamkeit kann dann Ergotamin wieder abgesetzt und Verapamil weitergeführt werden.

Da bei episodischem Clusterkopfschmerz die Therapie zeitlich begrenzt ist, müssen Langzeitwirkungen der Ergotamineinnahme, insbesondere ein Ergotismus, nicht befürchtet werden. Allerdings ist es erforderlich, daß die Einnahmedauer und Dosierung streng limitiert werden.

Wird Ergotamintartrat zur Prophylaxe des Clusterkopfschmerzes eingesetzt, darf Sumatriptan nicht zur Attackentherapie angewandt werden.

Methysergid

Der Serotoninantagonist Methysergid gehört zu den wirksamen prophylaktischen Medikamenten in der Therapie des episodischen Clusterkopfschmerzes. Während Methysergid bei der Migräne häufig sehr zurückhaltend eingesetzt wird, da die Langzeitanwendung mit der

Gefahr einer retroperitonealen oder pulmonalen Fibrose verbunden sein kann (Inzidenz ca. 1:20000), ist diese Problematik beim episodischen Clusterkopfschmerz wegen des zeitlich begrenzten Einsatzes weniger von Bedeutung. Aus diesem Grunde ist die prophylaktische Therapie mit Methysergid in jedem Fall auf 3 bis maximal 6 Monate zu limitieren. Erst nach einer einmonatigen Mindestpause kann dann eine erneute Therapie mit Methysergid, falls erforderlich, eingeleitet werden. An weiteren Nebenwirkungen können Übelkeit, Muskelschmerzen, Mißempfindungen, Kopfdruck und Fußödeme in einzelnen Fällen auftreten.

Ein Erfolg kann bei ungefähr 70 % der Patienten erwartet werden. Ebenso wie die prophylaktische Therapie mit Ergotamin kann auch der Einsatz von Methysergid bei wiederholten aktiven Clusterperioden an Wirksamkeit verlieren. Die Dosierung kann langsam aufgebaut werden, bis ein ausreichender klinischer Erfolg sich einstellt. Man beginnt zunächst mit 3 x 1 mg Methysergid/Tag und steigert bis maximal 3 x 2 mg/Tag.

Kortikosteroide

Der Einsatz von Kortikosteroiden zur Prophylaxe von Clusterkopfschmerzattacken wird oft und mit zuverlässigem Erfolg vorgenommen, obwohl kontrollierte Studien zu dieser Therapieform fehlen. Im Hinblick auf die pathophysiologische Modellvorstellung mit einer entzündlichen Veränderung im Bereich des Sinus cavernosus ist eine begründete Rationale für den Einsatz von Kortikosteroiden gegeben.

Hinsichtlich der Dosierung und der zeitlichen Ausgestaltung bei der Gabe von Kortikosteroiden in der Prophylaxe von Clusterkopfschmerzattacken kann nur auf Erfahrungswerte, nicht jedoch auf kontrollierte Studien zurückgegriffen werden. Eine Wirksamkeit beim episodischen Clusterkopfschmerz kann bei 50–70 % erwartet werden, dagegen ist bei chronischem Clusterkopfschmerz nur bei ca. 40 % eine Wirkung zu erzielen. Zuverlässige Vergleichsstudien mit anderen prophylaktischen Medikamenten liegen nicht vor.

Initial kann 100 mg Prednison oder Prednisolon in 2 über den Tag verteilten Dosen gegeben werden. Diese Dosierung wird für 3 Tage aufrechterhalten. Am 4. Tag erfolgt eine Dosisreduktion zunächst unter Einschränkung der am Abend eingenommenen Dosis um 20 mg. Oft ist bereits initial nach dem 1.–5. Tag eine deutliche Reduktion oder sogar eine komplette Remission der Attacken zu beobachten. Jeden weiteren 4. Tag wird dann um zusätzliche 20 mg reduziert. Diese Reduktion wird so lange vorgenommen, bis man bei 0 mg angekommen ist. Prinzipiell sollte die Prednisongabe nach den Mahlzeiten, vornehmlich nach dem Frühstück erfolgen. Aufgrund von Langzeitnebenwirkungen müssen Kortikosteroide bei chronischen Clusterkopfschmerzen mit Restriktion eingesetzt werden. Kortikosteroide sind Substanzen der 2. Wahl.

Lithium

Es können Verbesserungsraten bei bis zu 70 % der behandelten Patienten erwartet werden. Es wird angenommen, daß bei chronischem Clusterkopfschmerz eine bessere Wirksamkeit als bei episodischem Clusterkopfschmerz erzielt werden kann. Dabei ist von Interesse, daß

C

nach einer Lithiumbehandlung eine chronische Verlaufsform wieder in eine episodische Verlaufsform mit freien Intervallen zurückgeführt werden kann. Die Wirkungsweise von Lithium in der Therapie des Clusterkopfschmerzes ist nicht geklärt. In Vergleichsstudien zwischen Lithium und Verapamil zeigt sich, daß beide Substanzen weitgehend ähnliche Wirksamkeitsraten aufweisen. Verapamil ist jedoch hinsichtlich der Nebenwirkungen dem Lithium überlegen. Darüber hinaus zeigt sich auch ein schnellerer Wirkungseintritt nach Verapamilgabe. Lithium ist als Therapeutikum der 2. Wahl anzusehen. Eine Kombination mit Verapamil ist möglich.

Aufgrund des engen therapeutischen Fensters von Lithium sollte bei der Entscheidung für eine Lithiumtherapie die Einleitung durch einen mit dieser Therapieform erfahrenen Neurologen durchgeführt werden. Während der Therapie müssen auch Serumspiegelkontrollen vorgenommen werden. Der Serumspiegel wird am Morgen nüchtern bestimmt, noch bevor die morgendliche Dosis eingenommen wurde. Ein 12stündiges Intervall zur letzten Dosis sollte eingehalten werden. Der therapeutische Bereich liegt bei einem Serumspiegel zwischen 0,4 und 1,2 mmol/l. Normalerweise wird eine Dosis von 2 x 400 mg retardiertes Lithium benötigt, das entspricht einer Menge von 2 x 10,8 mmol Lithium. Die Therapieeinleitung erfolgt vom 1.–3. Tag mit täglich einer Tablette zu 400 mg am Morgen. Ab dem 4. Tag erhöht man dann auf täglich 2 Tbl. zu 400 mg retard.

Valproinsäure

In Studien ergeben sich Hinweise darauf, daß auch Valproinsäure zur Prophylaxe des Clusterkopfschmerzes eingesetzt werden kann. Bei Wirkungslosigkeit anderer Therapiemethoden kann der Einsatz von Valproinsäure im Einzelfall versuchsweise erwogen werden. Dabei empfiehlt sich eine einschleichende Dosierung mit stufenweisem Aufbau der optimal wirksamen Dosis. Die Initialdosis beträgt dabei in der Regel 5–10 mg/kg KG, die alle 4–7 Tage um etwa 5 mg/kg erhöht werden sollte. Die mittlere Tagesdosis beträgt für Erwachsene im allgemeinen 20 mg/kg KG. Eine Effektivität kann teilweise erst nach 2–4 Wochen beobachtet werden. Aus diesem Grunde sollte eine langsame Dosisanpassung erfolgen und der Therapieerfolg im Einzelfall abgewartet werden. Bei Erwachsenen werden in der Regel Tagesdosen von 1200 mg, verteilt auf 3 Einzelgaben, verabreicht. Der Einsatz erfordert regelmäßige klinisch-neurologische Kontrolluntersuchungen durch einen mit der Substanz erfahrenen Neurologen, einschließlich Kontrolle von Laborparametern.

Prophylaktische Therapie des chronischen Clusterkopfschmerzes

Medikamente der 1. Wahl zur prophylaktischen Therapie des chronischen Clusterkopfschmerzes sind *Verapamil* und *Lithium.*

Für den Einsatz von Verapamil sprechen die deutlich bessere Nebenwirkungsrate und die bessere Steuerbarkeit der Therapie. Der Vorteil von Lithium besteht in der etwas besseren Effektivität. In einzelnen Fällen kann auch eine Kombination dieser beiden Therapiestrategien erwogen werden. Substanzen der 2. und 3. Wahl sind Kortikosteroide, Valproat, die Serotoninantagonisten und Methysergid. Auf Anwendungsbeschränkungen einer Dauertherapie ist hier unbedingt zu achten (s.o.). Ergotamin darf aufgrund der problematischen Langzeitverträglichkeit nicht angewendet werden.

Unwirksame bzw. obsolete Therapieverfahren

Übliche Analgetika, seien es Opioid- oder Nicht-Opioid-Analgetika, sind in der Therapie der akuten Clusterattacke wirkungslos. Da Clusterattacken nach 30–60 min spontan abklingen können, wird von vielen Patienten irrtümlicherweise angenommen, daß dieses Abklingen durch die Applikation eines Analgetikums erzielt wurde. Die Folge ist, daß über Jahre oder Jahrzehnte unnötigerweise ineffektive und nebenwirkungsträchtige Medikamente eingenommen werden. Ohne Wirksamkeit sind auch Carbamazepin, Phenytoin, Betablocker, Antidepressiva, MAO-Hemmer, Histaminantagonisten, Biofeedback, Akupunktur, Neuraltherapie, Lokalanästhetika, physikalische Therapie, operative Maßnahmen und jegliche Form der Psychotherapie.

14.6 Kopfschmerzen bei Erkrankungen des Schädels und des Halses

14.6.1 Anatomie und Pathophysiologie

Der Schädel als Ursache von Kopfschmerzen

Der Schädelknochen besitzt eine nur eingeschränkte Schmerzempfindlichkeit, da ihn nur wenige Nervenfasern des benachbarten Periosts erreichen. Bei Erkrankungen des Schädels, die mit Kopfschmerzen einhergehen, ist in der Regel das Periost mit betroffen. Die betreffenden Erkrankungen verhalten sich meist aggressiv osteoplastisch, breiten sich schnell aus oder haben eine entzündliche Komponente.

Die meisten Schädelläsionen sind asymptomatisch und werden als Zufallsbefunde bei bildgebenden Verfahren entdeckt, die aufgrund anderer Indikationen durchgeführt wurden. Dazu gehören die fibröse Dysplasie, Osteome, Epidermoidzysten, Knochenmetastasen, Hämangiome, eosinophile Granulome und in vielen Fällen eine Schädelbeteiligung des Morbus Paget.

Einige dieser Läsionen, insbesondere Hämangiome und eosinophile Granulome sowie die seltenen aneurysmatischen Knochenzysten, können mit einer druckempfindlichen Schwellung der Kalotte einhergehen, jedoch nicht mit spontanen Kopfschmerzen.

Nur wenige Schädelläsionen gehen tatsächlich mit Kopfschmerzen einher. Multiple Myelome können je nach Lokalisation Knochenschmerzen im ganzen Körper und damit auch im Schädel verursachen. Die hohe Anzahl von Herden und die Fähigkeit der Myelomzellen, den Osteoklasten-aktivierenden Faktor (OAF) zu bilden, dürften für die Entstehung von Kopfschmerzen bei diesem speziellen Knochentumor verantwortlich sein. Eine Osteomyelitis kann Kopfschmerzen aufgrund der schnellen Ausbreitung und der inflammatorischen Komponente hervorrufen. Obwohl die meisten Fälle eines Morbus Paget des Schädels asymptomatisch verlaufen, kann die Umformung des Knochens

C

über den Mechanismus der basilären Impression Kopfschmerzen entweder durch Zug an zervikalen Nervenwurzeln oder durch Entstehung eines Hydrocephalus occlusus hervorrufen.

Der Hals als Ursache von Kopfschmerzen

Erkrankungen oder Dysfunktionen des Halses und der Halswirbelsäule können nur als Ursache von Kopfschmerzen angesehen werden, wenn die 3 folgenden Bedingungen erfüllt sind:

- Die zervikalen Strukturen, die als Ursache der Schmerzen angesehen werden, müssen schmerzempfindlich sein.
- Von den betroffenen Strukturen müssen neuronale Verbindungen ausgehen, die eine Schmerzprojektion vom zervikalen Fokus in den Kopf erlauben.
- Die Erkrankung oder Dysfunktion, die diese Strukturen betreffen, muß identifizierbar und verifizierbar sein.

Im Folgenden soll diskutiert werden, inwieweit die zahlreichen Krankheitsbilder, die als Ursache zervikogener Kopfschmerzen angesehen werden, diesen Kriterien genügen. Zahlreiche zervikale Strukturen enthalten Nozizeptoren. Diese beinhalten die Wirbelgelenke, das Periost, den Bandapparat und die Muskulatur der Halswirbelsäule, zervikale Nervenwurzeln und Nerven sowie die Vertebralarterien, die in unmittelbarer Nachbarschaft der Halswirbelsäule verlaufen (→ Tab. 14.17).

Zu den neuronalen Verbindungen, über die nozizeptive Impulse aus diesen Strukturen zum Kopf projiziert werden können, zählen:

- sensorische Wurzel C2 mit den Nn. occipitalis major und minor; Stimulation dieser Strukturen erzeugt Schmerzen im Hinterkopf.
- Stimulation der sensorischen Nervenwurzel C1 soll Kopfschmerzen am Vertex oder an der Stirn provozieren, wobei die Existenz dieser sensorischen Nervenwurzel von einigen Autoritäten bestritten wird.
- Verbindungen zwischen tentoriellen Ästen des ersten Trigeminusastes (N. ophthalmicus) und den die hintere Schädelgrube versorgenden Ästen der Nervenwurzel C2 können möglicherweise eine Schmerzprojektion von C2-innervierten Strukturen zur Stirn erlauben.
- Der spinale Anteil der Trigeminuskerngebiete reicht bis auf Höhe C2 bis C4 hinab. Eine Fehlinterpretation von Impulsen aus oberen Zervikalsegmenten mit solchen aus Höhe C4 könnte eine Projektion von Schmerzen aus diesen Segmenten zum Kopf erklären.

Es scheint, daß nozizeptive Impulse aus den oberen 3 oder 4 Zervikalsegmenten oder des Kraniovertebralgelenkes zum Kopf projiziert werden können. Hingegen ist derzeit eine physiologische Basis für Projektion von Schmerzen aus tieferen Zervikalsegmenten zum Kopf nicht bekannt.

Zervikale Ursachen von Kopfschmerzen werden in Tabelle 14.18 aufgeführt. Unter diesen finden sich Entwicklungsanomalien des kraniovertebralen Überganges und der oberen Halswirbelsäule. Okzipitale oder subokzipitale Schmerzen treten als Hauptbeschwerden von Anomalien wie der

Tab. 14.17 Schmerzempfindliche Strukturen des Halses.

- Halswirbelsäule
  - Wirbelgelenke
  - Atlantookzipitalgelenk
  - Anulus fibrosus
  - Bandapparat
  - Periost der Wirbelkörper
- Halsmuskeln
- zervikale Nervenwurzeln und Nerven
- Aa. vertebrales
- Aa. carotides

basilären Impression, einer kongenitalen Dislokation des Atlantoaxialgelenkes oder eines eigenständigen Dens axis (Os odontoideum) in 26 % aller Fälle auf. Im Operationssitus kann hier eine Dehnung oberer zervikaler Nervenwurzeln dargestellt werden. Die häufige Klippel-Feil-Anomalie allein erzeugt keinen Kopf- oder Nackenschmerz. Diese entstehen erst sekundär, wenn eine extrem gesteigerte Beweglichkeit zwischen Wirbelkörpern oberhalb der angeborenen Fusion zu sekundären Gelenkfacettenveränderungen führt. Auch die wesentlich häufigere Spina bifida ist in der Regel asymptomatisch, kann jedoch in Verbindung mit Anomalien wie einer Arnold-Chiari-Malformation mit oder ohne Hydrozephalus Kopfschmerzen verursachen. Meist sind Kopfschmerzen bei Entwicklungsanomalien des kraniovertebralen Überganges unspezifisch. Sie sind jedoch meist okzipital lokalisiert, durch Kopfbewegungen oder Husten triggerbar, und in einigen Fällen können sie eine deutliche Lageabhängigkeit aufweisen, wie man sie von Liquorunterdruckkopfschmerzen kennt. In Abhängigkeit der Beteiligung des Nervensystems können zusätzlich auftreten:

- Schwindel
- Gefühlsstörungen im Gesicht
- Muskelschwäche der Extremitäten
- Ataxien
- neurologische Ausfälle entsprechend den Störungen der oberen zervikalen Nervenwurzeln, des Hirnstamms oder des oberen Halsmarks.

Erworbene Läsionen des kraniovertebralen Überganges und der oberen Halswirbelsäule, wie primäre Tumoren (Meningeome, Schwannome und Ependymome), Morbus Paget mit sekundärer basilärer Impression, Osteomyelitis der oberen Halswirbelsäule und multiple Myelome der Schädelbasis oder der oberen Halswirbelkörper, können Kopfschmerzen durch Erosionen schmerzempfindlicher Strukturen oder Zug auf die oberen zervikalen Nervenwurzeln auslösen. Gewalteinwirkung auf den Kopf oder kräftiges Niesen können eine Rotationssubluxation des Atlas hervorrufen, welche durch Irritationen synovialer Gelenke anhaltende okzipitale Kopfschmerzen erzeugen kann. Die rheumatoide Arthritis der oberen Halswirbelsäule kann Kopfschmerzen über vielfältige Mechanismen erzeugen. Hierzu gehören eine Entzündung der synovialen atlantookzipitalen und atlanto-

C

akzeptierte Ursachen
• Entwicklungsstörungen des kraniovertebralen Überganges und der oberen Halswirbelsäule • Tumoren des kraniozervikalen Überganges und der oberen Halswirbelsäule (primäre Tumoren, multiples Myelom) • Morbus Paget des Schädels mit sekundärer basilärer Impression • Osteomyelitis der oberen zervikalen Wirbelkörper • rheumatoide Arthritis der oberen Halswirbelsäule • Morbus Bechterew der oberen Halswirbelsäule • traumatische Subluxation der oberen Halswirbelkörper • retropharyngeale Tendinitis • kraniozervikale Dystonien
kontrovers diskutierte Ursachen
• zervikale Bandscheibenerkrankungen und Spondylosis • HWS-Schleudertrauma (Anmerkung: Bogduks 3. okzipitaler Kopfschmerz und Sjaastads zervikogener Kopfschmerz sind keine spezifischen Entitäten, sondern vielmehr Syndrome oder Reaktionsmuster, die aus einer Vielzahl von Läsionen resultieren.)
derzeit nicht akzeptierte Ursachen
• posteriores zervikales Sympathikussyndrom von Barré • Migraine cervicale von Bartschi-Rochaix

Tab. 14.18
Zervikale Ursachen von Kopfschmerzen.

axialen Gelenke und eine Dehnung oberer zervikaler Ligamente und Nervenwurzeln, verursacht durch eine atlantoaxiale Subluxation. Diese wird möglich durch eine gelöste Verbindung zwischen Ligamentum transversum und Dens axis, wie sie auch beim Morbus Bechterew auftreten kann. Auch erworbene atlantoaxiale und hoch zervikale Anomalien verursachen meist okzipitale Kopfschmerzen, die durch Kopfbewegungen oder Überstreckung verstärkt oder auslösbar sind. Häufig ist jedoch das bewegungsabhängige Element dieser Kopfschmerzen wenig offensichtlich. Die Diagnose beruht auf der Anamnese, der körperlichen Untersuchung und bildgebenden Verfahren. Eine Flexion der Halswirbelsäule sollte bei der Untersuchung von Patienten mit einer rheumatoiden Arthritis, die unter Kopfschmerzen leiden, möglichst vermieden werden, da vereinzelt Todesfälle durch eine Kompression der Medulla durch den Dens axis aufgetreten sind. Nicht länger durch das Ligamentum transversum am Atlas fixiert, bewegt sich der Dens axis bei Anteflexion der Halswirbelsäule nicht mehr vom Hirnstamm fort, sondern komprimiert ihn.

Zervikale Spondylose und *zervikale Bandscheibenerkrankungen* werden nicht allgemein als Ursache von Kopfschmerzen anerkannt. Zum einen kommen diese Veränderungen jenseits des 40. Lebensjahres bei fast jedem Menschen vor, zum anderen sind typischerweise die tiefer liegenden Bandscheiben und Wirbelkörper betroffen. Eine Projektion von Schmerzen in den Kopf läßt sich hier anatomisch schwerlich erklären. Bewegungseinschränkungen in der unteren Halswirbelsäule können jedoch sekundär zu einer Überbeweglichkeit in den höheren zervikalen Wirbelgelenken führen, zum Beispiel C2/3 oder C3/4, welche dann eine Schmerzprojektion in den Kopf erklären könnte. Diese These ist plausibel, jedoch nicht ausreichend bewiesen. Kopfschmerzen bei zervikalen Bandscheibenerkrankungen sollen okzipital, meist einseitig, lokalisiert sein und einen nicht pulsierenden Charakter besitzen. Die auch länger anhaltenden Schmerzen sollen durch Kopfbewegungen, zum Teil auch durch Husten und Überstreckung verstärkt werden.

Traumen, einschließlich Schleudertraumen, werden ebenfalls als Kopfschmerzursache nicht generell akzeptiert. Sicherlich erfahren Patienten mit einer Extensions-Flexions-Verletzung der Halswirbelsäule Schmerzen im Nacken, Hinterhaupt, zum Teil auch in der Stirn, die sich innerhalb von Tagen oder einigen Wochen spontan zurückbilden. Die Schmerzen sind wahrscheinlich Folge von Verletzungen der oberen zervikalen Ligamente und Muskeln. Chronische Kopfschmerzen, die über Monate und Jahre anhalten, sind schwieriger zu erklären. Einige Autoren schreiben die Chronifizierung psychischen Faktoren zu. Dies geschieht auch vor dem Hintergrund von Schmerzensgeldansprüchen in solchen Fällen. Andere Autoren postulieren Mechanismen wie eine Kompression der sensorischen Nervenwurzeln C1 oder C2 zwischen dem Os occipitale und dem Atlas beziehungsweise zwischen Atlas und Axis. Andere glauben, daß Scherverletzungen langer Axone im Hirnstamm und des oberen Spinalmarks zentrale Schmerzregulationsmechanismen unterbrechen können – mit Kopfschmerzen als Folge. Diese Mechanismen können auch das erstmalige Auftreten einer Migräne nach Schleudertraumen erklären. Trotz ungeklärter Schadensersatzansprüche spricht eine solche posttraumatische Migräne zum Teil gut auf eine medikamentöse Migräneprophylaxe an. Möglicherweise führen bereits kleinste Verletzungen des Hirnstamms oder des Zervikalmarks zum Vollbild des Schleudertraumasyndroms. Dieses umfaßt zusätzlich zum okzipitalen einseitigen Kopfschmerz, der durch Kopfbewegungen verstärkt wird, auch Schwindel, Angst, Sehstörungen, Antriebslosigkeit und andere Symptome, die diesem klinischen Bild einen neurotischen Anstrich geben. Da zusätzlich objektive körperliche, neuropsychologische oder röntgenologische Veränderungen nicht zu erheben sind, hat dies dazu geführt, daß das Krankheitsbild des Schleudertraumas als Kopfschmerzursache von vielen Fachleuten bestritten wird.

Schmerzen bei *kranio-zervikalen Dystonien* sind entweder Folge einer Daueranspannung von Muskeln oder einer sekundären Irritation neuronaler Strukturen, wie zum Beispiel der Okzipitalnerven am Austrittspunkt, hervorgerufen durch Muskelhyperaktivität. Besteht der Krankheitszustand über einen längeren Zeitraum, können in einigen Fällen degenerative Veränderungen in der Halswirbelsäule beziehungsweise im Kiefergelenk auftreten, die einen zusätzlichen lokalen Schmerz verursachen. Eine dauerhafte Kontraktion kann bei betroffenen Muskeln zu einer Hypertrophie führen.

C

Dystonie ist nicht eine Erkrankung, sondern wie „Spastik“ oder „Kopfschmerz“ eine Syndromdiagnose. Dystonie ist ein durch kontinuierliche Muskelkontraktionen, die wiederholte Bewegungen oder abnormale Haltungen verursachen, gekennzeichnetes Syndrom. Diese unwillkürlichen Bewegungen können phasisch, tonisch oder rhythmisch in verschiedenen Ausprägungen und unterschiedlichen Geschwindigkeiten auftreten. Wie bei Kopfschmerzerkrankungen werden primäre (idiopathische) und sekundäre (symptomatische) Formen unterschieden.

In den vergangenen Jahrzehnten wurden fokale Dystonien im Kopf- und Halsbereich mit zahlreichen Namen bedacht, die synonym verwandt wurden (kraniale, zervikofaziale, oromandibuläre Dystonie). Es gibt keine Kontroversen über die Unterscheidung zwischen kranialen Dystonien (Blepharospasmus, spasmodische Dysphonie, mandibuläre oder linguale Dystonie) und den zervikalen Dystonien (Torticollis). Im Hinblick auf die Ähnlichkeit dieser 2 Gruppen erscheint es sinnvoll, den Begriff kraniozervikale Dystonie (CCD) zu verwenden. Auch hier sollten idiopathische (primäre) und symptomatische (sekundäre) kraniozervikale Dystonien unterschieden werden. Die einzelnen Formen der kraniozervikalen Dystonien treten mit einer Inzidenz von 5–15/Mio. auf.

14.6.2 Klinik

Halswirbelsäulenerkrankungen werden nicht selten als die häufigste Ursache von Kopfschmerzen überhaupt angesehen. Dies liegt vor allen Dingen daran, daß Kopfschmerzen häufig okzipital und nuchal lokalisiert sind. Darüber hinaus finden sich degenerative Veränderungen der Halswirbelsäule bei praktisch jedem über Vierzigjährigen. In Anbetracht der Lokalisation identifizierbarer degenerativer Veränderungen erscheint es verlockend anzunehmen, daß eine Spondylosis oder Osteochondrosis für Kopfschmerzen verantwortlich ist. Groß angelegte kontrollierte Studien haben jedoch zeigen können, daß Veränderungen der Halswirbelsäule gleichermaßen auch bei Patienten ohne Kopf- oder Nackenschmerzen auftreten. Mit anderen Worten, Spondylosis oder Osteochondrosis können nicht als Ursache von Kopfschmerzen herangezogen werden.

Die Diagnose von Kopfschmerzen bei Erkrankungen der Halswirbelsäule erfordert die Erfüllung spezifischer Kriterien (→ Tab. 14.19). Von den Schmerzen betroffen ist in erster Linie die Nuchal- und Okzipitalregion, Ausstrahlung zu anderen Regionen des Kopfes und Nackens ist möglich. Der Kopfschmerz kann entweder einseitig oder beidseits auftreten.

Das 2. Hauptkriterium ist die Provozierbarkeit der Schmerzen durch bestimmte Kopfbewegungen oder bestimmte Kopfhaltungen. Diese Auslösbarkeit ist Folge einer Bewegungsstörung von intervertebralen Segmenten der Halswirbelsäule. Die Funktionsstörung kann dabei entweder im Bandapparat oder in den Gelenken lokalisiert sein. Um die Schmerzprovokation zu überprüfen, sind aktive und passive Bewegungen in allen vertebralen Bewegungskomponenten notwendig. Während eine große Anzahl von Kopfschmerzerkrankungen mit ei-

Tab. 14.19 Diagnostische Kriterien für Kopfschmerzen bei Erkrankungen des Schädels, Halses oder der Halswirbelsäule.

Diagnostische Kriterien für Kopfschmerz bei retropharyngealer Tendinitis
A. Schmerz im Nacken mit Ausstrahlung zum Hinterkopf oder in den ganzen Kopf.
B. Der Schmerz ist nicht pulsierend, ein- oder beidseitig und nimmt bei Retroflexion des Kopfes erheblich zu.
C. Die prävertebralen Weichteile beim Erwachsenen sind zwischen C1 und C4 mehr als 7 mm breit (spezielle Röntgentechnik ist notwendig).
D. Deutliche Besserung innerhalb von 2 Wochen nach Behandlungsbeginn mit nichtsteroidalen Antiphlogistika in empfohlener Dosierung.
Allgemeine diagnostische Kriterien für Kopfschmerz bei Erkrankungen des Schädels und des Halses
A. Klinischer und/oder labortechnischer Nachweis einer Erkrankung des Schädels etc. (näher spezifizieren).
B. Der Schmerz ist in der erkrankten Gesichts- oder Schädelregion lokalisiert, kann in die Umgebung ausstrahlen. Schmerzprojektion in weiter entfernte Gebiete des Kopfes kann vorkommen.
C. Der Schmerz verschwindet innerhalb eines Monats nach erfolgreicher Behandlung oder spontaner Remission der zugrundeliegenden Erkrankung.
Diagnostische Kriterien für Kopfschmerz bei Erkrankungen der Halswirbelsäule
A. Der Schmerz ist in der Hals- und Okzipitalregion lokalisiert. Kann in Stirn, Orbita, Schläfe oder Ohren projiziert werden.
B. Der Schmerz wird durch besondere Halsbewegungen oder bestimmte Positionen ausgelöst.
C. Zumindest eine der folgenden Bedingungen:
1. Widerstand oder Bewegungseinschränkung bei Prüfung der passiven Beweglichkeit.
2. Veränderungen von Struktur, Kontur, Tonus der Halsmuskulatur oder ihrer Reaktion auf aktive und passive Dehnung und Kontraktion.
3. Erhöhte Schmerzempfindlichkeit der Halsmuskeln.
D. Die radiologische Diagnostik demonstriert wenigstens eine der folgenden Bedingungen:
1. Störung der Beweglichkeit bei Flexion/Extension.
2. Abnorme Haltung der HWS.
3. Frakturen, angeborene Fehlbildungen, Knochentumoren, rheumatoide Arthritis oder eine andere eindeutige Veränderung (jedoch nicht Spondylose oder Osteochondrose).

C

ner okzipitalen und nuchalen Lokalisation einhergehen können, findet sich eine Provozierbarkeit durch bestimmte Kopfbewegungen und bestimmte Haltungen nur bei einer kleinen Minderheit.

Zusätzlich müssen weitere klinische Kriterien erfüllt sein (→ Tab. 14.18 und 14.20). Die Untersuchung muß Hinweise geben auf:

- eingeschränkte Beweglichkeit bei passiver Motilitätsprüfung
- Veränderungen in Struktur, Kontur oder Tonus zervikaler Muskeln
- erhöhte Schmerzempfindlichkeit bei der Palpation.

Radiologische Untersuchungen müssen mindestens einen der folgenden Befunde ergeben:

- Bewegungsstörungen bei Flexion/Extension
- abnormale Stellung der Halswirbelsäule
- Frakturen, kongenitale Fehlbildungen, Knochentumoren, rheumatoide Arthritis oder andere signifikante Veränderungen (jedoch nicht Spondylosis oder Osteochondrosis).

Die retropharyngeale Tendinitis ist eine seltene Erkrankung unbekannter Ätiologie. Sie ist charakterisiert durch einen akuten Beginn mit hoch zervikalem und okzipitalem Schmerz, der durch Kopfbewegungen (insbesondere Extension) verstärkt wird. Begleitend treten Schmerzen beim Schlucken auf, im Frühstadium eine Berührungsüberempfindlichkeit im seitlichen Halsbereich, erhöhte Temperaturen und oft eine beschleunigte Blutsenkungsgeschwindigkeit (→ Tab. 14.18). Röntgenuntersuchungen der Halswirbelsäule zeigen eine Verdickung des prävertebralen Bindegewebes C1–C4, zum Teil mit Verkalkungen (die Computertomographie kann dies deutlicher darstellen). Die Symptome und die prävertebrale Schwellung bilden sich innerhalb einiger Tage zurück, die Rückbildung kann dabei durch nichtsteroidale Antiphlogistika beschleunigt werden.

Fokale Dystonien und insbesondere die *kraniozervikale Dystonie* (CCD) sind Krankheitsbilder des mittleren Lebensalters (→ Tab. 14.21). Treten sie im Kindesalter auf, sollte die Möglichkeit der fokalen Entwicklung einer generalisierten Dystonie oder einer symptomatischen kraniozervikalen Dystonie in Erwägung gezogen werden. Häufigstes und zentrales Symptom einer fokalen Dystonie sind abnormale Bewegungen oder Fehlhaltungen der betroffenen Körperpartien. Die zugrundeliegende Muskelhyperaktivität kann tonisch sein und dann langsame glatte Bewegungen oder eine fixierte Fehlhaltung hervorrufen. Sie kann auch phasisch verlaufen und dann ruckartige, repetitive Bewegungen (myoklonische Dystonie) erzeugen. Schließlich können auch rhythmische Bewegungen auftreten, die eine Unterscheidung zu den verschiedenen Tremorformen schwierig macht.

Kraniozervikale Dystonien können anhand der betroffenen Muskelgruppen klassifiziert werden. Es können sowohl isoliert Dystonien von Muskelgruppen, die durch einzelne Hirnnerven versorgt werden, als auch Kombination verschiedener fokaler Dystonien auftreten. Tabelle 14.20 gibt eine Zusammenfassung der klinischen Hauptcharakteristika fokaler Dystonien, geordnet nach betroffenen Hirnnervenregionen.

Tab. 14.20 Funktionsuntersuchung der Halswirbelsäule.

Normalbefunde für Beweglichkeit der Halswirbelsäule	
Inklination	Stirn-Brustbein-Abstand < N2 cm
Reklination	Kinn-Brustbein-Abstand 20 cm
Rotation aus Neutral-Null-Stellung	mindestens 60° zu jeder Seite
Rotation bei maximaler Inklination	mindestens 45° zu jeder Seite
Rotation bei maximaler Reklination	mindestens 40° zu jeder Seite
seitliche Inklination	mindestens 45° zu jeder Seite
radiologische Hinweise auf Bewegungsstörungen der Halswirbelsäule	
• erhöhtes Ausmaß bei der Flexion oder Extension • Winkelbildung der Halswirbelsäule mit erhöhter Segmentbeweglichkeit • Subluxation mit Spondylolisthesis • verringerte Beweglichkeit oder Blockierung in einem einzelnen Segment, so daß folgende Normalwerte nicht erreicht werden können: C0/C1: 15° C1/C2: 14° C2/C3: 11° C3/C4: 17° C4/C5: 21° C5/C6: 22° C6/C7: 17°	
mögliche Fehlstellungen der Halswirbelsäule **normal: physiologische Lordose**	
• Überstreckung • Kyphose • Skoliose	

14.6.3 Nicht allgemein akzeptierte Syndrome

Bogduks „dritter okzipitaler Kopfschmerz“ wird kontrovers diskutiert. Der 3. Okzipitalnerv, der oberflächliche mediale Ast des Ramus dorsalis C3, versorgt das Dermatom C3, Teile des M. semispinalis capitis und das Wirbelgelenk C2/3. Bogduk konnte durch eine Blockade dieses Nervs bei zwei Drittel der Patienten, bei denen okzipitale Kopfschmerzen nach frontal ausstrahlten und zumindest ein Hinweis auf eine zervikale Genese der Schmerzen vorlag (z. B. ein Trauma in der Vorgeschichte, Auslösung der Schmerzen bei Kopfbewegungen etc.), die Kopfschmerzen zum Verschwinden bringen. Er postulierte, daß eine Erkrankung des Wirbelgelenkes C2/C3 Kopfschmerzen verursachen könne, bei denen der Schmerz

Tab. 14.21 Hauptcharakteristika fokaler Dystonien des Kopfes.

Typ	klinische Hauptcharakteristika	Schmerzcharakteristika
okuläre Dystonie	konjungierte, fixierte Augenbewegung, zumeist aufwärts und zu einer Seite; individuelles Symptom zahlreicher extrapyramidaler Bewegungsstörungen; okulogyrische Krise in Verbindung mit Neuroleptikaexposition; nach chronischer Neuroleptikatherapie können okulogyrische Krisen auch als Spätdystonie beobachtet werden.	nicht von Schmerzen begleitet
Blepharospasmus	unwillkürliche Kontraktion der Mm. orbiculares oculi beider Augen, in der Regel mit Lidschluß; Versuche, das Augenlid zu öffnen, erhöhen die Aktivität der Mm. orbiculares oculi weiter, trotz gleichzeitiger Aktivierung der Mm. levatores palpebrae; bei dystonen Störungen können Blepharospasmen als Symptom einer generalisierten Dystonie oder in Verbindung mit segmentalen Dystonien (Meige-Syndrom) auftreten; als fokale Dystonie bezeichnet man es als idiopathischen Blepharospasmus; als sekundäre Dystonie kann es bei einer Vielzahl von ophthalmologischen und neurologischen Syndromen auftreten.	kein Schmerz; häufig subjektiv sehr unangenehmes Krampfgefühl
mandibuläre Dystonie	Dystonie der kieferöffnenden oder -schließenden Muskeln; Hauptsymptome sind die Abweichung des Kiefers und schmerzhafte Spasmen der Kaumuskulatur; Patienten beißen teilweise auf die eigene Zunge; in schweren Fällen kann eine Dystonie der kieferschließenden Muskeln zu einer starken Abnützung der Zähne oder sogar zum Verlust von Zähnen durch Ausbrechen führen.	als Folge hyperkontrakter Muskeln sind Schmerzen häufig und erzeugen einen hohen Leidensdruck; als sekundäres Symptom kann ein Kiefergelenksyndrom oder eine oromandibuläre Dysfunktion auftreten und den Schmerz unterhalten; der Schmerz entspricht häufig einem Kopfschmerz vom Spannungstyp.

Tab. 14.21 Hauptcharakteristika fokaler Dystonien des Kopfes *(Fortsetzung).*

Typ	klinische Hauptcharakteristika	Schmerzcharakteristika
pharyngeale Dystonie	pharyngeale Dystonien oder spasmodische Dysphagien treten selten als isolierte fokale Dystonie auf; häufiger sind sie ein Symptom des Meige-Syndroms, oder sie begleiten linguale und laryngeale Dystonien; auch wenn sie das klinische Gesamtbild dominieren, finden sich doch in aller Regel auch Dystonien anderer Muskelgruppen.	es treten sehr unangenehme Krampf- und Spannungsgefühle auf, in der Regel jedoch kein echter Schmerz.
spasmodische Dysphonie (SD, innere laryngeale Dystonie)	klinisch werden 2 Formen der spasmodischen Dysphonien unterschieden: Die spasmodische Dysphonie der Adduktoren ist etwa 6mal häufiger als die spasmodische Dysphonie der Abduktoren; sind die Adduktoren betroffen, klingt die Stimme monoton, erstickt und gequält. Die Stimmlage ist häufig zu hoch oder zu tief. In schweren Fällen kommt es zu einem kompletten Stimmverlust mit einer maximalen Innervation des gesamten Phonationsapparates. Die spasmodische Dysphonie der Abduktoren ist bekannt als „Flüsterdysphonie". Aufgrund weiter Stimmfalten klingt die Stimme schwach, dünn, tonlos und gehaucht.	kein Schmerz
externe laryngeale Dystonie	dystone Aktivität der suprahyoiden oder infrahyoiden Muskeln, die vor allem zu einer Fehlhaltung des Kiefers oder des Zungenbeins führt.	Krämpfe, aber kein Schmerz.
Torticollis spasmodicus (TS)	Das Hauptsymptom ist die abnormale Bewegung oder Haltung des Kopfes. In Abhängigkeit der dominanten Bewegungsrichtung unterscheidet man einen rotatorischen Torticollis (häufigste Variante), einen Laterocollis und einen Retro- oder Antrocollis. Kombinationen dieser Haltungen finden sich bei ca. zwei Drittel der Patienten.	**Schmerz in der Nackenregion;** Schmerz ist häufig ein Hauptsymptom dieses Krankheitsbildes. Der Schmerz wird durch lokale Kontraktionen und sekundäre Wirbelsäulenveränderungen hervorgerufen. In Einzelfällen kann es zu Wirbelkörperluxationen mit Paraplegien kommen. Spricht gut auf Botulinumtoxin und nichtsteroidale Antirheumatika an.

C

Tab. 14.21 Hauptcharakteristika fokaler Dystonien des Kopfes *(Fortsetzung)*.

Typ	klinische Hauptcharakteristika	Schmerzcharakteristika
linguale Dystonie	unwillkürliches Herausstrecken der Zunge; kontinuierliche Rollbewegungen der Zunge, die besonders bei geöffnetem Mund gut beobachtet werden können; gelegentlich begleitet durch Mundbewegungen	in Einzelfällen verbunden mit Schmerz
segmentale kraniozervikale Dystonie	Kombination von kranialen und zervikalen Dystonien, wie oben beschrieben; eine Kombination eines Blepharospasmus mit einer oromandibulären Dystonie ist am häufigsten (Meige-Syndrom).	

über den 3. Okzipitalnerv vermittelt werde. Ein radiologischer Nachweis einer solchen Erkrankung konnte jedoch nicht erbracht werden. Eine alternative Erklärungsmöglichkeit ist, daß die Nervenblockaden auf nicht spezifischem Wege normale afferente Impulse unterbrechen, die zusammen mit anderen Impulsen helfen die Erregungsschwelle des trigeminalen Systems des oberen Halsmarks zu reduzieren. Ein entscheidender Punkt aus physiologischer Sicht, der häufig von Vertretern des zervikogenen Kopfschmerzes übersehen wird, ist, daß ein Verschwinden von Kopfschmerzen nach Nervenblokkade nicht notwendigerweise beweist, daß die Schmerzen einer von diesem Nerv versorgten Struktur entstammen.

Die Validität des „posterioren zervikalen Sympathikussyndroms von Barré“ oder die „Migraine cervicale“ von Bartschi-Rochaix wird heute bezweifelt. Es handelt sich um eng verwandte Konzepte. Bei ersterem werden die Symptome Kopfschmerzen, Nackenschmerzen, Schwindel, Sehstörungen, emotionale und kognitive Störungen und anderen Osteophyten zugeschrieben, die den sympathischen Nervenplexus, der die Vertebralarterien begleitet, irritieren sollen. Beim 2. Konzept, der „Migraine cervicale“, werden ähnliche Symptome einer tatsächlichen Kompression der Vertebralarterien durch Osteophyten zugeschrieben. In beiden Fällen sollen Traumen der entscheidende und auslösende Faktor sein. Bei der körperlichen Untersuchung sollen sich folgende Symptome finden lassen:

- subokzipitale Berührungsüberempfindlichkeit
- Verspannung der Schulter-Nacken-Muskulatur
- Einschränkungen der Kopfbeweglichkeit
- Verstärkung der Kopfschmerzen bei Kopfbewegung
- sensible Defizite im Dermatom C2.

Die Ähnlichkeit dieser Syndrome mit dem Schleudertrauma ist offensichtlich, und möglicherweise handelt es sich bei allen 3 Syndromen um das gleiche Krankheitsbild, ohne daß dadurch die Situation klarer wäre.

Zur Zeit wird eine Debatte über das Konzept des zervikogenen Kopfschmerzes, wie es von Sjaastad et al. (1997) vertreten wird, geführt. Diese Arbeitsgruppe weist darauf hin, daß viele Patienten ein relativ uniformes Kopfschmerzprofil aufweisen, das auf die Halswirbelsäule als Ursprung der Kopfschmerzen hinweist. Dazu gehören einseitiger Schmerz (immer auf der gleichen Seite), welcher vom Nacken ausgeht und sich allmählich auf okulo-fronto-temporale Bereiche ausdehnt, wo häufig das Maximum der Schmerzen lokalisiert ist. Der Kopfschmerz ist mäßig stark und nicht pulsierend, von variabler Dauer oder anhaltend. Er ist provozierbar durch Kopfbewegungen oder anhaltende, unnatürliche Kopfstellungen oder Druck auf Hinterkopf oder Nacken. Begleitend können diffuse, nicht radikuläre Nacken-Schulter-Arm-Schmerzen ebenso auftreten wie eine eingeschränkte Beweglichkeit der Halswirbelsäule. Sjaastad et al. (1990) geben das weibliche Geschlecht, ein Kopf- oder Halstrauma in der Vorgeschichte und vorübergehende Beschwerdebesserung durch Blockade des N. occipitalis major und/oder der Nervenwurzel C2 als wichtige diagnostische Kriterien an. Zusätzliche, optionale Symptome sind Übelkeit, Erbrechen, Lärm- und Lichtempfindlichkeit, Ödeme oder Rötung um das Auge, verschwommenes Sehen ipsilateral zum Schmerz oder Schluckbeschwerden.

Die Sjaastad-Schule beschreibt den zervikogenen Kopfschmerz zurückhaltend nicht als eigene Krankheitsentität, sonders als ein einheitliches Reaktionsmuster. Darüber hinaus wird nicht behauptet, der Kopfschmerz würde aus einer einzigen Struktur oder einem einzelnen Prozeß im Nackenbereich ausgehen. Die Beschwerden können im Gegenteil von jedem zervikalen Knochen- oder Weichgewebe ausgehen. In gewissem Sinne wiederholt damit das Konzept des zervikogenen Kopfschmerzes das, was schon viele Jahre bekannt ist und weiter oben in diesem Kapitel beschrieben wurde: Kopfschmerzen können aus einer Dysfunktion oder Erkrankung der Halswirbelsäule resultieren, und diese Kopfschmerzen können viele verschiedene Charakteristika aufweisen, die auf ihren Ursprung in der Halswirbelsäule hindeuten. Keiner dieser Punkte ist kontrovers. Sjaastad et al. (1990) stoßen jedoch auf Kritik, wenn sie vertreten, daß der zervikogene Kopfschmerz extrem häufig sei und daß derzeit viele zervikogene Kopfschmerzen als Migräne ohne Aura fehldiagnostiziert würden, wozu die Ähnlichkeit einiger klinischer Zeichen der Migräne ohne Aura und des zervikogenen Kopfschmerzes führe. Ebenso umstritten ist die postulierte Beschwerdebesserung bei Nervenblockade als diagnostisches Hauptkriterium des zervikogenen Kopfschmerzes. Schließlich ist, wie oben angeführt, die physiologische Basis dieses Konzeptes umstritten.

Der generellen Akzeptanz des Konzeptes des zervikogenen Kopfschmerzes steht weiter die enge Assoziation zu Konzepten, wie dem Auftreten von myofaszialen Triggerpunkten und anderen Bindegewebsveränderungen, entgegen. Das Erheben dieser Befunde erfordert eine große Erfahrung, um eine ausreichende Objektivität und Reliabilität zu erzielen. Selbst wenn diese Zeichen verifiziert werden könnten, dürfte

C

es sich um nicht spezifische Begleitphänomene des Schmerzes und nicht um Zeichen eines zervikalen Prozesses handeln. „Härtere" Untersuchungsverfahren der Halswirbelsäulenfunktion konnten konsistente abnormale Befunde bei zervikogenen Kopfschmerzen nicht aufdecken. Zum Beispiel konnten Fredriksen et al. (1989) keine Unterschiede zwischen Röntgenaufnahmen der Halswirbelsäule von Patienten mit zervikogenem Kopfschmerz und einer alters- und geschlechtsangepaßten Kontrollgruppe aufdecken. Pfaffenrath et al. (1988) fanden eine verringerte Beweglichkeit in den oberen Abschnitten der Halswirbelsäule bei Patienten mit zervikogenem Kopfschmerz im Vergleich zu einer Kontrollgruppe. Aus qualitativer Sicht konnten sich jedoch keine Veränderungen bei Patienten mit zervikogenem Kopfschmerz feststellen lassen, die nicht auch bei Mitgliedern der Kontrollgruppe aufgetreten wären.

Die Internationale Kopfschmerzgesellschaft (IHS) hat eine sehr konservative Sichtweise des zervikogenen Kopfschmerzes gewählt. Diese Kriterien bilden eine akzeptable Basis für Kopfschmerzen, die von der Halswirbelsäule ausgehen, doch ein Ende der derzeitigen Kontroverse ist noch nicht abzusehen.

14.6.4 Therapie

Einer Behandlung muß grundsätzlich eine gründliche Untersuchung vorangehen, um symptomatische Formen aufzudecken und damit einer ursächlichen Therapie zuzuführen, soweit möglich. Ipsilaterale Nervenblockaden der Nervenwurzel C2 oder des N. occipitalis major können nach Ansicht einiger Experten eine Differentialdiagnose zwischen einem zervikogenen Kopfschmerz durch Irritation der Nervenwurzel C2 und primären Kopfschmerzerkrankungen, wie der Migräne und dem Kopfschmerz vom Spannungstyp, erlauben. Aber unabhängig davon, ob die Nervenblockade erfolgreich ist, sind die therapeutischen Erfolge nur von kurzer Dauer. Auch kann eine gründliche Anamnese und körperliche Untersuchung diese Differentialdiagnose in jedem Falle ebenfalls leisten. Weder eine symptomatische Pharmakotherapie noch operative oder chiropraktische Verfahren können zu einer signifikanten Verbesserung oder gar Remission der Beschwerden führen. Die Nebenwirkungen von Analgetika, Antiphlogistika und/oder Muskelrelaxanzien limitieren die Langzeitbehandlung. Zusätzliche Physiotherapie einschließlich Muskelentspannungstechniken (Jacobson) und Psychotherapie können zum Teil Erleichterung schaffen.

Derzeit existiert keine generell akzeptierte spezifische Therapie von kraniozervikalen Dystonien. Dopasensitive dystone Syndrome und symptomatische Formen, insbesondere des Morbus Wilson, müssen so früh wie möglich aufgedeckt werden. Klinische Studien mit großen Patientengruppen sind, ebenso wie doppelblind angelegte Studien, weiter die Ausnahme. Darüber hinaus machen Spontanfluktuationen der Symptome die Beurteilung von Behandlungsmaßnahmen schwierig. Lag in der Vergangenheit das Hauptaugenmerk auf der systemischen (oralen) Pharmakotherapie, so hat sich in den letzten Jahren die lokale Injektion von Botulinumtoxin bei kraniozervikalen Dystonien als sehr wirksam erwiesen. Dieses Neurotoxin blockiert die Freisetzung von Acetylcholin aus präsynaptischen Vesikeln der motorischen Endplatten. Hierdurch wird eine Schwäche der Muskulatur hervorgerufen, die in Abhängigkeit von der Dosis nach Stunden bis Tagen auftritt. Während dieses Prozesses sterben die neuromuskulären Endplatten ab. Durch kolaterales Aussprossen von Axonen wird die Muskelfunktion jedoch allmählich wiederhergestellt, so daß regelmäßige Nachinjektionen erforderlich werden. Nachinjektionen sollten frühestens nach 8 Wochen erfolgen, da zu häufige Applikationen das Risiko einer Antikörperbildung und damit einer Therapieresistenz erhöhen. Die Botulinumtoxininjektion ist nur geeignet zur Therapie fokaler Dystonien, da hohe Toxindosen das Risiko systemischer Nebenwirkungen beinhalten. Die Erfolgsrate liegt bei über 60 %. Diese Rate kann durch myographische Auswahl der dystonen Muskeln weiter erhöht werden. Bei multifokalen oder segmentalen Dystonien kann die Administration von Botulinumtoxin auch in nicht betroffene Muskeln vorteilhaft sein. Die Ursache dieses Phänomens ist derzeit noch unklar. Zu den spezifischen Nebenwirkungen gehören eine zu starke Schwächung des behandelten oder benachbarter Muskeln, die durch Diffusion mitbetroffen sein können. Dies kann sich in Abhängigkeit vom Injektionsort in Doppelbildern, Schluckbeschwerden und erschwerter Kontrolle der Kopfhaltung äußern. Diese Nebenwirkungen sind ebenso wie unspezifische Nebenwirkungen (Müdigkeit, Schwindel) relativ selten und vollständig reversibel. Während durch Botulinumtoxininjektionen bei praktisch allen Patienten Schmerzen erfolgreich behandelt werden können, läßt sich die eigentliche Bewegungsstörung im Gegensatz hierzu weniger leicht beeinflussen (Blepharospasmus und spasmodische Dystonie in 90 %, der Torticollis spasmodicus in ca. 80 % der Fälle).

Die *Physiotherapie* ist ein Hauptbestandteil der Therapie des Torticollis. Psychotherapeutische Methoden wurden wiederholt empfohlen und können zum Teil mit Erfolg eingesetzt werden. Die Meinungen über die Wirkung von Biofeedback und Hypnose variieren.

In Fällen von kraniozervikalen Dystonien, die anderweitig nicht zu behandeln sind, müssen auch *operative Methoden* in Betracht gezogen werden. In der Vergangenheit wurden insbesondere stereotaktische Thalamotomien empfohlen. Hier traten jedoch Komplikationen (insbesondere Dysarthrie) bei beidseitigen Operationen häufig auf. Aus diesen Gründen werden heute Nervenresektionen bevorzugt.

14.7 Medikamenteninduzierter Kopfschmerz

14.7.1 Definition des Kopfschmerzes bei chronischer Substanzwirkung

Eine sehr häufige Gefahr bei chronischer Anwendung von Medikamenten zur Behandlung von Migräneattacken ist, daß nach zu häufigem Gebrauch der Medikamente das Kopfschmerzleiden verschlimmert werden kann. Dies gilt sowohl für Schmerzmittel (Analgetika) als auch für Ergotalkaloide. Für das Vorliegen eines analgetikainduzierten bzw. ergotamininduzierten Dauerkopfschmerzes nennt die Kopfschmerzklassifikation der Internationalen Kopfschmerzgesellschaft folgende Bedingungen:

- Entstehung nach täglicher Medikamenteneinnahme seit mehr als 3 Monaten
- eine erforderliche Mindestdosis der Medikamente muß eingenommen werden
- der Kopfschmerz tritt an mindestens 15 Tagen/Monat auf
- der Kopfschmerz klingt innerhalb von einem Monat nach Absetzen der Medikamente ab.

Prinzipiell scheint jedes Medikament, das in der Akuttherapie primärer Kopfschmerzen wirksam ist, bei falscher Anwendung selbst Kopfschmerzen erzeugen zu können. Entscheidend ist dabei das Einnahmeverhalten. Es werden schmerzmittel- und ergotamininduzierte Kopfschmerzen unterschieden.

Schmerzmittelinduzierte Kopfschmerzen:

- mindestens 50 g Acetylsalicylsäure/Monat oder die vergleichbare Menge eines anderen Schmerzmittels (z. B. Paracetamol, Ibuprofen etc.)
- mindestens 100 Tbl. eines Kombinationspräparates mit Barbituraten oder anderen Nichtopioidanalgetika/Monat
- ein oder mehrere Opioidanalgetika.

Ergotamininduzierte Kopfschmerzen:

- tägliche Einnahme von Ergotalkaloiden (2 mg oral, 1 mg rektal)
- am gesamten Kopf spürbarer, pulsierender Kopfschmerz ohne Anfallscharakter und ohne typische Begleitsymptome der Migräne.

Die Diagnose eines medikamenteninduzierten Dauerkopfschmerzes kann oft erst gestellt werden, wenn sich der Kopfschmerz nach dem Absetzen des Medikamentes bessert.

14.7.2 Epidemiologie

In spezialisierten Kopfschmerzzentren ist der medikamenteninduzierte Kopfschmerz ein alltägliches Problem. Circa 5–10 Prozent der Patienten stellen sich wegen dieser Beschwerden vor. Die Zahl der stationären Behandlungen wegen medikamenteninduzierter Kopfschmerzen in Kliniken mit spezialisierter Kopfschmerzbehandlung steigt zudem kontinuierlich Jahr für Jahr.

Aus einer Untersuchung in der Schweiz ist bekannt, daß 4,4 % der Männer und 6,8 % der Frauen pro Woche mindestens einmal ein Schmerzmittel einnehmen. Täglich nehmen 2,3 % der Schweizer Schmerzmittel ein! Aus Untersuchungen in Krankenhäusern, in denen Sucht- und Abhängigkeitserkrankungen behandelt werden, ist bekannt, daß Schmerzmittelabhängigkeit wesentlich häufiger vorkommt als Abhängigkeit von anderen Medikamenten, wie z.B. Beruhigungs-, Schlaf- oder Aufputschmitteln.

Unter den 20 meistverkauften Medikamenten in Deutschland finden sich 8 Schmerzmittel. Die Bestseller sind die Kombinationspräparate, bei denen die Gefahr von medikamenteninduzierten Kopfschmerzen besonders groß ist. Geht man von den Verkaufszahlen aus, kann man annehmen, daß ca. 1% der deutschen Bevölkerung täglich Schmerzmittel einnimmt, und dies bis zu 10 x/Tag. An täglichen Kopfschmerzen leiden 3% der Deutschen. Das sind ca. 2,4 Mio. Menschen. Wie viele davon dieses tägliche Leiden aufgrund von Medikamenteneinnahme haben oder bei wie vielen es dadurch unterhalten wird, ist unbekannt.

14.7.3 Die Betroffenen

Bei einer Auswertung der Daten von 100 Patienten, die im Jahr 1990 an der neurologischen Universitätsklinik Kiel wegen medikamenteninduzierter Kopfschmerzen stationär behandelt wurden, zeigte sich, daß die Frauen mit einem Anteil von 77 % wesentlich häufiger betroffen sind als die Männer. 65 % der Menschen haben die Medikamente wegen einer Migräne als primäre Kopfschmerzerkrankung eingenommen, bei weiteren 30 % war ein Kopfschmerz vom Spannungstyp die primäre Kopfschmerzform. Bei den meisten Patienten bestehen diese primären Kopfschmerzformen bereits mindestens 20 Jahre. Im Mittel sind die Patienten 47 Jahre alt. Im Durchschnitt wurden bereits mehr als 5 verschiedene Ärzte wegen der Kopfschmerzen aufgesucht. Am häufigsten wurde ein Erfolg in der Akupunkturbehandlung erhofft – leider vergeblich.

14.7.4 Merkmale des medikamenteninduzierten Kopfschmerzes

Bei 80 % der betroffenen Menschen besteht ein *täglicher Dauerkopfschmerz* an jedem Tag des Monats vom Aufwachen bis zum Schlafengehen. Bei den restlichen Patienten finden sich Kopfschmerzen an mehr als 20 Tagen/Monat. Bei über der Hälfte zeigt sich ein dumpfdrückender Kopfschmerz, bei den restlichen hat der Kopfschmerz einen pulsierenden Charakter, oder er wird sowohl dumpf als auch pulsierend beschrieben. Bei über 80 % finden sich Übelkeit, Erbrechen, Lärm- und Lichtempfindlichkeit. Es können Schwindel, Konzentrationsstörungen, Vergeßlichkeit, Müdigkeit, Kältegefühl, Verstimmungen, Schlafstörungen und andere Begleitsymptome beobachtet werden. Durch das Führen eines Schmerzkalenders kann dies besonders deutlich werden. Diese Krankheitszeichen erlauben eine sichere Abgrenzung des medikamenteninduzierten Kopfschmerzes vom chronischen Kopfschmerz vom Spannungstyp.

Ein beträchtlicher Teil der Menschen leidet zudem an erheblichen *psychosozialen Problemen*, entweder im Beruf oder in der Familie. 65 % der Menschen geben einen sehr schweren Grad der Behinderung ihres Lebens durch die Dauerkopfschmerzen an. Im Mittel sind die Menschen an 25 Tagen/Jahr arbeitsunfähig. 9 % mußten sogar ihren Beruf deswegen aufgeben. Viele Patienten geben neben den medikamenteninduzierten Kopfschmerzen auch noch weitere Erkrankungen an, insbesondere im Bereich des Bewegungsapparates und der Psyche. 94 % der untersuchten Patienten berichten, daß sie an 30 Tagen/Monat Medikamente gegen die Kopfschmerzen einnehmen. Die restlichen 6 % nehmen an 20–29 Tagen/Monat Schmerzmittel ein.

C

Kombinationspräparate, d. h. Medikamente mit 2 und mehr Inhaltsstoffen, werden von 88 % der Betroffenen täglich eingenommen!

Die wenigsten Menschen wissen, daß ihr Kopfschmerz durch die regelmäßige Einnahme von Kopfschmerzmedikamenten in seiner Häufigkeit, Hartnäkkigkeit und Dauer so zugenommen hat. Im Gegenteil versuchen die Betroffenen sogar, irgendwann einmal das Medikament zu finden, das alle ihre Beschwerden löst. Aus diesem Grund werden sehr häufig die Medikamente gewechselt und neue Substanzen ausprobiert. Dabei kann sich ein richtiger „Kopfschmerztourismus" entwickeln. Die Menschen fahren von Kopfschmerzspezialist zu Kopfschmerzspezialist, scheuen keine Zeit und keine Kosten, um von ihren Leiden befreit zu werden.

Am Anfang der Tournee glauben viele Patienten nicht, daß ihre Kopfschmerzen durch die Medikamente unterhalten werden: Sie haben gelernt, daß das Weglassen mit sicherer Regelmäßigkeit nach ein paar Stunden zu schlimmen Kopfschmerzen und die Einnahme von Kopfschmerzmedikamenten zu einer genauso sicheren Kupierung führt – zumindest stundenweise. Viele Patienten trauen sich ohne Kopfschmerzmittel nicht auf die Straße. So wird z. B. rituell bei Verlassen des Hauses nochmals die Handtasche kontrolliert, ob auch wirklich die Migränezäpfchen dabei sind – denn nach 4–5 h kommen die Kopfschmerzen wieder, und nur durch einen schnellen Gang in die Kaufhaustoilette mit erneuter Einnahme kann man den Tag bestehen. Bei der ärztlichen Untersuchung ist der Satz typisch:

„Herr Doktor, jetzt nehme ich doch schon so viele Medikamente, und trotzdem wird mein Kopfschmerz nicht besser!"

In dieser Situation hilft nur die ausführliche Beratung. Manche Patienten erahnen den Zusammenhang zwischen ihrem Leid und der Medikamenteneinnahme, die meisten jedoch nicht. Verantwortungsvolle Apotheker, die bei Einkauf der Medikamente zu einem Arztbesuch oder gar zu einer Schmerzmittelreduktion raten, werden gemieden. Um den Anschein zu wahren, gehen manche Patienten am Montag in die Apotheke A, am Mittwoch in die Apotheke B und am Samstag in die Apotheke C. Wenn möglich werden Groß- oder gar Klinikpackungen geordert, um immer etwas im Haus zu haben.

Neben den eigentlichen Schmerzmitteln werden häufig auch noch Beruhigungs-, Abführ-, Schlafmittel, Nasentropfen und *andere Medikamente* eingenommen. Bei der ärztlichen Untersuchung finden sich bei vielen Menschen bereits die Auswirkungen des Medikamentenmißbrauches, wie z.B.:

- Magenschleimhautentzündung
- Magengeschwüre
- Blutarmut
- Polyneuropathien.

Oft kann man das Leiden schon vom ersten Eindruck her erkennen. Die Menschen sind bleich, haben ein fahles Gesicht und graue Augenränder. Die Lippen sind blaß, die Haut hat ihre Spannung verloren und wirkt welk. Die meisten Patienten kommen erst nach ca. 10–15 Jahren Leidensweg zur Einsicht, grundlegend etwas unternehmen zu müssen.

Der wichtigste Schritt in der Therapie ist die Erkenntnis des Patienten:

„Gerade weil ich so oft und so viele Medikamente nehme, sind meine Kopfschmerzen so schlimm!"

Grund für die kontinuierliche Medikamenteneinnahme ist der *Entzugskopfschmerz* (IHS-Code 8.4), der bei Nachlassen der Medikamentenwirkung mit gesetzesmäßiger Härte eintritt. Bei 90% der an der Neurologischen Universitätsklinik Kiel untersuchten Patienten ist dieser Kopfschmerz von mittlerer bis starker Intensität, wird von Übelkeit, Erbrechen, Angst und Unruhe, Kreislaufstörungen, Schwindel und teilweise sogar Fieber begleitet. Die Einnahme von 1–2 Tbl. behebt diese Qual – leider nur vorübergehend – und führt gleichzeitig dazu, daß es von Mal zu Mal immer schlimmer wird.

14.7.5 Gefahr von Kombinationspräparaten und Ergotamin

Bei regelmäßiger und überhöhter Einnahme von Migränekupierungsmitteln kann eine stetige Dosissteigerung erfolgen. Da insbesondere der Entzug von Ergotamin zu einem schweren Ergotamin-Entzugskopfschmerz führt, entsteht hier ein Rückkopplungsmechanismus mit immer größerem Bedarf. Die weitere Anwendung von Ergotamin führt kurzfristig zu einer vorübergehenden Besserung. Das Problem wird durch den Einsatz von Kombinationspräparaten oder auch Mehrfachmedikation noch verstärkt. Dies betrifft insbesondere die Kombination mit Phenobarbital, Benzodiazepinen und anderen im zentralen Nervensystem wirksamen Substanzen. Aufgrund dieser Gefahr sind sowohl die Gabe von Kombinationspräparaten als auch die Vorgehensweise nach dem Gießkannenprinzip mit gleichzeitigem Einsatz mehrerer Medikamente zu vermeiden.

14.7.6 Die häufigsten Übeltäter

Bei der Auswertung der Daten von 100 Patienten, die im Jahr 1990 an der Neurologischen Universitätsklinik Kiel wegen medikamenteninduzierter Kopfschmerzen stationär behandelt wurden, ergibt sich, daß am häufigsten mit großem Abstand *Coffein in Verbindung mit verschiedenen Migränemitteln* eingenommen wurde. Diese Substanz war früher in fast allen Migränemedikamenten enthalten und ist wahrscheinlich deshalb nur zufällig der am häufigsten eingenommene Grundstoff. Ob Coffein von sich aus Kopfschmerzen erzeugen kann, ist umstritten. Allerdings wissen Kaffee- und Teetrinker, daß sie ihr Getränk regelmäßig zu sich nehmen müssen („Fünf-Uhr-Tee"), um sich wohl zu fühlen. In der Wechselwirkung mit einem Schmerzmittel könnte möglicherweise ein sonst harmloser Stoff unkontrollierte Effekte erzeugen. Weitere Substanzen mit großer Einnahmehäufigkeit bei Patienten mit medikamenteninduziertem Kopfschmerz sind Paracetamol und Ergotalkaloide.

Die sonstigen Substanzen, die in der Kopfschmerztherapie eingenommen werden, folgen dann mit relativ gleicher Häufigkeit. Aufgrund der Ergebnisse muß angenommen werden, daß potentiell jedes Kopfschmerzmedikament bei falscher Einnahme zu medikamenten-

C

induzierten Kopfschmerzen führen kann. Diese Aussage gilt auch für Triptane.

Im Mittel nehmen die Menschen mit medikamenteninduziertem Dauerkopfschmerz 1–20 Dosiseinheiten der verschiedensten Präparate/Tag ein. Im Einzelfall werden bis zu 14 unterschiedliche Präparate täglich eingesetzt.

14.7.7 Kritische Schwellen

Aus der Untersuchung von Göbel et al. (1993) und auch aus anderen Studien wird deutlich, daß es kritische Schwellen für die Entstehung von medikamenteninduzierten Kopfschmerzen gibt. Diese Schwellen sind:

- das Wechseln von einem Medikament mit einem Inhaltsstoff auf Medikamente mit 2 oder mehreren Inhaltsstoffen.
- die Einnahme von Kopfschmerzmitteln an mehr als 10 Tagen/Monat.
- das Entstehen von Kopfschmerzen an mehr als 14 Tagen/Monat.

Die Patienten sollten motiviert und beraten werden, diese Schwellen zu beachten. Wenn bereits eine oder gar mehrere Schwellen überschritten sind, sollte dringend ein in der Kopfschmerztherapie erfahrener Neurologe konsultiert werden. Man sollte nicht 10 und mehr Jahre damit warten, wie die meisten der Betroffenen es tun.

14.7.8 Pathophysiologie

Bei der Entstehung des medikamenteninduzierten Kopfschmerzes scheinen 2 Hauptfaktoren zusammenzuwirken:

- Lernfaktoren
- Veränderungen des Schmerzwahrnehmungssystems.

Patienten mit primären Kopfschmerzen kennen die leidvolle Behinderung durch ihre Schmerzen. Sie haben Angst vor der nächsten Attacke. Angst vor den Schmerzen, Angst vor dem Naserümpfen der sozialen Umwelt, Angst vor beruflichen Konsequenzen, Angst, den eigenen Leistungsansprüchen nicht zu entsprechen, oder Angst, die Hausarbeit und die Versorgung der Familie nicht zu schaffen. Außerdem wissen sie, daß die Medikamente nur hinreichend wirken, wenn sie möglichst früh eingenommen werden.

Kopfschmerzmedikamente können diese Ängste reduzieren, indem sie die Sicherheit geben, die Schmerzen kurzfristig am Entstehen zu hindern. Damit werden Kopfschmerzmedikamente schnell zu unentbehrlichen Begleitern im Alltag. Um wirklich sicherzugehen, werden manchmal die Medikamente schon eingenommen, wenn noch gar keine Schmerzen vorhanden sind oder diese sich mit geringen Ankündigungssymptomen anmelden.

Diese Situation führt zu einer allmählichen Dosissteigerung. Kombinationspräparate enthalten zudem teilweise anregende Mittel, wie das Coffein, das kurzfristig erfrischt. Andere Mittel enthalten beruhigend oder euphorisierend wirkende Bestandteile neben dem Schmerzmittel und helfen besonders, mit der Angst vor der Folter im Kopf umzugehen. Diese Substanzen sind teilweise auch von sich aus sucht- oder abhängigkeitserzeugend.

Durch diese Verhaltensfaktoren steigen die Einnahmehäufigkeit und die verabreichte Menge von Kopfschmerzmitteln. Die Wirkung der Medikamente wird durch Bindung an bestimmte Rezeptoren vermittelt. Durch die zunehmende Zufuhr der Substanzen müssen diese Rezeptoren ihre Empfindlichkeit reduzieren, um sich an diese erhöhte Konzentration zu gewöhnen. Andernfalls wäre eine kontinuierliche Fehlregulation die Folge. Die Rezeptoren regulieren jedoch unter anderem auch die Schmerzempfindlichkeit. Aufgrund der „Abstumpfung" der Rezeptoren werden die antinozizeptiven Systeme nicht richtig gesteuert, und es kommt zu einem ungehinderten Einströmen von Schmerzinformationen in das Bewußtsein. Die Folge ist eine kontinuierlich erhöhte Schmerzempfindlichkeit: der Dauerkopfschmerz entsteht.

In der Folge werden die Kopfschmerzen immer stärker erlebt. Deshalb steigt die Angst vor den Beschwerden. Medikamente werden immer häufiger, immer mehr und immer schneller eingenommen. Diese stimulieren kurzfristig die Regulationsrezeptoren und führen somit für die Wirkzeit der Medikamente zu einer Normalisierung der Schmerzempfindlichkeit, langfristig aber bewirken sie eine weitere Reduktion der Rezeptorempfindlichkeit und damit eine stetige Zunahme der Kopfschmerzanfälligkeit. Nach Abklingen der Medikamentenwirkung entsteht ein sogenannter Entzugskopfschmerz, der Teufelskreis hat sich geschlossen.

14.7.9 Behandlung der medikamenteninduzierten Kopfschmerzen

Für die Therapie gibt es nur eine Lösung: Die stetige Medikamentenzufuhr muß gestoppt werden!

Solange der kontinuierliche Schmerzmittelmißbrauch weiter betrieben wird, kann kein Behandlungsverfahren eine Besserung erzielen. Es gibt keine andere Lösung des Problems als einen Schmerzmittelentzug!

Stationäre Behandlung

Langjährige Erfahrungen zeigen, daß ein Schmerzmittelentzug außerhalb einer Klinik in aller Regel erfolglos bleibt. Nur von erfahrenen Kopfschmerztherapeuten mit entsprechenden organisatorischen Voraussetzungen kann ein ambulanter Entzug mit gewisser Erfolgsaussicht versucht werden. Aus diesem Grunde sollte der Entzug in der Regel immer stationär durchgeführt werden. Leider gibt es in Deutschland bei den Kostenträgern nur eine sehr gering verbreitete Einsicht, daß in einem normalen Routinekrankenhaus weder Erfahrung noch Zeit für einen adäquaten Schmerzmittelentzug vorauszusetzen sind. Auch fehlt in der Regel das notwendige Umfeld für eine ganzheitliche Schmerztherapie mit Integration von neurologischen und verhaltensmedizinischen Aspekten. Die Etablierung von spezialisierten Schmerzkliniken, in denen nach wissenschaftlichem Standard behandelt wird, ist dringend notwendig!

C

Durchführung des stationären Schmerzmittelentzuges

Am Aufnahmetag wird der Patient ausführlich über die Zusammenhänge zwischen der Medikamenteneinnahme und der Kopfschmerzentstehung informiert. Der typische Verlauf einer Behandlung wird ihm geschildert, und er wird exakt aufgeklärt, welche Symptome und Interventionen er zu erwarten hat. Am Tag nach der Klinikaufnahme werden dann sämtliche Kopfschmerzmedikamente abgesetzt.

Nach wenigen Stunden treten Entzugskopfschmerzen auf, die in der Regel als mittelstark bis sehr stark erlebt werden. Dazu können Begleitsymptome wie Übelkeit, Erbrechen, Schwindel, Herzrasen, Unruhe, Schlafstörungen, Erregbarkeit, Angstzustände, gelegentlich Trugwahrnehmungen und auch Fieber kommen.

Im Mittel haben diese Beschwerden ihr Maximum nach 3–4 Tagen. In der Regel dauert diese 1. Phase der stationären Behandlung mit Entzugskopfschmerzen 7–10 Tage, spätestens nach 14 Tagen ist diese schwere 1. Phase auf dem Weg zur Besserung vorbei.

Die Zeit des Entzugs ist für viele Patienten sehr schwer. Durch ärztliche Maßnahmen muß versucht werden, die Beschwerden etwas zu lindern und die Auswirkungen soweit wie möglich zu reduzieren. Überläßt man die Patienten sich selbst, wird diese Phase in der Regel nicht durchgehalten, und der Griff zu den Medikamenten ist vorprogrammiert.

Für fast alle Patienten kommt innerhalb von 14 Tagen der Morgen, an denen sie fassungslos aufwachen und keine Kopfschmerzen mehr haben. Dieses für die Betroffenen unglaubliche Gefühl stellt sich erstmals wieder nach vielen Dauerkopfschmerzjahren ein, und viele realisieren mit glücklichem Staunen, daß dies ohne Medikamenteneinnahme möglich ist.

In dieser Phase ist besonders wichtig, daß die Patienten verstehen und lernen, daß die Kopfschmerzfreiheit wieder zurückgekehrt ist, weil sie *keine Medikamente* mehr genommen haben.

Günstig wirkt sich häufig die initiale Begleittherapie mit Amitriptylin aus (oral oder i.v.), die dann später ggf. zur Kopfschmerzprophylaxe weitergeführt werden kann. Ebenfalls bewährt hat sich eine zusätzliche zeitlich befristete Kortisongabe in der Anfangsphase des Medikamentenentzuges, z.B. Prednisolon 100 mg in absteigender Dosierung über 6 Tage.

Aus diesem Grunde sollte auch nicht versucht werden, den Entzug mit Analgetika zu mildern. Die Entzugsphase wird dadurch auch noch hinausgezögert. Bei Übelkeit oder Erbrechen kann Metoclopramid verabreicht werden. Die Entzugssymptomatik muß ggf. mit einem niedrigpotenten Neuroleptikum erträglicher gemacht werden. Günstig wirkt sich häufig die initiale Begleittherapie mit Amitriptylin aus (oral oder i.v.), die dann auch später ggf. zur Kopfschmerzprophylaxe weitergeführt werden kann.

In einer Langzeituntersuchung von Göbel (1995) zeigte sich, daß 96% der mit medikamenteninduzierten Kopfschmerzen aufgenommenen Patienten die Klinik ohne Dauerkopfschmerz wieder verlassen konnten.

Was nach dem Entzug passiert

Nach Abklingen der akuten Entzugsphase ist der medikamenteninduzierte Dauerkopfschmerz unterbrochen.

Damit ist das Problem der Patienten jedoch nur zur Hälfte gelöst.

Das primäre Kopfschmerzleiden besteht nämlich weiterhin und muß jetzt intensiv einer optimalen Behandlung unterzogen werden, damit nicht wieder das falsche Einnahmeverhalten von Kopfschmerzmedikamenten eingeleitet wird.

Die Migräne und der Kopfschmerz vom Spannungstyp, die häufigsten Gründe für medikamenteninduzierte Kopfschmerzen, müssen nach den spezifischen Richtlinien therapiert werden. Dabei müssen in erster Linie alle verhaltensmedizinischen und medikamentösen Möglichkeiten (Prophylaxe!) je nach individuellen Gegebenheiten ausgeschöpft werden. Ziel ist, möglichst viele Kopfschmerzanfälle zu vermeiden. Wenn Anfälle auftreten, sollen sie so behandelt werden, daß eine effektive Therapie ohne negative Langzeitfolgen resultiert.

14.8 Trigeminusneuralgie

14.8.1 Idiopathische Trigeminusneuralgie

Die Trigeminusneuralgie ist eine schmerzhafte einseitige Affektion des Gesichts. Sie ist durch kurzen, stromstoßartigen (lanzinierenden) Schmerz charakterisiert, der auf den Versorgungsbereich eines oder mehrerer Äste des N. trigeminus begrenzt ist. Der Schmerz wird gewöhnlich durch verschiedene Stimuli ausgelöst, z.B. durch Waschen, Rasieren, Rauchen, Sprechen

C

Tab. 14.22 Diagnostische Kriterien der idiopathischen Trigeminusneuralgie.

A. Paroxysmale Schmerzattacken im Gesicht oder im Stirnbereich von wenigen Sekunden bis zu 2 min Dauer.
B. Der Schmerz hat wenigstens 4 der folgenden Charakteristika: 1. Ausbreitung entsprechend eines oder mehrerer Äste des N. trigeminus. 2. Plötzlicher, heftiger, scharfer, oberflächlicher, stechender oder brennender Schmerz. 3. Sehr starke Schmerzintensität. 4. Auslösung über Triggerzonen oder durch bestimmte alltägliche Vorgänge wie z.B. Essen, Sprechen, Waschen des Gesichts oder Reinigen der Zähne. 5. Zwischen den Episoden ist der Patient komplett beschwerdefrei.
C. Kein neurologisches Defizit.
D. Die Attacken folgen bei einem Patienten stets einem stereotypen Muster.
E. Ausschluß anderer Ursachen des Gesichtsschmerzes durch Anamnese, körperliche Untersuchung und, wenn nötig, weitere Zusatzuntersuchungen.

und Zähneputzen, er kann aber auch spontan auftreten. Er beginnt und endet plötzlich, Remissionen über unterschiedlich lange Perioden hinweg sind möglich (→ Tab. 14.22). Der Schmerz ist streng auf einen Teil des Versorgungsgebietes des N. trigeminus begrenzt. Er beginnt in der Regel im Bereich des 2. oder 3. Astes, mit Ausstrahlung in Wange oder Kinn, nur in weniger als 5 % ist zunächst der erste Ast betroffen. Der Schmerz überschreitet nie die Mittellinie, kann aber in schätzungsweise 3–5 % bilateral auftreten. Häufig löst der Schmerz Spasmen der Gesichtsmuskulatur auf der betroffenen Seite aus (Tic douloureux). Mit steigender Zahl operativer Explorationen der hinteren Schädelgrube hat sich gezeigt, daß bei vielen Patienten, vielleicht sogar bei der Mehrheit, eine Kompression der Trigeminuswurzel durch geschlängelte oder aberrierende Gefäße vorliegt. Es wird daher vorgeschlagen, daß Patienten, bei denen die Operation eine solche Kompression bestätigt und die ein hervorragendes postoperatives Therapieergebnis aufweisen, in die Kategorie 12.2.2 eingeordnet werden.

14.8.2 Symptomatische Trigeminusneuralgie

Der Schmerz unterscheidet sich nicht von dem der idiopathischen Trigeminusneuralgie, wird aber durch eine nachweisbare strukturelle Läsion hervorgerufen (→ Tab. 14.23).

Dandy fand 1934 bei 60 % der Patienten, die ursprünglich als „idiopathisch" betrachtet worden waren, unterschiedliche Formen einer Nervenkompression. Am häufigsten wurden Arterien oder Venenäste als Ursache der Kompression beschrieben, aber auch Akustikusneurinome, Cholesteatome und Osteome, Aneurysmen, Angiome oder Adhäsionen. Jannetta fand 1976 eine vaskuläre Kompression der Trigeminuswurzel bei 88 % der operierten Patienten. Tumoren oder Angiome kamen bei 6 % vor, ebenfalls in 6 % eine Multiple Sklerose. Dennoch ist heute noch nicht zu entscheiden, ob alle Fälle von Trigeminusneuralgie als „symptomatisch" eingeordnet werden sollten.

14.8.3 Pathophysiologie

Zur Ätiologie der Trigeminusneuralgie gibt es eine Reihe verschiedenster Hypothesen. Jede Trigeminusneuralgie muß als symptomatisches Geschehen aufgefaßt werden, bei dem eine Neuropathie des Nervs induziert wird. Die Ausbildung eines sensiblen Defizits und eines Dauerschmerzes zwischen den einzelnen Schmerzparoxysmen weist auf ein quantitatives Fortschreiten der Schädigung hin. Insofern ist die Unterscheidung zwischen einer idiopathischen und einer symptomatischen Trigeminusneuralgie weitgehend überholt.

Eine *vaskuläre Kompression des N. trigeminus* ist möglicherweise die häufigste Ursache für das Schmerzgeschehen. Weitere Bedingungen können raumfordernde Neubildungen darstellen, wie z.B.:

- Meningeom
- Epidermoidzysten
- Akustikusneurinom
- demyelinisierende Prozesse bei einer Multiplen Sklerose.

Tab. 14.23
Diagnostische Kriterien einer symptomatischen Trigeminusneuralgie.

A.	Schmerz wie oben für Trigeminusneuralgie beschrieben, mit oder ohne einen Dauerschmerz zwischen den Paroxysmen und Zeichen einer Sensibilitätsstörung im Versorgungsbereich des betroffenen Trigeminusastes.
B.	Nachweis einer ursächlichen Läsion durch spezielle Untersuchungsmethoden oder operative Exploration der hinteren Schädelgrube.

Die gängigen pathophysiologischen Konzepte zur Schmerzentstehung konzentrieren sich entweder auf periphere oder auf zentrale Mechanismen. Eine *segmentale Demyelinisation im Bereich der Trigeminuswurzel* ist ein peripherer Erklärungsansatz für die Entstehung. Allerdings können durch diese segmentale Demyelinisation die Auslösung durch periphere Triggerreize sowie die Refraktärperioden nicht erklärt werden. Um dieses verständlich zu machen, wurde zusätzlich angenommen, daß es aufgrund regionaler Myelinisierungsdefekte zu einer *Erregungsübertragung* von einer Faser auf die andere kommt mit der Folge, daß sensorische Reize zu schmerzhaften Empfindungen führen können. Dieses Modell basiert quasi auf der Annahme von Kurzschlußeffekten zwischen den einzelnen Nervenfasern. Die lokalen Myelindefekte können dazu führen, daß die Erregung der dicken bemarkten taktilen Fasern auf die unbemarkten nozizeptiven Fasern überspringt und somit die Schmerzparoxysmen auslöst. Diese Annahme ist sehr attraktiv insbesondere im Zusammenhang mit demyelinisierenden Erkrankungen wie z. B. der Multiplen Sklerose.

Diese Theorie kann auch auf die zentrale Weiterleitung der Reize angewendet werden. Geht man von fokalen Demyelinisierungen aus, kann vermutet werden, daß kurzschlußbedingt abnorme Impulse von Erregungen produziert werden und dann zu den Schmerzparoxysmen führen. Es ist auch möglich, daß durch Demyelinisierung im spinalen Trigeminuskern die hemmende Wirkung von Neuronen ausfällt und dadurch taktile Reize zu einer *übermäßigen Erregung von sog. wide dynamic range neurons (WDRN)* führen. Durch Ausfall der Umgebungshemmung interpretieren die zentralen Neurone die Erregung als noxisch. Die Folge ist, daß Triggerreize, obwohl nicht schmerzhaft, zu einem Schmerzparoxysmus führen. Medikamente, wie z. B. Carbamazepin, sind in der Lage, die zentrale Inhibierung zu normalisieren und dadurch die Trigeminusneuralgie zu kupieren.

Weitere Erklärungsmöglichkeiten bestehen darin, daß eine *periphere Deafferenzierung von Trigeminusneuronen* zu einer transganglionären Degeneration von Neuronen im spinalen Trigeminuskern führt und damit eine Art von zentralem Deafferenzierungsprozeß ausgelöst wird. Durch *Veränderung der rezeptiven Felder* und durch eine Störung der somatotopischen Repräsentation kann es zu einer erhöhten Spontanaktivität kommen, und taktile Reize können dann zu fehlerhaften Erregungen im Zentralnervensystem mit Schmerzparoxysmen führen.

Eine geringgradige Neuropathie des N. trigeminus bei der sog. idiopathischen Trigeminusneuralgie zeigt sich auch in neueren Untersuchungen, die auch bei der idiopathischen Trigeminusneuralgie kleine Bereiche mit Hypästhesie oder Hypalgesie nachweisen können. Dies weist darauf hin, daß eine partielle Deafferenzierung vorliegt. Die Auslösung von Schmerz durch nicht schmerzhafte Reize ist ein typisches Merkmal der Deafferenzierung. In Verbindung mit den zentralen Prozessen kann angenommen werden, daß die Trigeminusneuralgie sowohl durch periphere als auch durch zentrale Bedingungen generiert wird.

14.8.4 Medikamentöse Therapie

Probleme der Behandlung der Trigeminusneuralgie

Die Behandlung der Trigeminusneuralgie war bis vor wenigen Jahrzehnten noch ein ungelöstes medizinisches Problem. Nichtopioidanalgetika und selbst potenteste Opioidanalgetika sind nicht in der Lage, die Schmerzparoxysmen, die physisch und psychisch destruierenden Schmerzen, zu kupieren. Erst im Jahre 1942 wurde erkannt, daß Phenytoin in der Lage ist, den Schmerzparoxysmen vorzubeugen. Im Jahre 1962 wurde schließlich *Carbamazepin* in die Therapie der Trigeminusneuralgie eingeführt. Im Jahre 1976 wurde die Wirksamkeit von *Clonazepam* und schließlich im Jahre 1980 die Wirksamkeit von Baclofen beschrieben. Aufgrund der Irreversibilität von Läsionen im Bereich des Nervensystems muß man sich bei jeder Therapie der Trigeminusneuralgie darüber im klaren sein, daß es sich um eine Langzeittherapie handelt. Dies gilt insbesondere bei der Beachtung von Nebenwirkungen der neurotropen und psychotropen Substanzen, insbesondere in bezug auf die Reduktion der Aufmerksamkeit und Konzentration sowie die potentielle Möglichkeit von Abhängigkeitsinduktion. Bei jüngeren Menschen können solche Therapienebenwirkungen das Berufs- und Sozialleben sowie die Teilnahme am Straßenverkehr beeinträchtigen. Bei älteren Menschen können entsprechende Nebenwirkungen die Mobilität schwer in Mitleidenschaft ziehen. Aus diesem Grunde sollten beim Vorliegen einer Trigeminusneuralgie keine autodidaktischen Versuche mit der Gabe von Medikamenten durchgeführt werden, mit denen keine großen Erfahrungen vorliegen. Die Therapie mit Antiepileptika und anderen neurotropen und psychotropen Substanzen gehört zum täglichen Arbeitsgebiet des Neurologen, und Patienten mit einer Trigeminusneuralgie sollten deshalb während der Behandlungseinleitung neurologisch behandelt werden.

Ein weiteres Problem bei der medikamentösen Behandlung der Trigeminusneuralgie ist, daß ein initial ausgezeichneter Therapieerfolg im Laufe der Zeit deutlich nachlassen kann. So wird der initial schlagartige positive Effekt auf die Gabe von Carbamazepin sogar zuweilen von einigen Autoren als diagnostisches Kriterium angeführt. Nach 1–2 Jahren kommt es jedoch zu einem deutlichen Nachlassen der Effektivität.

Beim Einsatz der Medikamente sollte auch darauf geachtet werden, daß initial eine ausreichend hohe Dosierung mit entsprechendem Plasmaspiegel gegeben wird. Der Hinweis, daß dieses oder jenes schon ausprobiert worden ist, ist keine Grundlage für die Annahme, daß die Substanzen wirkungslos sind. Erst die Art der Durchführung, die Höhe der Dosierung und das konsequente Einnehmen über einen entsprechend ausreichenden Zeitraum können über die Effektivität urteilen lassen. Bei Nachlassen der Therapieeffektivität nach längerer Gabe kann eine Dosiserhöhung erneut einen ausreichenden klinischen Effekt erzielen.

Bei der Einstellung auf eine Therapie gilt insbesondere bei älteren Patienten, daß mit einer niedrigen Dosierung begonnen wird, die langsam erhöht wird („start low, go slow"). Auf eine permanente, konstante Plasmakonzentration sollte geachtet werden.

Plasmaspiegel, wie für Antiepileptika angegeben, sind für die Einstellung primär nicht von Relevanz. Sie werden erst dann herangezogen, wenn trotz ausreichend hoher Dosierung keine therapeutische Effektivität erzielt wird oder aber bei sehr niedrigen Dosierungen bereits Nebenwirkungen auftreten.

Die Dosierung richtet sich alleine nach der Schmerzintensität und wird hinsichtlich der klinischen Besserung quasi individuell titriert. Die Grenze für eine Höchstdosierung ist nicht ein individuell möglicherweise völlig irrelevanter Normalwert, sondern das Auftreten von toxischen Symptomen. Prinzipiell sollte einer Monotherapie der Vorzug gegeben werden. Dabei sollte auf eine ausreichende Dosierung geachtet werden. Wenn nach ausreichender Dosierung bis zur Schwelle inakzeptabler Nebenwirkungen keine klinische Effektivität erzielt werden kann, sollte auf ein Medikament der 2. oder 3. Wahl übergegangen werden. Nur wenn die Monotherapie mit den verschiedenen Substanzen nicht ausreichend Erfolg bringt, sollte die Kombinationstherapie erwogen werden.

Carbamazepin

Carbamazepin gilt als Medikament der 1. Wahl bei der Trigeminusneuralgie.

Carbamazepin hat bei über 80 % der erstbehandelten Patienten mit einer Trigeminusneuralgie eine prompte klinische Wirksamkeit.

Aufgrund von Nebenwirkungen muß jedoch bei ca. 5–10 % der Patienten die Therapie wieder abgebrochen werden, auch trotz erfolgreicher klinischer Wirksamkeit. Carbamazepin gilt als Medikament der 1. Wahl, weil es die größte klinische Wirksamkeit bei geringsten Nebenwirkungen im Vergleich zu anderen wirksamen Substanzen aufweist. Bei Langzeituntersuchung zeigt sich, daß die klinische Wirksamkeit im Langzeitverlauf nachläßt. Bei Dauertherapie über 16 Jahre findet sich nur noch bei 56 % der primär erfolgreich behandelten Patienten eine ausreichende klinische Effektivität.

Über die optimale Höhe der Dosierung gibt es nur sehr wenig Daten aus kontrollierten Studien. Eine effektive Schmerztherapie kann mit Plasmaspiegeln zwischen 6 und 10 mg/l erreicht werden. Allerdings gibt es dabei erhebliche Unterschiede zwischen den einzelnen Patienten. Als Haupteffekt jedoch erweist sich, daß die Länge der Therapiedauer positiv mit der erforderlichen Dosis korreliert: Je länger die Therapie, um so höhere Dosen müssen verabreicht werden, um den gleichen klinischen Effekt zu erzeugen. Zu Beginn der

Therapie können tägliche Dosen von 200 mg völlig ausreichend sein.

Um einen schnellen initialen Therapieerfolg zu haben, kann Carbamazepin als Sirup gegeben werden. Die Resorption ist dadurch besonders schnell, und der Patient kann innerhalb weniger Minuten Schmerzfreiheit erzielen. Im weiteren Verlauf kann im Einzelfall eine Dosis bis zu 1600 mg notwendig werden, die auf 3–4 Tagesdosen verteilt wird.

Die Anpassung der Dosis mit Carbamazepin an den klinischen Bedarf ist somit steuerbar. Andererseits ist jedoch bei der Langzeittherapie ein klinischer Effekt mit der gleichen Dosis im Laufe der kontinuierlichen Therapie nicht mehr erzielbar, da sich die Metabolisierung von Carbamazepin in der Langzeittherapie verändert. Bei einem zu schnellen Einstieg in die Therapie kann eine hohe Rate von Nebenwirkungen erzielt werden, was nach einer Langzeittherapie aufgrund der höheren Metabolisierung nicht mehr problematisch sein wird. Es ist deshalb erforderlich, daß man sehr niedrig und langsam mit der Therapie beginnt und dann erst im Laufe der Zeit erhöht.

Die Autoinduktion der erhöhten Metabolisierung ist nach 3–5 Wochen abgeschlossen. Nach dieser Zeit kann man dann stabile Plasmakonzentrationen erwarten. Während der Schwangerschaft ist die Metabolisierung ebenfalls erhöht, so daß hier niedrige Plasmaspiegel bei gleichen Dosen resultieren. Während des Stillens wird eine Dosis von ca. 2–5 mg Carbamazepin/Tag an das Kind weitergegeben. Diese Dosis rechtfertigt nicht das Abstillen und stellt keine Schädigung für den Säugling dar.

Baclofen

Baclofen gilt als Medikament der 2. Wahl in der Therapie der Trigeminusneuralgie. Es wird eingesetzt, wenn sich nach Carbamazepin kein ausreichender Therapieerfolg einstellt oder sich Carbamazepin als unverträglich beim individuellen Patienten erweist. Baclofen ist das razemische Derivat der ubiquitär im Zentralnervensystem vorhandenen Gammaaminobuttersäure (GABA). Dabei handelt es sich um den wichtigsten inhibitorischen Neurotransmitter. Das Medikament stimuliert die GABA-B-Rezeptoren, die sowohl prä- als auch postsynaptisch lokalisiert sind. Dadurch wird eine Hemmung oder Dämpfung der Erregungsübertragung erzeugt. Die Membrankaliumleitfähigkeit wird erhöht, wodurch an vielen Neuronen eine Hyperpolarisation erzielt wird. Die Folge ist eine Reduktion der Freisetzung von exzitatorischen Aminosäuren. Im Tierversuch läßt sich eine Reduktion der Antworten bei Stimulation von mechanorezeptiven Neuronen im N. maxillaris im spinalen Trigeminuskern feststellen.

Bei bis zu 70 % der Patienten, die nicht auf Carbamazepin ansprechen, kann eine therapeutische Effektivität durch Baclofen erzielt werden.

Bei mangelndem Ansprechen auf Baclofen und Carbamazepin sollte eine Kombination von Carbamazepin und Baclofen versucht werden.

Dadurch ist bei weiteren 50 % eine effektive Therapie zu erwarten. Auch können durch diese Therapie Langzeiteffekte erzielt werden, die sich durch eine Monotherapie möglicherweise nicht einstellen.

Normalerweise beginnt man die Behandlung mit einer Dosis von 3 x 5 mg.

Nach frühestens 3 Tagen steigert man die Einzeldosis um jeweils 5 mg bis zum Erreichen der effektiven Tagesdosis.

Die durchschnittliche Erhaltungstagesdosis liegt bei ca. 50–60 mg/Tag.

Phenytoin

Ist durch die alleinige Applikation von Carbamazepin, die alleinige Applikation von Baclofen oder aber durch Applikation von einer Kombination von Carbamazepin und Baclofen kein ausreichender Therapieerfolg zu erzielen oder besteht Intoleranz, kann als letzte medikamentöse Möglichkeit Phenytoin eingesetzt werden. Auch Phenytoin ist in der Lage, die Erregung im spinalen Trigeminuskern nach peripherer Aktivierung zu reduzieren. Insbesondere können paroxysmale Entladungen nach Demyelinisation in der Eintrittszone der Trigeminuswurzel reduziert werden. Eine therapeutische Wirksamkeit von Phenytoin bei der Trigeminusneuralgie kann bei ca. 60% der Patienten erwartet werden. Im Hinblick auf den Vergleich zu Baclofen oder Carbamazepin gibt es jedoch kaum Studien.

Die Dosierung von Phenytoin sollte ebenfalls in langsamen Schritten einschleichend erhöht werden. Die Einstellung sollte in erster Linie nach der klinischen Erfordernis im Hinblick auf die Schmerzreduktion und die Induktion von Nebenwirkungen und erst in zweiter Linie anhand der Plasmakonzentrationen erfolgen. Man beginnt mit 100 mg/ Tag. Ist eine klinische Effektivität damit zu erzielen, steigert man nicht weiter. Bei mangelnder Therapieeffektivität wird in 100-mg-Schritten in Abständen von 3 Tagen auf bis zu 500 mg/Tag erhöht. Die Erhaltungsdosis gibt man dann in 3 Einzeldosen/Tag. Der therapeutische Bereich der Plasmakonzentration liegt im allgemeinen zwischen 10 und 20 mg Phenytoin/ml. Konzentrationen > 25 mg Phenytoin/ml können bereits im toxischen Bereich liegen.

Die Anwendung sollte mindestens für 4–6 Wochen nach dem Erzielen der Schmerzfreiheit fortgeführt werden. Anschließend führt man eine langsame Dosisreduktion durch.

14.8.5 Operative Therapiemaßnahmen

Bei mangelnder konservativer Therapiemöglichkeit können chirurgische Therapieverfahren zum Einsatz kommen. In der Regel wird dabei heute die mikrovaskuläre Dekompression oder die Radiofrequenzgangliolyse durchgeführt. In Einzelfällen, insbesondere bei älteren Patienten, können diese Maßnahmen jedoch nicht durchgeführt werden. In dieser Situation besteht die Möglichkeit, unter Lokalanästhesie einen peripheren Eingriff durchzuführen. Ein Vorteil ist, daß die Sensibilität der Kornea erhalten bleibt und eine Augenschädigung somit nicht eintritt.

Es ist auch möglich, die peripheren Äste des N. trigeminus zur Erzielung einer zeitweiligen symptomatischen Schmerzlinderung, insbesondere bei älteren Patienten, mit einem Lokalanästhetikum zu blockieren. Bei einer erfolgreichen Schmerzreduktion können Wiederholungsinjektionen mit Alkohol durchgeführt werden. Dabei können Schmerzremissionen von einigen

C

Wochen bis Monaten erzielt werden, allerdings ist das Wiederauftreten von Schmerzen die Regel.

14.9 Thalamusschmerz

14.9.1 Begriff

Der Begriff des Thalamusschmerzes bezieht sich auf einseitige Gesichtsschmerzen und Dysästhesien nach einer Läsion der trigemino-thalamischen Bahnen oder des Thalamus. Damit wird jedoch nur ein Spezialfall einer Verursachung von Schmerzen bei Läsionen im Zentralnervensystem charakterisiert. Tatsächlich wird der Begriff Thalamusschmerz häufig unabhängig von der Genese auf alle zentralbedingten Schmerzsyndrome bezogen. Zur Präzisierung sollten jedoch nur Schmerzzustände als Thalamusschmerz bezeichnet werden, die mit einer Läsion des Thalamus einhergehen.

C

14.9.2 Klinik

Die klinischen Charakteristika des Schmerzes bei einer zentralen Läsion sind sehr vielfältig und können kaum eindeutig beschrieben werden. Auch ergeben sich nur wenige Prägnanztypen des Schmerzbildes, die angegeben werden können. Zentraler Schmerz bezieht sich häufig nicht auf das periphere Versorgungsgebiet eines Nervs, sondern dehnt sich mehr topographisch aus.

Die Patienten können in der Regel die Lokalisation des Schmerzes gut angeben. Dabei wird der Schmerz von der Lokalisation der zentralen Läsion bedingt. Entsprechend können ausgedehnte Läsionen der ventroposterioren Thalamusregion einen halbseitig lokalisierten Schmerz bedingen. Dagegen verursachen spinale Läsionen meist bilaterale Schmerzen, die die Segmente unterhalb der Läsion einschließen. Der Schmerz kann sich auf Areale beziehen, die durch eine begleitende Hypästhesie charakterisiert sind, er kann jedoch auf ausschnittsweise Areale des Hypästhesiebereiches begrenzt sein. Bei einer Läsion der ipsilateralen spinalen Trigeminuskerne und des gekreuzten Tractus spinothalamicus kann es zu einem zentralen Schmerzsyndrom auf beiden Seiten des Gesichtes und des Kopfes kommen, wobei der übrige Körper auf der kontralateralen Seite einen zentralen Schmerz aufweisen kann. Verursacht kann eine solche Störung durch eine zerebrovaskuläre Läsion in der Medulla oblongata sein, z. B. bei einer Thrombose der A. cerebelli inferior posterior (Wallenberg-Syndrom). Bei einer Läsion des spinothalamischen Traktes, z. B. traumatisch oder nach einer Chordotomie, kann ein kontralateraler Gesichtsschmerz erzeugt werden. Eine Syringomyelie kann bei Beteiligung der spinalen Trigeminuskerne Gesichtsschmerzen hervorrufen, die Schmerzen können jedoch auch bei kaudaler Läsion auf einer Körperhälfte auftreten und je nach Ausdehnung auch weitere Körperteile einbeziehen. Die Schmerzlokalisation kann sowohl oberflächlich als auch als Tiefenschmerz erfolgen. Im Hinblick auf die häufige Reduktion der kutanen Sensibilität steht ein Oberflächenschmerz oft im Vordergrund.

Eine spezifische Schmerzqualität bei zentralem Schmerz existiert nicht. Zentraler Schmerz kann *jede mögliche*

Schmerzqualität aufweisen. Im Vordergrund steht ein brennender, quälender, elektrisierender Schmerz. Eine „neuralgiforme“ Komponente äußert sich durch Stechen, Schneiden und einschießende Sensationen. Interessanterweise zeigt sich jedoch kein gleichmäßiger Charakter des Schmerzes. Vielmehr können zeitlich oder auch räumlich ganz unterschiedliche Schmerzcharaktere bestehen. Eine Korrelation zwischen der Läsionslokalisation und dem Schmerzcharakter besteht nicht. Oft geben die Patienten jedoch an, daß die Schmerzempfindung nicht einer natürlichen Schmerzwahrnehmung entspricht. Der Begriff „dysästhetischer Schmerz“ bringt dies zum Ausdruck.

Die Schmerzintensität kann von einem leichten Brennen, das eben wahrnehmbar ist, bis zu extrem schwerem, unerträglichem Schmerz ausgeprägt sein. Durch die konstante Präsenz und durch die Dysästhesie wird der Schmerz jedoch in der Regel *als extrem behindernd erlebt.*

Besonders starke Schmerzintensität und Behinderung finden sich bei Patienten mit Läsionen im Bereich des Hirnstamms und im Bereich des Thalamus. Suprathalamische Strukturdefekte besitzen die Tendenz zu weniger ausgeprägten Schmerzgraden.

Das zeitliche Auftreten von zentralen Schmerzen nach einer Läsion kann sehr unterschiedlich sein. Der Schmerz kann bei einer zerebrovaskulären Läsion *schlagartig sofort mit der Läsion auftreten,* er kann jedoch auch mit einer Latenzzeit von 2–3 Jahren präsent werden. In der Regel bildet sich der zentrale Schmerz jedoch *nach 2–6 Wochen* aus. Dem Schmerz kann eine Phase mit sensorischen Störungen vorausgehen. Dabei kann sich eine Phase der Hypästhesie, später eine Phase mit Parästhesien und Dysästhesien ausbilden. Bei Läsionen, die zeitlich zunehmen, wie z. B. bei einer Multiplen Sklerose, einer Syringomyelie oder einer vaskulären Malformation, kann nicht sicher angegeben werden, ob eine Latenzphase zwischen dem Beginn der Läsion und dem Auftreten des Schmerzes besteht oder aber der zentrale Schmerz ab einem gewissen Level der strukturellen Läsion generiert wird. So findet sich beispielsweise bei der Multiplen Sklerose zentraler Schmerz erst nach einer bestimmten Latenzzeit. In der Regel ist die Wahrscheinlichkeit, einen zentralen Schmerz aufgrund einer Multiplen Sklerose zu entwickeln, nach dem 5.–7. Jahr deutlich größer als in den ersten Jahren der Erkrankung.

Der zeitliche Verlauf von zentralen Schmerzen ist in der Regel nicht episodisch mit schmerzfreien Intervallen, sondern *ein kontinuierlicher permanenter Dauerschmerzverlauf.*

Allerdings gibt es dabei auch schmerzfreie Phasen, die jedoch in der Regel nur einige Stunden/Tag umfassen. Der zugrundeliegende Dauerschmerz kann durch plötzliche, blitzartig einschießende Schmerzen überlagert werden. Die Schmerzen können durch körperliche Aktivität, wie z. B. Kauen, Sprechen oder Laufen, ausgelöst werden.

Die Prognose von zentralen Schmerzen hinsichtlich einer Remission ist schlecht. Zentraler Schmerz bleibt meistens als Dauerschmerz *über lange Jahre bestehen.*

In der Mehrzahl der Fälle muß sogar mit einem lebenslangen Vorhandensein gerechnet werden. Ändert sich jedoch die strukturelle Läsion mit dem Fortschreiten der Grundkrankheit, z. B. bei einer Multiplen Sklerose oder bei einem Hirninfarkt, kann es zu plötzlichen Remissionen kommen. So kann z. B. bei einem neuen supratentoriellen Hirninfarkt ein plötzliches Verschwinden des Schmerzes auftreten. Gleiches gilt für die Multiple Sklerose, bei der entweder bei einem Verschwinden eines demyelinisierenden Herdes oder bei einem neuen Auftreten eines demyelinisierenden Herdes an anderer Stelle der Schmerz komplett remittieren kann.

Zentraler Schmerz kann durch äußere Reize und auch durch psychische Bedingungen *extrem variiert werden*. Dazu gehören die Ausprägungen der physikalischen Umwelt im Sinne von Temperaturveränderungen, körperlicher Betätigung, Essen, Trinken etc. Besonders kann zentraler Schmerz jedoch auch durch psychische Faktoren verändert werden, insbesondere durch Streß, Freude, Angst und andere emotionale Veränderungen.

14.9.3 Diagnose

Zentraler Schmerz und insbesondere Thalamusschmerz beruht immer auf einer Läsion des sensorischen Systems. Aus diesem Grunde müssen bei der neurologischen Untersuchung Hinweise für ein sensorisches Defizit vorhanden sein.

Sonstige nervale Funktionen, wie z. B. Motorik, Koordination, Gleichgewicht, Sehen, Hören und höhere psychische Funktionen, müssen nicht beeinträchtigt sein. Zur sorgfältigen klinischen Untersuchung sollte eine quantitative sensorische Testung durchgeführt werden. Dies ist z. B. möglich durch den Einsatz von quantitativen Vibrationsmeßgeräten, Berührungsmeßgeräten, von Frey-Haaren, Druckalgometer etc. Die Ausprägungen der sensorischen Defizite können sehr unterschiedlich ausfallen. Es können eben wahrnehmbare Hypästhesien bis zu einer kompletten Anästhesie bestehen. Neben quantitativen Defiziten können auch qualitativ neue Empfindungen auftreten. Eine Hypästhesie liegt vor, wenn ein Reiz im überschwelligen Bereich eine niedrigere Empfindung als sonst auslöst. Werden stärkere Reize zur Auslösung einer eben merklichen Wahrnehmung (Überschreitung der Reizschwelle) benötigt, ist ebenfalls das Kriterium für das Vorliegen einer Hypästhesie erfüllt. Der Begriff Hyperalgesie bezeichnet das Phänomen, daß ein Schmerzreiz, der normalerweise z.B. einen leichten Schmerz auslösen würde, mittelstarken, starken oder sehr starken Schmerz induzieren kann. Der Terminus Allodynie ist dabei ein Spezialfall der Hyperalgesie und bezieht sich auf die Auslösung von Schmerzen durch Reize, die normalerweise nicht in der Lage sind, Schmerzen zu induzieren. Ein bekanntes Beispiel ist der Pullover, der beim Vorliegen eines Sonnenbrandes Schmerzen induzieren kann, normalerweise aber überhaupt nicht auf der Haut wahrgenommen wird. Sehr häufig können bei zentralbedingten Schmerzen folgende Empfindungsstörungen auftreten:

- Dysästhesien (unangenehme Empfindungen, wie z. B. Brennen)
- Parästhesien (unnatürliche Empfindungen, wie z. B. elektrisierendes Kribbeln).

Diese können sowohl spontan als auch durch äußere Schmerzen getriggert auftreten. Weitere typische Merkmale von zentralen Schmerzen können die räumliche und die zeitliche Ausbreitung sein. Beispielsweise kann bei einer Berührung des Fußrückens eine Empfindung auch im Oberschenkel auftreten. Nach Berührungen kann die Wahrnehmung verzögert sein, Reflexe können verspätet auftreten, oder es können nach Beendigung eines Reizes dysästhetische Empfindungen wahrgenommen werden. In der klinisch-neurophysiologischen Testung zeigen sich pathologische Befunde bei der Untersuchung der somatosensorisch evozierten Potentiale (SEP). Gleiches gilt für nozizeptive Reflexe, die zentral moduliert werden.

Zur Diagnose des zentralen Schmerzes ist es erforderlich, daß eine eingehende Anamnese mit Erhebung der Vorgeschichte sowie der Erfassung von Begleiterkrankungen durchgeführt wird. Es muß eine sorgfältige neurologische Untersuchung zur Bestimmung der neurologischen Defizite angeschlossen werden. Aufgrund dieser klinischen Daten muß dann gezielt apparative Zusatzdiagnostik eingeleitet werden. Dies schließt häufig bildgebende Verfahren, wie z. B. ein Computertomogramm oder ein Magnet-Resonanz-Tomogramm, ein, insbesondere aber auch neurophysiologische und klinisch-chemische Untersuchungen. Häufig bestehen Schmerzen und zentralnervöse Prozesse, die sich nicht gegenseitig bedingen. Ein Beispiel dafür ist etwa der Schlaganfall, bei dem zusätzlich eine Polyneuropathie mit entsprechenden Schmerzen besteht. Es ist deshalb erforderlich, aufgrund der neurologischen Untersuchung gezielt vorzugehen und in solchen Fällen zusätzlich eine Nervenleitgeschwindigkeitsmessung durchzuführen. In Verbindung mit den klinischen Daten wird dann eine Fehldiagnose zu vermeiden sein.

14.9.4 Epidemiologie

Zuverlässige Zahlen zur Inzidenz und Prävalenz von zentralen Schmerzen liegen nicht vor. Am häufigsten werden zentrale Schmerzen durch vaskuläre Störungen, insbesondere nach ischämischen Hirninfarkten, bedingt. 90 % der zentralen Schmerzsyndrome beruhen auf vaskulären Läsionen.

Dabei finden sich diese überwiegend supratentoriell aufgrund einer Hirnischämie. Findet sich eine infratentorielle Läsion, handelt es sich meistens um ein dorsolaterales Medulla-oblongata-Syndrom. Zentrale Schmerzen durch Hirntumoren, Syringomyelie oder aufgrund entzündlicher Herde sind ausgesprochen selten. Über 40 % der Patienten mit einer Multiplen Sklerose weisen jedoch Schmerzen aufgrund zentraler Läsionen auf. In diese Zahl sind jedoch auch schmerzhafte Muskelspasmen eingerechnet. Nach Schlaganfall treten bei ca. 1–3 % der Betroffenen zentrale Schmerzen auf.

14.9.5 Pathophysiologie

Prinzipiell ist jede Art von Läsion in allen sensorischen Teilen des Zentralnervensystems in der Lage, zentralen Schmerz zu bedingen. Dabei kommt es entscheidend auf die Lokalisation an, nicht auf die Art. Interessanterweise scheint die zeitliche Entwicklung einer Läsion keine größere Bedeutung für die

C

Entwicklung von zentralen Schmerzen zu haben. So können nach plötzlichen traumatischen Läsionen, wie z. B. nach einer Querschnittslähmung, zentrale Schmerzen bedingt werden. Auch bei sich sehr langsam entwickelnden Prozessen, wie z. B. bei einer arteriovenösen Malformation oder bei einem Meningeom, können im Laufe der Erkrankung Schmerzen ausgelöst werden. Auch die Lokalisation der Läsion im Bereich der zentralen sensorischen Afferenzen spielt keine entscheidende Rolle, da unabhängig vom Auftreten einer Läsion in allen Teilen des Zentralnervensystems zentraler Schmerz bedingt werden kann.

Keinesfalls muß der Thalamus hinsichtlich des Auftretens der Läsion eingeschlossen sein. Allerdings zeigt sich, daß bei zentralem Schmerz nach Schlaganfall der Thalamus bei bis zu 50 % Ort der Läsionslokalisation ist. Dies mag auch der Grund dafür sein, daß die Bezeichnung Thalamusschmerz generalisiert für alle Formen von zentralem Schmerz verwendet wird. Aus neueren Untersuchungen ist bekannt, daß bei einer Beteiligung des Thalamus eine Läsion im ventro-posterioren Anteil vorliegen muß, damit zentraler Schmerz ausgelöst wird. Es gibt eine Reihe verschiedener Ursachen für die Entstehung zentraler Schmerzen:

- vaskuläre Läsionen im Rückenmark und Hirn (Infarkt, Blutung, vaskuläre Malformation)
- Multiple Sklerose
- Rückenmarksverletzungen (traumatisch, operativ)
- Hirnverletzungen (traumatisch, operativ)
- Syringomyelie
- Syringobulbie
- Tumor
- Abszeß
- Entzündungen
- Epilepsie
- degenerative Erkrankungen.

14.9.6 Therapie

Probleme der Behandlung zentraler Schmerzen

Die Therapie von zentralen Schmerzen stellt sich in der Praxis als schwierig dar. Dies hat damit zu tun, daß es beim individuellen Patienten keine sicheren Prädiktoren gibt, die einen Effekt einer geplanten Therapie wahrscheinlich machen, und häufig nur Versuch und Irrtum zu einer effektiven Therapie führen. In dieser Situation ist es erforderlich, daß der Patient ausführlich auf die Bedingungen des Schmerzes und auf die problematische Auswahl von effektiven Therapiemaßnahmen hingewiesen wird. Es ist notwendig, daß auf die mögliche Erfordernis einer Therapieänderung bereits zu Beginn verwiesen wird und ein strategischer Behandlungsplan mit den verschiedenen Möglichkeiten mit dem Patienten diskutiert wird. Nebenwirkungen und Kontraindikationen sind insbesondere mit dem Patienten zu besprechen. Häufig handelt es sich um ältere Menschen, bei denen Nebenwirkungen stark ausgeprägt sein können oder eine besondere Empfindlichkeit besteht.

Zentraler Schmerz ist im klinischen Alltag ein eher seltenes Schmerzproblem, und deshalb gibt es in der Regel keine großen Erfahrungen, wenn nicht eine spezialisierte Schmerztherapieein-

C

heit die Behandlung übernimmt. Man sollte sich deshalb möglichst bei der Einleitung der Behandlung an eine entsprechende spezialisierte Institution wenden.

Weiteres Problem bei der Behandlung von zentralen Schmerzen ist, daß es keine großen kontrollierten Studien zu den verschiedenen Behandlungsstrategien gibt mit der Folge, daß viele Behandlungsmaßnahmen nur auf Annahmen oder klinischen Beobachtungen beruhen. Bei der Behandlung muß auch beachtet werden, daß nicht nur eine zentrale Läsion als Schmerzerklärung herangezogen wird, sondern auch mögliche periphere Begleiterkrankungen mit erwogen werden müssen, die spezifisch behandelt werden. Es ist für den Patienten unzumutbar, wenn über Monate Behandlungsversuche unter der Annahme eines zentralen Schmerzes durchgeführt werden, aber periphere Schmerzbedingungen dabei außer acht gelassen werden und der Schmerz nicht beeinflußt werden kann.

Behandlungskategorien

Es stehen unterschiedliche Kategorien in der Behandlung zur Verfügung:

- Es ist möglich, das Nervensystem durch verschiedene Reize zu stimulieren, entweder im peripheren oder im zentralen Nervensystem, um damit der pathologischen Erregung bei zentralen Schmerzen entgegenzuwirken.
- Es kann versucht werden, die übermäßige Erregung zu reduzieren, insbesondere durch Substanzen wie Carbamazepin, Neurontin, Clonazepam oder Baclofen.
- Antidepressiva sollen in die Lage versetzen, die Aktivität des körpereigenen antinozizeptiven Systems zu erhöhen und damit die zentrale Hemmung der Schmerzen zu begünstigen.
- Durch klinisch verfügbare NMDA-Antagonisten, wie z.B. Amantadin oder Memantin, ist es möglich, die erhöhte Aktivierung von NMDA-Rezeptoren zu beeinflussen.
- Eine weitere Möglichkeit stellt die Gabe von α_2-Agonisten zur Beeinflussung der Adrenozeptoren dar.

Die Behandlung von zentralem Schmerz mit Analgetika erweist sich in der Regel als völlig ineffektiv. Dies gilt sowohl für Opioid- als auch für Nonopioid-Analgetika. Mögliche Therapieeffekte durch hochdosierte hochpotente Opioidanalgetika basieren in der Regel nicht auf dem direkten analgetischen Effekt, sondern auf sedierenden und euphorisierenden Begleitwirkungen.

Konservative Verfahren

Zur pragmatischen Therapie ist es sinnvoll, zunächst mit möglichst wenig eingreifenden Therapiemaßnahmen zu starten. Aus diesem Grunde sollte zunächst die transkutane elektrische Nervenstimulation (TENS) ausprobiert werden. Große Erwartungen sollten an diese Therapieform jedoch nicht geknüpft werden. Darüber hinaus ist sie für den Patienten meist umständlich und aufwendig. Ältere Menschen haben häufig auch Schwierigkeiten, die Stimulationsparameter optimal anzupassen. Im Hinblick auf die limitierten medikamentösen Möglichkeiten ist jedoch ein Therapieversuch sinnvoll.

Die Durchführung der transkutanen Nervenstimulation kann unterschiedlich erfolgen. Bei der Hochfrequenzstimulation im Sinne der konventionellen TENS-Applikation mit Frequenzen von 80–100 Hz versucht man, die myelinisierten Fasern zu aktivieren. Bei der sogenannten akupunkturähnlichen transkutanen Nervenstimulation mit niedrigfrequenten Impulsen von einer Frequenz von 1–4 Hz werden dagegen die Motoneurone und die Muskelzellen aktiviert. Sekundär werden motorische Efferenzen erreicht. Der Wirkmechanismus ist weitgehend hypothetisch. Es wird angenommen, daß eine segmentale und suprasegmentale Hemmung erfolgt.

Als Medikament der 1. Wahl sollte ein Antidepressivum verabreicht werden. Das Medikament wird nicht wegen des antidepressiven Effektes eingesetzt, sondern um die autonomen antinozizeptiven Systeme zu aktivieren und damit zu einer zentralnervösen Hemmung der Schmerzempfindung zu führen. Kontrollierte Studien liegen zur Gabe von *Amitriptylin* bei zentralem Schmerz nach Hirninfarkt vor. Zur Therapieeffektivität neuerer Antidepressiva, die selektiv wirken, gibt es nur sehr begrenzte Erfahrungen. Amitriptylin ist in der Lage, signifikant die Schmerzintensität und die Schmerzdauer zu reduzieren. Es eignet sich insbesondere, wenn es sich um einen dysästhetischen permanenten Schmerz handelt. Schmerzparoxysmen dagegen sind weniger gut durch Amitriptylin oder verwandte Stoffe zu beeinflussen. In der Regel kann erwartet werden, daß bis zu zwei Drittel der Patienten eine Linderung durch Amitriptylin erzielen können. Ein Zusammenhang mit der antidepressiven Wirkung ist dabei jedoch nicht gegeben. Ob andere Antidepressiva eine bessere Wirkung erzielen, ist im einzelnen nicht genauer untersucht.

Bei älteren Menschen empfiehlt sich statt der Gabe von Amitriptylin der Einsatz von *Clomipramin*, da Nebenwirkungen auf das Herz-Kreislauf-System bei Clomipramin milder ausgeprägt sind. Als Alternative liegen auch positive Erfahrungen mit Doxepin vor.

Die Kombination eines *Neuroleptikums* mit dem Antidepressivum kann die Effektivität verbessern. Sowohl die Antidepressiva als auch die Neuroleptika sollten langsam in der Dosis gesteigert und individuell angepaßt werden. Als Faustregel gilt, daß eine ausreichende Schmerzreduktion bei hinnehmbaren Nebenwirkungen erzielt werden soll. Die erforderliche Dosis kann dabei sehr unterschiedlich ausgeprägt sein.

Bestehen Kribbelparästhesien oder Schmerzparoxysmen von Sekunden bis Minuten Dauer, können Antiepileptika wirksam sein. In erster Linie setzt man *Carbamazepin* und *Neurontin* ein. Auch hier sollte man die Dosierung von der Reduktion der Schmerzen leiten lassen und im Einzelfall die Dosierung so weit steigern, bis die Tolerierbarkeit von Nebenwirkungen erreicht ist (→ Abschn. Trigeminusneuralgie).

Die Gabe von Amantadin oder Memantin zielt auf die Blockierung von NMDA-Rezeptoren ab. Die Nebenwirkungen dieser Medikation sind außerordentlich gering, kontrollierte Studien zur Wirksamkeit liegen jedoch noch nicht vor.

Der Opioidantagonist *Naloxon* scheint in der Lage, bei einzelnen Patienten mit zentralen Schmerzen über längere Perioden eine anhaltende Analgesie zu erzeugen. Möglicherweise basiert der Therapieeffekt auf einer Blockierung von zentralen Opioidrezeptoren, die in der Pathophysiologie der zentralen Schmerzen eine Rolle spielen. Zur pragmatischen Therapie gibt man 4–8 mg Naloxon intravenös. Kontrollierte Studien zum Langzeiteffekt liegen jedoch nicht vor.

Die Durchführung von somatischen Blockaden oder von Sympathikusblockaden sowie die ganglionäre Opioidapplikation wurden auch beim zentralen Schmerz versucht, eine therapeutische Effektivität läßt sich mit solchen Maßnahmen jedoch nicht erzielen.

Der Einsatz von Lokalanästhetika und Antiarrhythmika wurde ebenfalls zur Therapie von zentralem Schmerz erwogen. Empirisch wird teilweise Lidocain intravenös oder Mexiletin oral verabreicht. Kontrollierte Studien liegen nicht vor. Wenn überhaupt, kann nur ein kurzzeitiger Therapieeffekt erzielt werden.

Operative Verfahren

Die elektrische Rückenmarkstimulation zeigt sich erfahrungsgemäß wenig effektiv zur Beeinflussung von zentralen Schmerzen. Dagegen gibt es positivere Berichte über Erfolge b*ei der elektrischen Stimulation von tiefen Hirnstrukturen (Deep-brain-Stimulation).*

Allerdings sollte die Deep-brain-Stimulation nur bei Patienten eingesetzt werden, die extreme Schmerzen aufweisen und bei denen konservative Therapiemaßnahmen keine Erfolge zeitigen. Bevorzugt setzt man die Elektroden im Bereich des ventro-posterioren Thalamusgebietes ein. Eine weitere mögliche Lokalisation ist der hintere Anteil der Capsula interna. Dieses Vorgehen weicht von der Stimulation bei Nozizeptorschmerz ab, bei der man bevorzugt das Gebiet des periaquäduktalen Graus reizt. Als Alternative besteht auch die Möglichkeit, den Motorkortex bei zentralem Schmerz zu stimulieren. In ersten Berichten scheint sich dadurch ein sehr guter Therapieerfolg erzielen zu lassen.

Zur Therapie von zentralen Schmerzen wurden verschiedenartigste Versuche einer Zerstörung oder einer Ausschaltung von Strukturen im zentralen Nervensystem durchgeführt. Auch die Ausschaltung von peripheren Neuronen, insbesondere die Rhizotomie, wurde eingesetzt. Die Ergebnisse solcher ablativen chirurgischen Verfahren sind jedoch enttäuschend. An neurochirurgischen ablativen Verfahren wurden vorwiegend die anterolaterale Chordotomie, die Chordektomie sowie die Drez-Operation durchgeführt. Die besten Erfolgsquoten erzielt die Drez-Operation. Allerdings sind auch hier nur Verbesserungsraten von bis zu 50 % möglich. Die Läsion wird im Bereich der oberflächlichen Schichten des Hinterhorns durchgeführt, um den Lissauer-Trakt zu zerstören. Die größere Wahrscheinlichkeit für einen positiven Operationserfolg liegt bei Schmerzen, die intermittierend episodisch auftreten. Dauerschmerzen sind jedoch durch solche operativen Läsionen in der Regel nicht zu verbessern. Intrakraniale Läsionen wurden vorwiegend in Form von medialen und lateralen Thalamotomien, Zingulotomien und kortikaler Destruktion durchgeführt. Diese Therapieverfahren konnten weder Kurz- noch Langzeiterfolge in überzeugender Weise erbringen. Wenn überhaupt, lassen sich die besten therapeutischen Effekte mit einer stereotaktischen mesenzephalen Traktotomie und/oder einer medialen Thalamotomie erzielen. Die Komplikationsrate bei solchen Operationen ist hoch, im Hinblick auf die limitierten Erfolgsquoten müssen solche Therapieverfahren sehr zurückhaltend eingesetzt werden. Eine Indikation besteht nur in extremen therapieresistenten Ausnahmefällen.

Sympathikusblockaden
Zentrale Schmerzsyndrome zeigen in der Peripherie teilweise eine Beteiligung des sympathischen Nervensystems in Form von trophischen Störungen, Schwitzen, Temperaturveränderungen und Ödemen. Die Durchführung von Sympathikusblockaden kann tatsächlich bei einem Teil der Patienten Kurzzeiteffekte erzielen. Allerdings sind diese Therapieergebnisse nur für wenige Stunden anhaltend und damit als sinnvolle Therapiemethode irrelevant. Die Ergebnisse weisen jedoch darauf hin, daß bei zentralem Schmerz periphere Komponenten eine Rolle spielen.

Ätiologisch orientierte Therapie
Alle genannten Therapieverfahren stellen nur symptomatische Eingriffsmöglichkeiten in das Schmerzgeschehen dar. Von entscheidender Bedeutung ist, daß bei einer direkten Behandlungsmöglichkeit der zugrundeliegenden Störung eine fachspezifische Therapie primär erforderlich ist. Dies gilt insbesondere beim Schlaganfall, bei Multipler Sklerose, bei der Syringomyelie, bei der Syringobulbie, bei Morbus Parkinson, bei Anfallsleiden, bei entzündlichen Erkrankungen und bei Hirntumoren.

14.10 Atypischer Gesichtsschmerz

14.10.1 Klinik

Der atypische Gesichtsschmerz ist per definitionem eine Ausschlußdiagnose. Gesichts- und Kopfschmerzerkrankungen, die nicht die Kriterien der Gruppe 11 oder 12 der IHS-Klassifikation erfüllen, können mit dieser Diagnose belegt werden. Dabei gibt es jedoch einige entscheidende Voraussetzungen. Es handelt sich um einen *Dauerkopfschmerz*, der täglich auftritt. Die Lokalisation ist weniger von diagnostischer Bedeutung, der Schmerz kann einseitig, aber auch beidseitig auftreten, und er muß nicht auf einen einzelnen Trigeminusast begrenzt sein. Entscheidend ist jedoch, daß *kein sensibles Defizit nachweisbar ist* und daß keine anderen strukturellen Läsionen oder Symptome bestehen. Die betroffenen Patienten haben meistens ein Alter über 30, Frauen scheinen häufiger betroffen zu sein als Männer. In der Regel zeigen sich die Schmerzen im Bereich des 2. Trigeminusastes, über der Oberlippe und im Gaumen. Der Schmerzcharakter ist meist sehr unangenehm, kann brennend quälen oder sich in jeglicher anderer Form zeigen. Die Schmerzintensität kann fluktuieren.

14.10.2 Diagnose

Die diagnostischen Bedingungen erfordern auch, daß *apparative Untersuchungsverfahren* einschließlich Röntgendiagnostik des Gesichtes und der Kiefer durchgeführt werden, dabei jedoch keine relevanten Befunde aufge-

C

deckt werden. Es ist möglich, daß den Schmerzen eine Operation oder eine Verletzung im Bereich des Gesichtes, der Zähne oder des Zahnfleisches vorangeht. Oft werden solche Eingriffe jedoch wegen der vorbestehenden Schmerzen veranlaßt. Bei diesen Eingriffen handelt es sich also nicht primär um eine Bedingung der Schmerzen, sondern schon häufig um eine Folge der Beschwerden. Häufig kann bei solchen Eingriffen ein pathologisches Korrelat der Schmerzen nicht aufgedeckt oder gar verändert werden. Klinische Merkmale des atypischen Gesichtsschmerzes sind, daß der Schmerz dumpf und schlecht lokalisierbar ist und eine Tendenz zur Ausbreitung zeigt. Die betroffenen Patienten zeigen häufig psychopathologische Auffälligkeiten in Form von Ängstlichkeit und Depressivität. Der Schmerz zeigt kein Ansprechen auf ein Analgetikum, Nervenblockaden oder auf operative Eingriffe. Würde er dies tun, wäre er per definitionem kein persistierender Gesichtsschmerz im Sinne des atypischen Gesichtsschmerzes. Die Begriffe der atypischen Odontalgie, des Syndroms des brennenden Mundes oder des Syndroms der brennenden Zunge beschreiben umschriebene klinische Varianten.

Während der Zeitphase vor dem Auftreten der Schmerzen weisen die meisten Patienten keine psychopathologischen Besonderheiten auf. Durch die Schmerzproblematik entsteht jedoch oft ein psychopathologisches Bild in Form von Ängstlichkeit und Depressivität.

14.10.3 Differentialdiagnose

Da der atypische Gesichtsschmerz eine Ausschlußdiagnose ist, existiert keine Differentialdiagnose im eigentlichen Sinn, alle anderen möglichen Diagnosen schließen die Erkrankung aus.

14.10.4 Pathophysiologie

Hinsichtlich der Pathophysiologie gibt es mehrere Theorien. Eine sehr wahrscheinliche Annahme ist, daß es sich hier um nichts anderes als um eine *Form des Kopfschmerzes vom Spannungstyp* handelt, der hier im Gesichtsbereich lokalisiert ist. Die gängigen Theorien zur Genese des Kopfschmerzes vom Spannungstyp können hier als relevant angesehen werden. Tatsächlich sind auch die Therapiemethoden, die in der Behandlung des chronischen Kopfschmerzes vom Spannungstyp eingesetzt werden, am erfolgreichsten in der Behandlung des atypischen Gesichtsschmerzes.

Die Annahme, daß der atypische Gesichtsschmerz eine *Konversionssymptomatik* darstellt, wird ebenfalls geäußert. Dabei handelt es sich jedoch nur um eine Subbedingung für die Entstehung des Kopfschmerzes vom Spannungstyp. Die Vermutung, daß es sich bei einem atypischen Gesichtsschmerz um ein im Zentralnervensystem generiertes Schmerzsyndrom handelt, das enge Parallelen zum Kopfschmerz vom Spannungstyp aufweist, kann durch mehrere Beobachtungen gestützt werden. So ist das klinische Bild bei den betroffenen Patienten sehr ähnlich. Es ist daher denkbar, daß es sich um eine Übererregbarkeit im betroffenen Versorgungsgebiet des N. trigeminus handelt.

Es ist auch möglich, daß durch minimale Traumata oder durch die operati-

C

ven Eingriffe, die häufig dem Schmerzsyndrom vorausgehen können, im Bereich des Trigeminusastes eine *virale oder bakterielle Entzündung* induziert wird, die persistiert und sich allmählich ausbreitet. Diese Erklärung kann den Schmerz im Sinne einer Analogie zur postherpetischen Neuralgie verständlich machen.

Einige Autoren gehen auch davon aus, daß es sich beim atypischen Gesichtsschmerz um eine Variante *der sympathischen Reflexdystrophie (SRD oder CRPS)* handelt.

Auch können atypische Gesichtsschmerzen Vorläufersymptome einer erst später, auch nach mehreren Jahren, eindeutig identifizierbaren Trigeminusneuralgie sein.

14.10.5 Therapie

Die Therapie des atypischen Gesichtsschmerzes ist genauso schwierig wie die Therapie des chronischen Kopfschmerzes vom Spannungstyp. Tatsächlich werden die gleichen Therapieprinzipien wie beim chronischen Kopfschmerz vom Spannungstyp eingesetzt. Dazu gehören in erster Linie der Einsatz von trizyklischen Antidepressiva und psychotherapeutischen Therapieverfahren. Im Einzelfall kann auch die Gabe von Carbamazepin oder Baclofen erfolgreich sein. Invasive Eingriffe jeglicher Art sollten möglichst vermieden werden, da sie in der Regel zu einer Verschlimmerung der Schmerzen führen.

C

14.11 Botulinumtoxin A in der Therapie von Kopfschmerzerkrankungen und perikranialen Schmerzsyndromen

Das Krankheitsbild des Botulismus wurde bereits im 17. Jahrhundert beschrieben. 1895 erfolgte die Entdeckung des Erregers, der zunächst *Bacillus botulinus* (lat. *botulus* = Wurst) genannt wurde und dann 1897 mit *Clostridium botulinum* seinen endgültigen Namen erhielt. 1944 gelang erstmals die Isolation des 900-kD-Botulinumtoxin-A-Komplexes, der heute im Mittelpunkt der therapeutischen Anwendung steht.

14.11.1 Einsatzgebiete von Botulinumtoxin A

Botulinumtoxin A wird seit rund 20 Jahren erfolgreich bei zahlreichen Erkrankungen eingesetzt, die durch eine pathologisch erhöhte Muskelaktivität charakterisiert sind. Erste Einsatzgebiete waren Strabismus und fokale Dystonien (z. B. Blepharospasmus, Torticollis, spasmodische Dysphonie). Es folgte die Behandlung der Spastik und von Sphinkterfehlfunktionen, wie z. B. bei Achalasie, Anismus und Analfissuren. Schließlich kamen Hyperhidrosen und übermäßige Faltenbildung als neue Indikationen hinzu.

Neben der primär muskelrelaxierenden Wirkung waren ausgeprägte schmerzlindernde Effekte von Botulinumtoxin A durch die Erfolge bei der Behandlung von schmerzhaften kraniozervikalen Dystonien seit längerem bekannt. Dabei fiel auf, daß die Schmerzlinderung häufig schon wesentlich früher einsetzt als die muskuläre Relaxation. Auch kann die Schmerzreduktion deutlich ausgeprägter sein als die muskuläre Verbesserung. Auf den ersten Blick scheint der gemeinsame Nenner schmerzhafter Erkrankungen, bei denen Botulinumtoxin A erfolgreich eingesetzt wird, die Störung der normalen Muskelaktivität zu sein. Deren Normalisierung ist ein naheliegender Grund für die Schmerzreduktion. Allerdings sprechen klinische Beobachtungen für einen komplexeren Wirkmechanismus.

14.11.2 Wirkmechanismen von Botulinumtoxin A

Normalisierung muskulärer Hyperaktivität

Das Neurotoxin Botulinumtoxin A blockiert präsynaptisch irreversibel die Freisetzung von Acetylcholin an den motorischen Endplatten und kann damit die Normalisierung von muskulärer Hyperaktivität bewirken, die dosisabhängig nach 1 bis 10 Tagen auftritt. Die neuromuskulären Endplatten reagieren mit einer kollateralen Aussprossung von Axonen, mit der die Ausgangssituation innerhalb eines Zeitraumes von 3 bis 6 Monaten wiederhergestellt wird. Die muskelrelaxierende Eigenschaft von Botulinumtoxin A wird bei einer Reihe von Muskelerkrankungen der quergestreiften Muskulatur therapeutisch genutzt, z. B. bei der Spastik und dem myofaszialen Schmerzsyndrom. Die zunehmende und anhaltende Muskelentspannung durch Botulinumtoxin A kann bei myofaszialen Schmerzsyndromen eine Dekompression von afferenten nozizeptiven Neuronen des Muskels und der muskulären Blutgefäße ermöglichen.

Normalisierung übermäßiger Muskelspindelaktivität

Botulinumtoxin A beeinflußt unmittelbar auch sensorische Muskeleigenschaften. Innerhalb von 80 Minuten nach der Applikation kann eine Blokkade von γ-Fasern nachgewiesen werden. Durch eine Reduktion der Muskelspindelaktivität wird reflektorisch eine Verminderung der Aktivität der α-Motoneurone bedingt, ohne daß dafür eine Chemodenervation erforderlich ist. Die Veränderung der motorischen Reflexaktivität bleibt nicht allein auf periphere Mechanismen begrenzt. Vielmehr können dabei auch zentrale afferente und efferente Kontrollmechanismen der Muskelaktivität moduliert und reorganisiert werden. Dadurch werden auch Effekte in Arealen außerhalb des Injektionsgebietes möglich.

Retrograde neuronale Aufnahme in das ZNS

Weitere Untersuchungen legen eine retrograde Aufnahme von Botulinumtoxin A im peripheren und zentralen Nervensystem nahe. Radioaktiv markiertes Botulinumtoxin A findet sich nach peripherer Injektion bereits nach 48 Stunden in der Spinalwurzel und im Rückenmark. Dies entspricht etwa auch dem Zeitpunkt, zu dem sich die schmerzlindernde Wirkung klinisch beobachten läßt. Weitere Studien zeigen, daß Botulinumtoxin A bei spinaler Applikation unmittelbar hemmend auf Motoneurone wirkt. Neuere Studien mit radioaktiv markierten Botulinumtoxin A belegen, daß Botulinumtoxin A retrograd in das

C

ZNS neuronal aufgenommen wird. Diese Untersuchungen legen jedoch nahe, daß nicht das gesamte Protein im ZNS retrograd transportiert wird, sondern vielmehr Metaboliten. Denkbar ist, daß diese eine Wirkung auf sensorische nozizeptive Systeme haben, die weit über die periphere Chemodenervation von Botulinumtoxin A hinausgehen und bisher unbeachtet blieben.

Hemmung der Freisetzung von Substanz P und Effekt auf andere Neurotransmitter

Botulinumtoxin A hemmt nicht nur die Freisetzung von Acetylcholin, sondern auch die Freisetzung von Substanz P aus trigeminalen Nervenendigungen. Substanz P ist ein potenter Neurotransmitter in der Aktivierung einer neurogenen Entzündung, die als Ursache der Migränekopfschmerzen angesehen wird.

Nach einer Chemodenervation des M. gastrocnemius mit Botulinumtoxin A kommt es bei der Ratte zur erhöhten Expression von Enkephalin bilateral im Rückenmark, wobei auch entfernte Areale der betreffenden Spinalwurzel einbezogen wurden. Die maximale Aktivierung tritt 7 bis 14 Tage nach der Injektion auf, sie hält 3 Monate an. Auch die Expression von Substanz P im Nucleus raphe kann durch Botulinumtoxin A aktiviert werden. Dieses Kerngebiet wird mit der Pathophysiologie der Migräne als sog. „Migränegenerator" besonders in Verbindung gebracht. Diese Untersuchungen zeigen übereinstimmend, daß Botulinumtoxin A potente Effekte auf Kopfschmerzmechanismen des zentralen Nervensystems ausüben kann.

Rationale für die Therapie von primären Kopfschmerzen

Besonders interessant sind mögliche Wirkmechanismen bei der Behandlung von Kopfschmerzen. Bei Kopfschmerz vom Spannungstyp sind mehrere Wirkmechanismen evident. Die Reduktion von muskulärem Streß durch die unmittelbare Muskelentspannung führt zu einem verminderten sensorischen Input in das Nervensystem. Die Beseitigung einer oromandibulären Dysfunktion als aggravierender Faktor des chronischen Kopfschmerzsyndroms trägt zu einer Entlastung des sensorischen und motorischen Systems bei. Die direkte Behandlung von Tenderpoints und Triggerpoints führt zu einer Dekompression von afferenten nozizeptiven Neuronen des Muskels. Die Kompression muskulärer Blutgefäße wird beseitigt, die überhöhte Konzentration exzitatorischer Metaboliten wird abgebaut. Ein Normalisierung der übermäßigen Muskelspindelaktivität kann die Dauertonisierung der perikranialen Muskulatur bei Kopfschmerz vom Spannungstyp reduzieren.

Mehr als die Hälfte der Patienten mit häufigen Migräneattacken leiden auch an Kopfschmerzen vom Spannungstyp. Das Rationale für die prophylaktische Behandlung häufiger Migräneattacken besteht daher zunächst in der Besserung oder Beseitigung des Kopfschmerzes vom Spannungstyp durch Botulinumtoxin A. Damit ist ein bedeutsamer Streßfaktor als Trigger für zusätzliche Migräneattacken reduziert oder beseitigt. Gleichzeitig wird die Einnahme von Akutmedikation zur Behandlung des Kopfschmerzes vom Spannungstyp verringert. Diese Reduktion der Akutmedikation führt zu einer Verminderung einer hohen Medikamenteneinnahmefrequenz und damit zu einer Vermeidung medikamenteninduzierter Dauerkopfschmerzen. Im Übergangsbereich zu deren Entstehung besteht in der Regel eine erhöhte Migräneattackenfrequenz, die durch die Botulinumtoxin-A-Behandlung reduziert werden kann. Bedeutsam ist aber auch die unmittelbare Beseitigung muskulärer Trigger für Migräneattacken. Diese können in Form von lokalen schmerzhaften Muskelarealen bestehen und als permanente und potente Auslöser von Migräneattacken wirken. Deren Beseitigung vermeidet unmittelbar einsehbar Migräneattacken. Konsequenz ist, daß das ZNS vor zu hohem sensorischem „Overflow" geschützt wird. So wie übermäßiger Lärm und Licht Migräneattacken auslösen können, kann auch permanente noxische Stimulation aus den perikraniellen Muskeln als Migränetrigger wirken. Die Elimination dieser Trigger vermeidet das Auslösen von weiteren Migräneattacken.

In einer neuen Studie wurden zudem unmittelbare antinozizeptive Effekte von Botulinumtoxin A auf inflammatorisch ausgelöste Schmerzen im Tierexperiment nachgewiesen. Dabei zeigte sich eine dosisabhängige Reduktion der nozizeptiven Antwort bei formalininduzierter Arthritis an der Rattenpfote 12 Tage nach der Injektion. Interessanterweise zeigte sich bei den gewählten Dosierungen keine muskuläre Wirkung. Grundlagen von Migräneschmerzen sind eine neurogene Entzündung duraler und meningealer Arterien. Aufgrund dieser Untersuchungen ist denkbar, daß durch retrograde Aufnahme von Botulinumtoxin A in das zentrale Nervensystem diese entzündlichen Veränderungen durch direkte Effekte auf das trigeminovaskuläre System blockiert werden und damit ein direkter Eingriff auf die Pathophysiologie der Migräne durch Botulinumtoxin A bewirkt wird.

14.11.3 Klinische Studien zur Behandlung chronischer Schmerzen mit Botulinumtoxin A

Die Beeinflussung von Schmerzen im Rahmen einer Behandlung mit Botulinumtoxin A wurde zunächst im Rahmen von klinischen Fallbeschreibungen publiziert. Behandelt wurden myofasziale Schmerzsyndrome, Störungen im Bereich des Kiefergelenkes, Gesichtsschmerzen sowie Kopfschmerzen vom Spannungstyp. Die Fallzahlen waren klein und die Ergebnisse widersprüchlich. Aufgrund zunehmender Evidenz zur Wirksamkeit wurden in den letzten Jahren auch plazebokontrollierte, doppelblinde und randomisierte Studien mit größeren Fallzahlen durchgeführt.

Interessanterweise belegen die neuen Studien durchgehend eine gute und konsistente Wirksamkeit von Botulinumtoxin A in der Therapie der *Migräne*. Besonders hervorzuheben sind die kontrollierten Studien von Brin et al. (2000) und Silberstein et al. (2000). Bei diesen konnten sowohl eine Abnahme der Intensität der Migräneattacken als auch eine Abnahme der Attackenhäufigkeit beobachtet werden. Die benötigten Botulinumtoxin-A-Dosen waren dabei insbesondere bei der Arbeit von Silberstein et al. mit 25 MU Botox® relativ niedrig. Bei den Studien zeigt sich auch, daß ein individuelles Vorgehen bei der Auswahl der Injektionsstellen

C

aufgrund des klinischen Befundes von entscheidender Bedeutung ist. Bewährt hat sich dabei die gezielte Injektion in muskuläre Trigger- und Tenderpunkte.

Für den *Clusterkopfschmerz* liegen nur einzelne Fallberichte vor, die noch keine Aussage zur Wirksamkeit von Botulinumtoxin A erlauben. Dennoch zeigt sich auch hier bei bisher therapierefraktärem Verlauf eine bedeutsame Besserung. Größere Studien werden zur Zeit durchgeführt, um den Therapieeffekt besser einordnen zu können.

Die größte Zahl an klinischen Studien liegt für den *Kopfschmerz vom Spannungstyp* vor. Erste Studien wählten ein standardisiertes Design mit festgelegten Injektionsstellen und relativ niedrigen Dosierungen. Eine individuelle Auswahl von Triggerpunkten erfolgte aus Standardisierungsgründen nicht. In der Regel wurden nur Patienten mit therapierefraktären langjährigen Verläufen in die Studien aufgenommen. Als Folge konnte eine signifikante Wirksamkeit von Botulinumtoxin A in diesen Studien nicht festgestellt werden. Auf diesen Erfahrungen aufbauende Studien zeigen eine signifikante klinische Wirksamkeit von Botulinumtoxin A bei diesem Krankheitsbild. Auch in der Langzeitanwendung über 15 Monate zeigt sich ein anhaltender Effekt. Dabei ist von Bedeutsamkeit, daß sich bei den Wiederholungsinjektionen ein treppenförmiger Therapieeffekt einstellt und bei jeder Injektion der konsekutive Therapieeffekt auf dem vorhergehend erzielten Effekt aufbaut.

Bedeutsames Ergebnis bisheriger Erfahrungen mit Botulinumtoxin A in der Schmerztherapie ist, daß die Injektion am Ort des Schmerzes oder der Triggerpunkte erfolgen sollte, nicht jedoch standardisiert. So wie bei der Behandlung von Dystonien die Injektion gezielt in den betroffenen Muskel erfolgt, muß dies auch bei der Behandlung von Schmerzen geschehen. Ein mangelnder Therapieeffekt von Botulinumtoxin A bei Torticollis spasmodicus bei einem bilateralen standardisierten Injektionsschema würde nicht verwundern – gleiches gilt für die Behandlung des Kopfschmerzes vom Spannungstyp. Dieser entscheidende Punkt sollte bei zukünftigen kontrollierten Studien und der offenen Anwendung unbedingt beachtet werden. Betrachtet man die Streuung der eingesetzten Dosen von Botulinumtoxin A, die bei positiven Studien zwischen 15 und 100 MU Botox® bzw. 160 bis 200 MU Dysport® lagen, so erscheint die injizierte Gesamtdosis eher zweitrangig. Wichtig erscheint auch, daß eine besonders gute Wirksamkeit resultiert, wenn sowohl eine Migräne als auch ein Kopfschmerz vom Spannungstyp bestehen. Bei den meisten Studien wurde entweder das eine oder das andere Krankheitsbild behandelt.

Beim *zervikogenen Kopfschmerz* konnte eine kontrollierte Studie die positiven Ergebnisse offener Studien untermauern. Es kam sowohl zur Abnahme der Schmerzintensität als auch zur Zunahme der Kopfbeweglichkeit nach Injektion von 100 MU Botox®. *Myofasziale Schmerzsyndrome* werden bereits seit mehreren Jahren erfolgreich mit Botulinumtoxin A behandelt. Trotz großer Fallzahlen existierten jedoch bisher keine positiven kontrollierten Studien. Porta (2000) konnte aktuell eine signifikant stärkere Abnahme der Schmerzintensität nach

Injektion von Botulinumtoxin A (80 bis 150 MU Botox®) im Vergleich zur Injektion von Methylprednisolon zeigen. Darüber hinaus hielt die erzielte Wirkung länger an. Im Gegensatz dazu konnte man keinen positiven Effekt von Botulinumtoxin A in der Behandlung der *Fibromyalgie* finden.

14.11.4 Praktische Anwendung von Botulinumtoxin A in der Therapie von Kopfschmerzerkrankungen

Schwerpunkt der Anwendung von Botulinumtoxin A in der speziellen Schmerztherapie ist die Behandlung von primären Kopfschmerzen mit Beteiligung der perikraniellen Muskulatur. Subklinisch ist eine Abnahme von motorischen Aktionspotentialen bereits nach wenigen Stunden nachweisbar. Ein klinischer Effekt der Injektion ist frühestens nach 2–10 Tagen (bei einer Streuung von 1–20 Tagen) zu erwarten. Abhängig ist der Wirkungseintritt von Muskelgröße und Botulinumtoxin-A-Dosis. Die vollständige Wiederherstellung der Funktion ist nach 3–5 Monaten (im Einzelfall nach 9 Monaten) zu erwarten. Bleibende Muskelatrophien treten nicht auf. Eine Nachinjektion sollte frühestens nach 8–10 Wochen erfolgen. Erneute Injektionen während noch anhaltender Wirkung der Erstinjektion führen ansonsten zu einer schlechten Steuerbarkeit der Wirkung. Weiter ist mit zu kurzen Nachinjektionsintervallen die Gefahr einer Antikörperbildung und damit einer Sekundärresistenz verbunden.

Grundsätzliche *Kontraindikationen* für die Behandlung mit Botulinumtoxin A bestehen in Erkrankungen der neuromuskulären Übertragung (zum Beispiel Myasthenia gravis, Lambert-Eaton-Syndrom), ausgeprägten Myopathien oder bekannten Motoneuronerkrankungen. Weiter sollte eine Blutungsneigung oder Infektion der entsprechenden Hautareale ausgeschlossen sein. Da noch kein umfangreiches Datenmaterial hinsichtlich der Wirkung auf die embryonale Entwicklung vorliegt, sollte Botulinumtoxin A während einer Schwangerschaft nicht angewendet werden.

Außer dem üblichen *Nebenwirkungsspektrum* einer intramuskulären Injektion (Infektionsrisiko, Blutungsrisiko etc.) kann es im Einzelfall bei der Botulinumtoxin-Behandlung aufgrund lokaler Diffusion zu unerwünschten Paresen nichtinjizierter Muskeln kommen. Diese sind zwar ebenso wie die erwünschten Nebenwirkungen vollständig reversibel, können jedoch gelegentlich zu deutlichen kosmetischen (Gesichtsbereich) oder funktionellen Beeinträchtigungen (Dysphagie, Kaumuskelschwäche) führen. Durch Wahl höherer Konzentrationen mit kleineren Injektionsvolumina, möglichst individuell gewählten geringsten Dosierungen und genauer Lokalisation der Injektionspunkte können diese Nebenwirkungen minimiert werden. Bei den im Rahmen der Kopfschmerztherapie auszuwählenden Muskeln sind jedoch unerwünschte Paresen in aller Regel nicht zu erwarten.

Die biologische Aktivität des Toxins wird in Mäuseeinheiten (MU, mouse units) angegeben. Eine MU entspricht dabei der Toxindosis,

C

die nach intraperitonealer Injektion zum Versterben der Hälfte einer bestimmten Mäusepopulation führt (LD_{50}). Die Mouse units der unterschiedlichen Präparate sind nicht unmittelbar vergleichbar, 1 MU Botox® entspricht in der Wirksamkeit etwa 4 MU Dysport®. 2700 MU Botox® entsprechen nach Schätzungen der LD_{50} für Menschen.

Derzeit stehen in Deutschland *zwei verschiedene Handelsformen* von Botulinumtoxin A zur Verfügung:

Botox® (Merz & Co., Frankfurt) wird in einer Ampullengröße zu 100 Units vertrieben. Die noch nicht rekonstituierte Substanz sollte nach Angaben des Herstellers bei –5 °C gelagert werden. Jedoch führt auch die Unterbrechung der Kühlkette für 24 Stunden bei etwa 4–8 °C zu keinem sicheren Wirkverlust.

Dysport® (IPSEN Pharma, Ettlingen) wird in Ampullen zu 500 Units vertrieben und kann im Kühlschrank (4–8 °C) gelagert werden. Die Rekonstitution der Substanz erfolgt durch Zugabe von 0,9 %iger Kochsalzlösung. Nach Rekonstitution sollte die Lösung innerhalb von 4 Stunden verbraucht werden, in gekühltem Zustand (4–8 °C) kann von einer längeren Haltbarkeit ausgegangen werden. Die Rekonstitution mit Lokalanästhetika führt zu keinem Vorteil und sollte daher nicht erfolgen.

Zur Injektion hat sich die Verwendung einer 1-ml-Tuberkulinspritze mit 27- oder 30-G-Kanüle bewährt. Bei höheren Verdünnungen können auch übliche 2- oder 5-ml-Spritzen gewählt werden.

Die Injektionsstrategie sollte möglichst individuell für jeden Patienten festgelegt werden. Erfahrungsgemäß ist durch sorgfältige Aufdeckung von Triggerpoints und deren gezielte Injektionen ein besserer Effekt zu erzielen. Die Therapieergebnisse können durch gleichzeitige EMG-Ableitungen verbessert werden. Diese dienen auch zur Erfassung der Wirksamkeit.

14.11.5 Besonderheiten bei der Anwendung von Botulinumtoxin

Botulinumtoxin A stellt für Patienten mit chronischen Schmerzerkrankungen, insbesondere Migräne und Kopfschmerzen vom Spannungstyp, eine völlig neue Option dar.

Die Anwendung des Wirkstoffes führt nicht zu ZNS-Nebenwirkungen. Gerade Kopfschmerzpatienten leiden oft sehr unter Müdigkeit, Konzentrationsreduktion, Appetitzunahme, Haarausfall und Veränderung der Libido aufgrund der eingesetzten Medikamente. Botulinumtoxin A ist frei von diesen Nebenwirkungen. Organschäden sind bis heute nicht berichtet worden. Die Verträglichkeit und Sicherheit dieser Therapiemaßnahme ist damit außerordentlich hoch. Die Langzeitwirkung über mehrere Monate macht es nicht erforderlich, mehrmals täglich an eine Medikamenteneinnahme zu denken. Bei Wiederholungsinjektionen setzt die Effektivität nicht bei dem Ausgangspunkt der ersten Injektion an, sondern baut auf dem Therapieerfolg der vorhergehenden Behandlung im Sinne eines Treppeneffektes auf. Sind muskulärer Streß, sich selbst unterhaltende Trigger- und Tenderpoints Ursache oder aggravierende Faktoren der Kopfschmerzerkrankungen, kann mit einer einmaligen Behandlung der Chronifizierungszirkel der Schmerzkrankheit aufgebrochen werden. Weitere Behandlungen sind dann nicht mehr erforderlich. In zahlreichen klinischen Studien wird derzeit das neue Einsatzgebiet von Botulinumtoxin A im Bereich der speziellen Schmerztherapie detailliert untersucht. Die bereits jetzt vorliegenden Daten und Erfahrungen eröffnen neue Wege in der Behandlung und der Analyse der Pathomechanismen dieser weitverbreiteten chronischen Schmerzerkrankungen.

Literatur

Bansevicius D, Pareja JA, Sjaastad O (1997) *„Skin roll" („pinch and roll") test: skinfold thickness and tenderness.* Headache 37(5):281–285

Barré JA (1926) *Sur un syndrome sympathique cervical posterieur et sa cause fréquent, l'arthrite cervicale.* Rev Neurol 33:1246–1248

Bartschi-Rochaix W (1968) *Headache of cervical origin.* In: Vinken PJ, Bruyn GW, (eds). *Handbook of clinical neurology. Headache.* Amsterdam: North-Holland (5):192–203.

Berry H (1976) *Psychological aspects of chronic neck pain following hyperextension-flexion strains of the neck.* In: Morley TP (ed). *Current Controversies in neurosurgery.* Philadelphia: WB Saunders: 51–61

Bogduk N, Marsland A (1986) *On the concept of third occipital headache.* J Neurol Neurosurg Psychiatry 49:775–780

Bogduk N, Marsland A (1988) *The cervical zygapophyseal joints as a source of neck pain.* Spine I3:610–17

Brin MF, Swope DM, O'Brian C, Abbasi S, Pogoda JM (2000) *Botox for migraine: double-blind, placebo-controlled region-specific evaluation.* Cephalalgia 20:421–422

Bussone G, Leone M, Peccarisi C et al. (1990) *Double blind comparison of lithium and verapamil in cluster headache prophylaxis.* Headache 30:411–7

Deutsche Migräne- und Kopfschmerzgesellschaft (1994), (Hrsg) *Migräne und andere Kopf- und Gesichtsschmerzen. Therapieempfehlungen der Deutschen Migräne- und Kopfschmerzgesellschaft.* Arcis, München

Diener HC (1994) *„A review of current treatments for migraine."* Eur Neurol 34 (Suppl 2):18–25

Dworkin SF, Burgess JA (1987) *Orofacial pain of psychogenic origin: current concepts and classification.* J Am Dent Assoc 115:565–71

Edmeads J (1988) *The cervical spine and headache.* Neurology 38:1874–1878

Ekbom K, Krabbe A, Micelli G et al. (1995) *Cluster headache attacks treated for up to three months with subcutaneous sumatriptan (6 mg).* Sumatriptan Cluster Headache Long-term Study Group. Cephalalgia 15:230–6

Fahlgren H (1988) *Retropharyngeal tendinitis: three probable cases with an unusually low epicenter.* Cephalalgia 8:105–1 10

Fahlgren R (1986) *Retropharyngeal tendinitis.* Cephalalgia 6:169–174

Ferrari MD, Haan J (1995). *„Acute treatment of migraine attacks."* Curr Opin Neurol 8(3): 237–42

Ferrari MD, Roon KI, Lipton RB, Goadsby PJ (2001). *Oral triptans (serotonin 5-HT (1B/1D) agonists) in acute migraine treatment: a meta-analysis of 53 trials.* Lancet 358:1668–75

Fogan L (1985) *Treatment of cluster headache. A double-blind comparison of oxygen air inhalation.* Arch Neurol 42:362–3

Formisano R, Carletto F, Assenza S et al. (1992) *Tension type headache: a neuropsychological and neurophysiological study.* Ital J Neurol Sci 13:331–6

Fredriksen TA, Fougner R, Tangerud A et al.(1989) *Cervicogenic headache. Radiologic investigations concerning head/neck.* Cephalalgia 9:139–146

Gabai IJ, Spierings EL (1989) *Prophylactic treatment of cluster headache with verapamil.* Headache 29:167–8

Goadsby PJ (1994) *The clinical profile of sumatriptan: cluster headache.* Eur Neurol 34 (Suppl 2) 35–9

Göbel H (1997) *Die Kopfschmerzen. Ursachen, Mechanismen, Diagnostik und Therapie in der Praxis.* Springer, Berlin – Heidelberg – New York – London – Paris – Tokyo – Hong Kong – Barcelona – Budapest

Göbel H, Hamouz V, Hansen C et al. (1994a) *Chronic tension-type headache: amitriptyline reduces clinical headache-duration and experimental pain sensitivity but does not alter pericranial muscle activity readings.* Pain 59:241–9

Göbel H, Petersen Braun M, Soyka D (1994b) *The epidemiology of headache in Germany: a nationwide survey of a representative sample on the basis of the headache classification of the International Headache Society.* Cephalalgia 14:97–106

Göbel H, Czech N, Heinze-Kuhn K, Heinze A, Brenner W, Muhle C, Kampen WU, Henze E (2000) *Evidence of regional protein plasma extravasation in cluster headache using Tc-99m albumin SPECT.* Cephalalgia 20:287

Göbel H, Heinze A, Heinze-Kuhn K, Austermann K (2001) *Botulinum-Toxin A in der Therapie*

C

von Kopfschmerzerkrankungen und perikranialen Schmerzsyndromen. Nervenarzt 72: 261–274

Göbel H, Heinze A, Heinze-Kuhn K, Austermann K (2001) *Botulinum-Toxin A in the treatment of headache syndromes and pericranial pain syndroms.* Pain 91:195–199

Hallett M, Glocker FX, Deuschl G (1994) *Mechanism of action of botulinum toxin.* Ann Neurol 36(3):449–450

Hawkins GW (1962) *Flexion and extension injuries of the cervicocapital joints.* Clin Orthop 24:22–33

Headache Classification Committee of the International Headache Society (1988) *Classification and diagnostic criteria for headache disorders, cranial neuralgias and facial pain.* Cephalalgia 8 (Suppl 7) 1–96.

Hering R, Kuritzky A (1989) *Sodium valproate in the treatment of cluster headache: an open clinical trial.* Cephalalgia 9:195–8

Hobson DE, Gladish DF (1997) *Botulinum toxin injection for cervicogenic headache.* Headache 37(4):253–255

Jaeger B (1989) *Are „cervicogenic" headaches due to myofascial pain and cervical spine dysfunction?* Cephalalgia 9:157–164

Janetta PJ (1985) *Microsurgical management of trigeminal neuralgia.* Arch Neurol 42:800

Kerr FWL, Olafson RA (1961) *Trigeminal and cervical volleys.* Arch Neurol 5:171–178

Kerr FWL (1961) *A mechanism to account for frontal headaches in cases of posterior fossa tumors.* J Neurosurg 18:605–609

Khurana R (1991) *Headache spectrum in Arnold-Chiari malformation.* Headache 31:151–155

Kozma CM, Reeder CE (1995) *„Comparison of the economic, clinical, and humanistic attributes of dihydroergotamine and sumatriptan."* Clin Ther 17(2):315–9.

Krymchantowski AV, Barbosa JS (2000) *Prednisolone as initial treatment of analgesic-induced daily headache.* Cephalalgia 20: 107–113

Lobbezoo F, Tanguay R, Thon MT et al. (1996) *Pain perception in idiopathic cervical dystonia (spasmodic torticollis).* Pain 67(2–3): 483–491

McRae DL (1969) *Bone ahnormalities at the craniospinal junction.* Clin Neurosurg 16:356–375

Olesen J (1994) *„Understanding the biologic basis of migraine."* N Engl J Med 331(25): 1713–4

Olesen J, Schoenen J (1993) *Tension-Type Headache: Classification, Mechanisms and Treatment.* Raven Press, New York, p. 89–94

Peterson D, Austin G, Dayes L (1975) *Headaches associated with discogenic disease of the cervical spine.* Bull Los Angeles Neurol Soc 40: 96–100

Pfaffenrath PV, Dandekar R, Mayer E et al. (1988) *Cervicogenic headache: results of computer-based measurements of cervical spine mobility in 15 patients.* Cephalalgia 8:45–48

Porta M (2000) *A comparative trial of botulinum toxin type A and methylprednisolone for the treatment of myofascial pain syndrome and pain from chronic muscle spasm.* Pain 85 (1–2):101–5

Schoenen J, Gerard P, De Pasqua V et al. (1991) *EMG activity in pericranial muscles during postural variation and mental activity in healthy volunteers and patients with chronic tension type headache.* Headache 31:321–4

Silberstein S, Mathew N, Saper J, Jenkins S (2000) *Botulinum toxin type A as a migraine preventive treatment. For the BOTOX Migraine Clinical Research Group.* Headache 40(6): 445–450

Sjaastad O, Bovim G (1991) *Cervicogenic headache: the differentiation from common migraine. An overview.* Func Neurol 6: 93–100

Sjaastad O, Fredriksen TA, Stolt-Nielsen A et al. (1997) *Cervicogenic headache: a clinical review with special emphasis on therapy.* Funct Neurol 12(6):305–317

Sjaastad O, Fredriksen TA, Pfaffenrath V (1990) *Cervicogenic headache: diagnostic criteria.* Headache 30:725–726

Tfelt Hansen P(1993) *„Sumatriptan for the treatment of migraine attacks – a review of controlled clinical trials."* Cephalalgia 13(4):238–44

Voorhies RM, Sundaresan N (1985) *Tumors of the skull.* In: Wilkins RH, Rengachary SS (eds.) *Neurosurgery.* McGraw-Rill, New York, 984–1001.

Weiss RD, Stern BJ, Goldberg J (1991) *Post-traumatic migraine: chronic migraine precipitated by minor head or neck trauma.* Headache 31:451456

Welch KM (1993) *„Drug therapy of migraine."* N Engl J Med 329(20):1476–83

Wilkinson M (1994) *„Migraine treatment: the British perspective."* Headache 34(8):13–6

Zwart JA (1997) *Neck mobility in different headache disorders.* Headache 37(1):6–11

15 Zielgerichtetes Vorgehen bei Rückenschmerzen

Hans-Raimund Casser

15.1 Einleitung

Rückenschmerzen neigen zu Chronifizierung und haben eine ungünstige Prognose. Deshalb sind zahlreichen Leitlinien im angloamerikanischen und deutschen Raum zum Vorgehen beim Rückenschmerz erarbeitet worden.

Nur eine gezielte Abklärung und Therapie besitzt die Chance, ein erfolgloses, redundantes und aufwendiges Management des Rückenschmerzpatienten zu vermeiden. Insbesondere das Verhalten des Arztes beim Erstkontakt mit dem Rückenschmerzpatienten entscheidet über die weitere Entwicklung. Deshalb sind gerade vom Erstbehandler profunde Kenntnisse in der Diagnostik und Differentialdiagnostik des Rückenschmerzes zu verlangen, inklusive des Erkennens von „red" und „yellow flags". Verzögerungen in der Therapie spezifischer Ursachen, inadäquate Aufklärung des Patienten über funktionelle Störungen und Nichterkennen psychosozialer Zusammenhänge bahnen den Weg zum chronischen Rückenschmerz mit all seinen medizinischen und psychosozialen Folgen.

15.1.1 Definition des Rückenschmerzes

Überblickt man die sich rasant entwikkelnde Literatur, wird deutlich, daß bezüglich der Definition der einzelnen Schmerzformen und Klassifikationen keine Einigkeit besteht und somit erhebliche Interpretationsprobleme und Mißverständnisse vorprogrammiert sind.

Schmerz ist definiert als ein „unangenehmes Sinnesbild bzw. Gefühlserlebnis, das mit aktueller bzw. potentieller Gewebeschädigung verknüpft ist oder mit Begriffen einer solchen Schädigung beschrieben" wird (Merskey 1979, IASP). Bei dieser Definition kommt die Subjektivität des Schmerzerlebnisses zum Ausdruck und die Tatsache, daß möglicherweise auch nicht-somatische Gründe für das Schmerzerlebnis verantwortlich sind.

Noch immer wird die Schmerzdefinition von der Unterscheidung zwischen akut und chronisch geprägt.

Akuter Schmerz steht in direkter Beziehung zu einem peripheren Gewebsschaden. Akuter Schmerz, akute Behinderungen, akutes Schmerzverhalten stehen gewöhnlich im Verhältnis zu den physischen Befunden. Eine entsprechende Therapie kann das zugrundeliegende physische Problem beeinflussen und den akuten Schmerz beenden.

Dagegen besteht beim *chronischen Schmerz*, bei der chronischen Behinderung und dem chronischen Schmerzverhalten zunehmend eine Dissoziation zum physischen Problem, und es gibt wenig Anhaltspunkte für einen zugrundeliegenden morphologischen Schaden, sieht man einmal ab von chronisch-progredienten Leiden, wie neoplastische Prozesse oder eine destruierende chro-

C

nische rheumatoide Arthritis. Der chronische Schmerz hat vielfältige Ursachen und ist dementsprechend nicht monokausal zu erklären. Somatische und psychische Probleme überlagern sich und können kaum voneinander getrennt werden.

Aufgrund von Verlaufsuntersuchungen (v. Korff 1996, Raspe und Kohlmann 1998) mit Nachweis überwiegend chronisch-remittierender Formen des Rückenschmerzes sowie des vollkommen unterschiedlichen Charakters von akuten und chronischen Schmerzen ist eine rein zeitliche Definition, 0–3 Monate Dauer für akuten Schmerz und mehr als 3–6 Monate für einen chronischen Schmerzprozeß, nicht in der Lage, der Dynamik des Schmerzgeschehens, d. h. des therapeutisch äußerst relevanten Übergangs vom akuten zum chronischen Schmerz, gerecht zu werden (Casser et al. 1999).

Der Begriff chronischer Schmerz wird besser erfaßt durch die Charakterisierung seiner *Multidimensionalität,* und zwar der Beeinträchtigung des Patienten auf folgenden Ebenen (Diener 1997):

- physiologisch-organischer Ebene (Mobilitätsverlust und Funktionseinschränkung)
- kognitiv-emotionaler Ebene (Störung von Empfindlichkeit und Stimmung sowie ungünstiges Denkmuster)
- Verhaltensebene (schmerzbezogenes Verhalten)
- sozialer Ebene (Störung der sozialen Interaktion und Behinderung der Arbeit)

Ein derartiger „chronischer Schmerz" kann sich bei einem Patienten durchaus schon nach 6 Wochen entwickeln, während ein anderer Betroffener auch nach 6 Monaten keine derartigen Symptome entwickelt. Es hat sich deshalb als vorteilhaft erwiesen, den Begriff der *„Chronifizierung"* einzuführen, der den dynamischen Prozeß der Verselbständigung des Schmerzes unterstreicht.

Um den Ausprägungsgrad der Chronifizierung besser beurteilen zu können, hat sich bei chronifizierten Schmerzen eine *Einteilung nach Gerbershagen* (Schmitt 1990) nach 4 anamnestisch relativ einfach zu erfassenden Kriterien bewährt (→ Tab.15.1).

Sie berücksichtigt die zeitlichen und räumlichen Aspekte sowie das Medikamenteneinnahmeverhalten und die Patientenkarriere. Nach einem Score werden 3 Chronifizierungsgrade unterschieden, die eine diagnostische Klassifizierung mit therapeutischer Relevanz ermöglichen. Der Chronifizierungsgrad I kann eventuell zur Identifizierung von Risikofaktoren herangezogen werden. Patienten mit dem Chronifizierungsgrad II (mittlere Chronifizierung) und Stadium III (schwere Chronifizierung) benötigen ein interdisziplinäres Vorgehen, d.h. interdisziplinäre Diagnostik und Therapieplanung.

Orthopädischerseits wird hinsichtlich der Schmerzausbreitung unterschieden zwischen einem *lokalen Lumbalsyndrom*, das dem „Simple-Backache" (Waddell 1998) entspricht und soviel wie einfacher, unkomplizierter Rückenschmerz bedeutet. Strahlen die Schmerzen ohne strenge radikuläre Zuordnung in die untere Extremität aus, sprechen wir von *pseudoradikulärer Symptomatik*. Liegt eine *radikuläre Symptomatik* vor, die auf eine Wurzelkompression zurückzuführen ist, sprechen wir von einer Ischialgie, besser Wurzelsyndrom, entsprechend der Ausbreitung und Symptomatik von z. B. L5- oder S1-Syndrom. Dabei können mono- wie auch polyradikuläre Syndrome unterschieden werden. Das Kauda-Syndrom stellt eine besonders schwere Form des polyradikulären lumbalen Wurzelsyndroms dar.

15.2 Epidemiologie

Der Rückenschmerz hat in den westlichen Industrieländern epidemieartige Ausmaße erreicht, die nicht nur ein medizinisches, sondern auch ein politisches und wirtschaftliches Problem darstellen. Aus einer sogenannten „Cost-of-Illness-Study" der Pharmametrics GmbH, Freiburg (1997), geht hervor, daß über 34 Milliarden DM für die Behandlung von Rückenschmerzen allein in Deutschland ausgegeben werden. Dabei machen Kosten für Arztbesuche, Klinikaufenthalte, Rehabilitationsmaßnahmen, medikamentöse und physikalische Therapie weniger als ein Drittel aus (10,2 Milliarden DM). Der größte Anteil (70 %, 23,8 Milliarden DM) resultiert aus indirekten Kosten, insbesondere dem Arbeits- und Produktionsausfall. Dabei wurden noch nicht einmal die Ausgaben für die frühzeitige Berentung berücksichtigt, bei der jeder fünfte Fall auf ein Rückenleiden zurückzuführen ist.

Veröffentlichte Arbeitsunfähigkeits-Fehlzeiten aus dem Jahre 1996 setzen sich zu 31 % aus Erkrankungen im Muskel- und Skelettbereich, gefolgt von Erkrankungen der Atemwege (17 %), Verletzungen und Vergiftung (12 %), Erkrankungen der Verdauungsorgane (7 %) und Herz- und Kreislauferkrankungen (18 %) zusammen (BKK Statistik 1996). 5,7 % sämtlicher Arbeitsunfähigkeitsfälle sind Langzeit-Arbeitsunfähigkeiten. Diese stellen 41,6 % der Fehltage. 9,1 % aller AU-Fälle bzw. 12,3 % aller Arbeitsunfähigkeitstage sind auf die Diagnose Rückenschmerz zurückzuführen. In 87,5 % der Fälle handelt es sich um akute Beschwerden, 12,5 % sind chronisch.

Patienten mit akuten Rückenbeschwerden suchen 1–3mal den Arzt auf, chronisch Rückenleidende 4–9mal und öfter. 76 % lassen sich allgemeinärztlich behandeln, 12 % von einem Spezialisten, weitere 12 % erhalten keine kostenrelevante Therapie (Pharmametrics GmbH 1997). Nach einer Erhebung von Raspe und Kohlmann (Raspe et al. 1994) ergaben sich folgende Prävalenzen von Rückenschmerzen: zum Befragungszeitpunkt 40%, „im letzten Jahr" 70 % und „jemals" 80 %.

Frauen waren in der Regel häufiger betroffen als Männer, Personen im Alter von 55 bis 64 Jahren waren bevorzugt betroffen. Auffällig ist die überzufällige Koinzidenz von Rückenschmerzen mit anderen „rheumatischen" sowie „nicht-rheumatischen" Schmerzen (Raspe et al. 1994).

Während die akute Rückenschmerzattacke als gutartig und kurzfristig angesehen wird (Waddell 1992) und die wenigen chronischen Schmerzfälle (unter 10 %) als die Hauptkostenverursacher angesehen werden, zeigen die relativ wenigen Verlaufsuntersuchungen nach der Primärversorgung (v. Korff et al. 1996, Raspe et al. 1998) ein eher chronisch-remittierendes Muster des Rückenschmerzverlaufes. Eine Einteilung

C

des Schmerzes in akut und chronisch erscheint somit dem zeitlichen Verlauf nicht adäquat zu sein. Ein Drittel der Befragten berichteten über intermittierenden oder persistierenden Schmerz ein Jahr nach Erstmanifestation. In Schweden wird von einer Rückfallquote von 62 % innerhalb eines Jahres berichtet (Berquist-Ullman et al. 1977). Dies zeigt, daß die Anzahl chronifizierungsgefährdeter Rückenschmerzpatienten weit größer ist als bisher angenommen. Waddell et al. (1984) nahmen dies zum Anlaß, die Rolle der Medizin bei der derzeitigen Rückenschmerzepidemie kritisch zu überdenken.

Ein nicht zu unterschätzender Anteil persistierenden Rückenschmerzes wird von psychosozialen Konflikten aus der Arbeitswelt und aus dem Privatleben unterhalten und kann insofern nicht allein medizinisch-somatisch gelöst werden. Nicht der spezifische Rückenschmerz, bedingt durch Frakturen, Tumoren, Infektionen, relevante Bandscheibenvorfälle oder Osteopathien, stellt ein Problem dar, hier hat die Medizin auf konservativem wie auch auf operativem Gebiet große Fortschritte erzielt, sondern der sogenannte „unspezifische Rückenschmerz", d. h. ein Schmerz, der anscheinend kein pathoanatomisches Substrat besitzt. Ist die medizinische Diagnostik nicht in der Lage, die Ursachen zu erkennen? Oder „traumatisieren" unsere diagnostischen und therapeutischen Anstrengungen möglicherweise einen gutartigen bzw. physiologischen Rückenschmerz, d. h. verstärken ihn iatrogen bei einer derzeit ohnehin verstärkten Schmerzwahrnehmung und -bewertung in der Bevölkerung (Waddell 1987)?

15.3 Diagnostik

Bei der Patientenerstvorstellung mit Rückenschmerzen und/oder Beinbeschwerden und Funktionseinschränkung stehen zunächst Anamnese und Schmerzanalyse im Vordergrund. Dabei sind von Bedeutung das Patientenalter, die Dauer und Beschreibung der Symptome, die Auswirkungen auf Aktivitäten und Arbeit sowie das Ansprechen auf die bisherige Therapie. Besondere Aufmerksamkeit sollte dem Erkennen physischer („red flags") und psychosozialer („yellow flags") Warnhinweise geschenkt werden.

Es folgt die klinische Untersuchung, die zunächst aufgrund der unterschiedlichen Genese von Rückenschmerzen eine allgemeine körperliche Untersuchung unter besonderer Berücksichtigung abdominaler, gynäkologischer und urologischer Auffälligkeiten umfassen sollte. Dem folgt eine gezielte LWS-Becken-Bein-Untersuchung, die neben den üblichen Einzelbestandteilen wie Inspektion von Haltung und Gang, Palpation der einzelnen Regionen, Umfangsmessung, Beweglichkeits-Untersuchungen von Gelenken, Muskeltests auf Verkürzung und Kraft und Abklärung neurologischer Symptome auch eine sorgfältige Funktionsuntersuchung mit Hilfe der Manualdiagnostik enthalten sollte. Gerade aufgrund untersuchungstechnischer Defizite werden häufig einfache, den Patienten belastende Funktionsstörungen nicht erkannt und statt dessen strukturelle irrelevante Abweichungen in den bildgebenden Verfahren zur Erklärung der Rückenschmerzen herangezogen bzw. bei Fehlen derselben

Tab. 15.1 Schmerz-Chronifizierungsstadien nach Gerbershagen (Schmitt 1990).

Schmerzstadium nach Gerbershagen:		Wert	Achsensumme		Achsenstadium
1. Zeitliche Aspekte					
Auftretenshäufigkeit:	höchstens 1 x tgl.	1			
	mehrmals tgl.	2			
	dauernd	3			
Dauer:	bis mehrere Stunden	1		3 = I	
	mehrere Stunden	2		4–6 = II	
	länger als eine Woche	3		7–9 = III	
Intensitätswechsel:	häufig	1			
	gelegentlich	2			
	nie	3			
2. Räumliche Aspekte	monolokulär	1		1 = I	
Schmerzbild	bilokulär	2		2 = II	
	multilokulär o. Panalgesie	3		3 = III	
3. Medikamentenverhalten					
Einnahme	unregelmäßiger Gebrauch von max. 2 peripheren Analgetika	1			
	max. 3 periphere Analgetika, davon max. 2 regelmäßig	2		2 = I	
	regelmäßig >2 periphere oder zentral wirkende Analgetika	3		3–4 = II 5–6 = III	
Anzahl der Entzugsbehandlungen	keine	1			
	1	2			
	mehr als 1	3			
4. Patientenkarriere					
Wechsel des persönlichen Arztes	kein	1		4 = I	
	max. 3	2		5–8 = II	
	mehr als 3	3		9–12 = III	
schmerzbedingte KH-Aufenthalte	max. 1	1			
	2 bis 3	2		Addition Achsenstadien (4–12)	
	mehr als 3	3			
schmerzbedingte Operationen	max. 1	1			
	2 bis 3	2			
	mehr als 3	3			
schmerzbedingte Reha-Maßnahmen	keine	1		Gesamt 4–6 = I	
	bis 2	2		7–8 = II	
	mehr als 2	3		9–12 = III	

die Angaben des Patienten zu Unrecht in Zweifel gezogen.

Die Patientenuntersuchung bei Rücken- und/oder Beinschmerzen mit Funktionseinschränkung umfaßt die Anamnese und Schmerzanalyse sowie eine sorgfältige klinische Untersuchung mit Erfassung der „red flags“ und „yellow flags“.

15.3.1 Körperliche Symptome als Warnzeichen („red flags")

Physische Warnzeichen („red flags") für mögliche ernsthafte Grunderkrankungen sind zunächst einmal massive Traumata wie Autounfall oder Sturz aus großer Höhe, die mit einer Fraktur oder Luxation der Wirbelkörper verbunden sein können, sowie auch leichtere Verletzungen oder Verhebetraumata bei älteren, möglicherweise osteoporotischen Patienten, wobei die Adäquanz des Unfallereignisses zu prüfen ist. Ansonsten geben sich aufgrund der meist eindeutigen Anamnese bei traumatologischen Ereignissen keine großen differentialdiagnostischen Schwierigkeiten.

Weiterhin sind Tumorerkrankungen oder Infektionen in Betracht zu ziehen. Gerade bei Rückenschmerzen von Patienten vor dem 20. und nach dem 50. Lebensjahr mit bisheriger unauffälliger Anamnese muß an derartige Veränderungen gedacht werden. Hinweise hierfür können bakterielle Infekte im Urogenitaltrakt, intravenöser Drogenabusus sowie eine immunsuppressive Therapie sein, die zu spinalen Infektionen führen können. Auffällig sind Allgemeinsymptome wie plötzliches Fieber oder unerklärbarer Gewichtsverlust. Charakteristisch hierfür ist die Angabe von Ruheschmerz insbesondere starkem Nachtschmerz im Gegensatz zum mehr belastungsabhängigen Beschwerdebild beim typischen Rückenschmerz. Differentialdiagnostisch müssen neben dem Ausschluß der rheumatoiden Arthritis die Kriterien des Rückenschmerzes vom entzündlichen Typ, wie Krankheitsbeginn vor dem 40. Lebensjahr, schleichender Beginn der Beschwerden, Dauer über mindestens 3 Monate mit Morgensteifigkeit und Besserung bei Bewegung, beachtet werden, die Hinweis für eine weitere Abklärung, z. B. von seronegativen Spondarthritiden, geben, die einer fachärztlichen Abklärung und Behandlung bedürfen.

Beachtet werden sollten auch anamnestische Angaben bezüglich Tumoren in der Vergangenheit (Mamma-, Prostata-, Nieren-, Schilddrüsen-Ca). Nicht selten ist Rückenschmerz erstes Symptom einer Metastase oder eines Plasmozytoms im fortgeschrittenen Lebensalter. Klassische „red flags" sind Symptome des Cauda-equina-Syndroms, die Reithosenanästhesie, plötzliche Blasenfunktionsstörungen, wie häufiger Harndrang oder Überlaufblase, unerwarteter Abfall des Analsphinktertonus, perianale Sensibilitätsverluste sowie schweres progressives neurologisches Defizit der unteren Extremitäten mit motorischem Ausfall der Kniestreckung, der Plantarflexion und/oder der Dorsalflexion. Da in der Regel zu Beginn der Erkrankung nicht das Vollbild einer Querschnittssymptomatik besteht, müssen auch diskrete Untersuchungsbefunde abgeklärt werden, wobei schon bei kleinstem Verdacht eine fachneurologische Abklärung erfolgen sollte.

15.3.2 Psychosoziale Risikofaktoren als Warnhinweise („yellow flags")

Bei der prognostisch ungünstigen Chronifizierung eines Schmerzsyndroms spielen psychosoziale Faktoren häufig eine größere Rolle als physische (Deyo und Diehl 1988, Burton et al. 1995, Gatchel et al. 1995, Klenerman et al. 1995).

Psychosoziale Faktoren sind viel früher von Bedeutung als angenommen und beeinflussen die Reaktion des Patienten auf die Behandlung (Waddell 1992). Es ist also dringend erforderlich, auch bei den ersten Kontakten mit dem Patienten nach psychosozialen Risikofaktoren zu fahnden („yellow flags"), deren Vorliegen den Behandler auf mögliche Langzeitprobleme aufmerksam machen sollte und die Notwendigkeit, sie bei seiner Behandlung einzukalkulieren. Dabei sind spezielle psychotherapeutische Überweisungen nur bei offensichtlichen Psychopathien wie Depression, Angst, Drogenabusus etc. erforderlich oder bei fehlendem Ansprechen der Therapiemaßnahmen (Waddell 1998). Vielmehr ist es zunächst ausreichend, daß der Erstbehandler derartige Faktoren kennt und vermeidet, in Unkenntnis ihrer Bedeutung den Patienten allein auf strukturelle Veränderungen der Wirbelsäule zu fixieren. Einschränkend muß allerdings festgehalten werden, daß es noch keine randomisierten, kontrollierten Studien gibt, die nachweisen, daß psychosoziale Assessments oder Interventionen beim akuten Rückenschmerz den klinischen Verlauf beeinflussen (Waddell 1998).

In der Praxis bietet sich neben anamnestischen Hinweisen die Überprüfung der sogenannten *Waddell-Zeichen* an (Waddell et al. 1980):

- Gesteigerte Empfindlichkeit und untypische Ausbreitung der Schmerzempfindlichkeit im Bereich der Rükken- und Beckenregion.
- Positive Reaktion auf ein Scheinmanöver, indem sanfter Druck auf den Kopf beim stehenden Patienten schmerzhafte Reaktionen auslöst.
- Positives Ablenkungsphänomen, daß beim Strecken des Kniegelenkes im Sitzen der Beinschmerz anders als beim Anheben des gestreckten Beines im Liegen ausbleibt.
- Der Befund, daß sich motorisch oder sensorisch angegebene Defizite nicht einer oder mehreren Wurzel zuordnen lassen (neuroanatomische Prüfung).
- Auffällige Überreaktionen, bei denen der Patient durch Reiben der schmerzhaften Region, durch schmerzgeplagte Mimik, Stöhnen/Ächzen oder starkes Hinken eine übertriebene Reaktion auf den Schmerz vorweist.

Das Vorliegen von drei und mehr Waddell-Zeichen sollte zur verstärkten Beobachtung hinsichtlich psychosozialer Risikofaktoren, ggf. zu therapeutischen Maßnahmen führen. Die Waddell-Zeichen sind nicht dazu geeignet, eine Differenzierung in organische oder nichtorganische Genese des Schmerzes vorzunehmen, was ohnehin nicht dem gemischten Bild der Schmerzsyndrome entspricht.

Sogenannte „yellow flags", wie wir sie in den neuseeländischen Akutrückenschmerz-Leitlinien finden (ACC 1997), äußern sich als pessimistische Einstellung des Patienten gegenüber dem Verlauf der Rückenschmerzen, Schmerzvermeidungsverhalten, Tendenz zur depressiven Verstimmung und Rückzugsverhalten, Bevorzugung passiver Maßnahmen, Renten- und/oder Versicherungsansprüche, Familien- und Arbeitsplatzprobleme sowie ungünstige Diagnose- und Therapieerfahrungen,

C

wobei letztere die Relevanz iatrogener Chronifizierungsfaktoren unterstreichen.

Zur weiteren Abklärung werden häufig bildgebende Verfahren eingesetzt, die häufig zu früh, zu umfangreich oder ohne konkrete Fragestellung durchgeführt werden und mehr zur Verwirrung als zur Klärung des Krankheitsbildes oder des Schmerzortes beitragen. So sollten nativ-radiologische Untersuchungen zunächst nur bei „red flags" in den ersten vier Wochen nach Schmerzbeginn durchgeführt werden, Schrägaufnahmen der Wirbelsäule sind ohnehin routinemäßig nicht indiziert (AHCPR 1994). Bei „red flags" können zusätzlich Szintigraphie, CT und MRT häufig zusätzlich indiziert sein, wobei festzuhalten ist, daß derartige umfangreiche Untersuchungen dem Spezialisten überlassen werden sollten, wenn ohnehin eine ernstere Grunderkrankung vermutet wird. Dieser kann dann die Indikation zum bildgebenden Verfahren, insbesondere auch hinsichtlich der Art und des Umfangs der Bilddiagnostik, weiter präzisieren. Somit wird auch die Zeit zur Vorstellung beim Spezialisten nicht weiter verzögert.

Beachtet werden müssen allerdings forensische Aspekte bei der Durchführung der Chirotherapie, die abweichend von dieser Regelung eine obligate Röntgenuntersuchung zum Ausschluß von chirotherapeutischen Kontraindikationen erfordert.

Zusammenfassend ist also festzuhalten, daß beim Rückenschmerz zwischen einer spezifischen Ursache und/oder einer funktionellen Störung zu differenzieren ist. Hierfür sind eine sorgfältige Erhebung der medizinischen Vorgeschichte, insbesondere eine genaue Schmerzanalyse, eine umfassende, detaillierte klinische Untersuchung inkl. neurologischen Screenings, die Suche nach „red flags" und „yellow flags" und ggf. weitergehende diagnostische Maßnahmen wie Röntgendiagnostik und Labormaßnahmen, insbesondere eine Labor-Basisdiagnostik für Entzündungen, erforderlich. Liegen „red flags" vor, ist eine fachspezifische Weiterbehandlung einzuleiten. Ergibt sich der Verdacht auf eine Wirbelsäulenfraktur, ist eine orthopädische bzw. unfallchirurgische Abklärung erforderlich mit nativ-radiologischer, ggf. auch computertomographischer oder magnetresonanztomographischer Diagnostik. Bei Hinweisen für ein systemisches Geschehen, z. B. Osteoporose oder Skelettmetastasen, ergibt sich ggf. zusätzlich die Indikation für eine Knochenszintigraphie.

Bestehen Hinweise auf einen Tumor oder eine Infektion sind eine umfassende bildgebende Diagnostik (CT, MRT, Mehrphasen-Skelettszintigraphie) einzuleiten sowie Laboruntersuchungen, um den Verdacht zu erhärten bzw. auszuschließen.

Ergeben sich Hinweise für eine Cauda-equina-Symptomatik, ist der neurologische Facharzt sofort hinzuzuziehen, im fortgeschrittenen Fall ist eine sofortige Einweisung in ein Krankenhaus mit neurologischer und mit Schnittbildgebung ausgestatteter radiologischer und wirbelsäulenchirurgischer Abteilung einzuleiten. Ist ein leichtes bis mittelgradiges Defizit nachzuweisen, ist auf jeden Fall eine neurologische Abklärung mit elektrophysiologischer Diagnostik und ggf. auch Bildgebung einzuleiten.

Sollten sich die „red flags" als Hinweiszeichen für eine bedrohliche Wirbelsäulenerkrankung bestätigen, kann die entsprechende Behandlung sofort fachspezifisch eingeleitet und fortgeführt werden. Läßt sich zwar eine ernsthafte Wirbelsäulenerkrankung ausschließen, bestehen allerdings Hinweise für einen nicht vertebragenen Rückenschmerz, z. B. bedingt durch gynäkologische, urologische oder internistische Erkrankungen, ist auch hier die entsprechende Fachdisziplin hinzuziehen.

15.3.2 Diagnostik psychologischer Risikofaktoren

Zur Aufdeckung psychologischer Risikofaktoren ist sicherlich eine ausführliche Schmerzanamnese unverzichtbar. Dabei sollte dem Pat. durchaus Zeit gegeben werden, eine „Landkarte" der Beschwerden zu entwerfen. Der Untersucher kann hier ersten Einblick in die psychosoziale Situation des Patienten gewinnen. Auf jeden Fall sollte der Untersucher, ggf. durch Nachfragen, folgende 7 Schmerzkategorien abklären (Egle et al. 1999):

- Lokalisation und Ausstrahlung
- Qualität
- Quantität bzw. Intensität
- Zeitpunkt des Auftretens und zeitlicher Verlauf bis heute
- Umstände, unter denen das Symptom auftritt
- Umstände, unter denen es sich verbessert
- Zusammenhang mit anderen Beschwerden, Begleitsymptome

Des weiteren interessieren die „Altanamnese", die Familien- und Entwicklungsanamnese und die jetzigen Lebensumstände, privat und am Arbeitsplatz. Es ist durchaus empfehlenswert, diese „biographische Anamnese für Schmerzpatienten" strukturiert durchzuführen, um wichtige Aspekte nicht zu vergessen. Erfahrungen des Untersuchers in interventioneller Gesprächstechnik sind für das entscheidende Erstgespräch und die Effizienz einer derartigen Anamnese von ausschlaggebender Bedeutung.

Psychische Beeinträchtigungen auf der emotionalen Ebene, z. B. in Form einer depressiven Symptomatik, liegen bei Schmerzpatienten häufig vor. Diese wird neben der psychologischen Anamnese durch ökonomische *Fragebögen* (BDI, ADS, DS) erhoben und kann als Indikation für die Erweiterung des Behandlungsplans angesehen werden. Die Beziehungen zwischen depressiver Symptomatik und Schmerzgeschehen können sich äußerst komplex gestalten: Soziales Rückzugsverhalten, Kognitionen der Hilfs- und Hoffnungslosigkeit und Gefühle der Niedergeschlagenheit können auch als Reaktionen auf die Schmerzen aufgefaßt werden und über den Mechanismus der Aufmerksamkeitslenkung diese in den Vordergrund stellen.

Eine entscheidende Bedeutung kommt nach den Ergebnissen der Göttinger Arbeitsgruppe der Überzeugung des Patienten zu, im alltäglichen Leben durch die Schmerzen unterschiedlich stark behindert zu sein. Dieses subjektive Beeinträchtigungserleben *(„Disability")* kann über ein VAS-Rating in bezug auf die subjektive Beeinträchtigung und über standardisierte Fragebögen (PDI, FFbH) mit erfaßt werden. Die „Disability" scheint ein Faktor zu sein, der in seiner Ausprägung und Modifizierbarkeit den Behandlungserfolg wesentlich mitbestimmt.

C

Ungünstige Schmerzverarbeitungsprozesse werden zum Teil noch kontrovers diskutiert. So können sich nach Hasenbring (1992) massive *Durchhaltestrategien*, eine Tendenz zur Vermeidung sozialer und körperlicher Aktivitäten negativ auf die Chronifizierung auswirken. Diese Strategien können ebenfalls über Testinventare (z. B. KSI) erfragt werden.

Hinsichtlich der Prognostik der Wiederherstellung der Arbeitstätigkeit wurden als Prädiktoren in unterschiedlichen Untersuchungen die vor der Behandlung abgegebene Selbsteinschätzung des Patienten über ihre vermutliche Rückkehr an den Arbeitsplatz evaluiert sowie die Rentensituation (Frage nach der Rentenabsicht, befristete Zeitrente) und die Dauer der *Arbeitsunfähigkeit*. Die genannten Faktoren lassen sich sowohl in der Anamnese als auch durch schriftliche Items in Fragebögen explorieren.

Übereinstimmend zeigt sich in der Literatur, daß sich eine Kombination somatischer, psychologischer und sozialer Aspekte für die Vorhersage der Chronizität und möglicher Behandlungserfolge anbietet und aus psychologischer Sicht über standardisierte Interviewleitfäden und Testinterventare, die zum Teil auch in computergestützten Verfahren vorliegen (z. B. DGSS, STK), erfassen und auswerten läßt.

Die Erfassung psychologischer Risikofaktoren der Schmerzchronifizierung eignet sich nicht nur für die *konservative orthopädische Behandlung*, sondern besonders auch für die Abschätzung des Operationserfolges und sollte deshalb Eingang in die präoperative Diagnostik erhalten. Bei entsprechenden organisatorischen Voraussetzungen ist die Erfassung psychologischer Risikofaktoren in der Praxis durchaus realisierbar, setzt allerdings ein entsprechendes Interesse und eine ernsthafte Beschäftigung mit diesem Thema voraus. Die interdisziplinäre Zusammenarbeit mit einem Psychologen oder Psychotherapeuten ist bei Nachweis o.g. Risikofaktoren neben einer zielgerechten somatischen Therapie die Basis für eine erfolgreiche Schmerztherapie. Voraussetzung ist selbstverständlich, daß der Patient *rechtzeitig beim orthopädischen Schmerztherapeuten* vorgestellt wird und die Weichen für eine Berücksichtigung psychologischer Risikofaktoren von Anfang an und nicht erst in der Sackgasse offensichtlicher somatischer Therapieresistenz gestellt werden.

Der Umgang mit chronifizierten Schmerzbildern in der Orthopädie erfordert ein standardisiertes und strukturiertes Vorgehen. In der Orthopädischen Klinik Staffelstein hat sich dabei seit 1996 folgende Dokumentation in Anlehnung an den Schmerzfragebogen der DGSS bewährt (Kraus et al. 1999):

Basis ist die orthopädische Schmerzanamnese und Befunderhebung in Form des Schmerzfragebogens; dabei werden neben den schmerztherapeutischen Basisvariablen auch psychosoziale Parameter erhoben. Bereits in der Erstuntersuchung wird der Chronifizierungsgrad nach Gerbershagen bestimmt. Die Messung der Schmerzintensität erfolgt in Form einer Numerischen Rating-Skala (NRS).

Die Schmerztopographie und die Schmerzausstrahlung werden in einem Körperschema dargestellt. Zur kontinuierlichen Registrierung des Schmerzverlaufes erhalten die Patienten ein

Schmerztagebuch, das für die Dauer des stationären Aufenthaltes geführt wird. Zur erweiterten Diagnostik und Erfassung multidimensionaler somatischer, psychologischer und sozialer Faktoren werden folgende psychometrische Testverfahren durchgeführt:

- die sensorische und affektive Schmerzempfindungsskala (SES)
- die Allgemeine Depressivitätsskala (ADS)
- der Pain Disability Index (PDI)
- der Fragebogen zur Erfassung kognitiver Reaktionen auf Schmerz und Schmerzverarbeitung (KRSS)
- die Beschwerdeliste (BL)

Diese Verfahren zeichnen sich durch eine hohe Reliabilität und Validität aus.

15.4 Therapie

Bei Nachweis spezifischer Ursachen des Rückenschmerzes wie Infektion, Tumoren, Bandscheibenvorfall, spinale Enge etc. ist die Überweisung zum Spezialisten, ggf. auch sofort zu einer operativen Abteilung gegeben. Auch bildgebende Verfahren sollten vom Fachspezialisten durchgeführt werden, um überflüssige diagnostische Maßnahmen gerade im bildgebenden Bereich zu vermeiden und die Überweisung zum Spezialisten nicht zu verzögern.

Wie schon erwähnt, ist der größte Teil der Rückenschmerzen nicht strukturell zu erklären, so daß zunächst eine symptomatische Therapie zur Schmerzlinderung, aber auch zur Prophylaxe eingeleitet werden muß. Dabei ist das Aufklärungsgespräch durch den Arzt für den Patienten schon eine wichtige therapeutische Maßnahme, um den Patienten zu beruhigen und für seine weitere Lebensführung wichtige Ratschläge zu geben. Zur Beschwerdelinderung werden Analgetika wie Paracetamol und auch NSAR-Präparate empfohlen, wobei auf die Komplikationsgefahr im Gastrointestinaltrakt und im Nierenhaushalt hingewiesen werden muß. Die neu auf den Markt gekommenen Cox-2-Hemmer scheinen diese Nebenwirkungen deutlich zu reduzieren. Bettruhe sollte möglichst nicht verordnet werden. Statt dessen sollte eine weitgehende Beibehaltung oder schrittweise Wiederaufnahme der täglichen Arbeit gefördert werden. Begleitende Maßnahmen wie Stufenbettlagerung, Wärmeanwendungen, Einreibungen und warme Bäder sind empfehlenswert. Manuelle Therapie (Chirotherapie) ist bei akuten Rükkenschmerzen ohne radikuläre Symptomatik innerhalb der ersten 4 bis 6 Wochen bei entsprechender Indikation (Blockierung) nachgewiesenermaßen erfolgversprechend, ebenso die Krankengymnastik bei subakuten oder rezidivierenden Beschwerden.

Bei erheblicher Beschwerdesymptomatik ist auch die vorübergehende Gabe von Opiaten indiziert. Gezielte Nervenblockaden, Facettengelenkinjektionen und bei therapieresistenten radikulären Beschwerden auch epidurale Injektionen sind bei entsprechender Symptomatik erfolgreich und vermeiden ein Aufschaukeln der Symptomatik. Orthetische Maßnahmen sind nur bei spezifischen Erkrankungen in Absprache mit dem Facharzt zu verordnen.

Gerade nach einer Erstmanifestation von Rückenschmerzen spielen die sekundärpräventiven Maßnahmen eine bedeutende Rolle. Dazu gehören die Information über die gute Prognose des Rückenschmerzes, die frühzeitige Bewegungsschulung und Belastungserprobung sowie die Bevorzugung aktiver Therapiemaßnahmen. Dazu gehören auch edukative Maßnahmen wie Verhaltensschulung („Rückenschule"), Beratung zu Aktivitätsänderungen und gezielte Arbeitsplatztherapie.

Vermieden werden sollten auf jeden Fall eine mangelhafte Information des Patienten über den gutartigen Verlauf der Erkrankung, die Überbewertung radiologischer Befunde, eine zu lange Krankschreibung, die Verordnung vorwiegend passiver therapeutischer Maßnahmen, die Vernachlässigung prophylaktischer Maßnahmen und die unreflektierte Verschreibung und Applikation von Medikamenten über längere Zeiträume. Von Anfang an sollte psychosozialen Faktoren Bedeutung beigemessen werden.

Das primäre Behandlungsziel sollte zunächst nicht auf die vollständige Schmerzbefreiung gerichtet sein, sondern in erster Linie auf eine *Schmerzlinderung* und eine *Funktionswiederherstellung*. Konzentriert sich die Behandlung nur auf die Schmerzlinderung, d.h. Verordnung von Analgetika und passiver physikalischer Maßnahmen, ist das Rezidiv aufgrund des weiterhin existierenden Funktionsdefizits vorprogrammiert. Treten psychosoziale Aspekte von Anfang an oder im weiteren Verlauf in den Vordergrund, müssen sie baldmöglichst angesprochen und gegebenenfalls einer professionellen Psychotherapie unterzogen werden.

Wichtig ist die Erkenntnis, daß die Rolle des Arztes und Therapeuten als Heiler zurücktritt hinter seine ursprüngliche Rolle als Berater, der die Patienten unterstützt, mit ihren Problemen selbst zurechtzukommen. Die Rolle des Patienten muß sich entsprechend ändern von einer passiven Behandlungsempfängerrolle zu einer aktiven Übernahme der Verantwortlichkeit. Das Schmerzmanagement muß sich vom Prinzip der Schonung lösen und *zur aktiven Rehabilitation und Funktionswiederherstellung* entwickeln. Dies erfordert Änderungen beim Arzt, beim Patienten und bei der Gesellschaft. Die Ärzte können sich auf keinen Fall von der primären Verantwortlichkeit zurückziehen, weder als Behandler noch als Informant der Gesellschaft für ein neues Krankheitsverständnis (Waddell 1987).

Befindet sich ein Patient bereits im Chronifizierungsstadium II oder III, erfordert die oben genannte Komplexität des Krankheitsbildes ein interdisziplinäres, multimodales Therapieprogramm, das sowohl somatische wie auch psychotherapeutische Aspekte beinhaltet. Dazu gehören medikamentöse, physio- und psychotherapeutische Behandlungsmaßnahmen. Dabei bedeutet interdisziplinäre Zusammenarbeit im Gegensatz zu multidisziplinärer Zusammenarbeit die Erweiterung des eigenen Fachwissens um die darüber hinausgehenden Grundkenntnisse kooperierender Fachrichtungen, gemeinsame Sprache, enge und häufige Kommunikation und gemeinsame Philosophie aller beteiligten Disziplinen. Es geht somit nicht nur um zeitlich parallele, sondern auch um eine inhaltlich koordinierte Zusammenarbeit für und am einzelnen Patienten (Nilges 1999).

C

15.5 Prognose und Wirksamkeit verschiedener Therapiekonzepte

Eine Metaanalyse der Wirksamkeit multimodaler, interdisziplinärer Therapiekonzepte für Patienten mit chronischem Rückenschmerz zeigte eine signifikante Überlegenheit gegenüber monomodalen Therapieversuchen, d. h. Einzelmaßnahmen wie Krankengymnastik oder medikamentöse Therapie allein. Die Verbesserungen zeigten sich sowohl in bezug auf die Schmerzintensität und Stimmungslage als auch in psychosozialen Variablen wie Arbeitsfähigkeit und Häufigkeit von nachfolgenden Arztkonsultationen. Zudem schienen die erzielten Ergebnisse auch über den Nachschauzeitraum stabil zu sein (Flor et al. 1992).

Die Ergebnisse der bisher überwiegend ambulant durchgeführten Studien (Mayer u. Gatchel 1991, Hildebrandt et al. 1996, Keel 1996) weisen auf einen zunehmenden Einfluß nicht-medizinischer Faktoren für den Erfolg der Therapie hin. Die Selbsteinschätzung des Patienten erwies sich als Hauptkriterium für die Erfolgsvorhersage einer Therapie (Pfingsten et al. 1997).

Im *stationären Bereich* entwickelten wir ein interdisziplinäres, multimodales Therapieprogramm, das wir bei fortgeschrittenem chronifiziertem Rückenschmerz (Chronifizierungsgrade II und III) im Rahmen eines stationären Aufenthaltes durchführen und anhand einer Pilotstudie evaluierten (Casser et al. 1999). Neben einer exakten Schmerzanalyse und dem Ausschluß relevanter struktureller Wirbelsäulenerkrankungen wurde die Entwicklung des Schmerzes und der bedeutendsten psychometrischen Meßparameter ausgewertet. Obwohl 42 % der Patienten dem prognostisch als sehr ungünstig eingestuften Chronifizierungsgrad III entstammten, zeigte sich eine hochsignifikante Verbesserung aller Parameter nicht nur am Entlassungstag, sondern auch 3–4 Monate nach Entlassung zu Hause. Dies kam besonders in einer Verbesserung der subjektiven Behinderungseinschätzung (Pain Disability Index, PDI, Tait et al. 1990) zum Ausdruck, die sogar im poststationären Zeitraum noch eine Verbesserungstendenz erkennen ließ. Die erreichten Ergebnisse unseres Konzeptes müssen aufgrund methodischer Schwächen und zu kurzer Nachuntersuchungszeiträume sicherlich vorsichtig interpretiert werden. Sie ermutigen uns aber, chronifizierten Schmerzpatienten trotz des Mehraufwandes gegenüber traditionellen Rehabilitationsmaßnahmen ein multimodales, interdisziplinäres Programm anzubieten.

Die Loslösung von einem ausschließlich somatisch geprägten Erklärungsmodell des Schmerzes läßt sich, abgeschirmt von den Spannungen in Beruf und Familie, im stationären Bereich nach unseren Erfahrungen besser als ambulant verwirklichen. Die Vorteile des stationären Konzeptes liegen neben der Möglichkeit einer hohen Therapiehäufigkeit bzw. sinnvollen Abfolge mit Ruhe- und Entspannungsphasen in der ständigen Verfügbarkeit sowohl des Patienten als auch der Ärzte und Therapeuten mit kurzen und schnellen Wegen des interdisziplinären Austauschs sowie in der Tatsache, daß es sich um ein intensives, einschneidendes Erlebnis handelt mit größtmöglicher Chance einer Bewußtseinsänderung (Keel 1998).

Der stationäre Aufenthalt dient dem Anstoß zu einer veränderten Einstellung des Patienten gegenüber dem Schmerzgeschehen und der Anleitung zu einem möglichst selbständigen Therapiemanagement. Die Durchführung der weiteren Schmerztherapie kann dann ambulant ärztlich, psycho- und physiotherapeutisch erfolgreich fortgesetzt werden, vorausgesetzt, es bestehen entsprechende Möglichkeiten. Das körperliche Erfolgserlebnis, das im Widerspruch zu dem subjektiven Beeinträchtigungserleben (disability) steht, wird in erster Linie durch die körperlichen Anteile der Behandlung (Krankengymnastik, Kraft- und Ausdauertraining) erreicht. Sporttherapeutische Interventionen verknüpfen pädagogische Aspekte mit funktionsorientiertem Training.

Es darf nicht verkannt werden, daß ein anhaltender Behandlungserfolg in erheblichem Maße von dem häuslichen Umfeld, aber auch von den gesundheits- und sozialpolitischen Verhältnissen abhängt, worauf die unterschiedlichen Ergebnisse multimodaler Therapiestudien in den USA und Europa hindeuten (Linton und Bradley 1992).

Die Tatsache, daß die Prognose bei chronifiziertem Rückenschmerz in fortgeschrittenem Stadium zunehmend ungünstiger wird (Gerbershagen 1992) und der Einfluß therapeutischer Maßnahmen begrenzt ist, lenkt das Interesse auf die Prävention derartiger Zustände, so daß der Erforschung der Ursachen des Chronifizierungsprozesses große Bedeutung zukommt.

15.6 Stufenschema für Diagnostik und Therapie des Rückenschmerzes

Ziel einer effektiven Rückenschmerzbehandlung ist es, frühzeitig Chronifizierungsfaktoren zu identifizieren und die Chronifizierung zu verhindern.

Aus diesem Grunde hat die Internationale Gesellschaft für Orthopädische Schmerztherapie (IGOST) einen Algorithmus (→ Abb. 15.1) auf 3 Ebenen entwickelt, denen ein entsprechendes diagnostisches und therapeutisches Niveau zugeordnet ist. Sollte dieses nicht erfüllt werden können bzw. ausreichen, muß die nächsthöhere Therapieebene eingeleitet werden.

Erste Behandlungsebene: Als Erstbehandler gilt der Arzt, den der Patient wegen seiner Rückenbeschwerden aufsucht und der aus seinem Fachgebiet heraus eine Abklärung durchführt. Aufgrund der mittlerweile bekannten Chronifizierungsrisiken muß vom Erstbehandler verlangt werden, eine kompetente klinische Struktur- und Funktionsanalyse durchzuführen, d.h., er muß nicht nur in der Lage sein, Alarmsymptome zu erkennen, z.B. ein Kaudasyndrom, das eine sofortige Operationsindikation darstellt, oder schwerwiegende Hinweise wie pathologische Leberwerte, abnormer Gewichtsverlust, Knochendestruktion, Karzinom- und Infektionsanamnese, andauernde Steroidgabe oder auch inadäquates Verhalten (Spitzer et al. 1987), die sofort einer weiteren Abklärung bedürfen. Er muß auch in der Lage sein, beim sogenannten gutartigen einfachen Rückenschmerz Dysfunktionen zu erkennen und diese sofort

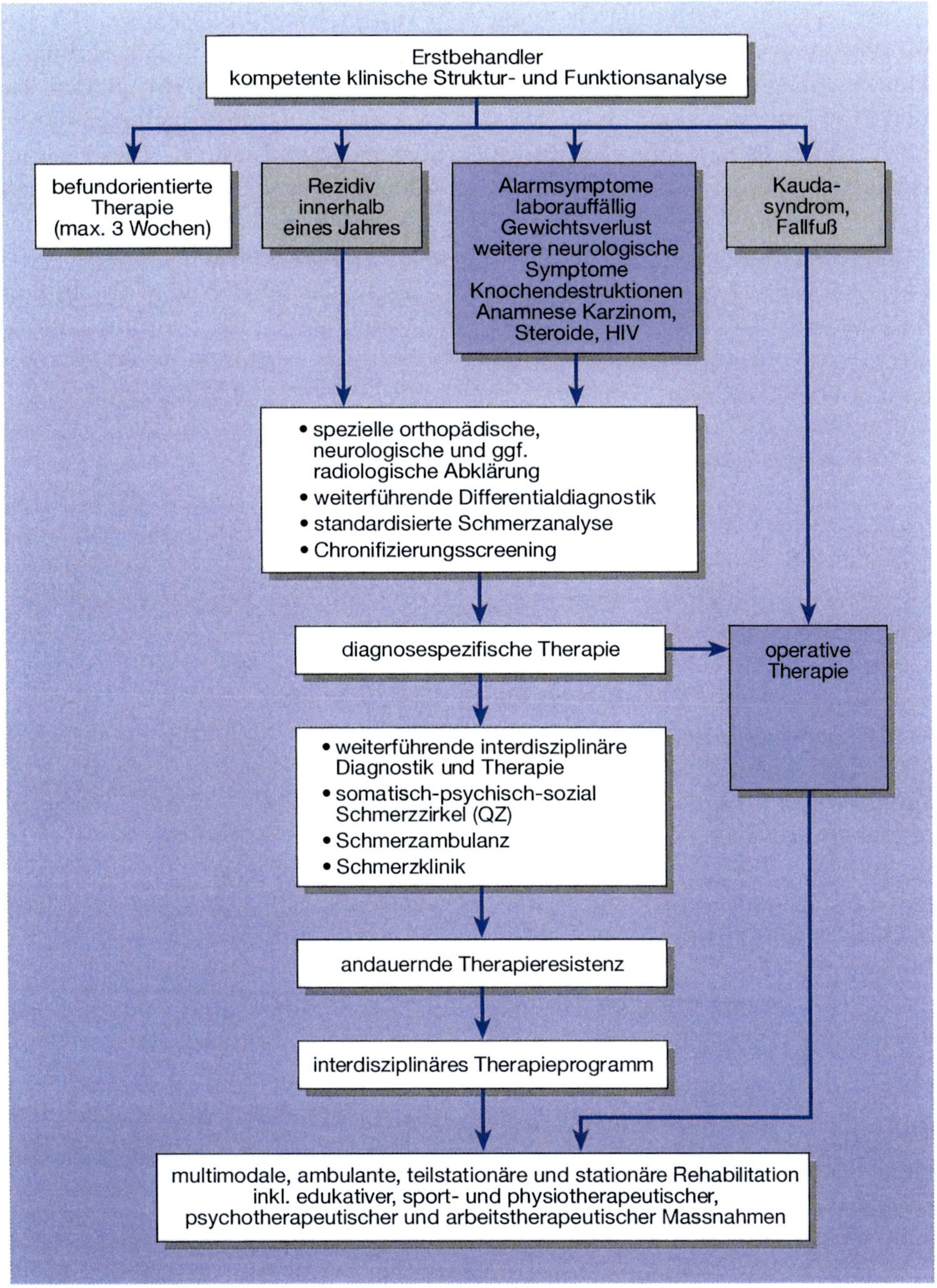

Abb. 15.1 IGOST-Stufenschema zum Management des Rückenschmerzes (modifiziert nach Casser 2000).

gezielt anzugehen. Dies bedarf besonderer Erkenntnisse und Erfahrungen in der Untersuchungstechnik der Wirbelsäule und ihrer Interpretation. Dazu gehört auch ein kurzes Screening der Risikofaktoren für die Schmerzchronifizierung.

Sollte der Erstbehandler nicht über entsprechende Kompetenz verfügen bzw. sollten Unsicherheiten bestehen oder die Erstbehandlung nicht anschlagen, ist umgehend eine weiterführende Diagnostik und Therapie einzuleiten.

Zweite Behandlungsebene: Diese Ebene kann sich sofort oder nach maximal 3 Wochen der ersten Ebene anschließen. Hierzu gehört neben einer Überprüfung der klinischen Struktur- und Funktionsanalyse eine weiterführende Diagnostik, vorzugsweise beim schmerztherapeutisch erfahrenen Orthopäden, Neurologen und Radiologen. Neben speziellen orthopädischen Testverfahren ist hier in erster Linie an neurologische (Elektrophysiologie) und radiologische (MRT, CT) Diagnostik gedacht. Aber auch weitere differentialdiagnostische Abklärung beim Psychotherapeuten sowie Angiologen, Chirurgen, Internisten, Gynäkologen und Urologen sind gegebenenfalls erforderlich.

Maximal drei Wochen wird dann eine entsprechende konsequente, gezielte konservative Therapie durchgeführt, vorausgesetzt, es besteht keine OP-Indikation.

Wie auf Ebene 1 muß auch hier ein Effektivitätsnachweis gefordert werden, und zwar nach maximal 3 Wochen. Sollte dieser negativ ausfallen, ist eine weiterführende interdisziplinäre Diagnostik und Therapie einzuleiten.

Dritte Behandlungsebene: Der Patient ist jetzt in ein interdisziplinäres Behandlungsprogramm einzuführen, das zwar aufwendiger ist, aber einen hohen Effektivitätsgrad aufweist. Dies kann im Rahmen eines schmerztherapeutischen Qualitätszirkels, einer Schmerzambulanz oder Schmerzklinik erfolgen.

Auch hier wird erneut die Option einer operativen Intervention geprüft. Sollte sich hierfür keine Indikation ergeben, wird ein interdisziplinäres Behandlungsprogramm aufgebaut, indem Ärzte, Psychotherapeuten und Physiotherapeuten, aber auch Berufshelfer und Sozialarbeiter eng zusammenarbeiten. In höheren Chronifizierungsgraden (II und III) bieten sich hierfür spezialisierte Rehabilitationskliniken an, die über die personellen und apparativen Voraussetzungen unter einem Dach verfügen. Auch in dieser Stufe ist erst recht bei therapierefraktären Verläufen eine ständige Überprüfung von Diagnose und Therapie erforderlich.

Das Stufenschema mit straffen zeitlichen Vorgaben beabsichtigt, möglichst sofort eine Abklärung herbeizuführen und effektive Therapiemaßnahmen einzuleiten. Voraussetzung hierfür ist neben der *Schmerz- eine kompetente klinische Struktur- und Funktionsanalyse,* die Weichteil- und Knochenverhältnisse umfaßt und auch Dysfunktionen wie Gelenkblockierungen, Muskeldysbalancen und Triggerpunkte erkennt, die sich in der Regel nicht durch bildgebende Verfahren nachweisen lassen. Computer- und Magnetresonanztomographie können eine manualdiagnostische Untersuchung nicht ersetzen und führen ohne klinische Anhaltspunkte häufig zu Fehlschlüssen. Werden darüber hinaus von

Anfang an und nicht erst nach frustranen therapeutischen Anstrengungen psychosoziale Faktoren bei der medizinischen Führung des Patienten berücksichtigt und behandelt, dürfte bei entsprechender Kompetenz des Behandlers eine wirksame Verbesserung im Schmerzmanagement unserer Patienten erreichbar sein.

Bedenkt man die Belastung des Patienten durch Rückenbeschwerden und die enorme volkswirtschaftliche Belastung durch Arbeitsunfähigkeitstage, ist ein abwartendes Verhalten bei der Komplexität und Rezidivfreudigkeit des Rückenschmerzes nicht zu vertreten.

Die Begriffe „einfacher" oder gar „unspezifischer" Rückenschmerz wird den komplexen Ursachen und Folgeerscheinungen eines Großteils der Rückenschmerzen nicht gerecht. Statt dieser sollte eine Arbeitsdiagnose gefunden werden, welche die Art des Beschwerdebildes, die Lokalisation, das Funktionsdefizit und psychosoziale Faktoren erfaßt und eine adäquate Diagnostik und gezielte Therapie erlaubt (MASK-S und -P, Hasenbring et al. 1990). Damit kann einerseits übertriebenen diagnostischen und therapeutischen Maßnahmen, aber auch einer Unterschätzung des Rückenschmerzes verbunden mit therapeutischem Nihilismus vorgebeugt werden. Auch die fehlende Vergleichbarkeit der kaum noch zu überblickenden Literatur zum Thema Rückenschmerz erfordert dringend eine *Präzisierung der Diagnose „Rückenschmerz"*.

Der diagnostischen Ersteinschätzung des Rückenschmerzes kommt somit eine entscheidende Weichenstellung zu, die vom Erstbehandler ein Höchstmaß von differentialdiagnostischer Kompetenz verlangt.

Literatur

ACC (1997) *Accident Rehabilitation & Compensation Insurance Corporation of New Zealand and the National Health Committee*, Wellington, NZ, New Zealand

AHCPR (1994) *Acute low back problems in adults.* Agency for Health Care Policy and Research, US Department of Health and Human Services, Rockville MD, Clinical Practice Guideline Number 14

Arzneimittelkommission der deutschen Ärzteschaft (2000) *Handlungsleitlinie Kreuzschmerzen aus Empfehlungen zur Therapie von Kreuzschmerzen*, Arzneiverordnung in der Praxis, Sonderheft 2. Auflage Juli

Berquist-Ullman M, Larsson U (1977) *Acute low back pain in industry*, Acta Orthop Scand [Suppl] 170 1

Burton AK, Tillotson M, Main CJ, Hollis S (1995) *Psychosocial predictors of outcome in acute and subchronic low back trouble*, Spine 20: 722–728

Casser H R (2000) *Der „einfache" Rückenschmerz*, Med Orth Tech 120 45–52

Casser H.-R., Riedel T, Schrembs C, Ingenhorst A, Kühnau D (1999) *Das multimodale interdisziplinäre Therapieprogramm beim chronifizierenden Rückenschmerz*, Orthopäde 28 946 bis 957

CSAG (1994) *Clinical Standards Advisory Group Report*, HMSO, London

Denner A (1998) *Analyse und Training der wirbelsäulenstabilisierenden Muskulatur*, Springer, Berlin – Heidelberg – New York

Deyo RA, Diehl AK (1988) *Psychosocial predictors of disability in patients with low back pain*, Journal of Rheumatology 15:1557–1564

Diener HC (1997) *Schmerzbegriff*. In: Diener HC, Meier C (Hrsg) *Das Schmerztherapiebuch*. Urban & Schwarzenberg, München – Wien – Baltimore S 4

Egle UT, Derra C, Nix WA, Schwab (1999) (Hrsg) *Spezielle Schmerztherapie* Schattauer, Stuttgart

Flor H, Fydrich T, Turk DC (1992) *Efficacy of multidisciplinary pain treatment centers: a metaanalytic review*. Pain 49:221–230

Gatchel RJ, Polatin PB, Mayer TG (1995) *The dominant role of psychosocial risk factors in the development of chronic low back disability*, Spine 20:2702–2709

Gerbershagen HU (1992) *Konzept einer multidisziplinären Schmerzklinik*. Anästhesiol Intensivmed Notfallmed Schmerztherap 27:377–380

Hasenbring M (1992) *Chronifizierung bandscheibenbedingter Schmerzen.* In: Hasenbring M (Hrsg) Schattauer, Stuttgart

Hasenbring M, Marienfeld G, Ahrens S, Soyka D (1990) *Chronifizierende Faktoren bei Patienten mit Schmerzen durch einen lumbalen Bandscheibenvorfall.* Der Schmerz 3:138–150

Hildebrandt J, Pfingsten M, Franz C, Seeger D, Saur P (1996) *Das Göttinger Rücken Intensiv Programm (GRIP) Teil 1: Ergebnisse im Überblick.* Schmerz 10:190–203

Keel P (1996) *Multizentrisches Interventionsprojekt zur funktionellen Wiederherstellung von Patienten mit lumbalen Rückenschmerzen durch ein integriertes, sportmedizinisch orientiertes Behandlungsprogramm.* In: Keel P, Perini C, Schütz-Petitjean D (Hrsg) *Chronifizierung von Rückenschmerzen.* Eular, Basel

Keel P (1998) *Das Schweizer Modell: Ergebnisse des nationalen Forschungsprogrammes 26 B (Chronifizierung von Rückenschmerzen).* In: Pfingsten M, Hildebrandt J (Hrsg) *Chronischer Rückenschmerz.* Huber, Bern – Göttingen – Toronto – Seattle, S 183

Klenerman L, Slade P D, Stanley I M (1995) *The prediction of chronicity in patients with an acute attack of low back pain in a general practice setting,* Spine 20:278–484

Kraus M, Casser H-R, Schrembs C (1999) *Praktikable Dokumentationssysteme unter dem Gesichtspunkt der Qualitätssicherung im Rahmen der orthopädischen Schmerztherapie.* Orthopädische Praxis 35:751–755

Liebig K, Schlabeck M, Lang E (1998) *Rückenschmerzmanual Mittelfranken*

Linton SJ, Bradley LA (1992) *An 18-month follow-up of a secondary prevention program for back pain.* Clin J Pain 8:227–236

Mayer TG, Gatchel RJ (1991) *Functional restoration for spinal disorders: The sports medicine approach.* Lea & Febiger, Philadelphia

Merskey H (1979) *Painterms: a list with definitions and notes on usage.* IASP subcommittee on taxonomy. Pain 6:249–252

Nilges P (1999) *Ergebnisse und Indikationen einer interdisziplinären Schmerztherapie – eine Literaturanalyse.* Der Schmerz 13 (Suppl. 1):15

Pfingsten M, Hildebrandt J, Leibing E, Franz C, Saur P (1997) *Effectiveness of a multimodal treatment program for chronic low-back pain.* Pain 73:77–85

Pfingsten M, Hildebrandt J, Saur P, Franz C, Seeger D (1997) *Das Göttinger Rücken Intensiv Programm (GRIP) Teil 4: Prognostik und Fazit.* Der Schmerz 11:30–41

Pharmametrics GmbH (1997) *Was kostet uns der Rücken? Analyse der Krankheitskosten bei Rückenschmerzen (Cost of illness Studie).* Pharmametrics Freiburg

Raspe H, Kohlmann T (1994) *Population surveys for disorders characterized by pain: A methodological review.* J Epidemiol Commun Health 48:531–537

Raspe H, Kohlmann T (1998) *Die aktuelle Rückenschmerz-Epidemie.* In: Pfingsten M, Hildebrandt I (Hrsg) Chron. Rückenschmerz, Huber, Bern – Göttingen – Toronto – Seattle S 20–33

Raspe H, Kohlmann T, Deck R (1994) *Back Pain – More than pain in the back.* Br J Rheumatol 33:19

Raspe H, Kohlmann T (1998) *Die aktuelle Rückenschmerz-Epidemie.* In: Pfingsten M, Hildebrandt I (Hrsg): *Chron. Rückenschmerz.* Huber, Bern – Göttingen – Toronto – Seattle 20–33

RCGP (1996) *Clinical guidelines for the management of acute low back pain. Royal College of General Practitioners, London*

Riedel T, Casser HR, Schrembs C (1999) *Ergebnisse des multimodalen Therapiekonzeptes beim chronischen Schmerz in der Orthopädischen Klinik.* Orthop. Praxis 35:478–487

Schiltenwolf M, Seemann H *Screening von Chronifizierungsbogen* (in Vorbereitung)

Schmitt N (1990) *The Mainz Pain Staging System (MPSS) for Chronic Pain.* Pain (Suppl) 5:484

Spitzer WO (1987) *Scientific approach to the assessment and management of activity-related spinal disorders: A monograph for clinicians.* Report of the Quebec Task Force on Spinal Disorders, Spine 12:1–59

Tait RC, Chibnall JT, Krause S (1990) *The pain disability index: psychometric properties.* Pain 40:171

von Korff M, Saunders K (1996) *The course of back pain in primary care,* Spine 21:2833 bis 2839

Waddell G (1987) *A new clinical model for the treatment of low-back pain.* Spine 12:634

Waddell G (1992) *Biopsychosocial analysis of low back pain,* Bailliere's Clin Rheumatol 6: 523–557

Waddell G (1998) *The Back Pain Revolution,* Churchill Livingstone, Edinburgh

Waddell G, Main CJ, Morris EW (1984) *Chronic low back pain, psychological distress and illness behavior.* Spine 9: 209

Waddell G, McCulloch J A, Kummel E, Venner R M (1980) *Non-organic physical signs in low back pain,* Spine 5: 117–12

C

16 Rückenschmerzen und Schmerzen am Bewegungsapparat

Achim Refisch und Ulrich Happe

16.1 Bandscheibenbedingte Wurzelreizsyndrome

Achim Refisch

16.1.1 Anamnese

Der Begriff Wurzelreizsyndrom setzt voraus, daß es distal des Myelons zu einer Schädigung der Nervenwurzel gekommen ist. Die Diagnose einer Nervenwurzelläsion sollte zunächst ausschließlich anamnestisch und klinisch gestellt werden. Hierzu gehört die Angabe einer neuralgischen Schmerzkomponente mit plötzlichem Beginn, eng umschriebener Schmerzausbreitung, die in den allermeisten Fällen dermatombezogen verläuft. Weiterhin eine als stechend, brennend beschriebene, unerträgliche Schmerzempfindung (Refisch, 1989) (→ Tab. 16.1).

16.1.2 Klinik

Klinisch kommt es, in unterschiedlicher Ausprägung zur Hyperpathie oder Hyposensibilität im als schmerzhaft angegebenen Dermatom. Auch wurzelbezogene Reflexabschwächungen bzw. Ausfälle und muskuläre Kraftdefizite bzw. im späteren Stadium auch Atrophien können klinisch führend sein (→ Abb. 16.1). Bei akuten Wurzelreizsyndromen findet sich häufig eine antalgische Fehlhaltung und/oder eine Ischiadikus-Entlastungshaltung.

Aufgrund des unterschiedlichen therapeutischen Vorgehens ist es außerordentlich wichtig, die sogenannten „pseudoradikulären Wurzelreizsyndrome" von den „radikulären Wurzelreizsyndromen" abzugrenzen (Refisch, 1989).

16.1.3 Ursachen von Wurzelläsionen

Ursachen einer Wurzelläsion können knöcherne Kompressionssyndrome und neurogene Pathologien der Nervenwurzel selbst sein. Nach übereinstimmender Literaturmeinung sind Bandscheibenvorfälle die häufigste Ursache akuter Wurzelläsionen. Nach den Veröffentlichungen der letzten Jahre, vor allen Dingen in „Spine", scheint es sich herauszukristallisieren, daß die Ursache der Wurzelaffektionen nicht so sehr in der Kompression des Nervengewebes selbst liegt, sondern offensichtlich in einer Freisetzung von Immunmodulatoren und Entzündungsmediatoren aus sequestriertem Bandscheibengewebe zu suchen ist.

16.1.4 Bildgebende Diagnostik

Durch die erwähnten neueren Erkenntnisse zur Pathophysiologie wird evident, daß bildgebende radiologische Diagnoseverfahren nur von untergeordneter Bedeutung sind. Anamnese, klini-

	Pseudoradikuläres Syndrom	Radikuläres Syndrom
Beginn	chronisch schleichend	abrupt, heftig
Schmerzcharakter	dumpf, diffus (oft beidseitige Ausstrahlung)	dermatombezogen (meist einseitig)
Schmerzauslösung	durch längere statische Belastungen auszulösen (Sitzen, Stehen)	bewegungsabhängig und/oder durch Husten, Pressen oder Niesen
Schmerzfreiheit	durch Entlastung (sofort)	durch Entlastung (sofort)

Tab. 16.1 Anamnestische Hinweise für ein pseudoradikuläres und radikuläres Syndrom.

sche Symptomatik und neurophysiologische Diagnoseverfahren haben einen höheren Stellenwert.

Dies deckt sich mit der aus Studien und klinischer Erfahrung gemachten Beobachtung, daß die Befunde des CT oder NMR relativ häufig nicht mit der klinischen Symptomatik korrelieren (Boden et al., 1990; Boos et al., 1995).

Aus dem Lumbalbereich liegen Studien vor, die in einer klinisch stummen, gesunden Population in einem relativ hohen Prozentsatz kernspintomographisch den Befund eines Prolapses nachweisen konnten (Boden et al., 1990). Auch im HWS-Bereich konnten Boos et al. (1995) nachweisen, daß bei 63% der asymptomatischen Studienteilnehmer einer Kontrollgruppe der gleiche NMR-Befund nachzuweisen war wie in der Gruppe der Patienten mit einer klinisch symptomatischen „minor disc herniation". Auch Schellhas et al. (1996) konnten zeigen, daß bandscheibenbedingte Zervikobrachialgien nicht mit den NMR-Befunden korrelieren.

Vor dem Hintergrund der soeben geschilderten Zusammenhänge muß die bei Radiologen nicht selten zu beobachtende Praxis, den Patienten mit unqualifizierten Aussagen zur Operationsindikation oder ähnlichem zu verunsichern, äußerst kritisch hinterfragt werden. Kügelgen ist uneingeschränkt beizupflichten, wenn er sagt, daß die bildgebenden apparativen Untersuchungsverfahren unzuverlässig sind und selbst nachgewiesene Bandscheibenvorfälle nicht beweisen, daß es sich im vorliegenden klinischen Einzelfall um eine Wurzelläsionssymptomatik handelt (Kügelgen, 1989). Diese Differentialdiagnose kann nur eine sachgerechte anamnestische und klinische Exploration leisten.

Die bereits erwähnte Problematik der im Sinne der Klinik falsch positiven radiologischen Befunde bleibt bei einer Fixierung auf bildgebende pathomorphologische Substrate völlig unberücksichtigt. Offensichtlich ist Radiologen, die diesem Irrtum unterliegen, unbekannt, daß die Beschreibung eines die Nervenwurzel komprimierenden Bandscheibenvorfalles nicht zwingend und notwendigerweise eine klinisch nachweisbare Läsion zur Folge hat.

Die im Alltag häufig zu machende Beobachtung, daß Radiologen die konsiliarische bildgebende Diagnostik dazu nutzen, dem Patienten computertomographisch gesteuerte Wurzelumflutungen o.ä. anzubieten, sollte zur Überprüfung der Überweisungsgewohnheiten führen. Die bessere Wirksamkeit dieses Verfahrens im Vergleich zur nicht CT-gesteuerten Wurzelumflutung ist nach

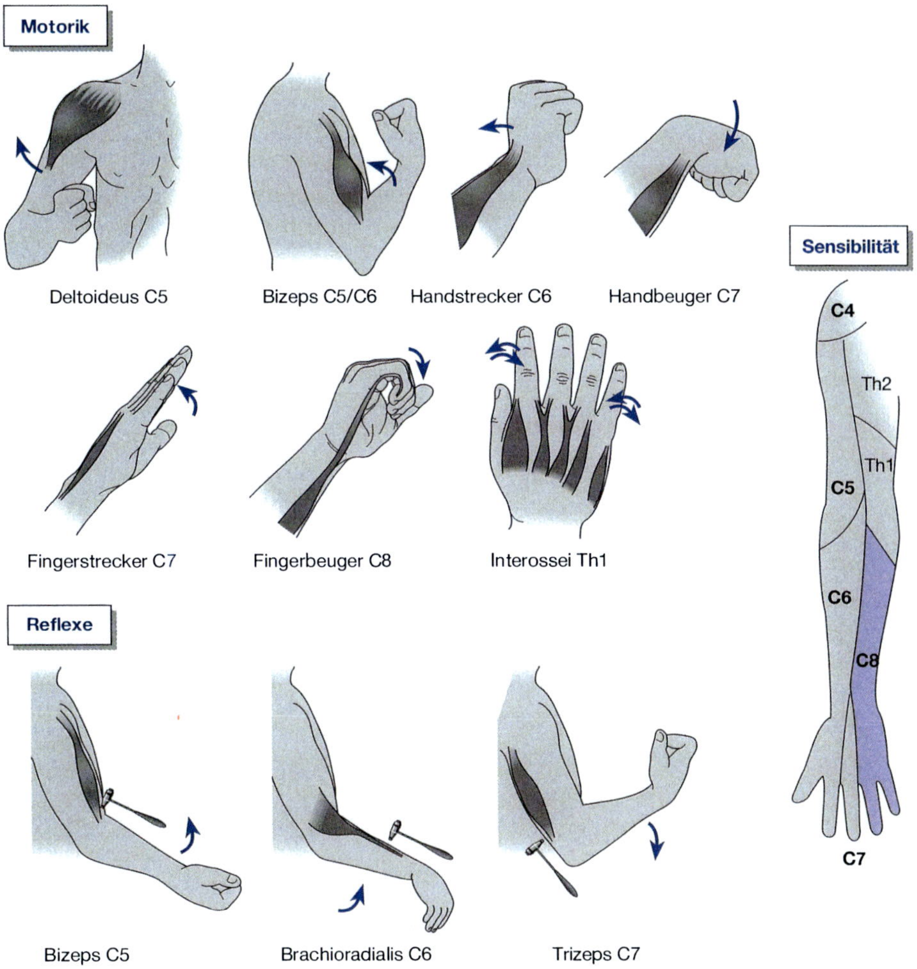

Abb. 16.1 Übersicht über Kernmuskeln und Kernreflexe sowie Sensibilitätsstörungen bei radikulären Syndromen der oberen Extremität (nach Hoppenfeld, 1980).

meinem Kenntnisstand bisher nicht erbracht. Neben der Forderung nach wissenschaftlichen Studien, die dieser Frage nachgehen, ist von einer vermeidbaren Strahlenbelastung und unnötigen Kostensteigerungen auszugehen.

Grundsätzlich sollten bildgebende radiologische Verfahren bei akuten Wurzelreizsyndromen, mit Ausstrahlung in die Extremität, nicht am Beginn der konservativen Behandlung stehen. Diese Verfahren sollten eher dem operativ tätigen Kollegen zur Orientierung über den zu erwartenden Operationssitus vorbehalten bleiben oder in therapieresistenten Fällen als ergänzende Informationsquelle erwogen werden. Ein solches Vorgehen würde bei der Flut von veranlaßten bildgebenden Verfahren nicht nur zu einer erheblichen Kostenreduktion, sondern vor allem auch zu einer optimierten Patientencompliance und Vermeidung einer unnötigen Patientenverunsicherung führen. Allerdings müßte gewährleistet sein, daß die meinungsbestimmenden Gutachter unter forensischen Aspekten eine restriktivere Handhabung der bildgebenden Diagnostik bei Wurzelläsionen mittragen.

16.1.5 Neurophysiologische Differentialdiagnostik

Vorteile der neurophysiologischen Untersuchungsmethoden

Der neurophysiologischen Zusatzdiagnostik kommt eine wesentlich höhere Bedeutung zu als der bildgebenden. Ihr Einsatz macht nicht nur Sinn, um zur Diagnosefindung beizutragen, sondern auch um die Schwere der Läsion (Prozeßdynamik) abzuschätzen. Hinzu kommt, daß die neurophysiologischen Untersuchungsmaßnahmen ohne großen Aufwand risikolos für den Patienten durchführbar sind.

Elektromyographie

Die neurophysiologische Unterschungstechnik der Wahl ist nach wie vor die Elektromyographie. Bei akuten Wurzelläsionen finden sich nach ca. 2 Wochen Fibrillationen und positive scharfe Wellen, die auch als Spontanaktivität hörbar sind. Da zunächst bei akuten Wurzelläsionen Klinik und Anamnese führend sind, um einen konservativen Behandlungsversuch zu initiieren, ist die diagnostische Latenz dieses funktionellen Untersuchungsverfahren kein großes Handicap. Weiterhin hilft dieses Untersuchungsverfahren, alte Nervenwurzelläsionen von akuten zu differenzieren. Ältere Nervenwurzelläsionen weisen allenfalls vereinzelt Fibrillationen, jedoch keine positiven scharfen Wellen als Zeichen der Spontanaktivität auf. Statt dessen kennzeichnen sie eine vermehrte Polyphasierate und erhöhte Muskelaktionspotentiale, die sich durch den Ausfall einzelner Muskelfasern oder ganzer motorischer Einheiten erklären. Ein weiterer Vorteil des EMG liegt in der Möglichkeit, über sogenannte Reinnervationspotentiale auch zur Prognose zuverlässige Aussagen machen zu können. Auch bei der Frage nach einer Rezidivbandscheibenerkrankung könnte im EMG zweifelsfrei eine efferente Wurzelläsion nachgewiesen und eine adäquate Verlaufsbeurteilung abgegeben werden. Ein Gadolinium-NMR beschreibt hingegen nur die Topographie und liefert keine funktionellen oder dynamischen Befunde.

F-Wellen-Diagnostik

Der sogenannten F-Wellen-Diagnostik kommt nur eine untergeordnete Bedeutung zu (Jörg und Hennen, 1989). Im Seitenvergleich können zwar mit der F-Wellen-Diagnostik bei bandscheibenbedingten Wurzelläsionen pathologische Seitendifferenzen gefunden werden. Bei monoradikulären Syndromen sind jedoch im Normbereich gelegene F-Wellen-Latenzen ohne Seitendifferenz keine Seltenheit, so daß Normalbefunde nicht gegen eine Wurzelschädigung sprechen. Auch über das Alter der ggf. nachzuweisenden Läsionen ist keine Aussage möglich (Jörg und Hennen, 1989).

Somatisch evozierte Potentiale

Die somatisch evozierten Potentiale (SEP), ob nun als Dermatom-SEP oder

Nervenstamm-SEP, hätten bei pathologischen Befunden lediglich den theoretischen Vorteil, von Beginn an die Schädigung der Nervenwurzel nachweisen zu können. Insgesamt ist ihre diagnostische Aussagefähigkeit bei zervikalen Wurzelläsionen stark umstritten (Jörg und Hennen, 1989). Ebenso wie bei der F-Wellen-Diagnostik finden sich nicht selten falsch negative Befunde (Jörg und Hennen, 1989). Lediglich eine 1992 in „Spine" veröffentlichte Arbeit von Kotani et al. berichtet, daß sensibel evozierte Potentiale nicht im peripheren Dermatom, sondern über den Dornfortsätzen C3, C5 und C7 ausgelöst bei 55 Personen negative Wellen verursachten, die eine exakte Differenzierung zwischen einer radikulären und einer myelogenen Pathologie möglich machen sollen. Allerdings lag auch hier der Prozentsatz der falsch negativen Befunde bei zervikaler Wurzelläsion bei knapp 25 %. So stellt sich die Frage, ob SEP in der Lage sind, Myelopathien klinisch ausreichend sicher von monoradikulären Wurzelläsionen zu differenzieren.

Skapulohumeraler Reflex

1993 wurde in „Spine" ein klinischer Test veröffentlicht, der zervikale Myelopathien auch im schwierigen Bereich C1–C4 einer klinischen Diagnostik zugänglich machen soll (Shimizu et al., 1993). Während Medullakompressionssymptomatiken im Hirnstamm und ab C5 klinisch gut zu diagnostizieren sind, soll durch Beklopfen der mittleren Schulterblattgräte und des Akromions eine Abduktion des Oberarmes ausgelöst werden. Dieser Test soll pathognomonisch für eine zervikale Myelopathie C1–C4 sein, wenn im Sinne der Hyperaktivität eine deutlich sichtbare Abduktion des Armes auslösbar ist (Shimizu et al., 1993).

Magnetstimulation

Die Magnetstimulation des zentralen und peripheren Nervensystems ist eine relativ neue Methode, um die bisher neurophysiologisch nicht oder nur indirekt zugänglichen zentralen und proximalen motorischen Leitungsbahnen einer Untersuchung zuzuführen.

Derzeit liegen nur vereinzelt Untersuchungen zur diagnostischen Anwendung bei Wurzelreizsyndromen vor (Wehling et al., 1996). Folgt man den Ausführungen Wehlings, sollte das Verfahren gerade bei Wurzelläsionen aufgrund der reproduzierbaren Ergebnisse vermehrt angewandt werden (Wehling et al., 1996). Andere Autoren (Herdmann et al., 1989) weisen daraufhin, daß nur erfahrene Untersucher die erforderliche optimale Stimulations- und Ableittechnik so beherrschen, daß reproduzierbare und somit klinisch diagnostisch verwertbare Ergebnisse möglich werden.

Zusammenfassend handelt es sich um ein neues, sehr interessantes Untersuchungsverfahren, das uns Einblicke in die Neurophysiologie gestattet, die zuvor nicht vorstellbar waren. Die Wertigkeit dieses Verfahrens ist bei adäquater Anwendung sehr hoch einzuschätzen (Wehling et al., 1996). Da die vegetativ efferenten Fasern weiter distal, z. B. für den Arm erst ab Th3, entspringen, kommt es bei Wurzelläsionen, anders als bei peripheren Nervenschäden, nicht zu einer Störung der Schweißsekretion. Insofern kann der Ninhydrintest bei der Differenzierung zwischen peripheren Nervenläsionen und Nervenwurzelläsionen hilfreich sein.

Differentialdiagnostische Abgrenzung peripherer Nervenkompressionssyndrome

Eine schwierig abzugrenzende Differentialdiagnose der akuten Wurzelläsion sind die peripheren Nervenkompressionssyndrome. Schmerzausstrahlung und neurologischer Befund können durchaus einem Wurzelläsionssyndrom ähneln. Zur Unterscheidung kann zum einen die bereits erwähnte erhaltene sympathische Versorgung beim Wurzelreizsyndrom dienen. Bei weiter peripher gelegenen Nervenschädigungen wird die sympathische Bahn mitgeschädigt, die Haut ist glatt und trocken im betroffenen Areal. Zum anderen hilft bei solchen Fragestellungen neben der bereits erwähnten Differenzierung durch das EMG die sensible und motorische Nervenleitgeschwindigkeit des in Frage kommenden peripheren Nervs.

Häufig muß eine *Schädigung des N. ulnaris* (zumeist im Sulcus ulnaris oder in der Guyon-Loge) von einem C8-Syndrom oder eine L5-Läsion von einem Peroneusschaden differenziert werden; oder ein Karpaltunnelsyndrom von einem Wurzelläsionssyndrom C6. Im EMG sollten Muskeln untersucht werden, die eine Differenzierung zwischen peripherem Nervenschaden und Wurzelläsionen erlauben, z.B. den Glutaeus medius, der zwar L5-versorgt ist, aber nicht dem Peroneus zugeordnet ist wie die Fußflexoren, die gleichzeitig auch dem L5-Versorgungsgebiet entsprechen.

Für das *Karpaltunnelsyndrom* ist es typisch, aber nicht obligat, daß nächtlich betonte Schmerzen in einem großen Teil der Fälle beidseitig auftreten. Die Schmerzen treten beim über den N. medianus fortgeleiteten Karpaltunnelsyndrom nicht nur im sensibel versorgten Handareal auf, sondern können retrograd bis in die Schulter und sogar bis in die HWS aufsteigen. Diese Symptomatik kann aber nicht nur auf eine reine Medianusschädigung hinweisen, sondern auch durch das gleichzeitige Vorliegen einer Wurzelläsion ausgelöst werden. Solche sogenannten *Double-crush-Syndrome* wurden erstmals von McComas et al. 1973 beschrieben. Dies ist ein erster Hinweis darauf, wie wichtig die diagnostische Mobilisation des Nervensystems sein kann. Auf diese relativ neuen Behandlungs- und Diagnosetechniken, die in Australien aus der Manualmedizin entwickelt wurden (Butler, 1995 a), werde ich im therapeutischen Teil der Ausführungen etwas näher eingehen. Auch andere Autoren weisen auf die häufige Koexistenz von Karpaltunnelsyndromen und zervikalen Radikulopathien hin (Butler, 1995 b; Massey et al. 1986; Ostermann, 1986; Pfeffer, 1986).

Neben einer subtilen Diagnostik nach den Kriterien der Mobilisation des Nervensystems hilft auch bei diesen Befunden eine gezielte neurophysiologische Diagnostik weiter. Darüber hinaus kann auch die Differentialdiagnose zwischen einer neuralgischen Schulteramyotrophie und einem C5-Wurzelläsionssyndrom gelegentlich Schwierigkeiten bereiten.

Zusammenfassung

Zusammengefaßt kann mit Hilfe der elektrophysiologischen Untersuchungsmethoden folgendes festgestellt werden:

- Ausmaß einer Wurzelschädigung mit Abgrenzung einer Wurzelausfallsymptomatik von einem pseudoradikulären Wurzelreizsyndrom
- Lokalisation des Schädigungsortes
- Beurteilung des Alters einer Wurzelschädigung
- differentialdiagnostische Abgrenzung gegen periphere Nervenschäden (Jörg und Hennen, 1989).

Die Vorzüge dieses diagnostischen Verfahrens auf funktioneller Basis legen es nahe, dcr Neurophysiologie einen höheren Stellenwert in der orthopädischen Diagnostik einzuräumen.

16.1.6 Schmerztherapie des akuten Wurzelreizsyndroms

→ Tab. 16.2

Behandlungskonzepte

Beim akuten Wurzelreizsyndrom existieren unterschiedliche Behandlungskonzepte. Weitgehend unstrittig ist, daß die analgetische Behandlung die erste Priorität hat. Ebenso besteht weitgehender Konsens über eine primär konservative Behandlung für einen Zeitraum von ca. 2–3 Wochen. Zur Untermauerung dieser Feststellung sei auf Zahlen aus „Spine“ verwiesen, wo in einer Studie von 37 konservativ behandelten Patienten mit einer zervikalen Diskushernie lediglich 2 Patienten eine operative Diskektomie vornehmen lassen mußten (Maigne und Deligne, 1994). Für den Lumbalbereich liegen ähnliche Ergebnisse vor. So berichtet z. B. Yukawa (1997) von Regressionen und teilweise völligem Verschwinden von Bandscheibenvorfällen bei halbjährlich angefertigten Kernspintomographien über einen Beobachtungszeitraum von durchschnittlich 30 Monaten. Auch Kiyoshi (1998) berichtet über ähnliche Ergebnisse.

Allgemein bestehen jedoch erhebliche Diskrepanzen bei den Therapiekonzepten. Stellvertretend für das Fachgebiet der Neurologie sei hier Kügelgen (1989) zitiert, der bei bandscheibenvorfallbedingten zervikalen Wurzelläsionen eine konsequente Fixierung und Entlastung der Halswirbelsäule, strenge Bettruhe, unterstützt durch Muskelrelaxanzien und Analgetika, sowie isometrische Spannungsübungen im Bett für 3 Wochen empfiehlt.

Hierzu sind einige kritische Anmerkungen nötig. Eine 3wöchige strenge Bettruhe hat erhebliche negative Auswirkungen auf das gesamte Bewegungssystem. Die Effizienz dieser Behandlungsform konnte in keiner wissenschaftlichen Studie bisher nachgewiesen werden. Im LWS-Bereich bereits vorliegende Studien zum Effekt der Bettruhe weisen keinen „Benefit“ dieser Behandlungsform nach (Zdeblick, 1995). Im Gegenteil, Patienten mit längerer Bettruhe kehrten später an den Arbeitsplatz zurück als Vergleichsgruppen (Deyo et al., 1996). Die enorme Kostenintensität einer 3wöchigen stationären Behandlung ist andererseits evident. Häufig fehlen bei neurologischen Behandlungsschemata invasive analgetisch wirksame Injektionstechniken, weil sie entweder nicht beherrscht oder für zu gefährlich gehalten werden. Untersuchungen belegen jedoch eindeutig, daß invasive Injektionstechniken entgegen emotionalen Ressentiments eine erstaunlich geringe Komplikationsrate haben (Krämer

Tab. 16.2
Therapieempfehlungen bei akuten Wurzelläsionen.

zwingend notwendig Analgesie • z.B. Wurzelumflutung • Stellatumblockade • NSAR • Cortisoninfusionen • Cortisoninstillation epidural • ggf. abends Tranquilizer, Muskelrelaxanzien
Angstabbau • sachgerechte ausführliche Aufklärung, die auf die individuellen Sorgen und Lebensumstände des Patienten eingeht
empfehlenswert • manuelle Extension • KG-Haltungskorrektur • KG-Mobilisation des Nervensystems • BGM • analgetische Elektrotherapie, z.B. TENS, gepulste Mittelfrequenz, Diadynamik usw. • Orthese (intermittierend)
nicht empfehlenswert • Krankengymnastik (außer den aufgeführten Formen) • klassische Massage • Antidepressiva
kontraindiziert Manipulationen der manuellen Medizin bei therapierefraktären Schmerzen trotz 2–3wöchiger konservativer Behandlung Indikation zur OP

et al., 1994). In den von Krämer und Bernau beschriebenen Techniken sind sie gefahrlos einsetzbar und einer alleinigen oralen analgetischen Therapie überlegen. Gerade die gezielte Wurzelumflutung kann als verlängerter diagnostischer Finger evtl. differentialdiagnostische Unsicherheiten beseitigen. Die Stellatum- und die lumbale Grenzstrangblockade sind in der Lage, die über das vegetative Nervensystem vermittelte Schmerzkomponente zu beseitigen und zu einer verbesserten Durchblutung der jeweiligen Wirbelsäulenregion beizutragen. Somit empfiehlt sich die Kombination aus Nervenwurzelblockade und einer der beiden o.g. Injektionstechniken (Reischauer, 1956).

Die Bedeutung der Immunologie bei radikulären Syndromen möchte ich besonders herausstellen. Forschungsergebnisse der vergangenen Jahre zeigen, daß das Nervensystem und das Immunsystem nicht komplett unabhängig voneinander sind. So wird in der Umgebung der Nervenwurzel eine Reihe von Zytokinen von phagozytierenden und Antigen-präsentierenden Zellen des Immunsystems freigesetzt, die eine bedeutende Rolle im Ablauf der Immunreaktion in der Umgebung der Nervenwurzel spielen. Sie vermögen die

Physiologie der afferenten und efferenten Neurone entweder indirekt oder direkt an der Zellmembran zu beeinflussen (Interleukin-1-Beta, Interleukin-6 und Interleukin-8 bewirken eine Algesie in verschiedenen Tiermodellen) (Wehling, 1998). Pathologische und klinische Untersuchungen belegen, daß anatomische Verbindungen zwischen degeneriertem Nucleus pulposus und Nervenwurzel existieren. Komponenten des Nukleus, wie die Phospholipase A_2 und Zytokine, treten aus der degenerierten Bandscheibe aus und verursachen eine chemische Radikulitis. Diese manifestiert sich im CT oder NMR häufig als einseitig gut sichtbare, entzündlich vergrößerte, ödematös aufgequollene Nervenwurzel.

Steroide

Seit Jahren ist bekannt, daß Steroide den Effekt der Zytokine hemmen. In diesem Kontext haben wir mit einer 5-tägigen Infusionstherapie mit 25 mg Cortison, die ohne ausschleichendes Absetzen beendet werden kann, sehr gute Erfahrungen gemacht.

Bei Bedarf kann nach einer 1wöchigen Pause eine zweite Infusionsserie erwogen werden. Eine Cushing-Symptomatik ließ sich bei einer großen Zahl solcher Therapien bisher nicht beobachten.

Auch die epidurale oder ggf. epidurale sakrale Instillation von Kortikosteroiden kann erwogen werden. Dabei ist jedoch noch nicht endgültig geklärt, ob kristalline Depotkortikosteroide mit Langzeitwirkung nicht zu Mikrotraumatisierungen der feinen Nervengewebe führen oder ob besser nichtkristalline Kortikosteroide verwendet werden sollten, die allerdings keine Langzeitwirkung haben. Die Wirkung der Kortikosteroide basiert teilweise auf der Hemmung der Phospholipase A_2, was die Ausschüttung der Arachidonsäure verhindert und die nachfolgende Prostaglandin- und Leukotrienproduktion reduziert. Die Erkenntnis, daß Entzündungsmediatoren bei Schmerzzuständen von Nervenwurzeln beteiligt sind und die Schmerzempfindung modulieren können, führte zu einer intensiv betriebenen Suche nach und der Entwicklung von hochspezifischen Rezeptorantagonisten. So sind weitere antiinflammatorische Substanzen in der Entwicklung, die die Prostaglandin-, Bradykinin-, Substanz-P- und Interleukin-1-Beta-Synthese hemmen sollen. Ein natürlich vorkommender Antagonist des Interleukin-1 existiert in Form eines Proteins, welches von Monozyten sezerniert wird (Interleukin-1 ra). Darüber hinaus sind eine Reihe von Phytopharmaka bekannt, die die Wirkung des Interleukin-1 in vitro zu hemmen vermögen. Alle diese Substanzen befinden sich derzeit jedoch noch im Experimentalstadium. Gleichwohl darf man aufgrund der theoretischen Grundlagen in Zukunft von ihnen einen Therapiefortschritt erwarten.

Um keine chronifizierten Schmerzwege im Sinne der Neuroplastizität zu bahnen, halten wir eine kontinuierliche orale Schmerzmitteleinnahme, möglichst schon vor dem Auftreten einer evtl. Schmerzzunahme, für erforderlich. Hierbei haben Antiphlogistika gegenüber Analgetika den Vorteil der additiven entzündungshemmenden Komponente. Wegen der häufig nachts auftretenden Schmerzverstärkung mit entsprechenden Schlafstörungen kann abends die Gabe von Muskelrelaxanzien unter dem Aspekt ihrer valiumvergleichbaren Eigenschaften sinnvoll sein. Antidepressiva und andere hochpotente Psychopharmaka erscheinen uns im Regelfall aus vielschichtigen Gründen nicht indiziert zu sein (z. B. langsamer Wirkeintritt, Nebenwirkungsrate usw.).

Aufklärung des Patienten

Mindestens ebenso wichtig wie eine adäquate analgetische Therapie, die die verschiedenen Schmerzarten berücksichtigt, ist die ausführliche Information der Patienten über das Krankheitsbild. Hierdurch können unnötige Ängste und psychische Verkrampfungen abgebaut werden, die die Genesung erheblich behindern können. Ein weiterer positiver Effekt von ausführlichen Informationsgesprächen liegt in der erheblich besseren Compliance.

Immobilisation

In der gesamten Orthopädie und Traumatologie ist der Trend in den letzten Jahren immer mehr zu einem Behandlungskonzept mit frühfunktionellen Bewegungen übergegangen. Insofern muß die noch vielfach empfohlene routinemäßige Immobilisation kritisch überdacht werden. Die der Ruhigstellung in einer Orthese nachgesagten positiven therapeutischen Wirkungen sind:

- Immobilisation,
- Wärme,
- Entlastung (Krämer et al. 1994).

Dabei muß selbstverständlich auf den richtigen Sitz einer Schanz-Krawatte, einer HWS- oder Lumbalorthese geachtet werden. Im wesentlichen muß eine aktive Reklinationsfähigkeit in der Orthese vermieden werden, da diese, aus noch später auszuführenden Gründen, zu Beschwerden führt (Liyang, 1989). Der positive Wärmereiz ist zu vernachlässigen, da bei ständigem Tragen mit der entsprechenden Adaptation kein physiologischer Reiz zu erzielen ist. Auch die geringe Entlastung (Traktionswirkung auf die Gelenke) bei Kontraktion der vorderen HWS-Muskulatur ist nicht sehr groß und erfordert eine kontinuierliche Mitarbeit des Patienten.

Frühfunktionelle Behandlung

Nach unseren Erfahrungen ist eine frühfunktionelle Behandlung ohne Immobilisation in Orthesen o. ä. effektiver. Diese Beobachtung stützt sich auf folgende Überlegungen und Erkenntnisse.

Das mit der Wurzelläsion einhergehende Ödem muß über das vegetativ regulierte Gefäß- und Lymphsystem im Sinne eines durch rhythmische Kontraktionen induzierten gesicherten Transportes entfernt werden (Bühring, 1987). Störungen des vegetativen Tonus führen, aufgrund eines fehlenden gerichteten Abflusses (Földi, 1976), zu einem eiweißreichen interstitiellen Ödem.

Das eiweißreiche Ödem kann zu einer Transformation von Bindegewebszellen mit Indurationen führen (Földi, 1976). Motorische, zentrifugale Impulse haben auf diese vegetativ dystonen Reaktionen eine hemmende Wirkung (Zimmermann und Handwerker, 1984) und sprechen daher für eine dosierte krankengymnastische Mobilisierung im schmerzfreien Raum. Dabei ist es natürlich wichtig, nicht erneut Schmerzreize zu setzen, die Bahnungsmechanismen in Gang bringen. Ein solches Bewegungskonzept ist in kontrollierten Studien bereits für die Akutphase des Schleudertraumas im Vergleich zur Ruhigstellung als signifikant überlegen belegt (Hashemi, 1986; Mealy et al., 1986).

Das zweite Argument für eine frühfunktionelle Behandlung ist die physiologischerweise vorhandene Beweglichkeit des Nervensystems, teilweise sogar im Größenbereich mehrerer Zentimeter (Breig und Troup, 1979). Dieses Faktum ist in Studien an Leichen (Greig und Troup, 1979; Louis, 1981) und in vivo (McComas et al., 1974) gut belegt und deckt sich in seiner Aussage mit der von Louis (1981) beschriebenen Längenausdehnung des Spinalkanals von 5–9 cm in Abhängigkeit von der sagittalen HWS-Stellung (→ Abb.16.2).

Elvey (1986) hat nachgewiesen, daß sanfte Bewegungstechniken sowohl an Arm und HWS als auch an Beinen und LWS zu Veränderungen der intraneuralen Druckverhältnisse führen. Durch diesen Mechanismus und die Bewegung des Nervs kommt es im Foramen intervertebrale zu einem Abtransport übermäßiger intraneuraler Flüssigkeitsansammlungen (Butler, 1995; Elvey, 1986). Selvaratnam et al. (1994) veröffentlichten in „Spine" eine Studie, die bestätigte, daß mit dem von Elvey und Butler vorgelegten Therapiekonzept der Mobilisation des Nervensystems zwischen lokalen und nerval fortgeleiteten Schulter-Arm-Beschwerden signifikant unterschieden werden kann. Um eine gewisse Vorstellung von der diagnostischen und therapeutischen Vorgehensweise zu bekommen, zeigt die Abbildung 16.3 einen von drei Upper-limb-tension-Tests (Butler, 1995c). Ähnliche Tests liegen im Konzept der peripheren Nervenmobilisationen auch für den Bereich der LWS/untere Extermität vor.

Neben solchen sanften, schmerzfrei ausgeführten Mobilisationsbehandlungen des Nervensystems sollte wegen des synergistisch guten Effektes gleichzeitig eine manuell durchgeführte kyphosierende Traktion der HWS- oder LWS-Gelenke und der muskuloligamentären Strukturen erfolgen. Diese im Sinne der Manualmedizin in schmerzfreier Lagerung durchgeführte Behandlung ist einer maschinellen kyphosierenden Traktion vorzuziehen.

Haltungsschulung

Konsequent und somit empfehlenswert ist auch, dem Patienten in einer Haltungsschulung spannungsfreie Positionen zu zeigen. Dabei sollten vor allem Reklinationsbewegungen vermieden und Schulterabduktionsbewegungen eingeschränkt werden. Neben der von Krämer et al. (1994) bereits erwähnten klinischen Beobachtung, daß Reklinationsbewegungen häufig zu Beschwerden führen, konnten Farmer und Wisneski (1994) nachweisen, daß die Reklination zu signifikanten Druckerhöhungen in den Nervenwurzeln C5, C6 und C7 führt. Die Druckspannungen reduzierten sich, wenn der Arm aus einer Abduktionsstellung in Richtung Adduktion bewegt wurde. Auch Lord und Roseti (1971) zeigten, daß Schulterabduktionsbewegungen die Nervenwurzeln C5, C6, C7 anspannen und aus dem Foramen ziehen. Sollte eine Haltungsschulung nicht ausreichen, um bewegungsbedingte Schmerzprovokationen zu verhindern, kann im Einzelfall eine Orthese indiziert sein.

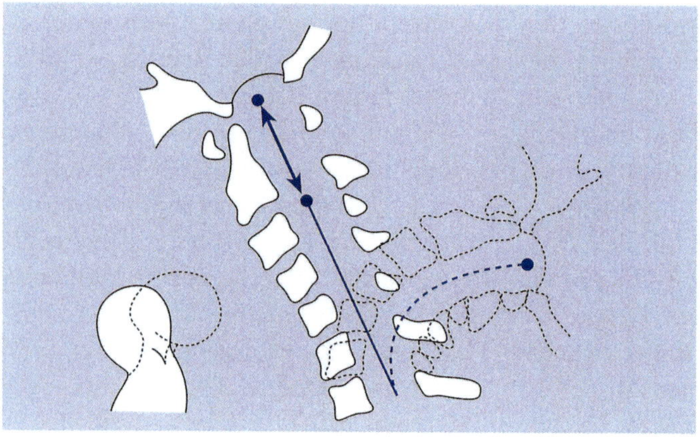

Abb. 16.2
Längenveränderung des zervikalen Wirbelkanals bei Flexion/Esxtension. Skizze nach einer Röntgenaufnahme (nach Butler, 1995 b).

C

Ebenso kann überlegt werden, wegen der unkontrollierten Kopfhaltung nachts eine Orthese tragen zu lassen. Hierbei ist dann allerdings wieder abzuwägen, ob durch eine solche Maßnahme der Schlaf gestört und das Krankheitsbewußtsein im Sinne einer operanten Konditionierung negativ verstärkt wird. Fakultativ kann die analgetische Behandlung durch Elektrotherapie erweitert werden. Kröling et al. (1993) konnten zeigen, daß eine gepulste Mittelfrequenz (Likon) die größte analgetische Potenz besitzt.

TENS und Akupunktur

Auch eine TENS-Therapie kann erwogen werden. Hierbei ist darauf zu achten, daß niederfrequente Stromformen zwischen 2 und 10 Hz in variabler Durchführung zur Anwendung kommen. Je nach individuellem therapeutischem Spektrum kann auch eine Körperakupunktur sinnvoll sein. Die gute analgetische Wirkung der Schmerzakupunktur ist physiologisch und klinisch hinreichend belegt, allerdings stehen Studien zur Wirksamkeit bei Wurzelläsionen meines Wissens noch aus.

Massage

Kontraindiziert sind manipulative manualmedizinische Behandlungen und klassische Massagen. Ggf. können jedoch segmental neurophysiologisch wirksam werdende Massageformen oder ähnlich wirkende dermatombezogene neuraltherapeutische Hautquaddelungen mit einbezogen werden. Hier ist zuallererst die klassische Bindegewebsmassage zu nennen, die, von Kohlrausch und Teirisch-Leube (1951) klinisch geprüft, die Verbindung zu den Erkenntnissen früherer Forscher wie Mackenzie, Head, Hansen herstellte und die positive Wirkung von reflektorischen Bindegewebszonen u.a. auf die Wirbelsäule systematisierte.

Operation

Führt ein konservativer Behandlungsversuch in seltenen Fällen nicht zur gewünschten Schmerzfreiheit und Regression der Symptome, ist eine Operation indiziert. Anhand einer metaanalytischen Untersuchung konnten Schulitz et al. (1999) zeigen, daß die „althergebrachten“ offenen Techniken den sogenannten minimal invasiven Operationen in bezug auf die OP-Ergebnisse

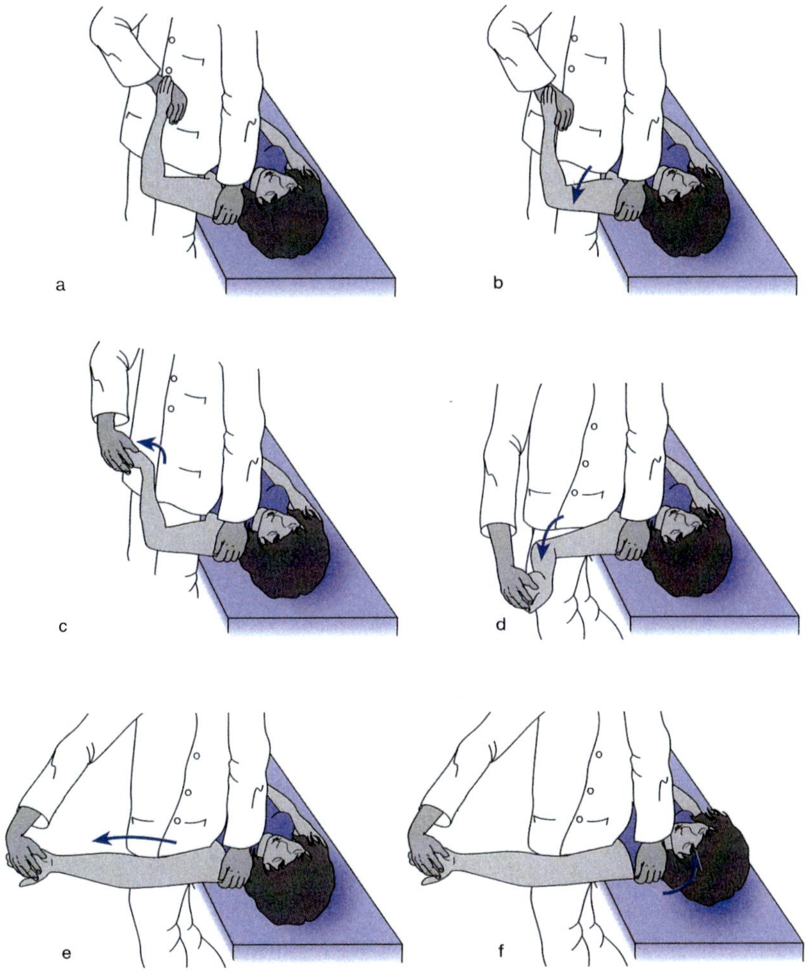

Abb. 16.3 Die unterschiedlichen Phasen eines diagnostisch und therapeutisch anwendbaren Spannungstestes der oberen Extremität aus dem Konzept der Mobilisation des Nervensystems (nach Butler, 1995 c).
a) ULTT1, Phase 1; b) ULTT1, Phase 2; c) ULTT1, Phase 3; d) ULTT1, Phase 4; e) ULTT1, Phase 5; f) ULTT1, Phase 6.

überlegen waren. Die minimal invasiven Techniken würden durch unkritische Anwendung ohne Berücksichtigung der zugrundeliegenden Konzepte überfordert. Seit Jahren ist bekannt, daß die 5-Jahres-Ergebnisse der konservativen und operativen Therapie akuter Bandscheibenvorfälle mit Wurzelreizsymptomatik gleich sind. Wie bereits erwähnt, berichten Maigne und Deligne (1994) in „Spine", daß von 37 Patienten mit einer CT-gesicherten Hernie und korrespondierenden Wurzelläsionsbeschwerden lediglich 2 operativ behandelt werden mußten. Dabei sind die bei 21 Patienten durchführbaren Kontroll-CT 1–30 Monate nach dem akuten Schmerzereignis interessant. Bei 5 Patienten nahmen die Hernien bis zu 35 %, bei 6 Patienten zwischen 35 und 75 % und bei 10 Patienten zwischen 75 und 100 % ab, wobei die größten Hernien auch die größte Tendenz hatten, ihr Volumen zu reduzieren (Maigne und Deligne, 1994). Diese Ergebnisse decken sich mit Studienresultaten von Komori et al. (1996) und Yukawa (1997), die ähnliche Beobachtungen im LWS-Bereich machten.

16.1.7 Schmerztherapie bei akuten pseudoradikulären Wirbelsäulensyndromen

Einleitung

Auf die unterschiedliche Schmerzcharakteristik und Schmerzausbreitung der pseudoradikulären WS-Syndrome wurde bereits im Abschnitt „Anamnese" hingewiesen. Im Gegensatz zum klar umschriebenen neuralgischen Schmerz ist der nozizeptive pseudoradikuläre Schmerz dumpf, diffus und weniger klar abgrenzbar. Es gilt im Vergleich zum akuten Wurzelreizsyndrom noch in vermehrtem Maße die „Functio laesa" im Sinne Tilschers aufzufinden. Bei dieser Schmerzform ist die Fokussierung auf degenerative oder andere pathomorphologische Veränderungen noch weniger zielführend als beim akuten Wurzelreizsyndrom. Etwas pointiert könnte man degenerative Wirbelsäulenveränderungen als *asymptomatische* Strukturveränderungen mit einer gewissen Koinzidenz, aber ohne Korrelation, zu Rückenschmerzen definieren.

Darauf werde ich im Kapitel der chronifizierten Wirbelsäulenbeschwerden noch dezidierter eingehen.

Manualtherapie

Es kommt bei den akuten pseudoradikulären Schmerzsyndromen vielmehr darauf an, die funktionellen Störungen ausfindig zu machen, die das nozizeptive Störfeuer generieren.

Dabei kommt der manualmedizinischen Diagnostik und Therapie häufig eine zentrale Bedeutung zu. Durch manuelle Medizin lassen sich die Funktionsstörungen der Muskeln und Gelenke effizient behandeln (Hurwitz et al. 1996). Besonders dann, wenn nicht nur der Ort des akuten Schmerzgeschehens systematisch behandelt wird, sondern im Rahmen von Muskelfunktionsketten auch schmerzunterschwellige Funktionsstörungen mit behoben werden (Bischoff, 1994; Refisch, 1996). Dabei sind manipulative Behandlungen an der HWS und LWS mobilisierenden Techniken in ihrer Effizienz deutlich überlegen (Janda, pers. Mitteilung). Dennoch haben auch mobilisierende Techniken vor allem an den Extremitäten ihre Berechtigung, wie Weichteiltechniken (u. A. Querfriktionen nach Cyriax). Sie können auch gut zur Vorbereitung eines manipulativen Impulses genutzt werden. Bei entsprechendem Befund kann die Kombination mit Lokalanästhetika-Infiltrationen in den Bereich der Wirbelgelenke oder als muskuläre Triggerpunktbehandlung mit nachfolgender muskulärer Dehnung sinnvoll sein. Dabei muß allerdings darauf geachtet werden, daß die manualmedizinische Behandlung der therapeutischen Lokalanästhesie vorausgeht, um die Wirbelsäule nicht ihrer nozireaktiven Schutzblockaden zu berauben. Durch das zuvor applizierte Lokalanästhetikum wäre ansonsten die vor jeder manualmedizinischen Manipulation durchzuführende diagnostische Probemobilisation nicht mehr aussagefähig. Die diagnostische Probemobilisation ist die entscheidende Untersuchungstechnik, um vor der Manipulation noch Kontraindikationen auszuschließen. Bei rascher Reihenfolge der Therapien wird unnötig auf ein wesentliches diagnostische Kriterium verzichtet.

Chirotherapie

Die Chirotherapie ist eine extrem komplikationslose Behandlungsform. Die Rate ernsthafter Zwischenfälle liegt nach Untersuchungen zwischen 1:1 Mio und 1:2 Mio (Dvorak und Hayek, 1982). In der Diskussion um die, nach meiner Meinung, überzogene Aufklärungspflicht bei Manipulationen an der HWS ist die Studie von Dabbs richtungweisend. In einer Medline-Literatursuche von 1966–94 fanden sich Hinweise, daß eine medikamentöse antirheumatische Therapie (0,04 %) einen 160mal höheren letalen Ausgang hat (nicht beherrschbare Magenblutung) als die Manipulation der HWS (0,00025%) (Dabbs und Lauretti, 1995).

Vor diesem Hintergrund muß die Frage erlaubt sein, ob die Verhältnismäßigkeit zwischen der Aufklärungspflicht bei der Rezeptur von Medikamenten und der Aufklärungspflicht von manualmedizinischen Manipulationen noch gegeben ist.

Die langjährig geführte Diskussion um vorübergehende Verschlüsse der A. vertebralis bei chirotherapeutischen Grifftechniken ist dagegen mittlerweile gegenstandslos, da eindeutig nachgewiesen werden konnte, daß selbst extreme Kopfpositionen keine Minderdurchblutung der A. vertebralis verursachen (Weingart und Bischoff, 1992). Darüber hinaus werden Grifftechniken mit extremen Kopfpositionen beim Griffrepertoire der MWE vermieden. Ringelstein (1996) ist aufgrund seiner Analysen sogar der Auffassung, daß die extrem seltenen, teilweise tödlich verlaufenden Dissektionen der A. vertebralis z.T. spontan auftreten und auf eine anlagebedingte fibromuskuläre Dysplasie zurückzuführen sind. Unter dieser Annahme wären die seltenen schweren Komplikationen, zumindest z.T., als schicksalhaft einzustufen und nicht immer der Methode zuzurechnen. Auch das häufig zu hörende Vorurteil, durch gehäufte Anwendung der Chirotherapie käme es zu Laxizitäten und Schädigungen des Kapsel-Band-Apparates, ist durch Studien nicht belegt. Bei sachgerechter Anwendung nach den Richtlinien der Schulen für Manualmedizin sind die soeben erwähnten Komplikationen gar nicht möglich.

Krankengymnastik

Eine weitere wichtige Säule der somatischen Therapie der akuten pseudoradikulären Wirbelsäulensyndrome ist eine differenzierte krankengymnastische Therapie. Bei der sachgerechten Verordnung ist die Berücksichtigung neurophysiologischer Grundlagen eminent wichtig. So kann z. B. abgeschwächte phasische Muskulatur nur dann auftrainiert werden, wenn zuvor verkürzte tonische Muskelgruppen, die meist antagonistisch wirken, gedehnt wurden; oder eine abgeschwächte Quadrizepsmuskulatur ist aufgrund reflektorisch hemmender Bahnung so lange nicht trainierbar, bis der Kniegelenkserguß vollständig behoben ist. Bei der Verlaufskontrolle einer krankengymnastischen Therapie ist daher mitunter die Überprüfung des Erfolges mittels Oberflächenelektromyographie sinnvoll. Solche oder ähnliche überlegungen entscheiden, welche Kombination der einzelnen krankengymnastischen Behandlungsmethoden im individuellen Fall sinnvoll angewendet werden kann. In Frage kommen zum einen neurophysiologische Behandlungstechniken, wie PNF- und Brügger-Therapie, zum anderen aber auch eine muskuläre Kräftigungs- oder Dehnungsbehandlung.

Auch die Manualmedizin bietet hervorragend wirksame krankengymnastische Mobilisationsbehandlungen der Wirbelsäule, der Extremitätengelenke und der benachbarten Gewebsstrukturen. Indikationsvoraussetzungen für krankengymnastische Behandlungen sind die strukturelle Integrität der beteiligten Partner sowie eine störungsfreie Spinalreflexion und kortikale Steuerung (Brüggemann, 1987). Mit eingeschlossen in diese bestehende Wechselbeziehung sind das limbische System und die Formatio reticularis, sowohl was den Regelkreis zum Motoneuronen-System betrifft, als auch in bezug auf die Relation zur Psyche. Krankheiten und Umwelteinflüsse können gesunde motorische Stereotype über ihre Eigenschaft der Plastizität so belasten, daß sie fehlerhafte Stereotype erzeugen.

Nicht vergessen werden sollten krankengymnastische Verfahren, die zu einer psychischen Entspannung beitragen (z.B. Atemtherapie), sowie Methoden, die die Koordinationsfähigkeit verbessern. Auch die bereits vorgestellte Mobilisation des peripheren Nervensystems ist häufig eine sinnvolle Variante, die aber in Deutschland derzeit noch kaum Anwendung findet.

Weiterhin können in das krankengymnastische Programm Haltungsschulen und Rückenschulinhalte integriert werden. Entlastungsstellungen beim Sitzen für HWS, Schultergürtel und LWS, z.B. FBL nach Klein-Vogelbach oder McKenzie, können vermittelt werden.

Extensionsbehandlung

Neben der manuellen Traktionsbehandlung im Rahmen der Chirotherapie kann auch eine maschinelle intermittierende Extensionsbehandlung in streng kyphosierender Haltung ergänzend hilfreich sein.

Massage

Die klassischen Massagetechniken haben in der Behandlung des akuten pseudoradikulären Wirbelsäulensyndroms ihren Stellenwert.

Die Massage war lange Zeit eine ärztliche Domäne. Durch die vernachlässigte Grundlagenforschung und mangelhafte Ausbildung der Ärzte auf diesem Gebiet besteht jedoch heute oft eine große Unsicherheit über den Indikations- und Wirkungsbereich dieses physikalischen Therapieverfahrens (Trelenberg, 1996).

Eine weitverbreitete Meinung ist, daß die Muskelmassage keine reflektorisch wirksamen Zonen kenne und somit eine relativ ungezielte Behandlung darstelle. Kohlrausch und Teirisch-Leube (1951), Kellgren (1938, 1939), Travell und Simons (1983) und andere betonen jedoch die besondere Bedeutung der muskulären reflektorischen Wechselbeziehungen zwischen den Extremitäten und der Wirbelsäule. Es bestehen im Sinne der korrespondierenden Zonen nach Cornelius vegetativ neurale Zusammenhänge im Bewegungssystem. Diese Zusammenhänge werden bei der Marnitz-Massage im Sinne der „Schlüsselzonen" berücksichtigt und machen diese Massageform besonders effektvoll. Diese zielt nicht ausschließlich auf symptomatische lokale Effekte, sondern berücksichtigt auch Fernwirkungen im Sinne der Muskelfunktionsketten. Die Marnitz-Massage erinnert somit an das Konzept der Mobilisation des peripheren Nervensystems und das der manuellen Medizin. Die bei der Marnitz-Massage angewendeten Griffe sind meist Friktionen. Dabei werden durch verformende und dehnende Schichtenverschiebung Umbaureize gesetzt. Dies ist für den Patienten nicht immer angenehm und manchmal auch schmerzhaft. Die Forderung, daß Massage keine Schmerzen verursachen dürfe, geht an der Wirklichkeit vorbei (Trelenberg, 1996). Dies trifft nur für die häufig ausschließlich lokal ausgeführte mechanische flüssigkeitsverschiebende und entspannende großflächige Massage zu. Die kleinflächig, punktförmig neural wirkende Marnitz-Massage erinnert an die Prinzipien der Triggerpunkttherapie von Travell und Simons und ist wesentlich effektvoller als klassische Massageformen. Weiterhin ist die zervikale Extensionsmassage nach Domnick (Eichler, 1987) zu erwähnen.

Elektrotherapie

Bei der Auswahl der anwendbaren Elektrotherapieverfahren ist entscheidend, ob therapeutisch mehr die analgetische, durchblutungsfördernde oder trophikverbessernde Komponente der Ströme im Vordergrund stehen soll. Hilfreich ist auch ein Zweizellen-Bad mit HWS-Elektrode. Wohingegen Stanger-Bäder bei zervikobrachialen Beschwerden nicht zu empfehlen sind. Das Stanger-Bad hat seine Indikation bei lumbalen und dorsalen Schmerzformen.

Hinsichtlich des analgetischen Effektes der Elektrotherapie belegen neuere Studien eine 50 %-Anhebung der Schmerzschwelle mit gepulster Mittelfrequenz (Kröling et al., 1993; Likon). Bei der Schmerzschwellendruckmessung war die gepulste Mittelfrequenz galvanischen und diadynamischen Stromformen überlegen (Kröling et al., 1993). Bei gleichem Studiendesign war bei Gleichströmen unter der Anode der größte analgetische Effekt, ein kaum geringerer unter der Kathode und ein wesentlich geringerer zwischen Kathode und Anode (Kröling et al., 1993). Auch die TENS-Therapie kann ein probates Mittel sein.

Injektions- und Infiltrationsbehandlung

Gezielte Injektionsbehandlungen mit Lokalanästhetika an Wirbelgelenke oder Bandstrukturen können die akute Beschwerdesymptomatik ebenso positiv beeinflussen wie reflektorische Infiltrationstechniken; in der einfachsten Form z. B. Quaddelungen entweder mit Lokalanästhetika oder Luft. Hierzu sei auf die vielfältige Literatur verwiesen.

Spontanheilung

Abschließend möchte ich es jedoch nicht versäumen, selbstkritisch auf die hohe Spontanheilungsrate von akuten Wirbelsäulenschmerzen hinzuweisen.

Folgt man epidemiologischen Studien, so werden 90 % aller Patienten mit Rückenschmerzen in 6 Wochen beschwerdefrei, unabhängig von der Art der Therapie und auch ohne Therapie. Hier könnte sich in der Zukunft ein weites Studienfeld eröffnen, welches untersucht, ob einzelne Behandlungsmethoden, die seit Jahrzehnten empirisch als hilfreich eingestuft werden, einen über die Spontanheilungsrate hinausgehenden Benefit haben.

16.1.8 Schmerztherapie bei chronifizierten Wirbelsäulensyndromen

Kosten der Behandlung von chronischen Rückenschmerzen

Dieses Krankheitsbild hat aufgrund der erheblichen Kosten eine große soziale Bedeutung. Wie noch näher auszuführen sein wird, sind die Kosten für alle Beteiligten (Kassen, Rentenversicherungsträger, Arbeitgeber usw.) exorbitant hoch. Daher erlauben wir uns zunächst einen Blick auf die sozioepidemiologische Datenlage.

Wenn man die bisher veröffentlichten epidemiologischen Studien zu Rate zieht, kann man sagen, daß die Prävalenz, jemals im Leben Rückenschmerzen zu erleiden, größer 80 % ist. Die Punktprävalenz, jetzt Rückenschmerzen zu haben, liegt bei 30 %. 40–50 % der Bevölkerung haben öfter oder immer Rückenschmerzen, dabei sind die Prozentsätze bei Frauen um ca. 10 % höher als bei Männern. Zwischen 1960 und 1980 sind die Ausgaben für Rükkenschmerzen in den USA um 2700 % gestiegen. Die Ausgaben 1984 betrugen 14 Milliarden US-Dollar, 1990 50 Milliarden US-Dollar. In der Bundesrepublik Deutschland liegen die durch Rückenschmerzen verursachten Ausgaben in den 90er Jahren bei ca. 33 Milliarden DM/Jahr. Dabei sind 70 % der o. g. Kosten indirekte Kosten, z. B. durch 79,4 Mio Krankheitstage wegen Rückenschmerzen pro Jahr. 30 % der o. g. Summe entfallen auf direkte Kosten. Bei dieser Aufstellung bleiben die Kosten für die Frühberentung unberücksichtigt, wobei man wissen muß, daß 31 % aller Frühberentungen 1987 wegen Rückenleiden erfolgten.

All diese Zahlen wurden auf dem 8. Neuroorthopädie-Symposium in Koblenz 1997 referiert, wie auch die nachfolgenden von Herrn Dr. Glaeske, dem ärztlichen Leiter des Wissenschaftsreferates der BEK. Bei dieser Krankenkasse wird pro Jahr 14,7 Mio mal die Diagnose „Rückenleiden“ gestellt. An dieser Diagnose sind zu 61 % Hausärzte, zu 19 % Internisten, zu 16 % Orthopäden und zu 1,2 % Neurologen beteiligt. Wie bereits erwähnt, bleiben 7–10 % der Rückenschmerzpatienten, trotz intensiver diagnostischer Abklärung und Behandlung, länger als 6 Wochen arbeitsunfähig. Dieser Anteil von 7–10 % verursacht 80 % der Gesamtkosten, die durch das Symptom Rückenschmerz entstehen (Report of the Quebec Task Force, 1987).

Pathomorphologisches Paradigma

Als Resümee dieser Fakten kann man feststellen, daß die bisherigen Behandlungskonzepte versagt haben, die auf einer pathomorphologischen Basis im Descartes- und Virchow-Sinne gründen. Die exorbitante Zunahme an Patienten und Kosten sprechen für sich. Nachemsen bringt die Problematik auf den Punkt, indem er sagt, „wenn man als Basis gesicherter wissenschaftlicher Erkenntnis prospektive randomisierte Doppelblind-Studien zu Rate zieht, wissen wir nach Jahrzehnten intensiver Forschungsarbeit über die Ätiologie des chronifizierten Rückenschmerzes nichts" (Nachemsen, 1992).

Die Frage „Ist das pathomorphologische Paradigma das Erklärungsmodell des chronifizierten Rückenschmerzes?" muß also mit „nein" beantwortet werden. Das pathomorphologische Paradigma ermöglicht uns Diagnosen, in dem gestörte oder zerstörte Zellverbände mikroskopisch, elektronenmikroskopisch oder radiologisch erkannt werden. Es ist auch noch heute für eine Vielzahl von Erkrankungen valide. Angesichts der eben ausgeführten Datenlage, einschließlich der Tatsache, daß nach 6wöchiger AU wegen Rückenschmerzen die Wahrscheinlichkeit, wieder in den Arbeitsprozeß eingegliedert zu werden, nur bei 50 % liegt (Report of the Quebec Task Force on Spinal Disorders, 1987), ist davon auszugehen, daß das auf einem monokausalen Konzept basierende pathomorphologische Paradigma bei chronifizierten Rückenerkrankungen versagt hat.

Was nützt ein Paradigma, dessen Betrachtungsrahmen lediglich in 1–5 % aller Patienten mit Kreuzschmerzen hilfreich ist (nur bei 1–5 % der Patienten mit akuten Kreuzschmerzen kann eine pathomorphologische Läsion gefunden werden, die die Symptome erklärt), das dem zufolge aber für weit mehr als 90 % aller Patienten mit Rückenschmerzen keine Erklärung findet (Andersson 1997)?

Basis dieser Behauptungen sind mehr und mehr Publikationen, die darauf hinweisen, daß gerade Diskuspathologien bei Menschen ohne Kreuz- oder Rückenschmerzen in hohem Maße auch nachweisbar sind (Andersson, 1997; Boden, 1990; Boos, 1995; Deyo, 1996; Jensen et al., 1994; Waddell, 1982; Wiesel, 1984).

Dies gilt in erhöhtem Maße für die meisten anderen degenerativen Veränderungen der Wirbelsäule. Schwere degenerative Wirbelsäulenveränderungen korrelieren zwar mit dem zunehmenden Alter, aber sie korrelieren nicht mit einer Zunahme der Beschwerden. Es besteht also eine Koinzidenz, aber keine Korrelation zu Wirbelsäulensyndromen.

Biopsychosoziales Paradigma

Wenn also der pathomorphologische Betrachtungsrahmen (Paradigma) keinen zufriedenstellenden Blick auf Wirbelsäulensyndrome zuläßt, stellt sich die Frage, ob nicht ein anderer Betrachtungsrahmen einen größeren Blickwinkel ermöglicht. Nach heutigem Kenntnisstand könnte das multifaktorielle biopsychosoziale Paradigma (Engel, 1977; Egle, 1993) ein solcher Betrachtungsrahmen sein. In diesem multivariaten, dynamischen Modell werden Prozeßabläufe beobachtet.

Für dieses neue Paradigma spricht, daß es die Diskrepanz zwischen objektiver Behinderung (Disability) und subjektiver Beeinträchtigung (Impairment) erklären kann, das bei chronifizierten Rückenschmerzpatienten besteht (Waddell, 1993). Auf verschiedenen Ebenen finden sich Hinweise, die die Diskrepanz zwischen massiver Schmerzsymptomatik und erheblichen Fähigkeitsstörungen auf der einen Seite bei fehlenden pathomorphologischem Korrelat und weitgehend uneingeschränkter Funktion auf der anderen Seite erklären können.

Schmerzphysiologie

Auf der Ebene der Schmerzphysiologie ist da zunächst die Schmerzdefinition der „International Association for the Study of Pain“ zu nennen, die auch einen emotionalen Anteil definiert. „Pain is an unpleasant sensory and emotional experience associated with actual or potential tissue damage“. Ebenso wissen wir aus der Schmerzforschung, daß die Relation zwischen Schmerz und physischer Läsion nicht linear ist, obwohl die Höhe des nozizeptiven Inputs mit dem Ausmaß der Gewebeschädigung korreliert. Nach Prof. Zieglgänsberger führen länger anhaltende oder wiederholt auftretende Schmerzen zu einer profunden Veränderung der Erregbarkeit von Nervenzellen. Diese Nervenzellen erhöhen die Zahl der Entladungen als Antwort auf einen Schmerzreiz und werden häufig spontan tätig, d. h., auch ohne zusätzlichen Schmerzreiz werden u. U. Signale zu rostralen Strukturen vermittelt. Es kommt über die Aktivierung von Genen in Spinalganglien auch zu profunden Veränderungen der peripheren Endigungen von Nozizeptoren, d. h., Strukturen senken ihre Schwelle für mechanische, thermische und chemische Reize und werden u. U. auch spontan tätig oder überhaupt erst aktivierbar. Das Anstoßen dieser Signalkaskade von Nervenzellen durch wiederholte Schmerzreize oder unphysiologisch hohe Entladungstätigkeit in einem Nerv führt letztendlich zu chronischer Übererregbarkeit und zur Induktion von Bahnungsvorgängen an Nervenzellen, insbesondere an solchen, die im Rükkenmark liegen.

Die auf neurophysiologischen Mechanismen beruhende subjektive Schmerzempfindung kann durch individuelle, unbewußte Aufmerksamkeitslenkung und kognitive Bewertungseinstellungen verstärkt oder gefiltert bzw. gelöscht werden (Pfingsten, 1996). Die neueste Forschung, die man unter dem Stichwort „Neuroplastizität“ zusammenfassen kann, lehrt uns, den Rückenschmerz als Synthese neurophysiologischer und emotionaler Aspekte zu betrachten (Flor, 1990 1992, 1995; Hasenbring, 1992; Jensen, 1991; Pfingsten, 1996; Reck, 1996).

Damit scheint das von Descartes 1634 definierte rein physiologisch-sensorisch-naturwissenschaftliche Schmerzmodell nicht mehr gültig zu sein, das Schmerz als eine Hirnreaktion auffaßt, die durch einen spezifischen Stimulus eines gestörten Gewebes ausgelöst wird. Interessanterweise rückt durch die neuroplastischen Eigenschaften des Schmerzes das Schmerzkonzept des Altertums und Mittelalters wieder in den Vordergrund. Das Wort „Dolor“ stand nicht nur für Schmerz, sondern auch für den Begriff Sorge. Tatsächlich wurde Schmerz im Mittelalter hauptsächlich als spezifisch emotionaler Zustand angesehen, und Baruch de Spinoza (1632–1677) definierte Schmerz als lokalisierte (somatisierte) Sorge.

Schmerzpsychologie und -epidemiologie

Aber auch auf der psychologischen und epidemiologischen Ebene finden sich

Tab. 16.3 Soziobiographische Daten (n = 90) (nach Hildebrandt, 1996).

Geschlecht		
Männlich (n/%)	46	51,1%
Weiblich (n/%)	44	48,9%
Alter in Jahren ($\overline{x} \pm s$)	41,7	±8,7
Männlich	41,9	±8,8
Weiblich	41,6	±8,6
Schulbildung (n/%)		
Ohne Abschluß	2	2,2%
Hauptschule	51	56,7%
Realschule	24	26,4%
Abitur	4	4,4%
Hochschule	9	10,0%
Familienstand (n/%)		
Allein lebend	17	18,9%
Zusammenlebend	73	81,1%
Beruf (n/%)		
Freier Beruf	1	1,1%
Höherer Beamter	3	3,3%
Akademiker	3	3,3%
Angestellter	32	35,6%
Facharbeiter	27	30,0%
Ungelernt	13	14,4%
Hausfrau	3	3,3%
Schüler/Student	5	5,6%
Arbeitslos	3	3,3%
Beurteilung der Arbeitsfähigkeit als körperlich schwer (n/%)	40	48,2%
Negative Vorstellung über die Rückkehr an den Arbeitsplatz (n/%)	48	57,1%
Arbeitsunfähigkeit (n/%)	73	81%
AU-Wochen im letzten Jahr ($\overline{x} \pm s$)	31,65	±15,4
offene Rentenabsicht (n/%)	12	13,3%

n = Anzahl, $\overline{x}$ = Mittelwert, s = Standardabweichung

C

VAS-Schmerzintensität ($\bar{x} \pm s$)	64,1	±15,0
Schmerzlokalisation (n/%)		
Nur Rückenschmerzen	12	13,3%
Bein- und Rückenschmerzen	78	86,7%
Zusätzliche Schmerzen (n/%)	57	63,3%
Lumbale Schmerzausbreitung ($\bar{x} \pm s$) (0–24 Regionen)	3,5	±2,3
Andauernde Schmerzen (n/%)	89	98,9%
Radikuläre Schmerzen (n/%)	23	25,6%
Voroperiert (n/%)	27	29,9%
Erstmanifestation (Monate) ($\bar{x} \pm s$)	156,3	±102,3
Impairment (Waddell) ($\bar{x} \pm s$)	18,7	±6,2
Chronifizierungsstadium (n/%)		
Stadium I	1	1%
Stadium II	44	49%
Stadium III	45	50%
Kuraufenthalte (Wochen in den letzten 2 Jahren) ($\bar{x} \pm s$)	6,3	±5,9
Stationäre Klinikaufenthalte (Wochen in den letzten 2 Jahren)($\bar{x} \pm s$)	3,3	±4,2
Arztbehandlungen in den letzten 12 Monaten($\bar{x} \pm s$)	42,7	±33,4
Andere Behandlungen in den letzten 12 Monaten ($\bar{x} \pm s$)	60,5	±44,3
Insgesamt physikalische Behandlungen	51,9	±39,4

Tab. 16.4 Schmerzvariablen/ Krankheitsgeschichte (n = 90) (nach Hildebrandt, 1996).

Hinweise für die Richtigkeit des biopsychosozialen Paradigmas. So konnte Jäckel auf einem Signifikanzniveau von $p = 0{,}001$ nachweisen, daß Patienten mit chronischen Rückenschmerzen signifikant häufiger depressiv, ängstlich, vital erschöpft und mit Sorgen belastet sind als Vergleichskollektive. Nilges und Koch wiesen nach, daß Rückenschmerzpatienten besondere Persönlichkeitsstrukturen aufweisen. So haben Menschen, die hohe Leistungsanforderungen an sich selbst stellen, stark hilfsbereit sind und Probleme damit haben,

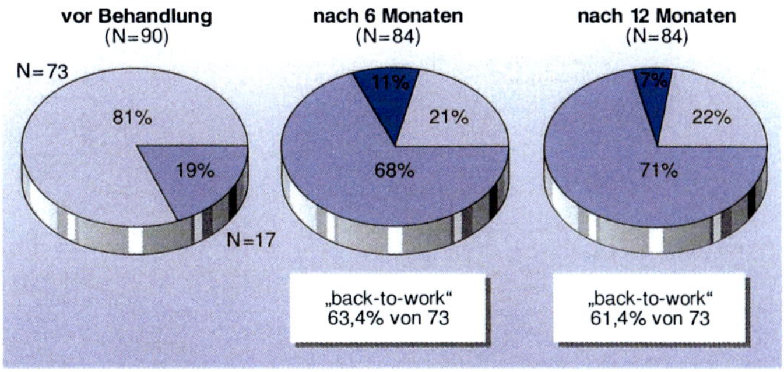

Abb. 16.4 Wiederherstellung der Arbeitsfähigkeit nach 6 und 12 Monaten (Hildebrandt et al., 1996)

nein zu sagen, ein deutlich höheres Risiko, chronifizierte Rückenschmerzpatienten zu werden, als Menschen mit anderen Persönlichkeitsstrukturen.

Faßt man die vielfältige Literatur zusammen, so kommt man relativ übereinstimmend zu folgender Schlußfolgerung:

Chronischer Rückenschmerz befällt Menschen, die zu Hilf- und Hoffnungslosigkeit neigen (Katastrophisierungstendenz), die über einen subjektiv wahrgenommenen Verlust der Kontrollüberzeugungen klagen und die operante Verstärkungsprozesse im nicht verbalmotorischen Ausdrucksverhalten erleben (Coping Strategies). Fordyce 1995 hat in seinen Untersuchungen die nachfolgenden Faktoren herausgearbeitet:

Tab. 16.5 Behandlungserfolg Inanspruchnahme medizinischer Leistungen (inkl. Krankengeld) (nach Hildebrandt, 1996).

	12 Monate vor Behandlung	**12 Monate nach Behandlung**	**Statistik**	**Signifikanz**
AU-Wochen ($\bar{x} \pm s$)	31,78 ±15,41	6,72 ±12,60	t= 11,29	p < 0,001
Anzahl Arztbesuche ($\bar{x} \pm s$)	41,32 ±34,31	16,03 ±33,56	t=7,15	p < 0,001
Anzahl physikal. Behandlungen	51,01 ±39,55	20,13 ±29,06	t=6,89	p < 0,001
Eigene Kosten (Monat) in DM ($\bar{x} \pm s$)	72,25 ±71,39	124,44 ±143,30	t=3,41	p=0,001
Körperliche Aktivität (1–5) (0=keine Aktivität. 5= Leistungssport)	MR=28,37	MR=31,49	Z= −2,76	p=0,006

n, Anzahl; $\bar{x}$, Mittelwert; s, Standardabweichung; MR, Mean Rank (Wilcoxon-Test); Z, Teststatistik des Wilcoxon-Tests; t, Teststatistik des T-Tests (abhängige Stichproben, paired test); p, Signifikanzangabe

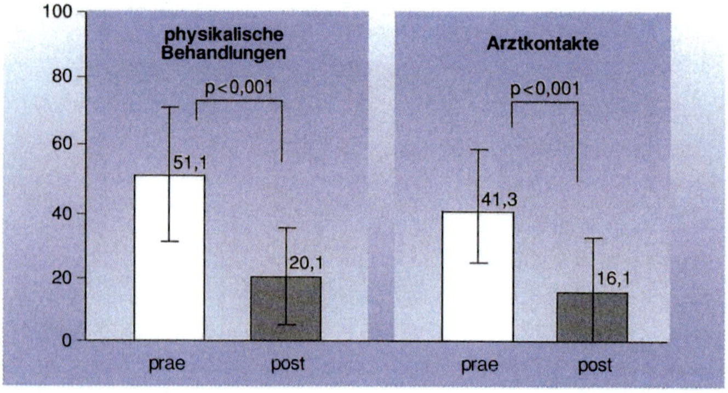

Abb. 16.5
Physikalische Behandlungen und Arztkontakte im Vergleich der Zeiträume „1 Jahr vor" (prae) und „1 Jahr nach" (post) Behandlung. Manova- bzw. t-Test („paired test"): *p < 0,05; ** p < 0,01; *** p < 0,0001 (Hildebrandt et al., 1996).

- zu hohe physikalische Belastungen in Relation zu der oft verminderten individuellen Belastungsgrenze (Dekonditionierungssyndrom)
- unbewußte Prozesse wie Somatisierung und operante Konditionierung
- inadäquate kognitive Bewertung des Schmerzes, u. a. Katastrophisierungstendenzen, ungünstige Kontrollüberzeugungen, wie sie z. B. mit dem „fear avoidance beliefs questionnaire" von Waddell (1993) nachgewiesen werden können, und fehlende sogenannte Coping Strategies (inadäquates Schmerzverhalten)
- Bedingungen im sozialen Gesetzesgefüge (deutlich verringertes Auftreten chronifizierter Rückenbeschwerden, wenn kein entsprechender Versicherungs- und sozialrechtlicher Schutz vorliegt).

Wer an der Bedeutung der geschilderten Zusammenhänge zweifeln mag, dem sei in Erinnerung gerufen, daß ähnliche Testmethoden wie die geschilderten auch zur Vorhersage-genauigkeit von Operationsergebnissen benützt werden können. So konnte Frau Hasenbring (1992) bei Patienten, die sich anschließend einer Nukleotomie unterziehen mußten, mit 75 %iger Vorhersagegenauigkeit diejenigen benennen, die später an chronifizierten Rückenschmerzen litten. Mit 85 %iger Genauigkeit konnten diejenigen Patienten identifiziert werden, die nach 6 Monaten einen Erwerbsunfähigkeitsantrag gestellt hatten.

Ergebnisse der biopsychosozialen Therapiekonzepte

Therapiekonzepte, die nach dem biopsychosozialen Modell arbeiten, zeigen bei chronifizierten Rückenkranken ungewohnt gute Erfolge.

Die ersten sehr positiven Ergebnisse wurden Mitte der 80er Jahre von Tom Mayer berichtet und von Hazard bestätigt. In Deutschland konnte Hildebrandt (1996) als erster eine ebenfalls sehr erfolgreiche Studie vorstellen, die auf einem multifaktoriellen interdisziplinären Behandlungsansatz beruht.

Das Ergebnis dieser Studie war eine deutliche Verbesserung objektivierbarer sozioökonomischer Daten bei einer Patientenklientel, die im Durchschnitt zwischen 40 und 50 Jahre alt war, zu 48 % körperlich schwer arbeitete, zu 57 % negative Vorstellungen über die Rückkehr an den Arbeitsplatz hatte, zu 13 % eine offene Rentenabsicht zeigte,

Tab. 16.6 Subjektive Patientenbewertung: Behandlungserfolg Zeitpunkt: nach dem Behandlungsprogramm (nach Hildebrandt, 1996).

Schmerzintensität (n/%)	Keine Schmerzen	6	6,7%
	Deutlich gebessert	50	55,6%
	Unverändert	19	21,1%
	Intensiver	15	16,7%
Schmerzhäufigkeit (n/%)	Keine Schmerzen	5	5,6%
	Deutlich seltener	50	55,6%
	Unverändert	21	23,3%
	Häufiger	14	15,6%
Medikamenteneinnahme (n/%)	Keine Med. mehr	36	41,4%
	Seltener	18	20,7%
	Unverändert	21	24,1%
	Häufiger	12	13,8%
Seelisches Befinden (n/%)	Verbessert	62	68,9%
	Unverändert	20	22,2%
	Verschlechtert	8	8,9%
Körperliches Befinden	Verbessert	69	76,7%
	Unverändert	14	15,6%
	Verschlechtert	7	7,8%
Subj. Behandlungserfolg (n/%)	Sehr gut (1)	20	22,2%
	Gut (2)	34	37,8%
	Mittel (3)	31	34,4%
	Eher schlecht (4)	5	5,6%
Zufriedenheit (n/%)	Sehr gut (1)	33	36,7%
	Ziemlich (2)	33	36,7%
	Mittel (3)	18	20,0%
	Eher schlecht (4)	6	6,6%

C

zu 50 % ein Chronifizierungsstadium III nach Gerbershagen aufwies und durchschnittlich 31,6 Wochen Arbeitsunfähigkeitszeiten im letzten Jahr zu verzeichnen hatte (→ Tab. 16.3 und 16.4). Bei einer solchen Klientel kehrten 63% der zuvor arbeitsunfähigen Patienten an ihren Arbeitsplatz zurück. Auch die Anzahl der physikalischen Behandlungen und die Anzahl der Arztkontakte gingen im ersten Jahr nach der Behandlung um mehr als die Hälfte zurück, verglichen mit dem Jahr vor Therapiebeginn (→ Abb. 16.4, Tab. 16.5, Tab. 16.6 und Abb. 16.5). (Hildebrandt et al., 1996; Saur et al., 1996; Pfingsten et al 1996.

Abschließende Bemerkungen

Aufgrund dieser Datenlage spricht vieles dafür, daß das biopsychosoziale Modell mit seinem multifaktoriellen interdisziplinären Therapieansatz ein wesentlich geeigneteres Paradigma für den chronifizierten Rückenschmerz darstellt als das pathomorphologische Paradigma. In diesem Zusammenhang sind die Ausführungen von Reck (1998) interessant, der Fachärzte in einer Placebofalle sieht und behauptet, daß diese die „Hauptchronifizierer" der Rückenschmerzpatienten sind. Auch wenn diese Vorwürfe sehr pauschal erscheinen, so muß doch darüber nachgedacht werden, inwieweit die sozioepidemiologische Misere beim nicht radikulären, unspezifischen chronifizierten Rückenschmerz durch inadäquates Patientenmanagement und unzureichende Therapie iatrogen mit verursacht wird.

Allerdings sollte erst nach Ausschluß organischer Ursachen (s. die in Tabelle 16.7 aufgeführten Differentialdiagnosen) der nicht radikuläre unspezifische chronifizierte Rückenschmerz einem interdisziplinären Therapiemanagement zugeführt werden, das den hier beschriebenen Modellvorstellungen entspricht.

Abschließend möchte ich auf C. Popper verweisen, der Wissenschaftlichkeit so versteht, daß die bisher wissenschaftlich anerkannten Thesen aufgrund neuer Erkenntnisse und neuer Daten jederzeit verändert werden können und müssen. Wissenschaft ist für Popper sinngemäß der jetzige Stand des Irrtums.

In diesem Sinne sind die hier beschriebenen Schlußfolgerungen zu betrachten.

Aufgrund der Fakten ist es evident, daß sich die interdisziplinäre Therapie gegen monokausale Behandlungsansätze durchsetzen wird.

16.2 Arthrogene Schmerzen am Beispiel der sog. Schulter-Arm-Syndrome

16.2.1 Einleitung

Ulrich Happe und Achim Refisch

Am Beispiel der Schulterschmerzen soll exemplarisch für alle Gelenke die Therapie arthrogener Schmerzen dargestellt werden.

Die Bedeutung einer subtilen Anamnese und klinischen Diagnostik auf der Grundlage funktionell anatomischer Kenntnisse in der Behandlung arthrogener Schmerzzustände wird evident.

Gerade bei diesen Schmerzzuständen hat die physikalische Therapie, die in einem gesonderten Kapitel nochmals abgehandelt wird, im Vergleich zur Pharmakotherapie einen besonders hohen Stellenwert, da sie nicht selten in der Lage ist, die Ursachen der Schmerzentstehung zu beheben und somit nicht nur symptomatisch, sondern auch ursächlich in das Schmerzgeschehen eingreift.

Diese Zusammenhänge lassen sich an der Schulter gut herausstellen. Es würde den Rahmen des Schmerz-Curriculums sprengen, wenn die differenzierte Darstellung der klinischen Diagnostik auf der Basis funktionell anatomischer Gegebenheiten und die daraus sich ableitende differenzierte physikalische Therapie auch für andere große Extremitätengelenke abgehandelt würde. An anderen Gelenken ist das diagnostische und therapeutische Vorgehen ähnlich. Wir bitten jedoch um Verständnis, daß wir diesbezüglich auf die breite orthopädische Literatur verweisen müssen.

Um die Region der Schulter mit ihren komplexen Bewegungen in verschiedensten Gelenken zu erfassen und die daraus resultierenden Krankheitsbilder verstehen und richtig therapieren zu können, ist zunächst eine kurze Darstellung der funktionellen Anatomie vonnöten.

16.2.2 Funktionelle Anatomie und Pathoanatomie der Schulterregion

Die schmerzfreie und uneingeschränkte Bewegung in der Schulterregion setzt eine ungestörte Bewegung in den echten Gelenken Sternoklavikulargelenk, Akromioklavikulargelenk und Glenohumeralgelenk voraus, dazu eine freie Beweglichkeit in den sogenannten funktionellen Gelenken der skapulothorakalen Gleitebene und dem subakromialen Nebengelenk.

Darüber hinaus können Struktur- oder Funktionsstörungen in der Halswirbelsäule, in der oberen Brustwirbelsäule und den dazugehörigen Rippengelenken eine Bewegungseinschränkung im Bereich der Schulter nach sich ziehen.

Außerdem ist zu berücksichtigen, daß die gesamte obere Extremität lediglich über die Klavikula und damit über das Akromioklavikulargelenk und das Sternoklavikulargelenk mit dem Rumpf verbunden ist.

Deswegen spielt das muskuläre Zusammenspiel der an der Skapula und am proximalen Humerus ansetzenden Muskelgruppen eine wesentliche Rolle für das intakte Funktionieren der Schulter.

Sternoklavikulargelenk

Das Sternoklavikulargelenk als Sattelgelenk ist allseitig von einem Bandapparat umgeben, der dieses Gelenk passiv sichert. Zwischen der sternalen und klavikulären Gelenkfläche befindet sich ein Diskus, der dieses Gelenk in zwei vollständige Gelenkhöhlen teilt. Im Sternoklavikulargelenk können Bewegungen in 3 Bewegungsrichtungen durchgeführt werden:

- Gleiten nach kranial oder kaudal
- Gleiten nach ventral und dorsal
- Rotation.

Akromioklavikulargelenk

Das Akromioklavikulargelenk besitzt plane Gelenkflächen. Die Gelenkspaltanordnung zeigt von streng sagittaler

C

Richtung bis zu einer mehr schrägen Richtung von dorsolateral bis ventromedial und bis zu einer Kippung von kraniolateral bis kaudomedial eine große Varianzbreite.

Das Vorhandensein eines Diskus mit der vollständigen Trennung des Gelenkes in 2 Höhlen überwiegt, nur zeigt dieser Diskus in höheren Lebensaltern deutliche Degenerationserscheinungen bis zum vollständigen Verschwinden, so daß er im Operationssitus im höheren Lebensalter oft nicht mehr nachweisbar ist. Dieses Gelenk wird ebenfalls durch Bänder gesichert, und zwar durch das Ligamentum acromioclaviculare und das Ligamentum coracoclaviculare mit seinen beiden Anteilen.

Die Bewegung im Akromioklavikulargelenk kann in 3 Bewegungsrichtungen durchgeführt werden, und zwar entsprechend denen im Sternoklavikulargelenk nach ventral und dorsal, nach kranial und kaudal sowie in Außen- und Innenrotation.

C

Glenohumeralgelenk

Das Glenohumeralgelenk ist ein Kugelgelenk. Es besteht ein größeres Oberflächenmißverhältnis von etwa 1:4. Das heißt, die Cavitas glenoidalis kann nur ¼ der Oberfläche des Humeruskopfes aufnehmen. Einen gewissen Ausgleich dieses Mißverhältnisses nimmt das Labrum glenoidale vor, welches allseitig am Cavitasrand ansetzt und so auch den Ursprung der langen Bizepssehne am Tuberculum supraglenoidale mit einschließt. Dieser Faserknorpelring dient der Stabilität. Die Schultergelenkkapsel, die mit den Anteilen der Rotatorenmanschettenmuskelsehnen unlösbar zu einem Blatt verwachsen ist, inseriert am Skapulahals und am Collum anatomicum und zeigt eine parallel angeordnete Kollagenfaserstruktur.

Diese parallele Faserstruktur bringt es mit sich, daß die Gelenkkapsel in der Neutral-Null-Stellung entspannt ist und sich mit zunehmender Außen- oder Innenrotation stärker anspannt, so daß seitens der Gelenkkapsel eine vermehrte Sicherung bei Außen- oder Innenrotation gegeben ist.

Im Glenohumeralgelenk sind 3 Bewegungsachsen möglich:

- Flexion und Extension
- Ab- und Adduktion
- Außen- und Innenrotation.

Von besonderer Bedeutung ist das Wandern der Achse für Ab- und Adduktion nach kaudal bei zunehmender Schulterabduktion.

Skapulothorakale Gleitfäche

Als funktionelles Nebengelenk ist die sogenannte skapulothorakale Gleitfläche zu bezeichnen, der Raum zwischen Skapula und Thorax. Als Verschiebeschicht dienen der Musculus subscapularis und der Musculus serratus anterior.

Die Skapulabeweglichkeit auf dem Thorax geschieht ebenfalls in 3 Bewegungsrichtungen:

- Skapulahebung und -senkung
- Skapulaadduktion zur Dornfortsatzreihe
- Skapulaabduktion von der Dornfortsatzreihe weg
- Skapulaaußen- und -innenrotation.

Bewegungsanalysen haben gezeigt, daß im gesamten Bewegungsumfang der Schulterabduktion bis auf 180° eine strenge Gesetzmäßigkeit zwischen der

Bewegung der Skapula und im Glenohumeralgelenk besteht.

Bereits ab den ersten Abduktionsgraden zeigt sich eine Skapulamitbewegung, wobei größenordnungsmäßig auf 2 ° Glenohumeralbeweglichkeit 1 ° Skapulabeweglichkeit kommt.

Auch elektromyographische Untersuchungen von „Laumann" haben gezeigt, daß eine vermehrte Aktivität in bestimmten skapulären Muskelgruppen von Beginn der Abduktion an besteht.

Subakromiales Nebengelenk

Das subakromiale Nebengelenk wird gebildet durch das Schulterdach als sogenannte Gelenkpfanne und das Tuberculum majus im mittleren Abduktionsbereich von etwa 60–120 ° als sogenannter Gelenkkopf.

Das Schulterdach wiederum besteht aus dem Akromion, dem Processus coracoideus, dem Ligamentum coracoacromiale und dem lateralen Klavikulaende mit dem Akromioklavikulargelenk.

Als Gelenkhöhle kann die Bursa subacromialis subdeltoidea bezeichnet werden, die normalerweise mit der Schultergelenkshöhle nicht kommuniziert. Der korakoidale Abschnitt des Subakromialraums zeigt für die Supraspinatussehne und Anteile der Infraspinatus- und Subskapularissehnen eine größere räumliche Enge als der akromiale Abschnitt.

Bedeutung der Muskelgruppen

Das richtige Zusammenwirken der glenohumeralen und der skapulären Muskelgruppen ist von entscheidender Bedeutung für die Funktion der Schulterregion. Dabei ist die rotatorische Mitbewegung der Skapula notwendige Voraussetzung für den vollen Bewegungsumfang.

Mm. trapezius und serratus anterior

Von den 8 an der Skapula ansetzenden Muskelteilen haben 2 eine nahezu ausschließlich stabilisierende Wirkung, der horizontal von den Dornfortsätzen der oberen Brustwirbelsäule kommende M. trapezius pars media, der zur Spina scapulae führt, und der ebenfalls horizontal verlaufende und von der Margo medialis unter der Skapula bis zu den Rippen ziehende M. serratus anterior pars superior und media. Diese horizontal verlaufende Trapezius-Serratus-Schlinge fixiert nahezu ausschließlich die Skapula am Thorax. Für eine Schulterabduktion und -flexion sind 3 Muskeln zuständig, die die Skapula derart drehen, daß der Angulus inferior nach lateral und ventral wandert. Hierzu gehören der M. trapezius pars descendens mit seinem lateralen Skapulaansatz am Akromion, der M. serratus anterior pars inferior mit seinem direkt am Angulus inferior gelegenen Ansatz sowie der M. trapezius pars ascendens, der am Trigonum spinae inseriert. Eine vollständige rotatorische Mitbewegung der Skapula als notwendige Voraussetzung für den vollen Bewegungsumfang ist nur dann möglich, wenn die Antagonisten eine vollständige Dehnfähigkeit besitzen und keine Verkürzungstendenzen aufweisen.

Mm. levator scapulae, rhomboidei und pectoralis minor

Als Gegenspieler, die den Angulus inferior nach medial und kranial ziehen und für die Adduktion und Extension der Schulter benötigt werden, fungieren

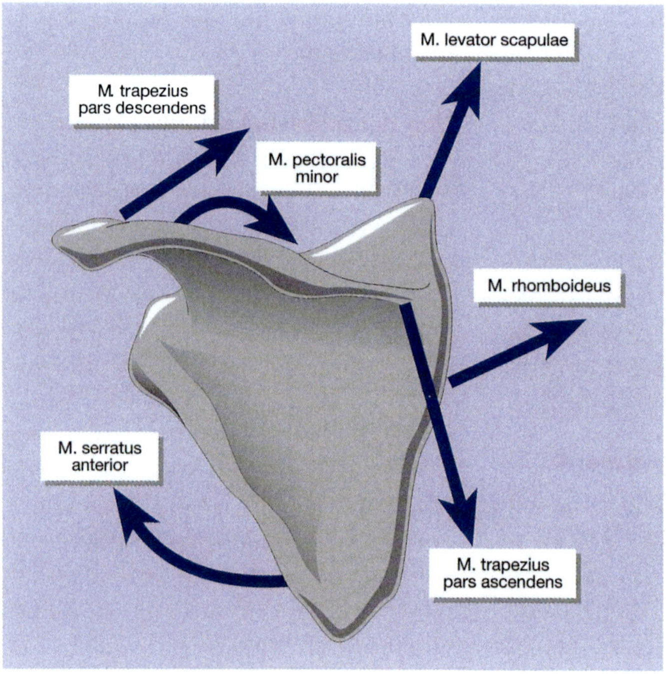

Abb. 16.6
Die Wirkung der Skapulamuskulatur.
Die Mm. trapezius pars descendens, levator scapulae und pectoralis minor führen zu einer Skapulaprotraktion und -hebung.
Die Mm. serratus anterior rhomboidei und trapezius pars ascendens führen zur Skapulasenkung und -aduktion.

C

M. levator scapulae, der von den Querfortsätzen der oberen Halswirbelsäule zum Angulus superior zieht, die Mm. rhomboidei mit ihrem Ansatz an der Margo medialis und M. pectoralis minor, der als einziger Muskel die Skapula über seinen Ansatz am Processus coracoideus nach ventral zieht. Diese letztgenannten sechs Muskelanteile gewährleisten neben ihrer bewegenden Komponente weitgehend konstante Vorspannung der Muskeln der Rotatorenmanschette und verhindern somit ein Anschlagen des Humeruskopfes am Akromion. Die Cavitas glenoidalis wird so in ihrer optimalen Wirkposition plaziert. Muskelungleichgewichte im Bereich der Skapulamuskulatur haben sofort eine Fehlfunktion im Glenohumeralgelenk zur Folge, da die Vorspannung der Muskeln der Rotatorenmanschette verändert wird (→ Abb. 16.6).

Zusammenspiel der Skapulamuskulatur unter klinischem Gesichtspunkt

Von klinischer Seite kann man die Skapulamuskulatur auch von der Spina scapulae her betrachten. Dabei führen alle kranial der Spina inserierenden Muskeln (M. trapezius pars descendens, M. levator scapulae und M. pectoralis minor) zu einer Skapulaprotraktion und einer Skapulahebung. Diese 3 genannten Muskeln neigen gänzlich zur Verkürzung. Im Gegensatz dazu neigen die kaudal der Spina inserierenden Muskeln (M. serratus anterior, insbesondere pars inferior, Mm. rhomboidei und M. trapezius pars ascendens), die für die Skapulasenkung und Skapulaadduktion verantwortlich sind, gänzlich zur Abschwächung (→ Abb. 16.6). Von der funktionellen Pathoanatomie betrachtet, führen funktionelle oder strukturelle Erkrankungen im HWS- und oberen BWS-Bereich genauso wie im Bereich der Schulter zu einer Verschiebung des muskulären Gleichgewichtes in Richtung Skapulaprotraktion und Skapulahebung.

Innerer und äußerer Muskelring

Die am Humeruskopf ansetzenden Muskelgruppen kann man funktionell anatomisch in 2 Gruppen einteilen, den inneren und den äußeren Muskelring.

Zum inneren Muskelring gehören die Rotatorenmanschettenmuskulatur zusammen mit der langen Bizepssehne als funktionelle Untereinheit, zum äußeren Muskelring der M. deltoideus mit seinen 3 Anteilen M. pectoralis major, M. latissimus dorsi und teres major und M. coracobrachialis bzw. kurzer Bizepskopf.

Wirken diese Muskeln zusammen, entstehen Scher- und Kompressionskräfte im Glenohumeralgelenk. Kompression ist die Kraft senkrecht zur Fossa glenoidalis. Sie sorgt für Gelenkstabilität und wird durch den inneren Muskelring ausgeführt. Parallel zur Gelenkfläche wirkt die Scherkraft, sie destabilisiert den Humeruskopf. Hierfür ist der äußere Muskelring verantwortlich. Die maximale Kompressionskraft des unbelasteten Armes erreicht ein 0,8/0,9faches Körpergewicht bei 90 °-Abduktion. Die maximale Scherkraftbeanspruchung liegt beim 0,42fachen Körpergewicht bei 60 ° Armabduktion. Die resultierende Gesamtkraft aller beteiligten Muskeln führt zu einem kraftschlüssigen Gelenkflächenkontakt (→ Abb. 16.7a und b).

Der M. deltoideus, dessen 3 Anteile von der Klavikula, dem Akromion und der Spina mit nahezu paralleler Muskelfaseranordnung zum Humerus verlaufen, verursacht bei der Armabduktion bis 70 ° große Scherkräfte, welche den Oberarmkopf nach kranial ziehen und ein subakromiales Engpaßsyndrom auslösen können.

Muskeln der Rotatorenmanschette

Die Rotatorenmanschette neutralisiert neben ihrer spezifischen Funktion (In-

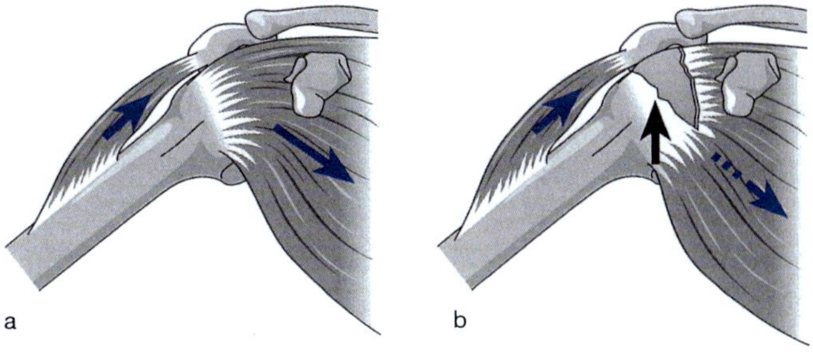

Abb. 16.7
Bio- und Pathomechanik des Glenohumoralgelenkes (nach: Keyl, 1992)
a) Die Rotatoren zentrieren den Kopf in die Pfanne, so daß der Deltoideus seien abduzierende Kraft entfalten kann.
b) Bei einer Ruptur der Rotatorenmanschette geht die zentrierende Wirkung verloren, und es überwiegt die nach kranial gerichtete Kraftkomponente des M. deltoideus. Durch die Proximalisierung des Kopfes kann es zum Impingement und zur Pseudoparalyse kommen.

nenrotation, Abduktion und Außenrotation) die Scherkraftwirkung sowohl des M. deltoideus als auch der Mm. pectoralis major, latissimus dorsi und teres major. Ohne funktionierende Rotatorenmanschette verliert das Glenohumeralgelenk seine Zentrierung. Der von der Fossa supraspinata zum oberen Drittel des Tuberculum majus ziehende M. supraspinatus ist, neben seiner Hauptfunktion bei der Abduktion, auch bei Flexion und Außenrotation aktiv. Das Armgewicht bewirkt, daß der Supraspinatus zu 94 % am Gelenk Kompressionskraft entwickelt. So betrachtet, zentralisiert der M. supraspinatus den Humeruskopf in der Gelenkpfanne. Je nach Rupturgröße ist der Kraftverlust bei der Abduktion und bei der Kompression erheblich. Der M. infraspinatus ist, in Zusammenarbeit mit dem M. teres minor, der kräftigste Außenrotator der Rotatorenmanschette. Er zeigt aber auch hohe Aktivität bei Flexion und Abduktion des Armes. Dies ist Ausdruck der Humeruskopfdepressorfunktion zum Ausgleich der auftretenden Scherkraft. Forcierte Innenrotationsbewegungen werden vom Infraspinatus dezeleriert. Der M. subscapularis als Gegenspieler zum M. infraspinatus fungiert neben seiner anatomischen Rolle als Innenrotator als Depressor und dezeleriert Außenrotationskräfte durch simultane Anspannung.

Die Außenrotatoren M. infraspinatus und teres minor sowie der Innenrotator M. subscapularis stehen somit in einem ventro-dorsalen Gleichgewicht. Das Vorhandensein dieses ventro-dorsalen Gleichgewichtes bzw. seine Wiederherstellung ist unabdingbar für das intakte Funktionieren des Schultergelenkes. Die lange Bizepssehne besitzt während der Abduktion bis 90 ° ebenfalls eine gelenksichernde depressorische Wirkung. Bei der Anteversion und Abduktion des Armes wirkt der M. biceps des-

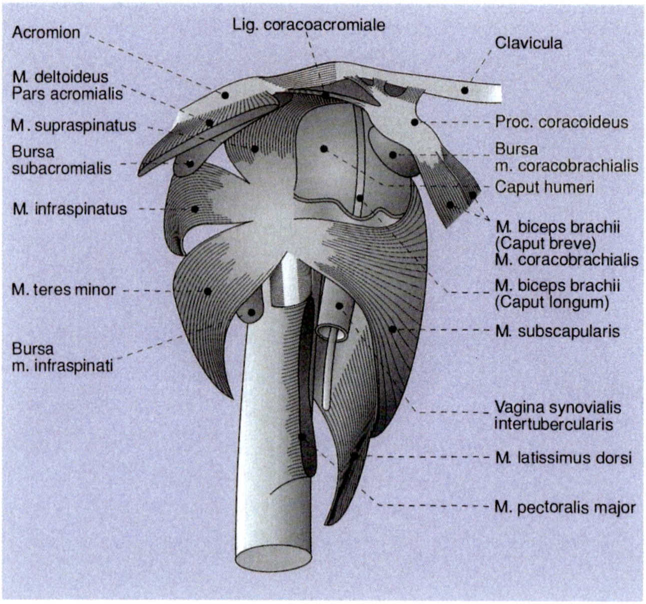

Abb. 16.8
Muskeln des Schultergelenks von lateral. Die nicht durch die Muskeln der „Rotatorenmanschette" verstärkten Anteile der Gelenkkapsel sind ausgeschnitten (nach Benno Tillmann, Funktionelle Anatomie).

C

wegen sowohl aktiv mit als auch den Gelenkschluß sichernd. Da der M. biceps gleichzeitig auch im Ellenbogengelenk flektiert und den Unterarm supiniert, können größere exzentrische Belastungen im Ellenbogengelenk die lange Bizepssehne an ihrem proximalen Ansatz schädigen.

Zusammengefaßt stehen die Rotatorenmanschettenmuskeln in sich in einem „ventro-dorsalen“ und mit dem M. deltoideus in einem „kranio-kaudalen“ Gleichgewicht (→ Abb. 16.8). Insuffizienzen im Rotatorenmanschettenmuskelbereich oder gar Partial- oder Totalrupturen verschieben das muskuläre Gleichgewicht durch das Anspannen des M. deltoideus immer mehr nach kranial, wodurch ein Humeruskopfhochstand entsteht. Ein fortwährendes kranio-kaudales Ungleichgewicht kann ein subakromiales Engpaßsyndrom auslösen.

Die Verbesserung oder gar die Wiederherstellung dieses muskulären Gleichgewichtes muß deswegen bei der subakromialen Engpaßproblematik oberstes Therapieziel sein.

16.2.3 Anamnese

Eine Pathologie des Schultergelenkes mit seinen verschiedenen Strukturen führt meistens zu einer Beschwerdeangabe mit Lokalisation im Schultergelenk mit Ausstrahlung in den lateralen Oberarm, z.T. sogar in den lateralen Unterarm. Der Grund hierfür liegt darin, daß die überwiegenden Anteile des Schultergelenkes von C5 her innerviert werden. Nur eine Affektion des Akromioklavikulargelenkes führt zu einer Beschwerdeausstrahlung in die skapuloklavikuläre Region wegen seiner C4-Innervation. Die Beschwerden können bewegungsabhängig sein, so z.B. bei der mittleren Abduktion (subakromialer Painful arc bei etwa 60–130° Abduktion) oder akromialer Painful arc bei endgradiger Schulterabduktion.

Ersterer gibt einen Hinweis auf die Schmerzlokalisation im Subakromialraum, der zweite Hinweis auf die Beteiligung akromialer Strukturen. Typisch sind auch ein Nachtschmerz und ein Schmerz beim Liegen auf der betroffenen Schulter bzw. auf dem betroffenen Oberarm.

16.2.4 Diagnostik

Passive und aktive Strukturen

Bei Durchführung der Diagnostik ist es wichtig, durch geeignete Schritte die aktiven Strukturen von den passiven Strukturen der Schulter zu trennen. Die passiven Strukturen sind daraufhin zu untersuchen, ob sie zu einer Verminderung oder einer Vermehrung der Schulterbeweglichkeit geführt haben. Eine Vermehrung der Beweglichkeit zeigt sich bei der Instabilität. Eine Verminderung der Beweglichkeit betrifft entweder das Glenohumeralgelenk oder das subakromiale Nebengelenk. Für eine Affektion des AC-Gelenkes sprechen in erster Linie eine Schmerzangabe bei der horizontalen Adduktion sowie ein akromialer Painful arc zwischen 150 und 180° Abduktion. Für das Akromio- wie für das Sternoklavikulargelenk sind das Aufsuchen von schmerzhaften Maximalpunkten am unteren Gelenkrand und eine Provokation in Außen- oder Innenrotation sinnvoll.

Kapselmuster – Nicht-Kapselmuster

Bei der Überprüfung der Minderbeweglichkeit ist das Aufspüren des sogenannten Kapselmusters nach Cyriax entscheidend.

Für das sogenannte Kapselmuster nach Cyriax ist eine Bewegungseinschränkung der Rotation wichtig, wobei typischerweise die Außenrotation mehr als die Abduktion und die Innenrotation weniger als die Abduktion behindert sind. Das Vorhandensein eines solchen Kapselmusters spricht für die Beteiligung des Schultergelenkes selbst, wobei die Genese völlig unerheblich ist. So zeigt sich dieses Kapselmuster bei allen Gelenkaffektionen dieses Kapselmuster, unabhängig davon, ob die Gelenkaffektion auf einem Reizzustand bei Arthrose, auf einer Gicht oder Pseudogicht, auf einem akuten rheumatoiden Gelenkbefall oder auf einer bakteriellen Arthritis beruht. Liegt eine Bewegungseinschränkung im Schulterbereich vor, bei der die Abduktion mehr als die Außenrotation eingeschränkt ist, liegt keine Gelenkaffektion vor. Diese Art der Bewegungseinschränkung spricht für den Befall des subakromialen Nebengelenkes. So zeigt sich bei einer perakuten Bursitis subacromialis ein nahezu vollständiges Aufgehobensein der Schulterabduktion, während die Schulteraußenrotation in 0°-Abduktionsposition nur mittel- bis endgradig eingeschränkt ist. So grenzt also das Vorhandensein eines Kapselmusters nach Cyriax den Affektionsort wesentlich ein.

Instabilität

Instabilitätstest: Eine Vermehrung der Schulterbeweglichkeit in Form einer unidirektionalen bis multidirektionalen Instabilität spüren die sogenannten Instabilitätstests auf. Man kann für alle 3 Hauptrichtungen der Instabilität einen Apprehension-Test und einen Schubladentest unterscheiden.

Vordere Instabilität: Der sicherste Test der vorderen Instabilität ist der vordere Apprehension-Test. Er kann am stehenden oder sitzenden Patienten vorgenommen werden. Hierbei wird der Arm in 90°-Schulterabduktion und 90°-Schulteraußenrotation gebracht. Gleichzeitig wird die andere Hand auf das Schulterdach gelegt und mit dem Daumen von hinten ein Druck gegen den Humeruskopf ausgeübt. Wenn eine drohende Subluxation nach vorn durch eine schmerzhafte Muskelanspannung vermieden wird, spricht das für eine vordere Instabilität.

Der *Schubladentest* kann am sitzenden oder liegenden Patienten durchgeführt werden. Mit der einen Hand wird die Skapula fixiert, während die andere Hand des Untersuchers den Oberarmkopf nach vorne führt, um so eine Subluxation aufzuspüren.

Hintere Instabilität: Oft gibt der Patient die hintere Instabilität selbst an, indem er das Schultergelenk in vermehrte Adduktion, Innenrotation und Flexion bringt. Hierbei wird ein Nachhintentreten des Humeruskopfes sichtbar.

Daneben kann auch ein *hinterer Schubladentest* analog zum zuvor beschriebenen vorderen *Schubladentest* durchgeführt werden, nur mit dem Daumendruck auf den Humeruskopf nach hinten. Beim hinteren *Apprehension-Test* wird auf den zunehmend adduzierten und innenrotierten Arm ein axialer Druck nach hinten ausgeübt.

Untere Instabilität: Beim unteren *Apprehension*-Test wird der Arm des Patienten in 90 °-Abduktion vom Untersucher unterstützend gehalten, während gleichzeitig die andere Hand durch Druck von oben auf den proximalen Oberarm eine untere Subluxation auslöst. Aussagekräftiger aber ist der *Schubladentest* durch Zug am entspannt herabhängenden Arm, wobei durch eine Subluxation unterhalb des Akromions eine Rinne entsteht (Sulkuszeichen). Die letztgenannte untere Instabilität besteht allerdings nicht isoliert, sondern ist in aller Regel mit einer vorderen und/oder hinteren Instabilität vergesellschaftet (multidirektionale Instabilität).

Zusammenfassung: Es kommt bei der Stabilitätsprüfung also darauf an herauszufinden, ob in einer oder mehreren Richtungen eine vermehrte Beweglichkeit des Oberarmkopfes zu verzeichnen ist (uni- bzw. multidirektionale Instabilität). Bei der multidirektionalen Instabilität wird die Hauptinstabilitätsrichtung zusätzlich angegeben.

Subakromialraum

Eine Affektion des Subakromialraumes zeigt sich bei einem positiven subakromialen Painful arc, bei dem der Patient Schmerzen bei aktiver Abduktion zwischen etwa 60 und 130 ° angibt. Bei der klinischen Untersuchung kann im chronischen Stadium eines Subakromialsyndroms eine Atrophie des Supra- und Infraspinatusmuskelbauches sichtbar und palpabel werden.

Impingement-Test: Verschiedenen *Impingement-Tests* liegt letztendlich das Prinzip zugrunde, bei mittlerer Abduktion das Tuberculum majus in forcierte Innenrotation, also unter den korakoidalen engeren Abschnitt des Subakromialraumes, zu bringen. Der *Impingement-Test* nach Neer, als ältester und bekanntester Test, wird durch eine passive Flexion des Armes vorgenommen, wobei mit einer Hand die Skapula fixiert und mit der anderen der Arm des Patienten über die Horizontale schnell angehoben wird. Das Anstoßen der kritischen Zone am vorderen unteren Akromionrand führt zu einer Schmerzverstärkung. Der *Impingement-Test* nach Jobe zeigt eine vermehrte Schmerzprovokation, wenn der 90 ° abduzierte und außenrotierte Arm passiv in forcierte Innenrotation gebracht wird.

Der *Impingement-Test nach Hawkins* zeigt eine vermehrte Schmerzprovokation, wenn der 90° abduzierte und horizontal adduzierte Arm in vermehrte Innenrotation gebracht wird. Der *Impingement-Test nach Hawkins* ist der empfindlichste der 3 genannten Tests, gefolgt vom *Impingement-Test nach Jobe*. Der *Impingement-Test nach Neer* ist der ungenaueste Test der 3 genannten.

Rotatorenmanschettenruptur

Die Überprüfung der Rotatorenmanschette auf Rupturen zeigt sich bei größeren Rupturen im Vorhandensein einer Pseudoparalyse. Hierbei kann der passiv über die Horizontale abduzierte Arm vom Patienten nicht in 90 °-Abduktionsstellung gehalten werden, sondern fällt schmerzlos herab. Eine Ruptur von Anteilen der Rotatorenmanschette kann nach eigenen Untersuchungen aber nur dann nachgewiesen werden, wenn diese muskulär nicht kompensiert ist. Beim Vorhandensein einer ausreichenden muskulären Kompensation

C

durch die übrigen noch bestehenden Anteile der Rotatorenmanschette können selbst Querrupturen mit einer Größe von mehr als 3 cm dem Untersucher entgehen, weil hier eine sogenannte Pseudoparalyse mit Drop-Arm-Phänomen nicht vorhanden ist.

Auch ist es möglich, durch intensives Auftrainieren der noch vorhandenen Rotatorenmuskelanteile eine ursprünglich vorhandene Pseudoparalyse zu negativieren.

In der Literatur wird der Jobe-Test algemein als pathognomonisch angesehen. Dieser wird am 90° abduzierten und 30° horizontal flektierten Arm bei Innenrotation durchgeführt. Allerdings ist hierbei nur die schmerzlose Pseudoparalyse als beweisend anzusehen, da es bei gleichzeitigem Vorhandensein einer Impingement-Symptomatik zu schmerzhaften Muskelhemmungen führen kann und so der Test falsch positiv wird. Darüber hinaus kann nach Untersuchungen von Hertel und anderen der Jobe-Test Partialrupturen nicht aufspüren. Außerdem macht er keine Angabe zur Lokalisation und Größe der Ruptur. Deswegen haben Hertel und andere die Lag-Zeichen inauguriert. Diese zeigen nach einer prospektiven, anhand des Operationssitus kontrollierten Studie in ihrer Kombination eine hohe Sensitivität und Spezifität. Ein *Lag-Zeichen* beschreibt die Diskrepanz zwischen passiver und aktiver Beweglichkeit. Der maximale passive Bewegungsausschlag kann dabei aktiv nicht gehalten werden. Unterschieden wird das *Außenrotations-Lag*, das *Innenrotations-Lag* sowie das *Drop-Zeichen*. Bei jedem der 3 Zeichen wird das Ellenbogengelenk um 90° gebeugt und vom Untersucher gehalten. Beim *Außenrotations-Lag* (→ Abb. 16.9) wird das Schultergelenk passiv in 20° Abduktion und fast vollständige Außenrotation gebracht. Wenn dabei der voll außenrotierte Arm vom Patienten aktiv nicht in der Außenrotationsstellung gehalten werden kann, beschreibt das Ausmaß des passiven Zurückschnellens in Richtung Innenrotation die Größe der Ruptur. Dieses Zeichen ist hoch sensitiv und spezifisch bei einem passiven Zurückschnellen von 10° oder mehr. Es zeigt dann eine Supraspinatussehnenruptur an. Beträgt das passive Zurückschnellen aus maximaler Außenrotation lediglich 5°, kann dies ein Hinweis für eine Partialruptur im Supraspinatussehnenbereich sein. Allerdings ist die Treffsicherheit hier nicht 100%. Bei der Überprüfung des Drop-Zeichens (→ Abb. 16.10) wird der Arm in 90°-Abduktion und Außenrotation bei 90° gehaltener Ellenbogenflexion gebracht. Kann hier der fast maximal außenrotierte Arm vom Patienten

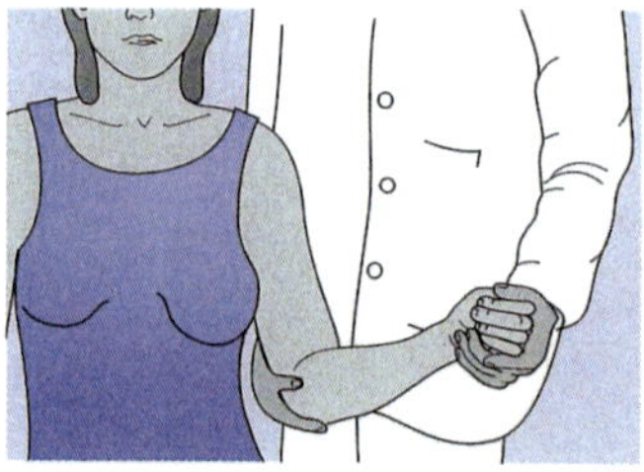
a

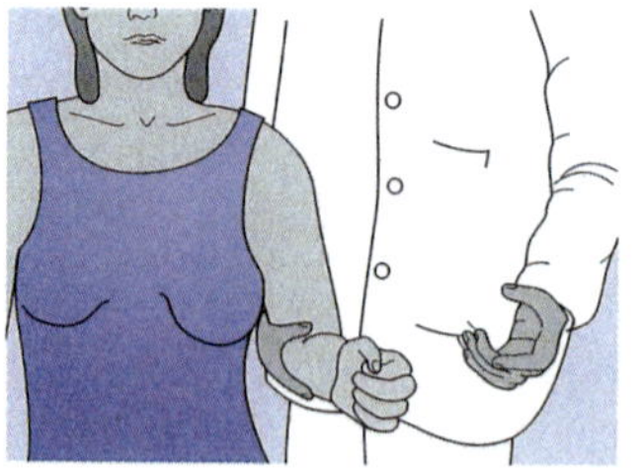
b

Abb. 16.9
Außenrotations-Lag (nach Hertel et al. 1996)
a) Der Arm wird leicht angehoben und fast völlig nach außen rotiert. Der Patient wird dann gebeten, diese Position beizubehalten.
b) Positives Zeichen, wenn es zu einem Lag kommt, Größe des Lags in Grad-Angabe.

Abb. 16.10
Drop-Zeichen (nach Hertel et al., 1996)
a) Arm wird in 90°-Position gehoben und fast vollständig nach außen rotiert.
b) Positives Zeichen, wenn es zu einem Lag oder Drop kommt. Ausmaß des Lags wird in Grad angegeben.

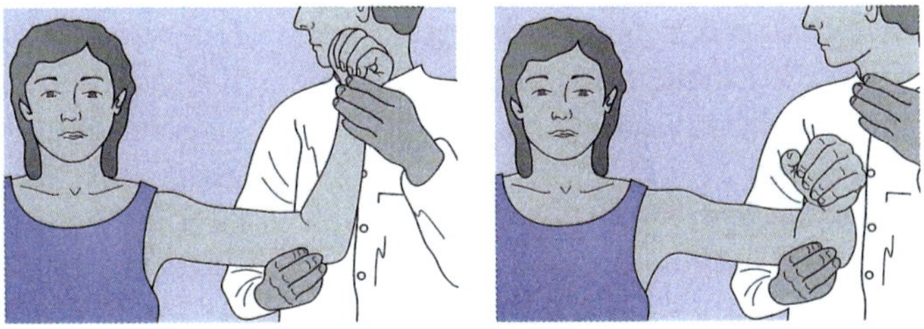

a b

nicht gehalten werden und kommt es zu einem passiven Zurückschnellen von 5° oder mehr in Richtung Innenrotation, ist dies ein sicherer Hinweis für eine Ruptur im Infraspinatus- oder Teres-minor-Bereich. Allerdings können kleinere Infraspinatusrupturen hier dem Untersucher entgehen.

Ein positives *Drop-Zeichen* ist aber in jedem Fall als pathognomonisch für eine Infraspinatussehnenruptur anzusehen. Sind *Außenrotations-Lag* und *Drop-Zeichen* zusammen positiv, liegt in jedem Falle eine kombinierte Supra- und Infraspinatusruptur vor. Die Größe des Lags gibt das Ausmaß der Ruptur an.

Beim *Innenrotations-Lag* (→ Abb. 16.11) wird der Arm in 20°-Abduktion sowie in maximaler Extension und Innenrotation positioniert und mit 90° flektiertem Ellenbogengelenk gehalten. Kann die fast maximale Innenrotation vom Patienten nicht aktiv gehalten werden und kommt es zu einem Zurückschnellen in Richtung Außenrotation, ist dies als pathognomonisch für eine Subskapularisruptur zu werten und dies bereits bei einem Lag von 5°.

Mit diesem ausschließlich klinisch-diagnostischen Vorgehen läßt sich nach der bereits erwähnten Studie von Hertel eine fast 100 %ige Treffsicherheit in der Diagnostik von Rotatorenmanschettenläsionen erreichen.

Insertionstendopathie

Ferner können Insertionstendopathien, Sehnenaffektionen, die sich bei Anspannung gegen Widerstand schmerzverstärkend bemerkbar machen, mit Hilfe von *isometrischen Widerstandstests* aus der Nullposition aufgespürt werden. Hierbei spricht ein positiver Widerstandstest gegen die Abduktion für die Beteiligung des M. supraspinatus, gegen die Außenrotation für die

Abb. 16.11
Innenrotations-Lag (nach Hertel et al., 1996)
a) Der Arm wird leicht gestreckt und fast vollständig nach innen rotiert. Der Patient wird gebeten, diese Position beizubehalten.
b) Positives Zeichen, wenn es zu einem Lag kommt. Ausmaß des Lags wird in Grad angegeben.

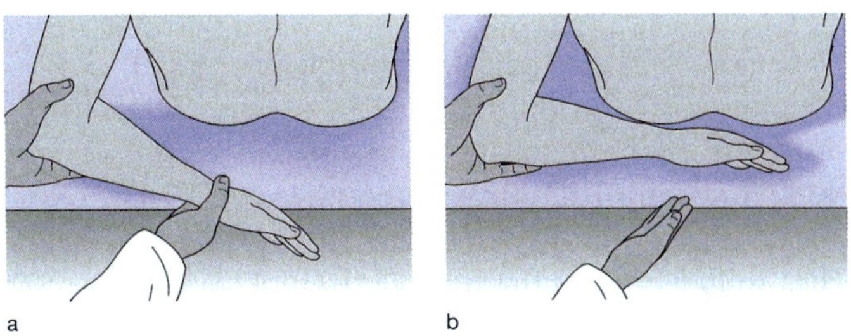

a b

Beteiligung des M. infraspinatus und gegen die Innenrotation für die Beteiligung des M. subscapularis.

Quantitative Muskelfunktionsprüfung

Gleichzeitig können diese Tests dazu verwandt werden, klinisch eine quantitative Muskelfunktionsprüfung der Rotatorenmanschettenmuskeln möglichst isoliert vorzunehmen. Hierbei muß funktionell anatomisch berücksichtigt werden, daß die hinteren und vorderen Anteile des M. deltoideus ebenfalls Außen- bzw. Innenrotatoren sind, gleichzeitig aber größtenteils Abduktion durchführen. Bringt man nun das Schultergelenk in eine maximale Schulteradduktion, können auch die spinalen und klavikulären Anteile des M. deltoideus in die Adduktion einbezogen und damit für die Rotationsprüfung ausgeschaltet werden. Wird nun in maximal gehaltener Schulteradduktion eine Außen- bzw. Innenrotationsprüfung vorgenommen, lassen sich Kraftdefizite sehr leicht feststellen, nach der von Lovett angegebenen Kraftgrad-Einteilung von Kraftgrad 1–5, die von Kendall/Kendall auf prozentuale Angaben von 0–100 umgerechnet worden sind (→ Tab. 16.8).

So entspricht:

- ein Kraftgrad 5 = 100 %,
- ein Kraftgrad 4 = 80 %,
- ein Kraftgrad 3 = 50 %.

Neben der Untersuchung der einzelnen Schultergelenksstrukturen ist die zusätzliche Untersuchung der Halswirbelsäule und der oberen Brustwirbelsäule einschließlich der Rippen erforderlich. Dies sollte eine manualtherapeutische Untersuchung der Halswirbelsäule, der Brustwirbelsäule und der Rippen mit einschließen. Segmentale Funktionsstörungen in diesen Bereichen machen sich in Verkürzungen verschiedenster Muskelgruppen, die an der Skapula ansetzen, bemerkbar.

Tendopathien der langen Bizepssehne

Für diese Schulterpathologie erhalten wir durch folgende klinische Tests Hinweise:

- *Speed-Test:* Der Arm wird bei extendiertem und supiniertem Unterarm gegen Widerstand flektiert. Kommt es dadurch zu einem lokalen Schmerz über der Bizepsrinne, ist der Test positiv (palm-up-test).
- *Yergason-Test:* Der Test ist positiv, wenn die Supination des Unterarmes bei gebeugtem Ellenbogen gegen Widerstand schmerzhaft ist.
- Der *Lokalanästhesie-Test* kann den sichersten Hinweis für eine lange Bizepssehnenbeteiligung liefern.

Vorschlag eines effektiven und kurz durchzuführenden Untersuchungsganges

Die 3-min-Schulteruntersuchung

Wichtig ist die Durchführung eines gut strukturierten und praktikabel durchzuführenden Kurzuntersuchungsganges von etwa 3 min zur umfassenden klinischen Abklärung der Schulterregion, der HWS- und BWS-Region (→ Abb. 16.12)

Zunächst führt der Patient eine beiderseitige *aktive Abduktion* beider Schultern durch. Dies stellt ein grobes Maß für den aktuellen Bewegungsumfang beider Schultergelenke dar.

Tab. 16.8 Bewertungsschlüssel Muskelkraft.

Bewertungskriterien	Kendall	Lovett	Kraftgrade
Halten der Testposition	%		
gegen die Schwerkraft und maximalen Druck	100	normal	5
	95	normal -	5 -
gegen mäßigen Druck	90	gut +	4 +
	80	gut	4
gegen geringen Druck	70	gut -	4-
	60	ausreichend +	3 +
gegen die Schwerkraft	50	ausreichend	3

Gleichzeitig können hierbei ein *subakromialer Painful* arc im Abschnitt zwischen 60°- und 120°-Abduktion und ein *akromialer Painful arc* in der endgradigen Schulterabduktion aufgespürt werden. Danach wird der passive *Bewegungsumfang* in der *Schulterabduktion* festgestellt. Dabei spricht eine endgradige Bewegungseinschränkung bei der passiven Abduktion für eine Muskelverkürzung des M. levator scapulae, da die Skapula mit ihrem Angulus inferior bei dieser Bewegung sehr weit nach lateral und ventral geführt wird und damit der Angulus superior als Ansatz des M. levator scapulae sich vom Ursprung an den oberen Halswirbelquerfortsätzen maximal entfernen muß. Danach senkt der Patient aktiv beide Schultergelenke bis auf 90°-Abduktion ab (→ Abb. 16.12).

Kann der Arm nicht in 90°-Abduktion gehalten werden, zeigt sich eine Pseudoparalyse *(Drop-Arm-Phänomen)!* In 90°-Schulterabduktion und gleichzeitiger 30°-Schulterflexion und maximaler Innenrotation kann dann der Jobe-Test als sensitivstes Zeichen für eine Rotatorenmanschettenruptur angeschlossen werden. Bei Verdacht könnten zusätzlich die 3 Lag-Zeichen überprüft werden (Außenrotations-Lag, Drop-Zeichen und *Innenrotations-Lag*).

Anschließend erfolgt die passive *horizontale Adduktion* zur Überprüfung des AC-Gelenkes in 90°-Abduktion. Es schließt sich dann die Überprüfung der *passiven Schulteraußenrotation* und *Schulterinnenrotation* an (Normalwert 90–0–70°). Die Innenrotation kann gleichzeitig auch als forcierte Innenrotation im Sinne des *Impingement-Tests nach Jobe* und nach Hawkins durchgeführt werden. Gegebenenfalls schließt sich hieran die Stabilitätsprüfung an (vorderer und hinterer Apprehension-Test, Sulkuszeichen). Abschließend erfolgt die isometrische *Widerstandstestung* aus der Neutral-Null-Stellung in Richtung *Abduktion* (M. supraspinatus), *Außenrotation* (M. infraspinatus) und *Innenrotation* (M. subscapularis). Die Untersuchung geschieht auf Kraft und auf Schmerz. Für die Kraftprüfung emp-

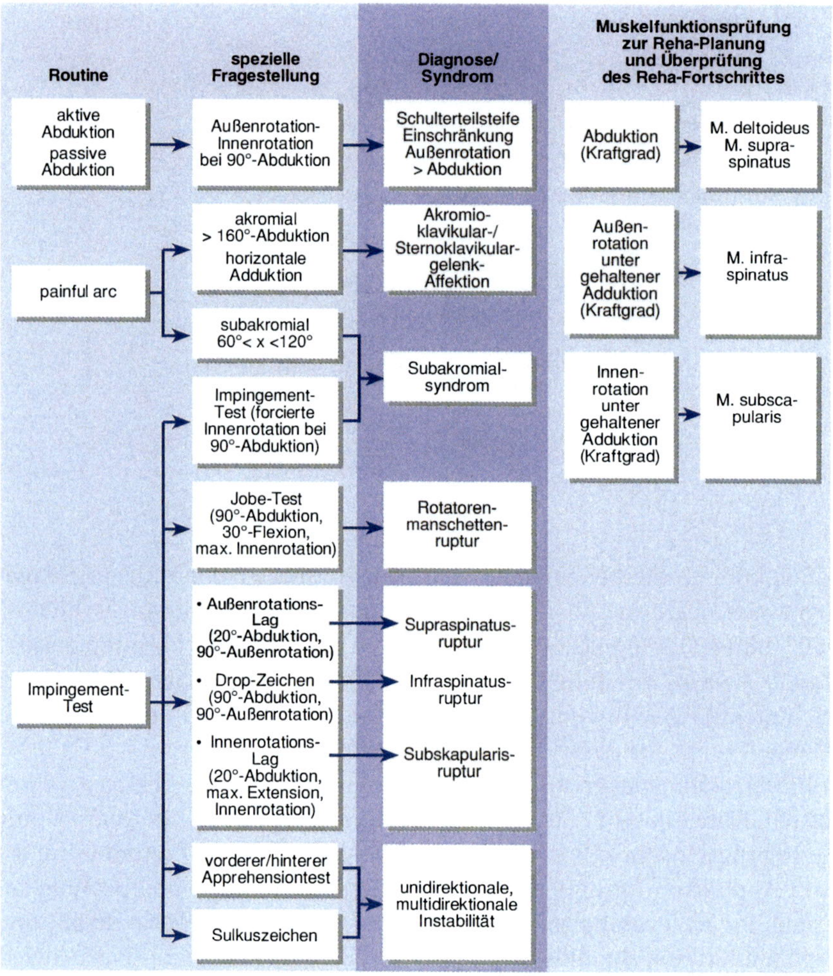

Abb. 16.12 Rationelle orthopädische Befunderhebung der Schulter: Mit wenigen Routinetests kann ein Schultergelenksbezug hergestellt oder ausgeschlossen werden. Mit speziellen Tests hoher Aussagekraft können pathologische Auffälligkeiten zielgerichtet einer Diagnose zugeordnet werden. Die Muskelfunktionsprüfung läßt sowohl Insertionstendopathien als auch muskuläre Defizite erkennen.

fiehlt sich die Einnahme einer zusätzlichen aktiven Schulteradduktion. Bestehen nach Durchführung der genannten Schultertests noch Unklarheiten bezüglich des Ortes der Beschwerdeverursachung, kann ein Lokalanästhesie-Test (LA-Test) durchgeführt werden, vornehmlich in den Subakromialraum, in das AC-Gelenk oder in das Schultergelenk.

Die *segmentale Untersuchung* der Halswirbelsäule und der oberen Brustwirbelsäule sowie der Rippen schließt sich an.

Diese in ca. 3 Min. durchzuführende Untersuchungsabfolge führt in einem hohen Maße zu verläßlichen qualitativen und quantitativen Angaben und führt damit in den überwiegenden Fällen zu einer sicheren Diagnosestellung.

Zusatzuntersuchungen

Hier kommen die *Röntgenstandarduntersuchungen* in zwei Ebenen zur Anwendung, standardmäßig a. p. und axial zum Ausschluß von knöchernen Deformationen und destruierenden Prozessen. Zusätzlich ist noch eine Y-Aufnahme zur Überprüfung der Humeruskopfposition im Vergleich zur Cavitas glenoidalis sinnvoll. Bei richtiger Einstellung kann hierbei auch der Supraspinatusausgang überprüft werden. Allerdings ist die Röntgenuntersuchung nur als Zusatzuntersuchung zu verstehen, da Verkalkungszonen im Bereich der Bursa subacromialis oder am Ansatz der Rotatorenmanschette allein, ohne die dazugehörige typische Klinik, keinen Krankheitswert darstellen.

Ferner ist als Zusatzuntersuchung die *Sonographie* mit einer Durchmusterung des gesamten Rotatorenmanschettenbereiches in 2 Ebenen (Längs- und Querschnitt) zu nennen. Geübte Untersucher können hierbei Total-, Quer- und Längsrupturen sowie Partialrupturen abgrenzen. Auch eine Stabilitätsüberprüfung im Sinne der vorderen und hinteren Schublade läßt sich vornehmen.

Zur Abklärung einer traumatisch bedingten Schulterluxation mit möglichem Nachweis einer Bankard-Läsion (Abriß des vorderen Labrums) oder Hill-Sachs-Impressionen des Humeruskopfes sind unter Umständen neben der Sonographie eine Kernspinuntersuchung oder ein Arthro-CT als nicht invasive Untersuchungsmethoden notwendig, um so möglicherweise anstehende Operationsplanungen vorzunehmen. Die Arthroskopie stellt dann den Übergang von der nicht invasiven zur invasiven Diagnostik mit gleichzeitiger Operationsmöglichkeit dar. Dabei besteht auch die Möglichkeit, einen Teil der hier aufgeführten funktionellen Pathologien zu überprüfen.

16.2.5 Erkrankungen des Glenohumeralgelenkes

Schultersteife oder adhäsive Kapsulitis

Definition und Einteilung

Unter der Schulterteilsteife versteht man eine passive Bewegungseinschränkung des Glenohumeralgelenkes im Sinne des Kapselmusters nach Cyriax (Außenrotationseinschränkung vor Abduktionseinschränkung vor Innenrotationseinschränkung).

Die Schultersteifen lassen sich in zwei Formen einteilen, die primäre oder idiopathische Schultersteife und die sekundäre oder symptomatische Schultersteife.

Die Ätiologie der *primären Schultersteife* ist unklar. Betroffen sind vor allem Frauen zwischen dem 40. und 60. Lebensjahr, insbesondere auf der kontralateralen Seite der Händigkeit. Ferner zeigt sich bei Diabetikern ein gehäuftes Auftreten. Es kommt zu einer Schrumpfung der Gelenkkapsel mit deutlicher Gelenkvolumenreduktion von 20–30 ml bei Gesunden auf 3–5 ml. Der Krankheitsprozeß ist reversibel und verläuft charakteristischerweise in drei Phasen:

Im *ersten Stadium* kommt es zu einer fibrinösen Synovialitis mit zunehmender Fibrosierung der Gelenkkapsel. Im Vordergrund steht hierbei der Schmerz.

Im *zweiten Stadium* erreicht die Kapselschrumpfung ihren Höhepunkt. Dementsprechend ist die Gelenkbeweglichkeit passiv deutlich eingeschränkt.

C

Im *dritten Stadium* bildet sich die Kapselschrumpfung zurück. Die Schulterbeweglichkeit normalisiert sich. Der Krankheitsverlauf beträgt 12–18 Monate.

Der *sekundären Schultersteife* liegt eine andere Erkrankung zugrunde, wie z. B. eine Läsion der Rotatorenmanschette oder der langen Bizepssehne, Z. n. Frakturen oder Luxationen.

Zeigt die primäre Schultersteife einen charakteristischen stadienhaften Verlauf mit Spontanheilung, wird dies bei der sekundären Form nicht beobachtet, häufig bleiben dauernde Bewegungseinschränkungen zurück.

C

Symptomatologie und Diagnostik

Während die erste Phase durch zunehmende Schmerzen, vor allem nachts und bei Überkopfarbeiten, charakterisiert ist, zeigt sich in der zweiten Phase eine zunehmende Bewegungseinschränkung des Schultergelenkes im Sinne des Kapselmusters nach Cyriax (Außenrotationseinschränkung vor Abduktionseinschränkung vor Innenrotationseinschränkung). Die Diagnose wird in erster Linie klinisch gestellt durch Aufspüren des Kapselmusters.

Differentialdiagnose

Subakromialsyndrom oder Impingementsyndrom (Bewegungseinschränkung entspricht nicht dem Kapselmuster, die Abduktionseinschränkung steht im Vordergrund).

- akute Bursitis subacromialis bei kalzifizierender Tendopathie (massive Einschränkung der Schulterabduktion bei nur mäßiger Außenrotationseinschränkung, bedingt durch die Auflösung eines größeren Kalkdepots)
- nach Rotatorenmanschettenruptur (aktive Abduktionseinschränkung, bedingt durch Pseudoparalyse)
- zervikale Wurzelläsion, insbesondere in der Höhe C3–C5 (Nachweis von Wurzelreizzeichen)
- segmentale Funktionsstörungen im unteren HWS- und oberen BWS- und Rippenbereich (primär oder sekundär bei intrathorakalen oder abdominalen Erkrankungen, Tumoren oder Metastasen (besonders bei Patienten nach dem 60. Lebensjahr).

Therapie

In der ersten Phase steht die *Schmerzbekämpfung* im Vordergrund.

- *medikamentöse Behandlung* mit nichtsteroidalen Antirheumatika, ggf. Schultergelenksinfiltrationen, Stellatumblockaden,
- *Kälteapplikation* mit Kältepackungen oder Kaltwind,
- *Chirotherapie* der vorhandenen Begleitblockierungen im HWS-, BWS- und Rippenbereich,
- *hydraulische Distension* mit 20 bis 30 ml eines isotonischen Kochsalz- und Lokalanästhetikum-Gemisches. Intraartikulär injiziert können mögliche Adhäsionen aufgesprengt und damit die Gelenkbeweglichkeit verbessert werden. Hieran anschließen muß sich dann eine spezielle krankengymnastische Übungsbehandlung im Sinne der manuellen Mobilisation, die dann zusätzlich durch Einsatz der Motorschiene den gewonnenen Bewegungsraum erhalten und erweitern läßt.

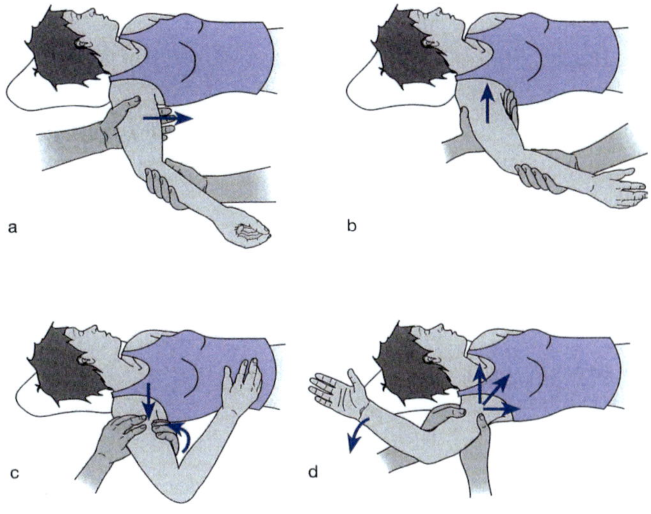

Abb. 16.13 Manuelle Mobilisation der Schultergelenke am Ende der jeweiligen aktuellen Bewegungsgrenze.

Die Therapie der steifen Phase ist die Domäne der *krankengymnastischen Übungsbehandlung* im Sinne der manuellen Mobilisation (→ Abb. 16.13). Von der Reihenfolge her wird zunächst die Abduktion bis 90°, dann zunehmend auch die Außen- und Innenrotation mobilisiert, bis der volle Bewegungsumfang wieder erreicht wird. Gleichzeitig muß der skapulo-thorakale Gleitweg mobilisiert und zudem sollten die Skapuladepressoren und -adduktoren sowie die Humeruskopfdepressoren gekräftigt werden.

Koordinative Elemente können mit der PNF-Technik erarbeitet werden. Da selbst die tägliche Anwendung von krankengymnastischer Übungsbehandlung diese Therapieinhalte allein nicht abdecken kann, ist die Erweiterte Ambulante Physiotherapie (EAP) oder Ambulante Orthopädisch Traumatologische Rehabilitation (AOTR) als die Therapie der Wahl für die Schulterteilsteife in der stark bewegungseingeschränkten Phase anzusehen.

Eigene Untersuchungen haben bestätigt, daß etwa 20–25 EAP/AOTR-Einheiten von jeweils mehr als zwei Stunden zu sehr guten Behandlungsergebnissen mit vollständiger Wiederherstellung der Schulterbeweglichkeit und der Schulterfunktionen führen. Durchschnittlich konnten 72°-Schulterabduktions- und 36°-Außenrotationsgewinn erreicht und die Muskelkraft der Humeruskopfdepressoren nahezu vollständig normalisiert werden. Die Schmerzen reduzierten sich um 90%. 86% der Patienten wurden wieder arbeitsfähig.

Als EAP/AOTR-Behandlungskonzept hat sich folgende Reihenfolge bewährt:

- Kryotherapie,
- krankengymnastische Übungsbehandlung mit anschließender Mobilisation in der Motorschiene,
- medizinische Trainingstherapie zur Kräftigung der Skapuladepressoren, und -adduktoren sowie der Humeruskopfdepressoren mit zunehmenden koordinativen Übungen,

- eigenständiges Mobilisieren mit Auftriebskörpern im Bewegungsbad. Hierdurch konnte in den meisten Fällen eine Narkosemobilisation oder gar ein arthroskopisches Débridement vermieden werden.

Subakromialsyndrom/ Impingement-Syndrom

Definition und Pathogenese

Der Begriff *Impingement-Syndrom* wurde von Neer eingeführt. Es handelt sich dabei um eine schmerzhafte Funktionsstörung der Schulter, die durch Anstoßen des Humeruskopfes an den zwischen dem Tuberculum majus und dem Schulterdach liegenden Strukturen der Rotatorenmanschettensehne, der Bursa subacromialis oder der langen Bizepssehne bedingt ist.

Die ausgelöste klinische Symptomatik des *Painful arc* bei mittlerer Schulterabduktion von 60–120 ° und die weiter oben erwähnten Impingement-Tests führen zur klinischen Diagnose des Impingement-Syndroms.

Die Deutsche Gesellschaft für Schulter- und Ellenbogenchirurgie hat in letzter Zeit den Begriff *Subakromialsyndrom* geprägt, um den Ort der Konfliktsituation zu beschreiben. Dagegen ist die Bezeichnung Periarthritis humeroscapularis ein unpräziser Sammelbegriff für verschiedene schmerzhafte Funktionsstörungen der Schulter, welcher auch in der Unterteilung in verschiedene Unterformen keine Klarheit schafft und deswegen heute nicht mehr verwendet werden sollte.

Neer selbst hat sein Impingement-Konzept überarbeitet, weil er in seinem eigenen Untersuchungsgut nur zu 25 % eine mechanische Friktionsbeanspruchung der Supraspinatussehne einschließlich der langen Bizepssehne und der Bursa subacromialis durch primäre knöcherne Veränderungen im subakromialen Raum fand (eine nach unten prominente Akromionunterfläche, akromiale Exostosen, ein Os acromiale oder eine Osteophytenbildung am Unterrand des AC-Gelenkes).

Viel häufiger ist das sogenannte funktionelle Impingement. Grund hierfür ist ein relativer Hochstand des Humeruskopfes zur Schulterblattpfanne durch Insuffizienz der den Humeruskopf zentrierenden Rotatorenmanschettenmuskulatur. Dieses Phänomen beobachtet man sowohl bei funktioneller Abschwächung der Humeruskopfdepressoren als auch bei Rupturen der Rotatorenmanschette oder der langen Bizepssehne. Wenn dadurch die kranialisierende Kraftkomponente des M. deltoideus nicht mehr kompensiert werden kann, kommt es bei der Elevation zu einem Hochsteigen des Kopfes und damit zu einem Impingement (Störung des kranio-kaudalen Gleichgewichtes). Das gleiche gilt auch für die fehlende mechanische Fixierung des Kopfes bei Kapselbandlaxizität oder Labrumdefekten (Bankart-Defekt) (→ Abb. 16.14).

Ein funktioneller Engpaß kann auch entstehen, wenn die Skapula bei einer Lähmung oder Schwäche der Muskulatur an der Gesamtelevation des Armes nur ungenügend beteiligt ist oder wenn bei Sprengungen des Akromioklavikulargelenkes ihre Aufhängung verlorengegangen ist. Nicht zuletzt ist auch an eine geschrumpfte dorsale Kapsel zu denken. Wenn der Humeruskopf bei der Flexion nicht genügend nach hinten gleiten kann, wird er vermehrt gegen

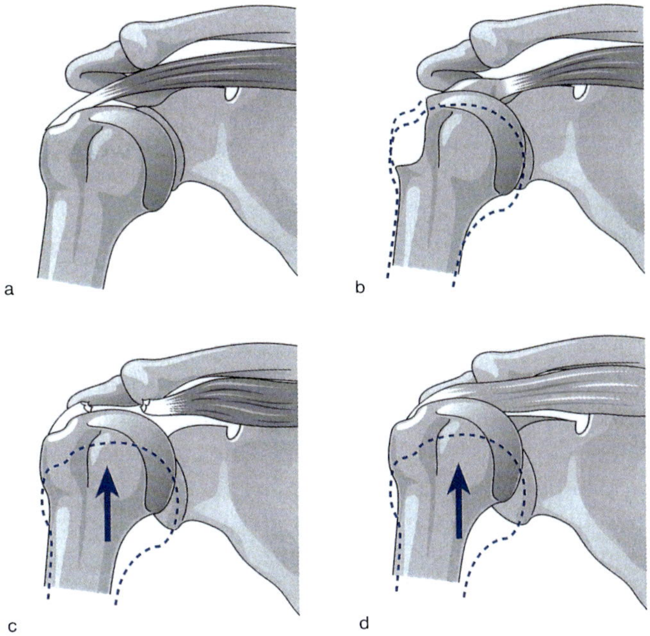

Abb. 16.14
Sekundäres Impingement durch subakromiale Volumenzunahme oder funktionelle Einengung (nach Keyl, 1992)
a) Subakromialraum von normaler Höhe
b) Einengung durch Höhertreten des Kopfes bei Rotatorenmanschettenruptur
c) bei disloziertem Tuberculum majus
d) bei multidirektionaler Instabilität.

den vorderen Akromionrand gepreßt, und es entsteht ein Impingement.

Ein wesentlicher Begleitfaktor beim Auftreten eines Subakromialsyndroms scheint das typische Verteilungsmuster segmentaler Funktionsstörungen zu sein. In 99 % treten auf der betroffenen Körperseite gleichzeitig Blockierungen im zervikothorakalen Übergang (C7 und/oder Th1), der 1. Rippe und des Sternoklavikulargelenkes auf. Durch die Beseitigung der nozizeptiven Fehlsteuerung können die von der Wirbelsäule zur Skapula führenden Muskelgruppen so im Gleichgewicht verändert werden, daß in der Bewegungskette Wirbelsäule – Skapula – Glenohumeralgelenk eine verbesserte Positionierung der Skapula und damit eine verbesserte Vorspannung für die Rotatorenmanschettenmuskulatur ein Anschlagen des Humeruskopfes am Schulterdach verhindert.

In der Regel ist ein kumulierender Effekt von vielen subakromialen Passagen, der bei strukturellen oder funktionellen Einengungen des Subakromialraumes wirksam wird, für das Entstehen einer Impingement-Symptomatik wesentlich.

So finden sich im Krankengut in zwei Drittel der Fälle Patienten mit Überkopftätigkeiten. Bei einem Drittel handelt es sich um junge, sporttreibende Personen (Werfer, Tennisspieler, Schwimmer), in einem Drittel um Arbeiter mit gehäuften Elevationsbewegungen (Maler, Zimmerer, Musiker, Friseure). Bei dem weiteren Teil der Patienten fehlt der Bezug zu impingementfördernden Tätigkeiten. Es handelt sich vornehmlich um ältere Patienten zwischen 50 und 70 Jahren mit Rotatorenmanschettenrupturen.

Ein bestehendes Impingement-Syndrom kann zu einer Schonhaltung mit nachfolgender Schrumpfung der dorsalen Gelenkkapsel führen, was das Impingement wieder verstärkt. Eine Schädigung der Rotatoren oder der langen Bizepssehne kann einen Verlust der antagonistischen Wirkung gegen die proximalisierende Kraft des M. deltoideus bewirken und so die Kranialisierung des Kopfes und damit die Impingementsymptomatik fördern.

Diagnostik

In der Anamnese ist der Schmerz das führende Symptom. Er kann bei Überkopfaktivitäten und als nächtlicher Ruheschmerz auftreten. Oft kann der Patient nicht auf der betroffenen Seite liegen. Der Schmerz wird vornehmlich in den lateralen Oberarm projiziert.

Bei der klinischen Untersuchung zeigt sich bei Vorliegen einer Chronifizierung oft eine Atrophie der Supra- und Infraspinatus-Muskulatur. Bei der aktiven Abduktion zeigt sich ein subakromialer Painful arc zwischen 60°- und 120°-Abduktion. Die verschiedenen Impingement-Tests nach Neer, nach Jobe und vor allen Dingen nach Hawkins provozieren die subakromiale Engpaßsymptomatik. Eine segmentale Untersuchung der angrenzenden HWS, obere BWS und Rippen sowie des Sternoklavikularsgelenkes kann Begleitblockierungen aufspüren.

In zweifelhaften Fällen dient der Lokalanästhesietest (LA-Test) zur wichtigsten diagnostischen Differenzierung. Verschwinden die Schmerzen beim Impingement-Test nach subakromialer Injektion von Lokalanästhetikum, so spricht dies für einen reinen subakromialen Mechanismus. Gehen die Schmerzen nur teilweise zurück und ist das Akromioklavikulargelenk druckschmerzhaft und zunehmend die horizontale Adduktion schmerzhaft, kann durch eine zweite Injektion in das Akromioklavikulargelenk dessen Mitbeteiligung kontrolliert werden.

Differentialdiagnose

- *Rotatorenmanschettenruptur:* neben der reinen Impingement-Symptomatik zusätzlich positive Lag-Zeichen und positiver Jobe-Test
- *glenohumerale Instabilität:* kann sekundär zum Instabilitätsimpingement-Syndrom führen, die Differenzierung gelingt durch die Stabilitätstests
- *Tendopathie der langen Bizepssehne:* in der Regel kein eigenständiges Krankheitsbild, sondern vielmehr Ausdruck des subakromialen Impingements. Speed-Test und Yergason-Test sowie ggf. der lokale Anästhesie-Test bieten sichere Hinweise für eine Beteiligung der langen Bizepssehne.
- *Schultersteife:* oft mit dem Subakromialsyndrom vergesellschaftet, Differenzierung durch Kapselmuster nach Cyriax
- *kalzifizierende Tendopathie/akute Bursitis subacromialis:* Diagnose durch Klinik und Röntgenbild
- *Arthrose des AC-Gelenkes:* kann ebenfalls für ein Subakromialsyndrom verantwortlich sein. Durch akromioklavikulären LA-Test abzugrenzen
- *Wurzelreizsyndrome von C3–C6:* können zur Parese einzelner Rotatorenmanschettenmuskeln führen!
- lokale Tumoren im Bereich der Schulter oder im Bereich des Thorax.

C

Therapie

Die Therapie der Wahl ist die gezielte konservative Therapie.

Neben der *antiphlogistischen Therapie* kommt hier vor allem die gezielte *Krankengymnastik* zum Tragen. Da für die Verursachung und die Unterhaltung des Subakromialsyndroms in erster Linie, wie bereits dargestellt, muskuläre Ungleichgewichte angeschuldigt werden müssen (im Bereich der Skapula das Mißverhältnis zwischen einem Überwiegen der Skapulaprotraktoren und der Skapulaheber im Vergleich zur Abschwächung der Skapuladepressoren und -adduktoren, im Bereich des Schultergelenks ein Defizit des kranio-kaudalen Gleichgewichtes durch Überwiegen des kranialisierenden Effektes des M. deltoideus auf den Humeruskopf im Vergleich zu den Humeruskopfdepressoren der Rotatorenmanschette und ein Defizit beim ventrodorsalen Gleichgewicht (M. subscapularis gegenüber M. infraspinatus und teres minor), hat die Krankengymnastik in erster Linie diese muskulären Defizite aufzuarbeiten bzw. auszugleichen. Hierbei sind anfänglich alle aktiven Übungen über die Horizontale zu unterlassen, da dies zu einer zunehmenden Beschwerdesymptomatik führen würde.

Begleitende passive Bewegungseinschränkungen sind durch manuelle Therapie auszugleichen, der PNF-Einsatz zur Koordinationsverbesserung ist wesentlich.

Da die Krankengymnastik allein hiermit oft aus zeitlichen Gründen überfordert ist und der erforderliche Muskelaufbau auch im Sinne eines Hausaufgabenprogramms im Rahmen der medizinischen Trainingstherapie erlernt werden muß, stellt die Erweiterte Ambulante Physiotherapie (EAP) oder Ambulante Orthopädisch Traumatologische Rehabilitation (AOTR) die Therapie der Wahl zur Behandlung des Subakromialsyndroms dar.

Eigene Untersuchungen haben gezeigt, daß hierdurch Beschwerdereduktionen von durchschnittlich 90 % im Vergleich zur Ausgangssituation und oft eine vollständige Wiederherstellung des muskulären Gleichgewichts erreicht werden konnten.

82 % der zuvor durchschnittlich 94 Tage arbeitsunfähigen Patienten wurden mit diesem Therapiekonzept wieder arbeitsfähig.

Ein Großteil der zuvor lang andauernd arbeitsunfähigen Patienten konnte somit nachhaltig und lang andauernd wieder in die Arbeitsfähigkeit zurückgeführt werden.

Im Rahmen der EAP/AOTR von mehr als zwei Stunden haben sich folgende Behandlungskonzepte bewährt:

- Kryotherapie,
- krankengymnastische Übungsbehandlung zur Verbesserung des muskulären Gleichgewichtes und der Koordination mit Techniken der PNF, ggf. manuelle Mobilisation zur Beseitigung passiver Bewegungseinschränkungen,
- einstündige medizinische Trainingstherapie zur Kräftigung der Skapuladepressoren und -adduktoren sowie der Humeruskopfdepressoren und zur Koordinationsverbesserung,
- ggf. Ultraschallapplikationen am Tuberculum majus,
- ggf. Bewegungsbad.

In einer eigenen kontrollierten prospektiven Studie mit 140 Patienten konnte gezeigt werden, daß es beim Subakro-

C

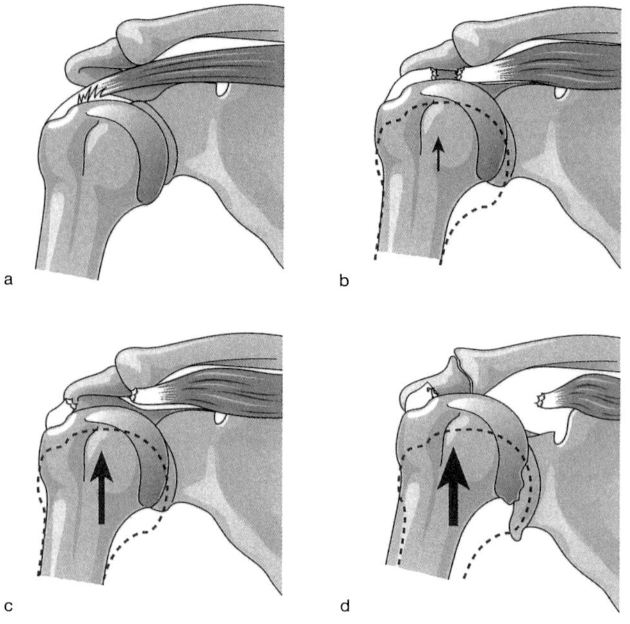

Abb. 16.15
Pathologisch-anatomische Klassifikation der Rupturen der Rotatorenmanschette (nach Keyl, 1992)
a) Partielle Ruptur an der Unterseite der Supraspinatussehne, Humeruskopf zentriert
b) Komplette Ruptur der Supraspinatussehne in voller Dicke mit geringer Proximalisierung des Kopfes
c) Massive Ruptur von mehr als zwei Sehnen mit deutlicher Proximalisation des Kopfes
d) Defektarthropathie mit schweren degenerativen Veränderungen am Glenohumeral- und Akromioklavikulargelenk.

mialsyndrom ein *typisches Verteilungsmuster segmentaler Funktionsstörungen* gibt. In 99 % treten auf der betroffenen Körperseite gleichzeitig Blockierungen im zervikothorakalen Übergang (C7 und/oder Th1), der 1. Rippe und des Sternoklavikulargelenkes auf. Durch die vollständige chirotherapeutische Behandlung konnten die funktionellen Defizite beim Subakromialsyndrom derart verändert werden, daß sich die aktive Schulterabduktion von 142 auf 178 ° (globales Zusammenspiel aller an der Schulter beteiligten Muskelgruppen) und die Engpaßzeichen (forcierte Innenrotation bei mittlerer Schulterabduktion aus verschiedenen Ausgangspositionen) immer besserten oder größtenteils sogar ganz verschwanden. Die Patienten gaben spontan unmittelbar nach der Bahndlung eine durchschnittliche Beschwerdeverbesserung von 86,7 % an (Streubreite zwischen 20 und 100 %). Dieser positive Soforteffekt brachte die Patienten auf ein verbessertes Schmerzniveau, so daß das nachfolgende Übergangsprogramm zur Kräftigung der Humeruskopfdepressoren und der Skapuladepressoren besser durchgeführt werden konnte.

- *Querfriktion:* Die tiefe Querfriktion der betroffenen Sehnen und Sehnenansätze der Rotatorenmanschette stellt eine wirkungsvolle Behandlungsmethode dar, die bei chronischen Tendopathien die krankengymnastische Behandlung ergänzen kann. Die Behandlung wird 2–3mal in der Woche für 15–20 min durchgeführt.
- *Injektionstherapie:* Bei therapieresistenten Subakromialsyndromen sind Infiltrationen mit Lokalanästhetika in den subakromialen Raum wirkungs-

voll. Bei Mitbeteiligung der langen Bizepssehne oder des Akromioklavikulargelenkes empfiehlt sich auch hier eine gleichzeitige lokale Injektionsbehandlung. Bei der zusätzlichen Verwendung von Kortikoiden muß stets an die Nebenwirkungen an Sehnen und am Knorpel gedacht werden.

- *Operation bei 3–6monatiger Therapieresistenz:* Bei bestehender Therapieresistenz von 3–6 Monaten mit Einschluß der EAP/AOTR, einem positiven LA-Test und Ausschluß einer begleitenden Rotatorenmanschettenruptur führt eine offene subakromiale Dekompression, bestehend aus einer vorderen unteren Akromioplastik mit Resektion des Ligamentum coracoacromiale und ggf. Beseitigung der arthrotischen Randanlagerungen an der Unterseite des Akromioklavikulargelenkes, nach Literaturangaben zu etwa 70–80 % guten und sehr guten Ergebnissen. Die arthroskopische subakromiale Dekompression stellt nur in der Hand des Geübten eine geeignete Alternative dar. Das gleichzeitige Vorhandensein einer dorsalen Kapselsteife bringt schlechtere Operationsergebnisse.

Entscheidend für den Operationserfolg ist die frühfunktionelle Behandlung mit frühzeitiger passiver Mobilisation in der Elevationsebene, um Schultergelenkkapselverklebungen gar nicht erst aufkommen zu lassen. Ideal in der Nachbehandlung ist der frühzeitige Einsatz der EAP bzw. AOTR.

Ruptur der Rotatorenmanschette

Definition, Ätiologie und Pathogenese

Die Ruptur der Rotatorenmanschette (→ Abb. 16.15a–d), eine Rißbildung im Sehnenmantel der Rotatoren, stellt sich als Partialruptur (kopfnah, bursanah oder im Sehneninneren gelegen) oder als vollständige transmurale Ruptur dar. Hierdurch ist eine pathologische Verbindung zwischen der Gelenkhöhle und dem Subakromialraum gegeben, was man sich radiologisch mit einem Übertritt von Kontrastmittel oder Luft in den Subakromialraum zunutze macht. Die Inzidenz von Rotatorenmanschettenrupturen ist hoch. Vollständige Rotatorenmanschettenrupturen zeigen sich bei über 60jährigen in etwa 40 % und bei über 70jährigen in etwa 70 %.

MRI-Untersuchungen haben aber gezeigt, daß nur etwa 25 % aller Patienten mit einer vollständigen Rotatorenmanschettenruptur symptomatisch sind. Dabei korreliert die Rupturgröße oft in keiner Weise mit dem Beschwerde- und dem Funktionsdefizit. Die Ursache ist ungeklärt. Die steigende Prävalenz mit höherem Alter ist ein Hinweis dafür, daß der natürliche Alterungsprozeß der Sehnen eine wichtige Rolle spielt. Eine Zone kritischer Durchblutung der Supraspinatussehne nahe der Knocheninsertion und vermehrte degenerative Veränderungen sind beobachtet worden. Ein Zusammenhang konnte aber bisher nicht nachgewiesen werden. Eine mechanische Genese der Rupturen besteht nur teilweise, denn Teilrupturen werden auf der Gelenkseite häufiger beobachtet als bursaseitig, wo der eigentliche Scheuer-Reiz-Mechanismus stattfinden sollte. Zusätzlich werden auch eine traumatische Genese und eine chronische Überbelastung bei der Entstehung von Rotatorenmanschettenrupturen diskutiert. Trauma als alleinige Ursache ist selten, aber durchaus möglich. Eine vorbestehende partiale oder transmurale Ruptur kann bei einem größeren oder kleineren Trauma weiter einreißen und transformiert eine gut funktionierende schmerzfreie Schulter in einen symptomatischen Zustand mit Schmerzen und Funktionsverlust. Möglicherweise spielt die vorhandene oder fehlende muskuläre Kompensation (ventro-dorsales und/oder kranio-kaudales Gleichgewicht/Gleichgewicht der Skapulamuskulatur, vgl. Abschnitt funktionelle Anatomie und Subakromialsyndrom – Definition, Pathogenese) für das Auftreten von Symptomen eine große Rolle. Dabei muß das vorhandene muskuläre Gleichgewicht immer in Relation zum Aktivitätszustand und zum Alter des Patienten gesetzt werden. So ließe sich die oft bestehende Diskrepanz zwischen Rupturgröße und Ausmaß der Beschwerden gerade beim älteren Menschen erklären.

C

Diagnostik

Hauptsymptom der Rotatorenmanschetenrupturen sind Schmerzen vor Funktionseinschränkungen. Der Schmerz tritt belastungsabhängig oder bei Überkopfarbeiten und als störender Nachtschmerz auf. Die Schmerzen werden in der Regel in den lateralen Oberarm lokalisiert. Eine Funktionsstörung äußert sich in einem Kraftverlust bei Überkopfarbeiten und kann, je nach Größe und Lokalisation der Ruptur, bis zu einer sogenannten Pseudoparalyse gehen (Arm kann aktiv nicht in der Horizontalen gehalten werden).

An erster Stelle der klinischen Untersuchung steht die Prüfung der Beweglichkeit im Seitenvergleich in Form der aktiven Elevation als Ausdruck der globalen Schulterfunktion. Spürt die passive Bewegungsprüfung eine Schultereinsteifung auf, die im Zusammenhang mit der Rotatorenmanschettenruptur vorkommen und das Therapiekonzept wesentlich beeinflussen kann, ist eine operative Rekonstruktion in diesem Stadium kontraindiziert.

Die Integrität der Rotatorenmanschette wird mit der Kraftprüfung der einzelnen Muskeln der Rotatorenmanschette und mit dem sogenannten Lag-Zeichen getestet (Außenrotations-Lag, Drop-Zeichen und Innenrotations-Lag). Der Jobe-Test als alleiniger Test (in der älteren Literatur als pathognomonisch für Rotatorenmanschettenrupturen beschrieben) ist in seiner Zuverlässigkeit durch starke Schmerzen während der Untersuchung eingeschränkt. Zusätzliche Prüfung der Lag-Zeichen erhöht die diagnostische Treffsicherheit auf nahezu 100 %, sowohl was den Ort als auch was die Größe der Ruptur anbelangt. Nur in unklaren Fällen sind zusätzliche bildgebende Verfahren wie Sonographie oder MRI-Untersuchung notwendig.

Differentialdiagnose

Neben den bereits unter dem Abschnitt Subakromialsyndrom genannten Differentialdiagnosen kommen zusätzlich in Betracht:

- die Paralysen der Nervenwurzeln C5 und C6 beim radikulären Syndrom (Abgrenzung durch bildgebende Verfahren sowie neurologische Untersuchungen einschl. EMG)

- die periphere Nervenläsionen in Form Axillaris-, Supraskapularis- und Plexusparesen (Abgrenzung durch bildgebende Verfahren und neurologische Untersuchung einschl. EMG)
- neuralgische Schultermyatrophie (Anamnese, neurologische Untersuchung einschl. EMG).

Therapie

Wenn man berücksichtigt, daß bei einer hohen Inzidenz der Rotatorenmanschettenruptur mit zunehmendem Alter nur etwa $1/4$ der Patienten symptomatisch werden, steht die konservative Therapie eindeutig im Vordergrund.

Eigene Untersuchungen konnten zeigen, daß eine Wiederherstellung bzw. Verbesserung des kranio-kaudalen (M.-deltoideus-Humeruskopfdepressoren), des ventrodorsalen Gleichgewichts (M. subscapularis/M. infraspinatus/M. teres minor) und die Wiederherstellung bzw. Verbesserung des skapulären Muskelgleichgewichts von entscheidender Bedeutung für die Prognose einer Rotatorenmanschettenruptur ist, unabhängig davon, ob es sich um Partial- oder Totalrupturen handelt: Wenn sich das muskuläre Gleichgewicht wieder einigermaßen erreichen läßt, was sich klinisch in einem Negativwerden des Jobe-Testes äußert, ist mit guten konservativen Therapieergebnissen zu rechnen.

Aufgrund der notwendigen komplexen physikalischen Therapie ist der Einsatz der EAP bzw. AOTR als Therapie der Wahl anzusehen.

Das Therapiekonzept wird im Abschnitt „Subakromialsyndrom" näher erläutert.

Nur wenn nach 3monatiger intensiver konservativer Therapie im beschriebenen Sinne keine wesentliche Schmerz- und/ oder Funktionsverbesserung zu erzielen ist, kommen operative Therapieverfahren zur Anwendung. Grundsätzlich stehen hierfür das arthroskopische Débridement der rupturierten Sehnenstümpfe mit Akromioplastik im Sinne einer reinen Schmerzbehandlung einer offenen Rekonstruktion der Rotatorenmanschette gegenüber.

Während die Resultate der arthroskopischen Methode bei bursalen Partialrupturen gut sind, da die mechanische Irritation behoben wird, sind die Resultate bei artikulären Partialrupturen hingegen schlechter, da durch das subakromiale Débridement keine ursächliche Therapie möglich ist, sondern nur die Begleitbursitis behandelt wird. Bei erhaltener Kraft kann ein arthroskopisches Vorgehen im Sinne einer reinen Schmerztherapie in Erwägung gezogen werden. Eine Funktionsverbesserung läßt sich aber nur durch eine offene Rekonstruktion der Rotatorenmanschette erreichen. Das letztgenannte Verfahren bedingt allerdings ebenfalls eine aufwendige und langwierige physiotherapeutische Nachbehandlung mit einer längeren Arbeitsunfähigkeit. Hierbei führen frühfunktionelle Behandlungskonzepte zu besseren Ergebnissen als längere Gipsruhigstellungen, z. B. im Thoraxabduktionsgips.

Kalzifizierende Tendopathie/ Tendinitis calcaria/Bursitis subacromialis

Definition und Pathogenese

Die kalzifizierende Tendopathie (Tendinosis calcaria) ist eine nicht degenerativ verursachte Sehnenerkrankung mit herdförmiger Verkalkung in der Sehne

C

der Rotatorenmanschette. Im Gegensatz zu den degenerativen Tendopathien der Rotatorenmanschette und der langen Bizepssehne mit fortschreitendem Degenerationsprozess im Alter handelt es sich hierbei um jüngere Patienten, bei denen die Spontanheilung die Regel ist. Bei der Heilungsdauer kann es sich um Monate, Jahre oder gar Jahrzehnte handeln.

Nach Uhthoff können dem phasenhaften Verlauf vier pathologisch-anatomische Stadien zugeordnet werden:

- *Latentes Stadium – Stadium des Faserknorpels:* In der sogenannten kritischen Zone der Supraspinatussehne, medial des Sehnenansatzes, kommt es zu einer Umwandlung von Bindegewebszellen in Knorpelzellen mit Ausbildung eines Faserknorpels, der nachfolgend langsam verkalkt. Der zufällig nachgewiesene Verkalkungsherd im Röntgenbild hat zunächst keinen Krankheitswert.
- *Chronisches Stadium – Stadium der Mineralisation:* Es handelt sich um eine zellinduzierte Verkalkung im Inneren der Sehne, meistens der Supraspinatussehne. Das Kalkdepot kann sich vergrößern und bis an die Sehnenoberfläche ausdehnen.
- *Akutes Stadium – Stadium der Resorption:* Die spontan eintretende Resorption des Kalkherdes ist mit einer akuten Schmerzsymptomatik verbunden, die Kalkmassen brechen in die benachbarte Bursa subacromialis ein. Es entsteht der heftige Schmerz bei einer akuten Bursitis subacromialis. Die Kalkmassen erweichen und lösen sich auf.
- *Reparationsstadium:* Der Kalkresorption folgt eine Kollagenneubildung mit verbesserter Durchblutung im Vergleich zu den Nachbarbezirken.

Diagnostik

Während im latenten Stadium keine (Zufallsbefund im Röntgenbild) und im chronischen Stadium oft nur geringe Beschwerden auftreten, ggf. im Sinne eines Impingement-Syndroms, zeigt das akute Stadium eine oft dramatische Schmerzsituation mit hochgradiger Druckempfindlichkeit, Überwärmung und Schwellung sowie massiver Bewegungseinschränkung, insbesondere der Schulterabduktion. Die Außenrotation ist oft nur endgradig eingeschränkt. Dieses Vorliegen einer Bewegungseinschränkung, die dem Kapselmuster nicht entspricht, ist beweisend für die Diagnose. Das akute Stadium hält oft nur einige Tage an, bis der Kalk resorbiert ist. Im Röntgenbild zeigt sich dann ein wolkiger Kalkschatten, der in Auflösung begriffen ist.

Es muß betont werden, daß die Diagnose in erster Linie eine klinische ist und zum positiven radiologischen Befund des dichten Kalkschattens in jeden Fall die Klinik dazugehört.

Differentialdiagnose

Zusätzlich zu den unter der Rubrik „Impingement-Syndrom" genannten Differentialdiagnosen treten:

- Die *neuralgische Schulter-Amyotrophie* (sogenannte akute Plexusneuritis). Sie zeigt sich in ebenfalls sehr heftigen Schmerzen im Schulter- und Oberarmbereich, denen jedoch nach wenigen Tagen bereits Paresen und evtl. Hypästhesien C5/C6 und später auch Muskelatrophien im Supra- und Infraspinatus-Bereich folgen)

- *Zervikaler Bandscheibenvorfall* mit radikulärer Symptomatik (typische radikuläre Zeichen).
- *Bakterielle Gelenkinfektion* (neben Schmerz, Schonhaltung und deutlicher Überwärmung sowie typischen Entzündungszeichen zeigt sich ein ausgeprägtes Kapselmuster).

Therapie

Die Behandlung orientiert sich am Krankheitsverlauf.

Medikamentöse Therapie: Insbesondere in der akuten Phase ist eine hochdosierte Analgetika- und Antiphlogistika-Therapie mit nichtsteroidalen Antirheumatika notwendig. Zusätzlich bringt eine Injektion von Lokalanästhetika in die Bursa subacromialis oft eine deutliche Schmerzlinderung. Wenn der Kalkherd bereits so weit verflüssigt ist, daß er durch eine Kanüle abgezogen werden kann, ist eine Depotausspülung mit Lokalanästhetika möglich. Eine subakromiale Cortison-Injektion bremst eher die nachfolgend einsetzende Sehnenneubildung und sollte, wohlüberlegt, Einzelfällen vorbehalten bleiben.

Physikalische Therapie: Gerade in der akuten Phase mit Resorption des Kalkherdes können, neben einer kurzfristigen (!) Immobilisation, z. B. im Gilchrist-Verband in leichter Abduktionsstellung mit einer Kissenunterlagerung, Kälteanwendungen zur Linderung der akuten Schmerzsymptomatik sinnvoll sein.

Krankengymnastische Übungsbehandlung: Für die chronische und die reparative Phase bestehen für die krankengymnastische Übungsbehandlung zwei Ziele, zum einen die passiven Bewegungsübungen im Sinne der manuellen Therapie zur Verhinderung einer drohenden Einsteifung oder zur Wiederherstellung der vollständigen Beweglichkeit, zum anderen zur Wiederherstellung bzw. zur Verbesserung des Muskelgleichgewichtes an Skapula und Glenohumeralgelenk.

Extrakorporale Stoßwellenapplikation: In letzter Zeit ist diese Methode stark propagiert worden. Es wird von größeren Erfolgsraten berichtet. Wissenschaftliche Studien, im Vergleich zu herkömmlichen konservativen Therapiemethoden, stehen allerdings noch aus, so daß diese Methode z. Z. erst bei Therapieresistenz der herkömmlich konservativen Therapiemethoden zur Anwendung kommen sollte.

Operative Therapie: Nur bei Versagen der bisher dargestellten Therapiemethoden kommt die offene Kalkherdausräumung in Frage, ggf. in Kombination mit einer subakromialen Dekompression in Form einer vorderen Akromioplastik mit Resektion des Ligamentum coracoacromiale. Die arthroskopische Entfernung des Kalkherdes ist bei oberflächlicher Lage gut möglich.

Im allgemeinen ist mit einer Selbstheilung zu rechnen, ungewiß ist aber, wann im Einzelfall die Spontanheilung eintritt. Vor diesem Hintergrund ist der Einsatz der verschiedenen Therapiemöglichkeiten zu sehen.

Glenohumerale Instabilität

Definition und Pathogenese

Definition: Unter einer glenohumeralen Instabilität versteht man die Luxation mit vollständigem Verlassen der Pfanne durch den Humeruskopf oder eine Subluxation des Glenohumeralgelenkes mit unvollständigem Heraustreten des Humeruskopfes aus der Pfanne und sofortiger Rückkehr in seine normale Position.

Einteilung: Eingeteilt nach der Ätiologie können drei Gruppen der Instabilität unterschieden werden:

- traumatische Instabilität
- atraumatische Instabilität
- Instabilität durch wiederholte Mikrotraumatisierung.

Nach der Richtung der Instabilität kann die Einteilung erfolgen in:

- unidirektionale Instabilität (nach vorn oder hinten)
- multidirektionale Instabilität (nach unten, vorn und/oder hinten).

Traumatische Instabilität: Traumatische Primärluxation: Die traumatische Primärluxation entsteht durch ein einmaliges direktes oder indirektes Trauma, durch Stoß oder Schlag auf den proximalen Humerus, häufiger bei Extrembewegung des Schultergelenkes. Eine gewaltsame Abduktion-Extension und Außenrotation führt zu einer vorderen Luxation, eine axiale Stauchung mit gleichzeitiger Adduktion und Innenrotation zu einer hinteren Luxation.

Die entscheidenden Fragen für das weitere Schicksal der Primärluxation sind der Grad der Kapselruptur und das Vorhandensein sowie das Ausmaß eines Labrumabrisses, meistens am vorderen und unteren Pfannenrand, ggf. mit Pfannenrandfraktur. Gerade größere labro-kapsuläre Verletzungen (Bankart-Läsion) führen häufig zu posttraumatischen Rezidivluxationen. Mit jedem weiteren Luxationsvorgang kann der Pfannenrand weiter abgeschliffen werden, was weitere Rezidivluxationen zur Folge hat.

Der Stabilisierungseffekt des Labrums besteht wahrscheinlich darin, daß am Labrum wichtige Bandstrukturen inserieren, nämlich die Glenohumeralbänder (oberes, mittleres und unteres). Die Größe der Labrumverletzung sowie das Alter spielen eine erhebliche Rolle für das Auftreten von Rezidivluxationen.

Im Gegensatz dazu ist der knöcherne Defekt im dorsalen Kopfbereich (Hill-Sachs-Defekt) für das Auftreten von Rezidivluxationen unerheblich.

Während Patienten unter dem 20. Lebensjahr eine Rezidivluxationsrate von mehr als 80 % aufweisen, tritt die Gefahr der Rezidivluxation im mittleren Lebensabschnitt, ab dem 40. Lebensjahr, mit $1/3$ deutlich in den Hintergrund.

Atraumatische Instabilität: Diese beruht meistens auf einer allgemeinen Gelenkkapsellaxizität. Berücksichtigt man die parallele horizontale Kollagenfaserstruktur, so wird verständlich, daß die Kollagenfasern sich mit zunehmender Außen- oder Innenrotation zunehmend anspannen und in der Neutral-Null-Stellung am entspanntesten ist. Gerade aus dieser Position finden die meisten Luxationsereignisse statt, denen oft schon Subluxationen vorausgehen. Die leichte Selbstreponierbarkeit durch den Patienten ist häufig.

Eine Sonderform stellt die willkürliche Subluxation dar, bei der der Patient mit einer Trickbewegung seine Schulter subluxieren oder luxieren kann.

Instabilität durch wiederholte Mikrotraumatisierung: Diese Form nimmt eine Mittelstellung zwischen den atraumatischen und den traumatischen Instabilitäten ein, betroffen sind vor allem

C

sporttreibende Personen mit fortgesetzter Überkopftätigkeit. Ohne einmaliges schweres Trauma führen fortgesetzte Extrembewegungen bei anlagebedingter Kapselbandschwäche zu häufigen Mikrotraumatisierungen gerade des vorderen unteren Pfannenrandes, wodurch es nachfolgend dann zu rezidivierenden Luxationen kommen kann. Instabilität kann sowohl unidirektional als auch multidirektional vorliegen und bei einer operativen Versorgung Probleme bereiten.

Diagnostik

Geklärt werden müssen:

- Ursache (traumatisch oder atraumatisch, willkürlich oder nicht willkürlich),
- Richtung (unidirektional oder multidirektional)
- Grad der Instabilität (Subluxation oder Luxation).

Wichtig ist hierbei die Anamnese. Für eine *traumatisache Instabilität* sprechen folgende anamnestische Angaben:

- adäquates Unfallereignis
- in Narkose reponierte Erstluxation
- wenige einseitige und unidirektionale Rezidivluxation.

Für eine *atraumatische Instabilität* sprechen:

- fehlendes Trauma
- eine leicht reponierbare Primärluxation
- häufige Rezidivluxationen
- multidirektionale Instabilität
- Befall der Gegenseite.

In der klinischen Diagnostik von Richtung und Grad der Instabilität haben die Stabilitätstests große Bedeutung gewonnen.

Für alle drei Hauptrichtungen gibt es einen Apprehension-Test und einen Schubladentest.

Für die vordere Instabilität ist der vordere Apprehension-Test der aussagekräftigste. Für die hintere Instabilität der hintere Apprehension-Test. Für die untere das Sulkus-Zeichen (Diagnostik der Instabilität, → Abschn. 16.2.4).

Neben den Röntgenstandard-Aufnahmen ist die Y-Aufnahme wichtig, um die Gelenkstellung des Oberarmkopfes in der Pfanne zu überprüfen. Je jünger der Patient ist, je mehr für eine traumatische Verursachung spricht, desto eher sollten schon nach der Erstluxation zusätzliche bildgebende Verfahren wie Arthro-CT oder Kernspintomographie erfolgen, um das Vorhandensein und den Schweregrad der Labrumverletzungen sicher abschätzen zu können.

Differentialdiagnose

Während die luxierte Schulter klinisch und radiologisch keine Diagnostikschwierigkeiten machen sollte, werden Schulterinstabilitäten nicht immer diagnostiziert. Zum einen sind nicht alle lockeren Schultern schmerzhaft, zum anderen können bestehende Schmerzen, die ursprünglich auf die Schulterinstabilität zurückgehen, aber auch fehlgedeutet werden.

Bei unklaren Schulterbeschwerden sollte immer eine Stabilitätsuntersuchung durchgeführt werden.

Das *Impingement-Syndrom* ist häufig mit einer uni- oder multidirektionalen Schulterinstabilität vergesellschaftet. Kann die Zunahme der Beweglichkeit, insbesondere der Endposition, muskulär nicht ausreichend stabilisiert werden, kann ein häufiges Anstoßen am Schulterdach zur Impingement-Symptomatik führen. Ein subakromialer Lokalanästhesie-Test kann die Schmerzen nicht vollständig unterdrücken.

Therapie

Behandlung der traumatischen Erstluxation: Die traumatische Erstluxation wird in der Regel konservativ mit Reposition und anschließender Ruhigstellung behandelt. Die Zeitdauer wird sehr unterschiedlich angegeben, bei jüngeren Patienten kann eine relative Ruhigstellung von 2–3 Wochen empfohlen werden. Über 50jährige können bereits nach einer Woche mobilisiert werden (Ruhigstellung im Desault- oder Gilchrist-Verband). Da bei jungen Patienten (weniger als 25 Jahre) die Reluxationsrate sehr hoch ist (zwischen 70 und 95 %), könnte auch sofort die operative Therapie angestrebt werden, weil nahezu immer eine Bankart-Läsion vorliegt.

Therapie der Wahl ist die operative Refixation der Labrumverletzung.

Während die offene Bankart-Operation eine Reluxationsrate von 3,5 % aufweist, konnten in letzter Zeit arthroskopische Refixationsmöglichkeiten zu ähnlichen Ergebnissen gelangen.

Behandlung der unidirektionalen traumatischen Instabilität mit rezidivierenden Schulterluxationen: Wenn ihr nicht eine ausgeheilte Bankart-Läsion zugrundeliegt, sollte sie ebenfalls, insbesondere nach mehreren Luxationen, einer frühzeitigen operativen Therapie, wie bereits beschrieben, zugeführt werden.

Behandlung der atraumatisch rezidivierenden Schulterluxation bzw. Instabilität: Wenn das Labrum intakt ist und die Ursache im wesentlichen in einer Laxizität der Kapsel-Band-Strukturen besteht, steht zur Kräftigung der Humeruskopfdepressoren die Wiederherstellung des ventrodorsalen Gleichgewichtes einerseits wie auch die Wiederherstellung des Schulterblattmuskel-Gleichgewichtes im Vordergrund der Therapie.

Im Rahmen der EAP/AOTR wird neben der krankengymnastischen Übungsbehandlung die medizinische Trainingstherapie zur Anwendung kommen. In Frage kommen Übungen mit dem Thera-Band, mit der Freihantel oder dem Seilzug. Zunächst werden die Übungen nur bis zur Horizontalen durchgeführt und gleichzeitig darauf geachtet, daß der Patient die Skapula als Widerlager für die Rotatorenmanschettenmuskulatur gut fixieren kann, ehe dann das vollständige Bewegungsausmaß muskulär wieder erarbeitet wird. Zunehmend kommen koordinative Gesichtspunkte sowie der Einsatz von PNF zur Anwendung.

Operative Therapie: Besteht auch nach mehr als drei Monaten noch Therapieresistenz, ist die Indikation zur operativen Therapie gegeben. Die Wahl der Operationsmethode orientiert sich dabei an kausalen pathologischen Gegebenheiten. Bestehende Bankart-Läsionen werden durch Labrumrefixation behandelt, offen nach Bankart oder arthroskopisch.

Die früher häufiger durchgeführten Pfannenrandplastiken nach Eden/Hybinette oder die Rotationsosteotomie nach Weber sind heute nur noch seltenen Ausnahmefällen vorbehalten, da sie zu deutlichen Bewegungseinschränkungen und zu einer hohen postoperativen Arthroserate führen.

Bei Gelenkkapsellaxizität wird heute das Operationsprinzip der Kapselvolumenverringerung angewandt, z. B. in Form des Kapsel-T-Shifts nach Neer, neuerdings auch die arthroskopisch gesteuerte Laserkoagulation.

Postoperative Therapie: Postoperativ wird heute der frühfunktionellen Behandlung der Vorzug gegeben gegenüber längeren Ruhigstellungen in der Thorax-Arm-Abduktionsschiene und dem Thorax-Arm-Abduktionsgips, da diese übereinstimmend zu besseren funktionellen Ergebnissen führen. Nach Wiederherstellung des Muskelgleichgewichtes können sportliche Betätigungen wieder aufgenommen werden. Durch die medizinische Trainingstherapie kann der Patient stückweise an die Sportart wieder herangeführt werden.

16.2.6 Thoracic-outlet-Syndrom (TOS)

Definition, Pathogenese und klinische Diagnostik

Der globale Begriff „Thoracic-outlet-Syndrom" stellt einen Sammelbegriff verschiedener neurovaskulärer Syndrome dar, bei denen der Armplexus und seine begleitenden Gefäße im Bereich der oberen Thoraxapertur in verschiedener Weise involviert werden.

Verschiedene Engpässe, die der Armplexus und die großen Gefäße passieren müssen, können zu Kompressionssyndromen führen:

Skalenus-Syndrom oder Halsrippensyndrom: Die häufigste Ursache des TOS ist eine partielle Halsrippe oder ein verlängerter Querfortsatz des 7. Halswirbels mit einem von dort zur ersten Rippe verlaufenden fibrösen Band bzw. andere atypische fibromuskuläre Strukturen, wie ein M. scalenus minimus oder Variation des Scalenus-Ansatzes. Diese knöchernen Anomalien dürfen allerdings in ihrem Krankheitswert nicht überbewertet werden. Nur wenn typische Beschwerden und neurologische Ausfallsmuster bestehen (Parästhesien oder Schmerzen im Dermatom C8 und Th1, sensible Ausfälle und Muskelatrophien, vaskuläre Symptome), kann den Anomalien pathologische Bedeutung zugemessen werden.

Elektrophysiologische und -radiologische Untersuchungen sollen die Diagnose stützen, sind aber nicht immer hilfreich, denn das Thoracic-outlet-Syndrom ist in erster Linie eine klinische Diagnose.

Die meisten Patienten zeigen Parästhesien in den Fingern, eine Schwäche der Handmuskulatur und eine lokale Druckempfindlichkeit der Mm. scaleni. Die Anamnese ist bei der Diagnosestellung wichtiger als die klinischen Befunde, denn die meisten Patienten schildern das Auftreten der Symptomatik in 90°-Abduktions- und Außenrotationsstellung.

Bei der klinischen Untersuchung kann dieses Syndrom durch verschiedene Tests ausgelöst werden, wobei der *90°-Abduktions-Außenrotationstest* der aussagekräftigste ist. Bei diesem Manöver soll der Patient seine beiden Arme in einer 90°-Abduktions-Außenrotations-Stellung mit den Ellenbogen in der Verlängerung der Skapulaebene bringen. Der Patient muß diese Stellung während drei Minuten halten, und der Untersucher soll das Auftreten von Parästhesien, Pulsveränderungen, Schmer-

C

zen oder Muskelschwäche im Handbereich beobachten.

Beim Auftreten dieser Symptomatik ist der Test als positiv zu betrachten. Dieses Manöver ist im Prinzip bei mehr als 60 % der Patienten mit TOS positiv.

Beim *Edson-Manöver* übt der Untersucher beim sitzenden Patienten eine Rotations- und Extensionsbewegung der HWS in Richtung der untersuchten Seite aus. Diese forcierte Bewegung verursacht eine vermehrte Spannung der Skalenus-Muskeln und eine Kompression der A. subclavia im Skalenus-Dreieck. Beim simultanen Verschwinden des radialen Pulses auf der ipsilateralen Seite ist der Edson-Test als positiv zu betrachten (bei etwa 30 % der Patienten!). Die Ursache der Kompression soll weiter abgeklärt werden. Der Test kann aber auch bei Rotation und Extension des Kopfes auf der kontralateralen Seite positiv sein und ist deshalb nicht absolut spezifisch.

Kostoklavikuläres Syndrom: Hiermit werden Kompressionserscheinungen im gleichnamigen Engpaß bezeichnet. Ursächlich kann z. B. sehr starke Kallusbildung nach Klavikulafraktur in Frage kommen. Symptome sowie auch die Art der Auslösung durch mechanische Frakturen sind ähnlich wie bei Skalenus-Syndromen. Die Ausfälle können aber über den Bereich des unteren Armplexus hinausgehen. Eine venöse Stauung im Arm beweist, daß die Behinderung im kostoklavikulären Raum und nicht in der Skalenuslücke liegt, da die Vena subclavia letztere nicht passiert.

Plexus-brachialis-Schädigungen: Ursache der Armplexuslähmung sind weitaus am häufigsten direkte Traumata, hierbei dominieren die Verkehrsunfälle, unter ihnen stehen wieder die Zweiradunfälle ganz im Vordergrund. Seltener beruhen traumatische Armplexusparesen auf Stürzen, Sportunfällen, Schnitt-, Stich- oder Schußverletzungen und Stromunfällen. Die iatrogenen Läsionen kommen vor bei lokalen Eingriffen als Lagerungsschaden in Narkose und als Folge von Plexusanästhesie.

Unter den nichttraumatischen Ursachen spielen Strahlenschäden eine wichtige Rolle, seltener primäre oder sekundäre maligne Infiltrationen (am häufigsten beim Pancoast-Tumor).

Außer durch mechanische kann der Armplexus auch durch andere Ursachen, vor allem infektiös allergischer Natur, geschädigt werden. Erwähnenswert ist die ätiologisch nicht geklärte neuralgische Schulteramyotrophie (Plexusneuritis), bei der es akut zu meist intensiven Schmerzen im Schulter- und Oberarmbereich kommt, gefolgt von motorischen Ausfällen von Supra- und Infraspinatus nach wenigen Tagen und evtl. Hypästhesien im Bereich C5 und C6.

In späten Studien dieser oft 1–2 Jahre andauernden Erkrankung sind die auffallenden Muskelatrophien diagnostisch führend. Die sehr starken Schmerzen machen sehr früh eine potente analgetische Versorgung der Patienten notwendig. Analgetika der Stufe 1 und nichtsteroidale Antiphlogistika sind meist nicht ausreichend zur Schmerzbekämpfung. Neben Stufe-2- oder -3-Präparaten kann der Einsatz niedrig dosierter Antidepressiva im Sinne einer Schmerzmedikation notwendig werden. Die Spontanheilungsrate nach 1–2 Jahren ist hoch.

Bei aller Variabilität der klinischen Erscheinungsbilder von Arm-Plexus-

Schäden, in Abhängigkeit vom Schädigungsort, stellt die obere Armplexusparese die häufigste Variante dar (Typ Duchenne-Erb/C5/C6). Hauptmerkmale sind die Lähmung der Abduktion und Außenrotation im Schultergelenk sowie der Beugung und Supination im Ellenbogengelenk: der Arm hängt schlaff und in Innenrotationsstellung herab. Die fakultativen sensiblen Ausfälle betreffen Hautareale im Bereich des M. deltoideus und der radialen Seite des Unterarmes. Wesentlich seltener sind die erweiterten Formen, die zusätzlich auch das Segment C7 betreffen (Streckmuskulatur der Ober- und Unterarme und die Pronation) oder die untere Armplexusparese.

Differentialdiagnose

Die Differentialdiagnose der Armplexusschäden umfaßt zunächst die Wurzelaffektionen und Schädigungen peripherer Nerven; Sehnenrupturen (Rotatorenmanschetten, langer Bizepskopf) oder rheumatische Veränderungen, seltener auch vaskuläre Erkrankungen wie z. B. die Thrombose der Vena-axillaris-Paget-von-Schrötter-Syndrom) können Anlaß zu Verwechslungen geben, seltener auch neurogene oder myogene Systemerkrankungen wie spinale Muskelatrophien, Muskeldystrophien oder eine Polymyalgia rheumatica.

Therapie

Die Krankengymnastik mit haltungsverbessernden und das Muskelgleichgewicht verbessernden Übungen steht eindeutig im Vordergrund. Oft haben die Skapula-Protraktoren und Skapula-Heber (M. pectoralis minor, M. levator scapulae, M. trapezius pars descendens) und die kurzen Nackenstrecker ein deutliches Übergewicht bekommen mit zunehmender Verkürzungstendenz. Gleichzeitig zeigen die Skapula-Senker und -Adduktoren (M. rhomboideus, M. serratus anterior, M. trapezius pars ascendens) und die paravertebrale Halsmuskulatur eine Abschwächungstendenz. Dieses Muskelgleichgewicht sollte unbedingt wiederhergestellt werden.

Erst bei einer Therapieresistenz von mehr als sechs Monaten trotz durchgeführter intensiver Übungsbehandlung oder schwerwiegender sensomotorischer Ausfälle kann eine Indikation zur operativen Dekompression der relevanten neurovaskulären Strukturen entstehen. Meistens genügt die vordere Skalenektomie, die Resektion der ersten Rippe ist selten notwendig.

Literatur Abschnitt 16.1

Andersson G B J (1997) *The epidemiology of spinal disorders.* In: Frymoyer J W (ed) The Adult Spine, 2nd ed., P 93–141 Lippincott-Raven, NY

Bischoff H P (1994) *Chirodiagnostische und chirotherapeutische Technik.* (2. Aufl.) Perimed-spitta

Boden SD, Davis DO, Dina TS et al. (1990) *Abnormal magnetic scans of the lumbar spine in asymptomatic subjects.* JBJS 72:493–497

Boos N, Rieder R, Schade V, Spratt K, Semmer N, Aebi M et al. (1995) *Volvo Award in Clinical Sciences – The Diagnostic Accuracy of Magnetic Resonance Imaging, Work Perception, and Psychosocial Factors in Identifying Symptomatic Disc Herniations.* SPINE (Vol 20) 24: 2613–2625

Breig A, Troup JD C (1979) *Biomechanical considerations in the straight leg raising test.* Spine 4:242–250

Breitenfelder J (1987) *Zum Stellenwert der Orthese bei krankhaften Veränderungen der Halswirbelsäule.* In: Krause W *Praktische Orthopädie. Die HWS.* (Bd. 19): 401–417. 28. Fortbildungstagung des BVO

Brüggemann G (1987) *Krankengymnastik bei HWS-Erkrankungen.* In: Krause W *Praktische Orthopädie. Die HWS.* (Bd. 19): 381–388 28. Fortbildungstagung des BVO

C

Bühring M (1987) *Reflexdystrophie nach Erkrankungen (Verletzungen) der Halswirbelsäule.* In: W. Krause, *Praktische Orthopädie. Die HWS.* (Bd.19): 195–198, 28. Fortbildungstagung des BVO

Butler David S (1995a) *Klinische Neurobiomechanik.* In: Mobilisation des Nervensystems. Springer: 53–84

Butler David S (1995b) *Pathologische Prozesse.* In: Mobilisation des Nervensystems. Springer: 85–110

Butler David S (1995c) *Testen von Spannung – die oberen Extremitäten.* In: Mobilisation des Nervensystems. Springer: 235–256

Butler David S (1995d) *Störungen neuraler Gegenspannung, die sich vorwiegend im Spinalkanal abspielen.* 373–374

Coan RM, Wong G, Coan PL *The acupuncture treatment of neck pain: a randomized controlled study.* Am J Chin Med 9:326

Dabbs V, Lauretti W J (1995) *A risk assessment of cervical manipulation versus NSAUDs for the treatment of neck pain.* JMPT 18:530–536

Descartes R (1963) *Le monde et le traité Tome 1.* L'homme (1634) Editions Garnier Frères, Paris

Deyo RA, Diel AK, Rosenthal M et al. (1986) *How many days of bed rest for acute low back pain? A randomized clinical trial.* N Engl J Med (1986) 315:1064–1070

Deyo RA (1996) *Reproducibility and accuracy of lumbar spine imaging studies.* 434–446 In: Wiesel S W (ed) Weinstein J.N. et al. *The Lumbar Spine.* (2nd ed) W.B. Saunders, Philadelphia

Dvoràk J, Hayek J (1982) *Das Verhältnis der Komplikationen in der Schweiz.* Schweiz Rundsch Med Praxis 71:64

Egle UT, Hoffmann SO (1993) *Das bio-psychosoziale Krankheitsmodell.* In: Egle UT, Hoffmann SO (Hrsg) *Der Schmerzkranke*, Schattauer, Stuttgart, S1

Eichler J (1987) *Erkrankung der Halswirbelsäule – Physikalische Therapie.* In: Krause W, *Praktische Orthopädie. Die HWS.* (Bd. 19): 361–380, 28. Fortbildungstagung des BVO

Elvey R L (1986) *Treatment of arm pain associated with abnormal brachial plexus tension.* Aust Physiother 32:224–229

Engel GL (1977) *The need for a new medical model – a challenge for bio-medicine.* Science 196:129

Farmer James C, Wisneski RJ (1994) *Cervical Spine Nerve Root Compression – An Analysis of Neuroforaminal Pressures with varying Head and Arm Positions.* Spine (Vol 19) 16: 1850–1853

Flor H, Bierbaumer N *Psychobiologie und interdisziplinäre Therapie chronischer Wirbelsäulensyndrome.* GSF-Forschungszentrum für Umwelt und Gesundheit. Gefördert vom BMFT 1/95 ISSN: 0937–9932

Flor H (1990) *Verhaltensmedizinische Grundlagen chronischer Schmerzen.* In: Basler HD, Franz C, Seemann H, Kröner-Herwig B, Rehfisch HP (Hrsg) *Psychologische Schmerztherapie.* Springer, Berlin – Heidelberg – New York, S 89

Flor H, Turk DC (1990) *Der kognitiv-verhaltenstherapeutische Ansatz und seine Anwendung.* In: Basler HD, Franz C, Seemann H, Kröner-Herwig B, Rehfisch HP (Hrsg), *Psychologische Schmerztherapie.* Springer, Berlin – Heidelberg – New York, S 501

Flor H, Fydrich T, Turk DC (1992) *Efficacy of multidisciplinary pain treatment centers: a meta-analytic review.* Pain 49:221

Földi M (1976) *Vegetatives Nervensystem und Lymphsystem.* In: Sturm A, Birkmeyer W *Klinische Pathologie des vegetativen Nervensystems* (Bd.1) Fischer

Fordyce WE (1976) *Behavioural methods for chronic pain and illness.* Mosby, Saint Louis

Fordyce W E (ed) (1995) *Back pain in the workplace. Task force on pain in the workplace.* Internation Association for the Study of Pain. IASP Press

Gallachi G, Müller W, Plattner GR, et al. *Akupunctur und Laserstrahlbehandlung beim Zervikal- und Lumbalsyndrom.* Schweiz Med Wochenschr 111:1360

Hashemi K (1986) *Early mobilisation of acute whisplash unjuries.* Br Med J 292: 1079 (1986)

Hasenbring M (1992) *Chronifizierung bandscheibenbedingter Schmerzen.* Schattauer, Stuttgart

Hazard RG, Fenwick JW, Kalish SM (1989) *Functional restoration with behavioral support: A one-year prospective study of patients with chronic low-back pain.* Spine 14:157

Herdmann J, Dvòrak J, Theiler R et al. (1989) *Die Entwicklung der Magnetstimulation.* In: Kügelgen B, Hillemacher A *Problem Halswirbelsäule.* Springer Verlag

Hildebrandt J (Koordinator) (1996) *Vorschläge für Leitlinien bei Rückenschmerzen.* Arbeitsgruppe Schmerztherapie des ärztl. Sachverständigenbeirates des BMG

Hildebrandt J, Pfingsten M, Franz C et al. (1996) *Das Göttinger Rücken-Intensiv-Programm (GRIP) – ein multimodales Behandlungsprogramm für Patienten mit chronischen Rückenschmerzen, Teil 1 – Ergebnisse im Überblick.* Der Schmerz 10:190–203 Springer

Hoppenfeld St (1980) *Orthopädische Neurologie.* Bücherei des Orthopäden Bd. 24. Enke, Stuttgart

Jensen MC, Brant-Zawdzki MN, Obuchowski N et al. (1994) *Magnetic resonance imaging of the lumbar spine in people without back pain.* N Engl J Med 331:69–73

Jensen MP, Turner JA, Romano JM et al. (1991) *Coping with chronic pain: a critical review of the literature.* Pain 47:249

Jörg J, Hennen G (1989) *Möglichkeiten und Grenzen der neurophysiologischen Diagnostik radikulärer Syndrome.* In: Kügelgen B, Hillemacher A *Problem Halswirbelsäule.* Springer Verlag

Kellgren HH (1939) *On the distribution of pain arising from deep somatic structures with charts of segmental pain areas.* Clin Sci 4:35

Kellgren HH (1938) *Observation of referred pain arising from muscles.* Clin Sci 3:175

Kiyoshi Mochida, Hiromichi Komori, Atsushi Okawa et al. (1998) *Regression of Cervical Disc Herniation Observed on Magnetic Resonance Images.* Spine (Vol 23) 9:990–995

Kohlrausch Teirisch-Leube H (1998) *Massage reflektorischer Zonen im Bindegewebe.* 5. Aufl. Fischer Jena

Komori H, Shinomiya K, Nakai O. et al. (1996) *The Natural History of Herniated Nucleus Pulposus with Radiculopathy.* In: Spine (Vol 21) 2

Kotani Senzoku F, Hattori S et al. (1992) *Evaluation of Cervical Cord Function Using Spinal Evoked Potentials from Surface Electrode.* Spine (Vol 17) 3:339–344

Krämer, Schleberger R, Hedtmann A (1994) *Zervikalsyndrom. Bandscheibenbedingte Erkrankungen.* (3. Aufl.) Thieme, Stuttgart

Kröling P, Kober L, Wimmer G et al. *Pressurealgometrische Objektivierung der Analgesie durch Niederfrequenz, Mittelfrequenz und Ultraschall.* Abstracts 98 Kongreß der D Ges f Phys Med u Rehab, Berlin 30.9.– 2.10.93, 15

Kügelgen B (1989) *Klinik, Diagnose, Differentialdiagnose und Therapie zervikaler Bandscheibenerkrankungen.* In: Kügelgen B, Hillemacher A, *Problem Halswirbelsäule.* Springer

Laitinen J. *Treatment of cervical syndrome by acupuncture.* Scand J Rehabil Med 7:114

Liyang D et al. (1989) *The effect of flexion-extension motion of the lumbar spine on the capacity of the spinal canal.* Spine 4:523–525

Lord JW, Roseti LM *Thoracic outlet syndroms.* In: CIBA Clinical Symposica 23:20–23

Louis R *Vertebroradicular and vertebromedullar dynamics.* Anatomica Clinica 3:1–11

Maigne JY, Deligne L (1994) *Computed Tomographic Follow-up Study of 21 Cases of Nonoperatively Treated Cervical Interoft Disc Herniation.* Spine (Vol 19) 2:189–191

Massey EW, Reley TL, Pleet AB *Coexistent carpal tunnel syndrome and cervical radiculopathy (double crush syndrome).* Southern 74: 957–959

Mayer TG, Gatchel RJ, Mayer H et al. (1987) *A prospective two-year study of functional restoration in industrial low back injury.* JAMA 258:1763

Mayer TG, Gatchel RJ (1988) *Functional restoration for spinal disorders: the ports medicine approach.* Lea & Febiger, Philadelphia

McComas AJ, Jorgensen PB, Upton ARM *The neuropraxic lesion: a clinical contribution of the study of trophic mechanisms.* Neuro-Sci 1: 170–179

McLellan DL, Swash M (1976) *The lumbar spine: mechanical diagnosis and therapy.* Spinal Publications Waikenae

Meade TW et al. (1995) *Randomised comparison of chiropractice and hospital outpatient management for low back pain*: Results from extended follow up. Med 349–351

Mealy K, Brennan K, Fenelon, GCC (1986) *Early mobilisation of acute whisplash injuries of nerves.* Br Med J 292:656–657

Nachemson, AL (1992) *Newest knowledge of low-back pain* Spine 18:8

Ostermann AL (1986) *Cervical radiculopathy and carpal tunnel syndrome.* Surgery 11A:766

Pfeffer G *Double crush syndrome cervical radiculopathy.* Hand Surgery

Pfingsten M, Franz C, Hildebrandt J et al. (1996) *Das Göttinger Rücken-Intensiv-Programm (GRIP) – ein multimodales Behandlungsprogramm für Patienten mit chronischen Rükkenschmerzen, Teil 3 – Psychosoziale Aspekte* – Der Schmerz 10:326–344 Springer

Reck R (1998) *Die Plazebofalle.* Schmerz, 1998, 12:130–133, Springer Verlag

Reck R (1996) *Chronische Schmerzen – Erkenntnisse über Entstehungsmechanismen und verhaltenstherapeutische Maßnahmen.* Orthop Praxis 32 (6) 421–425

Refisch A (1989) *Differentialdiagnostik des radikulären und des pseudoradikulären Lumbalsyndroms.* 2. Dobler Scripten, Geigy Pharma: 46–51 (Hrsg. Bittschneider W, Frey M)

Refisch A (1996) *Manualmedizin. Alternativen in der geriatrischen Schmerztherapie.* Hippokrates (Hrsg. Zöller B et al.)

Reischauer F (1956) *Über die ambulante Novocain-Blockade des Ganglion stellatum und der Spinalwurzeln beim Zervikalsyndrom.* Dtsch Med J 9 (10): 318

Report of the Quebec Task Force on Spinal Disorders (1987) *Scientific approach to the assessment and management of activity related spinal disorders.* Spine 12 (Supple 7):1

Ringelstein EB *Risiken der Manuellen Medizin an der HWS unter besonderer Berücksichtigung der Arteria vertebralis.* Vortrag Symp. MM 16.06.1996 Münster

Saur P, Hildebrandt J, Pfingsten M et al. (1996) *Das Göttinger Rücken-Intensiv-Programm (GRIP) – ein multimodales Behandlungsprogramm für Patienten mit chronischen Rükkenschmerzen, Teil 2 – Somatische Aspekte.* Der Schmerz 10:237–253 Springer Verlag

C

Schellhas KP, Smith MD, Gundry CR et al. (1996) *Cervical Discogenic Pain: Prospective Correlation of Magnetic Resonance Imaging and Discography in Asymptomatic Subjects and Pain Sufferers.* Spine (Vol 21) 3 February 1

Schulitz KP, Abel R, Schöppe K, Asshener J (1999) *Der Bandscheibenvorfall. Wie zeitgemäß ist die sogenannte minimal invasive Therapie?* Dt. Ärztebl. 96 A, Heft 9, 548–552

Selvaratnam P J, Matyas T A, Glasgow, E F (1994) *Noninvasive Discrimination of Brachial-Plexus Involvement In Upper Limb Pain.* Spine (Vol 19) 1:26–33

Shimizu T, Shimida H, Shirakura K (1993) *Scapulohumeral Reflex (Shimizu Reflex) Its Clinical significance and testing maneuver.* Spine (Vol 18) 15:2182–2190

Spinoza B. de *Ethica* (1632–1677)

Travell JG, Simons GD (1983) *Myofascial Pain and Dysfunction.* The Trigger Point Manual. William & Wilkins, Baltimore

Trelenberg H (1996) *Manuelle Medizin und Massage.* Manuelle Medizin 34:58–63 Springer

Waddell G, Main CJ, Morris EW et al. (1982) *Normality and reliabiliy in the clinical assessment of backache.* Br Med J 284:1519–1523

Waddell G, Newton M, Henderson I et al. (1993) *A fear avoidance beliefs questionnaire (FABQ) and the role of fear-avoidance beliefs in chronic low-back pain and disability.* Pain 52:157

Wehling P, Schulitz KP, Hartmann J (1996) *Die Rolle der transkraniellen Magnetstimulation in der Diagnostik der zervikalen Wurzelkompression und zervikalen Myelopathie.* Z Orthop 134

Wehling P, Reinecke J, Meiger H (1998) *Neue biologische Strategien in der Behandlung radikulärer Syndrome, molekulare, neurophysiologische Grundlagen.* Orthop Praxis 34 (6):361–366

Weingart JR, Bischoff H-P (1992) *Doppler-sonographische Untersuchung der A. vertebralis unter Berücksichtigung chirotherap. relevanter Kopfpositionen.* Man Med 30:62–65

Wiesel SE, Isommas N, Feffer H et al. (1984) *A study of computer assisted tomography. I. The incidence of positive CAT-scans in an asymptomatic group of patients.* Spine 9:549–551

Yukawa Y et al. (1997) *The natural history of lumbar disc herniation observed by MRI für more then two years.* Orthop int edition 5:245–250

Zdeblick TA (1995) *The Treatment of Degenerative Lumbar Discorders. A critical review of the literature.* Spine (Vol 20) 245:1265–1375

Zimmermann M, Handwerker HO (1984) *Schmerz, Konzepte und ärztl. Handeln.* Springer, Berlin

Literatur Abschnitt 16.2

Habermeier P (1989) *Sehnenrupturen im Schulterbereich;* Orthopäde 18:257–267

Habermeier P, Knappe N, Kreusser P, et al. (1987) *Zur funktionellen Anatomie und Biomechanik der langen Bizepssehne;* Unfallchirurg 90:319–329

Habermeier P, Ebert T, Jung D (1998) *Der heutige Stand der Schulterarthroskopie;* Ther. Umschau (Bd 55), 3:175–183

Happe U (2001) *Auswirkungen segmentaler Funktionsstörungen im HWS-BWS-Bereich auf das Subakromialsyndrom. Eine prospektive Studie an 140 Patienten,* Vortrag auf dem Deutschen Orthopäden-Kongreß, Berlin

Happe U (1997) *Ergebnis der Erweiterten Ambulanten Physiotherapie beim Subakromialsyndrom;* Vortrag auf dem Süddeutschen Orthopäden-Kongreß Baden-Baden

Happe U. (1997) *Ergebnisse der Erweiterten Ambulanten Physiotherapie bei der Schulterteilsteife;* Vortrag auf dem Süddeutschen Orthopäden-Kongreß Baden-Baden

Hertel R, Ballmer FT, Lambert S M, et al. (1996) *Lag-Signs in the diagnosis of rotator cuff rupture;* J Shoulder Elbow Surg (Bd 55): 307–313

Jäger, Wirth (1992) *Praxis der Orthopädie;* Georg Thieme, Stuttgart

Kendall FP, Kendall Mc. Creary (1985) *Muskeln – Funktionen und Tests;* Gustav Fischer, Stuttgart, New York

Lustenberger A (1998) *Die Rotatorenmanschettenruptur – Definition, Diagnosestellung und Therapie;* Ther. Umsch. (Bd. 55) 3:210–216

Neer CS, Poppen MK (1987) *The supraspinatus outlet;* Orthop.Trans 11:234–236

Neer CS (1972) *Anterior acromioplasty for the chronic impingement-syndrome in the shoulder;* A preliminary report, J. Bone Joint Surg 54:41–50

Niethard F, Pfeil J (1989) *Orthopädie;* Hippokrates, Stuttgart

Perry J (1988) *Biomechanics of the shoulder;* In: Rowe CR (Hrsg.) *The Shoulder,* Churchill-Livingston, New York – Edingburg – London p 1–15

Poppen NK, Walker PS (1978) *Forces at the glenohumeral joint in abduction;* Clin Orthop. 135:165–170

Schneeberger AG, Gerber C (1998) *Klassifikation und Therapie der instabilen Schulter;* Ther. Umschau (Bd. 55) 3:187–191

Tillmann B, Töndury G (1987) *Obere Extremitäten;* In: Rauber, Kopsch, *Anatomie des Menschen,Lehrbuch und Atlas (Bd I – Bewegungsapparat.* Georg Thieme, Stuttgart

van Laack W, Henner A, Refisch A (1987) *Narkosemobilisation der Schulterteilsteife;* Zeitschrift für Orthopädie 125, 669–673

Vienne P, Gerber C (1988) *Die klinische Untersuchung der Schulter;* Ther. Umsch. (55) 3:161–168

C

17 Schmerztherapie bei Patienten mit Osteoporose

Helmut W. Minne, Bettina Begerow, Michael Pfeifer, Wolfgang Pollähne

17.1 Einleitung

Osteoporose ist durch Verlust an Knochenmasse charakterisiert, der zunächst zu einer Zerstörung der Mikroarchitektur der Knochen und hierdurch zu einer Anhebung des Risikos zukünftiger Knochenbrüche führt.

Der für die Krankheit charakteristische Verlust der Knochenfestigkeit erlaubt bei Frühformen der Krankheit Knochenbruch bei Unfällen und andersartig bedingten Skelettüberlastungen. Jedoch wird häufig übersehen, daß neben der unfallbedingten mechanischen Überlastung eine Osteoporose Teilursache des Knochenbruches ist. Besonders dramatisch wirkt sich diese Fehlinterpretation bei Patienten nach Oberschenkelhalsbruch aus. Nach wie vor gilt in Deutschland, daß die überwiegende Mehrzahl dieser Patienten zwar adäquat chirurgisch und rehabilitativ versorgt wird, daß jedoch im Anschluß eine dem Bruch als Teilursache zugrundeliegende Osteoporose weiterhin unbehandelt bleibt.

Mit Fortschreiten der Krankheit werden die Anlässe zum Knochenbruch immer banaler. Am Ende brechen die Knochen ohne erkennbare mechanische Überlastung bei alltäglichen häuslichen Verrichtungen.

Pharmakotherapie: Im Laufe der vergangenen 10 Jahre hat die Sicherheit einer Pharmakotherapie der Osteoporose enorm gewonnen. Bei Einsatz neuer Bisphosphonate oder eines selektiven Östrogen-Rezeptor-Modulators kommt es zur Stabilisierung der Verhältnisse mit einer vorhersagbaren Reduktion des Risikos extravertebraler (unter Therapie mit Bisphosphonaten) und vertebraler Frakturen (unter Therapie mit Bisphosphonaten und selektiven Östrogen-Rezeptor-Modulatoren). Die Wirkung setzt bereits im ersten Jahr nach Behandlungsbeginn ein. Legt man die Prinzipien einer „Evidence-based Medicine" zugrunde, so leitet sich bei allen Patienten mit Osteoporose eine medizinische Richtigkeit als Begründung für das Ergreifen pharmakotherapeutischer Maßnahmen ab.

Die Freude über die nun mit großer Sicherheit mögliche Therapierbarkeit der Patienten mit Osteoporose darf jedoch nicht darüber hinwegtäuschen, daß keine völlige Normalisierung des Risikos zukünftiger Frakturen durch Pharmakotherapie erreicht werden kann. Dies findet seinen Niederschlag in der Beobachtung, daß das Risiko zukünftiger Brüche in allen Fällen um durchschnittlich 50 % gesenkt werden kann, das Risiko multipler zukünftiger Frakturen sogar um 90 %. Somit verbleiben aber auch bei erfolgreicher Behandlung 50 % der Patienten, bei denen auch zukünftig einzelne Knochenbrüche auftreten, und immerhin 10% der Patienten, bei denen multiple Frakturen trotz adäquater Therapie möglich sind.

C

Aus diesem Grunde muß eine Therapie der Osteoporose unvollständig bleiben, wenn sie sich lediglich auf die pharmakotherapeutischen Aspekte des Knochenstoffwechsels konzentriert und die Behandlung der durch Knochenbrüche entstehenden Schmerzen und Leistungsbegrenzungen unberücksichtigt läßt.

Im vorliegenden Kapitel werden die Prinzipien der Behandlungsmaßnahmen dargestellt, die zusätzlich zu dem Bemühen, den Knochenstoffwechsel positiv zu beeinflussen, zu ergreifen sind.

Epidemiologie: Die Dringlichkeit derartiger Behandlungsmaßnahmen leitet sich aus der Beobachtung ab, daß die Osteoporose inzwischen als Volkskrankheit mit vielen Millionen Betroffenen zu bewerten ist. Im Rahmen adäquater epidemiologischer Untersuchungen kann für Deutschland gezeigt werden, daß nahezu 2 Millionen Frauen und nahezu 1 Million Männer Wirbelkörperbrüche erlebt haben. Jährlich kommen 70000 Patienten mit frischen Wirbelkörpereinbrüchen hinzu. Darüber hinausgehend erleben jährlich 130000 Männer und Frauen Oberschenkelhalsbrüche. Die Zahl der hiervon Betroffenen wird sich im Laufe der kommenden 50 Jahre verdoppeln.

Die sozialmedizinische Bedeutung der Osteoporose leitet sich aus den durch die Knochenbrüche verursachten Schmerzen und Einschränkungen im täglichen Leben ab. So werden 30 % der von fortgeschrittener Wirbelsäulenosteoporose Betroffenen bei der Verrichtung alltäglicher Aufgaben von Fremdhilfe abhängig. 50 % der Oberschenkelhalsbruchpatienten haben durch die Folgen des Bruches bleibende Schäden hinzunehmen. Das Risiko vorzeitigen Sterbens steigt bei Wirbelbrüchen während der ersten 6 dem Ereignis folgenden Monate um das knapp Zehnfache an, während der ersten 12 einem Oberschenkelhalsbruch folgenden Monate sterben 20 % der Betroffenen zusätzlich im Vergleich zu Kontrollpersonen.

Gesundheitsökonomische Bedeutung: Zunehmend wahrgenommen wird inzwischen auch die gesundheitsökonomische Bedeutung der Krankheit. Immerhin liegt der Bedarf an Krankenhausbettentagen allein für die Therapie der Patienten mit Oberschenkelhalsbrüchen an zweiter Stelle unter den vom Statistischen Bundesamt genannten Diagnosen und ein Vielfaches höher als der Bedarf an Krankenhausbettentagen z. B. für Patienten mit Herzinfarkt. Untersuchungen in Skandinavien, Großbritannien, den Beneluxländern und in der Schweiz haben diese Beobachtung bestätigt. Pro Jahr sind zwischen 7 und 8 Milliarden DM für die Therapie grundsätzlich vermeidbarer osteoporotischer Knochenbrüche bereitzustellen, während nach wie vor weniger als 10 % dieses Betrages für eine adäquate Therapie mit dem Potential der Verhinderung von Knochenbrüchen ausgegeben werden. Hier liegen also Disparitäten vor, die sich zum Nachteil der häufig noch therapeutisch vernachläßigten Patienten mit Osteoporose auswirken.

17.2 Diagnose und Einleitung der Behandlung

Patienten mit Osteoporose erleben Schmerzen und Beschwerden aus verschiedenen Ursachen und bei unterschiedlichen Anlässen.

Akute Schmerzen treten bei Knochenbrüchen auf. Das Schmerzausmaß bei Wirbelbruch wird noch in weiten Kreisen unterschätzt und ignoriert. Übereinstimmend berichten jedoch die Patienten, daß der akute Schmerz beim Wirbelbruch einem stärkst vorstellbaren Schmerz entspricht und den Schmerz nach Herzinfarkten, durch Geburten, bei Koliken im Hinblick auf Stärke und Dauer bei weitem zu übertreffen vermag.

Sehr häufig wird dieser Schmerz von den die Patienten Betreuenden nicht wahrgenommen, weil er nur unzureichend dargestellt wird. Dies liegt zum einen daran, daß älter gewordene Menschen häufig in der Darstellung von Schmerzen Anzeichen persönlicher Schwäche sehen. Häufig berichten jedoch auch die Patienten, daß sie bei adäquater Schmerzdarstellung nicht ernst genommen werden, daß ihnen Simulantentum oder gar psychosomatische Aberrationen bei pathologischer Schmerzwahrnehmung unterstellt wurden.

Dies hat in der Vergangenheit dazu geführt, daß bei epidemiologischen Untersuchungen ein relativ hoher Prozentsatz der Patienten, bei denen Wirbelbrüche gefunden wurden, sich der Tatsache, daß sie einen Wirbelbruch erlitten hatten, nicht bewußt waren. Diese Beobachtung führte zu der irrtümlichen Schlußfolgerung, daß Wirbelbrüche offensichtlich schmerzfrei auftreten könnten.

Der Oberschenkelhalsbruch führt dagegen als Makrotrauma in aller Regel zu akuter medizinischer Betreuung unter Einschluß einer im Regelfall vorgenommenen operativen Behandlung. Hier schlägt ärztliche Ignoranz in anderer Hinsicht zu Buche: Weil in aller Regel diese Brüche mit Unfällen assoziiert sind, wird die Osteoporose als Teilursache nicht wahrgenommen. Dies hat zur Folge, daß eine den Oberschenkelhalsbruch mitverursachende Osteoporose in aller Regel im Anschluß an das Frakturereignis keiner separaten Therapie zugeführt wird, so daß das krankheitsbedingt angehobene Risiko zukünftiger Frakturen angehoben bleibt.

Mehr als die Hälfte der Patienten bleiben nach Oberschenkelhalsbruch schmerzbedingt beeinträchtigt. Alltägliche Leistungen wie Treppensteigen, morgendliches Bekleiden, Körperhygiene, Einkaufen etc. sind nur noch unter großen Mühen oder überhaupt nicht mehr möglich.

Dagegen kommt es nach Wirbelbruch häufig innerhalb von 4–8 Wochen zu einem vollständigen Schwinden der Schmerzen. Beschwerden bleiben bei vielen der betroffenen Patienten begrenzt, wenn es bei einem Wirbelkörpereinbruch bleibt. Es gibt jedoch auch Ausnahmen.

Problematisch ist, daß unbehandelt eine Osteoporose immer progredient verläuft, sich also dem ersten Wirbelkörpereinbruch im Laufe der Jahre weitere hinzugesellen. Durchschnittlich tritt bei diesen Patienten ein neuer Wirbeleinbruch im Jahresabstand auf.

Dies führt zu einer zunehmenden Deformierung der Wirbelsäule mit Größenverlust und Rundrückenausbildung (→ Abb. 17.1), in der Regel wird die Lendenwirbelsäule überstreckt. Hierdurch kommt es zu Fehlfunktionen im Bereich der Gelenke, der Bänder, der Muskulatur. Die Patienten erleben zunehmende Einschränkungen der Leistungsfähigkeit und sind bei fortgeschrittenem Leiden wenige Stunden nach morgendlichem Aufstehen gezwungen, sich niederzulegen, um immer wieder neu entstehende Beschwerden zu mildern.

Problematisch ist bei diesen Patienten, daß sie trotz ihrer zum Teil einschneidenden Limitationen den Begriff Schmerz bei der Darstellung ihrer Beschwerden vermeiden. Sie erleben das Beschwerdebild als „Müdigkeit des Rumpfes" oder allgemeine Limitation und sind gelegentlich außerstande, das Beschwerdebild näher zu charakterisieren.

Dies wiederum hat zur Folge, daß trotz einschneidender Begrenzung der Leistungsfähigkeit und zunehmender Abhängigkeit von Fremdhilfe im Alltag das Beschwerdebild nicht adäquat bewertet wird und Patienten im Hinblick auf die Therapie dieser Beschwerden unbehandelt bleiben.

17.3 Grundsätzliches zur Schmerztherapie

Die Schmerz- und Beschwerdebehandlung ruht bei Patienten mit Osteoporose auf mehreren Säulen:

- pharmakologischer Schmerztherapie
- physikalisch-balneologischer Schmerztherapie
- krankengymnastischer Behandlung
- Anwendung von stabilisierenden Orthesen
- Rehabilitationsmaßnahmen

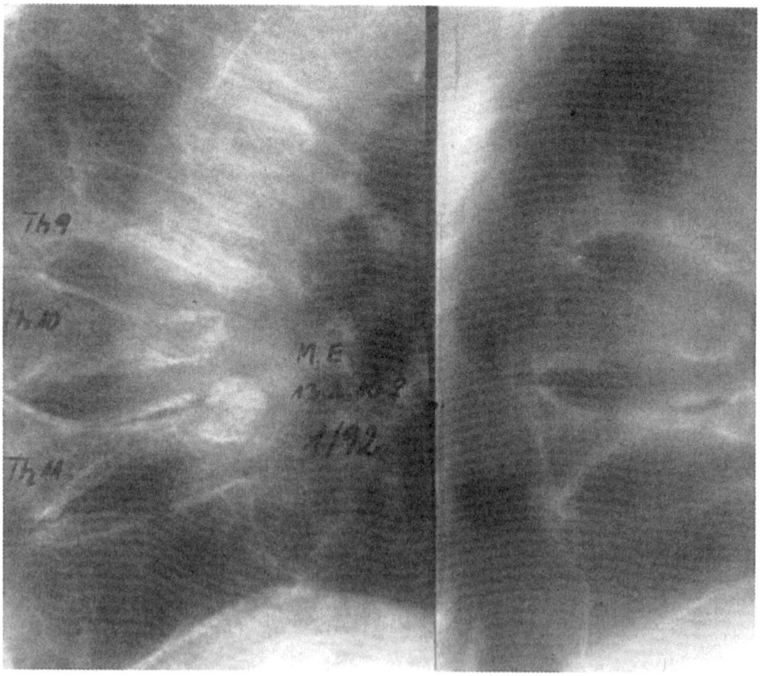

Abb. 17.1 Teilausschnitt einer seitlichen BWS, Kyphose der BWS mit einem Winkel von 60° infolge von Frakturen bei Th9 bis Th12. Bei Th9 bis Th11 Platt- und Keilwirbelbildung durch die Frakturen. Dabei fällt auch eine deutliche Reduktion der Höhe der Hinterkanten der Wirbelkörper auf. Hierdurch entsteht eine Fehlstellung der Zwischenwirbel- und Wirbelrippengelenke mit der Folge chronischer Schmerzen und Einschränkung der Lungenfunktion.

17.3.1 Pharmakologische Schmerztherapie

Die Möglichkeiten einer pharmakologischen Schmerztherapie sind in jedem Fall bei durch Bruch verursachten akuten Schmerzen zu nutzen, weil das Schmerzausmaß vom Patienten als vernichtend und unerträglich dargestellt wird. Bei den chronischen Schmerzen der durch multiple Wirbelkörpereinbrüche eingeschränkten Patienten erfolgt die Schmerzbehandlung unter Einsatz von Pharmaka dem Ausmaß der Beschwerden entsprechend (→ Tab. 17.1).

Vorgehensweise beim akuten Schmerz („Decrescendo-Prinzip")

Hier wird das Vorgehen durch den Begriff „Decrescendo-Prinzip" charakterisiert, d. h., es wird mit hochwirksamen Medikamenten die Behandlung begonnen und im Laufe der Therapie versucht, zu leichteren Präparaten zu wechseln. Es ist jedoch dringlich, auf die Angaben der Patienten zum Therapieerfolg zu hören und sich bei der Therapieanpassung hiervon leiten zu lassen.

Calcitonin, nichtsteroidale Antiphlogistika oder Acetylsalicylsäurederivate werden immer noch erfolgreich eingesetzt, haben aber den bekannten Nachteil hinsichtlich ihres Nebenwirkungsprofils. Möglicherweise können hier die neu entwickelten sogenannten „Cox-2-Hemmer" Abhilfe schaffen. Bei besonders starken Schmerzen können auch Opiate in Kombination mit Laxanzien hilfreich sein. Eine Studie zum transdermalen Fentanyl wurde kürzlich mit gutem Erfolg bei Patienten mit Wirbelsäulenosteoporose abgeschlossen. Dabei ist aber häufig eine enge Patientenführung nötig, da die Schmerzbehandlung aus Furcht vor Schmerzmittelabhängigkeit oft abgelehnt wird und Compliance-Probleme entstehen.

Vorgehensweise bei chronisch beeinträchtigten Patienten („Crescendo-Prinzip")

Beim Dauerschmerz des chronisch gehandicapten Patienten kommt dagegen eine Behandlung zum Tragen, die mit dem Begriff „Crescendo-Prinzip" charakterisiert wird. Hier wird also mit leichter wirksamen Medikamenten begonnen und eine Anpassung unter Nutzung stärkerer Präparate dem Erfolg der Therapie zugeordnet. Additiv kann eine zusätzliche Pharmakotherapie gelegentlich unter Nutzung von Antikonvulsiva oder Antidepressiva sinnvoll sein. Allerdings liegen kontrollierte Studien zur Wirksamkeit dieser Therapeutika bei Patienten mit Osteoporose noch nicht vor. Man muß jedoch in diesem Zusammenhang darauf verweisen, daß dieses prinzipiell für die Mehrzahl der eingesetzten Schmerzmittel gilt.

17.3.2 Physikalisch-balneologische Therapie und krankengymnastische Behandlung

Neben einer medikamentösen Schmerzbehandlung beim akuten Bruch sind die Möglichkeiten einer physikalisch-balneologischen Therapie und krankengymnastischen Behandlung zu nutzen. Patienten mit frischen Wirbelkörpereinbrüchen sollten möglichst rasch einer Rehabilitationstherapie zur frühestmöglichen Remobilisierung und Reintegration in Alltags- und Berufsleben zugeführt werden (→ Tab. 17.2).

C

Medikamentöse Schmerztherapie bei akuten Wirbelkörperfrakturen
• zentral wirkende Analgetika, bei Bedarf auch Opiate (z.B. transdermales Fentanyl-Pflaster, 25–50 µg Abgaberate pro Stunde)
• nichtsteroidale Anti-Rheumatika (z. B. Diclofenac oder Ibuprofen)
• sogenannte „Cox-2-Hemmer" (z.B. Rofecoxib)
• Calcitonin (z.B. 200 I.E. /Tag nasal)
• Infiltrationstherapie
Cave: Muskelrelaxanzien können zu Koordinationsstörungen führen und damit das Sturzrisiko erhöhen.

Tab. 17.1 Medikamentöse Schmerztherapie bei akuten Wirbelkörperfrakturen.

C

17.3.3 Anwendung stabilisierender Orthesen

Bei klassischen osteoporotischen Wirbelkörpereinbrüchen ist in der Vergangenheit die Nutzungsmöglichkeit von Orthesen zurückhaltend bewertet worden. Zum einen wurde befürchtet, daß durch Nutzung der Orthesen Immobilisierung erzeugt wird, die den Prozeß der Osteoporoseentstehung zusätzlich beschleunigen könnte. Zum anderen ist die Mehrzahl der in der Vergangenheit eingesetzten Orthesen nur schwer zu handhaben, häufig können die Patienten die Orthese nicht selbständig anlegen. Zum Teil schränken Orthesen die Beweglichkeit der Patienten einschneidend ein oder erzeugen (z. B. 3-Punkt-Orthese) zusätzliche Schmerzen und Beschwerden. Dies begründet, warum in der Vergangenheit Orthesen nur ausnahmsweise verordnet und dann auch vom Patienten genutzt wurden.

Nicht-medikamentöse Maßnahmen bei Wirbelkörperfrakturen
• langsame, am Schmerzbild orientierte Frühmobilisation
• Anpassung einer Rückenorthese (z.B. „Spinomed")
• Bewegungstherapie im Wasser und Trockenen
• Koordinationstraining an Kinästhetikgeräten
• lokale Wärmeapplikationen (z.B. Moor oder Sole)
• Elektrotherapie (z.B. Interferenz)
• Entspannungsverfahren
• psychologische Streß- und Schmerzbewältigung

Tab. 17.2 Nicht-medikamentöse Maßnahmen bei Wirbelkörperfrakturen.

Aus diesem Grunde haben wir eine neue Orthese für Patienten mit Osteoporose konzipiert, bei der die oben angeführten Nachteile vermieden wurden. Es zeigte sich rasch bei ersten Anwenderbeobachtungen, daß durch Biofeedback-Mechanismen diese *Spinomed*-Rückenorthese zu einem unbewußt herbeigeführten Training der Rumpfmuskulatur führt. Inzwischen hat sich im Rahmen einer kontrollierten Studie zeigen lassen, daß unter Nutzung der Orthese die Muskelkraft im Bereich der Rumpfextensoren und -flexoren im Vergleich zu Kontrollpersonen zunimmt, dies zur Aufrichtung des Rumpfes mit meßbarem Körpergrößenzuwachs und Abnahme des Kyphosewinkels führt und darüber hinausgehend das Beschwerdebild, objektiv erfaßbar durch Einsatz von Schmerz- und Befindlichkeitsskalen, gelindert wird (→ Abb. 17.2).

17.3.4 Rehabilitationsmaßnahmen

Bei Patienten mit chronischen Beschwerden durch Wirbelsäulendeformierung als Folge multipler Wirbelkörpereinbrüche entsteht ein komplexes Bild unmittelbar wahrnehmbarer, aber auch maskierter Limitationen, die neben einer Schmerztherapie gezielte Rehabilitationsmaßnahmen erfordern:

Insbesondere bei Brüchen im Bereich der BWS kommt es zu einer meßbaren Reduktion der Lungenfunktion, im Rahmen einer prospektiven Studie objektiv durch Bestimmung der Vitalkapazität und der Sekundenkapazität dokumentiert. Dies kann einen wesentlichen Beitrag zur Akzentuierung der im Alter gehäuft vorkommenden Multimorbidität leisten. Trainingsmaßnahmen dienen also gezielt der Verbesserung der Lungenfunktion.

Grundsätzlich sind Patienten mit Frakturen bedroht, gehäuft im Rahmen von Gang- und Standunsicherheit zu stürzen und hierdurch erneut Knochenbrüche zu erleiden. Krankengymnastische Übungsprogramme haben also zum Ziel, die Gang- und Standsicherheit zu verbessern. Das Ziel der Sport- und Bewegungstherapie ist die Vermeidung von Stürzen und die Erhaltung bzw. die Verbesserung der Mobilität und Eigenständigkeit. Für eine gezielte Bewegungstherapie ist eine zusätzliche Unterscheidung hinsichtlich der Frakturfrische hilfreich.

Die Schwerpunkte werden aufgeteilt in Muskelaktivierung und Koordinations- beziehungsweise Gleichgewichtstraining. Das Muskeltraining muß gegebenenfalls mit isometrischen Übungen beginnen, geht dann aber in dynamische Übungen mit geringem Widerstand für die Areale Oberschenkel- und Rumpfmuskulatur über. Koordinatives Training beinhaltet sowohl abstrakte Übungen an Kinästhetikgeräten als auch Alltagssituationen, wie Gehschule und Haltungstraining.

17.4 Langfristige Konzepte

Je fortgeschrittener eine Osteoporose ist und je ausgedehnter das Zerstörungsausmaß im Bereich des Skelettsystems, desto dringlicher ist die Entwicklung langfristig wirksamer Konzepte.

C

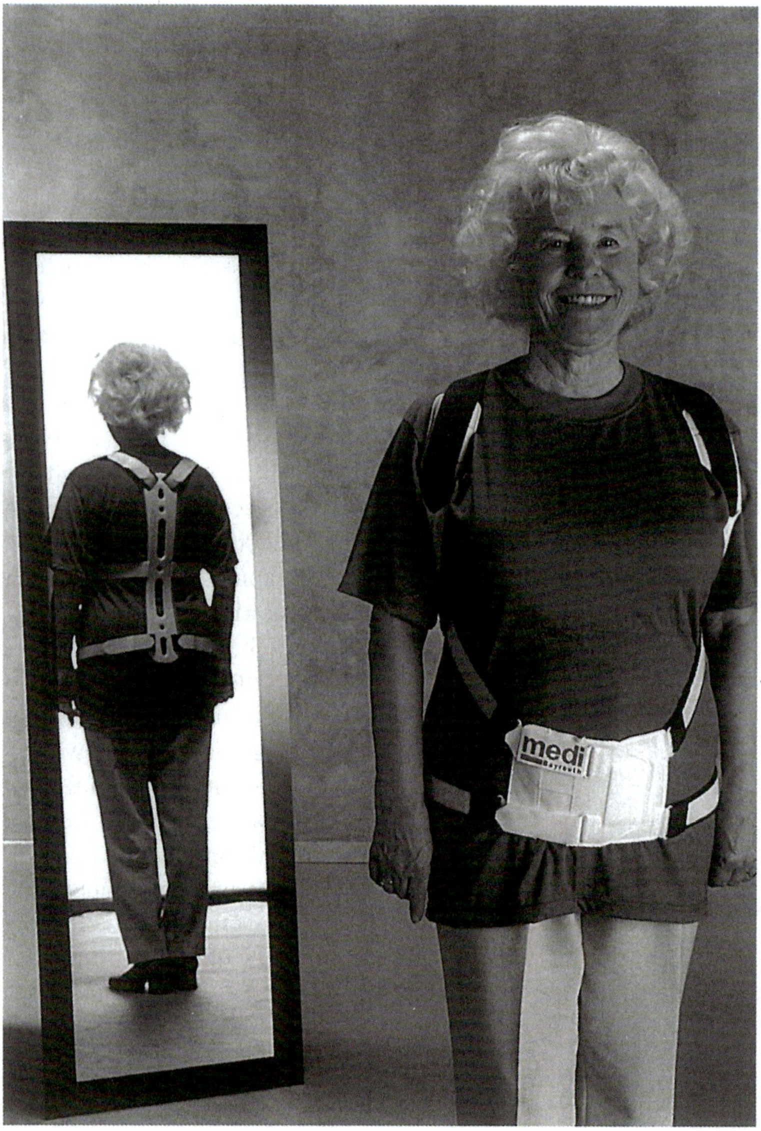

Abb. 17.2
Die auf dem Rucksackprinzip aufbauende Rückenorthese *Spinomed* dient der Aufrichtung der Wirbelsäule vor allem nach Wirbelkörpersinterungen bei Osteoporose. Sie besteht aus einer kalt verformbaren Rückenpelotte, die durch ein Gurtsystem mit Klettverschlüssen der Form der Wirbelsäule individuell angepaßt werden kann.

17.4.1 Medikamentöse Konzepte

Hohen Stellenwert hat dabei die Steuerung der Pharmakotherapie des Knochenstoffwechsels. Während für die *selektiven Östrogen-Rezeptor-Modulatoren* eine Behandlungsdauer von 3 Jahren sinnvoll erscheint (weil dies der Zeitraum ist, für den im Rahmen adäquater Studien Erkenntnisse vorliegen), kann bei *Bisphosphonaten* eine bis zu 5jährige Therapie empfohlen werden. Die Behandlungsdauer richtet sich dabei nach dem Krankheitsausmaß bei Behandlungsbeginn. Einer länger als 5 Jahre dauernden Therapie mit Bisphosphonaten wird nicht mehr das Wort geredet. Es kann jedoch davon ausgegangen werden, daß nach einem Therapieabbruch die Verhältnisse für Zeiträume von mindestens 1–2 Jahren in aller Regel stabil bleiben. Die Frage, ob dann erneut eine Bisphosphonatbehandlung einzusetzen ist oder ob aber zukünftig von anderen Behandlungsprinzipien (z. B. rekombinantes humanes Parathormon 1–34) Gebrauch gemacht werden kann, wird sich zukünftig von den Verläufen her entscheiden lassen.

Unverzichtbar erscheint die Supplementation von *Calcium und Vitamin D*. Zum einen verhindert sie die Entstehung des bei weitverbreitetem Vitamin-D-Mangel auftretenden sekundären Hyperparathyreoidismus, beeinflußt also den Knochenstoffwechsel unmittelbar. Zum anderen hat sich zeigen lassen, daß durch Vitamin-D-Therapie die Muskelfunktion verbessert wird, meßbar an einer Bestimmung der Körperschwankneigung, und daß dieses zu einer Reduktion des Risikos zukünftiger Stürze führt. Insofern stützt eine Supplementation mit Vitamin D und Calcium die nichtpharmakologischen Maßnahmen.

17.4.2 Rehabilitative Konzepte

Mit dem Auftreten krankheitsbedingter Limitationen steigt die Dringlichkeit gezielter stationärer Rehabilitationsverfahren mit dem Behandlungsziel, den Patienten zukünftige Abhängigkeiten von Fremdhilfe zu ersparen und sie instand zu setzen, sich in ein allgemeines alltägliches, aber auch Berufsleben wieder einzugliedern.

Dabei zeigt die klinische Erfahrung (prospektive Studien liegen zu diesem Thema noch nicht vor), daß die Wirkungen eines Rehabilitationsverfahrens bei den Patienten für einen Zeitraum von 9–12 Monaten anhalten. Bei Patienten, die krankheitsbedingt durch Abhängigkeit von Fremdhilfe und Pflegebedarf bedroht sind, sind daher regelmäßige Wiederholungen derartiger Rehabilitationsverfahren anzuraten.

Optimal gelingt die Betreuung dieser Patienten, wenn an ihrem Heimatort eine *Selbsthilfegruppe* besteht (inzwischen gibt es in der Bundesrepublik Deutschland etwa 600 Selbsthilfegruppen für Patienten mit Osteoporose). Die Teilnahme an einer derartigen Selbsthilfegruppe unterstützt die Patienten nicht nur durch Schaffung neuer sozialer Kontakte, sondern auch durch das Angebot regelmäßiger und kundig vermittelter Bewegungstherapie. Erfreulich ist, daß die Mehrzahl der Krankenkassen die Arbeit derartiger Gruppen aktiv unterstützen. Unbegreiflich, da langfristig ganz sicherlich gesundheitsökonomisch kontraproduktiv, erscheint das Verhalten einzelner Kassen, die ihren auch fortgeschritten erkrankten Patienten Unterstützung für die Teilnahme an der Arbeit einer Selbsthilfegruppe nur für sehr begrenzte Zeiträume gewähren.

Literatur

Pfeifer M, Lehmann R, Minne HW. (2001) *Die Therapie der Osteoporose aus dem Blickwinkel einer auf Evidenz basierenden Medizin.* Med Klin; 96:270–80.

Pfeifer M, Minne HW. (1999) *Patienten-Mobilisierung bei hochgradigen Osteoporosen mit Fentanyl-Pflaster.* Z Allg Med; 75:783–87.

Deutsches Grünes Kreuz. (2001) *Schmerztherapie bei Osteoporose.* Verlag im Kilian, Marburg.

C

18 Schmerzen bei Erkrankungen des sympathischen Nervensystems

Torsten Wieden

18.1 Die Rolle des sympathischen Nervensystems

Die Aufgabe des autonomen Nervensystems ist die Konstanterhaltung des Milieus im Organismus und die Regulierung der autonomen (willentlich nicht beeinflußbaren) Organfunktionen im Hinblick auf die Erfordernisse der Umwelt. Dies geschieht durch das Zusammenspiel zweier antagonistisch wirkender Teile des autonomen Nervensystems, dem sympathischen und dem parasympathischen Anteil.

Sympathikus: Ist eine Erhöhung der körperlichen Leistung erforderlich, treten durch Erregung des Sympathikus eine Erhöhung des Blutdrucks, Tachykardie, vermehrte Atmung und eine vermehrte Schweißbildung ein. Zusätzlich kommt es zur Erweiterung der Pupillen. Blutgefäße der Skelettmuskulatur erweitern sich, während die meisten inneren Organe geringer durchblutet werden. Die Motilität des Gastrointestinaltrakts wird reduziert.

Parasympathikus: Der Parasympathikus wird als *kraniosakrales System* dem *thorakolumbalen Sympathikus* anatomisch und funktionell gegenübergestellt.

Der Parasympathikus versorgt neben dem M. sphincter pupillae hauptsächlich Tränen-, Speichel- und Schweißdrüsen, sowie den Rachen, Kehlkopf, Herz, Lunge und den Gastrointestinaltrakt bis zum Colon transversum, außerdem die Leber, Pankreas und die Nieren. Bei Erregung des Parasympathikus wird die intestinale Aktivität gefördert, Herz- und Atemfrequenz werden verlangsamt und die Pupillen verengt. Der Schwerpunkt parasympathischer Aktivität liegt in der sekretorischen Tätigkeit und der Regulierung von Verdauung und Ausscheidung.

Neuronaler Verlauf des Sympathikus: Die im thorakalen und lumbalen Seitenhorn des Spinalmarks gelegenen Neurone senden ihre Axone über die *Rami communicantes* zum sympathischen Grenzstrang. Dieser besteht aus einer Kette einzelner Ganglien, die jeweils vor den Procc. transversi der Wirbelkörper liegen.

Im Halsbereich liegen drei Ganglien, das *Ganglion cervicale superius*, das *Ganglion cervicale medium* und das *Ganglion stellatum*. Thorakal liegen weitere 12 Ganglien, im Lumbalbereich sowie präsakral jeweils 4 weitere. Im Abdomen ziehen große Nervengeflechte zu den Ganglien, die *Plexus coeliacus, mesentericus superius* et *inferius*, sowie die *Plexus hypogastricus superius* et *inferius*.

Überträgerstoffe: Im Parasympathikus erfolgt die prä- und postganglionäre Erregungsübertragung durch Acetylcholin. Im Sympathikus ist der präganglionäre Überträgerstoff ebenfalls Acetylcholin, postganglionär mit Ausnahme der Schweißdrüseninnervation jedoch Noradrenalin.

Steuerung: Die zentrale Steuerung beider Anteile des autonomen Nervensystems erfolgt über den *Hypothalamus*, der durch Ansteuerung der Hypophyse endokrine Funktionen reguliert und über die *Formatio reticularis* die Herz- und Atemfrequenz und den Blutdruck beeinflußt.

Die sympathische Verarbeitung von Nozizeptorimpulsen geschieht über schnelle Reflexbögen, die Informationen suprasegmental aufnehmen und zu defensiven oder offensiven Reaktionsmustern verarbeiten, sogenannte nozifensive Reflexe (→ Abb. 18.1).

18.2 Sympathisch unterhaltener Schmerz, sympathetically maintained pain (SMP)

Das sympathische Nervensystem hat einen erheblichen Anteil an der Reaktion des Organismus auf Schmerz, indem es Abwehr, Angriff und Flucht biologisch vorbereitet.

Das Auftreten von Schmerzen korreliert häufig mit trophischen Veränderungen der Peripherie, Ödemen, Durchblutungsstörungen oder gestörter Schweißsekretion. Durch welche Pathomechanismen Zusammenhänge zwischen sympathischen Regelkreisen und Schmerzempfindung im einzelnen zustande kommen, ist bisher noch unbekannt. Korrelationen zwischen gesteigerter sympathischer Aktivität und verstärktem, verlängertem oder qualitativ verändertem Schmerzempfinden sowie seinen Begleitsymptomen werden hauptsächlich dann beobachtet, wenn Schmerzen über langsam leitende C-Fasern vermittelt werden. Diese scheinen auch an der Entstehung chronischer Schmerzen häufiger beteiligt zu sein als schnell leitende Fasern der A-Gruppe.

Die Erfahrung, daß durch eine Unterbrechung der Sympathikusaktivität eine Besserung der Beschwerden herbeigeführt werden kann, hat zur These eines sympathisch unterhaltenen Schmerzes *(sympathetically maintained pain, SMP)* geführt, der vom sympathisch unabhängigen Schmerz *(sympathetically independent pain, SIP)* ganz pragmatisch durch das Nichtansprechen von Sympathikusblockaden bei Schmerzsyndromen abgegrenzt wird (→ Abb. 18.2).

Klinisch bestehen Hinweise auf das Vorliegen sympathisch unterhaltenen Schmerzes, wenn folgende Erscheinungen beobachtet werden können:

- Allodynie
- Hyperästhesie bis zur Hyperalgesie
- autonome Störungen der Schweißsekretion, der Trophik oder der Durchblutung
- distal betonte Schwellung einer betroffenen Extremität
- Schmerzfreiheit – auch vorübergehend – durch Sympathikusblockaden

Aus dem klinischen Erscheinungsbild des sympathisch unterhaltenen Schmerzes geht hervor, daß ein großer Teil neuropathischer Schmerzsyndrome offensichtlich sympathische Aspekte beinhaltet. So zeigen sich Besserungen der Beschwerden z. B. bei der Posttosterneuralgie, dem Phantomschmerz oder traumatischen Mononeuropathien.

Zur Gruppe der sympathisch unterhaltenen Schmerzsyndrome werden heute gezählt:

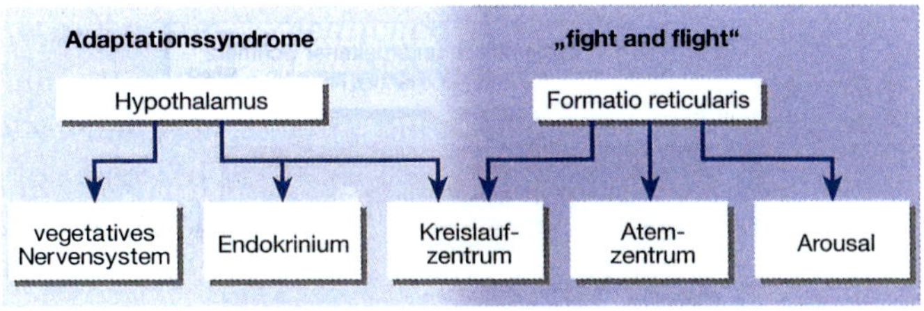

Abb. 18.1 Suprasegmentale nozifensive Reflexe im sympathischen Nervensystem.

- Zoster und Postzosterneuralgie
- Phantomschmerz
- Anaesthesia dolorosa
- Morbus Sudeck (CRPS I)
- Kausalgie (CRPS II)

in eingeschränktem Maße auch:

- alimentäre Mono- und Polyneuropathien
- viszerale Schmerzsyndrome.

18.3 Sympathische Reflexdystrophie (SRD)

18.3.1 Definition, Epidemiologie und Ursachen

Die sympathische Reflexdystrophie (SRD) ist eine schmerzhafte Erkrankung, die in teilweise noch unbekannter Weise mit Regelkreisen des sympathischen Nervensystems zusammenhängt. Erst in den letzten Jahren haben Forschungen zum Verständnis des sympathischen Nervensystems und damit auch zur Einsicht in den Pathomechanismus dieses weitreichenden Symptomenkomplexes geführt.

Die bisherige uneinheitliche Namengebung (Morbus Sudeck, sympathische Reflexdystrophie, Algodystrophie, Kausalgie) zeigt die bisherige Unkenntnis pathogenetischer Vorgänge. In neuester Zeit beginnt sich die englische Bezeichnung „CRPS“ (Complex Regional Pain Syndrome) durchzusetzen. Im deutschsprachigen Raum wird allerdings wahlweise „Komplexes Regionales Schmerzsyndrom“ oder „Chronisches Regionales Schmerzsyndrom“ gebraucht.

Eine einheitliche Definition dieses Krankheitsbildes besteht nach wie vor nicht, die CRPS wird deskriptiv am besten erfaßt als eine meist akut nach einem schädigenden Ereignis im distalen Bereich einer Extremität auftretende und sich in generalisierter Form entwickelnde Trias von autonomen, motorischen und sensiblen Störungen.

Das CRPS betrifft Frauen und Männer gleichermaßen, ein Häufigkeitsgipfel besteht zwischen dem 40. und dem 60. Lebensjahr. Es entsteht häufig nach Verletzungen oder operativen Eingriffen an Extremitäten, wobei die Arme häufiger betroffen sind als die Beine. Eine Korrelation mit der Schwere des zugrundeliegenden Ereignisses (→ Tab. 18.1) besteht nicht, auch Bagatellverletzungen können ein CRPS auslösen. Es kommt sogar vor, daß ein CRPS an der kontralateralen Extremität auftritt. Am Stamm ist es bis heute wissenschaftlich noch nicht beschrieben worden, es gibt aber eine Reihe von sympathisch unterhaltenen Schmerzen, die klinisch einem CRPS entsprechen könnten.

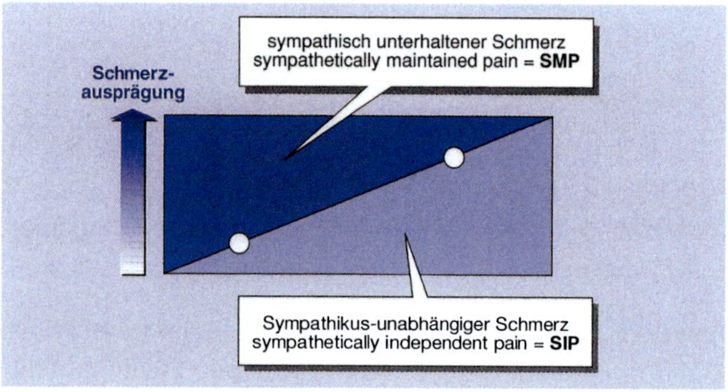

Abb. 18.2
Unterscheidung zwischen sympathisch unterhaltenem und sympathisch unabhängigem Schmerz. Denkbar sind Krankheitsbilder, bei denen sich beide Aspekte des Schmerzes die Waage halten.

18.3.2 Pathophysiologie

Die Ursache eines CRPS ist im einzelnen noch unklar, als sicher gilt jedoch, daß sympathische, motorische und sensorische Faktoren beteiligt sind. So ist zum Beispiel fraglich, ob die häufig auftretenden neurovaskulären und trophischen Störungen physiologische Folgen gestörter sympathischer Reflexkreise sind oder ob eine pathologische Antwort auf normale sympathische Impulse vorliegt.

An der Entstehung des CRPS ist die Erregung von Nozizeptoren ebenso beteiligt wie neuropathische Schmerzen ohne spezifische Nozizeptorimpulse. Dies und andere Forschungsergebnisse lassen den Schluß zu, daß es sich bei der CRPS um ein zentrales oder zumindest spinales Geschehen handelt.

Hinzu kommt auch noch eine empirisch vielerorts beobachtete psychosoziale Disposition zum CRPS. Wie überhaupt bei chronischem Schmerz stellt sich dabei jedoch die Frage, ob ein bestimmtes Persönlichkeitsbild den Schmerz bahnt oder nicht vielmehr der Schmerz eine bestimmte Persönlichkeitsstruktur erst schafft.

Experimentelle Untersuchungen am Tier und am Menschen haben folgende Veränderungen ergeben:

- Nozizeptive afferente myelinisierte und nichtmyelinisierte Neurone werden sensibilisiert und reagieren auf mechanische, thermische oder chemische Reize mit einer verstärkten Reizantwort.
- An diesen aktivierten Afferenzen entwickelt sich zusätzlich eine Spontanaktivität ohne auslösendes Agens.
- Noradrenerge sympathische (efferente) Neurone gehen „brückenförmige“ Kopplungen mit sensorischen (afferenten) Nerven ein und führen damit zu einer Reizweiterleitung auf andere, eigentlich unbeteiligte Regelkreise. Diese pathologischen Kopplungen werden als *Ephapsen* bezeichnet.
- Absteigende spinale Hemmechanismen nehmen an Funktion ab, rezeptive Felder in der *Substantia gelatinosa Rolandi* vergrößern sich.
- Aufgrund einer Spontanaktivität im sympathischen Nervensystem kommt es zur Störung der Vasomotorik und der Sudomotorik. Folgen sind trophische Störungen und ein interstitielles Ödem. Dem Ödem liegt keine Schran-

kenstörungen an Gefäßwänden, sondern eine Dysregulierung im Sinne präkapillärer Vasodilatation und postkapillärer Vasokonstriktion zugrunde.

- Die Eigenaktivität motorischer α-Neurone nimmt zu, es kommt zu einer Tonuserhöhung der Muskulatur und unter Umständen zum muskulären Tremor.

18.3.3 Symptome

Die Symptomatik eines CRPS entwickelt sich zumeist dramatisch innerhalb von Stunden bis zur vollen Ausprägung. Eine Regelhaftigkeit des zeitlichen Zusammenhangs mit der initialen Läsion ist aber nicht nachweisbar. Die Klinik kann nach wenigen Stunden, aber auch noch Wochen später einsetzen (→ Tab. 18.2).

Die Einteilungen des CRPS werden sehr unterschiedlich gehandhabt. Während einige Autoren keine deutliche Änderung der klinischen Symptomatik im *zeitlichen* Verlauf sehen und die CRPS lediglich entsprechend dem *Schweregrad* unterteilen (Maier, → Tab. 18.3), wird andernorts der Verlauf in verschiedene Phasen unterteilt (Romanoff, → Tab. 18.4).

18.3.4 Verlauf

Das CRPS kann in einem Drittel der Fälle chronifizieren und im Stadium II oder III (→ Tab. 18.4) in die Stase eintreten. Fulminante Verläufe innerhalb von 2 Wochen sind ebenso möglich wie eine rezidivierende Symptomatik über Jahre hinweg. Spontanremissionen ohne Funktionseinschränkungen sind selten, kommen aber auch vor.

18.3.5 Diagnose und Differentialdiagnose des CRPS

Anamnese: kann wichtige Hinweise auf stattgefundene Operationen, Verletzungen oder Bagatelltraumen enthalten, die

Tab. 18.1 Auslösende Faktoren der sympathischen Reflexdystrophie nach der Häufigkeit des Vorkommens.

Frakturen der oberen Extremität
Frakturen der unteren Extremität
Kompressionen peripherer Nerven
Atraumatische Nervenstörungen (z.B. Karpaltunnelsyndrom)
Vaskuläre Läsionen
Bagatelltraumata einer Extremität
Entzündliche Vorgänge
Zoster
Viszerale Störungen (z.B. Herzinfarkt)
ZNS-Störungen, Myelopathien
Ohne auslösendes Ereignis

• generalisierte Schwellung mit glänzender Hautoberfläche
• Überwärmung der Extremität
• massiver Spontanschmerz, Allodynie und Dysästhesie
• Konzentration der Symptomatik auf den distalen Anteil der Extremität
• Minderung der groben Kraft

Tab. 18.2
Leitsymptome des CRPS (Complex Regional Rain Syndrome).

als Ursache eines CRPS in Frage kämen. Auch die differenzierte Beschreibung der Schmerzen *(qualitative scores)*, von Schmerzänderungen, fulminantem oder schleichendem Beginn etc. kann die Diagnosestellung unterstützen. Die Diagnosesicherung erfolgt in der Regel klinisch.

Körperliche Untersuchung: zeigt in der Regel eine überwärmte Extremität mit prall gespannter Haut und glänzender Oberfläche. Die Kraft ist deutlich reduziert, der Schmerz kann dramatisch sein und verstärkt sich bei Tieflage der Beine bzw. Herabhängen des Armes. Der Patient sucht die Ruhelage der Extremität in leicht angewinkelter Stellung. Aktive oder passive Streckungen sind schmerzhaft.

Laboruntersuchungen: Diese zeigen keine spezifischen Veränderungen. Entzündungszeichen sind unter Umständen nur diskret vorhanden. Dies ist differentialdiagnostisch in Abgrenzung zu entzündlichen Veränderungen wichtig.

Bildgebende Verfahren: Röntgenuntersuchungen haben keinen Einfluß auf Diagnose und Therapiebeginn. Erst

Grad I (milde Form)
• geringe Schmerzintensität
• geringer Analgetikabedarf
• rasche, oft spontane Besserung
Grad II
• deutlicher Schmerz
• schnelle Besserung bei Immobilisation und Hochlagerung
• protrahierter Verlauf
Grad III (schwerste Form)
• keine Minderung der Schmerzen durch Immobilisation
• Abhängigkeit von psychischer und körperlicher Belastung
• keine Minderung der Schmerzen durch Immobilisation

Tab. 18.3
Einteilung des CRPS nach Schweregrad (nach C. Maier).

Tab. 18.4 Symptome des CRPS im zeitlichen Verlauf.

Stadium I, Denervierungsphase (akut)
• brennender Schmerz, der in keinem Verhältnis zur Verletzung steht
• Hyperpathie, Allodynie
• verstärkter Schmerz bei Tieflagerung
• erhöhte Temperatur
• beschleunigtes Wachstum von Nägeln und Haaren
• eingeschränkte Beweglichkeit (aktiv und passiv)
• Ödem
• Störungen der Sudomotorik (Hypo- und Hyperhidrosis)
Stadium II, Phase der Überempfindlichkeit (dystrophisch)
• ständige Schmerzen
• u.U. herabgesetzte Temperatur
• Zyanose
• u.U. Haarausfall
• Hyperhidrosis
• diffuse Osteoporose
• indurierte Ödeme
• Persönlichkeitsveränderungen
Stadium III (atrophisch)
• proximaler Schmerz
• u.U. auch Abnahme der Schmerzen (!)
• atrophische Haut mit verdickter Faszie
• Beugekontrakturen
• Knochendemineralisation
• Muskelatrophie
• Verstärkung des Persönlichkeitswandels, der gestörten Sudomotorik, der Kraftlosigkeit und der atrophischen Störungen

C

in der Spätphase der Erkrankung zeigen sich fleckförmige Entkalkungen des Knochens. MRT und Computertomographie lassen ebenfalls in der Frühphase der Erkrankung noch keine sicheren spezifischen Veränderungen erkennen. Einziges Verfahren zur frühen Diagnosesicherung ist die Drei-Phasen-Skelettszintigraphie. Bereits nach wenigen Tagen sind damit diffuse bis bandenförmige periartikuläre Anreicherungen im Knochen zu sehen.

Interventionelle Maßnahmen: Annähernd beweisend für das Vorhandensein eines CRPS ist die sofortige Schmerzfreiheit oder zumindest die deutliche Schmerzreduktion nach Sympathikusblockaden in Form ganglionärer Blockaden oder als diagnostische Guanethidinblockade in Form einer IVRS (intravenöse regionale Sympathikusblockade analog zur intravenösen regionalen Lokalanästhesie, IVRA)

Auch ein positiver „Ischämietest" hat beweisenden Charakter: Nach Anlage einer Blutleere in suprasystolischer Kompression (mindestens 300 mmHg am Arm, 500 mmHg am Bein) sistiert der Spontanschmerz rasch, aber nur für kurze Zeit.

18.3.6 Differentialdiagnose

Die wichtigsten Differentialdiagnosen zur sympathischen Reflexdystrophie sind das Kompartmentsyndrom und die verzögerte Knochen- und Wundheilung nach einem Trauma. Auch ein verlängerter postoperativer Schmerz oder entzündliche Vorgänge nach operativen Eingriffen haben klinisch Gemeinsamkeiten mit dem CRPS. Wichtig ist die schnelle Diagnosestellung, denn hiervon hängt in erster Linie der Erfolg der Behandlung und damit die Prognose des Geschehens ab.

Einen Überblick über die wichtigsten differentialdiagnostischen Erkrankungen bzw. Störungen gibt Tabelle 18.5.

18.3.7 Therapie

Allgemeine Maßnahmen

Zu den allgemeinen Maßnahmen zählen Hochlagerung der betroffenen Extremität und physikalische Anwendungen. Aufsteigende Güsse, Thermalbäder und Kneipp-Behandlungen können zur Besserung der vasomotorischen Autoregulation beitragen, Krankengymnastische Übungen beugen einer immobilitätsbedingten Kapselschrumpfung vor. Lymphdrainagen fördern den Abfluß der interstitiellen Flüssigkeit und können den Schmerz durch Abnahme des Ödems deutlich reduzieren. In der Monotherapie haben sich jedoch physikalische Maßnahmen als ungenügend erwiesen. Problematisch ist dabei, daß der Patient aktive, passive Bewegungen und manuelle Manipulationen an der erkrankten Extremität kaum toleriert.

Grundlegendes Prinzip bei einem CRPS (→ Abb. 18.3) ist, daß alle Manipulationen an der erkrankten Extremität möglichst unterhalb der Schmerzgrenze bleiben. Ansonsten kann sich die klinische Symptomatik drastisch verschlimmern.

Die Patienten selbst neigen dazu, die eigene Leistungsfähigkeit und die Möglichkeiten der betroffenen Extremität zu überfordern. Hier hat der Therapeut lenkend einzugreifen und eventuell im Rahmen einer multidisziplinären Zusammenarbeit den therapeutischen Er-

Tab. 18.5 Auswahl der wichtigsten Differentialdiagnosen zum CRPS.

• Kompartmentsyndrom
• verzögerte postoperative Wundheilung
• entzündliche postoperative Veränderungen
• Phlegmone
• Thrombose, Embolie
• lymphatische Abflußstörung
• venöse oder arterielle Durchblutungsstörung
• periphere Neuropathie durch Läsionen oder Engpaßsyndrom
• Osteoporose

folg zu fördern, ohne den Patienten zu überfordern. Dies kann zum Beispiel durch die Koordination von Anästhesisten und Krankengymnasten geschehen, damit durch geeignete Regionalanästhesieverfahren eine schmerzfreie physikalische Behandlung ermöglicht wird.

Eine psychologische oder psychotherapeutische Begleittherapie ist in der Behandlung des CRPS eine notwendige Maßnahme.

Ein weiterer grundlegender Schritt für eine erfolgreiche Therapie des CRPS ist die frühzeitige Bahnung rehabilitativer Maßnahmen.

Systemische medikamentöse Therapie

Analgetika

Die medikamentöse Therapie des CRPS sollte sich nach der vorhandenen Symptomatik und dem Schweregrad der Erkrankung richten. Sie sollte die physikalischen Maßnahmen unterstützen und ermöglichen.

Es hat sich in der Vergangenheit bewährt, eine medikamentöse Stufentherapie entsprechend dem Schweregrad der Erkrankung durchzuführen. Diese kann mit einer Akuttherapie beginnen, die eine maximale Schmerzreduktion und den Rückgang des Ödems als Ziel haben sollte. Hält dagegen der Schmerz unvermindert an oder kann er nur unwesentlich reduziert werden, müssen interventionelle Maßnahmen rasch, möglichst innerhalb der ersten Behandlungswoche, hinzukommen.

Als Analgetika bieten sich NSAID und mittelstarke bis starke Opioide an. Auswahl und Dosierung sollten den allgemeinen Richtlinien der medikamentösen Schmerztherapie entsprechen, d. h., dass primär eine regelmäßige Gabe am besten retardierter Medikamente der bedarfsgesteuerten Einnahme vorzuziehen ist. Eine zügige Dosisanpassung an die Erfordernisse muß aber ebenso gewährleistet sein, wie die schnelle Zuteilung einer rasch wirksamen Rescue-Medikation für Schmerzspitzen. Zudem muß mit Hilfe von Schmerzskalen und Schmerztagebüchern der individuelle Bedarf ständig überprüft und angepaßt

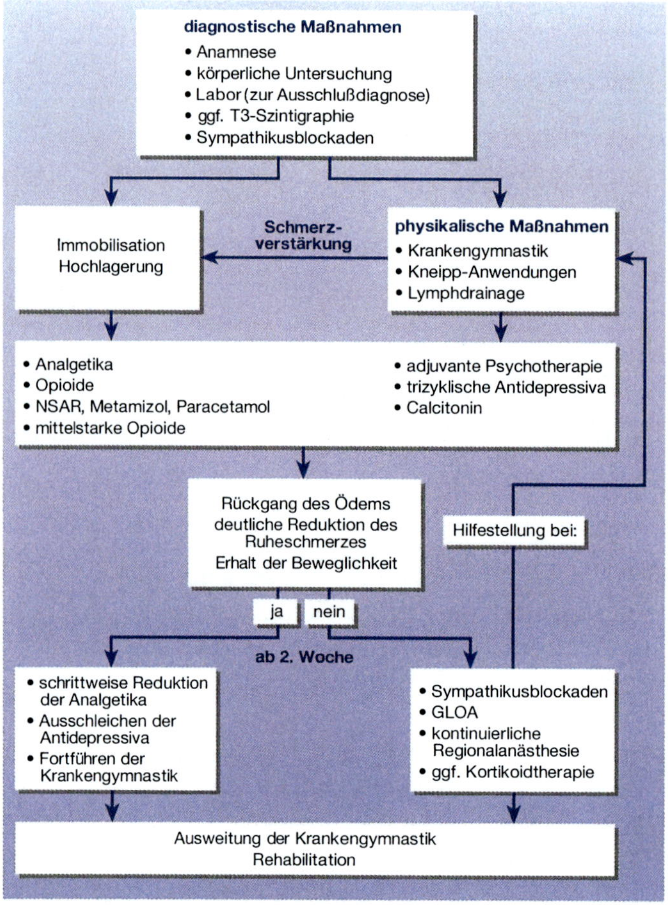

Abb. 18.3
Therapieplan bei CRPS.

werden. Die Einzeldosis sollte nicht zu gering gewählt werden, ohne allerdings die empfohlene maximale Tagesdosis zu übersteigen. Bei Medikamenten, für die eine retardierte Zubereitung nicht erhältlich ist, sollte die Anzahl der Einzelgaben auf die Wirkdauer abgestimmt sein.

Metamizol (Novalgin®) ist ein Pyrazolonderivat und hemmt peripher die Prostaglandinsynthese. Ihm wird eine zusätzliche zentrale Wirkung am Hinterhorn des Rückenmarks mit bisher noch weitgehend unbekanntem Wirkmechanismus (GABA-Rezeptoren?) zugeschrieben. Es wirkt antipyretisch, aber nicht antiphlogistisch, senkt den Tonus der glatten Muskulatur bei kolikartigen viszeralen Schmerzen und hat eine gute Wirkung auf neuropathische Schmerzen. Insgesamt entsprechen die Indikationen denen von Paracetamol, wobei es diesem aber bezüglich der analgetischen Potenz überlegen ist.

Lebensbedrohliche Nebenwirkungen kommen bei intravenöser Gabe selten, bei oraler oder rektaler Applikation äußerst selten vor. Es kann in Einzelfällen zu anaphylaktischen Reaktionen oder zur Agranulozytose kommen. Insbesondere die Schockreaktion tritt vor allem bei schnell verabreichten, hohen intravenösen Dosen des Wirkstoffes auf und kann durch eine längere Infusionszeit vermieden werden.

Für Metamizol gilt:
- übliche Dosierung p.o.: 500 bis1 000 mg alle 4–6 Stunden,Tageshöchstdosis 6 000 mg
- orale Gabe, wenn möglich (bis 1 g pro Einzeldosis)
- intravenöse Bolusgabe bis 500 mg
- intravenöse Kurzinfusion bei Dosierungen über 1 g pro Applikation, z.B. in 100 ml NaCl 0,9%
- Maximaldosis 6 g/d i.v. (nicht über mehrere Tage applizieren)

Häufiger wird ein Blutdruckabfall mit starkem Schwitzen beschrieben. Dies wird in erster Linie durch die Tonusabnahme der Gefäßmuskulatur mit peripherer Durchblutungssteigerung bewirkt. Übelkeit und Erbrechen sind in der Langzeittherapie häufiger und limitieren die längere Einnahme.

Paracetamol (ben-u-ron®) ist ein weitverbreitetes Analgetikum für geringe bis mittlere Schmerzen. Es ist ein Prostaglandinsynthesehemmer und hat antipyretische Eigenschaften.

Die Wirksamkeit ist deutlich schwächer als die von Metamizol, und die Gefahr toxischer Leberschäden besteht bei Überschreiten einer Höchstdosis von 5000–6000 mg/d bzw. ab 3000–4000 mg/d bei chronischer Einnahme. Im Gegensatz zu anderen, meist antiphlogistischen Analgetika hat Paracetamol eine schwache bis vernachlässigbare ulzerogene Eigenwirkung.

Es bietet insbesondere in der analgetischen Therapie neuropathischer Schmerzsyndrome keine Vorteile gegenüber Metamizol.

Dosierung:
- Paracetamol 500–1000 mg in der Einzeldosis, Tageshöchstdosis 4000–5000 mg (3000 –4 000 mg)

Wirkdauer:
- ca. 2–3 Stunden

NSAID wie Ibuprofen (Ibutop®) oder Diclofenac (Voltaren®) bieten den beiden oben genannten Stoffen gegenüber keine Vorteile. Eine zusätzliche antiphlogistische Wirkung fällt bei der relativ geringen analgetischen Potenz kaum ins Gewicht. Dagegen stehen die Kontraindikationen wie Ulcusanamnese oder Niereninsuffizienz. Bei einer Anwendung dieser Substanzklasse sollte eine zusätzliche Ulkusprophylaxe erfolgen.

Dosierung:
- Ibuprofen 600 mg in der Einzeldosis, Tageshöchstdosis 2 400 mg

Wirkdauer:
- ca. 2–3 Stunden

Nebenwirkungen:
- gastrointestinale Störungen, ulzerogen (allerdings deutlich schwächer ausgeprägt als bei Diclofenac)

Dosierung:
- Diclofenac 50–100 mg in der Einzeldosis, Tageshöchstdosis 150 (200) mg

Wirkdauer:
- ca. 1–2 Stunden

Nebenwirkungen:
- höchste Inzidenz von gastroduodenalen Ulzera unter allen NSAID. Daher wird Diclofenac häufig mit H_2-Antagonisten wie Ranitidin verordnet.

C

CAVE! Alle H_2-Antagonisten können bei Auftreten von Magenbeschwerden Linderung verschaffen, bieten aber keinen Schutz vor dem Auftreten von Ulzera. Hier sind Medikamente der Wahl Protonenpumpenhemmer wie Omeprazol o.ä.

Da sich beim CRPS weder eindeutige Entzündungszeichen noch Fieber einstellen, ist eine analgetische Therapie ohne begleitende antipyretische oder antiphlogistische Wirkungen angezeigt.

Opioide sind im Vergleich relativ komplikationsarm und lassen bei hinreichend geringen Dosierungen eine hohe analgetische Potenz erwarten. Hinzu kommt, daß es kaum absolute Kontraindikationen für die Opioidtherapie gibt.

Anhand einer möglichen vollständigen Analgesie durch Sympathikusblockaden oder Regionalanästhesieverfahren sollte die Indikationsstellung von Opioiden im Einzelfall kritisch geprüft werden.

Im Gebrauch sind *Opioide mit mittelstarker Wirkung*, wie sie als „Einstiegsopioide" (Stufe II nach dem Stufenschema der WHO) empfohlen werden.

Hierzu gehören:
- Codein
- Dehydrocodein (DHC Mundipharma®) – höhere Potenz als Codein
- Tramadol (Tramundin®)
- Tilidin/Naloxon (Valoron®N)

Bleibt der Schmerz unverändert oder nimmt er trotz Begleitanalgetika zu, sollte unverzüglich auf höherpotente *Opioide* (Stufe III) übergegangen werden.

Hierzu gehören:
- Morphin (MST Mundipharma®)
- L-Polamidon – ausgesprochen lange Wirkdauer
- Fentanyl TTS (Durogesic®)
- Buprenorphin TTS (Transtec®)

Buprenorphin (Temgesic®) besitzt in der oralen Therapie chronischer Schmerzen kaum eine Indikation. Es ist aber zu neuem Ruhm als Opioid in der ganglionären lokalen Opioidanalgesie (GLOA) gekommen. Mehrere Studien konnten in jüngster Zeit nachweisen, daß gerade Buprenorphin als einziges Opioid in der GLOA eine nachweisbare Wirkung besitzt (→ interventionelle Verfahren).

Trizyklische Antidepressiva

Clomipramin und *Imipramin* haben ihren Schwerpunkt in der Behandlung muskulär bedingter Schmerzen, wie z.B. Rücken- oder Spannungskopfschmerz, können aber nach neueren Untersuchungen ebenso bei Neuropathien eingesetzt werden.

Die bekanntesten selektiven Serotonin-Wiederaufnahmehemmer, wie die trizyklischen Antidepressiva Desipramin und, Maprotilin und der Serotonin-/Noradrenalin-Wiederaufnahmehemmer Amitriptylin (→ Tab.18.6) haben neben der antidepressiven Hauptwirkung, die im mittleren bis höheren Dosierungsbereich ab 50–75 mg/d nach etwa 3–5 Wochen zu erwarten ist, auch eine analgetische Komponente. Diese kommt nicht durch psychomimetische Wirkungen zustande, sondern ist ein direkter Effekt des Wirkprinzips dieser Substanzklasse.

Positive Erwartungen scheinen die neuen selektiven Serotonin-Wiederauf-

Tab. 18.6
Schema zur Medikation mit trizyklischen Antidepressiva am Beispiel von Amitriptylin.

Standardschema	
1.– 4. Tag:	0 – 0 – 10 (12,5) mg
5.– 8. Tag:	0 – 0 – 25 mg
9. – 14. Tag:	0 – 0 – 50 mg
evtl. ab 15. Tag:	0 – 0 – 75 mg
Therapieschema für alte Menschen	
1.– 7. Tag:	0 – 0 – 10 (12,5) mg
8. – 14. Tag:	0 – 0 – 25 mg
15. – 21. Tag:	0 – 0 – 50 mg
evtl. ab 15. Tag:	0 – 0 – 75 mg

nahmehemmer, wie das Paroxetin und Citalopram, zu erfüllen, die nach mehreren Studien gute Wirkungen bei Neuropathien zeigen.

Eine vollständige Schmerzfreiheit ist mit diesen Medikamenten in der Regel nicht zu erreichen. Als Adjuvanzien wirken sie additiv zu Analgetika auf neuropathische Schmerzen mit brennender Komponente ein.

Zu beachten sind die relativen Kontraindikationen und Nebenwirkungen. Als besonders störend hat sich die Müdigkeit während des Tages erwiesen. Aus diesem Grunde werden sedierende trizyklische Antidepressiva zumeist abends und ohne Retardwirkung verschrieben.

Besondere Aufmerksamkeit ist der anticholinergen Wirkung zu schenken, die neben der fast immer auftretenden Mundtrockenheit auch Akkommodationsstörungen und Herz-Kreislauf-Probleme verursachen kann.

Dosierung:

Amitriptylin (Saroten®), Maprotilin (Ludiomil®) und Desipramin (Pertofran®): 25–75 mg/d, mit einer Dosis von 10 mg/d (wegen möglicher Müdigkeit insbesondere bei älteren Patienten) beginnen und unter Beachtung der Nebenwirkungen innerhalb von mindestens 14 Tagen auf 50–75 mg/d steigern.

Weitere Therapieansätze

Calcitonin ist ein körpereigenes Polypeptidhormon, das hauptsächlich in den parafollikulären Zellen der Schilddrüse gebildet wird. Calcitonin senkt als Antagonist zum Parathormon den Kalziumspiegel im Serum und wird entsprechend der Serumkonzentration sezerniert. Calcitonin hat Bindungsstellen im Knochen, in der Darmmukosa und passiert die Blut-Hirn-Schranke.

In der Schmerztherapie wird vorwiegend Lachs-Calcitonin (LCt) genutzt, das eine höhere Potenz als humanes Calcitonin hat. In der Therapie tumor-

C

assoziierter Hyperkalzämien, bei Morbus Paget und in der Behandlung der Osteoporose hat Calcitonin wegen seiner hormonellen Eigenschaften bereits seit langem einen hohen Stellenwert. Bei neuropathischen Schmerzen, in der Behandlung der Postzosterneuralgie oder bei Phantomschmerzen wird jedoch die Funktion als Neurotransmitter genutzt: Im zentralen Nervensystem aktiviert Calcitonin die serotoninergen absteigenden Schmerzhemmsysteme.

Diese Wirkung verliert sich jedoch nach einer Behandlungsdauer von 6 bis 8 Wochen wieder, so daß Calcitonin in der Behandlung des CRPS kein Medikament zur Langzeittherapie darstellt.

Dosierung:

- Calcitonin (Karil®) 100 bis 200 IE (1 IE = 1 mg) als Kurzinfusion in 250 ml NaCl 0,9 % täglich über mindestens 1 bis 2 Stunden

Nebenwirkungen wie Übelkeit und Schwindel lassen sich durch lange Infusionsdauer vermeiden. Bei Auftreten von Flush und einem Ganzkörpererythem muß an eine allergische Reaktion gedacht und die Infusion beendet werden.

Die Behandlungsdauer beträgt 7 bis 10 Tage. Der tiefe, bohrende Schmerzaspekt kann günstig beeinflußt werden, eine vollständige Schmerzfreiheit ist jedoch nicht zu erzielen.

Die Wirkung einer initial hochdosierten *Kortikoid*therapie ist bei anhaltenden Schmerzen klinisch erwiesen. Es sollte aber beachtet werden, daß keine Langzeit-Kortikoidbehandlung erfolgen sollte, da diese auch in nichtbetroffenen Arealen zur Knochenentkalkung führen kann.

- Prednisolon (Decortin®H) 40–80 mg p.o., dann Schema über 2 Wochen oder die entsprechende Dosis Dexamethason (→ Tab. 18.7)

Dosierungsschema für eine **Dexamethasontherapie:**

- 1. Tag: 80 mg als Kurzinfusion in 100–250 ml NaCl 0,9% über ca. 1 Stunde
- 2. Tag: 40 mg als Kurzinfusion in 100–250 ml NaCl 0,9% über ca. 1 Stunde
- 3.–4. Tag: 20 mg als Kurzinfusion in 100–250 ml NaCl 0,9% über ca. 1 Stunde
- 5.–8. Tag: 16 mg als orale Medikation, z. B. Fortecortin 1 Tbl. = 4 mg x 4
- 9.–12. Tag: 12 mg als orale Medikation, z. B. Fortecortin 1 Tbl. = 4 mg x 3
- 13.–15. Tag: 8 mg als orale Medikation, z. B. Fortecortin 1 Tbl. = 4 mg x 2
- ab 16. Tag: 4 mg als orale Medikation, z.B. Fortecortin 1 Tbl. = 4 mg x 1

Bei Disposition und vorbestehender Grunderkrankung sollte eine Ulkusprophylaxe mit Protonenpumpenhemmern erfolgen (z. B. Omeprazol 2 x 20 mg/d).

Antikonvulsiva (Antiepileptika)

Ebenso wie Antidepressiva gehören Antikonvulsiva, wie das *Carbamazepin* oder auch *Rivotril,* zu den potenten Co-Analgetika in der Behandlung neuropathischer und sympathisch unterhaltener Schmerzsyndrome.

Diese Medikamente zählen zu den zentral wirksamen Stoffen und können Müdigkeit sowie eine Verlangsamung der Reaktionszeit verursachen. Daher ist zumindest während der Titrationsphase das Führen eines PKW oder die berufliche Arbeit an Maschinen nicht zulässig.

Tab. 18.7
Stufenschema zur Dosierung von Dexamethason.

	Dexamethason	Prednisolon (Prednison)	Triamcinolon
Äquivalenzdosis (mg)	1,5	10	8
Cushing-Schwellendosis (mg/d)	1,0	7,5	6
Biologische HWZ (h)	36–72	24–48	24–36

Der Wirkmechanismus besteht in einer Stabilisierung der Nervenmembran. Nebenwirkungen der Antikonvulsiva zeigen sich insbesondere in der Anfangsphase der Therapie, so daß dem Beginn der Behandlung große Bedeutung – auch im Sinne einer guten Patientencompliance – zukommt. Die Medikamente müssen vorsichtig eingeschlichen werden. Bei Beginn wesentlicher Nebenwirkungen sollte auf die vorangegangene Dosierungsstufe zurückgegriffen werden.

Carbamazepin
Dosierung: Carbamazepin (Tegretal®, Timonil®)
900–1800 mg/d
(200–3000 mg/d)

Dosierungsschema für eine Carbamazepintherapie:

1.–5. Tag: 100–0–100 mg
6.–15. Tag: 200–0–200 mg
ab 16. Tag: 300–300 mg
Weitere Dosissteigerung: 100 mg/d

Wirkung: Stabilisierung der elektrischen Neuronentätigkeit durch Leitfähigkeitsminderung bestimmter Na-Kanäle

Gabapentin

Seit einigen Jahren hat das Gabapentin (Neurontin®) eine deutliche Zunahme an Indikationen in der Schmerztherapie erfahren. Wegen seiner hohen therapeutischen Breite (200–3600 mg Tagesdosis) und seiner verhältnismäßig geringen Nebenwirkungen hat es bereits Carbamazepin in der Schmerztherapie abgelöst. Der Wirkmechanismus ist noch nicht restlos geklärt. Vermutliche Wirkprinzipien sind:

- die Potenzierung inhibitorischer GABAerger Neurotransmission
- die Hemmung glutaminerger exzitatorischer Impulse
- Einwirkung auf Kationen in der Nervenmembran

Die Wirkung von Gabapentin setzt nach etwa 14 Tagen ein.

Dosierung:
Gabapentin (Neurontin)
900–1200 mg/d
(200–3600 mg/d)

Dosierungsschema für Gabapentintherapie:

1.–3. Tag: 100–0–100 mg
4.–6. Tag: 300–0–300 mg

7.–10. Tag: 300–300–300 mg
11.–16. Tag: 600–300–600 mg
ab 17. Tag: 600–600–600 mg

Weitere Dosissteigerung:
300 mg/Einzelgabe alle drei Tage

Wirkung: Stabilisierung der elektrischen Neuronentätigkeit durch Leitfähigkeitsminderung bestimmter Na-Kanäle, Senkung NA-Turnover, Aktivierung deszendierender Hemmechanismen.

Phenytoin

Dosierung: Phenytoin (Phenhydan®)
300 mg/d (100–600 mg/d)

Wirkung: membranstabilisierender Effekt durch Reduktion der Ionenleitfähigkeit.

Zentropil

Dosierung: Zentropil (Sabril®)
3000 mg/d (2000–4000 mg/d)

Wirkung: Steigerung der hemmenden GABA-Wirkung durch Blockierung des enzymatischen GABA-Abbaus.

Clonazepam

Dosierung: Clonazepam (Rivotril®)
1,5 –3 mg/d (1–20 mg/d)

Wirkung: Steigerung der hemmenden GABA-Wirkung durch Bindung an Benzodiazepinrezeptor des GABA-Chloridkanal-Komplexes. Als Benzodiazepin mit erheblicher Suchtgefährdung belastet.

Valproinsäure

Dosierung: Valproinsäure (Ergenyl®, Orfiril® u.a.) 1200 mg/d (900–2400 mg/d)

Wirkung: Steigerung der Konzentration des hemmenden Transmitters GABA durch Blockierung des enzymatischen GABA-Abbaus

Interventionelle Verfahren

Sympathikusblockaden dienen nicht nur der Therapie, sondern sind auch ein wesentliches diagnostisches Merkmal in der Differentialdiagnose des CRPS. Stellt sich während einer systemischen analgetischen Behandlung innerhalb der ersten zwei Therapiewochen keine Abnahme der Schmerzen oder wenigstens eine deutliche Beweglichkeitsbesserung ein, sollte zu interventionellen Methoden gegriffen werden.

Hierzu zählt im Bereich der oberen Extremität die Grenzstrangblockade mit Lokalanästhetika. Dieses Verfahren wird im Bereich des Ganglion stellatum wegen einer deutlich niedrigeren Komplikationsrate zunehmend als Ganglionäre Lokale Opioidanalgesie (GLOA) durchgeführt.

Im Bereich der Beine ist dieses Verfahren technisch nicht anwendbar. Dort kann eine intravenöse Guanethidinblokkade durchgeführt werden.

Stellt sich innerhalb einer Reihe von 5 bis 10 Sympathikusblockaden keine Verlängerung der analgetischen Wirkung ein bzw. ist primär keine sichere Analgesie aufgetreten, sollten diese Behandlungen nicht zwanghaft fortgesetzt werden. Eine Ausnahme bildet die GLOA am Ggl. stellatum, die im Gegensatz zur Stellatumblockade mit Lokalanästhetika keine klinischen Hinweise auf eine korrekte Durchführung erlaubt. Hier sollte nach maximal 5 Behandlungen ohne deutliche Schmerzlinderung zunächst auf eine konventionelle Stellatumblockade mit Lokalanästhetika übergegangen werden.

In der Schmerztherapie haben grundsätzlich 4 Blockadeverfahren des Sympathikus eine relevante Bedeutung:

Die Stellatumblockade

Das Ganglion stellatum ist eine Fusion zervikaler und oberer thorakaler Ganglien und hat eine Ausdehnung von ca. 2,5 x 1 cm. Es liegt vor dem Processus transversus in Höhe des 7. Halswirbelkörpers hinter der Arteria carotis communis und der Vena jugularis interna. In direkter Nähe des Ganglion stellatum findet sich die Arteria vertebralis, die hier aus der Arteria subclavia kommt. Benachbart sind medial der Ösophagus und die Trachea mit den N. phrenicus, N. laryngealis und N. recurrens. Eine Blockade dieser Strukturen kann zu unangenehmen Mißempfindungen und Heiserkeit führen.

Durchführung: Der am häufigsten angewendete Zugang zum Ganglion ist die Technik nach Leriche und Fontain mit einer Punktion von ventral (→ Abb. 18.4).

Der Patient wird in Rückenlage mit einem festen Kissen zwischen den Schulterblättern gelagert. Hierbei sollte der Kopf etwa 15 bis 20° rekliniert werden. Das Krikoid wird am Kehlkopf getastet und ggf. markiert. Anschließend wird die Punktionsstelle desinfiziert und mit einem Lochtuch abgedeckt. Nun drängen vier Finger einer Hand den Musculus sternocleidomastoideus nach außen, so daß sich unter den Fingerspitzen der Puls der A. carotis befindet.

So kann eine versehentliche Punktion der Arterie vermieden werden. Eventuell kann nun eine Hautquaddel mit Lokalanästhetikum gesetzt werden, bevor mit einer ca. 6 bis 7 cm langen Nadel senkrecht zur Hautoberfläche auf den 6. oder 7. Dornfortsatz zielend die Kanüle vorgeschoben wird (→ Abb. 18.5).

Es empfiehlt sich, nach dem Prinzip der immobilen Nadel zu arbeiten, bei dem die Nadel durch eine Schlauchverlängerung mit der Spritze verbunden ist. Diese wird von einer Hilfskraft bedient, während der Therapeut die Nadel ruhig und konstant führen kann.

Nachdem die Kanülenspitze Knochenkontakt hat, wird die Nadel 2 bis 3 mm zurückgezogen und nach Aspiration in zwei Ebenen zunächst 1 ml des Lokalanästhetikums gespritzt. Wenn nach mehreren Sekunden keine unerwünschte Reaktion auftritt, wird die Restmenge gespritzt.

Anschließend sollte der Patient in eine sitzende Position gebracht werden, damit sich das Lokalanästhetikum nach kaudal ausbreiten kann, sofern die Hauptwirkung den Arm betrifft.

Bei erfolgreicher Stellatumblockade zeigt sich nach ca. 10 Minuten das Vollbild einer Hornerschen Trias mit Ptosis, Miosis und Enophthalmus. Zusätzlich können eine einseitige Gesichtsrötung und eine konjunktivale Gefäßinjektion auftreten.

Gefahren: Die versehentliche Injektion in Vene oder Arterie kann durch konstante Kontrolle des Karotispulses vermieden werden. Wesentlich gefährlicher ist die Injektion in die A. vertebralis, weil hier schon nach geringsten Mengen Lokalanästhetika zerebrale Krampfanfälle auftreten können. Diese erfordern wegen der zentralen exzitatorischen Wirkung eine intravenöse Gabe von Barbituraten oder Benzo-

C

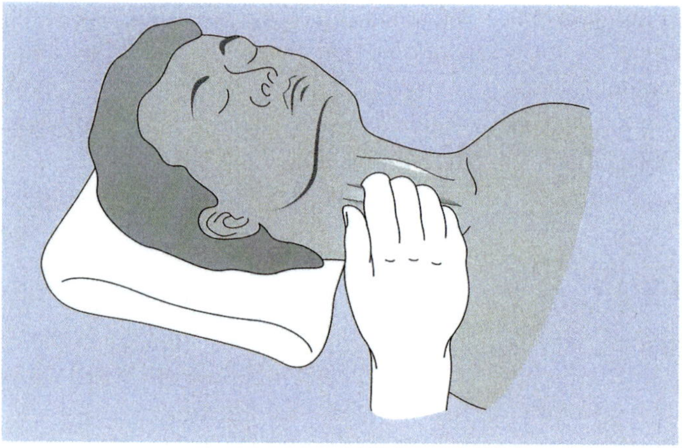

Abb. 18.4
Aufsuchen des Punktionsstelle für die Stellatumblockade: M. sternocleidomastoideus wird so nach lateral abgedrängt, daß sich unterhalb der Fingerspitzen der Puls der A. carotis communis befindet.

diazepinen, Sauerstoffgabe und ggf. eine endotracheale Intubation.

Aus diesem Grunde darf ein solches Verfahren nur in Reanimations- und Intubationsbereitschaft durchgeführt werden.

Bei korrekter Lokalisation sollte die Fehlpunktion der Pleurakuppe zu vermeiden sein. Sie gilt jedoch als typische Komplikation und wird begünstigt, wenn die Nadel zu tangential in Richtung Thoraxapertur eingeführt wird.

Eine Blockade der N. laryngeus bzw. N. recurrens kann zu einem unangenehmen Globusgefühl und störender Heiserkeit führen. Diese Erscheinungen sistieren nach der Wirkdauer des Lokalanästhetikums wieder. Vor der nächsten Nahrungsaufnahme sollten betroffene Patienten einen kleinen Schluck klarer Flüssigkeit trinken. Wenn dies ohne motorische Einschränkungen möglich ist, kann ohne die Gefahr einer Aspiration wieder gegessen werden.

> Lokalanästhetikum der Wahl für eine Stellatumblockade ist wegen der langen Wirkdauer Bupivacain (Carbostesin®) in einer Konzentration von 0,25 % und einer Gesamtmenge von 12,5–25 mg (5–10 ml).

Effektivitätskontrolle: erfolgt durch das Auftreten der Hornerschen Trias sowie durch einen Temperaturunterschied der Extremitäten von 1,5 bis 2 °C. Der Tem-

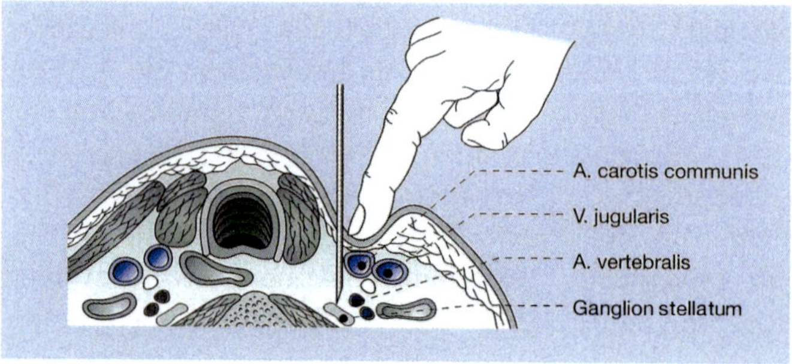

Abb. 18.5
Die Kanüle wird senkrecht auf den Querfortsatz geführt und bei Knochenkontakt 3 mm zurückgezogen.

peraturunterschied muß zur Qualitätssicherung dieses Eingriffs dokumentiert werden. Die Dauer der Beschwerdebesserung sollte zumindest die Dauer der pharmakologischen Wirkung erreichen, dies entspricht bei Bupivacain ca. 4–6 Stunden.

Der Schmerz sollte sich bei erfolgreicher Blockade um mindestens 50 % reduzieren.

Die Ganglionäre Lokale Opioidanalgesie

Bei diesem Verfahren entsprechen die technischen Durchführungen denen einer konventionellen Stellatumblockade, bei der jedoch Buprenorphin (Temgesic®) in einer Menge von 0,03 mg an das Ganglion stellatum injiziert wird. Die wirkstoffbedingten Komplikationen einer Lokalanästhetikainjektion in Blutgefäße oder an periphere Nerven treten nicht auf, so daß die GLOA als risikoarmes Verfahren angesehen wird.

Problematisch ist lediglich, daß durch Ausbleiben der Hornerschen Trias bei Buprenorphin keine direkte Überprüfung der Effektivität erfolgen kann. Die erreichte Schmerzbesserung sollte allerdings der von Bupivacain entsprechen.

> Eine Ampulle Buprenorphin (Temgesic®) enthält 0,3 mg. Diese wird auf 10 ml physiologische Kochsalzlösung verdünnt, wovon 9 ml verworfen werden. Der Rest (0,03 mg) wird erneut auf 5–10 ml Kochsalzlösung aufgezogen.

Die periphere Sympathikolyse mit Guanethidin

Die von Hannington-Kiff 1974 beschriebene periphere Sympathikolyse basiert auf der Technik der intravenösen Regionalanästhesie (IVRA) nach Bier.

Wirkprinzip einer venösen Installation von Guanethidin ist die Entleerung der Noradrenalinspeicher und die Hemmung der Wiederaufnahme des Noradrenalins in die präsynaptischen Vesikel.

> **Voraussetzungen:**
> Verfahren sollte unter EKG-Überwachung und regelmäßiger Blutdruckkontrolle durchgeführt werden. Es sollte zusätzliches Personal anwesend und eine Reanimation grundsätzlich möglich sein. In Fachkreisen wird dazu geraten, auch an der nichtbetroffenen Extremität einen venösen Zugang zu legen, um bei aufgeblasener Stauungsmanschette die Möglichkeit einer intravenösen Injektion von Notfallmedikamenten zu haben.

Durchführung: Der Patient wird auf dem Rücken gelagert. Nach Anlage eines venösen Zugangs in die betroffene Extremität erfolgt das Anpassen einer pneumatischen Doppellumenmanschette so weit proximal wie nötig. Nun wird die Extremität für einige Minuten über das Körperniveau gehalten oder mit einer Esmarch-Binde exsanguiniert. Je vollständiger die erreichte Blutleere ist, um so wirksamer ist die Blockade.

Nun wird das körpernahe (proximale) Lumen der Stauungsmanschette wenigstens 100 mmHg über dem systolischen Blutdruck aufgepumpt. Empfohlene Werte sind 350 mmHg am Arm und 500 mmHg am Bein.

Jetzt erfolgt durch den zuvor gelegten Venenzugang die Injektion von 5–30 mg Guanethidin (Ismelin®) in 20–40 ml NaCl 0,9 %. Da es zu einem unter Umständen dramatischen Brennschmerz

C

unter der Injektion kommen kann, empfiehlt sich eher 20 ml 0,5 %igem Mepivacain oder Prilocain. Nach wenigen Minuten kann das distale Lumen der Stauungsmanschette aufgepumpt und das proximale anschließend geöffnet werden. So liegt der doch erhebliche Manschettendruck im Bereich der Lokalanästhetikawirkung.

Dosierung:
- Obere Extremität: 10–20 mg Guanethidin in 20–30 ml NaCl 0,9%
- Untere Extremität: 20–30 mg Guanethidin in 30–40 ml NaCl 0,9%

Fixierungszeit (geschlossene Manschette!) 20 Minuten.
Nachbeobachtungszeit: 2 Stunden.
Die Einwirkzeit des Guanethidins beträgt 10 Minuten, danach kann die Manschette langsam schrittweise geöffnet werden.

Effektivitätskontrolle: fleckige Blässe der Extremität mit mindestens 50 % Schmerzbesserung.

Gefahren: Die möglichen Komplikationen dieses Verfahrens liegen in einer versehentlichen Öffnung der Stauungsmanschette vor Fixierung des Guanethidins. Bei systemischer Gabe bewirkt Guanethidin einen massiven Blutdruckabfall. Guanethidin (Ismelin®) ist in Deutschland ausschließlich über die Internationale Apotheke zu beziehen.

Blockade der sympathischen Ganglien

Die Grenzstrangblockade kann sowohl zur Diagnosesicherung als auch zur Therapie sympathisch unterhaltener Schmerzsyndrome herangezogen werden (→ Abb. 18.6). Große Bedeutung hat insbesondere die Blockade der Segmente L2 und L3, da diese die sympathische Innervation der unteren Extremität übernehmen. Die Effektivitätskontrolle erfolgt durch vergleichende Hauttemperaturmessungen, wobei die Temperaturdifferenz um ca. 2 °C liegen sollte.

Durchführung: Der Patient wird mit einer Rolle unter dem Becken auf dem Bauch gelagert. Nach Anlage eines venösen Zuganges und ggf. einer geeigneten Prämedikation (z. B. 1–5 mg Dormicum® i.v.) wird nach örtlicher Betäubung durch eine Hautquaddel 7–8 cm lateral des Dornfortsatzes im Bereich des 2. Lendenwirbelkörpers unter sterilen Voraussetzungen eine ca. 14 cm lange Kanüle in einem Winkel von 30–40 ° in Richtung Wirbelkörper vorgeschoben. Bei Knochenkontakt wird die Nadel zurückgezogen und etwas steiler erneut vorgeschoben (15 bis 20 °).

Bei korrekter Position findet sich in 8–9 cm erneuter Knochenkontakt durch den Wirbelkörper. Erneutes, steileres Vorschieben führt die Nadelspitze weitere 2 3 cm am Wirbelkörper vorbei in Richtung Grenzstrang.

Nun können 8–10 ml eines Lokalanästhetikums gespritzt werden. Wurde dem Lokalanästhetikum wasserlösliches Kontrastmittel beigemengt, ist in der anschließenden Röntgenaufnahme ein KM-Kissen im Bereich des Grenzstranges zu erkennen.

Gefahren: versehentliche Punktion der großen Blutgefäße oder der Bauchorgane.

Wird eine relativ dünne Punktionskanüle verwendet (22 G), schließen sich Punktionsverletzungen in der Regel komplikationslos und schnell.

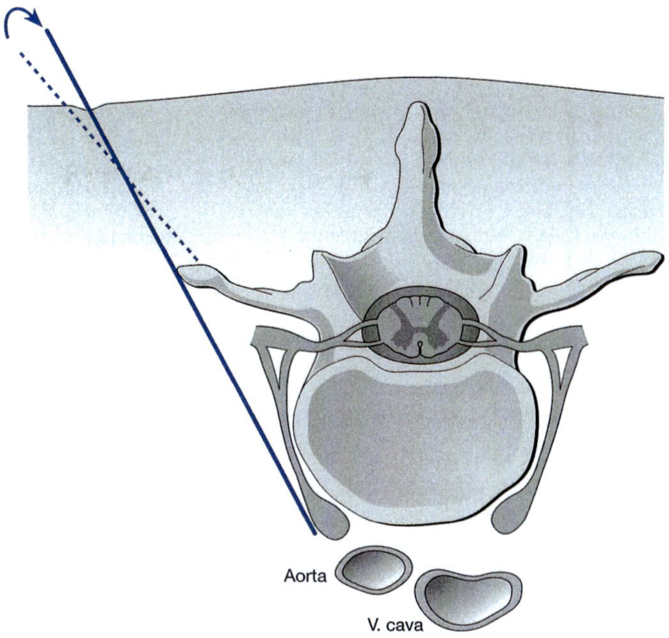

Abb. 18.6
Kanülenführung bei der Grenzstrangblockade.

Blockade des Plexus coeliacus

Der Plexus coeliacus enthält afferente und efferente Fasern aus dem autonomen Nervensystem. Der Plexus ist ca. 5 x 5 cm groß und liegt in Höhe L1 unmittelbar ventral der Aorta abdominalis. Die Hauptindikation der Plexus-coeliacus-Blockaden besteht in der Behandlung therapieresistenter Tumorschmerzen im Abdomen und wird daher an anderer Stelle besprochen.

18.4 Zusammenfassung

Etwa 70 % aller Schmerzsyndrome beinhalten neuropathisch bedingte Beschwerden. Hiervon weist ebenfalls ein großer Anteil Anzeichen eines sympathisch unterhaltenen Schmerzes auf. Auf den ersten Blick scheinen die Symptome eher versteckt vorzuliegen, wie dies häufig z. B. beim Tumorschmerz der Fall ist. Die genaue Anamnese und eine körperliche/neurologische Unterschung ergeben dann jedoch nicht selten Hinweise auf eine Nervenbeteiligung. So kann auch beim Wachstum großer Tumoren eine Nervenbeteiligung im Sinne einer Nerven- oder Plexusinfiltration vorliegen, die zu vegetativen Begleiterscheinungen führt. In letzter Zeit wird daher immer häufiger empfohlen, von der isolierten Opioidtherapie abzusehen und großzügig Co-Analgetika, also auch Antikonvulsiva, einzusetzen. Ein opioidsparender Effekt kann damit in vielen Fällen erreicht werden.

Literatur

Bennet, GJ (1991) *The role of the sympathetic nervous system in painful peripheral neuropathy*. Pain 45:221–223

Blumberg, H (1988) *Zur Entstehung und Therapie des Schmerzsyndroms bei der sympathischen Reflexdystrophie*. Der Schmerz 2:125

Blumberg, H (1992) *Clinical and pathophysiological aspects of reflex sympathetic dystrophy and sympathetically maintained pain.* In Jänig, W, Schmidt RF: *Reflex sympathetic dystrophy. Pathophysiological mechanisms and clinical implications,* VCH Verlagsgesellschaft

Blumberg, H (1993) *Sympathische Reflexdystrophie.* In: Zenz, M, Jurna, I (Hrsg.) *Lehrbuch der Schmerztherapie,* 3. Aufl. Wissenschaftliche Verlagsgesellschaft mbH, Stuttgart

Diener, HC, Maier, C (Hrsg.) (1997) *Das Schmerzbuch,* 1. Aufl., Urban & Schwarzenberg

Dosch, P (1995) *Lehrbuch der Neuraltherapie nach Hunecke,* 14. Aufl., Haug Verlag Heidelberg

Jänig, W (1993) *Sympathikus und Schmerz: Ideen, Hypothesen und Modelle.* Der Schmerz 226–240, Springer Verlag

Jänig, W, Schmidt RF (Hrsg.) (1992) *Reflex Sympathetic Dystrophy. Mechanisms and Clinical Implications.* VCH Weinheim

Mumenthaler, M (1993) *Der Schulter-Arm-Schmerz in der taeglichen Praxis.* Therapeutische Umschau 50; 11; 746–52

Niesel, HC (Hrsg.) (1994) *Regionalanästhesie – Lokalanästhesie – Regionale Schmerztherapie,* 1. Aufl. Thieme Verlag, Stuttgart

Novelli, GP, Trovatti, F (1998) *Gabapentin and neuropathic pain.* The Pain Clinic Vol 11, 5–32

Törebjörg, HE, Luneberg, LE, LaMotte, RH (1992) *Central changes in processing of mechanoreceptive input in capsaicin-induced secondary hyperalgesia in humans,* J Physiol 448:765

Waldvogel, HH (1996) *Analgetika, Antinozizeptiva, Adjuvantien – Handbuch für die Schmerztherapie,* 1. Aufl., Springer Verlag

Wall, PD, Melzack, R. (Hrsg) (1994) *Textbook of Pain,* 1. Aufl., Churchill Livingstone, Edinburgh

Wörz, R (2001) *Differenzierte medikamentöse Schmerztherapie,* 2. Auflage, Urban und Fischer Verlag, München

C

19 Schmerztherapie bei Tumorpatienten

Hans-Joachim Willenbrink

19.1 Klinische Aspekte

19.1.1 Krebs und Schmerz

Jährlich erkranken ca. 350000 Menschen an Krebs. 60 % dieser Betroffenen entwickeln im Verlauf ihrer Erkrankung Schmerzen. Die Prävalenz des Schmerzes richtet sich u.a. nach der Tumorentität (→ Tab. 19.1) (Aulbert, 1997).

19.1.2 Palliativmedizin

Palliativmedizin umfaßt die Behandlung von Patienten mit einer weit fortgeschrittenen Erkrankung, bei denen eine kurative Therapie nicht mehr möglich ist. Die Entwicklung der Palliativmedizin nimmt u.a. in England in den 60er Jahren ihren Ausgang und wurde maßgeblich durch Cicely Saunders geprägt.

In der Palliativmedizin wird der Mensch mit seinen quälenden Symptomen behandelt und nicht der Tumor. Im Mittelpunkt der medizinischen und pflegerischen Tätigkeit steht die Linderung bzw. Beseitigung quälender Symptome, die sich im Verlauf der Erkrankung einstellen, mit dem Ziel, die Lebensqualität des/der Betroffenen zu verbessern. Nur er/sie bestimmt, in welchem Umfang bestimmte Maßnahmen durchgeführt werden. Dabei ist zu berücksichtigen, daß bestimmte Therapien nur dann einzusetzen sind, wenn deren Erfolge absehbar und überzeugend sind und für den Betroffenen keine zusätzlichen Leiden entstehen. Daher stehen ethische Gedanken an erster Stelle, die sich mit dem Sterben in Würde, d. h in der geeigneten Umgebung, mit „offenen Augen", ohne quälende Symptome befassen und damit der alleinigen Betrachtung somatischer Aspekte übergeordnet sind. Die Sterbebegleitung, nicht die Hilfe zum aktiven Sterben steht im Mittelpunkt des Hospizgedankens.

Die medizinische und pflegerische Versorgung beruht in erster Linie auf einer adäquaten Schmerztherapie und der Behandlung von Atemnot, von gastrointestinalen Problemen wie Obstipation, Ileus und Erbrechen. Darüber hinaus leiden viele Tumorpatienten an neurologischen Symptomen wie Schwindel, Verwirrtheit oder Aggressionen. Es muß nicht sofort medikamentös behandelt werden. Der ganze Einsatz aller Beteiligten ist erforderlich, seien dies Angehörige oder medizinische Fachkräfte. Gespräche, liebevoller Umgang und Zuwendung haben Priorität.

Wesentlicher Bestandteil der Palliativmedizin ist die Schmerztherapie, die im Folgenden ausführlich behandelt wird.

19.1.3 Prinzipien der Symptombehandlung

Grundsätzlich besteht eine Indikation zur symptomatischen Therapie nur, wenn die Lebensqualität erheblich be-

	1. Jahr	2. Jahr	Finalstadium
Bronchialkarzinom	36%		69%
Mammakarzinom	12%	28%	79%
Plasmozytom	14%	18%	56%
Prostatakarzinom	14%	46%	75%
Rektumkarzinom	12%	40%	58%
Uteruskarzinom	35%	66%	73%
Magenkarzinom	25%	55%	60%

Tab. 19.1 Prozentuale Häufigkeit von Schmerzen im 1. und 2. Jahr der Erkrankung und im Finalstadium.

C

einträchtigt ist. Zudem müssen immer die Wünsche des Betroffenen im Vordergrund stehen.

Vor jeder Behandlung steht die Diagnostik, so daß abgeklärt werden muß, ob die Ursache therapie- oder tumorbedingt ist. Hieraus läßt sich das Handeln ableiten. Die kausale Behandlung muß beispielsweise die weitere antineoplastische Therapie mit einbeziehen (Aulbert, 1993). Andererseits können bestimmte Therapiemaßnahmen supportiver Natur sein (antiemetische Therapie zur Bestrahlung oder die gleichzeitige Obstipationsprophylaxe bei Opioidapplikation).

Da eine Therapie streng symptomorientiert erfolgen muß, sind die Kenntnis und der Einsatz medikamentöser Therapien genauso wichtig wie das Wissen um invasive Techniken. In diesem Buch stehen die schmerztherapeutischen Interventionen im Vordergrund. Zur weiteren Vertiefung sei auf Lehrbücher der Palliativmedizin hingewiesen (Aulbert, 1993, 1997; Husebo, 1998; Schüle-Hein, 1993).

Die Schmerzbehandlung von Tumorpatienten unterliegt einer mehrdimensionalen Betrachtungsweise. Neben den funktionellen und morphologischen Störungen müssen die komplexen Schmerzverarbeitungsmechanismen in die diagnostischen und therapeutischen Überlegungen einbezogen werden:

- „Der Tumorschmerz ist keine Diagnose, sondern eine Zustandsbeschreibung“ (Hanekop, 1996).
- Die Therapie der unterschiedlichen Schmerzphänomene sollte immer als interdisziplinärer Behandlungsansatz verstanden werden.
- Somatisch bedingte Schmerzen bei Tumorpatienten sind durch die Pathologie und die Tumorentität bestimmt. Darüber hinaus spielen psychosoziale Aspekte in der Schmerzbewertung und -verarbeitung eine Rolle.
- Als Therapeut können wir Einfluß nehmen auf den psychosozialen und somatischen Aspekt. Damit unterliegt die Schmerztherapie immer einer holistischen Betrachtungsweise und einer dieser Betrachtungsweise angepaßten Therapieplanung.

Der somatische Aspekt umfaßt Schmerzzustände, die einem oder mehrere

Organsysteme zugeordnet werden. Die Bewertung dieser Schmerzen wird durch Ängste, die während der Entwicklung der Tumorerkrankung auftreten, maßgeblich mitgeprägt. Hier sind zu nennen Angst vor der Tumorentwicklung, Angst vor den Nebenwirkungen einer zytostatischen Therapie, familiäre Ängste, aber auch die Angst vor dem Ungewissen und damit auch vor dem Tod. Diese *Angst setzt eine Spirale in Gang*, die nur durch intensive Zuwendung von seiten des Therapeuten und der Angehörigen aufgehalten, bzw. unterbrochen werden kann (→ Abb. 4.4) (Patt, 1993).

19.1.4 Allgemeine Klassifikationskriterien von Tumorschmerzen – die vier Klassifikationskriterien

Die im Rahmen einer Tumorerkrankung auftretenden Schmerzen lassen sich unterscheiden nach ätiologischen Gesichtspunkten, bei denen tumorbedingte, therapiebedingte, tumorassoziierte und tumorunabhängige Schmerzsyndrome beschrieben werden. Tabelle 19.2 zeigt die Verteilung der Schmerzen in Anlehnung an Portenoy (1989) und Campa (1993).

Ein weiteres Unterscheidungskriterium ist die *Pathogenese*, d.h. die Differenzierung nach schmerzauslösenden anatomischen Strukturen (→ Tab. 19.3).

Als weiteres Kriterium wird das *zeitliche Auftreten* von Schmerzen herangezogen.

Das vierte Kriterium ist die Unterscheidung zwischen *akutem und chronischem* Schmerz. Diese Unterscheidungskriterien (in Anlehnung an Ensink et al., 1999; Hanekop et al., 1999) sind m.E. eine vernünftige Grundlage, um zielgerichtet innerhalb kürzester Zeit therapieren zu können.

19.1.5 Ätiologie der Schmerzen

Twycross (1997) unterscheidet Tumorschmerzen nach 4 Kriterien und legt dabei folgende prozentuale Verteilung fest, wobei sowohl das eine oder/und das andere Schmerzsyndrom gleichzeitig auftreten kann. Daher müssen die Angaben Portenoys (1989) mitberücksichtigt werden:

- tumorbedingt 60–90 %
- therapiebedingt 10–25 %
- tumorassoziiert 5–20 %
- tumorunabhängig 3–10 %.

Die weitere Einteilung in „indirekt verursacht“ ist als Hinweis darauf zu verstehen, daß bestimmte Phänomene sowohl therapiebedingt als auch tumorbedingt sein können.

19.1.6 Pathogenese der Schmerzen

Für die Diagnostik dieser Schmerzphänomene ist es sehr hilfreich, die Pathogenese verschiedener Schmerzarten zu kennen, denn hieraus ergeben sich erste Konsequenzen für die weitere Therapieplanung. *Bei der Therapieplanung ist immer der gegenwärtige Zustand des Patienten mit zu berücksichtigen.*

Es wird unterschieden zwischen *Nozizeptorschmerzen somatischen und viszeralen Ursprungs und neuropathischen Schmerzen,* die zentralen oder peripheren Ursprungs sein können.

Des weiteren treten *paraneoplastische Schmerzzustände* auf, die nozizeptiven oder zentral neuropathischen Ursprungs sind, deren Auftreten durch die Pathogenese allein nicht mehr zu erklären ist.

Nozizeptorschmerzen

Voraussetzung ist die direkte Gewebeschädigung. Knöchern bedingte Schmerzen aufgrund von Osteolysen werden als *somatische Schmerzen* eingestuft. Sie sind gut lokalisierbar und werden als dumpf und bohrend charakterisiert. Viszerale Schmerzen werden den abdominalen und thorakalen Organen bzw. Organsystemen zugeordnet, deren afferente, schmerzleitende Fasern über sympathische Nervengeflechte und über den abdominalen und thorakalen Grenzstrang verlaufen. Diese sind in der Regel kolikartig und schlecht lokalisierbar. Sie werden auf die Körperoberfläche übertragen. Nozizeptive Schmerzen somatischen Ursprungs werden über C- und A-Delta-Fasern geleitet und sprechen im Gegensatz zu viszeralen Schmerzen (nur C-Fasern) nicht so gut auf Opioide an.

Neuropathische Schmerzen

Sie werden dem zentralen und peripheren Nervensystem zugeordnet. Ihnen gemeinsam ist, daß der Ursprung der Entstehung ein anderer ist als das Gebiet, in dem sie wahrgenommen werden. Daher spricht man auch von *fortgeleiteten Schmerzen*. *Neuropathische Schmerzen* werden unterteilt in *neuralgiforme Schmerzen*, deren Ursache eine Nervenkompression oder Nerveninfiltration ist. Beim Bronchialkarzinom kann es die Infiltration des Plexus brachialis sein, beim Mammakarzinom die Infiltration der Nn. intercostales und beim Pankreaskarzinom die des Plexus coeliacus. Diese Schmerzen werden häufig als brennend und einschießend beschrieben. Die Projektion des Schmerzes erfolgt in der Regel in das Versorgungsgebiet der/des Nerven. Bevor eine motorische Schädigung auftritt, werden vor allem Sensibilitätsstörungen angegeben. Treten zu diesen Schmerzen Hautveränderungen als Folge einer Durchblutungsstörung oder eine Veränderung der Schweißneigung auf, kann von einer Mitbeteiligung des autonomen, sympathischen Nervensystems ausgegangen werden. Diese *kausalgiformen Schmerzen* werden keinem spezifischen Nerv zugeordnet, klassisch ist das gleichzeitige Auftreten einer *Allodynie*. Diese werden als Sympathalgien bezeichnet. Bei der Infiltration des Plexus cervicothoracale, beispielsweise durch Lymphome, ist das Horner-Syndrom typisch. Werden Nerven komplett durchtrennt, zentral oder im Bereich der Nervenwurzel durch Tumorinfiltration, spricht man von Deafferenzierungsschmerzen.

Eine Zusammenfassung der hier genannten Schmerzsyndrome gibt Tabelle 19.3 wieder.

19.1.7 Zeitliches Auftreten von Schmerzen

Neben dem Dauerschmerz können bei Tumorpatienten auch während der Stabilisationsphase unvorhersehbare, sog. *Durchbruchschmerzen* auftreten. Die Auslöser sind bestimmte Bewegungen, plötzliche intrathorakale oder intraabdominelle Druckerhöhungen. Sie werden auch als *„break-through pain"* bezeichnet.

Eine andere Form ist der Belastungsschmerz (*„incident pain“*), ein vorhersehbarer Schmerz. Diese Unterscheidung ist aus therapeutischer Sicht sinnvoll, weil bei letztgenanntem eine sog. „rescue medication“ in das Therapieregime von vornherein mit einkalkuliert werden kann. Das heißt beispielsweise, daß ein Sechstel der Tagesdosis Morphin ca. 30 min vor dem schmerzauslösenden Ereignis (das in der Regel dem Patienten bekannt ist) als eine nichtretardierte Morphindarreichung eingenommen werden kann.

19.1.8 Akuter versus chronischer Schmerz

Tumorschmerzen sind in der Regel chronische Schmerzen, die an Intensität im Verlauf der Erkrankung zunehmen. Reicht die bisher verordnete Opioidmedikation zur Linderung dieser Schmerzen bei Progredienz der Erkrankung nicht aus, wird häufig fälschlicherweise von einer „Morphin-(Opioid-) Resistenz“ ausgegangen. Neben diesen chronischen Schmerzen treten – manchmal bei diagnostischen oder therapeutischen Interventionen – zusätzlich akute Schmerzen auf, die vorhersehbar sind und entsprechend einer antizipierenden Therapie angegangen werden müssen.

19.2 Medikamentöse Schmerztherapie

Die in der Schmerztherapie von Tumorpatienten eingesetzten Verfahren werden in kausale und palliative Maßnahmen eingeteilt:

- Zu den *kausalen Verfahren* zählen Chemotherapie, Operation oder Bestrahlung (Schüle-Hein, 1993).
- *Palliative Maßnahmen* beschränken sich auf die Linderung der Symptome und umfassen die reine orale oder subkutane bzw. transdermale Analgetikaapplikation.

Neben der medikamentösen Therapie kommen auch Verfahren zum Einsatz, die ursprünglich den kausalen Ansatz verfolgten. Daher ist es unabdingbar, daß dem Einsatz der Verfahren eine Schmerzdiagnostik, unter interdisziplinären Gesichtspunkten betrachtet, vorangeht.

19.2.1 Grundsätze der Pharmakotherapie

Bei der Pharmakotherapie, die in 80 % ausreicht, Schmerzen bei Tumorpatienten zu lindern, müssen folgende Grundsätze beachtet werden:

- Analgetika und Kotherapeutika werden nach einem festen Zeitschema gegeben.
- Die Gabe erfolgt nichtinvasiv (oral, transdermal, rektal, subkutan).
- Eine medikamentöse Therapie erfolgt nach dem WHO-Schema.
- Immer an eine Begleitmedikation mit Laxanzien und Antiemetika denken.
- Die Applikationsart muß individuell festgelegt werden. Mit der oralen Applikation sollte immer begonnen werden. Ist dies nicht möglich, muß die subkutane bzw. transdermale Darreichungsform erwogen werden. Invasive Maßnahmen wie Neurolyse oder neurochirurgische Eingriffe sind als Ultima-ratio-Therapie zu betrachten.

Tab. 19.2
Ätiologie der Schmerzen bei Tumorpatienten (nach Campa und Payne, 1993).

tumorbedingt • Infiltration oder Kompression von Nervengewebe • Weichteilinfiltration • Infiltration von Hohlorganen • Knochenmetastasen
therapiebedingt • Schmerzen im Rahmen der medikamentösen, antineoplastischen Therapie: – orale Mukositis – periphere Neuropathie – steroidbedingte Osteonekrose • Schmerzen im Rahmen der Strahlentherapie: – orale Mukositis – Osteoradionekrose – Myelopathie – Plexopathie • postchirurgisch bedingte Schmerzen: – Postmastektomie-Syndrom – Postthorakotomie-Syndrom – Stumpf(Neurom)- und Phantomschmerzen
tumorassoziiert • myofasziale Schmerzen infolge statischer Fehlhaltung • Dekubitus • Postzosterneuralgie • paraneoplastische Syndrome (z.B. Arthralgien, sek. Morbus Raynaud)
indirekt verursacht • pathologische Frakturen • Obstruktion von Hohlorganen • peritumorale Entzündung
tumorunabhängig • Osteoporose (auch therapiebedingt) • degenerative Erkrankungen • Arthritis • Migräne • Trigeminusneuralgie

- Schmerzspitzenmedikation (Analgetika) für den Bedarfsfall muß verordnet werden.
- Äquianalgetische Dosierungen bei den Opioiden berücksichtigen.
- Keine Analgetika kombinieren, die die gleiche Pharmakodynamik aufweisen, z. B. Diclofenac und Indometacin. Die Kombination eines sauren, antiphlogistisch wirkenden Nichtopioids mit einem zentral wirkenden Prostaglandinsynthesehemmer wird empfohlen (z. B. Diclofenac und Metamizol). Nichtsteroidale Antiphlogistika immer nur kurzfristig einsetzen.

Tab. 19.3 Klassifikation der Schmerzursachen nach der Pathogenese des Schmerzes.

somatische Nozizeptorschmerzen • Knochen • Bänder • Bindegewebe • Muskulatur
viszerale Nozizeptorschmerzen • Ösophagus • Pleura parietalis • Peritoneum • Leberkapsel • Pankreas • Harnleiter • Kolon
neuropathische Schmerzen • zentral - Deafferenzierung - Phantomschmerz - Thalamusschmerz • peripher - Polyneuropathie - Kausalgie (SMG) - Nervenkompression • gemischt/Sympathikus - Plexusinfiltration - postherpetische Neuralgie
paraneoplastische Phänomene • sekundärer Morbus Raynaud • Arthralgien • generalisierte Schmerzen • zentrale, spastisch bedingte Schmerzen

- Grundsätzlich muß eine Aufklärung der Patienten und deren Angehörige über Wirkung und Nebenwirkung der Medikamente erfolgen.
- Bei der Entlassung ist dem Patienten ein Medikamentenplan mit zeitlichem Vermerk der Medikamenteneinnahme mitzugeben.
- Die Aufklärung über schmerztherapeutische oder andere adjuvante Maßnahmen bitte immer in Gegenwart des Partners vornehmen.

19.2.2 Soforttherapie bei schwersten Schmerzzuständen

Schwerste Schmerzzustände mit den vegetativen Komponenten wie Tachykardie, Schwitzen und Hypertonus sind *sofort* zu behandeln. Die Diagnostik wird parallel dazu durchgeführt. Voraussetzung ist jedoch, daß vital bedrohliche Komplikationen entsprechend zu behandeln sind, z. B. Perforation des

Darmes oder des Magens, aber auch Gallenblasenkoliken können eine Perforation nach sich ziehen, die neben der Schmerztherapie der sofortigen chirurgischen Intervention bedürfen.

Beispiele für eine Infusion von 250 ml NaCl über 30–60 Minuten sind in der Tabelle 19.4 zusammengestellt. Immer am Schmerz titrieren, das heißt, in den ersten Minuten beim Patienten verweilen und die Infusionsgeschwindigkeit regulieren, bis eine überzeugende Schmerzlinderung eintritt. *Ist dies nicht der Fall, ist die Infusion zu wiederholen.*

19.2.3 Das WHO-Stufenschema der medikamentösen Schmerztherapie

→ Tab. 19.5, → Kap. 4

Anwendung des WHO-Stufenschemas

Dieses Schema ist nur als Orientierungshilfe zu betrachten und bedeutet, daß bei initial starken Schmerzen die ersten 2 Stufen übersprungen werden können. Immer muß ein Therapieplan für jeden Patienten angepaßt werden. 70 % aller Tumorpatienten benötigen Stufe-III-Medikamente.

Erläuterungen zum WHO-Stufenplan

Die Pharmakodynamik und -kinetik aller hier genannten Substanzen wird an anderer Stelle dieses Buches näher besprochen.

Stufe I

Substanzen dieser Gruppe werden dann eingesetzt, wenn es sich um leichte, meistens nichtchronifizierte Schmerzen handelt, obgleich nichtsteroidale Antirheumatika immer noch, ohne ein Therapierationale zu haben, bei Arthrosen oder rheumatischen Gelenkerkrankungen ohne vorliegende Entzündungsparameter eingesetzt werden. Die Schmerzstärke wird, entsprechend der Numerischen Analogskala (NAS), mit < 30% angegeben. Neben der Substanz spielt die Applikationsform eine wichtige Rolle, da Bioverfügbarkeit und Anschlagzeit unterschiedlich sind: NSAID haben eine orale Bioverfügbarkeit von 60%, rektal von ca. 90%. Die Anschlagzeit bei rektal verabreichtem Paracetamol und Metamizol beträgt ca. 10 min, bei den NSAID ca. 4–5 min.

Paracetamol oder Metamizol haben immer Vorrang, wenn es sich um nichtentzündliche Schmerzen handelt. Steht die antiphlogistische Komponente im Vordergrund (Knochenfiliae, Organdestruktion), haben sich NSAID bewährt. Mittel der Wahl ist Ibuprofen. Bei Nichtansprechen sollte Diclofenac oder Indometacin eingesetzt werden. Diese Substanzen sind aber nicht für die Dauertherapie geeignet. Hier hat sich, wenn überhaupt ein NSAID eingesetzt werden muß, Naproxen bewährt. Eine Höchstdosierung über einen längeren Zeitraum (> 6 Monate) sollte unter allen Umständen vermieden werden aufgrund der unerwünschten Wirkungen am GI-Trakt. Wenn nach Ablauf von 24–36 Stunden auch bei einer Höchstdosierung keine Schmerzlinderung auf VAS 20–30 % erreicht wird, muß auf Stufe II übergegangen werden. Die meisten Tumorpatienten kommen mit Stufe-I-Medikamenten allein nicht aus.

Tab. 19.4 Soforttherapie bei schweren Schmerzzuständen, als Beispiel, das immer überprüft und individuell angepaßt werden muß. (Persönliche Erfahrung).

Knochenschmerz	
Ohne Morphin- Vorbehandlung	30 mg Morphin + 1500 mg Aspisol® + 20 mg Psyquil® oder 5 mg Haldol®
Bei Morphin- Vorbehandlung	15 % der einmaligen oralen Morphindosis, mind. jedoch 30 mg Morphin + 1500 mg Aspisol® + 20 mg Psyquil® oder 5 mg Haldol®
Viszeraler Schmerz mit tumoröser Grundlage zusätzlich bei Koliken	statt Aspisol® 2000 mg Novalgin® + Morphin® w.o + 2 A Buscopan® + 5 mg Haldol®
ohne tumoröses Grundleiden in dem betroffenen Organ	2 A Buscopan® + 400 mg Tramadol® + 2000 mg Novalgin® + 5 mg Haldol®
Neuropathischer Schmerz	30–40 mg Morphin und 2–3 mg Clonazepam (evtl. Clonazepam als Perfusor mitlaufen lassen: 1 mg/h). Bei Nachlassen des Schmerzes reduzieren auf 0,5 mg/h und 50 mg Dexamethason dazugeben. Alternativtherapie (persönliche Erfahrung)
Infiltration der Nervenwurzel oder eines peripheren Nervs bei Wirbelkörperfraktur	
CAVE: bei drohendem Querschnitt verschwinden die Schmerzen ohne Therapie (Wurzeltod)	**ANÄSTHESIEBEISTAND** **Ketamin-Kurznarkose 0,5–1 mg/kg KG** + 3–5 mg Midazolam (Dormicum®) i.v. Bei zunehmender Wachheit Ketamin mit 0,05–0,15 mg/kg/h i.v. per Perfusor weiterlaufen lassen

NSAID und Magenprotektion

Diese Substanzen zählen zu den Ko-Therapeutika. Zur Prophylaxe gastrointerstinaler Beschwerden bzw. zur Therapie NSAID-bedingter Ulzera sind Protonenpumpeninhibitoren, z. B. Omeprazol, besser wirksam als ein Antazidum vom Typ der H_2-Blocker. Die Wirksamkeit anderer Protektiva, z. B. Sucralfat, ist nicht ausreichend belegt. Das trifft auch für das Prostaglandinanalogon Misoprostol zu, das keinen überzeugend besseren Schutz als Protonenpumpeninhibitoren bietet. Hinzu kommt der nicht gerade überzeugende Preis dieser Substanz.

Eine Antazidaprophylaxe ist nur bei gefährdeten Personen notwendig, zu denen grundsätzlich ältere Menschen, Diabetiker und Personen mit entsprechender Magenanamnese zählen.
Hierunter fällt auch die gleichzeitig applizierte Kortikoidtherapie.

Stufe II

Mittelgradige Schmerzen entsprechen der VAS bzw. NAS 30–50%. Ab dieser Stufe kann ein „schwach" wirksames Opioid allein oder in Kombination mit einem Nichtopioid verabreicht werden. Diese Substanzen unterliegen nicht der Betäubungsmittelverordnung. Die Bezeichnung „schwach" orientiert sich an

Stufe III + Stufe I

- Morphin
- Fentanyl
- Oxycodon
- Methadon
- Buprenorphin
- Hydromorphin

Stufe II + Stufe I

- Tramadol
- Codein
- Dihydrocodein
- Tilidin

Stufe I

- Paracetamol
- Metamizol
- Antiphlogistika

Neuroinvasive Verfahren

Neurolyse – pumpengesteuerte Analgesie – Opioidwechsel

Mitbehandlung der opioidbedingten Nebenwirkungen

Ko-Analgetika/Ko-Therapeutika/nuklearmedizinische Verfahren

Physikalische Therapie | Psychologische, verhaltenstherapeutische Unterstützung

Menschliche Zuwendung

Tab. 19.5 Stufenschema in Anlehnung an die WHO.

der Dosisäquivalenz zu Morphin, dessen Wirkstärke (bei intramuskulärer Gabe) mit 1 festgesetzt wird. Zu den Substanzen zählen Tramadol, Codein, Dihydrocodein und Tilidin in *nicht retardierter* Form mit einer Wirkdauer von 4–6 h, die in der *retardierten Form* mit einer Wirkdauer von 8–12 h wie auch das retardierte Dextropropoxyphen zur Behandlung chronischer Schmerzen geeignet sind.

Alternativ kann mit einer niedrigen Dosis eines stark wirksamen Opioids begonnen werden. Sie eignen sich in der nichtretardierten Form zur Titration, in der retardierten Form (Tramaldol, Dihydrocodein, Tilidin oder Dextropropoxyphen) zur Gabe in der Stabilisationsphase.

Der Übergang Stufe II zu Stufe III ist immer noch Gegenstand kontroverser Diskussionen, da nicht belegt ist, daß nicht auch mit einer Substanz der Stufe III in entsprechender Dosierung der gleiche Effekt erzielt werden kann. Sicher ist aber, daß, wenn eine Substanz der Stufe III in niedriger Dosierung bei Einhaltung der Dosierintervalle nur unter Toleranz therapiepflichtiger Nebenwirkungen eingesetzt wird, auf jeden Fall auf Substanzen der Gruppe II zurückgegriffen werden muß.

Stufe III

Stark wirksame Opiate werden dann eingesetzt, wenn die Höchstdosierungen der Stufe-II-Substanzen erreicht sind oder der Schmerz nach der VAS bei 70–100 % einzuordnen ist. Andererseits sollten sie immer bei akuten und chronischen Schmerzen eingesetzt werden, wenn Stufe-II-Substanzen aufgrund ihrer Wirkstärke nicht in Frage kommen.

Folgende Präparate der Stufe III haben sich bewährt:

- Morphin retardiert (MST®, MST Continus®, MST-Granulat®
- Morphin nicht retardiert: Sevredol® als Tablette oder Morphinlösung 0,5- und 1%ig
- transdermales Fentanyl (Durogesic®)
- Buprenorphin (Temgesic®)
- Hydromorphon (Palladon®) und Oxycodon (Oxygesic®). Diese Substanzen unterscheiden sich im Nebenwirkprofil nur graduell von Morphin.

19.2.4 Therapieeinstellung

Einstellung auf Morphin, Schmerztitration

Um herauszufinden, ob ein Schmerz opioidsensibel ist, haben sich nach eigenen Erfahrungen folgende Vorgehensweisen bewährt:

- *Titration am Schmerz durch intravenöse Opioidzufuhr:* Durch eine kontinuierliche intravenöse Zufuhr von Morphin (z.B. 10 mg Morphin/h) mit einer PCA-Pumpe oder Perfusor kann das Analgetikum so lange zugeführt werden, bis eine vom Patienten festgesetzte Schmerzlinderung erreicht ist. Danach Reduzierung auf 50 % der stündlichen Ausgangsdosis. Während dieser Zeit muß eine lückenlose Überwachung stattfinden. Die so über 24–36 h ermittelte Gesamtdosis wird auf die Tagesdosis umgerechnet. Die 2–3fache Menge intravenösen Morphins entspricht der oralen Tagesdosis.
- *Titration am Schmerz durch orale Zufuhr:* Hierbei orientiert man sich an der Plasmahalbwertszeit des Morphins und legt fest, daß alle 4 h eine neue, fest definierte Morphinmenge eingenommen wird. Tabelle 19.6 erläutert dies an einem Beispiel.

Die Phase der Erst- bzw. Wiedereinstellung wird als Titrationsphase bezeichnet. Die Titration wird mit einem nichtretardiertem Morphin vorgenommen.

- *Zusatzmedikation:* Laxans obligat; Antiemetikum bei Bedarf
- *Stabilisation:* Wenn der Schmerz stabil eingestellt ist, folgt die Phase der Stabilisation mit einem retardierten Morphin. In diesem Beispiel wurde am 1. Tag erst bei einer Einzelgabe von 30 mg die vom Patienten vorher festgesetzte Schmerzlinderung erreicht. Am darauffolgenden Tag hat sich die Menge auf 25 mg alle 4–5 h eingependelt, so daß am 3. Tag eine Gesamtmenge von 125–150 mg notwendig wäre. Sinnvoll ist es, nur 75 % dieser Menge in retardierter Form abzugeben (→ Tab. 19.7).

Wenn unter diesen hier genannten Bedingungen ein Schmerz nicht (mehr) auf Opioide anspricht bzw. dieser erst auf Dosierungen anspricht, die nichttolerierbare Nebenwirkungen hervorrufen, obgleich diese adäquat behandelt wurden, muß von einer verminderten Opioidsensibilität ausgegangen werden. Dann ist entweder ein Opioidwechsel oder ein anderes, evtl. invasives Vorgehen notwendig.

Opioidwechsel

Wenn ein Schmerz nur auf Opioiddosierungen anspricht, die zu nichttherapierbaren Nebenwirkungen führen, bzw. dosislimitierende Toxizitäten auftreten (Erbrechen, Delirium – Halluzi-

Einnahme-zeit	6.00 Uhr	10.00 Uhr	14.00 Uhr	18.00 Uhr	24.00 Uhr		
Einnahme-menge	10 mg	15 mg	20 mg	30 mg	30 mg		1. Tag
	30 mg	25 mg	25 mg	20 mg	25 mg		2. Tag

Tab. 19.6
Beispiel einer Titration am Schmerz durch orale Zufuhr einer fest definierten Morphinmenge.

Einnahme-zeit	8.00 Uhr	20.00 Uhr	
Einnahme-menge	50 mg Morphin retard	50 mg Morphin retard	3. Tag
Bedarfs-medikation	10 mg Morphin nicht-retardiert alle 4 h		

Tab. 19.7
Beispiel für die Einnahme von Morphin in der Stabilisierungsphase.

nation oder Sedierung – Myoklonien), ist folgendes Vorgehen sinnvoll:

Anstelle des bisher verwendeten Opioids muß in Abhängigkeit des jeweiligen Konversionsfaktors ein anderes Opioid eingesetzt werden. Diese Konversionsfaktoren schwanken und sind abhängig von der bisherigen Opioidmenge bzw. vom Applikationsweg. In der Literatur (Bruera, 1996) sind für die in Tabelle 19.8 aufgeführten Opioide und deren Wechsel nur wenige Anhaltszahlen genannt.

Bei der Umstellung auf Methadon muß aufgrund der unterschiedlich langen Beta-Eliminationshalbwertszeit mit Schwankungen gerechnet werden, so daß immer wieder eine Dosisanpassung vorgenommen werden muß.

Transdermale Opioidapplikation mit Fentanyl-TTS (Durogesic®)

Die spezifische Galenik und das dazugehörige Trägersystem erlauben die Freisetzung des lipophilen Fentanyls. Durogesic® steht als Pflaster zur Verfügung, das in unterschiedlichen Größen, d. h. Abgaberaten (25–50–75– 100 μg/h), angeboten wird. Der synthetische Agonist Fentanyl erfüllt die Forderung, nur Agonisten in der Opioidtherapie einzusetzen. Daher ist der Wechsel von einem Agonisten (Morphin) zu einem anderen möglich. Eine weitere Voraussetzung ist, daß der Schmerz konstant ist. Daher ist es möglich, sog. Break-through-Schmerzen mit nichtretardiertem Morphin, z. B. in Tropfen- oder Tablettenform, in Verbindung mit dem Pflaster zu therapieren. Die hohe Lipophilie der Substanz und das Trägersystem, das garantiert eine definierte Menge abgeben soll, die in Abhängigkeit von der Hauttemperatur schwanken kann, machen es notwendig, bei der *Einstellung oder beim Wechsel klare Kriterien zu beachten:* Die bisher erfolgte orale Opioidtherapie wird im Näherungsverhältnis 1:70 (100) auf Fentanyl umgerechnet. Bezogen auf Morphin, bedeutet ein Wechsel auf Fentanyl,

Tab. 19.8 Konversionsfaktoren.

Morphin (p.o. oder s.c.)	zu	Hydromorphon (p.o. oder s.c.)	= 5,3 : 1
Hydromorphon (s.c.)	zu	Morphin (s.c.)	= 0,28 : 1
Hydromorphon (s.c.)	zu	Methadon (p.o. oder rektal)	= 1,14 : 1
Morphin (i.m./s.c./i.v.)	zu	Methadon (p.o.)	= 1 : 2
Morphin (p.o./rektal)	zu	Methadon (p.o.)	= 1 : 0,7

Beispiel: 10 mg Morphin oral entsprechen ca. 7 mg Methadon oral

die in Tabelle 19.9 angegebenen Umrechnungsverhältnisse zu beachten (Donner, 1998).

Transdermale Applikation von Fentanyl nach vorheriger Morphinapplikation

Vorgehensweise: Beim Wechsel von Morphin auf Fentanyl wird zeitgleich mit dem Kleben des Pflasters die gleiche Menge retardierten Morphins eingenommen. Danach muß Morphin in nicht-retardierter Form als Sicherheitsmedikation mitverordnet werden, um evtl. auftretende Schmerzspitzen auffangen bzw. Entzugssymptomen vorbeugen zu können. Dieses Vorgehen ist notwendig, weil die Plasmahöchstkonzentration frühestens nach 14 h erreicht ist. Das System gibt nun für 72 h seinen Inhaltsstoff ab. Das heißt, daß *Durogesic® nach 72 h erneuert werden muß.* Treten während dieser Zeit stärkere Schmerzen auf, muß die Morphin-Sicherheitsmedikation (10 bis 20 mg) zur Verfügung stehen. Die Gesamtmenge zusätzlich eingenommenen oralen Morphins kann als Grundlage für die neu zu errechnende Durogesic®-Pflastergröße genommen werden. In einigen Fällen ist ein Wechsel des Pflasters bereits nach 48 h notwendig. Es gibt Hinweise, daß unter der transdermalen Applikation eine geringere Obstipations- und Emesisneigung besteht (Donner, 1996).

Ersteinstellung: Bei der Ersteinstellung (keine Vorbehandlung mit Opioiden) kann nach Angaben des Herstellers mit dem kleinsten Pflaster (25 μg/h) begonnen werden.

Folgendes sollte bei der Anwendung von Fentanyl-TTS beachtet werden:

- Pflaster nicht zerschneiden
- Pflaster nicht ins Bestrahlungsfeld kleben
- Hitzequellen können die Diffusion des Wirkstoffs durch die Haut beschleunigen. Patienten sollten deshalb Heizkissen, Wärmelampen etc. bzw. intensive Sonnenbäder und Sauna vermeiden.
- bei hohem Fieber evtl. Dosisreduktion
- andere zentral wirksame Substanzen können die Wirkung von Durogesic® verstärken
- Opioide können bei Überdosierung zur Einschränkung der Atemtätigkeit führen. Miosis und/oder Sedierung können auf eine Überdosierung hinweisen. Vor allem bei Ersteinstellung und Höherdosierung auf Vigilanz achten!
- Sollte es zu einer klinisch relevanten Einschränkung der Atmung kom-

C

Morphin p.o. mg/24 h	Morphin i.m. mg/24 h	Fentanyl mg/24 h	Fentanylfreisetzung µg/h
0–90	0–22	0,6	25
91–150	23–37	1,2	50
151–210	38–52	1,8	75
211–270	53–67	2,4	100
je weitere 60 mg/Tag	je weitere 15 mg/Tag	je weitere 0,6 mg/Tag	je weitere 25 µg/h

Tab. 19.9 Umrechnungsverhältnisse beim Wechsel von Morphin auf Fentanyl.

men, ist folgendes zu unternehmen: Pflaster entfernen und ggf. mit Naloxon antagonisieren.

Intermittierende Schmerzspitzen

Eine sorgfältig titrierte, adäquate Dosiseinstellung ist unumgänglich für eine erfolgreiche Schmerztherapie. Je besser der Patient eingestellt ist, um so weniger wird er Zusatzmedikationen benötigen. Jedoch ist das Auftreten von Schmerzspitzen nie völlig auszuschließen, beispielsweise nach ungewohnter körperlicher Belastung.

Um diese kurzfristig auftretenden Schmerzen abzufangen, empfiehlt es sich, wie bei anderen Therapieregimen auch, ein schnellwirksames Opioid bei Bedarf zu verabreichen (z. B. Morphinlösung oder Tabletten).

Eine solche schnellwirksame Opioidzusatzmedikation sollte dem Tumorschmerzpatienten prinzipiell für den Bedarfsfall zur Verfügung stehen.

Maximaldosis: Bei Durogesic® ergibt sich die Maximaldosis daher lediglich aus der zur Verfügung stehenden Klebefläche, nicht aus der eigentlichen Substanzdosis. In Einzelfällen wurden Maximaldosen bis zu 1000 µg/h (10 Pflaster Durogesic® à 100 µg/h) berichtet (Donner et al., 1998). Dies entspricht einer äquianalgetischen Dosis von bis zu 2700 mg oralem Morphin.

Baden und Duschen: Patienten dürfen mit den Pflastern baden und duschen. Das Pflaster sollte jedoch nicht eingeseift werden. Es ist darauf zu achten, daß die Badetemperatur 37 °C nicht übersteigt.

Pflasterwechsel: Die Pflaster sollten nach 72 h gewechselt werden, in Einzelfällen nach 48 h. Letzeres ist notwendig, wenn bereits vor dem Zeitpunkt des offiziellen Wechsels wiederholt Schmerzspitzen auftreten. Die Pflaster müssen zeitlich nacheinander und dürfen nicht zeitlich überlappend gewechselt werden („altes Pflaster ab, neues drauf"). Ist bei einem Patienten die gleichzeitige Anwendung mehrerer Pflaster erforderlich (bei Dosen > 100 µg/h), so müssen auch diese alle gleichzeitig gewechselt werden. Das Fentanylhautdepot an der Stelle des alten Pflasters reicht aus, um die Zeit zu überbrücken, bis aus dem neuen Pflaster das neue subkutane Fentanyldepot aufgebaut worden ist. Der Patient hat also stets analgetisch wirksame Fentanylplasmaspiegel.

Transdermale Opioidapplikation mit Buprenorphin-TDS (Transtec®)

Neben der transdermalen Fentanylapplikation ist seit kurzem Buprenorphin als TDS (transdermales System) verfügbar.

Im Gegensatz zum membrangebundenen System wie Durogesic®, bei dem die Wirkstoffabgabe über eine zwischen der Trägerschicht und der Haut befindliche Membran abgegeben wird, befindet sich beim Transtec®-Pflaster der Wirkstoff Buprenorphin in der gesamten Matrix, so daß die gesamte Klebefläche des Pflasters die Wirksubstanz enthält und abgibt. Beim Durogesic® befindet sich die Klebefläche nur am Rande des Pflasters.

Der Wirkeintritt beim Transtec® ist naach ca. 12 Stunden erreicht. Daher muß zeitgleich mit dem Kleben des ersten Pflasters dieselbe Menge der bisher eingenommenen Opioid-retard-Tablette verabreicht werden. Nach Ablauf von 12 Stunden sollten Buprenorphin (0,2 mg) als Bedarfmedikation dazugegeben werden.

Ein Steady state ist nach 3 Klebeperioden erreicht, so daß erst nach Ablauf dieses Zeitraums eine Beurteilung einer adäquaten Schmerzlinderung möglich ist.

Der bisher für Buprenorphin diskutierte Ceilling-Effekt trifft natürlich auch für das Pflaster zu. Nicht sicher ist, bei welcher Menge dieser Effekt auftritt.

Der Einsatz von Transtec® empfiehlt sich bei einem stabilen Schmerzsyndrom. Bei einem Wechsel von Transtec® auf ein anderes Opioid muß unbedingt daran gedacht werden, daß die Affinität von Buprenorphin am Rezeptor wesentlich länger ist als die von anderen Opioiden, die Wirkung jedoch bereits früher nachläßt. Daher kann die Zeit zur äquipotenten Dosisfindung länger sein als bei Substanzen mit gleicher oder ähnlich hoher Lipophilie. Die Umrechnung von anderen Opioiden auf Buprenorphin-TDS beruht auf Angaben von R. Sittel, N. Grießinger und R. Likar.

19.2.5 Differenzierte Applikationsformen

Andere Formen als die orale Applikation spielen dann eine Rolle, wenn wegen spezifischer Tumorlokalisationen die Analgetikaaufnahme behindert ist oder bei unzureichender Analgesie trotz eines Opioidwechsels die Nebenwirkungen des Opioids im Vordergrund stehen. Eine andere Darreichungsform muß im Verhältnis zum Aufwand zu einer Verbesserung der Analgesie führen (Hanekop, 1996).

Wechsel von oraler auf transdermale/subkutane Applikation

Die Aufnahme von Medikamenten kann bei oropharyngealen Tumoren, bei einer Stomatitis oder bei einer Mukositis gestört sein. Tumoren des Ösophagus oder im Kardiabereich des Magens lassen eine geordnete Passage von Tabletten oder Dragees nicht zu. Gastrointestinale Resorptionsstörungen beim Magen- und Pankreaskarzinom stellen ein weiteres Hindernis dar.

- Eine bisher erfolgreich durchgeführte Schmerztherapie mit Morphin kann entsprechend der Umrechnungstabelle auf die transdermale Fentanylapplikation umgestellt werden.
- Bei einer primär einzuleitenden Schmerztherapie bei o. g. Tumoren kann von vornherein mit der transdermalen Applikation begonnen werden, wenn ein opioidsensibles Schmerzgeschehen vorliegt.
- Bei liegender PEG-Sonde kann von der festen Form opioidhaltiger Medikamente auf Granulatformen übergegangen werden, die ebenso in retardierter Form vorliegen.
- Therapie- bzw. tumorbedingtes Erbrechen ist eine klare Indikation zum Wechsel, wenn eine therapeutische Beeinflussung (hochdosiert Kortison bzw. kausale Radiochemotherapie oder operative, neurochirurgische Entlastung) nicht möglich ist.
- Weitere Gründe zum Wechsel der Applikationsweise sind die bedingte Ansprechbarkeit des Betroffenen, die Präfinalphase oder aber auch Verwirrtheitszustände, die eine mangelhafte Compliance bedeuten.

Kontinuierliche subkutane oder intravenöse Morphinapplikation

Neben einer transdermalen Fentanylgabe besteht bei Malabsorptionsverhältnissen bzw. bei Tumoren, die eine orale Aufnahme behindern, die Indikation zur subkutanen oder intravenösen Therapie. Dies betrifft auch entzündliche Veränderungen des Mund- und Rachenraumes. Muß eine Umstellung auf den subkutanen oder intravenösen Weg erfolgen, wird die orale Morphinmenge (ggf. die transdermale Fentanyldosis umrechnen) um ca. 30 % reduziert. Die intravenöse Gabe erfolgt mittels eines zentralen Venenkatheters oder über ein Port-System. Die Wirksamkeit der subkutanen und intravenösen Opioidzufuhr ist nahezu identisch und hat den Vorteil gleichbleibender Plasmaspiegel. Weniger arbeitsaufwendig ist die kontinuierliche subkutane Zufuhr mit einer elektronisch gesteuerten Pumpe (z. B. CADD-PCA Sims-Deltec). Der Vorteil liegt in der einfachen Handhabung durch den Patienten und der Möglichkeit, feste Zusatzmengen (Bolus) einzuprogrammieren, so daß der Betroffene selbst bestimmt, wieviel Morphin er benötigt. Nachteilig sind der relativ hohe Anschaffungswert der Pumpe und das häufige Wechseln der Nadeln, die allerdings überall am Körper plaziert werden können. Die Verträglichkeit der subkutanen Zufuhr von Morphin ist selbst bei Dosierungen von mehr als 20 mg/h noch gewährleistet. Dies gilt auch für die Gabe von Buprenorphin, das ebenso subkutan verabreicht werden kann. Lokale Reizerscheinungen machen einen sofortigen Wechsel des Injcktionsortes notwendig. Neben Morphin können u. U. auch Metamizol oder andere Substanzen über den Katheter verabreicht werden.

Beim Wechsel von oraler auf parenterale Applikation sind die Umrechnungsfaktoren von Tabelle 19.10 zu berücksichtigen (in Anlehnung an Bruera et al., 1996).

Kontinunierliche intravenöse Applikation

Die Indikation hierfür ist dann gegeben, wenn o. g. Methoden nicht in Frage kommen. Gründe hierfür sind:

Tab. 19.10 Umrechnungsfaktoren beim Wechsel von oraler auf parenterale Applikation.

Substanz	oral	subkutan	intravenös	peridural	intra-thekal
Morphin	1 mg =	0.5 mg	0.3 mg	0,1–0,15 mg*	0,03 mg*
L-Methadon	1 mg =	0,5 mg	0,5 mg		
Buprenorphin	1 mg =	0,8 mg	0,8 mg	0,4–0,8 mg	0,2 mg
Fentanyl		0,1 mg	0,1 mg	0,05–0,1 mg	0,05 mg
Hydro-morphon	1 mg =	0,5 mg			

*Umrechnungsempfehlungen erfolgten bisher nur für Morphin

- mangelnde Analgesie
- unsichere Resorptionsverhältnisse
- häufige lokale Infektionen der Punktionsstellen
- individuelle Unsicherheitsfaktoren

Intravenös zu applizierende Opioide sollten grundsätzlich pumpengesteuert kontinuierlich verabreicht werden. Die Zufuhr erfolgt über ein Port-System, das unter ambulanten Bedingungen in Lokalanästhesie auch durch Nichtchirurgen implantiert werden kann, wenn die Vena-subclavia-Direktpunktion beherrscht wird. Andernfalls bietet sich die Venae sectio der V. cephalica mit der Implantation eines Spezial-Port-Systems (Pass-Port) an. Die liegende Port-Kammer wird mit einer Punktionsnadel (Gripper-Nadel) verbunden. Diese sollte alle 14 Tage erneuert werden.

Rektale Applikation

Suppositorien sind keine Alternative zur oralen Dauermedikation. Sie eignen sich zur kurzfristigen Behandlung bei anhaltender Dysphagie und Übelkeit, wenn subkutane Darreichungen nicht zur Verfügung stehen bzw. abgelehnt werden. Sie sollten alternativ eingesetzt werden, wenn orale oder subkutane Applikationen zur Behandlung von Durchbruchschmerzen nicht möglich sind. Da eine Retard-Form nicht existiert, betägt die Wirkdauer 4–6 h. Die Darreichungsmengen sind 10–20–30 mg Morphinsulfat. Im Zweifelsfall können auch MST®-Tabletten rektal mit gleichbleibender Retard-Wirkung gegeben werden.

Peridurale oder intrathekale Applikation

Die rückenmarknahe Opioidapplikation kann notwendig werden, wenn therapieresistente Nebenwirkungen unter systemischer Gabe auftreten. Bei regional auftretenden Schmerzen im Abdomen oder Thorax können regionalanästhesiologische Methoden nach vorheriger Testung eine Optimierung der Analgesie bewirken.

Neuropathische Schmerzen und ossär bedingte Nozizeptorschmerzen können

C

in der Regel nicht allein mit intrathekal verabreichten Opioiden behandelt werden. Daher ist die Kombination mit anderen Substanzen notwendig.

Wenn bereits bei periduraler Applikation von Opioiden mit Lokalanästhetika keine Wirkverbesserung zu erzielen ist, kann eine intrathekale Gabe wieder wirksam sein.

Indikationskriterien:

- Das Tumorwachstum sollte im oberen und/oder unteren Abdomen und im unteren Thorax (Th4–L1) lokalisiert sein.
- Die Progredienz ist absehbar.
- Die Lebenserwartung ist > 3 Monate (rel. Betrachtung in bezug auf die Implantation eines intrathekalen Ports).
- Umrechnung von oral auf intrathekal: 180:1
- Umrechnung von peridural auf intrathekal: 5–10:1 (Morphin); 3–5:1 (Bupivacain).

Physiologische Grundlagen

Gelangen Opioide in den Periduralraum, so diffundieren sie über die Dura mater in den Liquor cerebrospinalis bzw. verlassen direkt über die Nervenwurzeln den Periduralraum. Vom hydrophilen Opioid Morphin gelangen nur bis zu 20 % in den Liquor, von lipophilen Opioiden (Fentanyl, Sufentanil, Buprenorphin) wesentlich geringere Mengen (ca. 0,1 %). Der größte Teil (bis zu 80 %) peridural verabreichten Morphins gelangt in den systemischen Kreislauf, da der Periduralraum reichlich mit venösen Gefäßen und Fettgewebe ausgekleidet ist. Daher haben peridural verabreichte Opioide eine systemische und lokale Wirkung. Intrathekal verabreichte Opioide entfalten ihre Wirkung u. a. über den Grad ihrer Lipophilie (Camann, 1992). Morphin ist hydrophil und hat daher eine geringere Tendenz, sich an die Rezeptoren der Substantia gelatinosa zu binden. Es liegt in hoher Liquorkonzentration vor und verteilt sich nach rostral. Daher entfaltet es neben der spinalen Analgesie auch eine supraspinale. Im Gegensatz dazu bleiben die lipophilen Opioide fast ausschließlich am Applikationsort und bewirken eine regionale Analgesie. Die Analgesie des hydrophilen Morphins ist sowohl von der Ausdehnung als auch von der Wirkungsdauer her ausgeprägter als bei lipophilen Substanzen, gleichzeitig steigt die Ausprägung der Nebenwirkungen. Fettlöslichere Substanzen bieten keine bessere Analgesie. Es wird angenommen, daß die Wirkung peridural verabreichter lipophiler Opioide mit der systemischen Wirkung vergleichbar ist. Das bedeutet gleichzeitig, daß mit steigender Lipophilie die Wirkstärke und die Dauer der Analgesie eines Opioids sinken. Opioide führen zu einer selektiven Analgesie, d. h., daß Motorik und Sensibilität erhalten bleiben.

Neben den Opioiden kommen noch andere Substanzen zum Einsatz, die sich besonders in der Behandlung neuropathischer Schmerzen bewährt haben. Clonidin, ein Alpha-2-Rezeptor-Agonist mit hoher Lipophilie, ist nicht neurotoxisch. Es werden Dosierungen von 0,15 bis 0,45 mg/Tag beschrieben. Die Analgesie ist dosisabhängig und tritt bei periduraler Gabe nach ca. 20 bis 30 min auf. Lokalanästhetika werden vor allem bei regional begrenzten Schmerzen viszeralen oder somatisch-nozizeptiven Ursprungs eingesetzt. Zusammen mit Morphin tritt eine additive Analgesie auf, die intensiver ist als unter alleiniger Steigerung von Morphin. Andere Substanzen wie N-Acetylsalicylsäure oder Calcitonin wurden rückenmarknah zur Behandlung knöchern bedingter Schmerzen eingesetzt. In der klinischen Routineanwendung sind sie z. Zt. nicht zu empfehlen. Clonidin und L-Acetylsalicylsäure sind zur intrathekalen und periduralen Gabe nicht zugelassen.

Einsatz invasiver Therapieverfahren

Ist mit der Umstellung auf ein anderes Opioid keine Besserung zu erreichen, kann der Einsatz intrathekaler oder periduraler Opioide allein oder kombiniert mit Clonidin oder Lokalanästhetika sinnvoll sein. Die intrathekale Opioidgabe ist mit einem theoretisch höheren Nebenwirkungspotential verbunden (Meningitis, Liquorfistel, schnellere Toleranz), während die peridurale Gabe über einen untertunnelten Katheter auch ohne Port-Kammer mit weniger Komplikationen behaftet sein soll (Stamer, 1992). Neben den medikamentenbedingten Nebenwirkungen treten systembedingte dazu, wie Katheterdislokation und Katheterokklusion.

Die rückenmarknahe Opioidapplikation erfolgt in der Regel kontinuierlich über einen Perfusor oder besser über eine extern tragbare Pumpe, die wiederverwendbar ist. Die implantierten Pumpen sind zumeist sehr teuer und können nicht wiederverwendet werden. Auch bei optimaler Therapie sind immer wieder Durchbruchschmerzen möglich (neuropathische Schmerzen oder ossär bedingte, bewegungsabhängige Schmerzen), die durch Bolusgaben – nur bei den externen Pumpen – und dann meistens auch nur in Kombination mit einer oralen adjuvanten Medikation durchbrochen werden können.

Eine Kombination von Morphin und Clondin oder/und Lokalanästhetika ist vor allem bei neuropathischen Schmerzen sinnvoll, wenn Morphin allein nicht ausreicht (Yaksch, 1994). Zugelassen für die intrathekale Therapie ist jedoch nur Morphin.

Die Dosierungen von Morphin können intrathekal bis zu mehreren Milligramm betragen (10–20 mg/Tag). Sind zur Behandlung stetig steigender Schmerzen Morphindosierungen in 10-mg-Schritten notwendig (sichere Anhaltszahlen existieren hierfür nicht), sollte eine Kombination mit den genannten Substanzen erwogen werden. Das Ausweichen auf ein anderes, meist lipophileres Opioid bleibt in der Regel erfolglos.

Procedere der intrathekalen Opioidapplikation

Die erste Gabe in den Katheter wird als Loading-dose bezeichnet und muß immer – gleich, welcher Applikationsweg vorher beschritten wurde – appliziert werden. Die Menge beträgt ca. 20–50 % der errechneten Tagesdosis. Liegt diese bei 2 mg Morphin intrathekal, sollten mindestens 0,5–1 mg als Loading-dose gegeben werden. Zur Behandlung neuropathischer Schmerzen wurden Clondindosierungen von 1,3 mg/Tag beschrieben (Zech et al., 1992). Das weitere Vorgehen wird durch die Möglichkeiten der Überwachung vorgegeben.

Ist eine lückenlose Überwachung mittels SpO_2- und RR-Messung möglich, kann durch eine kontinuierliche

C

Infusion von 0,5 mg/h Morphin intrathekal eine Dosisfindung vorgenommen werden. Wichtig ist dabei, daß die morgendliche Dosis retardierten Morphins eingenommen wurde, da es applikationsabhängige Entzugserscheinungen geben kann. Grundsätzlich sollte daran gedacht werden, daß bei der Erstapplikation von Morphin über den Intrathekalkatheter spezifische Nebenwirkungen wie z. B. Harnverhalt oder Obstipation stärker auftreten können. Darauf muß der Betroffene hingewiesen werden, um dann bei Bedarf ein indirekt wirkendes Parasympathomimetikum (Doryl®) zu verabreichen. Ist nach 1 h keine Wirkung eingetreten, muß eine Einmalkatheterisierung erfolgen. Um herauszufinden, ob die intrathekale Opioidzufuhr den gewünschten Erfolg bringt, kann ein Periduralkatheter für 1–2 Tage untertunnelt extern ausgeleitet werden, so daß eine Port-Implantation mit Anschluß einer externen PCA-Pumpe erst nach 48 h erfolgen muß. Mögliche Komplikationen bei der Verwendung dicklumiger Katheter sind das Auftreten von Kopfschmerzen und Liquorfisteln. Die Verwendung spezieller Port-Systeme macht es notwendig, daß für die mindestens 7–10tägliche Erneuerung Spezialnadeln mit Huber-Schliff verwendet werden müssen.

Kontraindikationen bestehen, wenn eine *manifeste Gerinnungsstörung* vorliegt bzw. in unmittelbarer Nähe des Punktionsortes *Entzündungsherde* vorliegen. Daher ist ein *Dekubitus* in direkter Umgebung eine absolute Kontraindikation. Relative Kontraindikationen bestehen bei *vertebragenen osteolytischen Metastasen*. Ebenso sollte eine intrathekale Opioidgabe bei *drohender Rückenmarkkompression* unterbleiben (aus forensischen Gründen).

Andere Medikamente zur intrathekalen oder periduralen Applikation
Andere Opioidanalgetika bieten keine Vorteile bezüglich der Analgesie. So ist *Fentayl ca. 100fach, Sufentanil 1000-fach* stärker wirksam als Morphin, was lediglich bedeutet, daß von diesen Substanzen eine entsprechend geringe Menge gegeben wird (→ Tab. 19.11). Die Qualität und die Ausdehung der Analgesie sind nicht besser. Schmerzen, die auf die alleinige Gabe von Morphin nicht adäquat ansprechen, werden durch o.g. Medikamente nicht besser zu behandeln sein.

Clonidin (Catapresan®) ist für die intraspinale/peridurale Gabe nicht zugelassen. Viele Untersuchungen haben den Nutzen dieses zentral wirkenden Alpa-2-Sympathomimetikums beim neuropathischen Schmerz in einer intrathekalen oder periduralen Dosierung von 0,3–0,45 mg pro Tag, kontinuierlich verabreicht, aufzeigen können. Zur Behandlung neuropathischer Schmerzen wurden Dosierungen von 1,3 mg pro Tag beschrieben. Hinweise auf eine Neurotoxizität sind nicht bekannt. Grundsätzlich sollten nur solche Medikamente verabreicht werden, deren pH-Wert mindestens 7,4 beträgt, obwohl es bei der geringen Mengenzufuhr zu einer Vermischung kommt, die am Gesamtliquor-pH nichts ändert. Die Liquorneubildung beträgt ca. 20 ml pro Stunde.

Dihydrobenzperidol (DHBP®) kann ebenfalls peridural und intrathekal eingesetzt werden in einer Menge von 2,5–5 mg pro Tag. Clonidin und Dihydrobenzperidol können in diesen Do-

Tab. 19.11 Peridurale oder intrathekale Opioidapplikation.

	Peridural		intrathekal	
	Bolusgabe	Dauerapplikation/d*	Bolusgabe	Dauerapplikation/d*
Morphin	3–5 mg	5–30 mg	0,2–0,5 mg	2–6 mg
Hydromorphon	0,5–1 mg	4 mg	0,05–0,1 mg	1–3 mg
Sufentanil	0,02 mg	0,3–2,0 mg	0,005–0,01 mg	0,05–0,2 mg

*Anhaltswerte, die bei vorheriger Opioideinnahme erheblich höher sein können.

sierungen allein gegeben eine Analgesie bewirken, die der Opioidanalgesie entspricht. Deshalb können diese Substanzen bei einer Morphintoleranz, aber auch zur Kupierung eines Opioidentzugs gegeben werden.

Für *Lysin-Acetylsalicylsäure* (Aspisol®) gibt es einige Berichte, die die peridurale Wirksamkeit bei einer Gesamtmenge von 340–600 mg pro Tag belegen, insbesondere bei diffusen Knochenschmerzen.

Nebenwirkungen der rückenmarknahen Analgesieverfahren

Diese werden in medikamenten- und systembedingt unterschieden. Wird Morphin peridural verabreicht, können eine frühe und eine späte Phase der Atemdepression auftreten (0,1–7 %). Die frühe tritt nach ca. 1 h aufgrund der systemischen Wirkung auf, die späte nach ca. 12–24 h durch den rostralen Anstieg im Liquor. Aus diesem Grunde muß in den ersten 24 h nach Erstanlage eines rückenmarknahen Katheters eine intensive Überwachung stattfinden. Weitere Nebenwirkungen sind Pruritus (bis 100 %), Übelkeit/Erbrechen (20–30 %), Harnverhalt (20–50 %). Andere, hier nicht prozentual genannte Nebenwirkungen sind: Ödembildung und sekundäre Amenorrhoe. Des weiteren ist die Toleranzentwicklung zu erwähnen, die unter periduraler Gabe ausgeprägter sein soll als unter systemischer. Clonidin kann wie bei der systemischen Anwendung zur Hypotension und Müdigkeit führen, die Bradykardie ist durch den reduzierten Sympathikotonus zu erklären. Dosislimitierend ist die Hypotension.

19.2.6 Adjuvanzien: Koanalgetika/Kotherapeutika

Koanalgetika sind Substanzen aus der Stoffklasse der Antikonvulsiva, der Antidepressiva und Neuroleptika (→ Tab. 19.12). Hinzu kommen zentral wirkende Alpha-2-Agonisten wie Clonidin und der NMDA-Agonist Ketamin. Gaba-Rezeptoragonisten wie Diazepam, Clonazepam oder Baclofen werden ebenso zu den Adjuvanzien gezählt, die per se keine Analgesie hervorrufen, andererseits aber Symptome wie Spastiken mindern und damit zur Analgesie beitragen. Der Einsatz der Koanalgetika beschränkt sich vornehmlich auf neuropathische Schmerzen. Von den genannten Substanzen ist bekannt, daß sie zu einer Aktivierung der Schmerzhemmung auf neuronaler Ebene führen. Weitere Substanzen sind die Pyrophosphate zur Behandlung ossär bedingter Schmerzen aufgrund von Osteolysen. Zu den Koanalgetika zählen auch Kortikosteroide, die Mittel der Wahl beim viszeralen und neuropathischen Schmerz sind. Diese Substanzen sollten auf jeder Stufe des WHO-Schemas mit einbezogen werden.

Kotherapeutika: Hierunter werden alle Substanzen verstanden, die vornehmlich zur Behandlung therapiebedingter Nebenwirkungen geeignet sind (→ Tab. 19.12). So werden Antiemetika und Laxanzien bereits prophylaktisch während einer Opioidtherapie mit verordnet. Andererseits kann ein Antidepressivum auch zum Kotherapeutikum werden, wenn eine opioidbedingte Antriebsarmut mitbehandelt werden muß.

19.2.7 Substanzen mit besonderem Schwergewicht in der Tumorschmerztherapie

Ketamin

Ketanest® ist ein NMDA-Rezeptor-Antagonist und führt über diese Modulation am Rezeptor zu einer Analgesie. Neuropathische Schmerzen, die mit Opioiden allein nicht ausreichend behandelbar sind, oder eine Opioid-(Morphin-)Toleranz können mit Ketamin®, additiv therapiert werden.

Dosierungen:
- Intravenös 0,5–1,0 mg/kg KG als Single dose bzw. als
- Dauertherapie 0,1–0,5 mg/kg KG/h
- Subkutane Dauertherapie 0,2–0,5 mg/kg/h
- Nebenwirkungen: Hypersalivation, pulmonale Druckerhöhung, Halluzinationen
- Erwünschte NW: Bronchospasmolyse

Kortikosteroide

Der Einsatz der Kortikosteroide (Hemmung der Phospholipase A_2) in der Schmerztherapie beruht auf den Wirkkomponenten:

- antiphlogistisch
- antiödematös.

Schmerzen aufgrund peritumoröser Entzündungen mit nachfolgender Kompression sind das Haupteinsatzgebiet für Kortikoide in der Tumorschmerztherapie.

Weitere Indikationen:
- erhöhter intrakranieller Druck
- Nervenplexusinfiltration
- Rückenmarkkompression
- Leberkapselspannung
- Tumoren im kleinen Becken und Retroperitoneum
- Weichteilinfiltration
- zentrales und medikamentös bedingtes Erbrechen

Nebeneffekt:
- Appetitanreger, Stimmungsaufhellung

Dosierung:
- Grundsätzlich sollen nur Substanzen mit *reiner* Glukokortikoidkomponente eingesetzt werden.
- Dexamethason = *Fortecortin®:* 25fache Glukokortikoidwirkung
- Triamcinolon = *Volon® A:* 5fache Glukokortikoidwirkung

Bezogen auf die Äquivalenzdosis in mg
- Dexamethason 1 mg = 25 mg Cortisol
- Triamcinolon 1 mg = 4 mg Cortisol

Tab. 19.12 Übersicht der adjuvanten Medikamente und deren Indikationsbereiche in durchschnittlichen Dosierungen.

Koanalgetika		
neuropathische Schmerzen		
Dysästhesien	Amitriptylin	25–75 mg
	Doxepin	25–100 mg
	Clomipramin	10–50 mg
lanzierend, einschießend	Clonazepam	0,3–1 mg
	Carbamazepin	ca. 1600 mg
	Gabapenetin	1200–3600 mg
	Lidocain	1–2 mg/kg
	Mexiletin	300–600 mg
	Phenytoin	300–500 mg
	Baclofen	25– max. 100 mg
Hirndruck, zentraler Schmerz	Dexamethason	32–96 mg
somatische Schmerzen		
Knochen	Pamidronat	60–90 mg/3–4 Wo.
	Dexamethason	4–8 mg
	Calcitonin	100–200 E
Kolon (Tenesmen)	Butylscopolamin	10–20 mg
Kotherapeutika		
Übelkeit/Erbrechen	Metoclopramid	30–60 mg
	Domperidon	30–120 mg
	Haloperidol	2–5 mg
appetitsteigernd, Stimmungssteigerung	Dexamethason	8–24 mg
Obstipation	Bisacodyl	10–20 mg
	Lactulose	20–40 ml

C

Dosierungsbeispiele:
- Hirndrucksymptomatik: 100–0–0 mg
- Leberkapselspannung: 6–2–0 mg
- Lymphödem: 6–2–0 mg
- Nerveninfiltration: 8–4–0 mg
- Nervenplexusinfiltration: 8–4–0 mg
- Tumoren im Becken: 8–4–0 mg
- Weichteilinfiltration: 8–4–0 mg

Diese Dosierungen sollten für 14 Tage durchgeführt werden. Wenn hierunter ein Erfolg eingetreten ist, wird schrittweise um 2 mg mit einer täglichen *Erhaltungsdosis von 4 mg* reduziert. Bei Nichtansprechen nach einer Woche reduzieren und absetzen. Zwei Drittel der Gesamtdosis werden wegen des zirkardianen Rhythmus morgens geben. Eine abendliche Gabe führt zur Unruhe.

Nebenwirkungen (NW) und relative Kontraindikationen (KI):

- Gastroduodenalulzera (NW, KI)
- pulmonale, bakterielle Infiltrationen mit Klinik. *Pilzbefall* (KI)
- Erhöhung des Blutzuckerspiegels (NW)
- Osteoporose (NW)
- Pseudorheumatismus (NW)

Kalzitonin

Dieses Hormon wird von den C-Zellen der Nebenschilddrüse gebildet, das die Osteoklastenaktivität hemmt. Daher ist eine knochenstabilisierende Wirkung denkbar. Ebenso diskutiert wird eine additive analgetische Wirkung (Kalzitoninrezeptoren im ZNS, C-Zellen sind neuroektodermalen Ursprungs). Als Gegenspieler des Parathormons senkt es den plasmatischen Kalziumspiegel.

Dosierung:
- *Knochenmetastasen:* 100 I.E./d für 2 Wochen, danach 100 I.E. 1x/Woche
- *Phantomschmerz:* (zentraler Deafferenzierungsschmerz): 100 I.E. alle 3 Tage i.m. als Dauertherapie, wenn ein Therapieversuch mit 100 I.E./Tag für eine Testphase von 3 Tagen erfolgreich war.

Nach bisherigen Erfahrungen scheint das Salm-Kalzitonin (Karil®) eine bessere Analgesie als das humane (Cibacalcin®) zu bewirken, die Verträglichkeit ist bei letzterem eindeutig überlegen.

Therapiebeginn:
- 1. Tag: 100 I.E. i.v. initial + 500 ml NaCl über 2 h
- 2. Tag: dto bis einschl. 4. Tag, danach w.o. beschrieben.

Nebenwirkungen:
- Flush, Übelkeit, RR-Abfall

Bisphosphonate

Als Analoga der Pyrophosphate binden sie Hydroxylapatit und führen aufgrund einer schnellen Aufnahme in die Knochenmatrix zu einer Hemmung der Osteoklastentätigkeit. Sie senken dabei die Kalziumfreisetzung. Der Hemmmechanismus ist bisher nicht eindeutig geklärt. Die Osteoklastenaktivität sowie Vorstufen der Osteoklasten in osteolytischen Metastasen werden gehemmt. Osteoklastenaktivierend sind TNF, Interleukin 1, Vitamin D_3 und Prostaglandin E_2, die vom Tumor aktiviert werden.

Sie sind nicht für die Therapie akuter Knochenschmerzen gedacht. Die Hauptindikation besteht bei überwiegend Metastasen (Mamma-, Bronchialkarzinom).

Dosierung:

- Initialtherapie immer intravenös beginnen.
- Clodronat: Ostac® (300 mg + 500 ml NaCl) ist über 2 h täglich an 7 aufeinanderfolgenden Tagen zu applizieren. Wegen der geringen Bioverfügbarkeit (2 %) bei oraler Gabe muß mit einer intravenösen Therapie begonnen werden: Erst nach Wochen setzt die analgesierende Wirkung ein. Danach Fortsetzung mit einer oralen Therapie von 1600–2000 mg/d.1Kps = 400 mg.
- Pamidronat: Aredia® 60–90 mg i.v. alle 3 Wochen. Pamidronat führt zu einer hohen Anreicherung im Knochen. Vorstufen der Osteoklasten.
- Cave: Wegen der raschen Senkung des Kalziumspiegels sollte vor der Applikation eine Ca^{2+}-Spiegelbestimmung erfolgen. Gastrointestinale Beschwerden (bei zu schneller Infusion).

Nahrungskarenz besteht 2 h vor und 1 h nach der Gabe. Nicht zusammen mit Milchprodukten einnehmen. Zu Beginn der intravenösen Therapie kann es zu einer Zunahme der Knochenschmerzen kommen, worauf der Patient hingewiesen werden muß. Übelkeit und Durchfall sind vorübergehende Nebenwirkungen.

19.3 Neurochirurgische bzw. neuroinvasive Verfahren

Seit der Einführung oraler Retardformulierungen von Morphin und des transdermalen Fentanyls sowie der intrathekalen bzw. epiduralen Opioidapplikation sind invasive, neurochirurgische Verfahren nur noch selten notwendig. Bei der *Chordotomie* wird der Tractus spinothalamicus auf der jeweils zugehörigen Etage der schmerzauslösenden Region in den zervikalen oder thorakalen Segmenten durchtrennt. Die selektive Durchtrennung der Hinterwurzelfasern, die *Rhizotomie*, kann bei Nervenplexusschäden vorgenommen werden. Die hiermit verbundenen Komplikationen (Paresen, Apnoe, Deafferenzierungsschmerz) rechtfertigen diese Vorgehensweisen nur, wenn alle medikamentösen Verfahren ausgeschöpft sind und nur dieses Vorgehen eine Verbesserung der Lebensqualität bedeutet (Bonika, 1990). Dies setzt auch voraus, daß der momentane Zustand des Patienten diese Vorgehensweisen rechtfertigt.

Das trifft ebenso für neurolytische Verfahren zu. Bei der *intrathekalen Neurolyse* wird Alkohol oder Phenol unter Beachtung der spezifische Lagerung während der Injektion in den Intrathekalraum gebracht. Da die Neurolyse vor allem bei Patienten mit Rektumkarzinomen mit Plexus-sacralis-Infiltrationen in Betracht gezogen werden kann, muß für den Patienten und den Therapeuten klar sein, daß bei dieser Vorgehensweise eine Blasen- und Mastdarmstörung in Kauf genommen wird. Die *Neurolyse des Plexus coeliacus* kann mit gutem Erfolg bei viszeralen Schmerzen eingesetzt werden, deren Ursprung das Pankreas, der Magen, der distale Ösophagus oder das Colon ascendens und Teile des Colon transversum sind. Schmerzleitende aszendierende Fasern dieser Organe verlaufen über sympathische Fasern zum Plexus coeliacus (Bonika, 1990; Lynch et al., 1992).

C

19.3.1 Neurolytische Nervenblockaden

Die Applikation neurolytischer Substanzen zur Schmerzlinderung bei Tumorpatienten erfolgte bereits 1870. Als Neurolytika werden heute Phenol, Alkohol oder 10%ige Kochsalzlösung eingesetzt. Nach Ausreizung der analgetisch wirksamen Substanzen nach dem WHO-Schema können *neuropathische* Schmerzen durch Plexus- oder Wurzelinfiltration/-kompression oder periphere Neuropathien (Postzosterneuralgie, Postmastektomie-Syndrom, Postthorakotomie-Syndrom, radiogene Fibrose, Plexus-brachialis-Infiltration beim Pancoast-Tumor) oder somatisch-nozizeptive Ursachen (Rektumkarzinom mit Os-sacrum-Infiltration, Rippen- oder Pleurainfiltration) mittels periduraler oder intrathekaler Neurolyse behandelt werden.

Die Applikation neurolytischer Substanzen in den Periduralraum erfolgt unter Bildwandler-Kontrolle mittels eines Spezialkatheters mit flexibler Spitze.

Indikationen

Neurolytische Nervenblockaden sollten in Betracht gezogen werden, wenn eine Schmerzlinderung nicht länger anhält. Eine Voraussetzung der Neurolyse ist immer die vorherige Testung mit Lokalanästhetika. Weitere Indikationen sind Brennparästhesien mit Hypersensitivität durch Einbeziehung des sympathischen Grenzstrangs bzw. dessen Ganglien.

19.3.2 Neurolytische Substanzen

Phenol

Die *intrathekale* Applikation führt zu einer generellen, teils reversiblen Zerstörung myelinisierter und nichtmyelinisierter Fasern des Rückenmarks. Histologische Veränderungen unterscheiden sich nicht von denen, die durch Alkohol hervorgerufen werden. Die Postinjektionsneuritis ist unter Phenol deutlich seltener als unter Alkohol. Phenol soll eine höhere Affinität zum perineuralen und vaskulären Gewebe haben als zum neuralen. Die *peridurale* Phenolapplikation bewirkt keine Rückenmarkzerstörung im Gegensatz zur subarachnoidalen. Phenol passiert die Dura nicht, auch nicht über die Blätter der Nervenwurzeln. Eine 2%ige Lösung hat den gleichen Effekt wie ein Lokalanästhetikum ohne Gewebezerstörung. Die 3%ige Lösung entspricht einer 40%igen Alkohollösung. Die üblicherweise eingesetzte 6%ige Lösung kann sicher angewandt werden zur periduralen Injektion (Arter O.E., Racz G.). Die Mischung zur Erreichung niedrigprozentiger Lösungen (≤ 6%) erfolgt mit NaCl. Andere Lösungsverhältnisse (≥ 12–25%) erfolgen durch Zusatz von Glycerin wegen der besseren Löslichkeit.

Phenol ist hyperbar.

19.3.3 Alkohol

Zur *periduralen bzw. intrathekalen* Applikation hat er sich anders als bei der Plexus-coeliacus-Neurolyse *nicht bewährt*. Die peridurale Ausdehnung ist größer, unpräziser und unkontrollierter als unter Phenol. Nach der periduralen Applikation von Alkohol wurden gehäuft unerwünschte Reaktionen beschrieben: Übelkeit, Erbrechen, Hypotension, Brustschmerz und starkes Schwitzen.

Ethanol ist hypobar und führt nicht selten bei periduraler Gabe zu Schmerzen (Neuritis) oberhalb der Injektionsstelle.

19.3.4 NaCl

Eine 10%ige Lösung, die peridural zusammen mit Steroiden appliziert werden kann, hat sich in der Tumorschmerztherapie nicht durchgesetzt. Die schmerzlindernde Wirkung ist geringer als die des Alkohols oder Phenols. Eine Schädigung motorischer Faser findet nicht statt. Je höher die Osmolalität ist, desto länger ist die Dauer der Schmerzlinderung.

NaCl 10% ist isobar und hyperton.

Neurolyse des Ganglion stellatum

Indikation

Die Neurolyse des Ggl. stellatum ist im Grunde genommen als Kontraindikation zu betrachten, da nicht abzusehen ist, wie sich das Neurolytikum im Zervikalbereich verteilt. Dennoch gibt es Situationen (neuropathische Schmerzen beim Pancoast-Tumor), die nach Ausschöpfung anderer Möglichkeiten (zervikale/thorakale Periduralanästhesie) keine befriedigende Linderung bringen. Nach positivem Ansprechen auf Bupivacain 0,5% kann, wenn eine intravenöse Guanethidin-Analgesie nicht den gleichen Effekt über einen längeren Zeitraum bewirkt, bei folgenden Schmerzzuständen die Neurolyse indiziert sein:

- *Postmastektomie-Syndrom* mit Brennparästhesien im ipsilateralen Arm, Schulter und Gesicht
- *Tumorinfiltration* in die obere Thoraxapertur mit Einbeziehung sympathischer Fasern (Hinweis darauf können Ödem, Zyanose und Brennparästhesien sein)
- *Plexus-brachialis-Neuropathie* nach Bestrahlung (heißer, schmerzhafter, geschwollener Arm).
- Schmerzen nach *radikaler Neck-dissection.*

Vorgehen

Die Plazierung der Nadel erfolgt wie beschrieben zur Stellatum-Blockade ventrolateral des 7. HWK, ca. 2 cm lateral und 3 cm kranial vom mittleren Jugulum oder 1 cm lateral und 1 cm kaudal vom Krikoid. Hat die Nadel den Querfortsatz des 7. HWK berührt, wird sie um 1–2 mm zurückgezogen und mit 2 ml Kontrastmittel in einem zweidimensionalen Bildwandler-Bild sichtbar gemacht. Nach negativer Aspiration wird langsam das Gemisch aus *1 ml Triamcinolon, 1,5 ml Bupivacain 0,5% und 2,5 ml Phenol 6% appliziert.*

Komplikationen

Wie bei der Ganglion-stellatum-Blockade beschrieben. Außerdem kann ein dauerhaftes Horner-Syndrom eintreten.

Epidurale Neurolyse versus intrathekale Neurolyse

Beide Verfahren können angewendet werden. Sie unterscheiden sich in der

C

Analgesiequalität und der Analgesieausbreitung. Permanente unerwünschte Wirkungen sind ein weiterer limitierender Faktor.

Die subarachnoidale Punktion ist sicherer wegen des Liquorrückflusses. Hingegen ist die peridurale Punktion nur sicher durch die Anästhesiequalität nach Einbringen eines Lokalanästhetikums. Während bei der intrathekalen Punktion und der Einbringung eines Analgetikums/Anästhetikums/Neurolytikums eine profunde Ausbreitung immer sicher ist, muß bei der periduralen Gabe dieser Substanzen zuvor eine relativ genaue Positionierung des Katheters erfolgen. In den meisten Fällen sind hierbei mehrere Segmente einzubeziehen. Die Analgesiedauer ist bei der subarachnoidalen Gabe wesentlich länger als bei der periduralen, dafür ist die Einbuße motorischer Qualitäten erheblich: Verlust der Blasen-, Dickdarm- und Sexualfunktion. Bei der epiduralen Applikation sind die motorischen Fasern (ventral) gegenüber den sensorischen (dorsal) nicht betroffen.

Epidural wird meistens Phenol eingesetzt. Ethanol führt bei der Injektion zu starken Schmerzen, so daß zuvor ein Lokalanästhetikum injiziert werden muß. Dieses Dilutionsvolumen mindert die Qualität der Analgesie. Die Postinjektionsneuropathie und Rückenschmerzen nach der Alkoholgabe begrenzen den Einsatz des Ethanols.

Epidurale Phenolgabe

Indikation

- Pleurainfiltration mit Rippenosteolysen
- viszerale Schmerzen
- Herpes-zoster-Neuritis
- Plexopathien
- Rektumkarzinomrezidiv mit ossärer und/oder Plexusinfiltration

Die epidurale Gabe von Phenol soll grundsätzlich wegen der Gefahr der subarachnoidalen Punktion als fraktionierte „single dosis" gegeben werden. Daher ist von vornherein die sichere Positionierung eines von sakral (Hiatus sakralis), lumbal, thorakal oder auch zervikal eingebrachten Spezialkatheters notwendig.

Der Patient liegt auf der schmerzhaften Seite. Danach wird bei der periduralen Punktion nach der Loss-of-resistance-Methode vorgegangen. Bei der sakralen Injektion muß der Eingang des Hiatus röntgenologisch dargestellt werden. Unter Bildwandler-Kontrolle wird der Spezialkatheter (Fa. Epimed, München) noch Racz 1 bis 2 Segmente oberhalb des neurologisch zugeordneten Schmerzniveaus in der lateralen Positionierung plaziert. Nach negativer Aspiration werden 3 ml 0,5%iges Carbostesin®, als Testdosis gegeben. Dann kann mit der Gabe von 3–4 ml Phenol 6% in langsamen Schritten von 0,5 ml pro Einzelgabe begonnen werden. Danach bleibt der Patient für ca. 1 Stunde in dieser Lage. Das Vorgehen muß in den darauffolgenden Tagen wiederholt werden, bis in den folgenden 3–4 Tagen eine überzeugende Schmerzlinderung eintritt. Diese hält bei diesem Vorgehen mehrere Monate an.

Intrathekale Phenolinjektion

Als Indikation sollte ausschließlich die Neuropathie bei der Plexus-lumbosacralis-Infiltration gesehen werden.

Grundsätzlich tritt hierbei eine Blasen- und Mastdarmstörung ein, die eine Anlage eines Anus praeter und/oder eines suprapubischen Katheters notwendig macht. Die Injektion von 1 ml Phenol in Glycerin (hyperbar) pro Dermatom erfolgt wegen der extrem viskösen Lösung mittels einer Insulin-Spritze. Nach der subarachnoidalen Punktion in den Segmenten L2/L3 wird der Patient in die 30°-Oberkörperhochlagerung gebracht.

Intrathekale Alkoholinjektion

Das Ausmaß der Substanzschädigung im Sinne der chemischen Rhizotomie hängt von der Konzentration des Ethanols ab. Es werden 95–98%ige Lösungen verwendet. Der Erfolg der Neurolyse ist abhängig von der Zerstörung einer ausreichenden Anzahl afferenter Fasern.

Bei der Injektion des hypobaren Alkohols muß die *schmerzhafte Seite des Patienten oben liegen,* anders als beim Phenol. Die Menge, die pro Wurzel im Lumbal-, Thorakal- oder Zervikalbereich gegeben wird, darf 1 ml nicht überschreiten. Die *Injektionsgeschwindigkeit* sollte *0,1 ml pro Minute* nicht unterschreiten. Auch hier ist der Einsatz einer Insulin-Spritze sinnvoll.

Der Erfolg einer Neurolyse setzt nicht immer sofort ein, sondern meist innerhalb der ersten 24 Stunden. Bleibt er innerhalb dieser Zeit aus, kann am darauffolgenden Tag eine Wiederholung stattfinden. Bleibt auch danach die Schmerzlinderung aus, sind weitere Injektionen sinnlos. Möglicherweise handelt es sich um entzündlich bedingte Schmerzen, bei denen Neurolysen wenig erfolgreich sind.

19.4 Begleitende Therapie

19.4.1 Physikalische Therapie

Ossär bedingte Schmerzen der Wirbelsäule, aber auch übertragene viszerale Schmerzen können zu erheblichen Myogelosen im Schulter- und Nackenbereich führen. Hier helfen wärmegebende Verfahren mit der „heißen Rolle". Darüber hinaus ist dies ein sinnvolles Einsatzgebiet warmer Wickel mit ätherischen Essenzen (Hänsel, 1993). Die Behandlung des Lymphödems ist in der Regel nur mit physikalischen Maßnahmen zu erreichen. Nur selten hat sich die alleinige Behandlung des Lymphödems mit Diuretika als erfolgreich erwiesen. Schmerzen im Bereich der Schulter, die im Rahmen eines Pancoast-Tumors entstehen, führen nicht selten zur Frozen shoulder. Eine adäquate medikamentöse Opioidtherapie oder thorakale Periduralanästhesie (0,25 %iges Bupivacain oder besser 0,2 %iges Robivacain 10–15 ml) müssen zeitweise zur Unterstützung physikalischer Behandlungen mit eingesetzt werden.

19.4.2 Psychoonkologische Betreuung

Im Rahmen der Psychoonkologie werden Verfahren eingesetzt, die neben spezifischer Verarbeitungsstrategien zur Tumorerkrankung auch der Schmerzverarbeitung dienen. Visualisierungsübungen nach Simonton sollen nur als Beispiel genannt werden. Psychologische Betreuung meint auch den Beistand zur Krisenintervention (Patt, 1993). Nicht selten sind Ärzte und Pflegende mit den angstbehafteten Problemen der Krebspatienten überfordert. In vielen Fällen helfen Gespräche über die Problematik des Alleinseins im Tod oder nichtbewältigter Konflikte, Ängste zu bewältigen. Diese Aufgaben können in einigen Fällen auch von Seelsorgern übernommen werden.

19.4.3 Menschliche Zuwendung

Die Bereitschaft zum Zuhören ist nur selten gegeben. Sich dem Patienten zu nähern ist Grundlage für das immer anzustrebende Vertrauensverhältnis, denn der Patient wird immer wieder dorthin zurückkehren, wo er „gut" – und das heißt nicht nur „medizinisch gut" – betreut wurde. So ist oft festzustellen, daß der Erfolg einer suffizienten Schmerztherapie vom Vertrauensverhältnis mitgeprägt ist. Dies führt zur Bereitschaft, sich nach erfolgloser Therapie auf andere Methoden einzulassen. Diese Akzeptanz wird dadurch unterstützt, daß Familienangehörige in die Schmerz- bzw. Symptomtherapie mit einbezogen werden. Die Übernahme von Verantwortung im Rahmen der Therapie und die Mitsprache bei der Festlegung künftiger Therapiestrategien durch den Patienten ist ein Teilaspekt der Gesundung.

19.4.4 Therapeutische Schritte nach pathogenetischen Gesichtspunkten

Grundsätzlich gilt, daß die Schmerztherapie sich am Empfinden des Patienten orientieren muß („Die richtige Dosis ist die, die hilft", WHO 1996). Allerdings bedingen bestimmte Tumoren und deren Metastasen häufig ein abgestuftes Therapieschema, das auf bestimmte Schmerzphänomene ausgerichtet ist.

Hier empfiehlt sich folgende Vorgehens- und Betrachtungsweise:

- Diagnostik der Schmerzursache und entsprechende therapeutische Maßnahmen (Tab. 19.13 und 19.14)
- Therapie durch Ausschöpfung der kausaltherapeutischen Methoden: Operation, Chemotherapie, Radiatio. Symptomatische Schmerztherapie: Analgetika, Koanalgetika, physikalische Therapie.

19.4.5 Nuklearmedizinische Methoden

Perkutane Strahlentherapie

Die Strahlentherapie spielt in der Behandlung tumorbedingter Schmerzen eine entscheidende Rolle. Hauptindikationen für eine perkutane Strahlentherapie sind *Knochen- und Weichteilmetastasen, Kompression von Gefäß- und Nervenstrukturen, Hirndruckzeichen* (intrakranielle Metastasen und die Meningeosis carcinomatosa), *Luftnot* etc. Die Histologie der Metastasierung (lytisch/gemischt/plastisch) hat auf die Ansprechbarkeit nur einen geringen Einfluß. Die Schmerzlinderung tritt in Abhängigkeit von der Dauer und Intensität der Bestrahlung nach ca. 2–3 Wochen ein. Voraussetzungen für die Planung einer Strahlentherapie sind die Schmerzdiagnostik, die Röntgennativuntersuchung und das Knochenszintigramm. Während der Bestrahlung tre-

Tab. 19.13 Therapeutische Schritte nach pathogenetischen Gesichtspunkten.

somatisch	
Knochen: entzündlich metastatisch	• primäre Radiatio • Bisphosphonate • NSAID • Steroide • Stufe-III-Opioide • Stützkorsett • evtl. Regionalanästhesie
Muskulatur: Stützgewebe	• Paracetamol • Muskelrelaxanzien • physikalische Therapie: Wärme, Reizstrom
Haut: Ulzerationen	• lokale Anästhetikasalben • lokale Antibiose • Regionalanästhesie • Verband vor dem Wechsel anfeuchten
viszeral	
Ösophagus	• subkutane, kontinuierliche Opioidtherapie • transdermale Opioidgabe • sublinguale Opioidgabe • thorakale Periduralanästhesie
Magen	• lokale Schleimhautprotektiva • kurzfristig Steroide • Antipropulsiva • ansonsten wie Ösophagus • Butylscopolamin • **cave:** kalte Flüssigkeiten führen häufig zu Magenkrämpfen
Blase	• Antidepressiva • Butylscopolamin • NSAID oder Metronidazol • suprapubischer Katheter • Lokalanästhetikaspülung (verdünnt)

neuropathisch	
Nervenwurzel-infiltration	• Steroide • Regionalanästhesie • frühzeitig orale oder subkutane Opioide • maximale Dosierung von NSAID • Antikonvulsiva
periphere Poly- oder Mononeuropathie	• Antidepressiva • Methyldopa • Opioide • Alpha-Liponsäure meist wirkungslos Ultima ratio: zentrale Nervenstimulation
zentraler Deafferenzie-rungsschmerz	• Antidepressiva • Antikonvulsiva • Opioide • intrathekale, pumpengesteuerte Analgesie mit Clonidin und Opioiden

Tab. 19.13 Therapeutische Schritte nach pathogenetischen Gesichtspunkten (*Fortsetzung*).

C

ten hauptsächlich folgende Nebenwirkungen auf: Mukositis (Therapie: Antimykotika, Eiswürfel, Lokalanästhetika – Tepilta®) und Erbrechen (Therapie: Ondansetron, Tolpisotron oder Granisotron, eventuell Dexamethason).

Intravenöse Strahlentherapie mit Radionukliden

Indikation ist die multiple ossäre Metastasierung. Um die Affinität der Radionuklide zur Metastasierung zu überprüfen, sollte ein Technetium-Knochenszintigramm angefertigt werden.

Eine hohe Ansprechrate von 70–80 % besteht bei überwiegend osteolytischen Metastasen (Mamma- und Prostatakarzinom).

Grundlage der Radionuklidtherapie ist, daß osteolytische Metastasen intensiv Kalziumanaloga wie Strontium (Sr-89) bzw. Phosphonatkomplexe des Samariums (Sm-153) und Rheniums (Re-186) speichern. Ausschlaggebend ist immer der Anteil der Beta-Strahlung für die Therapie, während die Gamma-Strahlung nur für die Diagnostik wichtig ist. Die Ausscheidung über den Urin ist nach ca. 6 Stunden beendet, so daß die Behandlung ambulant erfolgen kann. Beta-Strahler mit einer geringen Reichweite wie Samarium-153 sind weniger hämatotoxisch. Eine Knochenmarkdepression kann 2–5 Wochen nach der Applikation auftreten. Klinisch dominiert eine Thrombo- und Leukopenie. Die Erythropoese ist selten betroffen. Die Dosierung beim Samarium (Sm-153) beträgt 37 MBq/kg KG, eine Wiederholung ist nach 8–10 Wochen möglich. Der Therapieeffekt setzt nach 4–14 Tagen ein, die Dauer der Schmerzlinderung beträgt ca. 3–4 Monate. Diese Substanzen lagern sich nahezu isoliert in den Knochenmetastasen ein und stoppen somit eine weitere Osteolyse. Der genaue analgetische Wirkmechanismus ist nicht bekannt, vermutet wird eine Wirkung über die Reduktion der Freisetzung von Entzündungsmediatoren aus den Metastasen. Wenn eine perkutane Strahlentherapie nicht (mehr) durchführbar ist, weil bereits eine lokale Bestrahlung bei max. Ausnutzung der Strahlenbelastung erfolgte, kann bei intaktem Blutbild trotzdem eine Radionuklidtherapie erfolgen.

Kontraindikation: gleichzeitige Chemotherapie, Teilkörperbestrahlung (< 2 Monate), rein osteolytische Metastasen (fehlende Anreicherung im Szintigramm).

Weitere Indikationen

Multiple osteoblastische Skelettmetastasen, insbesondere beim Prostata- und Mammakarzinom. Die Ansprechrate ist beim Bronchialkarzinom geringer.

Schmerzen und Ergußbildungen beim Ovarial-, Mamma- oder Bronchialkarzinom, die durch eine *Pleura- oder Peritonealkarzinose* hervorgerufen werden, können mittels einer intrapleuralen oder intraperitonealen Brachytherapie mit Yttrium-90-Kolloiden behandelt werden.

Nebenwirkungen

Selten Myelosuppression mit Panzytopenie, Übelkeit, Durchfall, disseminierte intravasale Gerinnung.

Bemerkungen

Aufgrund der geringeren Hämatotoxizität wird dem Samarium (Quadramet®) der Vorzug gegeben. Die Schmerzre-

Tab. 19.14 Tumorlokalisation und medikamentöse Therapie.

Tumorlokalisation und spezifische Aspekte	Metastasenlokalisation	Schmerzcharakter	medikamentöse Therapie oral oder parenteral
Bronchien	Knochen	dumpf, bohrend, gut lokalisierbar	Ibuprofen ret. 2 x 400–800 mg oder Naproxen 2 x 250–500 mg bei Bedarf regionalanästhesiologische mit Lokalanästhesie und Opioiden
• Lymphangiosis carcinomatosa (erschwerte Inspiration)	Pleura	ziehend, atemabhängig	
• keine Neuroleptika, evtl. auf NSAID verzichten (Verstärkung des Bronchospasmus) **cave:** Antidepressiva: (Austrocknung der Schleimhaut)	Nerven(plexus)infiltration	hell, reißend, einschießend, brennend Hyperanästhesie	Dexamethason 8–4–0 mg Clonazepam 2–3 x 0,5 mg oder Gabapentin retard 600–1200 mg evtl. + Amitriptylin 25–75 mg (Dosierung nach Wirkung!) + Opioid + Laxans + Protonenpumpenhemmer

Tab. 19.14 Tumorlokalisation und medikamentöse Therapie *(Fortsetzung)*.

Korpus/Kollum • Ausfluß durch Tumorzerfall • keine parfümierten Substanzen in die Vorlage, besser: ätherische Öle, z.B. Lavendel	Weichteil-infiltration	dumpf, drückend, konstant, diffus, bewegungs-abhängig	Paracetamol 4 x 1 g oder Metamizol 4–6 x 1 g oder Diclofenac ret. bis 200 mg (evtl. Mittel der 1. Wahl) + Opioid + Laxans + Protonen-pumpenhemmer
	Plexus-infiltration Radiatio	Dys- und Parästhesien im Inguinal- oder Peri-analbereich	Amitriptylin oder Doxepin 25–75 mg (Dosierung nach Wirkung!) + Opioid + Laxans
	Lymphödem	drückender Schmerz	Furosemid, evtl. auf NSAID oder Anti-depressiva verzichten
Kolon/Rektum* paraaortale Lymphknoten mit paravertebralem Hartspann gut: Wärme-applikation	Organ-infiltration	dumpf, drückend, kolikartig, unscharf	Metamizol 4–6 x 1 g Butylscopolamin 2–3 x 10 mg evtl. Metronidazol 3 x 500 mg + Opioid + Laxans
	Plexus-infiltration Radiatio-therapie	Dys- und Parästhesien im Inguinal- oder Peri-analbereich	Amitriptylin oder Doxepin 25–75 mg (Dosierung nach Wirkung!) + Opioid + Laxans
	Peritoneum		Metamizol 4–6 x 1 g + Opioid + Laxans
	paraaortale Lymphknoten	drückender Rücken-schmerz	Paracetamol 4–6 x 1 g Diazepam zur Nacht Dexamethason 8–24 mg
Magen Aerophagie mit Rückenschmerz Aerophagie-Therapie: Neuroleptikum (s. Kolonkarzinom) parenterale Ernährung	Organ-infiltration	dumpf, drückend, kolikartig, unscharf	Metamizol 4–6 x 1 g Butylscopolamin 2–3 x 10 mg Opioid: transdermale Opioide oder Morphin-retard-Granulat + Laxans
	Leber-metastasen	über Zwerch-fellreizung bis zur Schulter ausstrahlend	Dexamethason 4–6 mg alle Substanzen s.c oder i.v.

Tab. 19.14 Tumorlokalisation und medikamentöse Therapie *(Fortsetzung).*

Mamma Ulzerationen mit übelriechendem Zerfall (Spülung der oberflächlichen Wunde mit Metronidazol (Auch wenn die lokale Applikation unlogisch scheint; sie vernichtet die Hautkeime, die den übelriechenden Geruch hervorrufen)	Knochen infiltration	dumpf, bohrend, gut lokalisierbar, evtl. bewegungsab-	Naproxen 2 x 250–500 mg evtl. kombinieren mit Paracetamol 2–4 x 500 mg + Opioid + Laxans + Protonenpumpenhemmer Bisphosphonate, z.B. Pamidronat 60–90 mg i.v. alle 3 Wochen
	Weichteil-infiltration bedingt),	brennend (entzündungs- diffus	Ausschöpfen der Kausaltherapie
	Plexus-infiltration	neuropathischer Brennschmerz mit Dysästhesien	Amitriptylin 25–75 mg, evtl. mehr Naproxen 2 x 500 mg Dexamethason 8–4–0 mg + Opioid + Laxans + Protonenpumpenhemmer
	Lymphödem	drückend	Furosemid
Prostata bei generalisierten Knochenschmerzen Rücksprache mit Onkologen: Honvan-Stoßtherapie evtl. Buserelin	Knochen-infiltration	dumpf, bohrend, gut lokalisierbar, evtl. bewegungsabhängig	Naproxen 2 x 250–500 mg evtl. kombinieren mit Paracetamol 2–4 x 500 mg + Opioid + Laxans + Protonenpumpenhemmer Bisphosphonate, z.B. Pamidronat 60–90 mg i.v. alle 3 Wochen
	Nerven-(wurzel)infiltration, evtl. Rückenmark-kompression	schneidend, scharf, Dysästhesien, Hypästhesie	Dexamethason 8–4–0 mg bis 96 mg + Opioid + Laxans + Protonenpumpenhemmer, Amitriptylin 25–75 mg, evtl. mehr
Blase	Weichteil-infiltration	drückend, unangenehme Tenesmen	Naproxen 2 x 500 mg Metamizol 4–6 g N-Butylscopolamin 2 x 10 mg

Blase	Nerveninfiltration (Blasenhinterwand; N. obturatorius)	Dysästhesien bis Anästhesie im Oberschenkel, evtl. motorische Schwäche	Amitriptylin 25–75 mg Clonazepam 2–3 x 0,5 mg Gabapenzin 600–1200 mg Dexamenthason 4–2–0 mg
Pankreas häufig dünnflüssiger Stuhlgang, Aerophagie (Therapie: Neuroleptikum)	Weichteilinfiltration	dumpf, drückend, schlecht lokalisierbarer, manchmal kolikartiger Bauchschmerz	Metamizol 4–6 g Dexamethason 2–2–0 mg N-Butylscopolamin 2 x 10 mg + Opioid + Laxans (keine Laktulose wegen verstärkter Darmgasbildung) + Protonenpumpenhemmer
	Nervenplexusinfiltration	schneidend, brennend, in den Rükken ausstrahlend	Dexamethason 8–4–0 mg + Opioid + Laxans + Protonenpumpenhemmer

Tab. 19.14 Tumorlokalisation und medikamentöse Therapie *(Fortsetzung)*.

duktion (in 60 % komplette Schmerzfreiheit bis zu 6 Monaten) wird innerhalb der ersten 14 Tage erreicht.

19.5 Beispiele sog. Tumorschmerzsyndrome und deren Behandlung

19.5.1 (Herpes) Varicella-Zoster

Typische Symptome: Hautrötung, Schmerz und Bläschenbildung

Ursache: Der Verbrauch an humoralen Antikörpern infolge einer konsumierenden Erkrankung (tumorbedingt) oder aufgrund einer verminderten Bildung von Globulinen nach einer Zytostasetherapie (therapiebedingt) führt zur Generalisation des segmentgebundenen Varizellenvirus.

Verlauf: Die neurodermale Viruserkrankung führt zur Entzündung der sensiblen Spinalganglien. Der Nervenbefall ist sekundär, da die Eintrittspforte der Respirationstrakt ist. Entlang den Dermatomen des versorgenden Nervs breitet sich die Entzündung aus, so daß auch eine Trigeminusneuralgie in Betracht zu ziehen ist.

Schmerzcharakter: einschießende, attackenartige Brennschmerzen, die in der Regel vor der Bläschenbildung auftreten.

Diagnose: Bläschenbildung im segmentalen Versorgungsgebiet des Nervs in streng segmentalem Verlauf. In den Bläschen lassen sich Viren nachweisen.

Eine Isolierung der Patienten ist bei Ausbruch der Bläschen notwendig. Die Bläschen sind so lange als kontagiös zu betrachten, bis sie verschorft sind. Diese Patienten müssen von anderen, immunsupprimierten Patienten, ferngehalten werden.

Komplikation: Herpesenzephalitis

Therapie: Eine antivirale Therapie mit Aciclovir (Zovirax®) 5 x 800 mg oral oder 3 x 10 mg/kg KG intravenös täglich über 7 Tage ist nur in der Phase der Effloreszenzausbildung sinnvoll. Bei der Enzephalitis ohne Immundefekt: 5 mg/kg KG 3 x täglich, mit Immundefekt 10 mg/kg KG 3 x täglich. Die Hautbezirke werden mit Lotio alba aquosa unter Zusatz von 1 %igem Aureomycin eingerieben.

Spezifische Schmerztherapie: Ist mit großer Sicherheit von einer Varicella-Zoster-Infektion auszugehen, so sollten sofort, um die Inzidenz der postzosterischen Neuralgie zu senken (ca. 10 %), bereits in der *Anfangsphase regionalanästhesiologische Sympathikusblockaden* durchgeführt werden. Bei *periduraler Analgesie* ist die kontinuierliche Gabe von 0,2 %igem Ropivacain 5–8 ml/h sinnvoll. Antidepressiva vom Typ Amitriptylin (Saroten® 3 x 10 mg mit Steigerung) oder auch Nortriptylin (Nortrilen® steigern bis 60 mg) in Verbindung mit Fluphenacin (Lyogen® 1 x 3 mg) haben sich bewährt.

19.5.2 Postchirurgische Schmerzsyndrome

Nach chirurgischen Eingriffen kann es nach Ablauf mehrerer Monate zu folgenden schmerzspezifischen Krankheitsbildern kommen:

- Postmastektomie-Syndrom
- Postthorakotomie-Syndrom
- Schmerzen nach radikaler Neckdissection
- Phantomschmerz.

Ein eher seltenes, aber dafür um so prägnanteres ist das *Postmastektomie-Syndrom*, das hier beispielhaft erläutert werden soll.

Dieses kann bei ca. 5% aller brustoperierten Frauen sowohl nach totaler als auch nach partieller Mastektomie mit Axilladissektion auftreten.

Schmerzcharakter: Brennschmerz mit Dysästhesien und Hyperpathien im vorderen Thoraxanteil, zur Axilla und in den medialen Oberarm ausstrahlend, der als neuropathischer Schmerz dominiert.

Ursache: traumatische Schädigung der Nn. intercostalis (Th1–Th3). Sekundär entwickelt sich das Bild einer „frozen shoulder“, die mit Kontrakturen einhergeht. Das Auftreten einer sympathischen Reflexdystrophie ist nicht selten.

Schmerzbeginn: Wenige Wochen nach der Operation. Selten nach Monaten. Differentialdiagnostisch muß eine Plexopathie oder ein Rotatorenmanschetten-Syndrom (Dauerschmerz auch nachts) ausgeschlossen werden.

Schmerztherapie: trizyklische Antidepressiva, Antikonvulsiva, TENS, physikalische Therapie, N.-suprascapularis-Blockade, Ganglion-stellatum-Blockade, kombiniert mit physikalischer Therapie. Capsaicin-Salbe 0,05 % kann erfolgreich sein. Die prognostische Interkostalblockade mehrerer Nerven (überlappende Dermatome) sollte erwogen werden. Bei überzeugender Schmerzlinderung kann eine Neurolyse dieser Nerven

C

Tab. 19.15 Medikamente zur Behandlung von Nausea und Emesis.

Medikament	Ursache des Erbrechens	Dosierung	Nebenwirkung*
Promethazin (**Atosil®**) Triflupromazin (**Psyquil®**) Dexamethason (**Fortecortin®**)	zentral zentral zentral, Metast.	2–3 x 25 mg 2–3 x 10–20 mg 2–3 x 4-8 mg	1, 2 1, 2 5
Metoclopramid (**Paspertin®**) Domperidon (**Motilium®**)	gastral gastral	3–4 x 1–3 mg/kgKG i.v. 3–4 x 20 mg p.o.	1, 2
Haloperidol (**Haldol®**) Domperidon (**Motilium®**) Dimenhydrinat (**Vomex® A**)	opioidinduziert opioidinduziert opioidinduziert	2–3 x 0,3 – 0,5 mg p.o., s.c., i.v. 3–4 x 20 mg p.o. 3–4 x 50–100 mg rect., i.v.	1 1, 2 2
Butylscopolamin (**Buscopan®**)	Hypersekretion	2–3 x 10–20 mg p.o., s.c., i.v.	3, 4
Prednison (**Decortin®**) Dexamethason (**Fortecortin®**) Tropisetron (**Navoban®**) Granisetron (**Kevatril®**) Ondansetron (**Zofran®**)	Chemotherapie Chemotherapie Chemotherapie Chemotherapie Chemotherapie	3 x 50–250 mg i.v. 2–3 x 4-8 mg 1–2 x 5 mg p.o. 2–3 x 3 mg p.o. 0,05 – 0,1 mg/kg KG oral	5 5 4 4 4
Midazolam (**Dormicum®**) Diazepam (**Valium®**)	Angst Angst	3 x 2-5 mg i.m., s.c. 2–3 x 5–10 mg p.o., rect.	2 2
Dronabinol® (**Marinol®**)	Wenn alle zentral wirkenden Substanzen versagen	1–2 x 2,5 – 5 mg p.o.	2, 7

*1 = extrapyramidal, 2 = Sedierung, 3 = Mundtrockenheit, 4 = Obstipation, 5 = Unruhe, 6 = Allergie, 7 = Dysphorie, Halluzination

erfolgreich sein. Ist eine medikamentöse Therapie mit Opioiden in Verbindung mit Antidepressiva und/ oder Antikonvulsiva nicht erfolgreich, kann eine Spinal cord stimulation (SCS) erwogen werden.

19.5.3 Schmerzsyndrome als Folge der Strahlentherapie

Um zwischen einem Tumorrezidiv und einer strahlenbedingten Schädigung nervaler Strukturen unterscheiden zu können, bedarf es der Erläuterung eines relativ schwer zu therapierenden Schmerzsyndroms, das infolge der Strahlentherapie auftreten kann. Dies soll anhand der Plexopathie beispielhaft erläutert werden.

Ursache: Ursache der Plexopathie ist die Fibrosebildung mit Ummauerung peripheren Nervengewebes durch Bindegewebe mit neurogenen Schmerzen, die zur Plexopathie führen oder bedingt sind durch ein strahleninduziertes Fi-

Tab. 19.16 Medikamente zur Behandlung des Singultus.

Medikament	Dosierung	Nebenwirkung
Haloperidol (Haldol®)	2–3 x 2–5 mg p.o., i.m.	1, 2
Levopromazin (Neurocil®)	2–3 x 10–20 mg p.o., rect., i.m.	2
Gabapentin (Neurontin®)	2–3 x 200–600 mg p.o.	6
Diphenylhydantoin (Phenhydan®)	2 x 200 mg p.o.	3, 2

*1 = Extrapyramidal, 2 = Sedierung, 3 = Mundtrockenheit, 4 = Obstipation, 5 = Unruhe, 6 = Allergie

brosarkom, das frühestens nach 4 Jahren auftritt.

Diagnosesicherung: Die Diagnosesicherung erfolgt durch

- Strahlendaten
- Biopsie
- Exploration.

Innerhalb des ersten Jahres muß zwischen einer Fibrose und einer Tumorprogredienz unterschieden werden.

Die Fibrose entwickelt sich frühestens nach 6, spätestens aber nach 12 Monaten. Die gesamte Strahlenbelastung beträgt > 6000 rad (60 Gy). Die Biopsie ist ausschlaggebend für die Diagnose. Zeichen einer Läsion des oberen Plexus (C 5–C 6):

- BRS und TSR erloschen
- motorische Störung der Mm. supra- u. infraspinatus (Außenrot.), Mm. pectoralis und supinator
- sensible Störung an der Außenseite des Oberarmes und des dorsoradialen Unterarmes

Zeichen einer unteren Plexusläsion (C 8 bis Th 1):

- motorisch: Parese der langen Fingerbeuger
- sensibler Ausfall der ulnaren Hand- und Unterarmareale (N. medianus und ulnaris).

Der Arm kann nicht im Ellenbogen gebeugt, im Schultergelenk gehoben und suppiniert werden. In Verbindung mit einem Horner-Syndrom kann dieses Muster auf eine Tumorinfiltration hinweisen. Zur Diagnosesicherung ist ein NMR sinnvoll. Ähnliche Phänomene treffen auf den Plexus lumbosacralis zu. Der N. radialis ist selten betroffen. In der Frühphase nach axillärer Lymphknotenausräumung bei Mastektomie oder durch Überstreckung des Armes kann eine obere Radialisparese entstehen.

Therapie: Die Therapie erfolgt kausal durch Bestrahlung bei Tumorinfiltration in Verbindung mit einer adjuvanten Analgetikatherapie und evtl. durch chirurgische Intervention. Der Einsatz trizyklischer Antidepressiva, Antikonvulsiva, Steroide und der physikalischen Therapie muß erwogen werden. Die Dauerplexusanalgesie sollte bei Versagen der genannten Verfahren in die Überlegungen einbezogen werden. Bei Versagen

C

aller Methoden besteht die Möglichkeit zur Implantation einer elektrischen Stimulationssonde in den Periduralraum (Spinal cord stimulation).

19.5.4 Periphere Polyneuropathie als Folge der Chemotherapie

In 46–57 % durch vincristin- bzw. cisplatinhaltige Zytostatika hervorgerufene axonale, partiell reversible Schädigung.

Definition: Sensorische und motorische Neuropathie infolge einer Störung des axonalen Transmittertransportes. Erstes Zeichen ist ein claudicatioähnlicher Schmerz nach der ersten Einzeldosis des Zytostatikums mit brennenden Dysästhesien.

Therapie: trizyklische Antidepressiva (z. B. Nortriptylin 1 x 60 mg/Tag) oder Antikonvulsiva bei einschießender Symptomatik. Antiarrhythmika (Mexitilen 2 x 100 mg) oder das zentral wirkende Clonidin bei periduraler/intraspinaler Applikation. Eine orale Gabe von Clonidin ist meistens ohne Erfolg. Auf jeden Fall muß die Einzeldosis des Zytostatikums reduziert werden. Differentialdiagnostisch muß eine Tumorinfiltration peripherer Nerven (Leukämie, Neurofibromatose, Radiatio) ausgeschlossen werden.

19.6 Adjuvante Therapie

19.6.1 Behandlung gastrointestinaler Probleme

Stomatitis

Die Entzündung der Mundschleimhaut ist eine häufige therapiebedingte Nebenwirkung einer Bestrahlung oder der Chemotherapie. Andererseits treten virale, bakterielle und pilzbedingte Stomatitiden als Zeichen der Abwehrschwäche auf. Die auftretenden Ulzerationen und Aphthen führen nicht selten zum Erbrechen und zum Stopp der Nahrungsaufnahme. Im Gefolge dessen, aber auch als medikamentenbedingte Komplikation (durch Neuroleptika, Antidepressiva, Opioide und Diuretika) tritt eine ausgeprägte Mundtrockenheit auf.

Die Behandlung sollte darauf abzielen, alle adstringierenden Substanzen zu vermeiden (scharfe oder saure Getränke, aber auch sog. Zitronenlutscher).

Präventive Maßnahmen stehen im Vordergrund: täglich häufige Mundpflege, frühzeitige antifungizide Therapie.

Die lokale Therapie erfolgt durch Mundspülungen: reinigend wirken Wasserstoffsuperoxid und Natriumbikarbonatlösungen. Entzündungshemmend wirken Kamille und Salbei. Zur lokalen Desinfektion ist Chlorhexidin geeignet. Zur Schmerzlinderung eignen sich systemisch antiphlogistische Substanzen (Opioide sind zwecklos, sie trocknen die Schleimhaut zusätzlich aus) und lokale Anästhetika (Tepilta®). Lokale Antimykotika wie Ampho-Moronal® oder Candio-Hermal® sollten bei Mundtrockenheit im Wechsel mit künstlichem Speichel (Glandosane® oder Saliva medac®) eingesetzt werden. Eine systemische Behandlung kann mit Fluconazol (Diflucan®) 200–400 mg i.v. erfolgen. Zuerst sollte aber ein Therapieversuch mit Ketokonazol (Nizoral®) 200 mg täglich erfolgen.

Übelkeit und Erbrechen

Übelkeit und Erbrechen können medikamenteninduziert sein, Folge eines

C

Tab. 19.17 Medikamente zur Behandlung der Obstipation.

Wirkprinzip	Substanz	Dosierung	Wirkeintritt	wichtiger Hinweis
1. hydragog durch Bindung von Wasser im Darm (Vermehrung der Stuhlmasse)	Sennosid (Agiolax®) Leinsamen	10 g	12–24 h	mit viel Flüssigkeit einnehmen
2. aufweichende Substanzen durch Osmose (Wasserresorption) Stimulation der Peristaltik				
• salinisch	Glaubersalz (Natriumsulfat)	10–20 g	2–4 h	Natriumresorption (Hyperhydratation)
	Na-Picosulfat (Laxoberal®)	10–20 Gtt	2–4 h	
• Zucker	Lactulose (Bifiteral®) Lactulose (Eugalac®)	2–3 x 15 ml 1–2 x 20 ml	8–12 h 8 h	**cave:** Meteorismus bei Pankreas-NPL o. hepatobiliären Filiae
	Sorbit (Microklist®)	1 Klysma	1 h	
3. Förderung der Darmperistaltik und Elektrolytumkehr				
• Phenolphthalein	Bisacodyl (Dulcolax®) Bisacodyl (Dulcolax®)*	1 x 10 mg rect. 1 x 10 mg oral	0,5 h 6–8 h	
• Glycosid	Sennosid (Liquidepur®) Sennosid (X-Prep®)	15 ml 75 ml oral	10 h 4–8 h	 mit mind. 1–2 l Flüssigkeit einnehmen
• Macrogol[1)]	Macrogol (Movicol®)	1–2 Btl.	6–8 h	

1) Bei dieser neuen Substanz zur kontinuierlichen Gabe wird Wasser nicht mehr dem Darm entzogen, sondern direkt an die Substanz gebunden und somit in das Kolon transportiert. Dieser Vorteil scheint vor allem bei der opioidinduzierten Obstipation zum Tragen zu kommen.

4. Gleitmittelm, Erhöhung der Gleitfähigkeit ohne Osmose	Paraffin (Agarol®)	1–2 Eßl. (5–10 mg)	12–36 h	häufig in Verbindung mit Rizinus angeboten
	Rhizinusöl (Laxopol®)	3–5 g	8–12 h	
5. andere Substanzen	Amidotrizolsäure			
• hyperosmorales Röntgenkontrastmittel starke Wasserbindung	(Gastrografin®)	50–100 ml	1–2 h	**cave:** Hyperthyreose
• Förderung der Peristaltik (Kontraktion der glatten Muskulatur)	Neostigmin (Prostigmin®)	2–4 mg in 500 ml Gl 5%		über 24 h zuführen
	Ceruletid (Takus®)	0,3 µg/kg KG i.m./i.v.		
	Digstigminbromid (Ubretid®)	1–2 x 5 mg Tabl.		

* Die gleichzeitige Einnahme von Antibiotika schwächt die Wirkung des Bisacodyls ab. Die opioidinduzierte Obstipation erfordert nicht selten eine Kombination unterschiedlicher Substanzen mit unterschiedlichen Wirkungen: z. B. Gleitmittel (4) und stimulierender Substanz (3).

Erläuterungen:
Osmotisch wirksame Substanzen salinischen Ursprungs entziehen dem Darm Wasser und wirken über diesen Weg peristaltikfördernd durch Volumenzunahme der Stuhlmasse. Zuckerhaltige Mittel führen hauptsächlich durch bakterielle Zersetzung mit gleichzeitiger Freisetzung von Gasen zu einer Volumenzunahme.

Tab. 19.17 Medikamente zur Behandlung der Obstipation *(Fortsetzung)*.

Ileus oder einer Stoffwechselentgleisung wie bei der Urämie oder Hyperkalziämie. Des weiteren ist eine zentrale Metastasierung ebenso wie eine psychogen bedingte Ursache in Betracht zu ziehen. Die Diagnostik – wenn überhaupt gewünscht – sollte die klinische Untersuchung genauso wie die Sonographie und die Computertomographie mit einbeziehen. In Tabelle 19.15 sind Medikamente aufgeführt, die zur Behandlung von Nausea und Emesis eingesetzt werden.

Anmerkung zur Wirkungsweise antiemetischer Medikamente

Neuroleptika wie Promethazin oder Haloperidol wirken vorwiegend auf die Chemorezeptortriggerzone (CTS). Antihistaminika wie Dimenhydrit oder Cyclinzin (in Deutschland nicht im Handel) wirken direkt auf das Brechzentrum.

Peristaltik fördernd wirken Dopaminantagonisten wie Metoclopramid oder Domperidon über cholinerge Erregung auf den Magen und Dünndarm.

5-HT_3-Antagonisten wie Ondansetron, Granisetron oder Tropisetron wirken sowohl auf die CTS, das Brechzentrum als auch auf Rezeptoren der Magenschleimhaut.

Dexamethason wirkt sowohl zentral als auch gastral. Benzodiazepine wirken auf den zerebralen Kortex.

Singultus

Die Ursachen sind häufig nicht zu eruieren. Zentralnervösen Ursprungs ist er bei psychogener, tumorbedingter oder medikamentenbedingter Grundlage (Opioide, Kortison). Die Hyperkalziämie und Urämie sind metabolischen Ursprungs. Mediastinale oder gastrointestinale Tumoren beeinflussen die vagotone Aktivität.

Folgende Medikamente eignen sich zur Behandlung (→ Tab. 19.16). Darüber hinaus werden Erfolge mit der Akupunktur erzielt.

Obstipation

Sie ist die häufigste Nebenwirkung einer Schmerztherapie mit Opioiden (→ Tab. 19.17). Der Körper gewöhnt sich auch bei längerer Opioideinnahme nicht an die Obstipation.

Ursachen können sein:

- tumorbedingt durch mechanische Obstruktion oder eine Peritonealkarzinose
- therapiebedingt durch Opioide, Antidepressiva, Zytostatika (Vinca-Alkaloide), Diuretika (Illiger, 1995)
- Veränderung der Nahrungsaufnahme, Immobilität, verminderte Flüssigkeitszufuhr.

Grundsätzlich können alle Opioide zur Obstipation in unterschiedlichem Ausmaß führen, bei der es keine Toleranzbildung gibt. Neben der Obstipation treten Übelkeit, Inappetenz und Tenesmen auf. Die Diagnostik ist rein klinisch. Die Röntgenübersichtsaufnahme kann Skybala sichtbar machen, sie dient hier zum Ausschluß eines Ileus.

Therapie (→ Tab. 19.16): Kausaltherapeutische Maßnahmen müssen immer vom Zustand des Betroffenen abhängig gemacht werden, so daß von einer operativen Intervention, die möglicherweise anstünde, auch einmal Abstand zu nehmen ist.

Die Anwendung von *Gastrografin®* und *Takus®* sollte der Notfallsituation vorbehalten bleiben, bei der eventuell unter Sedierung auch eine digitale Ausräumung in Verbindung mit einem direkten Parasympathomimetikum erfolgen muß.

Die Erfahrungen mit Laxanzien sind recht unterschiedlich. Daher kann eine allgemeingültige Empfehlung nur bedingt gegeben werden. In unserem Hause hat sich folgendes Vorgehen bewährt: Bisher liegen gute Erfahrungen im Einsatz von *Movicol®* vor, das als isoosmolare Trinklösung den Wasser- und Elektrolythaushalt kaum beeinflußt. Zudem ist der Wirkstoff Macrogol 3350 inert. Er wird weder enzymatisch noch bakteriell metabolisiert, wodurch Flatulenz und Meteorismus vermieden werden. Dabei kann es möglich sein, daß als Initialtherapie 3–4 Beutel am ersten Tag notwendig sind. In der Regel ist dann die Fortführung dieser Therapie mit 1–2 Beuteln pro Tag unproblematisch. Wenn mehr als 2 Beutel pro Tag notwendig sind, sollte *Movicol®* mit *Dulcolax®* kombiniert werden.

C

Eine Kombination von *Bifiteral®* oder *Agarol®* mit *Laxoberal®* oder *Liquidipur®* kann ebenso hilfreich sein. Das Sennosid *X-Prep®*, hat eine hervorragende Wirkung als Vorstufe des *Gastrografin®*, in der Notfallsituation.

Weit fortgeschrittene Tumoren des oberen Gastrointestinaltraktes führen zu Übelkeit, Erbrechen, Obstipation und kolikartigen Schmerzen des Abdomens. Die fortgeschrittene Peritonealkarzinose ist ebenso ein Beispiel für die *Obstruktion*, die mit einem paralytischen Ileus einhergehen kann. Ziel der Therapie muß die Behandlung der Schmerzen und des Erbrechens sein. *Erbrechen* kann mit Haloperidol (Haldol®) 2–3 x 3–5 mg in Verbindung mit Dexamethason (Forte cortin®) 24 mg initial, Erhaltungsdosis 2–4 mg behandelt werden. Da die Obstruktion in der Regel mit einer erhöhten gastrointestinalen Sekretion einhergeht, kann *Oktreotid®* sehr hilfreich sein. Die Tagesdosierung liegt bei 2–3 x 0,5 mg. Hierunter nehmen die Sekretionstätigkeit und die Darmmotilität ab. Da eine intraluminäre Elektrolytverschiebung mit Zunahme der Wasserreduktion stattfindet, kann *Oktreotid®* in besonders hartnäckigen Fällen auch zur *Behandlung einer Diarrhoe* eingesetzt werden, wenn kausale Maßnahmen versagen. Die Kosten für diese Substanz betragen für 1 ml ca. 10,– €.

19.6.2 Behandlung pulmonaler Probleme

Schmerz und Atemnot sind die am häufigsten genannten Befürchtungen von Tumorpatienten. Die Dyspnoe ist das subjektive Empfinden des Patienten, wenn er von der Atemnot spricht, und ist nicht identisch mit Tachypnoe und Hyperventilation.

Die häufigsten tumorbedingten Gründe sind die bronchiale Obstruktion (direkt oder peribronchiale Lymphome), ein Pleuraerguß oder pulmonal die Lymphangiosis carcinomatosa. Die Ruhedyspnoe, der Reizhusten und das Röntgenbild sichern den Befund. Andere, nicht-tumorbedingte Ursachen sind rezidivierende Lungenembolien und Strahlenfibrosen. Dazu kommen die Linksherzinsuffizienz unter Anthracyclinen, Anämien und psychische Faktoren, die mit Angst verbunden sind.

Die Therapie dieses Symptoms ist immer interdisziplinär anzugehen, da zytostatische Chemotherapien beispielsweise beim kleinzelligen Bronchialkarzinom mit Etoposid oder die externe Bestrahlung eine sehr gute Linderung bewirken können.

Die am häufigsten eingesetzten Substanzen bei der Dyspnoe sind Kortison, Opioide und Sedativa. Die Gabe von Sauerstoff hilft dem Betroffenen nur insofern, als daß ihm (aus psychischer Sicht) „Sauerstoff guttut".

Bei vorausgegangener chronisch-obstruktiver Lungenerkrankung (COLD) hat sich die Inhalation von 20 mg Morphin in 20 ml NaCl bewährt, zusammen mit Beta-Sympathomimetika (Fenoterol oder Salbutamol) oder, falls eine subkutane Morphinpumpe im Einsatz ist, 1000 mg Bricanyl®.

Opioide mindern den Atemantrieb bei Hyperkapnie. Sie wirken anxiolytisch in Dosierungen von 4–5 x 5 mg bzw. 2 x 10 mg in Retardform, wenn zuvor keine Opioidtherapie stattgefunden hat. Ansonsten gilt auch hier wie bei der

Schmerzeinstellung, Morphin am Symptom zu titrieren.

Sedativa in Form von Benzodiazepinen können oral (Lorazepam 3 x 1 mg oder Temazepam) und kontinuierlich subkutan (Midazolam 10–15 mg/24 h, z. B. über eine „Morphinpumpe") oder rektal (Diazepam 10–20 mg) gegeben werden. Phenothiazine wie Promethazin 2 x 25–50 mg oder Levopromazin 2 x 12,5 mg führen zu einer stärkeren Sedierung (cave: Hypersekretion).

Bei der Behandlung der Pleuritis carcinomatosa und der Strahlenfibrose spielen Kortikosteroide eine dominierende Rolle. Dexamethason muß initial in Dosierungen von 24–36 mg bis zu einer Erhaltungsdosis nach Bedarf über eine Woche appliziert werden. Die Erfolge sind hervorragend. Dabei muß jedoch immer an die erhöhte Infektgefährdung gedacht werden.

19.6.3 Todesrasseln (death rattle)

Mir zunehmender körperlicher, muskulär bedingter Schwäche können Sekrete im Rachenraum nicht mehr adäquat abgehustet werden. Mit der gleichzeitig einsetzenden Bewußtseinstrübung nimmt der Betroffene das atemsynchrone Rasseln nicht mehr wahr. Diese Situation stellt vor allem für die Angehörigen eine Bedrohung dar. Bevor als Ultima-ratio-Handlung das reflektorische, sehr unangenehme nasopharyngeale Absaugen erfolgt, kann eine Therapie mit einem Anticholinergikum, z. B. Butylscopolamin 20 mg/24 h (i.v. oder s.c.) oder Scopolamin 0,3 mg s.c pro Tag, erfolgen.

19.7 Kontinuierliche Analgesie über Port- und Pumpensysteme

Port-Systeme bestehen aus einem Spinal-/Periduralkatheter und einer Portkammer. Bevor die Implantation eines Katheters erfolgt, sollte man sicher sein, daß die epidurale oder intrathekale Morphinapplikation zum gewünschten Erfolg führt. Dazu wird eine Testphase für ca. 3 Tage eingeleitet.

Wenn feststeht, daß ausschließlich eine *externe Pumpe* zum Einsatz kommen soll, kann von vornherein ein Port-System verwendet werden, dessen Katheter den kleinsten Außendurchmesser (max. 0,9 mm) hat, der über eine 16-G-Kanüle (zur Periduralpunktion) in den Spinalkanal eingeführt wird. Dieser Katheter ist später nicht *für den Anschluß an eine implantierbare Pumpe geeignet*, weil eine Konnektion desselben mit einem Konnektor zum Pumpenkatheter bzw. mit der Pumpe selbst aufgrund der unterschiedlichen Durchmesser nicht möglich ist. Der Nachteil eines solchen Katheters ist die extreme Flexibilität. Ein Abknicken des Katheters führt unweigerlich zur Unterbrechung der Zufuhr. Besteht Unsicherheit, ob nicht doch eine Pumpe nach vorhergehender Port-Implantation eingesetzt werden soll, kann ein großlumiger Katheter verwendet werden, der mit dem späteren Pumpensystem kompatibel ist. Der Vorteil ist darin zu sehen, daß später nur noch die Port-Kammer gegen die Pumpe ausgetauscht werden muß.

C

19.7.1 Aufklärungsgespräch

Der Patient bzw. die Patientin sollte eingehend darüber aufgeklärt werden, weshalb dieser Schritt notwendig ist: Sie werden häufig mit folgenden Fragen konfrontiert:

- Stellt die Pumpe die letzte Möglichkeit dar, meinen Schmerz zu lindern?
- Bedeutet das für mich das Ende meiner Krankheit?
- Wann wird die Pumpe bzw. das Port-System wieder entfernt?
- Ich habe Angst, daß das System nicht funktioniert. Kann mein Hausarzt denn damit umgehen?
- Was ist, wenn die Pumpe nicht funktioniert?

Dazu folgende Tips:

- Beziehen Sie immer eine Vertrauensperson des Patienten in das Aufklärungsgespräch mit ein.
- Erklären Sie, daß die tragbare Pumpe dazu dient, das individuelle Optimum der Schmerztherapie herbeizuführen, um gleichzeitig die Nebenwirkungen zu reduzieren.
- Die Pumpe kann entfernt werden, wenn andere Therapieverfahren (z. B. Bestrahlung) Schmerzen in gleicher Intensität lindern können. Versuchsweise kann nach 2 Monaten (der Akzeptanz) das Analgetikum kontrolliert reduziert werden.
- Der Hausarzt wird von Ihnen in die Pumpenbedienung eingewiesen. Erklären Sie anderen Kollegen das Pumpenprinzip, so daß immer ein Ansprechpartner da ist.

19.7.2 Procedere der Port- und Pumpenimplantation

Implantierbares Port-System mit externer Pumpe

Die Port-Kammern sind aus Edelstahl oder Kunststoff. Mit der Kammer verbunden ist der in der Regel intrathekal liegende Katheter. Bei den Port-Kammern werden Systeme unterschieden, bei denen ein Katheter direkt mit der Kammer (→ Abb. 19.1a) verbunden ist, der dann mit dem Intrathekalkatheter in der Axillarlinie konnektiert wird. Bei einem anderen System wird der Intrathekalkatheter direkt an die Port-Kammer (→ Abb. 19.1b) angeschlossen.

Der Katheter wird lumbal in den Segmenten L2/L3 oder L3/L4 mit einer 14-G-Kanüle eingeführt, da die Segmente L4/L5 oder L5/S1 intensiveren Bewegungsmustern ausgesetzt sind. Das Herausgleiten des Katheters aus dem Intrathekalraum wird somit minimiert. Die Katheterspitze wird unter Röntgenkontrolle (z. B. mit Conray 250 M® oder Solutrast M®) bis in das schmerzführende Segment (lumbal, thorakal, zervikal) vorgeschoben, mindestens aber bis TH 10. Die Fixierung des Katheters erfolgt über spezielle Knickhülsen (leider nur bei Kathetern mit einem Außendurchmesser von ca. 1,5 mm möglich: z. B. Arrow, Medtronic). Der Katheter wird bis zur Axillarlinie untertunnelt und hier konnektiert oder bis zur vorderen Bauchwand unterhalb des Rippenbogens, wo er mit der Port-Kammer verbunden wird, verlegt. Die Untertunnelungsnadel wird dabei in zwei bis drei Schritten (je nach

Länge der Nadel) bis zur Konnektionsstelle subkutan eingeführt. Die Port-Kammer muß bei stärkeren Fettschichten an der unteren Thoraxwand (die Rippe dient als Widerlager) an der Muskelfaszie festgenäht werden. Bei kachektischen Menschen soll die Kammer unterhalb des Rippenbogens auf dem linken Oberbauch (bei Rechtshändern) fixiert werden.

Wenn feststeht, daß nach der Titrierung eine implantierbare Pumpe eingesetzt werden soll, ist es ratsam, von vornherein einen Katheter zu legen, der sowohl mit der Port-Kammer als auch mit der Pumpe kompatibel ist, so daß nur noch ein Auswechseln der Kammer mit der Pumpe erfolgt. Sind Katheter und Port-Kammer miteinander verbunden, erfolgt eine Probeaspiration mit einer Spezialnadel mit Huberschliff. Diese Nadeln liegen dem System bei oder können separat bezogen werden. Nach Liquoraspiration wird die externe Pumpe angeschlossen.

Titration

Um herauszufinden, wie hoch die tägliche Opioidmenge sein muß, um eine adäquate Schmerzlinderung zu erreichen, werden nach einer Bolus-Injektion (loading dose), die 20–30 % der errechneten Äquivalenzdosis beträgt, von uns stündlich 0,5–1 mg Morphin intrathekal mit einer externen Pumpe kontinuierlich verabreicht, bis die Schmerzreduktion ca. 50 % der bisher unter der oralen Morphingabe erreichten Schmerzlinderung beträgt. Dieses Vorgehen setzt eine lückenlose Überwachung des Patienten voraus.

Beispiel:

- Bisherige Schmerzlinderung nach VAS auf 60 % bei 1000 mg (300–300– 400 mg) MST®, oral. Angestrebtes Ziel: VAS 30 %

Procedere:

- 50 % der morgendliche oralen Dosis MST®, weitergeben = 150 mg MST®.

Bolusdosis:

- 1000 mg : 180 mg (Umrechnungsfaktor oral : intrathekal)
- Danach erfolgt der Anschluß einer externen Pumpe:
  Dosierung: 1 mg Morphin pro Stunde
- Ist nach 3 Stunden eine VAS-Bewertung von 30–40 % erreicht, beträgt
  die tägliche Richtdosis 3 x 1 mg + 1,5 mg (Bolusdosis) = 4,5 mg

Zur Titrierung verwenden wir eine 50-ml-Kassette mit 250 mg Morphin: 1 ml = 5 mg. Die Flußrate beträgt 0,2 ml/h = 1 mg/h. Zu beachten ist, daß das Füllvolumen der Port-Kammer und des Katheters ca. 0,8 ml beträgt.

- 0,1 ml = 0,5 mg (1 ml = 5 mg).
- Das Füllvolumen beträgt: 0,8 ml (4 mg)
- Die Bolusmenge beträgt: 0,3 ml (1,5 mg)

In diesem Beispiel werden 0,8 ml + 0,3 ml = 1,1 ml Morphin einer 0,5%igen Lösung als Gesamt-Bolus verabreicht. Wenn nach einer Dauer von 4–5 Tagen eine stabile Schmerzreduktion eingetreten ist, kann auf eine tägliche Fixdosis übergegangen werden.

Tritt während der Titrationsphase nicht der gewünschte Erfolg ein, sondern Zeichen der Überdosierung ohne adäquate Schmerzlinderung, ist davon auszugehen, daß Morphin allein nicht den gewünschten Erfolg bringt. Unter Reduzierung des Morphins kann gleichzeitig Clonidin 0,3–0,6 mg täglich (unter

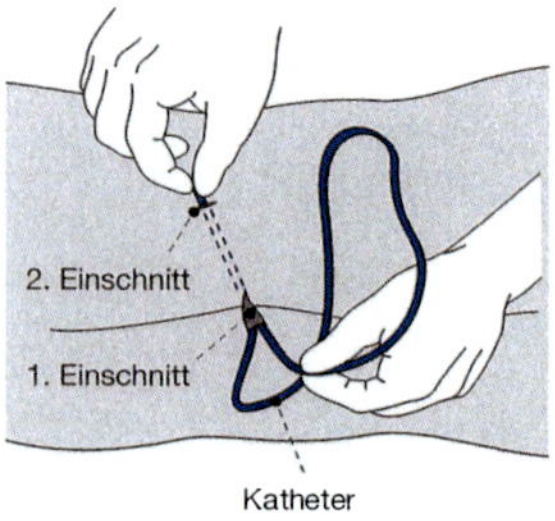

Abb. 19.1a Implantierbares Port-System mit externer Pumpe: Untertunnelung des Katheters.

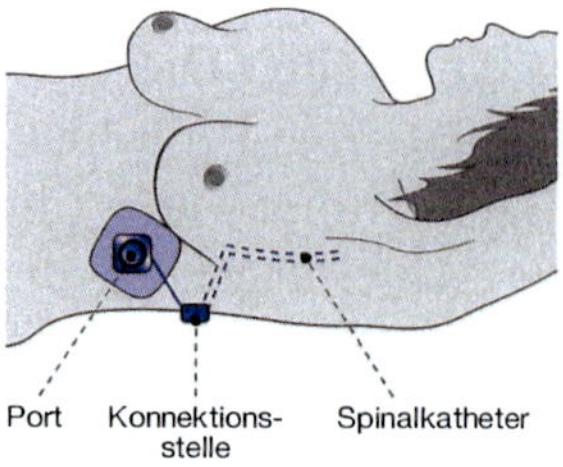

Abb. 19.1b Implantierbares Port-System mit externer Pumpe: Implantation der Port-Kammer.

Berücksichtigung der Nebenwirkungen oder ein Lokalanästhetikum (z. B. stündlich 0,5 ml einer 0,125–0,25%igen Lösung) eingesetzt werden. Ist auch hierunter keine adäquate Linderung zu erreichen, sollte unter langsamer Reduzierung aller intrathekal verabreichten Medikamente über 2 Tage zeitgleich mit einer oralen Gabe eines anderen Opioids (s. Opioidwechsel) begonnen werden. Der Grund für das Nichtansprechen kann nach Ausschluß einer Diskonnektion oder Fehllage des Katheters auch ein intraspinaler Liquorstopp bei zunehmender vertebraler Metastasierung sein.

Bei allem Vorgehen muß sichergestellt sein, daß eine ausreichende Kontrolle der Vitalparameter stattfindet. In der Phase der Titration muß mindestens alle 30 Minuten ein persönlicher Kontakt erfolgen. Ist dieses Vorgehen nicht möglich, muß die Einstellung auf der Intensivstation vorgenommen werden.

19.7.3 Technik der Port- und Pumpenimplantation

Technik der intravenösen Port-Implantation (→Abb. 19.2)
Vor der Implantation wird ein intravenöser Zugang am Arm gelegt. Der Patient wird sediert 1). Es erfolgt die Desinfektion der oberen Brustapertur. Danach das Abdecken und die lokale Infiltration der Punktionsstelle und der Porttasche. Inzision ca. 1 cm infraklavikulär und Punktion der V. subclavia. Einführung des Mandrins und darüber den Dilatationskatheter (Dil). Jetzt wird der innen liegende Katheter entfernt und durch den verbleibenden äußeren Dilatationskatheter der Port-Katheter geschoben. Lagekontrolle (Bildwandler) des Katheters. Der Dilatationskatheter wird mittels Spaltung langsam zurückgezogen. Der Katheter muß nun durchgespült werden 2). Danach wird die Porttasche präpariert und der Katheter bis auf die gewünschte Länge mit einer Kornzange oder einer mitgelieferten Untertunnelungsnadel hindurchgezogen und konnektiert. Die Portkammer muß fixiert werden. Es erfolgt die erneute Aspiration mit einer Huber-Nadel (liegt dem System bei), dann *durchspülen* und allgemeiner Wundverschluß.

Perioperative Antibiotikagabe nicht vergessen (z. B. 2 g Cefotaxim).

1) Sedierung mit 15 mg Piritramid und 5 mg Midazolam in 250 ml Kochsalzlösung. Tropfgeschwindigkeit nach Bedarf.
2) Durchspülen mit Lösung: 10 ml NaCl und 1000 E Heparin.

Technik der intrathekalen Katheterimplantation mit subkutanem Port-System (→Abb. 19.3)

Die intrathekale Punktion erfolgt mit einer 14-G-Kanüle. Zuvor wird ein ca. 4 cm langer Schnitt ca. 1 cm lateral der Mittellienie gesetzt. Einführen des Katheters und dann die Nadel zurückziehen. Entfernen des Mandrins. Anschließende röntgenologische Kontrolle der Katheterspitze. Danach Untertunnelung des Katheters in zwei Schritten. Die Port-Kammer wird subkutan im Bereich der vorderen Bauchwand oder der unteren Thoraxwand implantiert. Sie sollte an mindestens 3 Ösen fixiert werden. Der an der Port-Kammer fixierte Katheter wird mit dem Intrathekalkatheter im medioaxillären Bereich konnektiert.

Soll eine Pumpe ohne fixierten Schlauch mit dem Intrathekalkatheter verbunden werden, muß der Katheter von vornherein bis zur Porttasche gelegt werden. Zur Sicherheit kann im medioaxillären Raum mit dem Katheter eine Schlaufe gelegt werden, um das Herausgleiten aus dem Intrathekalraum zu verhindern. Der Intrathekalkatheter wird mit einer Fixationshülse am hinteren Längsband festgenäht. Zur Sicherheit kann die Port-Kammer nochmals punktiert und mit einer Spezialnadel Liquor aspiriert werden. Danach allgemeiner Wundverschluß.

Technik der Pumpenimplantation

Die Indikation zur Implantation einer Pumpe nach erfolgreicher Titration bei Tumorpatienten ist ohne Nennung spezieller Gründe nur extrem selten notwendig, da externe Pumpen die gleiche Funktion erfüllen, darüber hinaus wiederverwendbar sind und eine Bolusfunktion haben.

Die implantierten Pumpen dürfen lt. Hersteller nicht resterilisiert werden und sind somit nicht wiederverwendbar (obgleich beim selben Patienten manchmal anders verfahren wird; beim Sterilisieren 2 ml NaCl in der Kammer lassen). Nachteilig ist auch, daß spätere *Kernspintomographieuntersuchungen nur mit Einschränkung* möglich sind, da es zu erheblichen Artefaktbildungen kommen kann und weiterreichende Interpretationen erschwert sind. Eine Beschädigung der gasdruckbetriebenen Pumpen infolge des hohen Magnetfeldes findet laut Hersteller nicht statt, jedoch wird dieses nicht schriftlich garantiert.

Es werden gasdruckbetriebene (konstanter Flow) und elektronische (konstanter und variabler Flow) unterschieden. Elektronische Pumpen kommen fast nur zur intrathekalen Behandlung spastischer Paresen mit Baclofen (Lioresal®) in Betracht (1). Bei Pumpen mit einem Septum dient dieses sowohl der Bolus-Injektion als auch zum Füllen. Andere Modelle mit 2 Septen haben zur Bolusgabe ein eigenes Septum (side port). Diese Septen sind unterschiedlich stark erhaben und von außen mehr oder minder gut tastbar.

Zum Füllen nur Spezialnadeln verwenden.

Das Füllen der Pumen mit eigenem, meist zentral gelegenem Septum ist aus Sicherheitsgründen nur unter Einsatz eines hohen Stempeldrucks möglich.

(1) Übersteigt die orale Baclofenmenge 150 mg und ist bei einer weiteren Steigerung keine Besserung zu erzielen, kann eine intrathekale Testung von

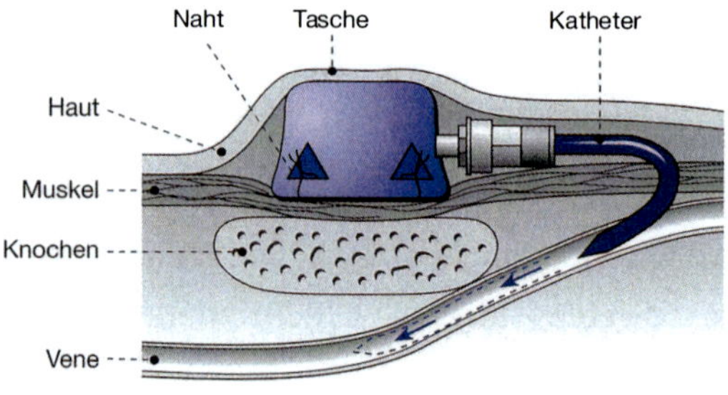

Abb. 19.2
Technik der intravenösen Port-Implantation: Seitenansicht einer subcutan implantierten Port-Kammer mit eingeführtem V.-subclavia-Katheter in Seldinger-Technik.

Baclofen in drei Schritten den Erfolg einer späteren kontinuierlichen Gabe festlegen: 1. Tag 0,025 mg Baclofen, intrathekal appliziert als Bolus-Gabe. Wenn keine Wirkung nach der Asworth-Scala am 2. Tag erreicht wurde, weiter mit 0,05 mg, ggf. am 3. Tag mit 0,075 mg bis max. 0,1 mg. Hierzu sei auf einschlägige Literatur hingewiesen.

Technik der Implantation

(→ Abb. 19.4, 19.5)

Zuvor wird das Modell mit der entsprechenden Flußrate festgelegt. Unter sterilen Bedingungen erfolgt dann intraoperativ das Füllen der Pumpe. Die in der Pumpe befindliche Flüssigkeit wird abgelassen, aufgefüllt und in ein Wasserbad gelegt (gemäß der beiliegenden Gebrauchsanweisung), das eine gleichbleibende Temperatur von ca. 40–60 °C aufweisen soll. Das Pumpenseptum soll nicht im Wasserbad liegen. Beim Auffüllen muß nach Gabe der ersten 5 ml der Inhalt der Pumpe passiv zurücklaufen, erst dann wird der restliche Spritzeninhalt weitergeleitet. Danach Auffüllen des Boluskanals. Sobald sich aus dem Katheter, der nicht im Wasserbad liegt, sondern über dem Wassergefäß hinweghängt, ein Tropfen entleert, ist die Pumpe zum Implantieren geeignet. Dabei soll die Präparation der Pumpentasche bereits erfolgt sein. Ein 10 cm langer halbmondförmiger Hautschnitt unterhalb des Rippenbogens mit Freipräparierung bis auf die Muskelfaszie erfolgt nach den gleichen Kriterien wie bei der Port-Implantation. Das Katheterende wird bis auf die gewünschte Länge gekürzt, wobei direkt an der Unterseite der Pumpe eine Reserveschlinge gelegt werden kann. Diese Schlinge soll nicht an der Unterkante der Pumpe liegen, damit nicht beim Punktieren der Pumpentasche der Katheter beschädigt wird

19.7.4 Punktion der Port-Kammer

Zur Punktion der Kammer werden Spezialnadeln mit Huber-Schliff (z. B. Gripper-Nadeln) in unterschiedlichen Längen verwendet. Ein Wechseln der Nadel ist nach ca. 14 Tagen notwendig, vorausgesetzt, die Punktionsstelle ist nicht entzündet. Grundsätzlich gilt, die Nadel so lange liegen zu lassen, bis ein fachkundiges Auswechseln erfolgen kann.

Punktion:

1. Füllen des Gripper-Nadel-Schlauches.

2. Chirurgische Desinfektion der Injektionsstelle durch nach außen gerichtete Kreisbewegungen. Mit sterilen Handschuhen wird nun mit Daumen und Zeigefinger die Port-Kammer gehalten, mit der anderen Hand die Gripper-Nadel zentral auf den Boden der Kammer gerichtet. Mit hohem Widerstand ist zu rechnen. Die Nadel liegt nur sicher in der Kammer, wenn diese mit einem hörbaren „Klick" den Kammerboden berührt. Liegt der Katheter im Spinalkanal, läuft passiv bei richtiger Lage der Nadel Liquor. Den Zugang niemals geöffnet lassen, während die Nadel in der Port-Kammer liegt. Regelmäßige Spülungen zwischen den Anwendungen sind nicht erforderlich.

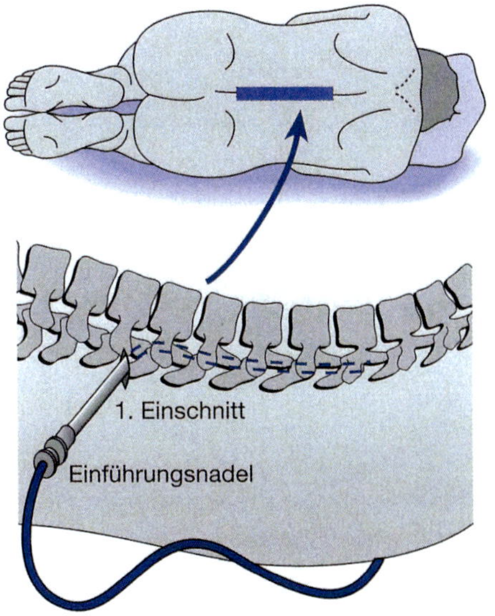

Abb. 19.3 Technik der intrathekalen Katheterimplantation: Seitenansicht mit subkutanem Port-System.

19.7.5 Füllen der Medikamentenpumpe

Die Verwendung entsprechender Universalsets ist ratsam. Dabei sollten grundsätzlich nur die hierfür in Frage kommenden *Spezialnadeln von 24 G* (Huber-Schliff) verwendet werden.

Vorgehen:

1. Vorbereitung des Medikamentes, das auf die Gesamtflüssigkeit entsprechend dem Pumpeninhalt (z. B. 35 ml) verdünnt wird.
2. Desinfektion der Haut.
3. Auflegen eines Lochtuches und Tasten des zentralen Auffüllseptums unter sterilen Bedingungen.
4. Punktionsnadel mit dem Zuleitungsschlauch verbinden, den Hahn schließen, die leere Spritze aufsetzen.
5. Exakte senkrechte Punktion der Kammer, dann den Absperrhahn öffnen. Pumpeninhalt passiv zurückfließen lassen. Niemals aspirieren!
6. Absperrhahn schließen, zurückgelaufene Menge im Pumpenpaß vermerken.
7. Aufsetzen der Füllspritze und unter leicht federndem Vorspritzen nach 5 ml Pumpeninhalt passiv zurücklaufen lassen. Jetzt den Gesamtinhalt einfüllen.

Beim Verdacht eines Pumpen-/Katheterverschlusses bzw. nachlassender Analgesie erfolgt eine röntgenologische Lagekontrolle. Dabei kann über das Bolusseptum des Side-Ports bzw. über eine Bolusnadel Röntgenkontrastmittel (z. B. Solutrast® 250 M) appliziert werden. Anschließend unbedingt mit Kochsalz nachspülen.

C

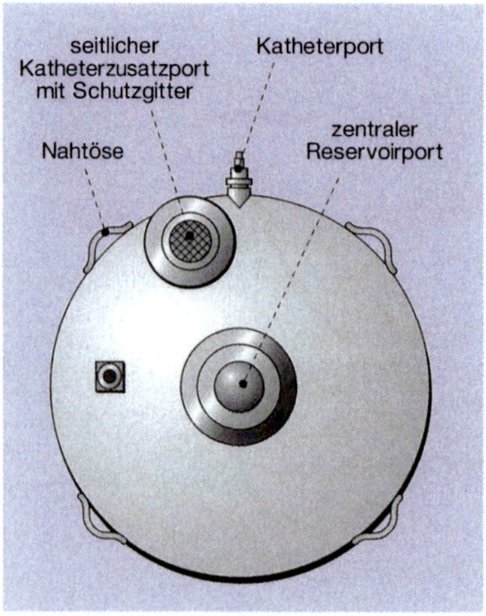

Abb. 19.4 IsoMed™-Pumpe.

19.7.6 Komplikationen der Port- und Pumpenimplantation

Externe Pumpe, Port-System

Das System fördert nicht, der Injektionsdruck ist zu hoch.

Zuerst überprüfen, ob der Weg vom Pumpenreservoire zur Nadel frei ist. Danach überprüfen, ob die „Gripper-Nadel" richtig in der Port-Kammer steckt. Nadel herausziehen und durchspülen. Cave: nach Verwendung von Röntgenkontrastmittel muß unmittelbar danach das System durchgespült werden. Verstopfungen der Nadel können bei hochkonzentrierter Morphin-Lösung (4 %) auftreten, wenn diese mit einer zu geringen Flußrate (< 0,2 ml/h) gegeben werden. Nadel erneut legen und aspirieren. Bei negativer Aspiration ist das System verstopft, oder der Katheter ist aus dem Intrathekalraum herausgerutscht.

Konsequenz:

- Erneuerung des Systems. Um die intrathekale Lage nachzuweisen, kann die Gabe von 2–3 ml Ultracain 1% erfolgen.

Cave für Nichtaanästhesisten: *Bei intrathekaler Lage des Katheters* tritt unter diesen Maßnahmen innerhalb weniger Minuten eine komplette motorische – meist beinbetonte – Parese für 1–2 Stunden ein. Deshalb ist bei diesem Vorgehen immer ein intravenöser Zugang zu legen. *Ist der Katheter aus dem Intrathekalraum herausgerutscht, tritt weder eine sensible noch eine motorische Parese auf.*

Trotz erhöhter Dosis keine suffiziente Analgesie.

Ist eine Leckage im zuführenden System, oder ist der Katheter in den Periduralraum gerutscht?

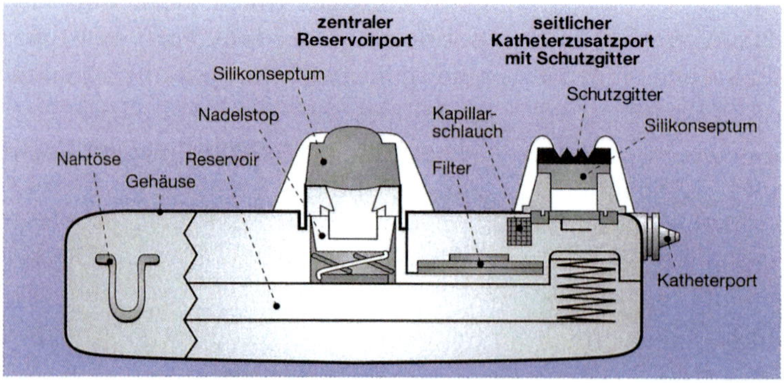

Abb. 19.5 Schnittdarstellung der IsoMed™-Pumpe.

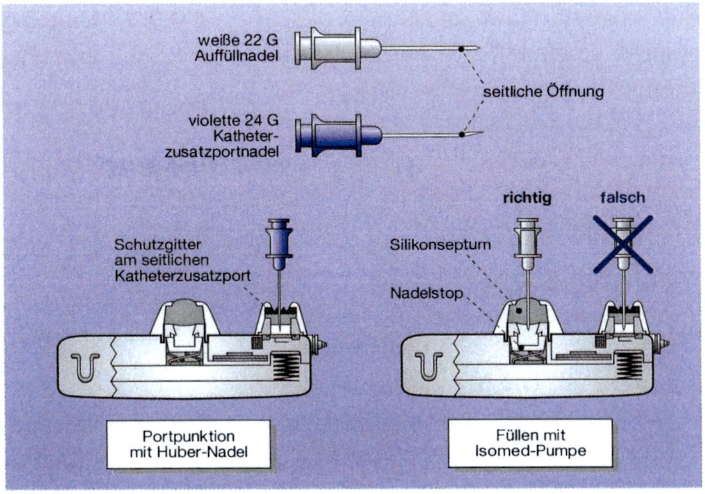

Abb. 19.6 Darstellung der zu verwendenden Spezialnadeln und das Befüllen der Pumpe.

Konsequenz:

- Aspiration. Ist diese positiv, kann von einer Progredienz des Tumorwachstums ausgegangen werden oder der Katheter ist auf ein segmentales Niveau herabgerutscht, das es nicht mehr erlaubt, insbesondere bei geringer Flußrate, das eigentliche Schmerzniveau zu erreichen. Ist die Aspiration negativ, erfolgt eine röntgenologische Darstellung des Systems (Jodkonzentration mind. 200 mg/ml). Danach *unbedingt nachspülen*. Bei periduraler Lage füllen sich die Wurzeltaschen. Konsequenz: Erneuerung des Systems.

Infektion der Port-Tasche

Entleert sich aus der Umgebung der Port-Tasche putrides Sekret, muß das System entfernt werden. Über die liegende Nadel 3 ml Flüssigkeit (darin sind ca. 2 ml Liquor enthalten) aspirieren und die Nadel entfernen. Separate Punktion des Liquors, bakteriologische Aufarbeitung und sofortige Gram-Färbung beider Lösungen. Zeitgleich in äquipotenter Dosierung Weiterführung der Opioidtherapie. Ist die Portflüssigkeit (3 ml) grampositiv, muß das System komplett mit Katheter entfernt werden. Eine zusätzliche Antibiotika-Gabe (intravenös, weil oral immer unzureichende Konzentrationen am Ort der Infektion) ist nur erforderlich, wenn das separate Asparat positiv ist (auch wenn „noch" keine klinischen Zeichen der Bakteriämie vorhanden sind). Diese sind bei Tumorpatienten mit supprimiertem Immunsystem selten vorhanden. Da überwiegend Staphylococcus epidermidis oder aureus (>50 %) gefunden wird, ist mit einer sofortigen Gabe eines Cephalosporins zu beginnen. Beispielsweise 3 x 2 g Claforan bzw. Vancomycin-Therapie – cave: Nephrotoxizität insbesondere bei Cisplatin-Therapie.

Interne Pumpe

Serombildung.

Diese kann vermieden werden, wenn gewebeschonend operiert wird. Daher Vorsicht bei der Abtragung von Fettgewebe bei korpulenten Menschen, um den Abstand Haut und Pumpe zu verringern. Je glatter die Oberfläche einer Pumpe ist, desto seltener ist die Entstehung eines Seroms. Die Pumpe sollte immer an mindestens 2 Ösen fixiert sein, damit sie sich nicht in der Tasche bewegen kann.

Konsequenz:
- Abpunktieren des Seroms, das manchmal mehrere Tage hintereinander notwendig ist. Die Menge, die durchaus 300 ml betragen kann, wird von Punktion zu Punktion weniger, es bildet sich eine Fibrinschicht: *Eine weitere Therapie ist nicht erforderlich.* Im Zweifel kann *Traumanase*® eingesetzt werden. Dosierung: tägl. 3 x 3 Drg.

Nachlassende Schmerzlinderung nach Pumpenimplantation

Unter Titrierung mit einer externen Pumpe sehr gute Schmerzlinderung. Jetzt, nach Implantation der Pumpe, wird plötzlich alles anders, obwohl die gleiche Morphindosis verwendet wird. Nun, haben Sie bedacht, daß Sie beim Titrieren und bei der endgültigen Therapie stets die gleiche Flüssigkeitsmenge pro Zeiteinheit geben müssen, auch wenn die Dosis gleich ist?

Liquorfistel

Versuchen Sie, durch eine Wundrevision (zusätzliche Naht) eine „interne" *Kompression* herbeizuführen. Cave Katheter. Der Patient sollte liegenbleiben (Kopfschmerzen), um eine „externe" Kompression vorzunehmen.

Leider führt eine vermehrte Flüssigkeitszufuhr nicht zu einer gesteigerten Liquorproduktion, denn die Liquorproduktion von 20 ml pro Stunde ist konstant.

19.7.7 Besondere Hinweise zur Port-Pflege

Prophylaxe von Okklusionen

Katheterspülung bei *intravenösen* Systemen
- Nach jeder Injektion bzw. Blutentnahme mit 5 ml NaCl und 100 IE Heparin nachspülen. Bei intrathekaler Lage nur NaCl verwenden, insbesondere nach Kontrastmittelgabe.

Prophylaxe zur Koagelbildung bei seltenem Gebrauch des intravenösen Systems.

- Wird das System nicht ständig verwendet, sollte einmal pro Monat mit 5 ml NaCl und 100 IE Heparin (Heparin-Lock) nachgespült werden. Dabei wird der letzte Milliliter beim Herausziehen der Nadel gespritzt. Das Entstehen eines Unterdrucks wird somit beim Herausziehen der Nadel vermieden.

Prophylaxe bei parenteraler Ernährung
- Alkohol-Lock: 5 ml NaCl mit 1 ml 45%igem Alkohol verdünnen und über 1 Minute spritzen. Danach Heparin-Lock.

Freispülen verschlossener Systeme

Beim *intravenösen* System zuerst prüfen, ob die Nadel nicht im Silikon-Septum liegt oder die Nadel mit einem Stanzzylinder verstopft ist. Handelt es sich um einen in die V. subclavia eingebrachten Katheter, kann die Ursache auch nur in der Verlegung bzw. im Knick des Katheters unterhalb der Klavikula liegen. Der Kopf sollte entweder zur Gegenseite gedreht oder die Portkammer etwas heruntergezogen werden. In manchen Fällen kann ein passives Zurücklaufenlassen bei herunterhängender Infusionsflasche probiert werden.

Bei *intrathekal* liegenden Kathetern kann der Knick durch Einklemmung zwischen zwei Processus spinosi bedingt sein. In Seitenlage und durch Anziehen der Beine an den Oberkörper läßt sich das Problem lösen.

Wird ein Blutgerinnsel vermutet, kann mit Urokinase (5000 IE) und 2 ml NaCl so gespült werden, daß max. 0,5 ml der Lösung trotz Überwindung des Hindernisses gegeben werden. Dieser Vorgang kann nach 15–20 Minuten wiederholt werden, so lange, bis das System offen ist. Vor jeder Nachinjektion sollte versucht werden, das Gerinnsel zu aspirieren. Hat dieses Vorgehen keinen Erfolg, muß das System erneuert werden.

Wird vermutet, daß ein Silikon-Stanzzylinder im System ist, sollte niemals mit Kraft weitergedrückt werden, da der Zylinder vorgeschoben wird. Eventuell hilft eine vorsichtige, ruckartige Aspiration. Meistens muß das System ausgebaut werden.

Wird ein Präzipitat bei parenteraler Ernährung vermutet, sollte, wie oben beschrieben, ein Alkohol-Lock versucht werden. Mit einer Insulinspritze werden Drücke von 22 bis 28 bar erreicht, mit einer 2-ml-Spritze dagegen von 14 bis 16 bar.

19.7.8 Bedienungsanleitung der Pumpe CADD PCA

1. Füllen und Anschließen des Reservoirs (50 oder 100 ml). Das Reservoir muß luftleer sein.
2. Einlegen der Kassette, einrasten lassen, mit beiliegendem Schlüssel zuschließen.
3. Batterie einlegen. Auf die Polung achten. Beim Einlegen und Verschließen piept es.
4. Das Gerät testet sich jetzt selbst: 88.8...1...etc. Wenn das Restvolumen angezeigt wird und die STOP-Taste blinkt, muß das Reservevolumen (100 oder 50 ml) eingestellt werden: Weiße Dreiecktaste nach „oben oder unten" drücken. Danach SPEICHER-Taste drücken.
5. PROGRAMM-Taste drücken: mg/ml mit weißen Tasten einstellen oder auf 0 stehen lassen, wenn ml/h eingegeben werden soll. Jetzt wieder SPEICHER-Taste drücken. Danach PROGRAMM-Taste drücken.
6. RATE: mit weißen Tasten einstellen und SPEICHER-Taste drücken. Wenn es zwischendurch länger piept, den letzten Vorgang wiederholen bzw. SPEICHER-Taste drücken.
7. BOLUS: ca. 10 % der Tagesmenge. SPEICHER-Taste drücken.
8. PROGRAMM-Taste: Bolus/min. bei spinaler Gabe max. alle 30 min. SPEICHER-Taste drücken.
9. Nun steht das Display wieder auf „Rest-Vol." Jetzt START-Taste so lange gedrückt halten, bis sich 3 Querbalken von links nach rechts aufgebaut haben. Taste loslassen, das Gerät zeigt nun alle eingegebenen Daten nochmals an und arbeitet nun.
10. Beim Wechseln der Batterie schaltet das Gerät automatisch in die STOP-Position. Alle Daten bleiben erhalten, das Gerät muß mit der START-Taste neu aktiviert werden.

C

11. Beim Wechseln der Kassetten geht das Gerät ebenfalls in die STOP-Position. Hierbei muß das Restvolumen entsprechend der Kassettenfüllung neu eingegeben werden. Danach SPEICHER-Taste drücken. Dann auf START drücken, bis alle 3 Balken aufgebaut sind.
12. Soll eine Änderung der Optionen erfolgen, muß das Gerät erst in die STOP-Position gebracht werden.
13. Sollen alle Daten so gespeichert werden, daß ein Zugriff nur durch Eingeben eines Codes möglich ist, wird die Look-Taste gedrückt: es erscheint LLO. Die Dreiecktaste oben wird einmal oder zweimal gedrückt, bis LL 1 oder LL 2 (je nach Modell) erscheint. Danach erneutes Drücken der Look-Taste, bis 000 erscheint. Jetzt die obere Dreiecktaste auf 58 stellen und durch erneutes Drücken der Look-Taste bestätigen. Alle Daten sind nun nicht mehr zu ändern. Zum Ändern muß genau der umgekehrte Weg erfolgen: von 58 auf 000, Look-Taste, von LL 2 mit Dreiecktaste unten auf LL 0, Look-Taste drücken als Bestätigung.

19.8 Tumorschmerztherapie bei Kindern

Die Inzidenz des Tumorschmerzes bei Kindern beträgt wie bei Erwachsenen ca. 60 % und steigt mit zunehmendem Alter. Bezogen auf die Tumorentität entstehen verschiedene Schmerzen (→ Tab. 19.18).

Kinder haben Angst vor jeder Injektion. Vermeiden Sie daher mehrfache subkutane Applikationen.

Sorgen Sie immer dafür, daß schmerzhafte therapeutische oder diagnostische Punktionen unterbleiben:
- **Liquorpunktion**
- **Knochenmarkpunktion/-aspiration**
- **Venenpunktionen**

Liquorpunktion:
- Prämedikation* mit Midazolam. Vorherige (1 h) lokale Anästhetikaapplikation mit einer Salbe (Emla®). Punktionen nach Möglichkeit immer in Lokalanästhesie vornehmen. Ausreichende Flüssigkeitszufuhr (Postpunktionskopfschmerz).

Knochenmarkpunktion/-aspiration:
- Der Hauptschmerz wird durch die Aspiration verursacht. Daher grundsätzlich nur unter Narkosebedingungen: Midazolam und Ketamin intravenös. Den intravenösen Zugang (Braunüle®) nur nach vorheriger Anästhetikaapplikation mit einer Salbe (Emla®).

Venenpunktion:
- Zentrale Venenpunktion als Broviac- oder Hickmann-Katheter bei Kleinkindern erfolgt nur unter Narkosebedingungen. Bei älteren Kindern kann nach vorheriger Sedierung (Midazolam) unter ausreichender Lokalanästhesie eine Punktion der V. jugularis int., oder ext. oder V. subclavia erfolgen.

*Prämedikation nach Schema des Hauses, ansonsten z. B. *Midazolam* 0,4 mg/kg oral, i.v.: 0,1–0,2 mg/kg KG oder *Promethazin* 1 mg/kg KG oder 1 Tropfen/ kg KG oral 1h vor dem Eingriff.

Ketamin:
- intravenös initial 1–2 mg/kg KG oder intramuskulär 3–5 mg/kg KG. Repetitionsdosis: 0,5–1 mg/kg KG.

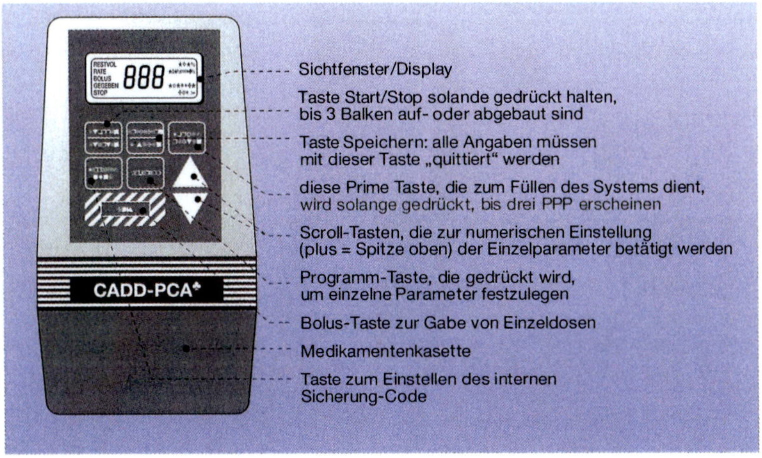

Abb. 19.7 Bedienungsanleitung der Pumpe CADD PCA.

Cave:

- Hypersalivation, Laryngospasmus. Daher Prämedikation immer mit Atropin 0,01–0,02 mg/kg KG oral.

Bei Kindern unter 1 Jahr sollte die Knochenmarkpunktion in Vollnarkose erfolgen. Analgesie hier mit 0,1 mg Morphin i.v. oder Fentanyl: 0,002 mg/kg KG.

19.8.1 Woran muß besonders gedacht werden?

Grundsätzlich gilt, daß die gleichen Nebenwirkungen auftreten können wie bei Erwachsenen. Die *Intensität (bspw. des Erbrechens)* ist jedoch meist geringer ausgeprägt. Dafür ist die Akzeptanz der Nebenwirkungen bezüglich der weiteren Einnahme des Analgetikums weitaus geringer.

Die Therapie des Schmerzes hat bezüglich der Grunderkrankung einen höheren Stellenwert, da die Konsequenz des weiteren Tumorwachstums bis zu einem bestimmten Grad nicht die gleiche Dimension hat wie bei einem Erwachsenen.

Wird die Endphase einer Tumorerkrankung bei klarem Bewußtsein erlebt, haben Begriffe wie Tod und Sterben einen sehr viel höheren Stellenwert als bei Erwachsenen. Die Angst vor dem Ungewissen wird bei Kindern wesentlich intensiver empfunden.

Die Nebenwirkungen, Erfolge und Mißerfolge der Schmerztherapie sollten immer im *Beisein der Eltern* besprochen werden, da sie Trost und Hoffnung viel eher vermitteln können als der Therapeut.

Wenn feststeht, daß häufige Punktionen bzw. intravenöse Blutabnahmen oder Therapien stattfinden werden, sollte *frühzeitig ein zentraler Venenkatheter mit Port-System* gelegt werden. Über diesen kann dann selbstverständlich auch die Schmerztherapie erfolgen.

Die Therapie erfolgt auch bei Kindern regelmäßig und nicht nach Bedarf. Das WHO-Stufenschema wird bei Kindern modifiziert angewendet in der Art, als daß bereits *frühzeitig Opioide der Stufe III* eingesetzt werden.

Grundsätzlich gelten die gleichen Richtlinien der medikamentösen

C

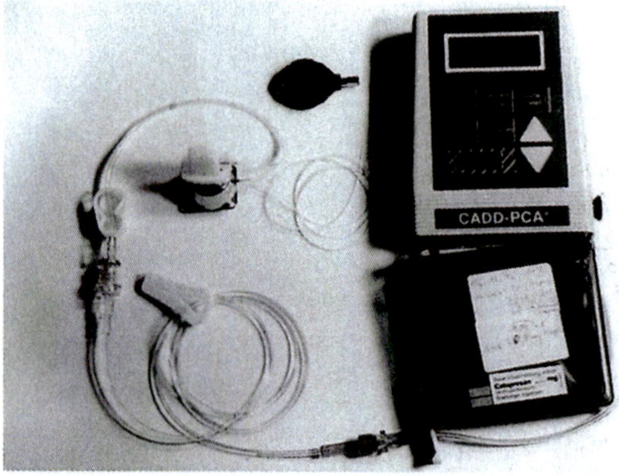

Abb. 19.8
Komplettsystem für eine externe Pumpe.

Schmerztherapie wie bei Erwachsenen:

- Opioide führen weit häufiger zur Obstipation. Die Toleranz gegenüber invasiven Abführmaßnahmen ist wesentlich geringer. Daher nicht abwarten, sondern sofort ein Laxans mit verordnen.
- Erbrechen ist bei Kindern immer mit der Angst versetzt, keine „Luft zu bekommen". Daher sollte in den ersten Tagen grundsätzlich ein neuroleptisch wirkendes Antiemetikum für ca. 4 Tage mit eingesetzt werden.

Wenn nach initialer oraler Schmerztherapie mit Morphin, für das auch bei Kindern keine Höchstdosierung festgelegt ist, eine Progredienz des Schmerzes auftritt, sollte früher als bei Erwachsenen eine kontinuierliche, *pumpengesteuerte subkutane oder intravenöse* Schmerztherapie erfolgen. Dabei werden dieselben Methoden angewendet wie bei Erwachsenen.

19.8.2 Die Ersteinstellung mit Morphin

Die Ersteinstellung erfolgt nach Möglichkeit mit der *nicht retardierten* Lösung. Die Ersteinstellung beginnt bei der oralen Gabe mit *Morphinhydrochlorid*, das in unterschiedlichen Konzentrationen (0,5–2%) zur oralen Anwendung hergestellt werden kann.

Die früher eingesetzte *„Brompton-Mixture"* aus 15 mg Heroin, 10 mg Cocain, 2 ml Gin, 4 ml Honig und 15 ml Chloroform findet heute keine Anwendung mehr.

Orale Therapieeinstellung

Morphin-Lösung:
- 0,2–0,5 mg/kg KG alle 4–6 Stunden

Morphin retard: (MST):
- 0,5 mg/kg KG (kleinste Retardmenge: 10-mg-Tbl.)

Die initiale orale Therapie beginnt mit 0,2–0,5 mg/kg KG Morphin nicht retardiert alle 4–6 Stunden. Ein 25 kg schweres Kind erhält demnach:

- Grundsubstanz: 1%ige Morphinhydrochloridlösung = 1 ml = 20 Tropfen = 10 mg

Tab. 19.18 Tumorbedingte Schmerzen.

Tumor	Inzidenz	Schmerzursache
Ewing-Sarkome	89%	Knochenschmerz, Weichteilschmerz
Astrozytome	83%	Kopfschmerz, Rückenschmerz
Osteosarkome	75%	Knochenschmerz
Non-Hodgkin-Lymphome	68%	Viszerale („Bauch"-) Schmerzen
Neuroblastome	54%	Arthralgie, Leberkapselschmerz, Kopfschmerz
Wilms-Tumoren	38%	Abdom. somatischer Schmerz durch Verdrängung
Retinoblastome	22%	Neuropathische S., Kopfschmerz

- Bedarf: *10 mg alle 4 –6 Stunden* = 1. Tag: *4–6 x 15–20 Tropfen der 1%igen Lösung.* Die Dosis muß tropfenweise am Schmerz titriert werden: Ist nach der Einzelgabe am Ende des ersten Tages keine nennenswerte Schmerzlinderung eingetreten, sollten am nächsten Tag

2. Tag: *4–6 x 20–25 Tropfen der 1%igen Lösung* gegeben werden. Ab dem 4. Tag wird die Retardformulierung MST in äquipotenter Dosierung eingesetzt. Beträgt der Bedarf 5 x 25 Tropfen der 1%igen Lösung = 60 mg, kann mit der

4. Tag: *MST-30-Gabe alle 12 Stunden* begonnen werden. Treten erneut Schmerzen auf, werden *50 % der bisherigen Einzeldosis* an Tropfen zusätzlich verordnet.

Parenterale Therapieeinstellung

1. Beginn mit einer Bolusgabe:
- *0,1 mg*/kg KG Morphin über 5–10 min. injizieren

2. Kontinuierliche Gabe intravenös/subkutan:
- *0,05–0,08 mg*/kg KG Morphin/h

19.8.3 Obstipationsprophylaxe und Behandlung der Emesis

Bei jeder Opioidtherapie ist die Mitbehandlung der Obstipation eine unabdingbare Maßnahme. Eine Prophylaxe ist jedoch (bei Kindern) besonders abzuwägen. Gut geeignet ist *Lactulose*: 2–3 x 3–5 ml bei Kindern bis zu 4 Jahren, 2–3 x 5–10 ml ab dem 4. Jahr (Nebenwirkung: Meteorismus). Bisacodyl und Na-Picosulfat sollten bei Kindern wegen krampfartiger Bauchschmerzen nicht eingesetzt werden. *Macrogol* 3350 (Movicol®) wird bei Kindern derzeit nicht empfohlen. Zur Behandlung der *Emesis* ist *Dimenhydrinat* (Vomex A®) oral/Supp: 5 mg/kg oder i.v.: 1–2 mg/kg oder MCP (Paspertin®) 0,15 mg/kg oral und i.v. geeignet.

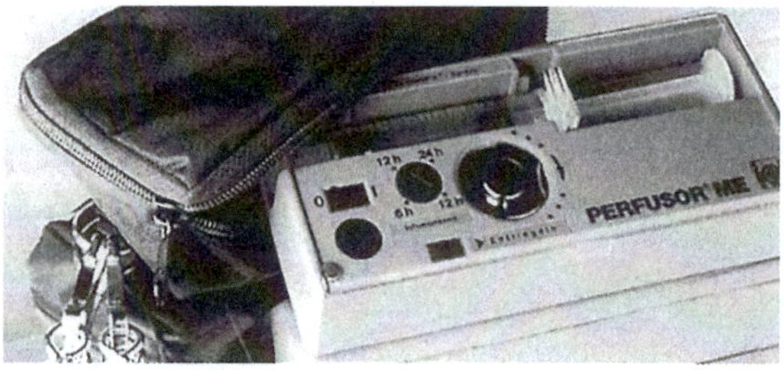

Abb. 19.9
Perfusor M Braun.

19.8.4 Adjuvante Analgetika

Trizyklische Antidepressiva

Amitriptylin

- *0,1–0,2 mg/kg pro Tag als Therapiebeginn.* Nach ca. 14 Tagen steigern. Auf *2 mg/kg* pro Tag über weitere 14 Tage. Serumspiegelkontrolle nach 14 Tagen. CAVE: Mundtrockenheit, Harnverhalt, Obstipation, Sedierung.

Antikonvulsiva

Carbamazepin

- *2 mg/kg alle 12 h. Steigern, bis Erfolg eingetreten ist* (Plasmaspiegel 5 bis 10 mg/l). CAVE: kurzfristige Leuko- und Thrombozytopenie. Erhöhungen der Galle- und Leberwerte zwingen nicht zum Absetzen.

Subkutane und intravenöse Opioidapplikation zur Initial- und kontinuierlichen Therapie

(→ Abb. 19.9. und Abb. 19.10)

Die Herstellung einer 4%igen Lösung ist nur zur intravenösen Applikation sinnvoll. Subkutan sollten nur 0,5 bis 2%ige Lösungen verwendet werden, weil eine höherprozentige durch Auskristallisation zum Verschluß der Nadel führt. Als Subkutan-Nadel eignet sich die orangefarbene Butterfly-Nadel der Fa. Braun, die als Perfusor-M-Nadel für alle Pumpensysteme geeignet ist. Subkutan-Nadeln der Fa. Therastic sind aufgrund der senkrechten Lage mit 1,5 cm Länge für Kinder und Jugendliche nicht geeignet. (Wie danken der Firma Grandpierre für die Überlassung der Fotos, die der Broschüre: H.-J. Willenbrink: Schmerztherapie bei Tumorpatienten, 13. Auflage, 2002, Hrsg. Fa. Mundipharma, entnommen sind.)

19.9 Betäubungsmittel-Verordnung vom 1.2.1998

19.9.1 Rezepte (→ Abb. 19.12): Grundsätzliches und die neuen Änderungen (Ä)

1. Die Rezepte sind nur für den Berechtigten bestimmt, dessen BtM-Nummer auf dem Rezept kodiert steht.
2. Bei *Krankheit, Urlaub oder Verhinderung* dürfen diese auf einen anderen Arzt übertragen werden, der den handschriftlichen Vermerk „In Vertretung“ anbringen muß. *(Ä)*
3. Maschinenlesbare BtM-Rezeptformulare brauchen nur noch mit der eigenhändigen Unterschrift unterschrieben zu werden.

4. Die Stückzahl muß nicht mehr in Worten wiederholt werden. *(Ä)*
5. *Nicht verbrauchte und fehlerhaft* ausgefüllte Rezepte müssen für 3 Jahre aufbewahrt werden. Nicht der Bundesopiumstelle zurücksenden! Der mittlere Teil des 3teiligen Rezeptes wird herausgetrennt und verbleibt beim Verschreibenden.
6. Die Beschränkung der Tageshöchstmenge entfällt. *(Ä)*
7. Solange die *30-Tage-Höchstmenge* nicht überschritten wird, egal, wieviel Rezepte ausgestellt werden, entfällt die bisherige Kennzeichnung mit *„A"*.
8. Notfallrezepte
   Ein Normal-Rezept kann im Notfall (Nichtvorhandensein eines BTM-Rezeptes) als BTM-Rezept eingesetzt werden, wenn dieses mit einem *„N"* versehen wird. Dieses Rezept muß *am selben Tag eingelöst* werden. Der Apotheker ist verpflichtet, den ausstellenden Arzt über den Erhalt telefonisch zu unterrichten. Das Original-BTM-Rezept über die verordnete Menge *muß nachgereicht* werden. Ein *BTM-Rezept* mit einem *„N"* darf nicht beliefert werden

Bestellungen sind zu richten an:

Bundesinstitut für Arzneimittel und Medizinprodukte
Bundesopiumstelle
Friedrich-Ebert-Allee 38
51113 Bonn
Tel.: 0228 / 207–30 (Zentrale)
Tel.: 0228 / 207 51 19
Tel.: 0228 / 207 51 50

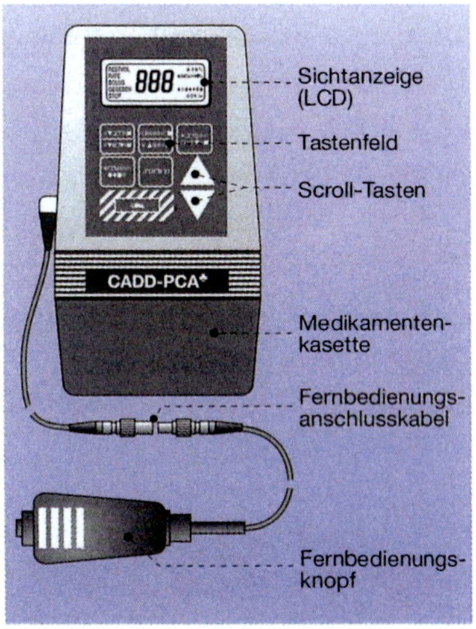

Abb. 19.10 CADD PCA Sims-Deltec.

19.9.2 Betäubungsmittel-Anforderungsscheine

Für den Stationsbedarf müssen seit dem 16.3.1995 Betäubungsmittel-Anforderungsscheine verwendet werden. Diese können *nur leitende Ärzte* einer Abteilung oder eines Krankenhauses anfordern, die ihrerseits diese an die Stationsärzte weitergeben. Über die Weitergabe muß ein Nachweis geführt werden.

Für Belegärzte gilt, daß diese die Anforderungsscheine nur verwenden dürfen, wenn deren Betten räumlich von anderen Teileinheiten des Krankenhauses abgetrennt sind. Bei der Ausstellung eines BTM-Rezeptes sind Höchstverschreibungsmengen (→ Tab. 19.22) zu beachten.

Schengener Abkommen

Am 27.3.1995 wurde beschlossen, daß im grenzüberschreitenden Verkehr Schmerzpatienten, die unter einer Dauermedikation mit Opioiden stehen, eine Bescheinigung erhalten, aus denen hervorgeht, daß sie auf die Ein-

Präparat	mg/kg KG	Wirkdauer (h)	Darreichung Bemerkung
Acetylsalicysäure	10	4–6	Tab. à 100 mg
Ibuprofen	6–8	6–8	Tab. à 200 mg, Sirup 1 ml = 20 mg
Diclophenac	1–1,5	8–12	Supp. 12,5 mg
Metamizol	10–15	6	1 Tropfen = 25 mg Sirup 1 ml = 50 mg
Paracetamol	10–15	4–6	
(Ben-u-ron®-Saft)	10–15	4–6	1 ml = 40 mg Paracetamol
(Paracetamol/ Codein)	10–15	4–6	1 ml = 40 mg Paracetamol u. 1 mg Codein

Tab. 19.19 Dosierung der Nichtopioidanalgetika bei Kindern.

nahme von Opioiden angewiesen sind. Reisen Patienten in Länder, die *nicht dem Schengener Abkommen beigetreten sind**, dann müssen bei den zuständigen Botschaften Genehmigungen eingeholt werden, daß sie die Opioide mit einführen dürfen. Patienten, die aus solchen Ländern *nach Deutschland einreisen*, benötigen diese *Genehmigung nicht*. Die Bescheinigungen sind bei der Bundesopiumstelle erhältlich.

* Dänemark, Irland, Großbritannien, Polen sowie die anderen östlichen Anrainerländer gehören dazu.

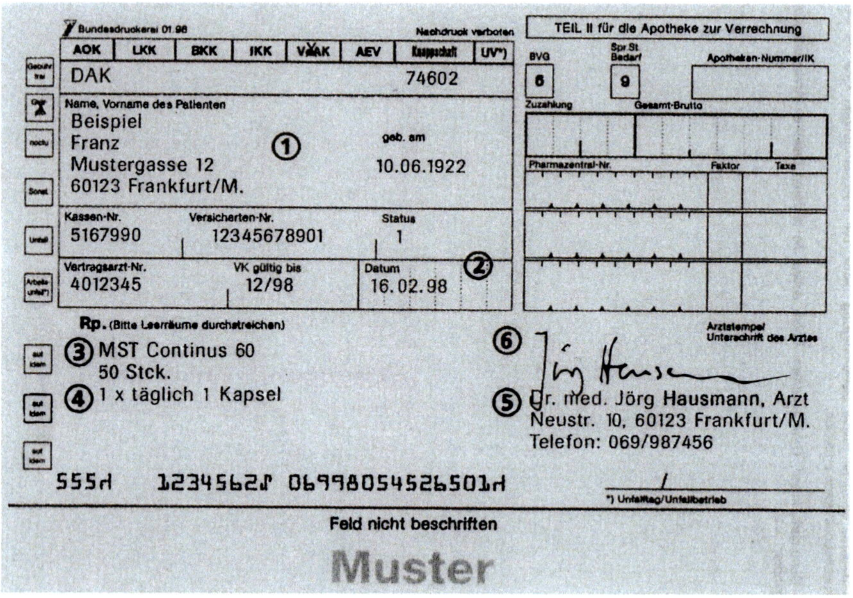

Abb. 19.11 Beispiel eines BTM-Rezeptes.

Tab. 19.20 Dosierung der Opioidanalgetika.

Präparat	mg/kg KG	Wirkdauer (h)	Darreichung Bemerkung
Dihydrocodein	1,5	6–8	(1 ml = 40 Gtt = 100 mg)
Tramadol	1,0–2,0	4–6	20 Gtt = 50 mg 1 Gtt = 2,5 mg
Tilidin/Naloxon	1 Gtt/Lj. mind. 3 Tr.	4–6	
Morphin supp. (MSR) 10, 20, 30 mg	0,2–0,5	4–6	Kein Retardpräparat, nicht zur Dauertherapie geeignet
Morphin retard oral			
(MST®) 10, 30, 60, 100 200-mg-Tbl.	0,5–1,0	8–12	Mittel der Wahl
MST retard Granulat 20, 30, 60, 100 200 mg pro Beutel	0,5–1,0	8–12	Geeignet zur enteralen Applikation über eine PEG- oder PEJ-Sonde
Levomethadon (L-Polamidon®)	0,2	6–8	Stark variierende Halbwertszeit
Fentanyl-TTS (Durogesic®)	Dosierung nach initialer Morphinapplikation siehe Umrechnungsfaktor s. o.		Mittel der Wahl

Tab. 19.21 Subkutane* und intravenöse* Opioidapplikation zur Initial- und kontinuierlichen Therapie.

Präparat	Bolus s.c./i.v. ←	mg/kg KG	→ kontinuierliche Infusion
Hydromorphon	0,2 (bis 30–40 kg), 0,8–1,0 (ab 40 kg)		0,01
Morphin	0,2–0,25 (< 10 kg 0,01)		0,05–0,08
Piritramid	0,1–0,2		0,05–0,1
Fentanyl	0,0015		0,0005–0,001
Ketamin	1,0		

*Hierzu eignen sich Pumpensysteme wie in Tabelle 19.22 dargestellt.

Literatur

Andrews PLR, Sanger GJ (1993) *Emesis in anticancer therapy.* Chapmann und Hall, UK

Aulbert E, Zech D (Hrsg.)(1997), *Lehrbuch der Palliativmedizin*, Schattauer, Stuttgart

Aulbert E (1993) *Palliative internistisch-onkologische Therapie unter dem Gesichtspunkt einer erleichterten Krankheitsbewältigung.* In: Aulbert E (Hrsg.): *Bewältigungshilfen für den Krebspatienten*, Thieme, Stuttgart

Becket R, Klima M, Altwein JE (1989) *Chemotherapie des Prostatakarzinoms unter palliativer Zielsetzung?* Urologe 28:A24

Bennet A, Melhuish PB, Patel S, Randles H, Stamfort IF (1987) *Cancer in mice; effects of prednisolone on mepacrine alone and with cytotoxic drugs.* Br J Cancer 5:42–45

Berkey CS, Eisenberg E, Carr DB (1993) *Nonsteroidal antiinflammatory drugs for cancer pain: Metaanalysis.* Abstr. 7th World Congress on Pain

Bhardwaj S, Holland JF (1982) *Chemotherapy of metastatic cancer in bone.* Clin Orthop 169: 28–37

Biersack HJ, Hotze AL (1993) *Radionuklid-Therapie.* Dtsch Ärzteb (23) 90:1123–1125

Blanchard J, Menk E, Ramamurthy S, Hoffmann J (1988) *Subarachnoid and epidural calcitonin in patients with pain due to metastatic cancer.* J Pain Sympt Management 5:42

Blanchard J, Menk E, Ramamurthy S, Hoffmann J (1990) *Subarachnoid and epidural calcitonin for the management of cancer pain.* Anesth Analg 67:S2

C

Tab. 19.22
Höchstmengenverordnung für Medikamente, die dem Betäubungsmittelgesetz unterliegen.

Max. Tageshöchstdosis	Opioid	Höchstverschreibungsmenge für 30 Tage*
Entfällt	Morphin-HCl MST®, MSI®, MSR® Sevredol®, MST Continus® MST® Retard-Granulat	20 000 mg
Entfällt	Dipidolor® (Piritramid)	6 000 m
Entfällt	Oxygesic® (Oxycodon)	15 000 mg
Entfällt	DHC® zur Drogensubstitution (Dihydrocodein)	30 000 mg**
Entfällt	Hydrocodon	1 200 mg
Entfällt	Palladon® Hydromorphon	5 000 mg
Entfällt	Methadon®	3 000 mg
Entfällt	L-Polamidon® (Levomethadon)	1 500 mg
Entfällt	Temgesic® (Buprenorphin)	150 mg
Entfällt	Marinol®, Dronabiol® (Tetrahydrocannabiol)	500 mg
Entfällt	Durogesic® (Fentanyl)	1 000 mg

Der Apotheker darf das Rezept nach Rücksprache mit dem Arzt ändern. In dringenden Fällen (z. B. nicht erreichbar) auch ohne Rücksprache.
* Eine Überschreitung ist mit einem „A" auf dem kumulierten Rezept zu kennzeichnen.
** DHC zur Schmerztherapie ist weiterhin BTM-frei.

Blitzer PH (1985) *Reanalysis of RTOG study of the palliation of symptomatic osseous metastasis.* Cancer 55:1468–1472

Bonika JJ (ed.) (1990) *The Management of Pain.* 2nd ed Lea und Febiger (UK)

Boyce BF (1991) *Normal bone remodelling and its disruption in metastatic bone disesease.* In Rubens RD, Fogelman I (Eds) *Bone Metastasis. Diagnosis and Treatment.* Springer Verlag 2:11–30

Broadley KE (1996) *Ketamine injection used orally.* Palliative Medicine 10:247–250

Bruera E, Pereira J, Watanabe S et al. (1996) *Opioid rotation in patient with cancer pain.* Cancer 78,4:852–857

Camann RW et al. (1992) *A comparison of intrathecal, epidural and intravenous sufentanil for labor analgesia.* Anesthesiology 77:884–887

Campa III AJ, Payne R (1993) *Pain syndromes due to cancer treatment.* In: Patt RB (Ed) *Cancer Pain*: 41–56. Lippincott Company, Philadelphia

Chrubasik J (1985) Somatostatin: *Eine Übersicht.* Anaesth Intensiv Notfallmed 20:165

Clarke Susan EM (1991) *Isotope Therapy for Bone Metastases.* In Rubens RD, Fogelman I (Eds) *Bone Metastasis. Diagnosis and Treatment.* Springer Verlag 10:187–205

Devoghel JC (1983) *Small intrathekal doses of lysine-acetylsalicylat relief intractable pain in man.* J Int med Res 11:90

Dodwell DJ, Howell A (1991) *The Systemic Treatment of Bone Metastases.* In Rubens RD, Fogelman I (Eds) *Bone Metastasis. Diagnosis and Treatment.* Springer Verlag 7:121–147

Donner B, Zenz M, Strumpf M (1998) *Long-term treatment of cancer pain with transdermal Fentanyl.* J Pain Sympt Management Vol. 15, 3:168–175

Donner B, Zenz M, Tryba M et al. (1996) *Direct conversion from oral morphine to transdermal fentanyl.* Pain 64:527–534

Drexel H, Dzien, Spiegel RW, Lang AH (1989) *Treatment fo severe cancer pain by low dose continuous subdutaneous morphine.* Pain 36, 2:169–176

Eagen RT, Hahn RG, Myers RP (1978) *Adriamycin versus 5-fluorurcil and cyclophosphamide in the treatment of metastatic prostate cancer.* Cancer Treat Rep 60:115–117

Ensink FBM, Beck D, Bautz MT (1999) *Tumorschmerztherapie.* Niedersächsisches Ärzteblatt 7:29–37

Hänsel R (1993) *Phytopharmaka.* Grundlagen und Praxis. Springer, Heidelberg

Hanekop G, Beck D, Ensink FBM (1996a) *Schmerztherapie bei Tumorpatienten.* Onkologie 2:556–573

Hanekop GG, Beck D, Ensink FBM (1996b) *Ätiologie und Klassifikation von Tumorschmerzen.* Tumordiagnostik Ther 20

Husebö S, Klaschik E, (1998) *Palliativmedizin.* Springer, Heidelberg

Illiger HJ, Bornmann L, Herdrich K (1995) *Arzneimittelinteraktionen bei der Therapie maligner Erkrankungen.* In: Asta Medica Oncology, Zuckschwerdt

Lynch J, Zech D, Grond S (1992) *The role of intrathecal neurolysis in the treatment of cancer-related perianal and perineal pain.* Pall Med 6:140–145

Norton WS, Lak SA (1989) *Controll of symptoms other than pain.* In: Twycross RG, Ventafridda V (ed): *The continuous care of cancer patient.* Pergamon Press, Oxford

Patt RB (ed.) (1993) *Cancer Pain.* Lippincott Company, Philadelphia

Portenoy RK (1989) *Cancer pain – epidemiology and syndromes.* Cancer 63 2298–2307

Sharfmann WH, Walsh TD (1990) *Has the analgesic efficacy of neurolytic celiaca plexus block being demonstrated in pancreatic pain?* Pain 41:267–271

Stamer U, Maier C (1992) *Ambulante Epiduralanalgesie bei Tumorpatienten – Ein überholtes Verfahren?* Anästhesist 41:288–296

Schüle-Hein K (1993) *Palliative Strahlenbehandlung.* In: Aulbert E (ed) *Bewältigungshilfen für den Krebspatienten,* Thieme, Stuttgart

Twycross R (1997) *Cancer pain classification.* Acta Anaestesiol Scand 41:141–145

Yaksh TL, Malmberg AB(1994) *Interaction of spinal modulatory receptor systems.* In: Fields HL, Liebeskind JC (ed) *Pharmacological approaches in the treatment of chronic pain.* IASP Press, Vol 1:151–173

Zech D, Radbruch L, Grond S et al. (1992) *Hochdosierte Clonidin-Fentanylgabe bei 2 Patienten mit tumorbedingten Deafferenzierungsschmerzen.* Abstract Bielefelder Schmerzkongreß: S 12

20 Stumpf- und Phantomschmerz

Peter Lierz

20.1 Einleitung

Die erste Beschreibung eines Phantomerlebnisses stammt aus dem Jahre 1551 von dem französischen Militärchirurgen Ambrose Pare (1510–1590).

Phantomerlebnisse können prinzipiell in jedem amputierten Körperteil auftreten, werden jedoch meistens in Extremitäten geschildert. Phantomerlebnisse wurden auch in Zunge, Penis, Hoden, Brust, Nase, Zähnen, Rektum, Blase und Augen beschrieben (Cohn 1971, Jamison 1979).

Sehr wichtig ist die korrekte Terminologie bei der Beschreibung eines *Postamputationsphänomens*. So müssen *Phantomsensationen* oder *Phantomerlebnisse* von *Phantomschmerzen* unterschieden werden. Definitionsgemäß ist ein Phantomerlebnis nicht schmerzvoll. Im Gegensatz dazu stellt der Phantomschmerz eine schmerzhafte Empfindung eines nicht mehr vorhandenen Körperteils dar. Während Phantomerlebnisse meist die gesamte Extremität betreffen, sind Phantomschmerzen häufig lokal umschrieben. Schmerzen, die schon vor der Amputation bestanden, können sich als Phantomschmerz erneut einstellen. Auch jahrelang zurückliegende Schmerzerlebnisse können als Phantomschmerz wieder auftreten (Comberg 1997). Weiter muß von Phantomschmerzen oder Phantomerlebnissen der Stumpfschmerz unterschieden werden (Hord 1996). Nach peripheren oder zentralen Nervenschädigungen, z. B. nach Plexusläsionen, kann es im Ausbreitungsgebiet der geschädigten Nerven trotz Fehlens sensibler Afferenzen zu Schmerzen kommen. Diese Phänomene werden unter dem Begriff Deafferenzierungsschmerzen zusammengefaßt. Die Inzidenz dieser Schmerzen liegt bei 5–15 %. Nicht nur traumatische Nervenschäden können zu einem Deafferenzierungsschmerz führen, sondern auch iatrogene Nervenläsionen wie Neurolysen oder Nervenexhairesen.

Der Unterschied zwischen einem Deafferenzierungsschmerz und einem Phantomschmerz liegt darin, daß beim Deafferenzierungsschmerz das Körperteil noch vorhanden ist, wenn auch denerviert.

20.2 Phantomerlebnisse

Phantomerlebnisse sind subjektiv normale Empfindungen in einem nicht mehr vorhandenen Körperteil. Sie sind häufiger als Phantomschmerzen und treten in den meisten Fällen während der ersten Monate nach einer Amputation auf.

Viele Patienten empfinden bereits ein Phantomerlebnis unmittelbar postoperativ noch im Aufwachraum und stellen häufig die Frage, warum die geplante Amputation nicht durchgeführt wurde. Nach Extremitätenamputationen versuchen Patienten häufig, mit dem nicht

C

mehr vorhandenen Arm zu greifen oder auf dem nicht mehr vorhandenen Bein zu stehen. Phantomerlebnisse werden meist stärker nach Ellenbogen- als nach Knieamputationen beschrieben (Weiss 1963). Die Frequenz von Phantomerlebnissen ist bei beidseitigen Amputationen häufiger in der dominierenden Körperhälfte zu finden (Almagor 1978).

Die *Inzidenz* von Phantomerlebnissen steigt mit dem Alter der Patienten. Die Häufigkeit von Phantomerlebnissen bei Kindern, an denen eine Extremitätenamputation vor dem vollendeten 2. Lebensjahr durchgeführt wurde, wird mit 20 % beschrieben. Nach Vollendung des 8. Lebensjahres kommt es in nahezu 100 % der Fälle zu einem Phantomerlebnis (Simmel 1962). Von 20 % der Patienten mit kongenitalem Fehlen von Extremitäten werden Phantomerlebnisse angegeben. Davon beschreiben 20 % auch Phantomschmerzen. Patienten, die bis zu einem Alter von 6 Jahren eine Extremität verloren, klagen in 50 % der Fälle über Phantomerlebnisse, hiervon weisen 42 % auch Phantomschmerzen auf (Melzack 1997).

Meist werden 85–98 % der Phantomerlebnisse in den ersten drei Wochen nach der Amputation angegeben.

Die *Entstehung* eines Phantomschmerzes oder eines Phantomerlebnisses ist noch nicht endgültig geklärt. Es werden neben peripheren Ursachen auch zentrale Mechanismen diskutiert. So konnten bei Patienten, die sich einer Amputation unterzogen, unabhängig davon, ob bereits spontan Phantomschmerzen oder Sensationen aufgetreten waren, diese künstlich erzeugt werden. Mit einer Mikroelektrode, die am ventrokaudalen Thalamus plaziert wurde, konnten Phantomschmerzen oder Phantomerlebnisse ausgelöst werden. Daraus läßt sich schließen, daß nach einer Amputation die amputierten Extremitäten noch im Thalamus präsent sind (Davis 1998).

20.2.1 Symptome

Normalerweise beschreiben die Patienten Phantomerlebnisse in der nicht mehr vorhandenen Extremität als *normale Empfindung*, zeitweise als warmes oder leicht kitzelndes Gefühl. Offensichtlich gibt es einen Zusammenhang zwischen der Stärke der Phantomerlebnisse und der kortikalen Präsenz des amputierten Körperteils. So werden die Phantomerlebnisse in Fingern und Zunge nach deren Amputation als stärkste Empfindungen beschrieben (Riddoch 1941).

Es werden drei Gruppen von Bewegungsmustern des Phantomgliedes angegeben:

1. *Reflektorische Bewegungen und Mitbewegungen* mit der erhaltenen Extremität beschreiben 4 % aller amputierten Patienten (Frank 1992).
2. *Willkürliche Bewegungen* werden von 25–75 % der Patienten berichtet. Auch nach Jahrzehnte zurückliegender Amputation haben 35 % der Patienten das Gefühl, ihr Phantomglied willkürlich bewegen zu können. Das Bewegungsausmaß in den Gelenken ist in der ersten Zeit nach der Amputation am größten und nimmt im Laufe der Zeit ab. Hierbei werden die proximal gelegenen Phantomgelenke stärker im Bewegungsumfang eingeschränkt empfunden als die distalen (Frank 1992).

3. *Spontane Bewegungen* werden meist als Flexionsbewegungen der Finger und Zehen wahrgenommen. Diese Phantomerlebnisse werden von 20 % der beinamputierten und von 50 % der armamputierten Patienten beschrieben (Carlen 1978).

Nach Zahnextraktionen werden Phantomerlebnisse von 0,5–3 % der Patienten beschrieben. Meist handelt es sich um die Molaren oder Prämolaren. Diese Phantomerlebnisse treten gehäuft in den Abendstunden auf (Marbach 1982).

Nach Mastektomien entwickeln ca. 15–50 % der Frauen ein Phantomerleben. Dies kann die gesamte Brust oder auch nur Teile davon umfassen, meist betrifft es jedoch die Mamille (Staps 1985). Nach Bulbusenukleationen kann es neben dem Gefühl der erhaltenen Bulbusbeweglichkeit auch zu einfachen optischen Sensationen wie Blitzen oder Funken kommen (Cohn 1971). Phantomerlebnisse nach Rektumamputationen werden meist als Defäkationsgefühl empfunden. Nach Penisamputationen kann neben Phantomschmerzen auch das Gefühl der Erektion des Phantompenis auftreten (Frank 1992).

Auch nach Spinalanästhesien wurden Phantomschmerzen und Phantomerlebnisse beschrieben, die sich nach Abklingen der Anästhesie zurückbildeten (Mackenzie 1983).

So haben einige Patienten unter einer Spinalanästhesie den Eindruck, daß die Extremitäten sich noch in derselben Lage befänden wie bei der Anlage der Spinalanästhesie.

Ein weiteres Phänomen, das nach Amputationen im Zusammenhang mit einem Phantomerlebnis beschrieben wird, ist das *Telescoping* (→ Abb. 20.1). Hierbei verlieren die Patienten das Gefühl im Mittelteil der Extremität, so daß für den Patienten das Gefühl einer Verkürzung der amputierten Extremität besteht. Die distalen Extremitätenteile scheinen sich dem Körperstamm anzunähern (Jensen 1983). Das Phänomen des Telescopings wird am häufigsten nach Amputationen der oberen Extremität beschrieben. Häufig wird der Mittelteil der Extremität nicht mehr gespürt, der Patient erhält den Eindruck, daß die Extremitätenteile, die die höchste Repräsentation im Kortex haben, direkt am Rumpf befestigt seien. Häufig wird dieses Phänomen für den Daumen, für die Finger oder auch die Großzehe beschrieben. Stellt sich zu dem Phantomerlebnis ein Phantomschmerz ein, so können Mittelteile der Extremität, die der Patient nicht mehr gespürt hat, wieder schmerzhaft wahrgenommen werden, und der Patient kann den Eindruck erhalten, daß die Extremität sich wieder verlängert habe (Hord 1996).

In seltenen Fällen wird auch eine primäre Verlängerung das Phantomgliedes beschrieben. Dies betrifft allerdings nur 0,5–3 % der Patienten (Frank 1992).

20.2.2 Therapie

Phantomerlebnisse können häufig nach Amputationen auftreten und erfordern meistens keine spezielle Behandlung. Der Patient sollte, sofern möglich, schon präoperativ auf eventuell zu erwartende Phantomerlebnisse vorbereitet werden. Hierbei sollte auch die psychologische Betreuung nicht außer acht gelassen werden. Viele darüber nicht aufgeklärte Patienten empfinden

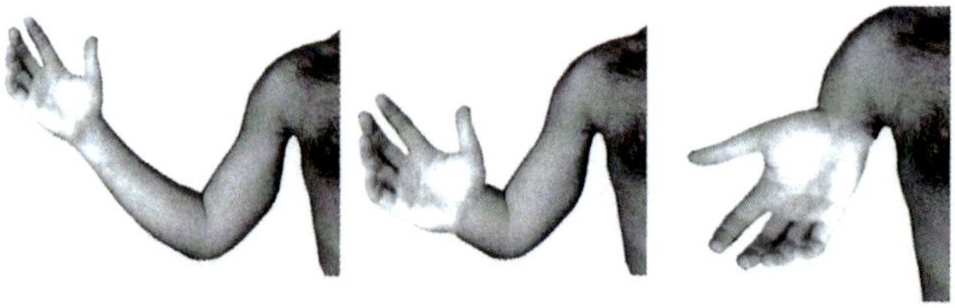

Abb. 20.1
Telescoping des Phantomgliedes nach Amputation des rechten Armes: die Phantomhand rückt immer näher an den Körperstamm heran.

über Jahre Phantomerlebnisse oder Phantomschmerzen und wagen nicht einmal, mit ihren engsten Angehörigen über diese Probleme zu reden, aus Angst, an Glaubwürdigkeit zu verlieren.

20.3 Phantomschmerz

Als Phantomschmerz bezeichnet man Schmerzen in einem nicht mehr vorhandenen Körperteil.

Älterer Literatur zufolge kommt es nach einer Extremitätenamputation lediglich in 10 % der Fälle zu einem Phantomschmerz (Steinbach 1982). Inzwischen weiß man, daß die *Inzidenz* wesentlich höher liegt. Dies hängt mit einer besseren Aufklärung der Patienten über das Phänomen der Phantomerlebnisse oder der Phantomschmerzen zusammen. Die Angaben über die Frequenz von Phantomschmerzen zeigen unterschiedliche Größenordnungen. Laut Katz (1997) zeigen nach einer Extremitätenamputation über 60–80 % der Patienten einen Phantomschmerz. Bei Befragungen britischer Kriegsveteranen wurde die Häufigkeit eines Phantomschmerzes nach Extremitätenamputation mit 47 % angegeben. Stumpfschmerzen traten genauso häufig auf (Wartan 1997).

Diese Zahlen zeigen, daß der Phantomschmerz ein sehr verbreitetes Problem darstellt.

Die Inzidenz des Phantomschmerzes steigt, je proximaler die Amputation durchgeführt wird (Wall 1985).

Befragungen zur *Dauer* des Phantomschmerzes ergaben, daß 27 % der betroffenen Patienten die Phantomschmerzen länger als 20 Tage pro Monat und 15 Stunden pro Tag haben (Sherman 1985). Im ersten Monat nach einer Amputation wird von 85–97 % der Patienten das Empfinden eines Phantomschmerzes in unterschiedlicher Ausprägung betrieben (Parkes 1973, Jensen 1985). Ein Jahr nach der Amputation beschreiben ca. 60 % der Patienten einen weiterhin bestehenden Phantomschmerz. Phantomschmerz kann auch erst Monate und Jahre nach einer Amputation auftreten. Der Beginn eines Phantomschmerzes über ein Jahr nach der Amputation wird von weniger als 10 % der Patienten beschrieben (Hord 1996). Ein schon vor einer Amputation bestehender Schmerz übt nicht nur einen großen Einfluß auf das Auftreten von Phantomschmerz, sondern auch auf die Inzidenz von Stumpfschmerz aus (Nikolajsen 1997b).

Psychologische Erkrankungen oder Neurosen konnten bei Patienten, die nach einer Amputation Phantomschmerzen beschrieben, nicht nachgewiesen werden. In einer Vergleichsuntersuchung wurde die Persönlichkeit der Patienten, die über Phantomschmerzen berichten, als rigide und selbstbezogen im Vergleich zur Kontrollgruppe beschrieben (Parkes 1973).

20.3.1 Symptome

Phantomschmerzen werden gewöhnlich als *brennende, juckende, elektrisierende* oder *krampfartige, teilweise einschießende Schmerzen* beschrieben (Bailey 1941, Saris 1985). Das Maximum des Schmerzes wird meist abends und nachts angegeben. Bis zu einem Drittel der Patienten beschreiben scharfe, blitzartig einschießende Schmerzen in der amputierten Extremität, welche meist nur kurzzeitig auftreten. 4 % der Patienten geben eine ungewöhnliche Position ihrer Phantomextremität an, während 10 % krampfartige Schmerzen in der Extremität empfinden. Abnormale Positionen oder unwillkürliche, extreme Flexionsbewegungen der Extremität („Stumpfschlagen") werden von 95 % der Amputierten beschrieben (Krainick 1976). Phantomschmerzen werden häufig mit einem ähnlichen Charakter und einer ähnlichen Lokalisation wie eventuell vor der Amputation bestehende Schmerzen beschrieben (Sherman 1984). Bei 50 % der Patienten kann ein Phantomschmerz durch emotionalen Streß provoziert werden. Häufige Auslöser stellen Wasserlassen, Schnupfen, Wetterveränderungen, Kältereize, Triggerpunktberührung, Defäkation oder sexuelle Aktivitäten dar (Wall 1985, Angrilli 2000). Phantomschmerzen, die bei Angina pectoris in den linken, amputierten Arm ausstrahlen, wurden ebenso beschrieben wie radikuläre Schmerzen im Phantombein nach Bandscheibenprolaps.

20.3.2 Therapie

Psychologische Therapie

Einige prospektive Studien zeigen vielversprechende Ergebnisse in der Therapie des Phantomschmerzes durch psychotherapeutische Verfahren. Weiterhin können Relaxationsverfahren und Biofeedback eingesetzt werden. Auch Hypnoseverfahren wurden bereits erfolgreich zur Reduktion von Phantomschmerzen eingesetzt (Siegel 1979).

Medikamentöse Therapie

Die gebräuchlichsten Medikamente zur Therapie von Phantomschmerzen sind außer den Analgetika die Antidepressiva und Antikonvulsiva (→ Tab. 20.1). Gute Erfahrungen mit trizyklischen Antidepressiva liegen bereits bei Postzosterneuralgien und diabetischen Neuropathien vor (Getto 1987). Von den Antikonvulsiva wird Carbamazepin am häufigsten eingesetzt.

Begonnen werden sollte nach Ausschluß der Kontraindikationen mit einer täglichen Gabe von 25 mg *Amitriptylin*, die auf 150 mg täglich gesteigert werden kann. Zeigt der Schmerz eine einschießende Komponente, so sollte frühzeitig Carbamazepin zum Einsatz kommen. Ausgehend von einer Gabe von 100 mg *Carbamazepin* zweimal täglich, kann diese Dosierung bis auf über 1200 mg täglich gesteigert werden. Eine Dosissteigerung wird limitiert durch Auftreten von Nebenwirkungen oder einen Rückgang der Beschwerden. In den letzten Jahren hat sich gezeigt, daß auch eine Therapie mit Gabapentin (Neurontin®) ähnliche Erfolge wie Carbamazepin erzielen kann.

Die Therapie mit *Gabapentin* wird gerade von älteren Patienten meist bes-

C

Medikament	Anfangsdosis/Tag	Maximaldosis/Tag
Amitriptylin	25 mg	150 mg
Carbamazepin	200 mg (2 x 100 mg)	1200 mg
Gabapentin	300 mg	1200–2400 mg
Calcitonin	100–200 IE (als Kurzinfusion)	
Amantadin	200 mg (als Kurzinfusion über 3 h)	

Tab. 20.1 Medikamentöse Therapie des Phantomschmerzes.

ser vertragen und kann so über einen langen Zeitraum fortgeführt werden. Die Dosierungen sollten mit ca. 300 mg/Tag begonnen und bis 1200 mg Tagesdosis gesteigert werden. Die Maximaldosis liegt bei 2400 mg/Tag.

Neben einer Analgetikagabe sollte der intravenöse Einsatz von *Calcitonin* (100–200 IE) versucht werden. Calcitonin wird in einer Kurzinfusion einmal täglich 3–5 Tage lang gegeben (Jaeger 1988). Ca. 75 % der Patienten sprechen auf die ersten drei Infusionen an und zeigen eine deutliche Schmerzreduktion (Comberg 1997). Ein prophylaktischer Effekt von Calcitonin konnte bisher nicht nachgewiesen werden. Kurzzeitige Nebenwirkungen wie Hitzewallungen, Übelkeit und orthostatische Dysregulationen können auftreten.

Wichtig ist besonders in der frühen postoperativen Phase eine ausreichende Analgesie. Zur analgetischen Therapie können Opioid-Analgetika eingesetzt werden, die systemisch oder nach entsprechender Indikationsstellung in der Langzeittherapie auch intrathekal appliziert werden können. Die primär rückenmarksnahe Applikation von Opioiden kann zwar in der akuten postoperativen Schmerztherapie hilfreich sein, überzeugende Langzeiteffekte wurden bisher noch nicht beschrieben.

Ein weiterer, noch kaum untersuchter Therapieansatz stellt die Gabe des NMDA-Rezeptor-Antagonisten *Amantadin* bei neuropathischen Schmerzen dar. Über drei Stunden werden 200 mg Amantadin als intravenöse Infusion appliziert. Bei neuropathischen Schmerzen konnte eine Schmerzreduktion von 85 % erzielt werden (Pud 1998). Nach eigenen Erfahrungen konnte auch bei lange bestehenden Phantomschmerzen mit einer einmaligen Gabe eine mehrtägige Schmerzfreiheit erreicht werden. Ob eine anschließende orale Einstellung einen dauerhaften Erfolg bringt, müssen weitere Studien zeigen.

Nervenblockaden

Einige Autoren berichteten über Erfolge mit Nervenblockaden bei bereits bestehenden Phantomschmerzen. Bei Phantomschmerzen der unteren Extremität bieten sich rückenmarksnahe Regionalanästhesieverfahren, bei Phantomschmerzen an den oberen Extremitäten Blockaden des Plexus brachialis an. Die Verfahren sollten jeweils über mehrere Tage kontinuierlich durchgeführt werden (Lierz 1998).

Eine sichere Aussage, ob prä-, peri- oder postoperative Regionalanästhesien die Inzidenz oder die Ausprägung des Phantomschmerzes beeinflussen können, kann derzeit nicht getroffen werden. So zeigen einige Untersuchungen den positiven Effekt einer Regionalanästhesie (Katsuly-Liapsis 1996), andere dagegen finden keinen therapeutischen Erfolg (Nikolajsen 1997a). Wenn jedoch keine Kontraindikationen gegen die Anlage einer Regionalanästhesie sprechen, so sollte auf jeden Fall versucht werden, ein kontinuierliches Verfahren möglichst schon präoperativ einzusetzen.

Erfolgreiche Therapien von Phantomschmerzen wurden auch nach Sympathikusblockaden beschrieben. Entscheidend ist der frühe Beginn nach Auftreten des Phantomschmerzes, besonders wenn ein brennender Schmerzcharakter vorliegt. Bei Phantomschmerzen an der unteren Extremität kann der lumbale Sympathikus blockiert werden, bei Schmerzen an der oberen Extremität bietet sich die Ganglion-stellatum-Blockade an.

Alternative Verfahren

Obwohl bereits Erfolge mit dem Einsatz von Ultraschall oder Vibrationsstimulationsbehandlung erzielt wurden, ist die Versagerquote jedoch mit diesen Therapien relativ hoch (Sherman 1980, Lundeberg 1985). Versucht werden kann auch eine Applikation von *Hitze* oder *Kälte*, von Massagetherapie oder einer Stumpfperkussionstherapie. Allerdings sind auch hier die Ergebnisse nicht sicher vorhersagbar.

An einzelnen Patienten konnte die Therapie von lang andauernden Phantomschmerzen mittels einer *Elektrokrampftherapie* durchgeführt werden. Dieses meist in der Therapie von Depressionen eingesetzte Verfahren sollte jedoch unter dieser Indikationsstellung weiter untersucht werden, bisher liegen nur Einzelberichte dazu vor (Rasmussen 2000).

Noch nicht endgültig geklärt ist der Mechanismus, der hinter einer *kontralateralen Triggerpunktinfiltration* steht. So konnten Phantomschmerzen erfolgreich therapiert werden, indem Lokalanästhetika in die Triggerpunkte der kontralateralen Extremität injiziert wurden (Gross 1984).

Alternative Verfahren wie *Akupunktur, Neuraltherapie* und *transkutane elektrische Nervenstimulation (TENS)* werden häufig bei Phantomschmerzen eingesetzt.

Über den Einsatz der Akupunktur wurde bereits in der Literatur berichtet. Allerdings beschränkt sich die Berichterstattung über dieses Verfahren meist auf einzelne Fälle. So wurde eine Besserung des Phantomschmerzes in den Armen mit Elektroakupunktur erzielt (Monga 1981).

Verschiedene Untersucher haben über gute Ergebnisse bei der Nutzung der TENS berichtet. Die Erfolgsquoten werden mit 25–75 % angegeben (Long 1974, Gnezdilov 1995).

Physikalische Maßnahmen wie *Ultraschall, Bewegungstherapie* und *Thermotherapie* können wie die Anlage eines TENS-Gerätes begleitend zur medikamentösen Therapie eingesetzt werden. Ebenso sollten Entspannungsübungen, *Hypnose-* oder *Biofeedback-Verfahren* nicht außer acht gelassen werden.

Operative Therapie

Phantomschmerzen sprechen meist nicht auf operative Therapien an. Eine Stumpfrevision sollte nur bei Patienten durchgeführt werden, die über Phantomschmerzen klagen und eine Stumpfinfektion oder eine operable Gefäßinsuffizienz aufweisen. Andernfalls zeigt die Revision des Stumpfes schlechte Resultate. Obwohl 20 % der Patienten palpable Neurome im Stumpf aufweisen, zeigen nur 50 % eine signifikante Schmerzreduktion nach einer operativen Revision. Auch Jahre nach einer Amputation kann es durch eine operative Manipulation am Stumpf zum ersten Auftreten von Phantomschmerzen kommen. Daher sollte hier die Indikation besonders sorgfältig gestellt werden.

Als *Ultima ratio* kann in aussichtslosen Fällen eine *DREZ-Läsion* (dorsal root entry lesion oder OP nach Nashold) versucht werden. Allerdings sind die Risiken dieser neurochirurgischen Operation so erheblich, daß die Indikation nur in Ausnahmefällen gestellt werden sollte (Saris 1997).

Neurostimulationsverfahren

Die *Spinal Cord Stimulation (SCS)* stellt die verbreitetste Form der zentralen Neurostimulation dar. Bei bestehenden Phantomschmerzen und Versagen anderer Maßnahmen kann eine SCS versucht werden (Claeys 1997, Alo 2000). Überzeugende Langzeittherapieerfolge sind allerdings noch nicht sicher nachgewiesen.

20.4 Stumpfschmerzen

Stumpfschmerzen sind schmerzhafte Empfindungen an der Amputationsstelle und sind ein verbreitetes Problem nach Amputationen.

50 % der Patienten klagen nach Amputationen, besonders nach Anpassen einer Prothese, über Stumpfschmerzen (Sherman 1985, Helm 1986). Die Inzidenz von Stumpfschmerzen ist völlig unabhängig vom Auftreten von Phantomschmerzen.

20.4.1 Symptome und Ursachen

Stumpfschmerzen können spontan oder als Resultat von schlechtsitzenden Prothesen auftreten. Sie können als *dumpfer, stechender, brennender oder schneidender Schmerz* imponieren.

Bei Auftreten von Stumpfschmerzen sollte der Stumpf untersucht werden auf:

- Druckstellen durch die Prothese
- Neurome
- Infektionszeichen

Zeichen einer *erhöhten Sympathikusaktivität* wie Schwitzen oder erhöhte Hauttemperatur, aber auch Allodynien können vorliegen. Eine *vaskuläre Insuffizienz* mit Durchblutungsstörungen des Stumpfes kann ebenso wie eine erhöhte Sympathikusaktivität zu Stumpfschmerzen führen. Daher sind eine sorgfältige Inspektion des Stumpfes und eine Anamneseerhebung unerläßlich. Eine Knochenatrophie im Stumpf zeigt in der Regel keine Korrelation zum Stumpfschmerz (Sevastikoglou 1969).

Die Ursache für Stumpfschmerzen ist meist auf schlechtsitzende Prothesen zurückzuführen, welche Ulzerationen oder Irritationen der Haut auslösen können. Dies führt häufig zu Infektionen des Stumpfes.

C

Eine weitere Ursache für Stumpfschmerzen können *Neurome* sein, die sich an den Nervenenden entwickeln, oder eine Verwachsung des Nervenendes in das Narbengewebe des Stumpfes. Stumpfschmerzen können häufig durch Beklopfen eines evtl. vorliegenden Neuroms ausgelöst werden. Hierdurch können sich wertvolle differentialdiagnostische Hinweise ergeben. Bei Verdacht auf Neurome im Stumpfbereich sollten bildgebende Verfahren wie Sonographie, CT oder MRT zur Diagnostik durchgeführt werden. Eine überschießende Kallusbildung im Stumpf kann durch eine Röntgenaufnahme nachgewiesen werden.

Neben lokalen Ursachen für einen Stumpfschmerz müssen auch *vertebragene Gründe* ausgeschlossen werden, die durch statische Fehlbelastungen nach Amputationen auftreten können.

20.4.2 Therapie

Lokale Verletzungen oder Infektionen des Stumpfes sollten unverzüglich behandelt werden. In Fällen schlechtsitzender Prothesen sollten diese korrigiert werden. Ist der Stumpfschmerz durch eine Überaktivität des Sympathikus entstanden, so kann eine *Sympathikusblockade* durchgeführt werden. Hierbei kann die Sympathikusblockade sowohl einen diagnostischen als auch einen therapeutischen Effekt erzielen. Triggerpunkte können mit *Lokalanästhetika* wie Lidocain 1 % oder Bupivacain 0,5 % infiltriert werden. Meist wird der Schmerz hiermit nur vorübergehend aufgehoben, jedoch zeigen einige Patienten eine verlängerte Schmerzfreiheit nach lokalen Infiltrationen. Bei vaskulären Insuffizienzen oder Neuromen müssen eventuell chirurgische Revisionen eingesetzt werden. Neurome können auch mittels Kryotherapie beseitigt werden. Auch eine transkutane elektrische Nervenstimulation kann nach ausreichender Abheilung der Wundverhältnisse am Stumpf erfolgreich eingesetzt werden (Finsen 1988). Bei jeder operativen Manipulation am Stumpf ist jedoch das Risiko eines neu entstehenden Phantomschmerzes zu bedenken.

20.5 Zusammenfassung

Wird eine Amputation elektiv durchgeführt, so sollte von der Möglichkeit einer kontinuierlichen Regionalanästhesie, auch in Kombination mit einer Allgemeinanästhesie, Gebrauch gemacht werden. Hiermit ist auf jeden Fall eine zuverlässige postoperative Analgesie gewährleistet. Ob diese Verfahren die Inzidenz eines Phantomschmerzes reduzieren, muß vorerst noch weiter diskutiert werden. Solange jedoch keine zwingende Kontraindikation gegen ein regionalanästhesiologisches Verfahren besteht, sollte es eingesetzt werden.

Schon vor einer geplanten Amputation sollte ein Psychologe hinzugezogen werden, um die Patienten auf eventuell auftretende Schmerzen oder Phantomerlebnisse vorzubereiten. Die Psychotherapie muß auch in der unmittelbaren postoperativen Phase fortgesetzt werden.

Unmittelbar nach der Amputation sollte eine Prothese an den Stumpf angepaßt werden, die, wenn sie auch nicht sofort nach der Operation benutzt wird, so doch das psychologische Trauma mindern kann. Es konnte gezeigt

C

Tab. 20.2 Prophylaxe, Diagnostik und Therapie von Stumpf- und Phantomschmerzen.

<table>
<tr><td>Prophylaxe</td><td colspan="2">• kontinuierliche Regionalanästhesie prä-/peri- und postoperativ
• psychologische Betreuung
• bei Allgemeinanästhesie: Perineurale Nervenblockade durch Chriurgen
• Muskeldeckung des Stumpfes bei Amputation
• konsequente und ausreichende postopertive Analgesie</td></tr>
<tr><td>Diagnostik</td><td colspan="2">• Anamnese (Schmerzcharakter, Dauer, Häufigkeit?)
• Inspektion des Stumpfes (Druckstellen durch Prothese, Infektion, Neurom, Narbengewebe, Temperatur, Vaskularisierung)
• Röntgen (Kallusbildung?)
• Sonographie, CT, MRT (zur Neurom-Suche am Stumpf)
• diagnostische Lokalanästhetika-Infiltrationen, Sympathikusblockaden
• Ausschluß vertebragener Ursachen durch statische Fehlbelastung</td></tr>
<tr><td rowspan="2">Differenzierung zwischen Schmerzart
Therapie</td><td>Stumpfschmerz</td><td>Phantomschmerz</td></tr>
<tr><td>• Medikamentöse Analgetika-Therapie
• bei Infektionen, überschließender Kallus- oder Narbenbildung, Wundheilungs-, Vaskularisierungsstörungen und Neuromen evtl. chriurgische Korrektur oder lokale Kryotherapie
• Neuanpassung oder bessere Polsterung der Prothese
• TENS-Gerät bei ausreichender Wundheilung, evtl. kontralaterale Anlage von TENS oder Triggerpunkt-Infiltration
• Sympatikusblockade bei sympatischer Überaktivität
• Akupunktur</td><td>• Medikamentöse Analgesie mit Opioiden
• bei einschießendem Schmerzcharakter Gabe von Carbamazepin 100 mg bis 1200 mg/d
• frühzeitige Einstellung mit Amitriptylin 25–150 mg/d
• Lachs-Calcitonin 100–200 IE als Kurzinfusion 1 x tägl. über 3–5 Tage
• Versuch mit kontinuierlicher Regionalanästhesie über mehrere Tage
• möglichst keine chirurgische Revision
• psychologische Betreuung
• TENS-Gerät bei ausreichender Wundheilung, evtl. kontralaterale Anlage von TENS oder Triggerpunkt-Infiltration
• Therapeutische Sympathikusblockaden
• Akupunktur
• Spinal Cord Stimulation
• bei Ansprechen auf Amantadininfusion (200 mg), evtl. orale Einstellung mit Amantadin</td></tr>
</table>

werden, daß das unmittelbare Anpassen einer temporären Prothese die Zeit bis zum Nutzen einer endgültigen Prothese um nahezu 3 Monate abkürzen konnte (Cummings 1971).

Schon in der frühen postoperativen Phase sollte für eine suffiziente Analgesie gesorgt werden. Stellt sich ein Phantomschmerz ein, so darf nicht gezögert werden, den Patienten bestmöglich medikamentös zu therapieren. Auch alternative Therapien und physikalische Maßnahmen können in der Frühphase ergänzend zum Einsatz kommen.

Prophylaxe und die Therapie des Phantomschmerzes (→ Tab. 20.2) bedeuten multifaktorielle Ansätze mit häufig kontrovers diskutierten Behandlungen bei einem Phänomen, dessen Pathomechanismus nicht einmal endgültig aufgeklärt ist.

Literatur

Almagor M, Jaffe Y, Lomranz J (1978) *The relation between limb dominance, acceptance of disability, and the phantom limb phenomenon.* J Abnorm Psychol 87:377–379

Alo K, Lierz P (2000) *Die Behandlung chronischer Schmerzen mittels selektiver Nerven-Wurzel-Stimulation.* Fortschr.der Anästh. Notfall. und Intensivmed. 14 Suppl. 1:32

Angrilli A, Koster U (2000) *Psychophysiological stress responses in amputees with and without phantom limb pain.* Physiol Behav 68(5):699–706

Bach S, Noreng MF, Tjellden NU (1988) *Phantom limb pain in amputees during the first 12 months following limb amputation, after preoperative lumbar epidural blockade.* Pain 33:297–301 *Phantom limb.* Can Med Assoc J 45:37–42

Blankenbaker WL (1977) *The care of patients with phantom limb pain in a pain clinic.* Anesth Analg 56:842–846

Carlen PL, Wall PD, Nadvorna H, Steinbach T (1978) *Phantom limbs and related phenomena in recent traumatic amputations.* Neurology 28:211–217

Claeys LGY, Hersch S (1997) *Treatment of chronic phantom limb pain by epidural spinal cord stimulation.* Pain Dig.

Cohn R (1971) *Phantom vision.* Arch.Neurol. 25:468–471

Comberg G (1997) *Deafferenzierungs, Phantom- und Stumpfschmerz.* In: Diener HC, Maier C (Hrsg.) *Das Schmerztherapie-Buch.* Urban und Schwarzenberg, München, Wien, Baltimore 161–173

Cummings GS, Girling J (1971) *A clinical assessment of immediate postoperative fitting of prosthesis for amputee rehabilitation.* Phys. Ther. 51:1007–1012

Davis KD, Kiss ZH, Luo L, Tasker RR, Lozano AM, Dostrovsky JO (1998) *Phantom sensations generated by thalamic microstimulation.* Nature 391:385–387

Finsen V, Persen L, Lovlien M, Veslegaard EK, Simensen M, Gasvann AK, Benum P (1988) *Transcutaneous electrical nerve stimulation after major amputation.* J Bone Joint Surg.Br. 70:109–112

Frank B, Lorenzoni E (1992) *Phantom perception and phantom pain.* Fortschr.Neurol.Psychiatr. 60:74–85

Frazier SH, Kolb LC (1970) *Psychiatric aspects of pain and the phantom limb.* Orthop. Clin. North Am. 1:481–495

Getto CJ, Sorkness CA, Howell T (1987) *Issues in drug management. Part I. Antidepressants and chronic nonmalignant pain: a review.* J Pain Symptom.Manage. 2:9–18

Gnezdilov AV, Syrovegin AV, Plaksin SE, Ovechkin AM, Ivanov AM, Sul'timov SA (1995) *Evaluation of the effectiveness of transcutaneous electroneuroanalgesia in phantom pain syndrome.* Anesthesiol.Reanimatol 97–102

Gross D (1984) *Contralateral local anesthesia in stump, phantom and post-traumatic pain.* Reg.Anaesth. 7:65–73

Hanowell ST, Kennedy SF (1979) *Phantom tongue pain and causalgia: case presentation and treatment.* Anesth Analg 58:436–438

Helm P, Engel T, Holm A, Kristiansen VB, Rosendahl S (1986) *Function after lower limb amputation.* Acta Orthop.Scand. 57:154–157

Hord AH (1996) *Phantom Pain.* In: Raj PP (Hrsg) *Pain Medicine.* Mosby, St. Lois 483–490.

Jaeger H, Maier C, Wawersik J (1988) *Postoperative treatment of phantom pain and causalgias with calcitonin.* Anaesthesist. 37:71–76

Jamison K, Wellisch DK, Katz RL, Pasnau RO (1979) *Phantom breast syndrome.* Arch.Surg. 114:93–95

Jensen TS, Krebs B, Nielsen J, Rasmussen P (1983) *Phantom limb, phantom pain and stump pain in amputees during the first 6 months following limb amputation.* Pain 17: 243–256

Jensen TS, Krebs B, Nielsen J, Rasmussen P (1985) *Immediate and long-term phantom limb pain in amputees: incidence, clinical characteris-*

C

tics and relationship to pre-amputation limb pain. Pain 21:267–278

Katsuly-Liapis I, Georgakis P, Tierry C (1996) *Preemptive extradural analgesia reduces the incidence of phantom pain in lower limb amputees.* Brit J Anaesth 76 Suppl. 2:A401

Katz J (1997) *Phantom limb pain.* Lancet 350:1338–1339

Krainick JU, Thoden U (1976) *Pain phenomena in amputees. Clinical features, evaluation of tests and possibilities of treatment.* Neurochirurgia. 19:72–80

Lierz P, Felleiter P (1998) *Treatment of phantom limb pain with infusion of ropivacaine for interscalene block.* Anaesthesia 53 Suppl.2:92

Lierz P, Schroegendorfer K, Choy M, Felleiter P, Kress HG (1998) *Continuous blockade of both brachial plexus with ropivacaine in phantom pain.* Pain 1998 78:135–137.

Long DM (1974) *Cutaneous afferent stimulation for relief of chronic pain.* Clin.Neurosurg. 21:257–268

Lundeberg T (1985) *Relief of pain from a phantom limb by peripheral stimulation.* J.Neurol. 232:79–82

Mackenzie N (1983) *Phantom limb pain during spinal anaesthesia. Recurrence in amputees.* Anaesthesia 38:886–887

Marbach JJ, Hulbrock J, Hohn C, Segal AG (1982) *Incidence of phantom tooth pain: an atypical facial neuralgia.* Oral Surg.Oral Med.Oral Pathol. 53:190–193

Matzner O, Devor M (1987) *Contrasting thermal sensitivity of spontaneously active A- and C-fibers in experimental nerve-end neuromas.* Pain 30:373–384

Melzack R, Israel R, Lacroix R, Schultz G (1997) *Phantom limbs in people with congenital limb deficiency or amputation in early childhood.* Brain 120 Part 9:1603–1620

Monga TN, Jaksic T (1981) *Acupuncture in phantom limb pain.* Arch.Phys.Med.Rehabil. 62: 229–231

Nikolajsen L, Ilkjaer S, Christensen JH, Kroner K, Jensen TS (1997a) *Randomised trial of epidural bupivacaine and morphine in prevention of stump and phantom pain in lower-limb amputation.* Lancet 350:1353–1357

Nikolajsen L, Ilkjaer S, Kroner K, Christensen JH, Jensen TS (1997b) *The influence of preamputation pain on postamputation stump and phantom pain.* Pain 72:393-405

Nikolajsen L, Jensen TS (2000) *Phantom limb pain.* Curr Rev Pain 4(2):166–170

Parkes CM (1973) *Factors determining the persistence of phantom pain in the amputee.* J.Psychosom.Res. 17:97–108

Pud D, Eisenberg E, Spitzer A, Adler R, Fried G, Yarnitsky D (1998) *The NMDA receptor antagonist amantadine reduces surgical neuropathic pain in cancer patients: a double blind, randomized, placebo controlled trial.* Pain 75:349–354

Rasmussen KG, Rummans TA (2000) *Electroconvulsive therapy for phantom limb pain.* Pain 85 :297–9

Riddoch G (1941) *Phantom limb and body shape.* Brain 64:197–222

Saris SC, Iacono RP, Nashold-BSJ (1985) *Dorsal root entry zone lesions for post-amputation pain.* J.Neurosurg. 62:72–76

Sevastikoglou JA, Eriksson U, Larsson SE (1969) *Skeletal changes of the amputation stump and the femur on the amputated side.* A clinical investigation. Acta Orthop.Scand. 40:624–633

Shealy CN (1974) *Transcutaneous electrical stimulation for control of pain.* Clin.Neurosurg. 21:269–277

Sherman RA, Sherman CJ, Gall NG (1980) *A survey of current phantom limb pain treatment in the United States.* Pain 8:85–99

Sherman RA, Sherman CJ, Parker L (1984) Chronic phantom and stump pain among American veterans: results of a survey. Pain 18:83–95

Sherman RA, Sherman CJ (1985) *A comparison of phantom sensations among amputees whose amputations were of civilian and military origins.* Pain 21:91–97

Siegel EF (1979) *Control of phantom limb pain by hypnosis.* Am.J Clin.Hypn. 21:285–286

Simmel ML (1962) *Phantom experiences following amputation in childhood.* J Neurol Neurosurg Psychiatry 25:69–78

Simmel ML (1967) *The body percept in physical medicine and rehabilitation.* J.Health Soc. Behav. 8:60–64

Staps T, Hoogenhout J, Wobbes T (1985) *Phantom breast sensations following mastectomy.* Cancer 56:2898–2901

Steinbach TV, Nadvorna H, Arazi D (1982) *A five year follow-up study of phantom limb pain in post traumatic amputees.* Scand.J Rehabil. Med 14:203–207

Wall R, Novotny JP, Macnamara TE (1985) *Does preamputation pain influence phantom limb pain in cancer patients?* South.Med.J. 78:34–36

Wartan SW, Hamann W, Wedley JR, McColl I (1997) *Phantom pain and sensation among British veteran amputees.* British.Journal.of. Anaesthesia 78:652–659

Weiss SA, Fishman S (1963) *Extended and telescoped phantom limb in unilateral amputees.* J Abnorm Soc Psychol 66:489–497

21 Herpes Zoster und Postzosterneuralgie

Torsten Wieden

21.1 Pathophysiologie

21.1.1 Herpes Zoster

Der Herpes Zoster oder auch einfach Zoster (engl.: Shingles) ist eine Infektionserkrankung, hervorgerufen durch das Varicella-Zoster-Virus. Der Erreger persistiert nach durchgemachter Erkrankung für unbestimmte Zeit im Spinalganglion und kann in das zugehörige periphere Neuron migrieren. In der akuten Phase der Erkrankung kommt es zu lymphoplasmazellulärer Infiltration mit hämorrhagischer Nekrose. Auch Blutgefäße können befallen werden, so daß es dort zu einer hämorrhagischen Vaskulitis kommen kann. Nicht selten führt die Erkrankung zu irreversibler Degeneration von Ganglienzellen, und die Ausheilung eines fulminanten Zoster erfolgt oft narbig.

Die Inzidenz dieser Erkrankung beträgt etwa 4–5‰. Betroffen sind häufig ältere Personen ab 50 Jahre, immunsupprimierte Personen (Alkoholkranke, Patienten unter Chemotherapie oder nach Radiatio) scheinen häufiger betroffen zu sein.

Neuropathologisch handelt es sich um eine viral bedingte Entzündung des Spinalganglions, aber auch der Befall von Hirnnerven kommt vor. So ist bei einem Befall des N. trigeminus häufig der erste Ast (V_1) betroffen, was zu einem *Zoster ophthalmicus* führen kann. Diese Sonderform des Zoster kann durch eine Keratokonjunktivitis schnell zur Erblindung führen.

Der *Zoster oticus* ist ein weiteres Erscheinungsbild des Zosters, bei dem unter Umständen klinisch lediglich der Gehörgang betroffen sein kann. Die Gefahr beim Zoster oticus besteht durch den Befall des N. facialis in einer peripheren Fazialisparese. Die Diagnose ist durch Inspektion zu sichern.

Schwieriger ist dies beim *Zoster sine herpete.* Dort kommt es zu allen sensiblen Erscheinungen, Hauteffloreszenzen bleiben aber aus. Diese Sonderform stellt den Therapeuten vor große diagnostische Schwierigkeiten, da keine äußerlichen Hinweise auf eine Infektionserkrankung vorliegen. So gilt beim Zoster sine herpete je nach Lokalisation eine große Zahl an Differentialdiagnosen:

- Trigeminusneuralgie
- Clusterkopfschmerz
- Migräne bei Befall des N. trigeminus
- Cholezystitis bei rechtsseitigem Ausprägung im Bereich Th 8–11
- Interkostalneuralgie bei thorakalen Segmenten
- Schulter-Arm-Syndrom im zervikalen Bereich
- Ischämieschmerz
- AVK bei lumbalem Befall

Der akute Zosterschmerz, die *Zosterneuralgie,* wird bedingt durch eine akute Ganglionitis sowie Entzündungen der peripheren Nerven und der im

C

Gewebe liegenden Nozizeptoren. Zusätzlich wird eine Atrophie des Hinterhorns im Spinalmark diskutiert, die im Stadium der Postzosterneuralgie in eine irreversible Schädigung übergeht, so daß letztlich ein „Deafferenzierungsschmerz" vermutet werden muß.

21.1.2 Postzosterneuralgie (PZN)

Von der Postzosterneuralgie (PZN) spricht man, wenn der Zosterschmerz 4 Wochen nach Beginn der Erkrankung noch nachweisbar ist oder nach dieser Zeit erneut auftritt. Vor der Ära virustatischer Medikamente war mit einem Auftreten der PZN in 10–20 % zu rechnen. Bei frühzeitigem Therapiebeginn liegt heute die Inzidenz unter 5 %. Das Risiko einer Erkrankung steigt mit höherem Lebensalter und mit dem Grad der Immunsuppression. Pathophysiologisch scheint es u.a. zu einem Verlust großer markhaltiger Fasern im betroffenen Segment zu kommen. Hierdurch geht ein großer Teil der hemmenden Nervenfunktion verloren. Kommen Ephapsen, Kurzschlüsse zwischen peripheren Nervenfasern, insbesondere zwischen $A\beta$- , $A\delta$- und C-Fasern, hinzu, spielen retrograde und unkontrollierte Entladungen eine bedeutende Rolle beim Auftreten der typischen neuropathischen Schmerzen.

21.2 Klinik der Herpeszoster-Erkrankung

Die Klinik beginnt häufig mit Schmerzen im betroffenen Segment, ohne daß Hauterscheinungen nachweisbar sind. Nach 4–5 Tagen entwickeln sich segmentale Hautrötungen mit gruppierten Bläschen, die sich blutig oder eitrig eröffnen können (→ Abb. 21.1). Diese ring- oder gürtelförmige Anordnung der Effloreszenzen hat dem Zoster den Namen „Gürtelrose" gegeben. Vor einer klinischen Untersuchung ist jedoch eine ausführliche Anamnese einschließlich Schmerzanamnese überaus wichtig (→ Abb. 21.2).

Der Zosterschmerz und auch die PZN gehen mit brennendem Schmerz im betroffenen Segment einher. Es kann zu einer ausgeprägten Allodynie kommen, aber auch über Dysästhesien, Hyperalgesien und Hypästhesien wird berichtet.

Zusätzlich zum brennenden Oberflächenschmerz treten häufig stärkste einschießende Schmerzattacken auf. Insgesamt wird der Zosterschmerz den neuropathischen Schmerzsyndromen zugerechnet (→ Abb. 21.3).

Grundsätzlich kann jeder Spinalnerv befallen werden. Klinisch gibt es jedoch Häufungen in den thorakalen Bereichen (60 %), hier ganz besonders Th5 (bis 20 %). In 30–40 % der Fälle kommt es zu doppelseitigem Befall.

21.3 Diagnostik

Die Diagnostik einer Herpeszoster-Erkrankung erfolgt in der Regel klinisch, aber auch Polymerase-Kettenreaktionen, bzw. der Tzanck-Test können den Verdacht erhärten.

Sonderfälle, wie der Zoster oticus oder der Zoster sine herpete können den Therapeuten vor große Probleme stellen und häufig führen nur die genaue Anamneseerhebung (Chemotherapie, Non-

Tab. 22.1 Therapie der Zosterneuralgie.

Medikament	Uhrzeit	
Morphin (MST®) 10–? mg. p.o	8:00 15:00	22:00
Metoclopramid (Paspertin®) 10 mg p.o.	8:00 15:00	22:00
Lactulose (Bifiteral®) 15 ml p.o.		20:00
Metamizol (Novalgin®) 1000 mg. p.o.	10:00	20:00

Hodgkin-Lymphom, Alkoholismus etc.) und eine differenzierte Krankenuntersuchung (Bläschen im Gehörgang bei Zoster oticus) zur Diagnose (→ Abb. 21.4).

21.4 Therapie

21.4.1 Medikamentöse Therapie des Herpes zoster

Die Behandlung sollte so früh wie möglich erfolgen (→ Abb. 21.5).

Das bedeutet, daß bereits im Prodromalstadium, in dem noch keine Effloreszenzen sichtbar sind, die antivirale Therapie begonnen werden sollte. Dies trifft insbesondere für immungeschwächte Patienten zu, setzt aber eine eingehende Ausschlußdiagnostik anderer Erkrankungen voraus.

Die antivirale Behandlung dient in erster Linie einer Verkürzung der zosterischen und Vermeidung der postzosterischen Neuralgie. Gelegentlich kann durch einen frühen Behandlungsbeginn auch die Narbenbildung vermieden werden. Ein weiteres Ziel liegt in der Vorbeugung von Komplikationen, wie hämatogener Aussaat der Erreger, Superinfektion der Effloreszenzen oder Infektion des zentralen Nervensystems bei Infektionen im Kopfbereich. Auch der Zoster ophthalmicus sollte zügig antiviral therapiert werden, um die Sehkraft des betroffenen Auges nicht unnötig zu gefährden.

Medikamente bei der Zosterinfektion:

Aciclovir (Zovirax®)
  4–5 x 800 mg/d p.o. über 1 Woche oder
  3 x 10 mg/kg KG i.v. pro Tag über 1 Woche
Brivudin (Helpin®)
  4 x 125 mg/d p.o. über 1 Woche
  Famciclovir (Famvir®)3 x 250 mg/d p.o. über 1 Woche
Valaciclovir (Valtrex®)
  3 x 1000 mg/d p.o. über 1 Woche

Unter Umständen kann eine zusätzliche hochdosierte Therapie mit *Kortikosteroiden* sinnvoll sein, wenn die Phase der akuten Zosterneuralgie unbedingt verkürzt werden soll.

> Prednisolon (Decortin H®) 100 mg i.v. einmalig, danach schrittweise Reduktion der Kortisondosis über 6–8 Wochen.

Tab. 21.2
Medikamentöse Therapie der Postzosterneuralgie.

- nichtsaure antipyretische Analgetika (Paracetamol, Metamizol)
- Opioide: Morphin, Buprenorphin, transdermales Fentanyl*
- Antidepressiva: Amitriptylin, Imipramin
- Neuroleptika: Triflupromazin, Haloperidol
- Capsaicin und/oder Lidocain als topische Applikation
- Lokalanästhetika zur Sympathikolyse in der Regionalanästhesie
- Antiepileptika: Carbamazepin, Gabapentin

* sofern nicht über Effloreszenz

Für das Auftreten der postzosterischen Neuralgie ist jedoch bisher kein Effekt nachgewiesen worden.

Nebenwirkungen

Gelegentlich kurzfristiges Ansteigen von Harnstoff und Kreatinin, deshalb langsam i.v. (ca. 1 Std.) verabreichen. Bei Auftreten von Nierenfunktionsstörungen, in Ausnahmefällen bis zum akutem Nierenversagen sollte die Dosis vermindert oder das Präparat abgesetzt werden. Nach versehentlicher Verabreichung in das die Vene umgebende Gewebe können schwere Entzündungen der Haut und sogar eine lokale Nekrose entstehen. Gelegentlich kann es zu reversiblen neurologischen Erscheinungen wie Verwirrtheit, Halluzination, Unruhe, Tremor, Schläfrigkeit, Psychosen, Krampfanfällen und Koma kommen.

Übelkeit und Erbrechen sowie ein Anstieg der Leberenzymwerte, eine Anämie, Thrombozytopenie, Leukozytopenie sowie Hautausschlag und Fieber wurden während der Therapie ebenfalls beobachtet.

21.4.2 Lokale Therapie

Auch die lokale Behandlung, z. B. mit antiviralen Stoffen, kann schon durch den kühlenden Effekt der Salbengrundlage subjektiv angenehm sein.

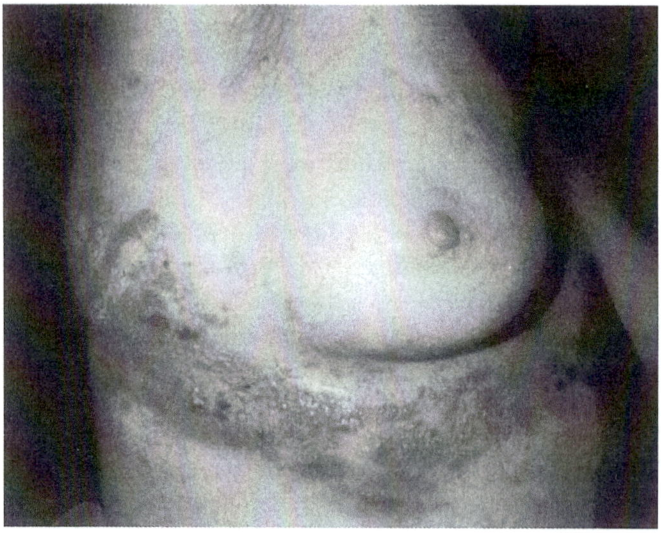

Abb. 21.1
Ausgeprägter Befall des 6. rechten Thorakalsegments. Deutlich sichtbar ist die segmentale Ausdehnung mit zum Teil hämorrhagischen Bläschen auf entzündlichem Untergrund.

Tab. 21.3 Lokale Schmerztherapie des Herpes zoster.

Therapie	Anwendung	Mechanismus	Bemerkungen
Caspasaicin-Creme (z.B. Capsamol®)	mehrmals täglich über mind. 4 Wochen auf die betroffenen Hautstellen auftragen	reversibler Funktionsverlust von C-Fasern durch Entleerung der Speicher	wegen erheblicher Brennschmerzen vorherige Anwendung von topischen Lokalanästhetika, z. B. EMLA®-Salbe
Lokalanästhetika	Lidocain oder Mischungen (z.B. EMLA®)	Unterbrechung der „Schmerzleitung", insbes. in Verbindung mit Capsaicin	Die topische Anwendung von Salben ist der sub- oder intrakutanen Injektion in primär hyperalgische Zonen vorzuziehen
Kortikosteroide	nervennahe Injektion	Verringerung der neuronalen Entzündungsreaktion und des perineuralen Ödems	Gefahr lokaler Infektionen, u.a. durch nur ungenügend desinfizierbare Hautareale
Transkutane elektrische Nervenstimulation (TENS)	Anwendung im betroffenen Areal oder bei zu starker Schmerzentwicklung auch im entsprechenden Segment auf der Gegenseite	– Blockade von Aβ-Afferenzen durch Stimulation von Aδ-Neuronen (Gate-Control-Theorie) – direkte Stimulation der Endorphinausschüttung im Rückenmark	wird durch den Patienten schlecht toleriert, nur geringe Wirksamkeit
Akupunktur	befundnah als Körperakupunktur oder als Ohrakupunktur	im Rahmen der Regulationsmedizin Komplementärtherapie gelegentlich wirksam	therapiebegleitend sinnvoll
Interventionelle Schmerztherapie	– ganglionäre Opioidtherapie (GLOA) am Ggl. pterigopalatinum oder Ggl. stellatum beim Befall im Kopfbereich – Stellatumblockaden im Kopf-, Arm- und oberen Thoraxbereich – Interkostalblockaden im Thoraxbereich – peridurale Sympathikolyse für Befall der Thorax- und Lumbalsegmente – intravenöse regionale Sympathikolyse (IVRS) bei Befall der unteren Extremitäten	isolierte Sympathikolyse mit sofortiger Schmerzausschaltung gilt gleichermaßen als diagnostisches Kriterium und als Therapie der Grundursache. Nachteil: Einzelmaßnahme ist selten sinnvoll. Es sollte grundsätzlich eine Therapiereihe von mind. 5–10 Sitzungen (2–3 Sitzungen pro Woche) durchgeführt werden. Erst danach kann der Erfolg abschließend beurteilt werden.	Besonders die intravenöse regionale Sympathikolyse (IVRS) ist durch den Patienten nur sehr schwer tolerierbar.

C

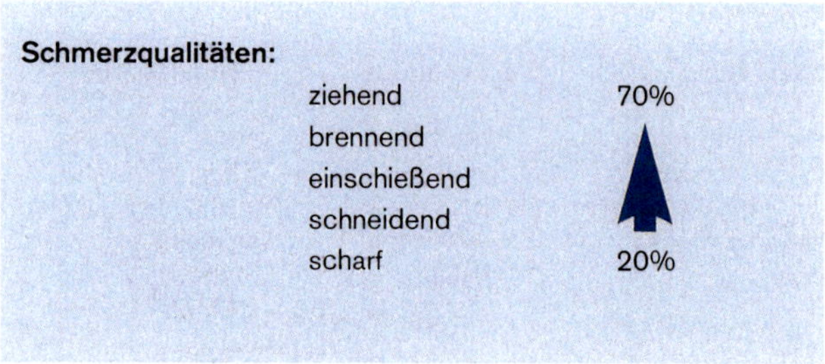

Abb. 21.2
Symptomatik des neuropathischen Schmerzes.

- Aciclovir (Aciclovir®) Creme 3–5 x täglich dünn auftragen
- Vidarabin (Vidarabin 3% Thilo®) Salbe 3–5 x täglich dünn auftragen
- Pasta zinci 3–5 x täglich dünn auftragen

Eine alleinige Therapie mit antiviralen Salben sollte jedoch nicht erfolgen.

21.4.3 Analgetische Therapie der Zosterneuralgie

Opioide

In der Akutschmerztherapie sind in erster Linie Opioide indiziert. Die Medikation sollte durch retardierte Substanzen erfolgen. Begonnen werden kann mit geringen Dosen eines oralen Opioids, welches sinnvollerweise durch ein Co-Analgetikum ergänzt wird. Auch bei kurz andauernder Einnahme sollte zur Verringerung der opioidinduzierten Nebenwirkungen an Adjuvanzien gedacht werden (→ Tab. 21.1).

Metamizol

Metamizol (Maximaldosis 6000 mg/d) ist ein in der Therapie neuropathischer Schmerzen bewährtes und den Opioiden nicht selten in der Wirksamkeit überlegenes Analgetikum.

Nebenwirkungen einer Metamizoltherapie

Haut: sehr selten Auftreten eines fixen Arzneimittelexanthems (fixed drug eruption), in Einzelfällen toxische epidermale Nekrolysen (Lyell-Syndrom)
Herz, Kreislauf: selten Blutdruckabfall bis hin zum Kreislaufschock
Atemwege: analgetikainduziertes Asthma-Syndrom
Blut: Agranulozytose

Dysästhesie:	Berührungsreize aller Art werden als unangenehm empfunden
Hyperästhesie:	Überempfindlichkeit für Berührungsreize
Hypästhesie:	Berührungsreize werden schwächer wahrgenommen
Hyperalgesie:	Steigerung der Schmerzempfindung bei primär schmerzhaften Hautreizen
Hypalgesie:	Schmerzreize werden als geringer schmerzhaft empfunden
Allodynie:	Jede Art von Berührungsreizen ist schmerzhaft

Abb. 21.3
Typische Nebenbefunde bei neuropathischem bzw. sympathisch unterhaltenem Schmerz.

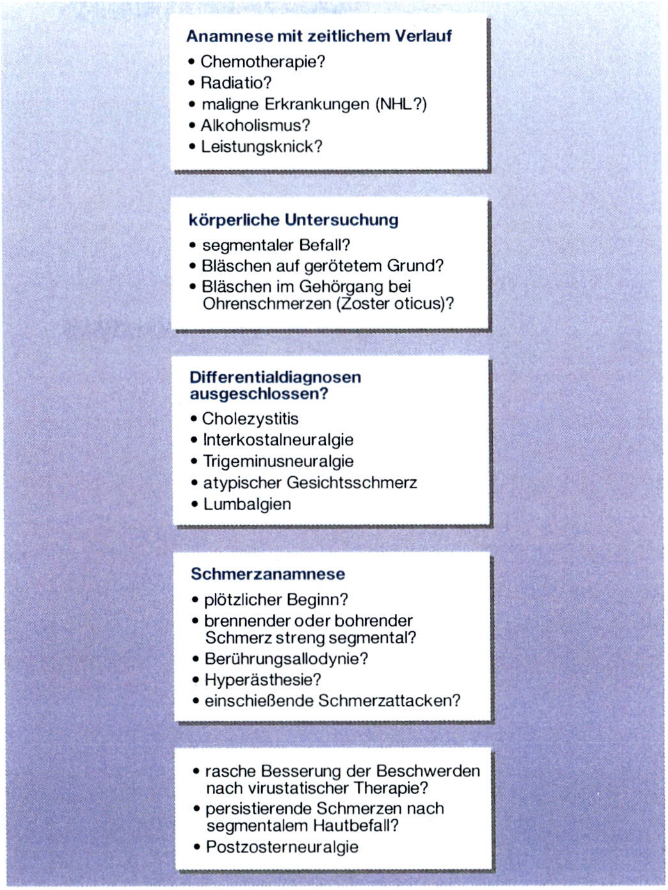

Abb. 21.4
Grundsätzliche Überlegungen bei Verdacht auf eine Herpes-zoster-Erkrankung oder eine Postzosterneuralgie.

Urogenitaltrakt: Nierenfunktionsstörungen mit Anurie oder Oligurie, Proteinurie und interstitielle Nephritis, insbesondere bei Volumenmangel, anamnestisch bekannten Vorerkrankungen der Nieren und Überdosierung von Metamizol.
Immunsystem: Überempfindlichkeitsreaktionen (Schock, Agranulozytose, Hautreaktionen, Analgetika-Asthma)

Sympathikusblockaden durch Periduralanästhesie

Bei Risikopatienten (Immunsupprimierte etc.) kann bei ungenügender Wirksamkeit systemischer Analgetika der Versuch mit Sympathikusblockaden durch Periduralanästhesie mit Bupivacain (Carbostesin®) 0,125 % unternommen werden. Diese sollten alle zwei Tage über 1–2 Wochen wiederholt werden. Alternativ wäre hier die Anlage eines Katheters zur kontinuierlichen Sympathikolyse zu erwägen.

Stellatumblockade

Bei Befall von Hirnnerven ist eine Stellatumblockade mit *10 ml Bupivacain 0,25 %* möglich, zumeist wird diese jedoch zugunsten der risikoärmeren GLOA (Ganglionäre Lokale Opioid-Analgesie) verlassen.

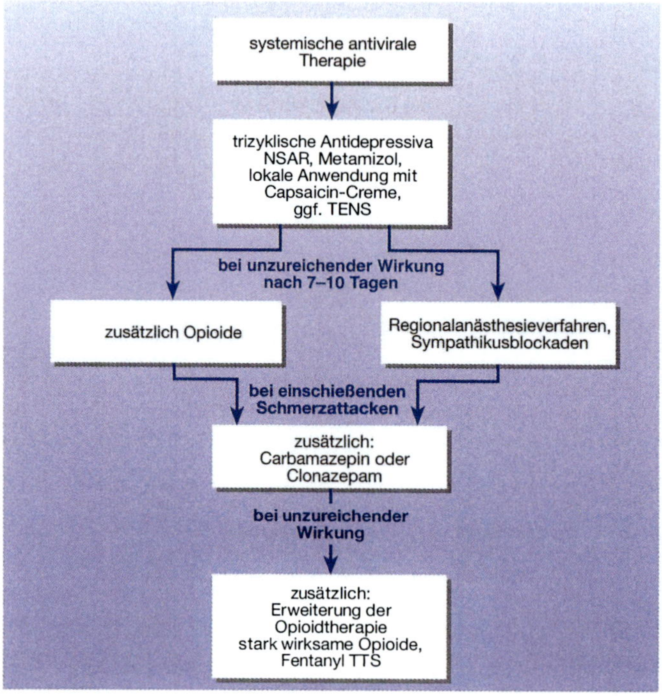

Abb. 21.5
Stufenschema zur Therapie des Zosterschmerzes und der Postzosterneuralgie.

Sowohl die peridurale Sympathikolyse als auch die Stellatumblockade oder die GLOA haben keine sichere protektive Wirkung auf die PZN.

Die interventionelle Schmerztherapie hat das Ziel, die Dauer und die Intensität der Zosterneuralgie zu senken, um so einer PZN vorzubeugen. Ob dieses Vorgehen tatsächlich Erfolge aufweisen kann, ist noch unklar.

21.4.4 Analgetische Therapie der PZN

Die medikamentöse Therapie richtet sich nach den Empfehlungen der WHO zur Behandlung chronischer Schmerzen, zu denen unter anderem eine möglichst orale Gabe mit retardierten Präparaten zählt. Da die PZN eine neuropathische Schmerzkrankheit ist, kommen neben reinen Analgetika auch Antidepressiva, Neuroleptika und Antiepileptika zum Einsatz (→ Tab. 21.2).

Medikamente und durchschnittliche Dosierungen

Amitriptylin (Saroten®) 10–75 mg/d p.o. (in langsamer Steigerung zur Verringerung von Nebenwirkungen)

Amitriptylin ist ein selektiver Serotonin-Wiederaufnahmehemmer und wirkt u.a. über diesen Mechanismus nicht nur antidepressiv, sondern primär analgetisch. Der typische Brennschmerz bei vielen neuropathischen Schmerzsyndromen kann häufig mit Amitriptylin positiv beeinflußt werden. Die analgetische Wirkung liegt in der Dosis weit unter der antidepressiven, die ohnehin erst 3–5 Wochen nach Therapiebeginn zu erwarten ist. Die Nebenwirkungen resultieren aus der anticholinergen Wirkung der Substanz.

Doxepin (Aponal®) 10–75 mg/d p.o. kann bei Patienten mit kardialen Vorerkrankungen verabreicht werden, da bei dieser Substanz die anticholinerge Wirkung geringer ausgeprägt sein soll.

Clonazepam (Rivotril®) 2–3 x 0,25–0,5 mg/d p.o. ist innerhalb von 3 bis 4 Wochen bis auf 4 mg/d steigerbar.

Phenytoin (Epanutin®) 100 mg/d p.o., ab der zweiten Woche 200 mg/d.

Gabapentin (Neurontin®) 900 bis 1800 mg/d p.o. führt zur Stabilisierung der elektrischen Neuronentätigkeit durch Leitfähigkeitsminderung bestimmter Na-Kanäle, Senkung Na-Turnover, Aktivierung deszendierender Hemmmechanismen.

Carbamazepin (Tegretal®, Timonil®) 200–1200 mg/d p.o. ist ein Membranstabilisator mit direkter Wirkung auf den GABA-Rezeptor. Es vermag die einschießende Komponente bei neuropathischem Schmerz zu reduzieren. Carbamazepin muß langsam gesteigert werden (pro Woche maximal um 200 mg/d), um Nebenwirkungen wie Schwindel und ausgeprägte Müdigkeit zu minimieren. Die Patientencompliance bei Carbamazepin ist aus diesen Gründen insbesondere in der Anfangsphase ausgesprochen schlecht. Regelmäßige Laborkontrollen der Leberwerte sind erforderlich, weil Carbamazepin zu Leberfunktionsstörungen führen kann.

Neuroleptika als Antiemetika

In niedriger Dosierung werden Neuroleptika als Antiemetika eingesetzt. In höherer Dosierung wirken sie schmerzdistanzierend, bevor sie bei weiterer Dosissteigerung ihre neuroleptische Wirkung entfalten.

Aufgrund der Nebenwirkungen sollte diese Substanzklasse nur in niedriger Dosierung und nur mit strenger Indikationsstellung eingesetzt werden.

- Haloperidol (Haldol®) 3 x 0,5–1 mg/ d p.o. (1 ml = 20 Tr. = 2 mg, als Haldol forte, mit 10 mg/ml)
- Triflupromazin (Psyquil®) 3 x 10 bis 25 mg als Supp.
- Metoclopramid (Paspertin®) 3 x 10 bis 20 mg als Injektionslösung, Supp. oder Tbl.

21.4.5 Lokale Schmerztherapie

Eine sinnvolle Schmerztherapie der Postzosterneuralgie bietet sowohl den topischen Anwendungen von Analgetika und Co-Analgetika als auch der lokalen bzw. regionalen Schmerztherapie ein breites Feld (→ Tab. 21.3).

Die lokale Anwendung mit *Capsaicin-Creme* soll über eine Entladung der Rezeptorspeicher von Noradrenalin und Substanz P zu einem reversiblen Funktionsverlust der C-Fasern führen. Die Schwierigkeit liegt häufig darin, daß die Substanz selbst zu einem lokalen Brennschmerz führt und in einer hyperalgischen Region schlecht toleriert wird. Der substanzeigene Schmerz kann durch die vorherige lokale Applikation von Lokalanästhetika abgeschwächt werden. Dies führt nicht zu einem Wirkungsverlust der Capsaicin-Creme, denn die Angiffspunkte beider Pharmaka sind verschieden.

Die *transkutane Elektrostimulationstherapie (TENS)* soll als kombinierte Anwendung zusammen mit Anal-

C

getika den Schmerz günstig beeinflussen. Der Mechanismus liegt primär in der Bahnung spinaler hemmender Interneurone. Auch die serotoninergen Hemmmechanismen sollen beeinflußt werden.

Lokale Infiltrationen mit Lokalanästhetika können bei Schmerzspitzen vorübergehend wirksam sein, erzielen aber in den seltensten Fällen eine Wirkdauer über 2–3 Stunden, was gemessen am Injektionsschmerz in empfindlichen Gebieten relativ gering ist.

Literatur

Gale BS (1995) *Neuropathic pain of peripheral origin: advances in pharmacologic treatment.* Neurology 45, 12, 17–25

Malin J-P (1996) *Die postzosterische Neuralgie – weiterhin ein therapeutisches Problem.* Dt Ärzteblatt 93, 19

Müller G (1995) *Die postzosterische Neuralgien: Ein neues Therapiekonzept.* Z Dermatol; 181:80–84

Törebjörg HE, Lundberg LE, Lamotte RH (1992) *Central changes in processing of mechanoreceptive input in capsaicin-induced secondary hyperalgesia in humans.* J Physiol 448:765

Waldvogel HH (1996) *Analgetika, Antinozizeptiva, Adjuvantien–Handbuch für die Schmerztherapie,* 1. Aufl., Springer Verlag

Wall PD, Mezlack R (Hrsg) (1994) *Textbook of Pain,*1. Aufl. Churchill Livingstone, Edinburgh

Wurzler P, Doerr H-W (1998) *Antivirale Therapie des Zoster.* Dt. Ärzteblatt 95, 95–97

Hempel V (1993) *Zoster und postzosterische Neuralgie.* In: Zenz, M., Jurna, I. *Lehrbuch der Schmerztherapie,* 3. Aufl. Wissenschaftliche Verlagsgesellschaft mbH, Stuttgart

C

22 Viszeraler Schmerz

Torsten Wieden

21.1 Allgemeines

Bei der Therapie chronischer Schmerzen hat es sich bewährt, den Schmerz in verschiedene Kategorien einzuteilen. Dies erscheint sinnvoll, denn allein das Erkennen der einzelnen Schmerzarten kann schon Hinweise auf erfolgversprechende Therapiemaßnahmen geben.

Eine erste Einteilung kann demgemäß so früh wie möglich, daß heißt bereits während des Erstinterviews erfolgen. Dabei sollte unterschieden werden, ob die Einteilung einem pathogenetischen Muster *(viszeral/somatisch, neuropathisch, Rezeptorschmerz)* unterliegt oder ob sie die psychodynamischen Bestandteile wie kognitive oder affektive Komponenten einschließt. Letzteres hat zwar den Vorteil, im Rahmen der Qualitätssicherung eventuell auch zusätzliche Aussagen zur Prognose einer Schmerzkrankheit treffen zu können, weist jedoch nur eingeschränkt den Weg zur notwendigen somatischen Therapie.

Eine weitere Möglichkeit, den Schmerz einzuteilen, ist, ihn nach seiner Herkunft zu beschreiben. So kann man den Oberflächenschmerz, der im weitesten Sinne in den Nozizeptoren der Haut entsteht, vom Tiefenschmerz unterscheiden. Der erste hat eine primäre Warnfunktion und soll den Körper vor verletzenden Reizen aus der Umgebung des Organismus schützen. Dies dient der Arterhaltung und führt unter Umgehung der kognitiven Komponenten bereits auf Rückenmarksebene zu primitiven, aber sinnvollen Reflexen, wie z. B. dem Wegziehen einer Extremität bei Kontakt mit heißen Gegenständen.

Der Tiefenschmerz hat seine Ursache zumeist im Organismus selbst. Der echte viszerale Schmerz resultiert direkt aus der schädigenden Stimulierung von Eingeweiden oder dem viszeralen Peritoneum.

Tiefenschmerz im Bereich des Halte- und Stützapparates wird dagegen als somatischer Schmerz bezeichnet. Das Peritoneum parietale wird dabei der Ontogenese entsprechend dem somatischen Schmerz zugeordnet.

Gemeinsam ist den meisten Schmerzen aus der Tiefe des Körpers ein Bedürfnis zur Ruhigstellung („Schonen statt Flüchten oder Kämpfen"). Eine Ausnahme bilden die kolikartigen Schmerzen im Bereich der abführenden Harnwege bei Urolithiasis, die einen ausgeprägten Bewegungsdrang verursachen.

Schmerzen im Bereich der inneren Organe zählen heute zu den wichtigsten Symptomen in der hausärztlichen Praxis.

22.2 Pathophysiologie des viszeralen Schmerzes

Schmerzhafte Empfindungen aus den inneren Organen werden größtenteils über afferente C-Fasern geleitet.

C

Die Hauptafferenzen der inneren Organe werden über die *Nn. splanchnici minores* und *majores, lumbales* und *pelvinae* geleitet. Hierbei kommen einseitige (Gallenblase), aber auch bilaterale Reizweiterleitungen zum Tragen.

Afferenzen aus Magen, Dünndarm und Bauchspeicheldrüse werden über das *Ggl. coeliacum* umgeschaltet und über die Nn. splanchnici weitergeleitet.

Der *Plexus mesenterialis* ist der Knotenpunkt von Afferenzen aus dem Dickdarm und dem kleinen Becken. Der *Plexus hypogastricus* führt unter anderem Signale aus Harnblase und Enddarm.

Afferenzen aus zwerchfellnahen Bereichen der Leber werden über den *N. phrenicus* geleitet und projizieren sich auf die Dermatome C3 bis C6, die Gallenblase auf die Dermatome Th7 bis Th11.

Durch welche genauen Mechanismen es bei viszeralen Reizen zur Wahrnehmung „Schmerz" kommt, ist noch nicht vollständig geklärt. Neben Schmerzrezeptoren spielen modifizierende Ereignisse wie Tonuserhöhung der glatten Muskulatur beim Ileus ebenso eine Rolle wie subjektive Empfindlichkeitsschwellen oder begleitende Entzündungen.

Erwiesen ist, daß wie z.B. bei intraartikulären Schmerzen auch beim Gewebeschmerz die Verschiebung des lokoregionalen pH-Wertes in den sauren Bereich zu einer Zunahme von Rezeptoren führt. Diese erhöhen die Reizantwort, und die Schmerzschwelle sinkt. Hinzu kommen vasokonstriktorische Erscheinungen, die zu einer passageren Ischämie und somit zum zusätzlichen Auftreten von Ischämieschmerz führen (s.u.).

Auch die entzündungsbedingte Abnahme der natürlichen Gleitfähigkeit vom viszeralen auf dem parietalen Bauchfell kann zu zusätzlichen algetischen Effekten führen.

Ein Hauptfaktor in der Entstehung des Eingeweideschmerzes ist die Dehnung des viszeralen Peritoneums. In der Kapsel parenchymatöser innerer Organe wie Leber und Milz ist eine große Anzahl Nozizeptoren nachweisbar, die insbesondere bei Organschwellungen, wie sie bei Entzündungen (Ödem) oder Tumoren vorkommen, aktiviert werden und Potentiale entsenden. Das Parenchym selbst enthält nahezu keine Nozizeptoren.

22.3 Übertragener Schmerz

Eine Sonderform des viszeralen Schmerzes ist der übertragene Schmerz *(referred pain)*. Er wird trotz Entstehung im Körperinneren auf zum Teil entfernten Arealen der Körperoberfläche wahrgenommen.

Eine Ursache dieser Übertragung liegt in der Tatsache, daß die Rezeptordichte im Bereich innerer Organe wesentlich niedriger ist als auf der Körperoberfläche. Afferenzen aus den relativ schlecht innervierten inneren Organen treffen im Hinterhorn des Rückenmarks zusammen mit vegetativen und somatischen Rezeptorimpulsen aus der Körperperipherie ein. Diese enthalten aufgrund der hohen peripheren Innervationsdichte einen höheren Informationsgehalt. Im „sensorischen Bereich" des Rückenmarks kommt es zu einer Konvergenz dieser Informationsbahnen.

Hierdurch geht die Information über den jeweiligen Ursprungsort der Informationen verloren. Bei Verarbeitung gemischt afferenter Erregungsmuster in den übergeordneten zentralen Strukturen werden die ankommenden Informationen unabhängig von ihrer tatsächlichen Herkunft in das Areal projiziert, aus dem die Mehrzahl der afferenten Impulse kommt – aus der Körperperipherie, der Hautoberfläche.

Diese Areale korrespondierender Innervation werden nach dem englischen Neurologen Head als Head-Zonen bezeichnet (→ Abb. 22.1).

Ein klinisch bekanntes Beispiel des übertragenen Schmerzes ist der bei einem Herzinfarkt häufig vorkommende linksthorakale Schmerz, der in die linke Schulter und den linken Oberarm zieht. Qualitativ kann der *referred pain* zu Phänomenen wie Allodynie, Hyper- und Hypästhesie, aber auch zur Hyperalgesie führen. Insgesamt kann dieser Schmerz qualitativ deutlicher beschrieben und räumlich besser eingegrenzt werden als der dem Geschehen eigentlich zugrundeliegende Schmerz.

- Koliken der hohen ableitenden Harnwege strahlen in die Lende, Koliken der abhängigen Harnwege strahlen in die Leiste aus.
- Ein Hinterwandinfarkt manifestiert sich häufig durch Schmerzen in der linken Schulter und den linken Unterarm.
- Magenschmerzen bleiben im mittlerem Oberbauch, zeigen aber nicht selten einen schmerzhaften Druckpunkt rechtsparavertebral in Höhe Th12.

22.4 Klinik des viszeralen Schmerzes

Je nach Ursprung lassen sich unterschiedliche Schmerzcharaktere ausmachen. Es werden 4 Grundtypen des viszeralen Schmerzes klassifiziert:

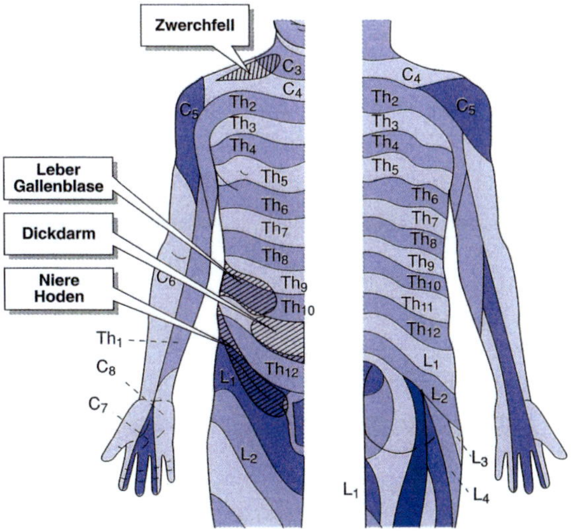

Abb. 22.1 Segmentale Innervation der Körperoberfläche, Head-Zonen an den Beispielen Zwerchfell, Leber, Gallenblase, Dickdarm und Nieren.

- Heller, plötzlicher Schmerz mit Vernichtungscharakter und Todesangst wie beim Herzinfarkt, Peritonitis bei akutem Abdomen oder während einer akuten Pankreatitis. Diese Beschwerden gehen nicht selten mit massiver vegetativer Symptomatik einher, die sogar bis zum Kreislaufschock führen kann.
- Krampfartiger Schmerz durch eine Tonuserhöhung von Hohlorganen wie bei Darm- oder Harnleiter- oder Gallenkoliken. Hierbei tritt häufig starke Übelkeit auf.
- Dumpfer und drückender Schmerz bei Überdehnung eines Hohlorgans wie bei Meteorismus.
- Brennender, in der Intensität zunehmender Schmerz, der bei maximaler Ausprägung den Schmerzcharakter zum Vernichtungsschmerz ändern kann. Ein Beispiel hierfür ist die chronische Gastritis oder die Refluxösophagitis.

Eine praktische Klassifikation von Schmerzursachen ist der Notfallmedizin entlehnt und macht sich die Tatsache zunutze, daß paarige Organe zumeist in die Mittellinie projizieren, unpaarige Organe dagegen eher lateralisieren. So ist es möglich, das Abdomen in Quadranten zu unterteilen und in jedem Quadranten ein definiertes Punctum maximum einem bestimmten Organ oder Organsystem zuzuordnen. Beachtet werden muß dabei, daß Schmerz aber auch entsprechend dem Organ- oder Nervenverlauf in die einzelnen Dermatome ausstrahlen kann.

Aufgrund der geringen Repräsentanz viszeraler Afferenzen läßt die Stärke der Schmerzempfindung keine Rückschlüsse auf die Ausprägung der Schädigung zu. Hinzu kommt eine hohe interindividuelle und auch kulturelle Variabilität in der Akzeptanz schmerzhafter Phänomene. Um so bedeutsamer ist die Differentialdiagnose der wichtigsten Erkrankungen, die zu viszeralen Schmerzen führen (→ Tab. 22.1).

22.5 Akutes Abdomen

Klinik

Das akute Abdomen ist eine sehr rasch einsetzende, schmerzhafte und in vielen Fällen lebensbedrohliche Erkrankung im Abdominalbereich. Es kann die Folge einer Entzündung, eines akuten Verschlusses von Hohlorganen, von Durchblutungsstörungen oder sogar extraabdominellen Erkrankungen wie Herzinfarkt oder diabetischem Koma sein. Häufig bestehen Druck, Klopf- oder Loslaßschmerz und eine lokale oder diffuse Abwehrspannung der Bauchdecke. Vegetative Begleiterscheinungen wie Schwindel und Kreislaufschwäche oder Übelkeit können hinzukommen.

Das akute Abdomen ist ein Symptomenkomplex, der an Diagnostik und Therapie höchste Maßstäbe setzt.

Leitsymptome des akuten Abdomen sind:

- Spontanschmerz
- umschriebener oder diffuser Loslaßschmerz
- Abwehrspannung der Bauchdecken
- erschwerte oder schmerzhafte Atemarbeit
- Zeichen des Kreislaufschocks.

Tab. 22.1 Auswahl an Ursachen viszeraler Schmerzen. Diese können ebenso akut wie auch chronisch auftreten.

häufig	weniger häufig
Cholezystitis	Mesenterialinfarkt
Appendizitis	Peritonitis
Gastritis	Aortenaneurysma
Ulcus ventriculi/duodeni	Pyelonephritis
Divertikulitis	Extrauteringravidität
Pankreatitis	hämolytische Krise
Nierenkolik	Milzinfarkt
Ovarialzystentorsion	diabetische Ketoazidose
Gastroenteritis	Porphyrie
	Urämie
	Toxine
	Morbus Crohn, Colitis ulcerosa
	Medikamente

C

Sofortmaßnahmen

Für den Arzt gilt als erste Maßnahme die Sicherung der Vitalparameter, das Anlegen eines venösen Zugangs und die Gabe von Volumen in kristalloider Form. Nahrungsaufnahme darf nicht erfolgen, bei Erbrechen sollte eine Magensonde gelegt werden. Anschließend muß die rasche Gabe von Analgetika erfolgen, um einer Minderbelüftung durch erschwerte Atmung und der Gefahr eines zusätzlichen schmerzbedingten Schocks vorzubeugen.

Diagnostik

Die akute Situation erfordert ein rasches diagnostisches Vorgehen. Hierzu können apparative Maßnahmen herangezogen werden, die Diagnose wird in mehr als 75 % der Fälle jedoch bereits klinisch gestellt.

Neben der Anamnese, die auch gleichartige oder ähnliche Symptome an Familienmitgliedern sowie Reisen einschließen sollte (Infektionen), kann ein Programm zur Basisdiagnostik gewählt werden (→ Tab. 22.2).

Erst wenn die akute Gefahr beseitigt und die Diagnose noch nicht gesichert ist, sollten weiterführende Maßnahmen zum Einsatz kommen.

22.6 Therapie

22.6.1 Akute viszerale Schmerzen

Häufig gilt der Schmerz als aussagekräftigstes diagnostisches Mittel. Er darf aber

Tab. 22.2 Diagnostische Maßnahmen bei akuten oder exazerbierten chronischen abdominellen Schmerzen. Die Sicherung der Vitalparameter sowie die Anlage eines peripher-venösen Zugangs sollte Standard bei „akutem Abdomen" sein.

Anamnese
• qualitative und quantitative Schmerzbeschreibung mit Ausstrahlung, Lokalisation, verstärkenden und abschwächenden Mechanismen
• Abhängigkeit von Nahrungsaufnahme oder Stuhlgang
• Abhängigkeit von Exposition mit Giftstoffen (Farben!)
• Übelkeit oder Erbrechen
• Miktion
• Menstruation
• Erkrankungen der Familienmitglieder
• Reisen
• Impfungen
• Vorerkrankungen, Operationen (Herniationen, Verwachsungen)
• Medikamente
Untersuchung
• Inspektion, Palpation, Auskultation
• Labor: Blutbild, Elektrolyte, Blutzucker, Amylase, Lipase, Leberenzyme, Kreatinin, Gerinnung, Urinstatus
• EKG
• Thorax- und Abdomenübersichtsaufnahme (wenn möglich im Stehen bei V.a. freie Luft, Ileus)
• Körpertemperatur (axillär/rektal)
• Ultrasonographie des Abdomens
Weiterführende Diagnostik
• Ösophagogastroskopie
• Computertomographie
• ERCP
• Angiographie
• Koloskopie
• erweiterte Labordiagnostik

lediglich zu Beginn einer Erstsichtung des Patienten zur Diagnosefindung herangezogen werden, danach muß die ausreichende Gabe von Analgetika erfolgen.

Die Therapie viszeraler Schmerzen orientiert sich wenn möglich an der Ursache der Beschwerden. Leberkapselschmerz wird anders behandelt als akute ischämische Zustände oder Koliken. Zu bedenken ist ferner, daß die meisten Opioide in der Behandlung viszeraler Schmerzen den Tonus des Sphincter Oddi derart erhöhen können, daß eine Zunahme der Schmerzsymptomatik resultieren kann.

Da der spasmolytische Effekt von Metamizol (Novalgin®) gut ausgeprägt ist, ist es Mittel der ersten Wahl für kolikartige Schmerzen. Bei stärkeren oder stärksten Schmerzen kann auf Opioide bei Bedarf in Verbindung mit Metamizol oder Butylscopolamin (Buscopan®) zurückgegriffen werden (s.u.).

Wie bei den meisten akuten Schmerzgeschehen eignet sich auch in der Behandlung akuter viszeraler Schmerzen die *patientenkontrollierte Analgesie.* Sie kann erfolgen, wenn erste Maßnahmen getroffen sind und der Patient in seiner Vigilanz nicht eingeschränkt ist. Die PCA wird in der Regel mit Morphin, Piritramid oder Tramadol intravenös durchgeführt und verspricht guten Erfolg, insbesondere durch weitestgehende Selbsteinschätzung durch den Patienten.

22.6.2 Chronische viszerale Schmerzen

Grundprinzipien

Viszeraler Schmerz hat keine einheitliche Ursache und bedarf daher einer an das zugrundeliegende Krankheitsgeschehen angepaßten Schmerztherapie. Wie überall in der Schmerztherapie richtet sich die Behandlung nach einigen wenigen Grundsätzen, wobei nicht nur die Beseitigung von Schmerzen, sondern der Erhalt der Lebensqualität das Therapieziel sein sollte (→ Tab. 22.3).

22.6.3 Schmerztherapie im einzelnen

Bei leichten bis mittelstarken Schmerzen sollte diätetischen Maßnahmen der Vorzug gegeben werden. Der Verzicht auf fettreiche Nahrungsmittel kann ebenso wie die Reduktion zuckerhaltiger Nahrungsmittel zu einer Verbesserung der Symptomatik führen. Faser- und ballaststoffreiche Substanzen wie Orangen können ebenso wie Hülsenfrüchte bei übermäßigem Verzehr die Beschwerden verschlimmern. Überraschende Erfolge werden nicht selten auch durch den Verzicht auf Milchzukker (Lactose) erzielt, der bei einigen Menschen lediglich abführend wirkt, bei anderen jedoch meist unwissentlich zu deutlichen kolikartigen Schmerzen führen kann. Hier kann ein H_2-Atemtest auf eine Lactose-Intoleranz hinweisen.

Die *medikamentöse Therapie* sollte in erster Linie aus Spasmolytika, Laxanzien oder Antiemetika bestehen, um symptomatisch die Beschwerden zu minimieren, bis die Grunderkrankung überstanden ist. Für die symptomatische Therapie werden eine Vielzahl von Medikamenten angeboten.

Spasmolytika

Butylscopolamin (z.B. Buscopan®): 3–5 x 10–20 mg/Tag = 3–5 x 1–2 Drg./Tag.

C

Tab. 22.3 Grundregeln der medikamentösen Schmerztherapie.

kausale Therapie vor symptomatischer Behandlung
• operative Therapie
• Radiatio oder Chemotherapie bei Tumorerkrankungen
• Normalisierung gestörter Laborparameter
• Antibiotikatherapie bei Infektionen
• Kortikosteroide bei chronisch entzündlichen Darmerkrankungen
• diätetische Maßnahmen bei mittelstarken Schmerzen
Therapie von Begleitsymptomen der Erkrankung
• Antiemetika bei Übelkeit und Erbrechen
• Dimeticon bei Überblähung
• Laxanzien bei Stuhlverhalt
• Laxanzien-erweiterte Maßnahmen wie Magensonden, vorübergehende parenterale Ernährung
regelmäßige Medikamenteneinnahme nach festem Zeitschema
• retardierte Medikamente für die Dauertherapie
• kurz wirksame Medikamente für Schmerzspitzen
möglichst orale Gabe
regelmäßige Therapieüberprüfung
genaue Einnahmeanweisung
kontrollierte Dosisanpassung
• Führen eines Schmerztagebuches mit Kontrolle der Schmerzstärke, Schmerzqualität, von Begleitsymptomen oder Nebenwirkungen
bedarfsgerechte Anpassung von Co-Analgetika
• Modulation der Schmerzentstehung am Nozizeptor
• Einflußnahme auf Reizweiterleitung
• Kontrolle von Schmerzwahrnehmung und Schmerzverarbeitung
Prophylaxe von Nebenwirkungen medikamentöser Therapie

C

Anwendung: Spasmen im Bereich von Magen, Darm, Gallenwegen und ableitenden Harnwegen sowie des weiblichen Genitales. Zur Erleichterung von endoskopischen Untersuchungen u. zur Funktionsdiagnostik bei Untersuchungen des Gastrointestinaltraktes.
Kontraindikation: Myasthenia gravis.
Nebenwirkungen: In Einzelfällen Überempfindlichkeitsreaktionen wie Urtikaria. Sehr selten bei parenteraler Gabe schwere Überempfindlichkeitsreaktionen bis hin zum manifesten Schock.
Wechselwirkungen: die anticholinergen Wirkungen von Antihistaminika und die tachykarden Wirkungen von β-Sympathomimetika werden verstärkt.

Im Handel auch als Kombinationspräparate mit analgetischem oder zentral dämpfendem Effekt:
Buscopan® Plus: = Butylscopolamin 10 mg + Paracetamol 500 mg = 3 x 1–2 Tbl./Tag
Spasmo-Cibalgin S®: = Propyphenazon 220 mg + Drofenin 20 mg = 2–3 x 1 Drg./Tag (nur kurzzeitig).
Kontraindikationen: Kinder u. Jugendliche. Paralyt. Ileus, chron. Obstipation, Myasthenia gravis.
Nebenwirkungen: Magen-Darm-Störungen wie Übelkeit und Erbrechen, interstitielle Nephritis, Oligurie oder Anurie, Blutbildungsstörungen (Leukopenie, Agranulozytose).
Wechselwirkungen: Belladonna-Alkaloide (Atropin), Antihistaminika, enzyminduzierende Substanzen wie Rifampicin oder Carbamazepin.

Karminativa (Entblähungsmittel)
Dimeticon (sab simplex®): 3–5 x 100 bis 200 mg/Tag. Dimeticon entschäumt im Gastrointestinaltrakt, ohne resorbiert zu werden.

Magen-Darm-Mittel
Loperamid (Imodium®): 4 x 2–4 mg/Tag = 4 x 1–2 Kps.
Anwendung: akute und chronische Diarrhöen infolge von entzündlichen Darmerkrankungen, Verdauungsstörungen (auch nach Resektionen), Darmmotilitätsstörungen.

Anwendungsbeschränkung: wenn Peristaltikhemmung zu vermeiden ist, z. B. bei Ileus/Subileus. Erstes Anzeichen relativer Überdosierung ist die Obstipation.
Nebenwirkungen: Blähung, Erbrechen, Verstopfung, Benommenheit.

Laxanzien
Lactulose (Bifiteral®): 2–3 x 10–20 g/Tag (100 ml enth.: Lactulose 66,7 g). Diabetiker müssen Bifiteral in ihren Diätplan einbinden: 100 ml enth. 11 g Galactose; 6 g Lactose entsprechen ca. 1,4 BE
Cisaprid (Propulsin®): 2–3 x 10 bis 20 mg/Tag.

Antiemetika/Neuroleptika
Bei schweren viszeralen Schmerzen sollte zusätzlich zur o. g. Basistherapie eine psychologische Führung erfolgen (→ Tab. 22.4). Diese kann sinnvollerweise medikamentös unterstützt werden. Besonders eignen sich trizyklische Antidepressiva oder Neuroleptika. Letztere zeigen im niedrigen Dosisbereich eine sehr gute zusätzliche antiemetische Wirkung. Zu beachten ist, daß auch die meisten Antiemetika chemisch abgewandelte Neuroleptika sind und noch eine deutliche (Trifluproma-

Uhrzeit	Medikamente
7:00 (Aufstehen)	10 mg Paspertin® 15 mg Bifiteral®
7:30	30 mg MST®
	bei Anlaufschmerzen: 10–20 mg Sevredol® (nichtretard. Morphin)
10:00	Novalgin® 50 Tr. = 1000 mg
15:00	10 mg Paspertin®
15:30	30 mg MST®
18:00	Novalgin® 50 Tr. = 1000 mg
21:30	10 mg Paspertin®
22:00	30 mg MST® 50 mg Saroten®
nachts (bei Bedarf)	Novalgin® 50 Tr. = 1000 mg + 10 mg Sevredol® (wenn nötig)

Tab. 22.4 Beispielhafter Therapieplan bei schweren viszeralen Schmerzen.

C

zin) bis geringe (Metoclopramid) neuroleptische Wirkung besitzen.

Haloperidol (Haldol®): 3 x 0,5 bis 2 mg/Tag = 3 x 5–20 Trpf. Die antiemetische Wirkung besteht bereits bei 0,5 mg und ist auch durch eine Dosiserhöhung nicht steigerbar!

Triflupromazin (Psyquil®): 3 x 10 bis 25 mg als Supp.

Metoclopramid (Paspertin®): 3 x 10 bis 20 mg als Injektionslösung, Supp. oder Tbl.

Nichtopioid-Analgetika

Antipyretische oder antiphlogistische Analgetika haben im Vergleich zu Opioiden meist eine deutlich geringere Potenz, d. h., sie sollten vorwiegend bei schwachen bis mittelstarken Schmerzen eingesetzt werden. Im Gegensatz zu Opioiden sind sie in der Tagesdosis begrenzt. Sie können sowohl Früh- als auch Spätkomplikationen hervorrufen. Eine ungenügende analgetische Wirkung unter Maximaldosierung ist auch durch weitere Dosiserhöhung nicht steigerbar.

Aus diesem Grunde werden sie entsprechend dem Stufenschema der WHO (s. dort) als Co-Analgetika zusammen mit Opioiden eingesetzt. Bei Fieber oder entzündlicher Begleitkomponente können sie aber außerhalb ihrer analgetischen Potenz eine deutliche Besserung erzielen und so ursächlich auf die schmerzauslösenden Noxen einwirken.

Bei Nichtopioiden sind folgende Grundsätze zu beachten:

- ausreichend hohe Dosierung, ohne die Maximaldosis zu überschreiten

- regelmäßige, möglichst orale Gabe
- kurze Wirkdauer beachten (Retardpräparate sind nicht verfügbar)
- kontinuierliche Überwachung der Nebenwirkungen
  - Unverträglichkeiten
  - Magenulzera
  - Blutungen durch Störungen der Blutgerinnung
  - Asthma
  - Reye-Syndrom.

Metamizol (Novalgin®): 3–6 x 500 bis 1000 mg/Tag. Metamizol bewirkt eine effektive Analgesie mit deutlicher spasmolytischer Komponente und gilt daher bei akuten und chronischen viszeralen Schmerzen als sinnvollstes Nichtopioid. Es ist in diesen Indikationen in seiner Wirkung häufig den Opioiden überlegen. Bei bekannten Blutbildveränderungen oder bei Leukopenie sollte allerdings die Indikation sehr eng gestellt oder auf die Gabe von Metamizol ganz verzichtet werden. Komplikationen wie allergische Reaktionen, die bis zum anaphylaktischen Schock gehen können, oder auch Agranulozytosen treten häufiger nach hochdosierter intravenöser Verabreichung als bei oraler Gabe auf.
Nebenwirkungen:

- *Haut:* sehr selten Auftreten eines fixen Arzneimittelexanthems (fixed drug eruption). In Einzelfällen toxische epidermale Nekrolysen (Lyell-Syndrom)
- *Herz, Kreislauf:* selten Blutdruckabfall bis hin zum Kreislaufschock
- *Atemwege:* analgetikainduziertes Asthma-Syndrom.
- *Blut:* Agranulozytose.
- *Urogenitaltrakt:* Nierenfunktionsstörungen mit Anurie oder Oligurie, Proteinurie und interstitielle Nephritis, insbesondere bei Volumenmangel, anamnestisch bekannten Vorerkrankungen der Niere und Überdosierung von Metamizol.
- *Immunsystem:* Überempfindlichkeitsreaktionen (Schock, Agranulozytose, Hautreaktionen, Analgetika-Asthma).

22.6.4 Schwere und schwerste Schmerzen

In der Therapie schwerer Schmerzen sind Opioide trotz zum Teil deutlicher Wirkungen auf den Sphincter Oddi die Analgetika der Wahl. Die analgetische Wirkung ist dosisabhängig und kann gesteigert werden, solange unmittelbare Nebenwirkungen beherrscht werden.

Die Gefahr einer opioidbedingten Atemdepression ist bei chronischer Einnahme relativ gering. Bevor diese einsetzt, wird in der Regel eine deutliche Vigilanzminderung bemerkt. Die Patienten sprechen verwaschen, es entstehen Lücken im Sprachfluß, und die Konzentration sowie das Gedächtnis sind stark eingeschränkt. Doppelbilder sind ebenso wie verschwommenes Sehen möglich. Erst wenn unter solchen Anzeichen die Opioidtherapie fortgesetzt wird, ist eine Atemdepression zu erwarten.

Anders sind die akute Opioidtherapie und die Titrationsphase auf Opioide zu bewerten. Hier liegen die einzelnen Phasen der Überdosierung so dicht beieinander, daß sie häufig nicht voneinander getrennt werden können. Die Atemdepression kann dann klinisch mit, vor oder ohne die Begleitsymptomatik auftreten.

Um bei additiver analgetischer Wirkung einzelner Substanzen die Nebenwirkungen durch niedrige Dosierungen möglichst gering zu halten, werden synergistische Substanzen zusammen verabreicht. Dies bedeutet, daß Opioide mit Nichtopioiden kombiniert werden sollten. Eine Kombination innerhalb einer Stoffklasse dagegen ist unsinnig und führt zum Teil sogar zur Wirkungsminderung (Partialantagonisten und Agonisten in der Opiattherapie).

Zudem sollten Opioide immer mit Adjuvanzien verabreicht werden, zu denen Antiemetika sowie Laxanzien bereits in der Prophylaxe gehören. Die psychologische Hemmschwelle vor der Einnahme von „Morphium" ist in der Bevölkerung immer noch sehr groß. So ist häufig die Akzeptanz von Nebenwirkungen entsprechend gering. Komplikationen und schwere Verläufe der Grunderkrankung werden häufig den Opioiden zugeschrieben. Daher sollten vermeidbare unerwünschte Wirkungen möglichst auch sicher vermieden werden.

Ein häufig propagiertes Opioid bei viszeralem Schmerz ist das *Pentazocin (Fortral®)*. Es soll weniger spasmogen auf den Sphincter Oddi wirken als andere Opioide, hat aber neben einem ausgeprägten Ceilingeffekt eine psychomimetische Wirkung, unter der es nicht selten zu Halluzinationen kommt. Bei einer Analgesiedauer von 2–3 h ist es nicht für den Langzeitgebrauch geeignet und kann zu einer Entzugssymptomatik führen, wenn es zusammen mit einem reinen Opiatagonisten gegeben wird.

Kontraindikationen bestehen bei Schädelverletzungen, Kombination mit MAO-Hemmern, Herz-Kreislauf-Erkrankungen wie Herzinsuffizienz, koronarer Herzkrankheit, Hypertonie bei Arteriosklerose und pulmonaler Hypertonie; ebenso bei Hypothyreose, Nebennierenrindeninsuffizienz, Prostatahyperplasie, akuter Alkoholvergiftung oder Delirium tremens.

Wegen der Gefahr einer pulmonalen Hypertonie ist bei Patienten mit koronarer Herzkrankheit eine Behandlung mit Pentazocindosen über 150 mg/Tag nicht zu vertreten und ist insgesamt in der Schmerztherapie mit Opioiden als ungeeignet einzustufen.

Co-Analgetika, zu denen auch Kortikosteroide bei perifokalem Ödem oder Antikonvulsiva bei neuropathischer Komponente gehören, bilden weitere Bestandteile medikamentöser Schmerzbehandlung.

Einen hohen Stellenwert können auch interventionelle Verfahren wie die Anlage einer rückenmarksnahen Analgesie, zentrale Neurolysen oder neurochirurgische Denervierungsverfahren haben.

So ist die systemische Medikation einer akuten oder einer akut exazerbierten chronischen Pankreatitis nicht selten wenig erfolgreich. Zu den lebensbedrohlichen Symptomen dieser Erkrankung, zu denen in erster Linie auch der Schmerz mit seinen Begleiterscheinungen wie Hypoventilation und Bewegungsarmut gehört, kommen die Nebenwirkungen applizierter Medikamente. Hier kann die Periduralanästhesie ohne großen Aufwand und mit vergleichsweise geringen Komplikationen unter Umständen sogar Schmerzfreiheit erreichen.

Auch dabei gilt der Grundsatz, daß sich bei Analgetikakombinationen die Einzelwirkungen addieren können, Nebenwirkungen jedoch dosisentsprechend begrenzt bleiben. Eine mögliche

Kombination analgetisch wirksamer Substanzen ist die Verbindung von Fentanyl oder Sufentanil mit Bupivacain als Lokalanästhetikum und Clonidin als zentralem α_2-Agonisten, der die Opiatwirkung sowohl verstärken als auch verlängern soll.

Periduralanästhesie zur vorübergehenden Analgesie bei starken abdominellen Schmerzen, z. B.:

- Sufentanil 50 µg
- Clonidin 50 µg
- Bupivacain 0,125% ad 50,0.

Bei hoher lumbaler periduraler Katheterlage oder thorakaler Lage wird nach initialer vollständiger Analgesie (z. B. durch Bupivacain 0,5 %) mit einer epiduralen Flußrate von 0,05 ml/kg KG begonnen und bei Bedarf bis 0,15 ml/kg KG gesteigert. Hierbei ist jedoch zu beachten, daß keine zusätzliche systemische Analgesie mit Opioiden erfolgen darf und der Patient kontinuierlich pulsoxymetrisch überwacht werden muß.

Literatur

Brodner G, Meissner A, Rolf N et al. (1997) *Die thorakale Epiduralanästhesie – mehr als ein Anästhesieverfahren.* Anaesthesist 46 (9):751–62

Cevero F (1991) *Mechanisms of acute visceral pain.* J Physiol Pharmacol 69 (5):627–634

Cevero F, Jänig W (1992) *Visceral nociceptors: a new world order.* Trends Neurosci 15:374

Dosch P (1995) *Lehrbuch der Neuraltherapie nach Hunecke.* (14. Aufl.) Haug, Heidelberg

Gebhart GF (1995) *Viszeral pain. Progress in Pain Research and Management.* IASP Press (Vol 5)

Jänig W (1993) *Sympathikus und Schmerz: Ideen, Hypothesen und Modelle.* Der Schmerz 226–240, Springer

Jänig W, Schmidt RF (Hrsg.) (1992) *Reflex Sympathetic Dystrophy. Mechanisms and Clinical Implications.* VCH Weinheim

Lang E, Kupfer P (1995) *Der Schmerz aus physiologischer und internistischer Sicht.* Gerontol Ger 28 (5):318–37

Mumenthaler M (1993) *Der Schulter-Arm-Schmerz in der täglichen Praxis.* Ther Umsch 50 (11):746–52

Niesel HC (Hrsg.) (1994) *Regionalanästhesie Regionale Schmerztherapie.* (1. Aufl.) Thieme

Tingle L (1995) *Block des Plexus coeliacus.* In: Ramamurthy/Rogers (Hrsg.): *Schmerztherapeutische Entscheidungen.* (1. Aufl.) Ullstein Mosby

Törebjörg HE, Lundberg LE, Lamotte RH (1992) *Central changes in processing of mechanoreceptive input in capsaicin-induced secondary hyperalgesia in humans.* J Physiol 448:765

Waldvogel HH (1996) *Analgetika, Antinozizeptiva, Adjuvantien – Handbuch für die Schmerztherapie.* (1. Aufl.) Springer

Wall PD, Melzack R (Hrsg.) (1994) *Textbook of Pain* (2. Aufl.) Churchill Livingstone, Edinburgh

C

23 Ischämisch bedingte Schmerzen

Hans-Joachim Willenbrink

23.1 Einleitung

Zu ischämisch bedingten Schmerzen kommt es bei:

- Arteriosclerosis obliterans (pAVK)
- Angina pectoris
- Thrombangiitis obliterans (Buerger)

Schmerz ist eines der führenden Symptome bei einem arteriellen Gefäßverschluß, dessen Ausprägung abhängig ist vom jeweiligen Stadium der Erkrankung (Einteilung nach Fontaine bei der pAVK). Dieser tritt als Ischämieschmerz bei der Angina pectoris bei der peripheren arteriellen Verschlußkrankheit, aber auch bei der Angina abdominalis auf. Die Therapie zielt nach wie vor auf kausaltherapeutische Verfahrensweisen ab, die bezüglich der Angina pectoris im Versuch der Revaskularisierung, der Ballondilatation bzw. im Akutfall in der medikamentösen Lysetherapie liegt. Die periphere arterielle Verschlußkrankheit ist in der Regel ein schleichendes Ereignis. Auch hier liegt die Domäne in der operativen Revaskularisation bzw. Anastomosen-Operation, deren Erfolg mitgeprägt ist von der Lokalisation des Verschlusses. Je peripherer ein Verschluß ist, um so geringer sind die Aussichten auf Erfolg. In vielen Fällen kommt es zu erneuten Verschlüssen der Gefäße, bei denen eine operative Intervention nicht mehr möglich ist. Die dabei auftretenden Schmerzen sind dann Bewegungs- und/oder Ruheschmerzen. Andererseits kann ein vorher bestehender Schmerz trotz Operation weiterhin vorhanden sein.

Neben der peripheren AVK, der häufigsten Form ischämischer Krankheiten, spielen andere Ursachen in der Therapie chronisch bedingter Gefäßerkrankungen eine untergeordnete Rolle. In Verbindung mit anderen Erkrankungen wie der diabetischen Neuropathie treten Mikroangiopathien bei Kollagenosen auf, so daß grundsätzlich eine neurologische Diagnostik einbezogen werden muß, da diese Schmerzen eine andere Qualität haben. Ruheschmerzen bei der Neuropathie werden im Gegensatz zur pAVK als lageunabhängig beschrieben und gehen mit Par- und Dysästhesien einher. Diabetiker weisen häufiger Verschlüsse der A. poplitea auf als Nichtdiabetiker (Strandness et al., 1965).

23.2 Ursachen

Die Ursache des Schmerzes ist die Ischämie, deren Folge der latente Gewebsuntergang ist.

Der Ischämie liegen mehrere Ursachen zugrunde:

- Zunahme des *Gewebedrucks*
- Verminderung des arteriellen Flusses (Lumenverengung)
- Veränderung der Mikrozirkulation.

Darüber hinaus werden Störungen des Vasokonstriktorsystems angenommen, wobei lokal freigesetzte biogene Amine in hoher Konzentration eine Vasokonstriktion begünstigen, denn ausschlaggebend ist der Gefäßtonus, der über das sympathische Nervensystem gesteuert wird. Der gesteigerte sympathikotone Grundtonus und die inadäquate Anpassung der sympathischen Efferenzen auf lokale chemische Reize wie Veränderungen des paO_2-Gewebedrucks oder pH-Veränderungen auf die Gefäße distal der Verengung sind für den Ruheschmerz und den Belastungsschmerz gleich. Diese hypothetischen, aber auch zum Teil gesicherten Erkenntnisse sind nach Jänig (1991) und Creutzig (1990) die Hauptursache der ischämischen Schmerzen.

Da zwischen einem Bewegungsschmerz und einem Ruheschmerz unterschieden wird, werden für beide Phasen unterschiedliche Entstehungsmechanismen diskutiert. Für den Bewegungsschmerz werden Veränderungen in der muskulären Durchblutung postuliert, während Veränderungen der Hautdurchblutung für den Ruheschmerz verantwortlich gemacht werden. Dies zeigt sich vor allem in der inadäquaten Anpassung der Durchblutung nach Erwärmung der äußeren Haut. Daß eine Änderung des sympathikotonen Grundtonus eine der Ursachen der Schmerzen bei der peripheren AKV ist, zeigt sich vor allem am Erfolg einer Sympathikusblockade.

23.3 Phänomenologie

Bewegungs- oder Belastungsschmerzen nach Fontaine IIa und IIb werden häufig als krampfartig, reißend und ziehend beschrieben, deren Lokalisation überwiegend distal der Stenose angegeben wird. Je nach Verschlußlokalisation (→ Abb. 23.1) werden unterschiedliche Schmerzangaben gemacht (Bonica, 1990).

Eine der wichtigsten Kompensationsmechanismen der Durchblutungsstörung ist die Bildung von Kollateralgefäßen, so daß die Schmerzentwicklung und Schwere der Erkrankung in erster Linie hiervon abhängig ist.

Bewegungsschmerzen müssen differentialdiagnostisch abgegrenzt werden von der Claudicatio spinalis, die ebenso beidseitig bei einer zentralen Spinalkanalstenose auftreten kann. Nach Droste (1987) und Fyfe (1975) spielt der Sympathikus bei der Claudicatio intermittens (mangelnde Muskeldurchblutung) keine Rolle, wenngleich die Therapieergebnisse (s.u.) anders lauten.

Im Stadium III–IV dominieren Ruheschmerzen, die differentialdiagnostisch abgegrenzt werden müssen von neuropathischen Ursachen, die zu einer Veränderung der Hautsensibilität führen, wobei in den meisten Fällen der Puls tastbar ist. Die ischämische Neuropathie tritt nicht selten gleichzeitig beim Diabetes mellitus auf.

Die Thrombangiitis obliterans betrifft als entzündliche Erkrankung aller Gefäßschichten der mittleren und kleineren arteriellen und venösen Gefäße vor allem die der oberen Extremitäten, vornehmlich bei jüngeren Patienten. Da ständig Mikroembolisationen auftreten, besteht hier die Therapie in der Antikoagulation und in jenen Therapien, deren Zielpunkt das sympathische Nervensystem ist. Da häufig die oberen Extremitäten betroffen sind, können kurzfri-

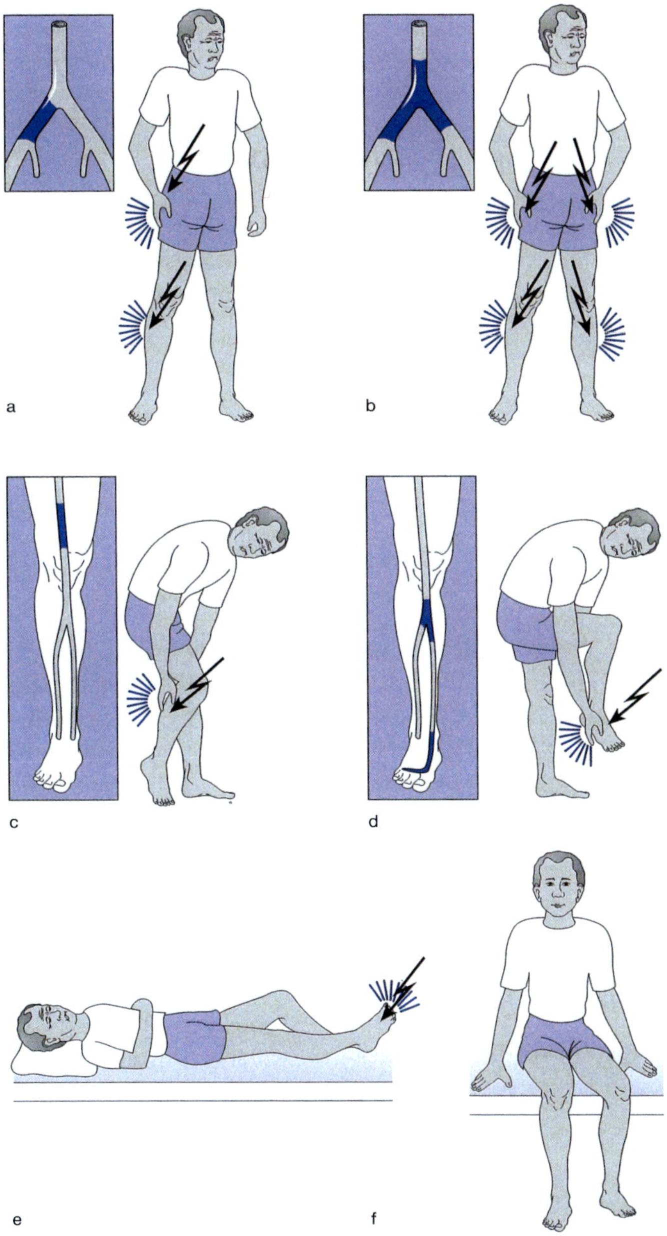

Abb. 23.1 Verschlußlokalisationen und Schmerzangaben.
a) Verschluß der rechten A. iliaca communis mit einer Schmerzausstrahlung in den Oberschenkel und in die Wade,
b) Syndrom nach Leriche mit Verschluß beider A. iliaca communis und der distalen Aorta mit Schmerzen in beiden Hüften und in den Waden.
c) Verschluß der A. femoralis superficialis mit Schmerzen in der Wade (Claudicatio intermittens).
d) Verschluß des poplitealtibialen Überganges und der A. dorsalis pedis mit Schmerzen im Fuß.
e) Dauerschmerzen vor allem im Liegen ist ein Hinweis für ein multiples Gefäßleiden, das mit Nekrosen einhergehen kann und oftmals zu einer ischämischen Neuralgie führt.
f) Das Herunterhängenlassen der Extremitäten führt zur Schmerzlinderung (aus Bonica, 1990).

stig intravenöse Guanethidinblockaden eingesetzt werden (→ Kap. 7, Abschn. 7.4.5). Ansonsten kommen die therapeutischen Verfahren zum Einsatz, die bei der peripheren AVK angewendet werden. Über spezifische Verfahren beim primären und sekundären Morbus Raynaud sei auf gute Lehrbücher hingewiesen (Bonica, 1990; Maier et al., 1994).

23.4 Therapie ischämisch bedingter Schmerzen der unteren Extremitäten

Kausaltherapeutische Methoden stehen an erster Stelle. Im Rahmen der Chronifizierung treten andere Methoden in den Vordergrund, die palliativen Charakter haben. Ziel ist, die nutritive Versorgung der Muskulatur und der Haut zu verbessern, um den Zeitpunkt einer Amputation so weit wie möglich hinauszuschieben. Dies wird u.a. durch eine rechtzeitig eingeleitete Schmerztherapie erreicht, die bereits neben der Kausaltherapie erfolgen muß.

Therapeutische Methoden

- *Verbesserung der Kollateralenbildung* durch Bewegung (Gehtraining)
- *Medikamentöse orale Schmerztherapie* mit NSAID (kurzfristig). Besser sind Opioide zur oralen oder transdermalen Gabe, da langfristig geringere Komplikationen auftreten. Hierunter ist ein Gehtraining oftmals besser durchzuführen.
- Systemische, *medikamentöse Vasodilatation* mit Prostaglandin E-1 durch tägliche intraarterielle Applikation von Prostavasin. Obgleich bei der ersten Lungenpassage ein Großteil inaktiviert wird, erzielt Prostavasin auch intravenös eine Vasodilatation.
- *Regionalanästhesiologische Methoden:* Die epidurale Analgesie mit Lokalanästhetika stellt lediglich eine vorübergehende Möglichkeit zur Therapie dar, um akute Schmerzen z.B. bei Vasospastiken nach einer Angiographie zu behandeln (Maier et al., 1994). Darüber hinaus stellt die Periduralanästhesie bei der peripheren AVK vor allem in Verbindung mit der Ablatio femoris eine sinnvolle Prophylaxe dar (Wulf et al., 1997). Neben der Blockade der motorischen Fasern sind die präganglionären sympathischen Efferenzen ebenso betroffen.
- *Regionalanalgetische Verfahren* beschränken sich auf die intrathekale bzw. peridurale lumbale oder thorakale Morphinapplikation, oral nicht therapierbare Schmerzen der oberen oder unteren Extremität in Verbindung mit einer Polyneuropathie oder die therapieresistente Angina pectoris, die trotz kausaler operativer und medikamentös mit Beta-Blockern, Kalzium-Antagonisten und Nitroglycerin durchgeführter Therapie weiterbesteht.
- *Medikamentöse oder chirurgische Sympathektomie:* Nach wie vor wird die Indikation zur Sympathikus(blokkade)-Neurolyse immer erst dann gestellt, wenn ein operativer Eingriff aus verschiedenen Gründen nicht (mehr) möglich ist. Die von Collins (1980) beschriebene chirurgische Technik wird heute nicht mehr als erstes Verfahren zur Sympathikolyse

eingesetzt. Bereits 1949 führte Haxton die perkutane Sympathikolyse mit Phenol durch. Heute wird zur Sympathikolyse ebenso Alkohol (96%) eingesetzt. Von 1234 durchgeführten Sympathikusblockaden (keine Neurolyse) erzielte Wielgosz bei Patienten in den Stadien IIb–IV in 74% eine Reduktion der Schmerzen bei der Claudicatio intermittens, wobei diese Schmerzlinderung bei 75% dieser Patienten auch nach 4 Monaten anhielt (Wielgosz und Strasser, 1987). Über ähnlich gute Ergebnisse berichtet Meyer (1987), der bei 792 Patienten eine Neurolyse des Grenzstrangs durchführte. Die Sympathikusblokkade mit einem Lokalanästhetikum muß immer als prognostische Blockade vor einer chemischen Sympathikolyse des Grenzstrangs eingesetzt werden. Über den Stellenwert der diagnostischen Blockade als Grundlage einer Entscheidung zur invasiven Langzeittherapie berichten Maier und Gleim (1994). Möglicherweise ist auch der von Yao angegebene Druckindex (A. tibialis post./A. brachialis > 3,5) ein prognostischer Parameter für die Wirksamkeit der Neurolyse. Die neurolytischen Blockaden halten bis zu 9 Monaten an. Eine Wiederholung der Blockade ist möglich, wobei die alkoholbedingte Neuritis als mögliche Komplikation immer mit einkalkuliert werden muß. Wenngleich aus allen Untersuchungen nicht klar hervorgeht, ob eine ischämische Neuropathie beim Ruheschmerz ausgeschlossen ist, bleiben die Ergebnisse im Stadium IV der Erkrankung unbefriedigend.

- *Epidurale Neurostimulation (SCS):* Patienten, die für eine operative Revaskularisation nicht geeignet sind, profitieren über einen langen Zeitraum von der SCS (Spinal cord stimulation). Es sind insbesondere Verschlüsse der Unterschenkel und Fußarterien bei älteren Menschen, bei denen das Operationsrisiko groß ist und Folgekomplikationen erwartet werden. Neben einer signifikanten Schmerzlinderung, die durch eine verbesserte Mikrozirkulation zustande kommen soll, wurde das rasche Abheilen von Ulzera beobachtet (Jacobs, 1995). Eine Übersicht weiterführender Literatur und Ergebnisse der Neurostimulation sind dem Beitrag „Zentrale Stimulationsverfahren" zu entnehmen.

23.5 Zusammenfassung

Kommen aus verschiedenen Gründen operative Rekonstruktionen nicht (mehr) in Frage, sollte primär eine Schmerztherapie mit oralen oder transdermalen Opioid-Analgetika eingeleitet werden. Zeitgleich steht, nach erfolgreicher prognostischer Nervenblockade, einer Sympathikolyse nichts im Wege. Die Erfolge der Neurostimulation sind überwiegend bei Patienten im Stadium des Belastungsschmerzes anzusiedeln, wenngleich der Ruheschmerz in vielen Fällen ebensogut therapiert werden kann. Steht aus verschiedenen Gründen eine Amputation an, ist der liegende Neurostimulatur so zu programmieren, daß er die betroffene Extremität erfaßt, um im Sinne der Prophylaxe die Inzidenz eines Neurom- bzw. Phantomschmerzes zu minimieren.

Literatur

Bonica JJ (1990) *Pain due to vascular disease.* In: Bonica JJ (ed) *The management of pain.* (Vol. 1, 2nd ed)

Collins S, Piepgras DG, Nauss LA (1980) *Sympathic denervation of the extremities for peripheral vascular disease.* In: Juergens JL, Spittel JA, Fairbairn JF (ed) *Peripheral vascular diseases.* WB Saunders

Creutzig A (1990) *Differentialtherapie peripherer arterieller Verschlußkrankheiten. Klinik der Gegenwart.* Urban und Schwarzenberg, München

Droste C (1987) *Schmerz und arterielle Verschlußkrankheit.* In: *Schmerz und Sympathikus.* Der Schmerz 1:19

Fyfe T, Quinn RO (1975) *Phenolsympathectomy in the treatment of intermittend claudication: a controlled clinical trial.* Br J Surg 62:68

Jacobs JHM (1995) *Spinal cord stimulation in non-reconstructable critical limb ischaemia.* J Vas Med 1 (4) 7–12

Jänig W (1991) *Pathophysiologie vasculärer Regulationen.* In: Maier C (Hrsg.), Wawersik J, *Schmerztherapie bei ischämischen Krankheiten.* Fischer, Stuttgart

Maier C, Gleim M (1984) *Ischämieschmerz.* In: Zens, Jurna (Hrsg) *Lehrbuch der Schmerztherapie.* Wissenschaftliche Verlagsgesellschaft, Stuttgart

Meyer J (1987) *Indikationen und Möglichkeiten der Blockade des Nervus sympathicus.* Regionalanästhesie 10:55–58

Strandness DE, Priest RE, Gibbons GE (1965) *Study of vasculare lesions in diabetic and nondiabetic patients.* Arch Surg 91:617

Wielgosz R, Strasser K (1987) *Schmerz und arterielle Verschlußkrankheit.* In: *Schmerz und Sympathikus.* Der Schmerz 1:19

Wulf H, Neugebauer E, Maier C (1997) *Schmerzprophylaxe.* In: *Behandlung akuter perioperativer und posttraumatischer Schmerzen 8–13.* Thieme, Stuttgart

C

D Spezielle Themen

24 Perioperative Schmerztherapie

Burkhard Gustorff

24.1 Allgemeines

24.1.1 Bedeutung und gegenwärtiger Stand der perioperativen Schmerztherapie

Nach wie vor leiden 30–70 % aller Patienten nach Operationen unter mäßigen bis heftigen Schmerzen. Dieser Anteil ist in den vergangenen 40 Jahren unverändert geblieben. Die Berufsverbände der Chirurgen und Anästhesisten nannten die Schmerzbehandlung eine „bedeutsame interdisziplinäre Aufgabe" und riefen dazu auf, die Voraussetzungen für eine adäquate Schmerztherapie in den Krankenhäusern zu schaffen. Die Notwendigkeit einer Verbesserung der Behandlung von Schmerzen ist unstrittig und beinhaltet inzwischen auch eine juristische Verpflichtung, d. h., Patienten haben einen Anspruch auf Schmerzbehandlung. Wirkungsvolle Methoden perioperativer Schmerztherapie sind ausreichend etabliert. Dennoch werden sie in der überwiegenden Zahl der Krankenhäuser nicht regelmäßig eingesetzt. Zur Zeit ist die Schmerztherapie vor und nach einer Operation zweifellos immer noch unzureichend.

24.1.2 Einfluß der perioperativen Schmerztherapie auf die Prognose

Das Ausmaß postoperativer Schmerzen wird durch verschiedene Faktoren wie Art und Dauer einer Operation sowie das perioperative anästhesiologische Management und Persönlichkeitsfaktoren bestimmt. Die schmerzbedingte postoperative Streßreaktion führt zu kardiovaskulären, gastrointestinalen und metabolischen Veränderungen, die insbesondere bei Risikopatienten die postoperative Morbidität erhöhen können. Außerdem wird durch Schmerzen, beispielsweise nach einem Oberbaucheingriff, die Lungenfunktion zusätzlich beeinträchtigt.

Nach wie vor wird kontrovers diskutiert, ob eine wirkungsvolle Schmerztherapie tatsächlich die postoperative Prognose begünstigt. Man kann jedoch davon ausgehen, daß gerade Patienten mit hohem kardiovaskulärem und pulmonalem Risiko von der postoperativen Schmerzbehandlung besonders profitieren. Darüber hinaus ist deutlich belegt, daß die Schmerztherapie dann zu einer Verringerung der postoperativen Morbidität und auch zu kürzerem Krankenhausaufenthalt führt, wenn sie im Rahmen einer frühen interdisziplinären Behandlung intensiv genutzt wird. Frühe Mobilisation, Physiotherapie und enterale Ernährung sollen daher mit einer wirkungsvollen postoperativen Schmerztherapie kombiniert werden.

Vorbestehende Schmerzen bahnen postoperative Schmerzen, was z. B. zu vermehrtem Auftreten von Phantom- und Stumpfschmerzen nach einer Amputation mit vorausgegangenen Ischämieschmerzen führen kann. Regionale Analgesieverfahren (z. B. Epiduralkatheter) können bereits präoperativ zur Senkung der Phantomschmerzen eingesetzt werden.

24.1.3 Prinzipien der postoperativen Schmerztherapie

Schmerzerfassung und Dokumentation

Die entscheidende Voraussetzung für eine wirkungsvolle Schmerztherapie ist die regelmäßige Befragung des Patienten nach seinem Schmerzempfinden in Ruhe und bei Bewegung. Auch nach ausreichender Behandlung muß in engen Zeitabständen danach gefragt werden. Die Einschätzung durch Ärzte und Krankenpflegepersonal unterscheidet sich sehr oft von der des Patienten und sollte keinen Einfluß auf die Schmerzbehandlung haben. Nur die individuelle Schmerzeinschätzung durch den Patienten bildet die Grundlage der Behandlung. Dabei haben sich postoperativ besonders die einfachen Schmerzskalen wie zum Beispiel verbale und numerische Schätzskala bewährt. Ebenso kann aber auch die visuelle Analogskala verwendet werden.

Die *Einschätzung des Schmerzes (Schmerzintensität)* soll *immer dokumentiert* werden. In Analogie zur selbstverständlichen Dokumentation von Vitalparametern muß in Zukunft die Dokumentation für Schmerzen ebenso gelten. Das bedeutet, daß bereits im Aufwachraum die postoperativen Schmerzen dokumentiert werden sollen. Dasselbe gilt für die Tageskurve auf der Normalstation. Es hat sich bewährt, die Schmerzskala neben die Temperaturskala im Formblatt der Tageskurve zu drucken. Auch für die Schmerzerfassung gilt, daß ein Parameter, der dokumentiert ist, eher beachtet wird.

Die Umsetzung dieser einfachen Grundsätze ist der Schlüssel zu einer wirkungsvollen Schmerztherapie.

Schmerztherapie nach individuellem Bedarf

Die Auswahl des schmerztherapeutischen Verfahrens richtet sich zunächst nach dem Schmerzempfinden des Patienten und nach Art und Ausmaß des Eingriffs. Die medikamentöse Schmerzbehandlung erfolgt stufenweise und unter engmaschiger Erfolgskontrolle (schmerzfrei?).

Es gibt keine Standarddosierung in der postoperativen Schmerztherapie. Die Dosis der Analgetika orientiert sich am individuellen Bedarf. Insbesondere Opioide werden nach Bedarf titriert.

24.2 Medikamentöse Therapiemöglichkeiten

24.2.1 Nichtopioide

Nichtopioide werden vornehmlich zur Behandlung geringer *postoperativer Schmerzen* und zur Verringerung des *Opioidbedarfs* in der Kombinationsbehandlung mit Opioiden verwendet. Sie können nur bis zu einer definierten Maximaldosis gesteigert werden, da sie darüber hinaus keine stärkere Wirkung, aber zunehmende Nebenwirkungen entfalten. Eine kontroverse Diskussion

D

wird um den Einsatz der nichtsteroidalen Antirheumatika (NSAR) wegen deren Beeinflussung der Thrombozytenaggregation geführt. Es wurde jedoch gezeigt, daß die regelmäßige postoperative Behandlung mit NSAR nicht zu einem vermehrten Auftreten von postoperativen Nachblutungen führt.

Eine Alternative zu den NSAR sind die Coxibe. Rofecoxib beeinflußt nicht die Thrombozytenaggregation. Mit Parecoxib wird demnächst der erste intravenöse COX-2-selektive Hemmer zur Verfügung stehen.

Ein unbedingt zu beachtendes Problem ergibt sich im Fall postoperativer Hypovolämie. Dann kann die Behandlung mit NSAR zu Niereninsuffizienz führen und muß sofort abgebrochen werden!

Anstatt der NSAR werden auch häufig Paracetamol oder Metamizol postoperativ verabreicht.

Um eine ausreichende Wirkung innerhalb der Tagesmaximaldosis zu erreichen, ist die regelmäßige Applikation in festen Intervallen entsprechend der jeweiligen Pharmakokinetik sinnvoll. Nichtopioide können oft auch rektal appliziert werden, was unmittelbar postoperativ von Vorteil sein kann.

24.2.2 Opioide zur perioperativen Schmerztherapie

Opioide sind Analgetika der ersten Wahl bei starken postoperativen Schmerzen.

Bewährt haben sich zur Behandlung *mittelstarker Schmerzen* sowie zur Behandlung moribunder Patienten die schwachen Opioide:

- Tramadol
- Dihydrocodein

In der Behandlung *starker Schmerzen* kommen vor allem zum Einsatz:

- Piritramid
- Pethidin
- Morphin
- Buprenorphin

Diese Analgetika unterscheiden sich in ihrer Wirksamkeit nur geringfügig, so daß für die Auswahl entscheidend ist, mit welchem Medikament am meisten Erfahrung besteht. Es gibt den Grundsatz, bevorzugt nur ein Medikament einzusetzen, das allen Behandelnden gut bekannt ist, als oft die Substanzen zu wechseln. Denn je mehr Erfahrung mit einer Substanz besteht, desto geringer ist die Häufigkeit iatrogener Komplikationen oder gar Verwechslungen.

Im deutschen Sprachraum findet Piritramid eine weite Verbreitung wegen der im Vergleich zu Morphin geringen Histaminfreisetzung. Die Kombination mehrerer verschiedener Opioide ist aus pharmakologischer Sicht nicht sinnvoll.

Die hochpotenten Opioide Fentanyl, Sufentanil und Alfentanil werden in der Regel nur mittels Schmerzpumpe zur Behandlung akuter Schmerzen verwendet.

Alle Opioide sollen in kleinen Einzelgaben intravenös appliziert werden. Die Titration bis zur Analgesie ist der einzige Weg, gleichzeitig das nicht vorherzusehende Risiko der Atemdepression zu kontrollieren und Schmerzfreiheit zu verschaffen. Ein Anhaltspunkt für die Größe eines einzelnen i.v. Bolus gibt die Empfehlung zur Einstellung eines PCA-Bolus (→ Tab. 24.1).

Nebenwirkungen der Opioide

Die *Atemdepression* zählt zur bedeutenden Nebenwirkung der Opioide. Sie muß frühzeitig erkannt werden! Grundsätzlich gilt, daß Schmerz der beste funktionelle Antagonist der Atemdepression ist. Wer also noch Schmerzen angibt, kann Opioide erhalten. Vor der Atemdepression tritt immer eine *Einschränkung der Vigilanz* ein (→ Kapitel 6 „Medikamentöse Schmerztherapie“: Schmerzfreiheit → Vigilanzstörung → Atemdepression, Abb. 6.1). Vigilanzgeminderte Patienten müssen erkannt und besonders gut überwacht werden (Atemfrequenz unter 10/min.?)! Zur regelmäßigen Überwachung von Patienten, die mit Opioiden behandelt werden, zählt die Bestimmung der Atemfrequenz.

Für die Behandlung von *Übelkeit und Erbrechen* werden Phenothiazine, Butyrophenone, Metoclopramid, Antihistaminika und Serotoninantagonisten eingesetzt. Besonders für Dehydrobenzperidol ist der postoperative antiemetische Effekt nachgewiesen. Die anderen Substanzen weisen eine uneinheitliche Wirksamkeit auf, die zum Teil nur für bestimmte postoperative Situationen belegt ist (z. B. Serotoninantagonisten nach gynäkologisch abdominellen Eingriffen). Die Neuroleptika in niedriger Dosierung und Metoclopramid verursachen nicht selten extrapyramidale Nebenwirkungen und bedürfen deshalb einer strengen Indikationsstellung und der genauen Beobachtung.

Folgendes Vorgehen wird bei starker Übelkeit empfohlen:

- Dehydrobenzperidol 1,25 mg – 2,5 mg i.v.
- Metoclopramid 10–20 mg i.v. oder per os
- Scopolamin-Pflaster präoperativ bei bekannter postoperativer Übelkeit
- Dimenhydrinat 50–100 mg i.v. oder rektal

Schmerztherapie nach Allgemeinanästhesie mit Remifentanil

Die Schmerztherapie unmittelbar nach einer Allgemeinanästhesie mit Remifentanil bereitet in der klinischen Routine immer noch Schwierigkeiten. Grund hierfür ist die neue und mit anderen Opioiden nicht zu vergleichende pharmakokinetische Charakteristik von Remifentanil, die dazu führt, daß postoperative Schmerzen nicht erst im Aufwachraum, sondern bereits unmittelbar nach der Extubation im Operationssaal auftreten. Es gibt erste Hinweise, daß das rasche Absetzen von Remifentanil außerdem zusätzlich zu einer Schmerzverstärkung i. S. einer Hyperalgesie führt.

Alle bislang publizierten Konzepte, die eine Opioid-Gabe noch vor Ende der Narkose vorschlagen, sind kompliziert, unzureichend, risikobehaftet oder führen die Vorteile einer Anästhesie mit Remifentanil ad absurdum. Denn eine wie

	Piritramid	Tramadol	Morphin
Bolus (mg)	1–3	20–30	1–2
Sperrzeit (min)	5–10	5–10	5–10
„Limit“ (mg/4 h)	30	200	30

Tab. 24.1 Beispiele für die Pumpeneinstellung verschiedener Opioide.

D

auch immer festgelegte Standarddosis eines länger wirksamen Opioids beinhaltet das Risiko postoperativer Atemdepression. Es widerspricht dem rationalen Grundsatz postoperativer Schmerztherapie, daß die Dosierung immer individuell erfolgen muß und nicht vorhergesagt werden kann.

Konsequenterweise muß nach der Beendigung von Remifentanil die am Patientenbedarf ausgerichtete erste intravenöse Opioidgabe vom Aufwachraum in den Operationssaal verlegt werden. Das heißt, die intravenöse Titration des Opioids erfolgt unmittelbar nach der Extubation mit dem jeweils üblichen Opioid.

Organisatorisch bedeutet dies nur, daß bereits zum Ende der Anästhesie das Analgetikum für die postoperative Schmerztherapie bereitgestellt werden muß.

24.2.3 Patientenkontrollierte Analgesie (PCA)

Für die Behandlung mittlerer bis starker Schmerzen ist neben regionalen Blockadetechniken die intravenöse Opioidgabe *durch den Patienten selbst* als sogenannte patientenkontrollierte Analgesie (PCA) ein etabliertes Verfahren, das zu hoher Patientenzufriedenheit führt.

Die PCA mittels Schmerzpumpe ermöglicht eine schnelle und individuelle Titration eines Opioids und gleichzeitig eine Verringerung der Nebenwirkungen und Komplikationen. Sie ist deshalb Methode der ersten Wahl und sollte favorisiert werden.

Ihr erfolgreicher Einsatz ist jedoch an wenige organisatorische Voraussetzungen gebunden.

Voraussetzungen

Die Bedienung der Schmerzpumpe und das Prinzip der Selbstapplikation muß dem Patienten bekannt sein. Es hat sich bewährt, die PCA bereits präoperativ zu erklären. Dem Schmerztherapeuten müssen die Prinzipien und typischen Komplikationen der PCA bekannt sein. Eine Festlegung auf eine kleine Anzahl von Opioiden für den Einsatz mittels Schmerzpumpe ist ebenso empfehlenswert wie die Standardisierung der Pumpeneinstellung. Die zur Zeit häufig verwendeten Opioide sind Piritramid, Morphin und Tramadol. Der Einsatz der Schmerzpumpen bedarf außerdem einer eindeutigen Festlegung über die Zuständigkeit sowohl für den Beginn der Therapie als auch für die weitere Betreuung der Patienten. Mindestens einmal täglich sollte eine Visite durch den für die Schmerzpumpe zuständigen Arzt bzw. die Krankenschwester des Schmerzdienstes erfolgen.

Einstellung der Schmerzpumpe

Der *Einzelbolus* soll *nicht zu groß* gewählt werden, um Überdosierungen zu vermeiden. Die *Sperrzeit* zwischen den Boli soll *möglichst kurz* gewählt werden, um eine wirkungsvolle Titration gegen den Schmerz zu ermöglichen. Es soll hier darauf hingewiesen werden, daß zu lange Sperrzeiten den sinnvollen Einsatz der PCA verhindern. Die Sicherheit der Selbstapplikation beruht nicht auf derartigen langen Sperrzeiten, sondern auf dem Prinzip, daß Opioide zunächst zu Schmerzfreiheit und damit zu einem zufriedenen Patienten führen, der nicht zusätzliche Boli anfordern muß. Darüber hinaus gilt das Prinzip, daß bei geringer

Überdosierung eine Einschränkung der Vigilanz vor einer Atemdepression eintritt. Diese Vigilanzminderung verhindert aber weitere Bolusanforderungen (der Patient schläft ein). Verständlicherweise widerspricht eine kontinuierliche Opioidgabe („Basalrate") diesem Prinzip. Sie ist nicht sinnvoll und wegen des höheren Risikos einer Atemdepression auf Normalstationen nicht zulässig.

Parallelinfusionen zur Schmerzpumpe sind nicht zulässig!

Das bedeutet, daß entweder ausschließlich die Schmerzpumpe über eine Venenkanüle angeschlossen sein darf oder daß im Fall eines gemeinsamen venösen Zugangs Rückschlagventile im Infusionsschenkel weiterer Infusionen obligat sind.

Beispiele für die Pumpeneinstellung verschiedener Opioide sind der Tabelle 24.1 zu entnehmen.

Bedeutung der Dosisbegrenzung

Manche Schmerzpumpen sehen vor, daß für einen definierten Zeitraum eine kumulative Höchstdosis („Limit") festgelegt wird, bei deren Überschreiten ein Alarm signalisiert wird. Diese Festlegung bezweckt, daß versehentliche paravenöse Injektionen möglicherweise erkannt werden, um einen Patienten mit subkutanem Opioiddepot anschließend genau zu überwachen.

D

24.2.4 Medikamentenkombination

Der wesentliche Vorteil einer Kombination von Nichtopioiden mit Opioiden in der postoperativen Phase besteht in einer Verringerung des Opioidbedarfs um rund 30 %. Damit werden auch entsprechend die Nebenwirkungen der Opioide gesenkt.

Es hat sich bewährt, nach festem Schema ein Nichtopioid zu verabreichen und Opioide nach Bedarf zu ergänzen.

Gelegentlich wird Tramadol auch mit Metamizol in einer festen Kombination kontinuierlich über Tropfenzähler appliziert.

24.3 Regionalanalgesie

24.3.1 Einleitung

Die Verfahren der Regionalanalgesie zählen zu den besonders wirkungsvollen Verfahren der postoperativen Schmerztherapie. Sie sind deshalb zu empfehlen, insbesondere wenn ein schmerzfreier Übergang von der Operation in die unmittelbare postoperative Phase erwünscht ist oder besonders schmerzhafte postoperative Phasen (z. B. Frühmobilisation nach Gelenksoperationen) erwartet werden. Die Regionalanästhesie und -analgesie wird inzwischen bei Amputationen wegen der niedrigeren Rate nachfolgender Phantomschmerzen bevorzugt.

Für periphere Nervenblockaden kommen meist Single-shot-Verfahren zur Anwendung (z. B. Peniswurzelblock, Interkostalblock, Ilioinguinalisblock). Kathetertechniken ermöglichen die wiederholte oder kontinuierliche Blockade von Nerven, die von Nervenscheide umgeben sind (z. B. Armplexus, 3-in-1-Block), oder von rückenmarksnahen Strukturen (z. B. Epiduralkatheter). Zur Zeit gibt es keinen eindeutigen Beleg für die Annahme, daß kontinuierliche

Blockaden wirkungsvoller seien als bedarfsorientierte repetitive Bolusgaben. Wenn repetitive Einzelgaben erfolgen, hat sich die Applikation mittels Schmerzpumpe besonders bewährt.

24.3.2 Lokale Infiltration

Wundinfiltrationen mit Lokalanästhetika können Wundschmerzen unmittelbar postoperativ senken. Unklar ist jedoch zur Zeit noch, welche Lokalisation (subkutan, subfaszial?) wirkungsvoll ist. Die Wirksamkeit intraartikulärer Morphingaben (1–2 mg Morphin) nach Knieoperationen ist belegt.

24.3.3 Nervenblockaden

Für die Blockade des N.dorsalis penis, Interkostalblockaden, 3-in-1-Block und Blockaden des Plexus brachialis werden in aller Regel langwirksame Lokalanästhetika wie *Bupivacain* oder *Ropivacain* in Konzentrationen verwendet, die möglichst keine motorische Blockade hervorrufen. Diese Blockaden sind relativ einfach durchzuführen. Sie sind komplikationsarm, wenn Höchstdosen eingehalten werden, deren Überschreiten aufgrund systemischer Resorption zu Intoxikation führen kann.

24.3.4 Epiduralanalgesie

Epidurale Analgesie wird für Eingriffe mit intensiver postoperativer Bewegungstherapie und für Oberbauch- und Thoraxeingriffe empfohlen, insbesondere bei Risikopatienten.

Epidurale Opioide

Opioide werden allein oder in Kombination mit Lokalanästhetika epidural appliziert. Es kommen dabei vor allem *Morphin, Fentanyl und Sufentanil* zur Anwendung, deren jeweiliger Vorteil im Zusammenhang mit der Hydro- oder Lipophilie kontrovers diskutiert wird. Allen gemeinsam ist, daß eine *verzögerte Atemdepression* wegen der Resorption in den Liquor spinalis und nachfolgender Zirkulation zum Atemzentrum verursacht werden kann. Deshalb wird für epidurale Opioide eine regelmäßige Überwachung des Patienten verlangt.

Epidurale Lokalanästhetika

Die Lokalanästhetika bieten den Vorteil zuverlässiger Wirkung ohne das Risiko einer Atemdepression. Ihr Nachteil ist vor allem eine konzentrationsabhängige motorische Blockade, die eine frühe postoperative Mobilisation einschränken kann. Deshalb wird häufig eine geringe und nur partiell noch analgetisch wirksame Konzentration gewählt. Eine Ergänzung mit Opioiden ist in diesem Fall für eine ausreichende Analgesie erforderlich. Zur Anwendung kommen vor allem die langwirksamen Lokalanästhetika *Bupivacain* und *Ropivacain*. Wie bereits oben erwähnt, ist die Applikation als epidurale patientenkontrollierte Analgesie (EPCA) vorteilhaft. Sie macht jedoch nicht die obligate regelmäßige Überwachung hinfällig.

24.3.5 Kombination von epiduralen Opioiden und Lokalanästhetika

Die Kombination beider Substanzen hat sich in vielen Kliniken bewährt, insbesondere unter dem Gesichtspunkt einer ausreichenden Analgesie und Verringerung der für die jeweilige Medikamentengruppe typischen Nebenwirkungen.

Mögliche Medikamentenkombinationen:
- Bupivacain 0,125–0,25 % mit 1 μg/ml Sufentanil
- Ropivacain 0,2 % mit 1 μg/ml Sufentanil
- Bupivacain 0,125 % mit 2 μg/ml Fentanyl

24.4 Organisation eines perioperativen Schmerzdienstes

24.4.1 Einleitung

Die Analyse des organisatorischen Rahmens, in dem die Schmerztherapie erfolgt, ist eine wichtige Voraussetzung für die schrittweise Veränderung der unbefriedigenden postoperativen Bedingungen in den meisten Kliniken. Eine Veränderung der postoperativen Schmerztherapie läßt sich nur mit großem Engagement und gegen zahlreiche Widerstände realisieren. Wesentliches Element ist dabei ein interdisziplinärer und multiprofessioneller Ansatz, bei dem alle an der Behandlung des Patienten Beteiligten einbezogen und regelmäßig und intensiv in schmerztherapeutischen Maßnahmen ausgebildet werden.

Um die Schmerztherapie effizient, überschaubar und sicher durchzuführen, ist eine Vereinheitlichung der Therapie unabdingbar. Hierzu zählt neben der Einführung weniger standardisierter Therapieformen auch eine einheitliche und regelmäßige Dokumentation der Schmerzbestimmung und der Beobachtung von Nebenwirkungen. Die Einführung eines akuten Schmerzdienstes ist zwar grundsätzlich wünschenswert, zur Zeit aber in vielen Kliniken nicht sofort durchzusetzen. In dieser Situation hat es sich zum Beispiel bewährt, den Aufwachraum zum Zentrum der postoperativen Schmerztherapie zu machen und von dort den Einsatz der PCA zu betreiben.

Auch in Kliniken, in denen ein akuter Schmerzdienst zur Verfügung steht, werden nur rund 10 % der Patienten mit speziellen Therapieverfahren betreut. Das heißt, die Mehrzahl der Patienten muß in Zusammenarbeit mit der Krankenpflege betreut werden. Deshalb ist die *Einbindung der Krankenpflege* eine Notwendigkeit effektiver Schmerztherapie. Und diese Zusammenarbeit erfordert eine *intensive Schulung*, einfache und unmißverständliche *Algorithmen für die Schmerztherapie* und *Überwachung der Patienten* und die ständige Erreichbarkeit eines zuständigen Arztes.

24.4.2 Präoperative Festlegung

Bereits vor einer Operation sollte mit dem Patienten die postoperative Schmerzbehandlung besprochen und ein Verfahren favorisiert werden. Es hat sich gezeigt, daß die präoperative Information über Schmerztherapie die Angst vor postoperativen Schmerzen zu vermindern vermag. Gleichzeitig wird das jeweilige Verfahren bereits erklärt, was die spätere Anwendung erleichtert.

24.4.3 Zuständigkeiten

Für die postoperative Schmerztherapie gelten folgende Zuständigkeiten:

- Aufwachraum: Anästhesist
- anästhesiologisch geleitete Intensivstation: Anästhesist
- chirurgisch geleitete Intensivstation: Chirurg
- Normalstation: Chirurg
- spezielle Techniken: Schmerzdienst

Für wichtige Komplikationen sollen Handlungsabläufe in Form von Algorithmen auf den Stationen bekannt sein und regelmäßig geschult werden. Hierfür sind Schmerztherapeuten, Chirurgen und Anästhesisten in ihrem jeweiligen Bereich verantwortlich.

24.4.4 Akutschmerzdienst

Ein Akutschmerzdienst kann die allgemeine Schmerztherapie nicht ersetzen, jedoch zur organisatorischen Verbesserung der Schmerztherapie beitragen und sich sowohl um Problempatienten als auch um spezielle schmerztherapeutische Techniken kümmern. Der Schmerzdienst muß über 24 Stunden erreichbar sein, um eine sichere und effektive Behandlung zu gewährleisten. Der Schwerpunkt eines Schmerzdienstes liegt auf der Durchführung der intravenösen PCA und regionalen Kathetertechniken. Er visitiert den Patienten mindestens einmal pro Tag. Außerdem organisiert der Schmerzdienst die Dokumentation und Qualitätssicherung der perioperativen Schmerztherapie und kümmert sich intensiv um die Fortbildung aller an der Schmerztherapie Beteiligten.

Literatur

Berufsverband Deutscher Anästhesisten, Berufsverband der Deutschen Chirurgen (1993) *Vereinbarung zur Organisation der postoperativen Schmerztherapie.* Anästh Intensivmed 34: 28–32

Chrubasik S, Martin E (Hrsg) (1996) *Zur Behandlung akuter und chronischer Schmerzen.* Springer, Berlin

Dahl JB, Rosenberg J, Dirkes WE, Mogensen T, Kehlet H (1990) *Prevention of postoperative pain by balanced analgesia.* Br J Anaesth 64: 518–520

Dauber A, Ure BM, Neugebauer E, Schmitz S, Troidl H (1993) *Zur Inzidenz postoperativer Schmerzen auf chirurgischen Normalstationen.* Anaesthesist 42:448–454

Diener HC, Maier C (Hrsg) (1997) *Das Schmerztherapiebuch.* Urban & Schwarzenberg, München, Wien, Baltimore.

Ferrante FM, VadeBoncouer TR (Hrsg) (1993) *Postoperative pain management.* Churchill Livingstone.

Freye E (1995) *Opioide in der Medizin: Wirkung und Einsatzgebiet zentraler Analgetika.* Springer, Berlin

Gustorff B, Birken T, Benad G (1998) *Zur Problematik der Einführung der patientenkontrollierten Analgesie – ein Zwischenbericht.* Anaesthesiol Reanimat 23:15–19

Hall PA, Bowden MI (1996) *Introducing an acute pain service.* Br J Hosp Med 55:15–17

Homoncik M, Malec M, Marsik M, Sycha T, Anzenhofer S, Gustorff B, Jilma B (2002) *Rofecoxib does not impair platelet plug formation in humans.* Br. J Haematol (im Druck)

Jage J (1996) *Welche Organisationsstruktur ist zur Durchführung einer patientenkontrollierten oder kontinuierlichen Opioidanalgesie auf Normalstation notwendig?* Anaesthesist Suppl. 3, 45:74–75

Lehmann KA (Hrsg) (1994) *Der postoperative Schmerz.* Springer, Berlin

Lehmann KA (1993) *Postoperative Schmerztherapie – eine dringende interdisziplinäre Aufgabe.* Anaesthesist 42:421–422

Lehmann KA, Brand-Stavroulaki A, Dworzak H (1986) *The influence of demand- and loading dose on the efficacy of postoperative patient-controlled analgesia with tramadol.* Schmerz-pain-douleur 4: 146–152

Maier C (1996) *Auswirkungen eines Akutschmerzdienstes auf die Effektivität und die Komplikationen einer Schmerztherapie auf allgemeinen Pflegestationen.* Anaesthesist Suppl. 3, 45: S 78–S 79

Maier C, Kibbel K, Mercker S, Wulf H (1994) *Postoperative Schmerztherapie auf allgemeinen Krankenpflegestationen.* Anaesthesist 43: 385–397

Neugebauer E (1997) *Postoperative Schmerzbehandlung: Organisation und Zuständigkeit.* Anästh Intensivther Notfallmed Suppl 1, 32:2

Neugebauer E, Ure B, Driever R, Troidl H (1993) *Schmerzmessung und -dokumentation.* Anästh Intensivmed 34:391–397

D

Raj PP (1996) *Pain medicine – A comprehensive review.* Mosby, St. Louis.

Sandler AN (1997) *Acute pain – guidelines for care.* Can J Anaesth 44:R137–R141

Schug SA, Haridas RP (1993) *Development and organizational structure of an acute pain service in a major teaching hospital.* Aust N Z J Surg 63:8–13

Task Force on Pain Management, Acute Pain Section, Amercian Society of Anesthesiologists (1995) *Practice guidelines for acute pain management in the perioperative setting.* Anesthesiology 82:1071–1081

Weißauer W (1993) *Juristische Aspekte der postoperativen Schmerzbehandlung.* Anästh Intensivmed 34:361–366

Wiebalck A, Vandermeulen E, Van Aken H, Vandermeersch E (1995) *Ein Konzept zur Verbesserung der postoperativen Schmerzbehandlung.* Anaesthesist 44:831–842

Wulf H, Neugebauer E, Maier C (Hrsg) (1997) *Die Behandlung akuter perioperativer posttraumatischer Schmerzen.* Georg Thieme Verlag, Stuttgart, New York

D

25 Postoperative Schmerztherapie im Säuglings- und Kindesalter

Stefan Seemann und Bernd Schockenhoff

25.1 Einführung

Kinder empfinden ab der Geburt Schmerzen wie ein Erwachsener. Eine unzureichende oder gar fehlende Analgesie bei und nach operativen Eingriffen kann zu erheblichen neuroendokrinen Veränderungen führen und die Schmerzverarbeitung des Kindes auf längere Sicht beeinflussen. So konnte Anand (1987) zeigen, daß durch die intraoperative Fentanylgabe zum Verschluß des Ductus Botalli nicht nur die Streßantwort deutlich niedriger ausfüllt, auch die hämodynamischen Komplikationen und die Nachbeatmungshäufigkeit waren im Vergleich zu einer nur mit Lachgas-Sauerstoff und Pancuronium behandelten Kontrollgruppe deutlich niedriger.

Eine unzureichende oder gar fehlende Schmerztherapie führt zu einer Schmerzbahnung, die bei nachfolgenden Eingriffen zu einer verstärkten Schmerzreaktion führt.

Neugeborene, die zur Zirkumzision Emla®-Creme erhalten hatten, zeigten bei nachfolgenden Impfungen deutlich weniger Schmerzreaktionen als solche Kinder, bei denen die Zirkumzision ohne analgetische Therapie durchgeführt wurde (Traddio et al., 1997). Die geringste Reaktion auf Impfungen war bei solchen Kindern zu verzeichnen, bei denen keine Zirkumzision erfolgt war.

Auch bei schmerzhaften diagnostischen Eingriffen wie Lumbal- oder Knochenmarkspunktion kam es im Wiederholungsfalle bei Kindern unter 8 Jahren zu einer deutlich verstärkten Schmerzreaktion, wenn die Ersteingriffe ohne Analgetika-Gabe durchgeführt wurden. Diese verstärkte Schmerzreaktion war auch dann zu beobachten, wenn beim Wiederholungseingriff eine Analgesie durchgeführt wurde (Weisman et al., 1998). Analoge Beobachtungen konnten auch bei einfachen Venenpunktionen von Säuglingen (mit bzw. ohne Emla®-Creme) erhoben werden (Splinter et al., 1997).

Aus diesen Beobachtungen leitet sich die Notwendigkeit zu einer konsequenten analgenetischen intra- und postoperativen Therapie im Kindesalter ab dem Neugeborenenalter ab.

Analog der Schmerzbehandlung im Erwachsenenalter basiert auch die analgetische Therapie im Kindesalter auf den 3 Säulen:

- Nichtopiat-Analgetika
- Opiate
- Lokalanästhesieverfahren.

Nichtopiat-Analgetika stellen dabei die Grundanalgesie für die kleinen Patienten dar. Sie sollten bei stärkeren Schmerzen nicht erst bei Bedarf, sondern gerade bei Verwendung der rektalen Applikationsform mit ihrer relativ langen Wirkungslatenz nach einem festen Zeitplan verabreicht werden. Wenn die orale Flüssigkeitszufuhr möglich ist, können sie auch bei rascherem Wirkungseintritt als Bedarfsanalgetikum eingesetzt werden.

Opiate werden auf der Basis dieser Grundanalgesie bei Bedarf entweder i.v. oder über eine s.c. liegende Braunüle verabreicht. Bei älteren Kindern kann die Gabe in Form einer PCA-Pumpe durchgeführt werden. Sind starke postoperative Schmerzen wahrscheinlich und steht kein Regionalanästhesieverfahren zur Verfügung, können unter entsprechender Überwachung des Kindes Opiate auch als kontinuierliche Infusion verabreicht werden.

Einzeitige Regionalanästhesieverfahren ermöglichen zumindest in der ersten postoperativen Phase eine gute Analgesie, müssen aber mit weiteren Analgetika, z. B. in Form einer Basisanalgesie, kombiniert werden. Bei kontinuierlichen Techniken wie dem Epidural- oder Kaudalkatheter ist eine längerfristige Schmerztherapie mit Lokalanästhetika und Opioden möglich, macht aber eine engmaschige Überwachung der Kinder notwendig.

25.2 Schmerzmessung im Kindesalter

Bei kleineren Kindern sind Fremdeinschätzungsverfahren zur Beurteilung der Schmerzstärke unumgänglich.

Ein klinisch praktikables System ist die Kindliche Unbehagen- und Schmerz-Skala (KUSS) (→ Tab. 25.1) (Büttner et al., 1998), die mit 5 Variablen arbeitet.

Ein Interventionsbedarf wird von den Autoren dieser Skala bei einem Punktewert über 4 gesehen.

Bei älteren Kindern werden Schätzmethoden, z. B. in Form der Smiley-Skala, eingesetzt (→ Abb. 25.1). Ab dem 6.–8. Lebensjahr können Kinder ihre Schmerzen zum einen recht gut verbalisieren und lokalisieren sowie ihre Stärke auch in Form numerischer Analogskalen angeben.

25.3 Nichtopiat-Analgetika

In dieser Substanzgruppe liegen für Paracetamol, Diclofenac und Metamizol die meisten Erfahrungen im Kindesalter vor.

25.3.1 Paracetamol

Paracetamol ist das am häufigsten zur analgetischen Therapie im Kindesalter verwendete Nichtopiat-Analgetikum, das ohne Altersbeschränkung eingesetzt werden kann.

Die Halbwertszeit beträgt beim Erwachsenen 2–3 h und ist beim Neugeborenen auf ca. 5 h verlängert (Miller et al., 1976). Es ist nur ein schwach wirksames Analgetikum und bei star-

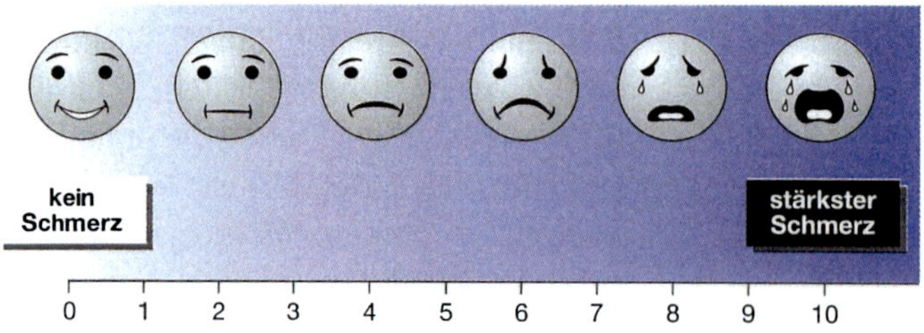

Abb. 25.1
Smiley-Skala und numerische Schmerzskala.

Tab. 25.1 Die Kindliche Unbehagen- und Schmerzskala (KUSS).

Parameter	Struktur	Codierung
Weinen	gar nicht Stöhnen, Wimmern Schreien	0 1 2
Gesichtsausdruck	entspannt Mund verzerrt Mund und Augen verzerrt	0 1 2
Rumpfhaltung	neutral unstet, angespannt aufbäumen, krümmen	0 1 2
Beinhaltung	entspannt angespannt, strampelnd an den Körper gezogen, fixiert	0 1 2
motorische Unruhe	nicht vorhanden mäßig ruhelos	0 1 2

ken Schmerzen kein Ersatz für ein Opiat.

Nach den Herstellerangaben liegt die Dosisempfehlung bei 10–15 mg/kg KG als Einzeldosis, eine Tageshöchstmenge von 50–60 mg/kg KG darf nicht überschritten werden.

Bei einer rektalen Verabreichung von 15 mg/kg KG alle 4 Stunden wird ein Steady-state mit Plasmakonzentrationen zwischen 8–12 μg/ml allerdings erst nach 16 Stunden erreicht (Andersen 1997). Aus diesem Grunde sind in der Literatur höhere Initialdosierungen für die rektale Paracetamolgabe vorgeschlagen worden: die Werte liegen zwischen 30–40 mg/kg KG (Andersen 1997) und 50 mg/kg KG (Birmingham 1997).

Von Morton werden folgende Dosierungsvorschläge für **rektales Paracetamol jenseits der Neugeborenenperiode** gemacht:

- Initialdosis: 30–45 mg/kg KG
- Wiederholungsdosis: 20 mg/kg KG
- Tagesmaximaldosis: 90 mg/kg KG/Tag für 2–3 Tage, dann
- Tagesmaximaldosis (ab 2./3. Tag): 60 mg/kg KG/Tag

Für **Neugeborene** gelten folgende Empfehlungen:

- Initialdosis: 20 mg/kg KG
- Wiederholungsdosis: 20 mg/kg KG
- Tagesmaximaldosis: 60 mg/kg KG/Tag

Auch bei dem Einsatz höherer Paracetamolinitialdosierungen werden Plasmaspiegel im therapeutischen Bereich erst mit einer Latenzzeit im Stundenbereich gemessen. Um eine ausreichende Analgesie besonders in der frühen postoperativen Phase sicherzustellen, empfiehlt es sich deshalb entweder ein längerwirksames Opiat (z. B. Piritramid: 0,1 kg KG i.v.) während der Narkose oder früh im Aufwachraum zu applizieren oder eine Regionalanästhesie anzulegen.

Bei Tagesdosen von 90 mg/kg KG nähert man sich der hinsichtlich der Lebertoxizität des Paracetamols als kritisch angesehene Grenze von 130 bis 150 mg/kg KG und Tag. Das Risiko einer hepatotoxischen Nebenwirkung ist infolge einer Enzyminduktion bei Kindern erhöht, die unter einer Isonazid-, Rifampicin- und antiepileptischen Dauermedikation stehen. Die Verabreichung ist bei Leber- und Niereninsuffizienz kontrainidiziert.

Um das Risiko einer Hepatotoxizität bzw. Überdosierung zu reduzieren müssen folgende Sicherheitsregeln bei der Anwendung von Paracetamol eingehalten werden:

- genaue Dosierungen formulieren, niemals „bei Bedarf“
- Verzicht auf Paracetamol in höherer Dosierung bei Risikokindern
- Ersatz des Paracetamols (z. B. Ibuprofen)

Orales Paracetamol beispielsweise als Saft wird gegenüber der rektalen Applikationsweise rasch resorbiert und nach den Herstellerinformationen in einer Dosis zwischen 10–15 mg/kg KG alle 4–6 Stunden mit einer Tagesmaximaldosis von 50–60 mg/kg/Tag verabreicht.

Nach Morton (1999) wird für Kinder **jenseits der Neugeborenenperiode** folgende **orale Paracetamoldosis** empfohlen:

- Initialdosis: 20 mg/kg KG
- Wiederholungsdosis: 15 mg/kg KG
- Tagesmaximaldosis: 90 mg/kg KG/Tag für 2–3 Tage, dann Dosisreduktion auf 60 mg/kg KG/Tag

Für **Neugeborene**:

- Maximaldosis: 60 mg/kg KG/Tag

Es setzt voraus, daß die orale Nahrungsaufnahme möglich ist und kann dann auch, wegen des raschen Wirkungseintritts, als Bedarfsanalgetikum eingesetzt werden.

Für orales Paracetamol gelten die gleichen Sicherheitsregeln wie im Abschnitt über die rektale Paracetamolgabe dargestellt.

25.3.2 Diclofenac

Diclofenac stellt besonders nach traumatologisch-orthopädischen Eingriffen ein gutes Basisanalgetikum für Kinder ab dem 1. Lebensjahr dar. Es hat neben einer analgetischen auch eine gute antiphlogistische Wirkung. Die Einzeldosis beträgt 1 mg/kg, die Tagesdosis 2–3 mg/kg KG. Diclofenac ist als Zäpfchen mit 12,5, 25 und 50 mg verfügbar. Mit der Applikation sollte ebenfalls bei der Narkoseeinleitung begonnen werden.

Kontraindikationen gegen die Diclofenac-Gabe sind Niereninsuffizienz, Hämostasestörungen sowie ein Analgetika-induziertes Asthma. Besonders bei ausgedehnten Eingriffen sollte auf eine ausreichende Hydratation des Kindes zur Vermeidung von Nierenfunktionsstörungen geachtet werden. Die Diclofenac-Medikation wird in der Regel rektal begonnen und kann dann auf oralem Wege in der gleichen Dosierung weitergeführt werden. Nach einer mehrtägigen Therapie treten auch im Kindesalter vermehrt gastrointestinale Nebenwirkungen auf, so daß spätestens ab dem 3. Tag der Versuch des Präparatewechsels, z. B. auf orales Paracetamol, gemacht werden sollte.

In der frühen postoperativen Phase ist Diclofenac bei vielen traumatolo-

D

gisch-orthopädischen Eingriffen allein meistens nicht ausreichend wirksam, so daß sich auch hier wie beim Paracetamol die Kombination mit einer Regionalanästhesie oder einem längerwirkenden Opiat sinnvoll ist.

Bei den inguinalen Herniotomien hatten Kinder unter Kaudalanästhesie in der frühen postoperativen Phase deutlich weniger Schmerzen als solche, die 2,5 mg/kg Diclofenac erhalten hatten. In der späteren postoperativen Phase waren diese Kinder aber erheblich schmerzärmer (Moores et al., 1990).

Sinnvollerweise werden deshalb beide Methoden miteinander kombiniert: Kaudalanästhesie und Diclofenac (1 mg/kg KG) (Gadiyar et al., 1995).

25.3.3 Metamizol

Dieses nichtsaure Analgetikum hat seinen Stellenwert als Basisanalgetikum besonders nach viszeralen Eingriffen und als Bedarfsanalgetikum.

Für die parenterale Gabe ist die Verabreichung einer Ladungsdosis im Dosisbereich von 10–15 mg/kg KG notwendig. Wegen Hypotoniegefahr muß dieses als Kurzinfusion über 15–20 min erfolgen.

Der Initialdosis kann sich eine kontinuierliche Erhaltungsdosis von 30 bis 75 mg/kg KG/Tag anschließen. Bei Kindern unter dem 3. Lebensmonat sollte die Metamizol-Gabe nur bei strenger Indikationsstellung erfolgen.

Die Dosis bei oraler Gabe (z. B. als Bedarfsanalgetikum) liegt ebenfalls bei 10–15 mg/kg KG, bei einer Konzentration von 500 mg/ml kann als Dosierungsrichtwert die Formel „0,5 Tr. pro kg KG" verwendet werden. Zwei mögliche Nebenwirkungen schränken die Indikationsstellung für Metamizol auf den anaphylaktischen Schock und die Gefahr der Agranulozytose ein. Der anaphylaktische Schock tritt vornehmlich nach der i.v. Gabe von Metamizol auf. Aus diesem Grunde muß die Erstgabe unter engmaschiger klinischer Kontrolle erfolgen. Das Zusatzrisiko eines anaphylaktischen Schocks wird auf 18,1 pro 10^8 Patienten geschätzt (Kaufman et al., 1991). Das Risiko einer Agranulozytose liegt bei einer mehrtägigen Gabe zwischen 1,1 auf 10^6 und 7,2 auf 10^8 (Kaufman et al., 1991) Patienten.

Diese Risiken machen den Einsatz des Metamizols nicht obsolet, sondern verlangen nach einer strikten Indikationsstellung und Überwachung des Patienten. So kann z. B. die Metamizol-Gabe auf die frühe postoperative Phase beschränkt bleiben und eine weitere Analgesie mittels Opiaten oder anderer Nichtopiat-Analgetika durchgeführt bzw. Metamizol erst dann eingesetzt werden, wenn andere Verfahren nicht zu einer ausreichenden Analgesie führen.

25.4 Opiate

(→ Tab. 25.3)

Wie auch im Erwachsenenalter sind Opiate ein unverzichtbarer Bestandteil in der postoperativen Analgesie bei starken Schmerzen im Kindesalter. Unkenntnis über adäquate Dosierungen und Applikationswege und die Furcht vor Nebenwirkungen führen häufig dazu, daß Kinder mit schweren Schmerzen analgetisch unterversorgt bleiben und es zu einer entsprechenden Schmerzbahnung kommt.

Tab. 25.2 Orale Analgetika im Kindesalter.

Paracetamol
Einzeldosis: 10–15 mg/kg KG
Wiederholung alle 4–6 h
Saft: 1 Meßlöffel = 5 ml = 200 mg
Richtwert Einzeldosis: ml = kg KG/3

Diclofenac
für Kinder ab 1. Lebensjahr
Einzeldosis: 1 mg/kg KG
Wiederholung alle 8–12 h

Tramadol
Einzeldosis: 1–2 mg/kg KG
Wiederholung alle 4–6 h
1 ml = 40 Tr. = 100 mg
Richtwert Einzeldosis = kg KG/2 (≙ 1,25 mg/kg KG)

Paracetamol/Codein-Kombination (z. B. Tavosilen®)
- Saft: 1 ml = 40 mg Paracetamol und 1 mg Codeinphosphat
  - Einzeldosis: → Paracetamol
  - Wiederholung alle 8 h
- Zäpfchen für Kleinkinder (1.–6. Lebensjahr)
  - 250 mg Paracetamol und 5 mg Codeinphosphat
  - Tagesmaximaldosis: 3 Zäpfchen
- Zäpfchen für Schulkinder (ab 6. Lebensjahr)
  - 500 mg Paracetamol und 10 mg Codeinphosphat
  - Tagesmaximaldosis: 3 Zäpfchen

Verschiedene Applikationsweisen können in das schmerztherapeutische Repertoire aufgenommen werden:

- intraoperative Gabe zur Supplementierung einer Inhalationsanästhesie mit einem längerwirkenden Opiat
- titrierte i.v. Gabe im Aufwachraum
- die PCA-Pumpe
- die kontinuierliche Infusion mit Opiaten über eine Perfusor

Bei Neugeborenen im Alter von einigen Tagen sind eine deutliche Zunahme der Halbwertszeit und eine Abnahme der Clearance von Morphin beschrieben, in dieser Altersgruppe ist deshalb mit einer erheblichen Wirkungsverlängerung zu rechnen (Brosch et al., 1989). Bereits nach einigen Lebensmonaten entspricht der Metabolismus im wesentlichen dem eines Erwachsenen (Beushausen et al., 1986).

25.4.1 Orale Opiatmedikation (→ Tab. 25.2)

Mit der Möglichkeit der Flüssigkeitsaufnahme können Opiate oral verabreicht werden.

Hierzu eignet sich die fixe Kombination aus Paracetamol und Codein für Kinder ab dem ersten Lebensjahr, z. B. als Tavosilen.

Dosierung: Die Dosierung erfolgt entsprechend dem Paracetamolgehalt. Der Codeingehalt liegt bei den handelsüblichen Präparaten bei ca. 0,3 mg/kg

KG pro Einzeldosis und damit im unteren Dosierungsbereich.

Tilildin-Naloxon-Kombinationen können in einer Dosierung von 1 Tropfen pro Lebensjahr (mindest. 3 Tropfen) alle 4–6 Stunden verabreicht werden, für orales Tramadol liegt die Dosierung bei 1 bis 2 mg/kg ED. Für die Dosis von 1,25 mg/kg KG ergibt sich die Merkregel für die notwendige Tropfenzahl aus „kg KG/2".

25.4.2. Intravenöse Opiatgabe

Entsprechend der unterschiedlichen Pharmakokinetik und Pharmakodynamik muß die Opiatdosis dem Lebensalter des Kindes angepaßt werden (→ Tab. 25.3).

Morphin

Morphin ist das am meisten im Säuglings- und Kindesalter verabreichte und untersuchte Opiat.

Für die Einzeldosis von Morphin i. v. gelten folgende Dosierungsempfehlungen (→ Tab. 25.4).

Piritramid (Dipidolor)

Piritramid (Dipidolor) ist ein häufig verwendetes Opiat über dessen Pharmakokinetik im Kindesalter aber wenig bekannt ist.

Einzeldosis: 0,05–0,10 mg/kg KG, bei Säuglingen unter 5 kg KG wird eine Dosisreduktion auf 0,03 mg/kg KG empfohlen (Beushausen 1986).

Nalbuphin (Nubain)

Nalbuphin (Nubain) ist im Gegensatz zu den reinen μ-Agonisten Morphin und Piritramid ein gemischer Agonist-Antagonist mit einer relativen Wirkungsstärke von 0,5–0,8.

Einzeldosis: 0,1–0,2 mg/kg KG
Wirkungsbeginn: 5–10 Minuten
Wirkungsdauer: 3–5 Stunden

Nalbuphin hat eine stärkere sedierende Wirkungskomponente. Ob Übelkeit und Erbrechen nach Nalbuphin-Gabe häufiger auftreten, wird kontrovers diskutiert. Das Medikament besitzt einen „Ceiling Effect" im Dosisbereich zwischen 0,3 und 0,4 mg/kg KG und wirkt unter Umständen bei schwersten Schmerzuständen deshalb nicht ausreichend, so daß die Kombination mit einem Nichtopiat-Analgetikum sinnvoll ist.

Tramadol

Tramadol stellt ein schwach wirksames Opiat dar, das oral und intravenös verabreicht werden kann.

Einmaldosis: 1–2 mg/kg KG
Tramadol sollte bei intravenöser Applikation als Kurzinfusion verabreicht werden, um die Häufigkeit von Übelkeit und Erbrechen zu reduzieren. Einer Initialdosis kann sich die kontinuierliche Verabreichung anschließen.

25.4.3 PCA-Pumpe

Bei älteren Kindern (ab dem 6.–8. Lebensjahr) kann eine PCA-Pumpe zur Anwendung kommen. Die Anwendung der PCA-Pumpe muß bereits präoperativ mit dem Kind und den Eltern besprochen werden. Die Kinder müssen im Aufwachraum ausreichend analgetisch vorbehandelt sein und mit dem Anschluß der PCA-Pumpe darf nicht gewartet werden, bis die Kinder starke Schmerzen haben.

Für die Einstellung der PCA-Pumpe werden folgende Parameter empfohlen:

- Einzelboli:
  - 20 µg/kg KG Morphin
  - 30 µg/kg KG Piritramid
  - 0,02 mg/kg KG Nalbuphin
- Sperrzeit: 10 Minuten (Morphin, Piritramid), 5 Minuten (Nalbuphin)
  - 4 Stunden – Maximaldosis (Sittl 1993, Jöhr 1998):
  - 300 µg/kg KG/4 h für Morphin
  - 500 µg/kg KG/4 h für Piritramid
  - 0,4 mg/kg KG für Nalbuphin

Der Einsatz einer Basalinfusion wird im Kindesalter kontrovers diskutiert und kann in der frühen postoperativen Phase sinnvoll sein. Die Kinder müssen dann engmaschig kontrolliert werden und auf einer Intensiv- oder Intermediärstation überwacht sein.

Eine zusätzliche Basisanalgesie mit einem Nichtopiat-Analgetikum reduziert auch unter einer PCA den Opiatbedarf und erhöht die Analgesiequalität (Morton et al. 1999).

Auf die gleichzeitige Gabe von Sedativa und sedierend wirkenden Antihistaminika, z. B. als Antiemetikum, muß verzichtet werden, da unter dieser Kombination Atemdepressionen beschrieben sind (Berde 1992).

D

25.4.4 Kontinuierliche Opiatgabe

Steht eine PCA-Pumpe nicht zur Verfügung oder handelt es sich um jüngere Kinder können Opiate auch kontinuierlich verabreicht werden.

Hierzu eignet sich das Tramadol.

Dosierung für Tramadol (Sittl 1993): 0,25 mg/kg KG/h für Kinder ab dem 1. Lebensjahr (100 mg Tramadol ad 40 ml 0,9 % NaCl).

Die Zufuhr in ml/Stunde ergibt sich dann aus „kg KG/10“

Ladungsdosis: Tramadol 1–2 mg/kg KG als Kurzinfusion (vor Beginn der kontinuierlichen Tramadol-Applikation)

Wenn postoperativ ein Tramadol-Perfusor geplant ist, wird die Ladungsdosis sinnvollerweise bereits intraoperativ verabreicht.

Metamizol kann zusätzlich mit dem gleichen Perfusor (1,0 g Metamizol ad 40 ml) verabreicht werden,

Bei starken postoperativen Schmerzen können Piritramid und Morphin ebenfalls kontinuierlich verabreicht werden.

Dosisempfehlungen für Piritramid: 0,01–0,04 mg/kg KG/h

Dosisempfehlungen für Morphin: 0,01–0,03 mg/kg KG/h

Bei Kindern über 6 Monaten kann mit einer Startdosis Morphin von 0,025 mg/kg KG/h begonnen werden.

Für kleinere Kinder liegen unterschiedliche Empfehlungen vor.

Einige Autoren (Berde 1992) empfehlen eine Startdosis von 0,015 mg/kg KG/h, andere halten dieses bereits für die Maximaldosis (Pounder 1992). Wegen der verlängerten Halbwertszeit bei Säuglingen und einer angenommen Unreife der Blut-Hirn-Schranke besteht bei diesen Kindern die Gefahr der Atemdepression besonders bei längerer Infusionsdauer.

Unzureichende Wirkung: Verabreichung eines Bolus zwischen 30–50 µg/kg KG, Erhöhung der Zufuhrrate um 0,05–0,01 mg/kg KG/h.

Eine engmaschige Überwachung auf einer Intensivstation ist zwingend (Punder 1992). Die kontinuierliche Gabe von starken Opiaten wie Piritramid oder Morphin ist an den engmaschigen Über-

Tab. 25.3 Opiat-Dosierungen zur postoperativen Schmerztherapie im Kindesalter.

i.v. Gabe von Piritramid, Morphin und Tramadol

für Kinder ab ca. 6. Lebensmonat

- **Piritramid:** Dosis: 0,05–0,1 mg/kg KG
  (nur für Kinder ab 1. Lebensjahr zugelassen)
  Lösung: 15 mg = 1 Amp. ad 15 ml 0,9%iges NaCL
  Richtwert: 0,5–1,0 ml der verdünnten Lösung pro 10 kg KG

- **Morphin:** Dosis: 0,05–0,1 mg/kg KG
  Lösung: 10 mg = 1 Amp. ad 10 ml 0,9%iges NaCL
  Richtwert: 0,5–1,0 ml der verdünnten Lösung pro 10 kg KG

- **Tramadol:** Dosis: 1–2 mg/kg KG
  (nur für Kinder ab 1. Lebensjahr zugelassen)
  Gabe als Kurzinfusion über 15–30 min.

kontinuierliche Piritramid- und Morphin-Gabe

bei Schmerzen zuerst i.v. Bolusgabe!

- **Piritramid:** 15 mg ad 50 ml 0,9%iges NaCl verdünnen
  Dosisbereich: 0,01–0,04 mg/kg KG/h
  Startdosis: 0,025 mg/kg KG

ml/h Einstellungen für den Piritramid-Perfusor:

Gewicht	**10**	**15**	**20**	**25**	**30**	**40**
0,01 mg/kg/h	0,33	0,5	0,66	0,83	1	1,33
0,02 mg/kg/h	0,66	1,0	1,33	1,66	2	2,6
0,025 mg/kg/h	0,83	1,25	1,66	2,1	2,5	3,33
0,03 mg/kg/h	1,0	1,5	2,0	2,5	3	4
0,04 mg/kg/h	1,33	2,0	2,66	3,33	4	5,3

- **Morphin:** für Kinder > 6. Monat: 15 mg ad 50 ml 0,9%iges NaCl verdünnen
  Dosisbereich: 0,01–0,03 mg/kg/h
  Perfusoreinrichtungen: → Piritramid
  für Kinder < 6. Monat: Maximaldosis 0,15 mg/kg KG/h

kontinuierliche Tramadol- und Tramadol-/Metamizol-Gabe

- **Tramadol:** 125 mg ad 50 ml 0,9%iges NaCl
  Dosis: 0,25 mg/kg/h
  Perfusoreinstellung: ml/h = kg KG/10

- **Tramadol/Metamizol:** 125 mg Tramadol plus
  1,5 mg Metamizol ad 50 ml 0,9%iges NaCl
  Dosis Tramadol: 0,25 mg/kg/h / Dosis Metamizol: 75 mg/kg/Tag
  Perfusoreinstellung: ml/h = kg/KG/10

D

Tab. 25.3 Opiat-Dosierungen zur postoperativen Schmerztherapie im Kindesalter *(Fortsetzung)*

subkutane Opiatgabe				
• **Piritramid:** Dosis: (0,05)–0,1 mg/kg KG 1 ml = 7,5 mg Piritramid Richtwert: 0,13 ml pro 10 kg KG bzw. 0,013 ml/kg KG				
• **Morphin:** Dosis: (0,05)–0,1 mg/kg KG 1 ml = 10 mg Morphin Richtwert: 0,10 ml pro 10 kg KG bzw. 0,010 ml/kg KG				
PCA-Einstellungen im Kindesalter				
Medikament	**Beladung**	**Bolus**	**Sperrzeit**	**4-h-Maximaldosis**
Piritramid	1,5 mg/kg ad 50 ml 0,9%iges NaCl	30 µg/kg	10 min.	500 µg/kg
Morphin	1,0 mg/kg ad 50 ml 0,9%iges NaCl	20 µg/kg	10 min.	300 µg/kg

wachungsrahmen einer Intensiv- oder Intermediärstation gebunden.

25.4.5 Orale Opiatmedikation

Mit der Möglichkeit der Flüssigkeitsaufnahme können Opiate auch oral verabreicht werden. Hierzu eignen sich die fixe Kombination aus Paracetamol und Codein für Kinder ab dem ersten Lebensjahr, z. B. als Tavosilen®, sowie Tramadol in Tropfenform. Tabelle 25.2 gibt einen Überblick über die oralen Analgetika im Kindesalter.

25.5 Regionalanästhesiologische Verfahren zur postoperativen Schmerztherapie im Kindesalter

Die postoperative Schmerztherapie mittels regional- oder lokalanästhesiologischer Verfahren kann zum einen als einzeitige Technik, zum anderen als kontinuierliches Verfahren durchgeführt werden.

Kontinuierliche Techniken etwa in Form der Kaudal- oder Epiduralanalgesie ermöglichen eine längerfristige Schmerztherapie, erfordern aber einen erheblich höheren Überwachungsaufwand, da Komplikationen durch das Verfahren auch noch außerhalb des OP auf der Station auftreten könne. Ihre Durchführung ist deshalb an spezielle Überwachungsstationen, zumindest aber an das Vorhandensein eines stets rufbereiten Schmerzdienstes gebunden. Einzeitige Techniken ermöglichen nur in der frühen postoperativen Phase eine gute Analgesie, in den meisten Fällen muß sich eine systemische Schmerztherapie als „Sequenzanalgesie“ anschließen.

Ein Beispiel dafür ist die Kombination von Kaudalanästhesie mit der Diclofenac-Gabe und der Möglichkeit der bedarfsweisen Paracetamol- oder Metamizolgabe sowie der Piritramid-Medikation über eine s.c. Kanüle bei therapierefraktären Schmerzen nach orthopädischen Eingriffen.

25.5.1 Kaudalanästhesie

Einzeitige Kaudalanästhesie

Für Eingriffe unterhalb von Th10 (Nabel) stellt die Kaudalanästhesie eine gute Methode der intra- und postoperativen Analgesie dar. Sie ist im Kindesalter technisch einfach und zuverlässig anzulegen. Zu ihrem Einsatzgebiet gehören urologische Operationen, Herniotomien, Orchidopexien und orthopädisch-traumatologische Eingriffe an der unteren Extremität.

Neben den allgemeinen Kontraindikationen gegen rückenmarksnahe Regionalanästhesieverfahren wie Gerinnungsstörungen, lokale Veränderungen im Punktionsbereich oder allergische Reaktionen auf Lokalanästhetika sind bei der pädiatrischen Kaudalanästhesie spezielle Kontraindikationen zu beachten (Semsroth et al., 1994):

- Malformationen des Os sacrum
- Myelomeningozele
- Z.n. Meningitis
- zerebrales Anfallsleiden
- Hydrozephalus
- liegende Ventrikeldrainage
- erhöhter intrakranieller Druck.

Durchführung der einzeitigen Kaudalanästhesie

(Semsroth et al., 1994, Giaufre, 1992)
In der Regel erfolgt die Anlage der Kaudalanästhesie in Allgemeinanästhesie oder Sedierung des Kindes. Die Punktion kann in Seitlage oder Bauchlage durchgeführt werden, letzteres besonders bei Klumpfuß-Operationen.

In Seitlage werden das Hüft- und Kniegelenk um jeweils 90° gebeugt. Die Cornua sacralia bilden die Randmarkierung des Hiatus sacralis und mit der Spina iliaca post. sup. auf beiden Seiten ein gleichseitiges Dreieck. Die Mitte des Hiatus zwischen beiden Cornua wird als Punktionsort markiert. Dieser Punktionsort muß in der Fortsetzung der Crista medianis nach kaudal hin liegen. Mit dieser Lagekontrolle wird eine Fehlpunktion bei z.B. einseitigem Fehlen eines Cornus vermieden (→ Abb. 25.2).

Nach Desinfektion von kranial nach kaudal werden während der Einwirkungszeit des Desinfektionsmittels die notwendigen Lösungen zubereitet.

Für die Punktion werden verschiedene Kanülentypen empfohlen. Wird eine stumpfe Nadel verwendet, so sollte die Haut im Punktionsbereich vorher mit einer Lanzette inzidiert werden. Es können normale handelsübliche spitzgeschliffene Kanülen der Größe 20–22 G oder entsprechende „Butterfly"-Nadeln verwendet werden (persönlich: 21 G). Es sollte dabei darauf geachtet werden, daß der Stahlteil der Kanüle nicht mit den Handschuhen berührt wird („no touch"-Technik). Die Nadel wird am Punktionsort in einem Winkel von ca. 40° zur Haut eingeführt, bis sie in einer Tiefe zwischen 2 und 10 mm auf das Lig. sacrococcygeum trifft. Die Perforation durch diese Membran wird an einem deutlichen Widerstandsverlust gefühlt. Anschließend wird die Kanüle auf ca. 20 Grad abgesenkt und um maximal 1–2 mm weiter vorgeschoben, da der Durasack sich bei Kindern bis S3

D

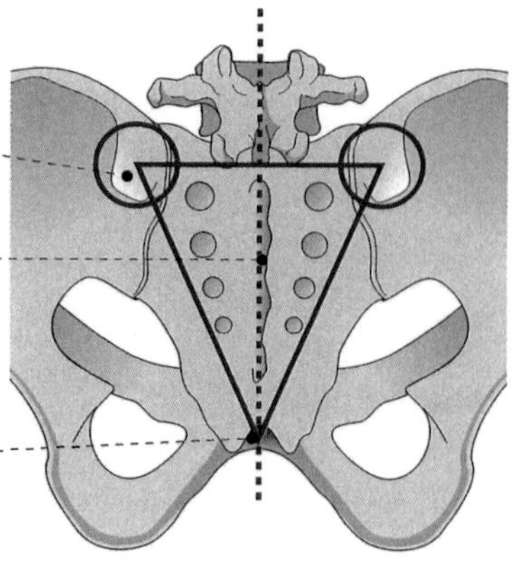

Abb. 25.2
Anatomische Orientierung zur Kaudalanästhesie.

erstrecken kann und die Gefahr der spinalen Kanülenlage besteht (Mehler et al., 1990). Die Kanüle wird anschließend mit der Hand auf dem Rücken des Kindes sicher fixiert und ein sorgfältiger Aspirationstest auf Blut und Liquor durchgeführt. Anschließend wird eine Testdosis (0,1 ml/kg KG mit 5 mg/ml Adrenalin in NaCl 0,9% oder Bupivacain 0,25%) appliziert. Verschiedene Punkte sind dabei zu beachten:

- Die Injektion muß mühelos gelingen: tritt ein Widerstand auf, ist von einer Fehllage auszugehen und die Injektion sofort abzubrechen. Bei einem festen Injektionswiderstand ist von einer subperiostalen Fehllage auszugehen.
- Entwickelt sich ein sichtbares Hautdepot, liegt eine subkutane Fehllage vor.
- Steigt zwischen 45 und 60 Sekunden nach der Gabe der Testdosis die Herzfrequenz um mindestens ca. 20 Schläge/min an, besteht der dringende Verdacht auf eine intravasale Kanülenfehllage.

Die Verwendung von Luft zum Ausschluß einer subkutanen Kanülenlage ist obsolet, da hierbei Luftembolien beschrieben sind (Sethna et al., 1993).

Die Gabe adrenalinhaltiger Testlösung schließt leider eine intravasale Lage nicht mit absoluter Zuverlässigkeit aus. So kam es in einer Untersuchungsgruppe mit 15000 Kaudalanästhesien trotz des Adrenalintestes in 2 Fällen zu einer intravasalen Injektion (Giaufre et al., 1996).

Nachdem die Testdosis problemlos verabreicht wurde, erfolgt nun die langsame Injektion des Lokalanästhetikums unter wiederholter Aspiration. Auch dieses muß widerstandslos möglich sein, sonst muß eine sekundäre Fehllage angenommen werden.

Nach Abschluß der Injektion und Anlage eines Wundverbandes müssen die Herz-Kreislauf-Funktion und besonders die Pupillen des Kindes kontrolliert werden. Bei einer intravasalen Injektion kommt es binnen 3 min zu einer Mydriasis, kombiniert mit einer Tachykardie, bei der Verwendung einer adrenalinhaltigen Lokalanästhetikalösung bzw. einer Bradykardie, wenn kein Adrenalinzusatz verwendet wurde.

Bei einer akzidentellen totalen Spinalanästhesie tritt zwischen 3 und 10 min nach Lokalanästhetikagabe eine Mydri-

D

asis auf, die Pupillen sind oft anisokor und entrundet, die Lichtreaktion kann aufgehoben sein.

Eine Lokalanästhetikaüberdosierung, z.B. durch Verwendung von Bupivacain 0,5% statt 0,25%, führt ab der 10. min zu einer Mydriasis.

In einer umfangreichen französischen Untersuchung wurden bei 15000 Kaudalanästhesien folgende Komplikationen beobachtet (Giaufre et al., 1996):

- Spinalanästhesie: 4 x
- intravasale Injektion: 2 x
- Kolonperforation: 1 x (ohne weitere klinische Folgen)
- Hautläsion nach Adrenalinzusatz (Zusammenhang fraglich)

Die Häufigkeit schwerwiegender Komplikationen nach Kaudalanästhesie wird danach mit 1,5/1000 angegeben.

Lokalanästhetika und Zusatzmedikation zur Kaudalanästhesie – Auswahl und Dosierung

Wenn das primäre Ziel die lang anhaltende postoperative Analgesie darstellt, ist Bupivacain das Mittel der Wahl. Für Neugeborene wird eine Maximaldosis von 1,5 mg/kg KG und für ältere Kinder von 2,0–2,5 mg/kg KG angegeben (Berde, 1992). Bei höheren Mengen (3,1 mg/kg KG) konnten klinisch und im EEG Veränderungen, wie sie für eine Lokalanästhetikaüberdosierung charakteristisch sind, bei wachen Säuglingen festgestellt werden (Breschan et al., 1998). Diese Zeichen einer Intoxikation werden durch die meistens durchgeführte Allgemeinnarkose maskiert. Die Maximaldosis von 2,5 mg/kg KG wird durch die Gabe von 1 ml/kg KG Bupivacain 0,25 % erreicht. Dieses entspricht dem Bedarf für eine Analgesie bis ca. Th10. Bei der Verwendung von Bupivacain 0,25 % tritt häufig eine motorische Blockade auf, die besonders von älteren Kindern schlecht toleriert wird. Hier kann bei gleicher postoperativer Analgesiequalität Bupivacain 0,125 % verwendet werden. Für Kinder ab dem 1. Lebensjahr besteht die Zulassung für den Einsatz von Ropivacain 0,2 %ig zur Kaudalanästhesie.

Die Wirkungsdauer einer Kaudalanästhesie mit Bupivacain alleine ist auf 2–4, maximal 6 h begrenzt. Um die Wirkungsdauer der Kaudalanästhesie zu verlängern, gibt es verschiedene Ansätze:

Adrenalin (5 μg/ml): Durch die Zugabe von Adrenalin kommt es zu einer Wirkungsverlängerung des Bupivacains, allerdings nur bei Kleinkindern. Wahrscheinlich ist das im Kleinkindesalter nur gering ausgeprägte epidurale Fettgewebe die Ursache dafür, daß Adrenalin in dieser Altersgruppe eine Wirkungsverlängerung bewirkt (Schulte Steinberg, 1992)

Clonidin: Am besten untersucht ist die Gabe von 1–2 μg/kg KG Clonidin zum Bupivacain. Hierdurch läßt sich die Wirkungsdauer auf 6 bis 12 h erhöhen (Klimscha et al., 1998; Jamali, 1994). Auch nach Abklingen der Kaudalanästhesie lag der Schmerzmittelverbrauch bei Kindern, die Clonidin erhalten, deutlich niedriger als in einer clonidinfreien Kontrollgruppe (Klimscha et al., 1998), so daß auch systemische Effekte eine wichtige Rolle spielen dürften. Signifikante Herzkreislaufveränderungen oder Sedierung treten unter diesen Dosierungen nicht auf.

Ketamin: Von verschiedenen Autoren wurden gute Erfolge über den Zusatz

D

Alter	Dosis	Wiederholungszeit
0–3 Monate	25 μg/kg KG	Maximal alle 6 h
3–6 Monate	50 μg/kg KG	Maximal alle 6 h
6–12 Monate	100 μg/kg KG	Maximal alle 4 h
>12 Monate	100–200 μg/kg KG	Maximal alle 4 h

Tab. 25.4
Altersentsprechende intravenöse Morphindosierungen (Cunlife 1998).

von Ketamin (ohne Konservierungsstoffe) zu Bupivacain bei der Kaudalanästhesie beschrieben. Bei einer Dosis von 0,5 mg/kg KG wurde der Median der Analgesiedauer mit zwischen 11 und 12,5 h angegeben (Cook et al., 1995; Semple et al., 1996). Höhere Dosierungen (1 mg/kg KG) führten zwar zu einer lang anhaltenden Analgesie (16,5 h, es kam aber vermehrt zu zentralnervösen Nebenwirkungen, die bei der niedrigen Dosierung nicht auftreten sollen (Semple et al., 1996)

Fentanyl: Der Zusatz von 1 μg/kg KG Fentanyl zu Bupivacain 0,175 % führte nicht zu einer Zunahme der Analgesiedauer im Vergleich zur alleinigen Bupivacain-Gabe (Campbell et al., 1992). Durch die gleichzeitige Opiatgabe soll die Häufigkeit von Übelkeit und Erbrechen erheblich zunehmen, so daß sich kein Argument für eine solche Kombination finden läßt.

Morphin: Durch den Zusatz von Morphin (0,03–0,05 μg/kg) zur Kaudalanästhesie läßt sich eine lang andauernde Analgesie (8–16 h) erzielen. Wegen der Gefahr der späten Atemdepression müssen die Kinder 24 h intensivmedizinisch überwacht werden. Übelkeit und Erbrechen, Harnverhalt und Juckreiz sind häufige Nebenwirkungen dieser Therapieform, die deshalb nur bei ausgewählten Patienten eingesetzt wird (Jöhr, 1993).

Im eigenen Haus wird zur Kaudalanästhesie Bupivacain 0,25% in einer Dosierung zwischen 0,8 (Neugeborene) und 1,0 ml/kg KG unter dem Zusatz von Adrenalin 5 μg/ml und Clonidin 1 bis 2 μg/kg KG verwendet. Bei älteren Kindern wird statt Bupivacain 0,25 % eine niedrigere Konzentration (0,125 bis 0,175 %) verwendet, wenn keine motorische Blockade auftreten soll. Zur weiteren postoperativen Analgesie wird im Säuglingsalter eine Basisanalgesie mit Paracetamol rcktal bzw. bei älteren Kindern mit Diclofenac noch bei Narkoseeinleitung begonnen; als Bedarfsanalgetika stehen Paracetamol oder Metamizol zur Verfügung. Perioperativ sollten routinemäßig keine Opiate bei einer Kaudalanästhesie verabreicht werden, da sich durch die Opiatgabe die Emesishäufigkeit von 17 auf ca. 50 % erhöht (Kretz, 1997). Sie sind erst dann indiziert, wenn trotz der Gabe von Nichtopiat-Analgetika stärkere Schmerzen vorliegen.

Katheterkaudalanästhesie

(Semsroth, 1994; Busoni, 1992)

Bei dieser Technik wird ein dünner Katheter transhiatal in den Periduralraum vorgeschoben. Damit wird eine wiederholte oder kontinuierliche Lokalanästhetikagabe möglich. Die Punktion erfolgt wie bei der einzeitigen Kau-

D

Tab. 25.5 Entfernung zwischen Haut und Periduralraum. Mittelwerte und 5–99%-Bereich in mm (nach Dalens, 1994)

Gewicht (kg)	10	15	20	30	40
Mittelwert	17	21	24	30	39
5–99% Bereich	11–22	14–29	19–32	23–43	29–48

dalanästhesie mittels einer 19-G-Nadel bzw. bei älteren Kindern mittels einer 18-G-Nadel. Anschließend wird über diese Nadel ein dünner Nylonkatheter vorgeschoben. Der Katheter läßt sich im Säuglingsalter meistens bis in den mittleren thorakalen Bereich vorschieben, bei älteren Kindern gelingt dieses meist nur bis zur Höhe des unteren Thorakal- oder Lumbalbereiches. Das Vorschieben des Katheters muß ohne Widerstand möglich sein; tritt ein federnder Widerstand auf, hat sich der Katheter verfangen und muß anschließend vorsichtig 1 cm zurückgezogen werden. Wird der Katheter trotz Widerstandes vorgeschoben, kommt es zur Schlingenbildung. Die Lage kann mittels der Skalierung des Katheters und der anatomischen Orientierung anhand der Dornfortsätze bestimmt werden. Die minimale Einführungstiefe liegt bei ca. 3 cm. Beim Herausziehen der Nadel muß darauf geachtet werden, daß der Katheter nicht disloziert.

Nach Durchführung eines Aspirationstestes und der Gabe einer adrenalinhaltigen Testlösung (0,1 ml/kg mit Adrenalin 5 μg/ml) wird der Katheter fixiert und für eine gute Wundabdeckung gesorgt.

Die Initialdosis von Bupivacain 0,25 % für einen im lumbalen Periduralraum liegenden Kaudalkatheter entspricht der bei einer einzeitigen Kaudalanästhesie verwendeten Menge, bei höher liegendem Katheterende muß die Dosis auf 75 % reduziert werden.

Intraoperativ wird alle 1–1,5 h die Hälfte der Initialdosis repetiert. Postoperativ wird Bupivacain 0,125 % verwendet, die Startdosis liegt jenseits des Säuglingsalters bei 0,2 mg/kg KG/h.

Die Maximaldosis darf bei Kindern 0,4 mg/kg KG/h nicht überschreiten, bei Neugeborenen liegt die Dosisbegrenzung bei 0,2 mg/kg KG (Berde, 1992), und im Säuglingsalter werden 0,375 mg/kg KG/h als oberste Dosisgrenze angesehen (Peutrell et al., 1997).

Für die Maximaldosis von 0,2 mg/kg KG/h entspricht dieses 0,16 ml/kg KG/h Bupivacain 0,125%, für die Dosis von 0,4 mg/kg KG/h liegt die maximale Dosis bei 0,32 ml/kg KG/h.

Morton (1999) empfiehlt folgendes Dosierungsregime für die *kontinuierliche Bupivacain-Applikation:*

- Kinder < 6. Lebensmonat:
  - Bupivacain 0,125 %: 0,1–0,2 ml/kg KG/h
  - Top-up-Dosis: 0,1–0,3 ml/kg KG Bupivacain 0,125%
  - 4 Stunden Maximaldosis (inklusiver Top-up-Dosen: 1mg/kg KG)
- Kinder > 6. Lebensmonat:
  - Bupivacain 0,125%: 0,2–0,4 ml/kg KG/h
  - Top-up-Dosis: 0,1–0,3 ml/kg KG Bupivacain 0,125%
  - 4 Stunden Maximaldosis: 2 mg/kg KG (inklusive Top-up-Dosen)

D

Bei einer unzureichenden Analgesie trotz einer Bupivacaingabe im oberen Dosisbereich sollte nicht der Versuch einer Dosiserhöhung oder einer weiteren Bolusgabe gemacht werden, sondern eine systemische Zusatzanalgesie verabreicht werden.

Die Überwachungsmaßnahmen nach Injektion des Lokalanästhetikums entsprechen denen bei der einzeitigen Kaudalanästhesie.

Bei wiederholter oder kontinuierlicher Bupivacainapplikation besteht bei Überschreiten dieser Dosisbegrenzung die Gefahr der Lokalanästhetikaintoxikation. Diese Gefahr ist im Kindesalter höher als im Erwachsenenalter. Neben einer Unreife des ZNS wird eine niedrigere und interindividuell sehr variable Konzentration des Bupivacain-bindenden sauren α_1-Glykoproteins angesehen, so daß es zu einer Zunahme der Konzentration freien Bupivacains mit der Gefahr der *Intoxikation* kommt (Scherhag et al., 1998).

Bei einer unzureichenden Analgesie trotz einer Bupivacaingabe im oberen Dosisbereich sollte deshalb nicht der Versuch einer Dosiserhöhung oder einer weiteren Bolusgabe gemacht werden, sondern eine systemische Zusatzanalgesie verabreicht werden.

Bei bakteriologischen Untersuchungen entfernter Kaudalkatheter konnte in einem hohen Prozentsatz ein positiver Keimnachweis geführt werden: die Zahlen variieren zwischen 20 % (McNeely et al., 1997) und 39 % (Boos et al., 1996). Für lumbale Periduralkatheter liegen die Zahlen zwischen 5 und 11 %.

Wenngleich in den genannten Untersuchungen keinerlei klinische Infektionszeichen beobachtet wurden, die Rate an positiven bakteriologischen Befunden nicht mit der Liegezeit des Katheters korrelierte und diskutiert werden muß, ob die Kolonisation nicht erst beim Entfernen des Katheters stattfindet, wird von einigen Autoren die grundsätzliche Entfernung des Kaudalkatheters aus hygienischen Gründen nach Beendigung der Operation empfohlen (Jöhr, 1993; Busoni, 1992). Damit entfällt seine mögliche Funktion im Rahmen der postoperativen Schmerztherapie. Andere Autoren halten das Belassen des Katheters bis zu 72 h postoperativ bei gegebener Indikation für gerechtfertigt (Semsroth et al., 1994).

Durch eine Untertunnelung des Kaudalkatheters nach kranial und lateral kann die Häufigkeit positiver bakterieller Befunde auf das Niveau des lumbalen Periduralkatheters reduziert werden, eine Technik, die sich besonders dann anbietet, wenn der Kaudalkatheter länger verbleiben soll (Boos et al., 1996).

25.5.2 Epidurale Analgesie

(Semsroth et al., 1994; Boos et al., 1996; Delleur, 1992)

Statt des kaudalen Zuganges kann im Kindesalter der lumbale oder im Ausnahmefall auch der thorakale Zugang zum Periduralraum gewählt werden.

Bei jüngeren Kindern (kleiner 6 Jahre) wird dafür eine 19-G-Touhy-Nadel verwendet, bei älteren Kindern kann eine 18-G-Nadel verwendet werden.

Die Anlage des Periduralkatheters erfolgt bei kleineren Kindern in Allgemeinnarkose, bei größeren und kooperativen Kindern reicht meist eine sedierende Prämedikation, z. B. mit Midazolam, aus.

D

Die Anlage eines Emla®-Pflasters im Punktionsbereich und eine gute örtliche Betäubung haben sich dabei bei älteren Kindern bewährt.

Die Punktion erfolgt meistens in Seitenlage zwischen L3/L4 oder L4/L5, es wird der mediane Zugangsweg gewählt. Ermittelte Werte für die Distanz zwischen Haut und Periduralraum sind in Tabelle 25.4 dargestellt.

Während der Punktion muß die Nadel ständig über eine Hand mit dem Rücken des Kindes fixiert bleiben. Der Schliff der Nadel zeigt beim Vorschieben der Nadel nach lateral und wird erst nach Erreichen des Periduralraumes nach kranial gedreht. In einer Tiefe von ca. 0,5 cm wird der Mandrin entfernt und eine kochsalzhaltige Spritze auf die Touhy-Nadel aufgesetzt, je nach Größe des Kindes 1–3 ml. Die Spritze muß luftleer sein. Zur Identifikation des Periduralraumes wird die „loss-of-resistance"-Technik mittels NaCl 0,9 % wie beim Erwachsenen durchgeführt. Auch hier ist die Anwendung von Luft wegen der Gefahr von Luftembolien nicht statthaft. Der Periduralkatheter selbst sollte nicht mehr als 2–3 cm in den Periduralraum eingeführt werden, da sonst Katheterfehllagen zunehmen. Auf eine besondere Fixierung des Katheters beim Herausziehen der Touhy-Nadel ist deshalb besonders zu achten.

Nach negativem Aspirationstest wird auch hier eine adrenalinhaltige Testlösung verwendet.

Als Initialdosis werden Mengen von 0,5–0,75 ml/kg KG Bupivacain 0,25 % empfohlen (Jöhr, 1993), die intraoperativ alle 1,5–2 h mit der Hälfte der Ausgangsdosis wiederholt werden können (Semsroth et al., 1994). Die Dosierungen für die postoperative Analgesie bei lumbaler Katheterlage entsprechen denen für die Katheterkaudalanalgesie. Auch hier muß auf die Maximaldosierungen geachtet werden.

Bei unzureichender Wirkung können auch hier peridural Opiate eingesetzt werden. Morphin wird in einer Dosierung zwischen 0,03 und 0,05 mg/kg KG, gelöst in 2–3 ml 0,9 %iges NaCl, alle 8–12 h oder bei Bedarf zusätzlich verabreicht.

Die epidurale Opiatgabe ist mit erheblichen Nebenwirkungen verbunden: So führte die Gabe von 0,1 mg/kg KG in den Periduralraum bei Kindern in 1,1 % der Fälle zur Atemdepression, 43 % der Kinder erbrachen, 12,5 % entwickelten einen Harnverhalt und 9 % einen Pruritus (Bozkurt et al., 1997). Nach einer epiduralen Morphingabe ist eine anschließende 24stündige Intensivüberwachung notwendig.

Alternativ zum Morphin kann Fentanyl in einer Konzentration von 2 μg/mg dem Bupivacain zugegeben werden. In einer Untersuchung über Kinder nach großen orthopädischen Eingriffen wurde zwar mittels einer kontinuierlichen epiduralen Bupivacain-Fentanyl-Gabe bei 80 % der Patienten eine weitgehende Schmerzfreiheit erzielt, jedoch litten 63 % der Kinder unter Übelkeit und Erbrechen, und 49 % klagten über Pruritus (Lovstad et al., 1997). Wenn die Fentanyl-Konzentration auf 1 μg/ml halbiert wird, ist auch die Nebenwirkungsrate niedriger: Übelkeit und Erbrechen 23 %, therapiebedürftiger Pruritus 5,2 % (Wood et al., 1994).

D

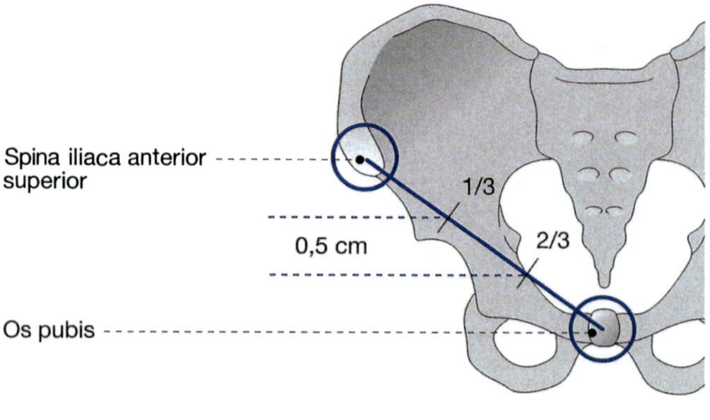

Abb. 25.3
Der Fascia-iliaca-Kompartment-Block.

25.5.3 Periphere Nervenblockaden

Durch eine Reihe verschiedener Blokkadetechniken läßt sich für einige Routineeingriffe eine ausgezeichnete postoperative Analgesie in der frühen postoperativen Phase erzielen. Sie sind Bestandteil der „Sequenzanalgesie" und müssen durch die Gabe systemischer Nichtopiat-Analgetika (Paracetamol, Diclofenac, Metamizol) ergänzt werden.

Axilläre Plexusblockade

(Semsroth et al., 1994; Jöhr, 1993; Yaster et al. 1998)
Die Anwendung supraklavikulärer Techniken im Kindesalter bleibt wegen der Gefahr des Pneumothorax, einer Gefäßpunktion und wegen der notwendigen klinischen Routine Anästhesisten in speziellen kinderchirurgischen Einrichtungen vorbehalten. Die axilläre Technik ist hingegen technisch einfacher und komplikationsärmer und kann auch mit gutem Erfolg im Kindesalter eingesetzt werden.

Zum einen kann sie zur postoperativen Analgesie, zum anderen als alleiniges intraoperatives Regionalanästhesieverfahren zur Anwendung kommen. Die anatomischen Grundlagen, die Lagerung sowie die Kontraindikationen unterscheiden sich nicht vom Erwachsenenalter. Der Nervenstrang und die Arterie liegen meist relativ oberflächlich und können gut ertastet werden.

Wenn die axilläre Technik als alleiniges Verfahren intraoperativ eingesetzt wird, empfiehlt sich eine milde Analgosedierung des Kindes, z. B. mit Midazolam und Ketamin zur Anxiolyse und Analgesie. Dadurch wird die Lagerung des verunfallten Armes deutlich erleichtert. Nach Desinfektion wird eine Hautquaddel gesetzt und parallel neben der Arterie eine 25–23-G-Nadel eingestochen, praktischerweise als immobile Nadel. Fortgeleitete Pulsationen und eine feste Lage der Nadel in der Gefäß-Nerven-Scheide zeigen die korrekte Nadellage an. Nach wiederholter Aspiration erfolgt die Gabe des Lokalanästhetikums. Diese Injektion wird auf der anderen Seite der Arterie wiederholt. Liegt eine akute Verletzung vor, ist die Verwendung eines Nervenstimulators wegen der Möglichkeit der akuten Schmerzauslösung durch die Muskelkontraktionen wenig sinnvoll; ein Ver-

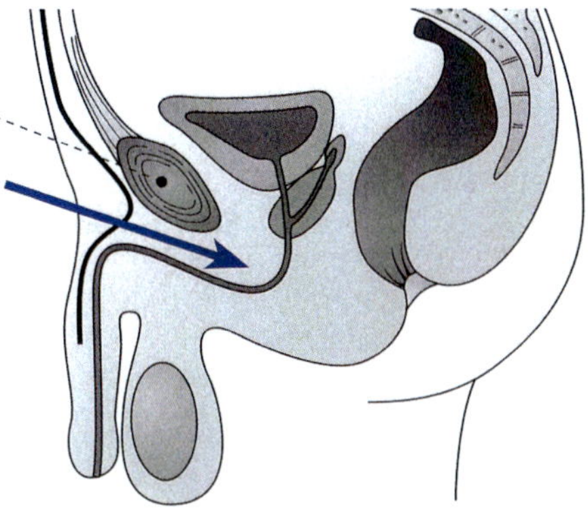

Abb. 25.4
Der subpubische Block.

fahren, das beim narkotisierten Kind (axilläre Plexusanästhesie zur postoperativen Schmerztherapie) gut zur Anwendung kommen kann.

Die Dosierungen liegen bei 0,5 bis 0,75 ml/kg KG, entweder Lidocain 1 % und Mepivacain 1 % bei alleinigem Einsatz der axillären Blockade oder Bupivacain 0,25% zur postoperativen Analgesie in Kombination mit einer Vollnarkose.

Fascia-iliaca-Kompartment-Block

(Pounder et al., 1992)
Dieser Block stellt eine funktionelle Variante des 3-in-1-Blockes dar und hat in unserem Haus den klassischen paravaskulären 3-in-1-Block mit und ohne Nervenstimulator im Kindesalter gänzlich abgelöst (→ Abb. 25.3).

Der klassische 3-in-1-Block, bei dem der N. femoralis mittels eines Nervenstimulators aufgesucht wird, hat seine Schwachstelle in der nicht ausreichenden Blockade des N. cutaneus femoris lateralis, durch dessen Innervationsgebiet die Wunden bei einer Vielzahl orthopädischer und traumatologischer Eingriffe verläuft. Die meistens nur kurzdauernde Betäubung dieses Nervs durch die klassische Blockadetechnik führt zu einem frühen Schmerzbeginn. Mit der Technik der Fascia-iliaca-Kompartment-Blockade wird dieser Nerv zumindest im Kindesalter nahezu immer komplett betäubt.

Die Blockade wird in Allgemeinanästhesie durchgeführt. Der Patient bleibt in Rückenlage, das Leistenband wird in 3 gleich große Abschnitte geteilt. Der Übergangsbereich zwischen dem mittleren und dem lateralen Sektor wird markiert. Der Punktionsort liegt im Kindesalter ca. 0,5 cm, im Erwachsenenalter ca. 1 cm kaudal dieser Übergangsstelle zwischen dem mittleren und lateralen Abschnitt. Nach der Desinfektion muß die Haut am Punktionsort mit einer Lanzette unbedingt inzidiert werden, da die Punktion mit einer stumpfen Nadel sonst kaum möglich ist. Eine stumpfe Nadel (22–24 G, 5 cm lang) wird nun senkrecht zur Haut oder leicht nach kranial vorgeschoben. Dabei hat sie 2 Widerstände zu überwinden, die gut gefühlt werden können: zuerst die Fascia lata, dann die Fascia iliaca. Nachdem die Nadel die Fascia iliaca überwunden hat, wird sie gut fixiert und auf Blut aspiriert. Anschließend wird eine Testdosis (0,1 ml/kg KG mit Adrenalin

D

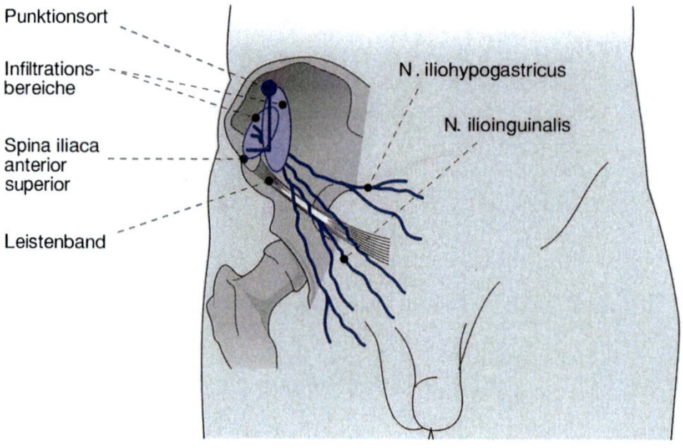

Abb. 25.5
Die Ilioinguinalis-/Iliohypogastrikus-Blockade.

5 mg/ml) injiziert. Die Injektion muß ohne Widerstand möglich sein, bei einem Injektionswiderstand liegt die Nadel wahrscheinlich zu tief in der Muskulatur. Man kann nun entweder neu punktieren oder die Nadel unter Druck auf den Spritzenkolben sehr langsam wieder etwas zurückziehen. Ein bei diesem Rückzug schlagartig auftretender Widerstandsverlust mit Entleerung der Spritze zeigt die nun korrekte Lage der Kanüle an. Es werden 0,8 ml/kg KG Bupivacain 0,25 % mit Adrenalin 5 µg/ml langsam verabreicht. Dieses entspricht der Höchstdosis von Bupivacain von 2 mg/kg KG im Kindesalter. In einer Untersuchung an 20 Kindern lagen die Bupivacainkonzentrationen bei dieser Dosierung für den Fascia-iliaca-Kompartment-Block unterhalb des toxischen Bereiches (Maximalwert mit Adrenalinzusatz 0,96 µg/ml, ohne Adrenalinzusatz 1,29 µg/ml) (Dalens et al., 1989a).

Die Wirkungsdauer der Blockade lag im Median mit Adrenalinzusatz bei 10,5 h (Spannweite 2,5–21 h) und ohne Adrenalinzusatz bei 9,5 h (Spannweite 3–15 h). Durch den Zusatz von Clonidin (1 µg/kg KG) kann die Wirkungsdauer der Blockade weiter verlängert werden.

Subpubische Blockade

(Doyle et al., 1997)
Die subpubische Blockade stellt ein optimales Analgesieverfahren für Eingriffe am Penis wie die Zirkumzision dar. Es ist in seiner analgetischen Wirkung dem subkutanen Ringwallblock überlegen (Dalens et al., 1989b). Zur Punktion wird eine handelsübliche Scharfschliffkanüle (21–23 G) verwendet. Die Punktion erfolgt beiderseits der Mittellinie etwa bei 11 und 13 Uhr unterhalb der Symphyse (→ Abb. 25.4). Die Peniswurzel wird dabei von Hand nach kaudal gezogen. Die Stichrichtung verläuft leicht nach kaudal und medial. Beim Vorschieben der Nadel perforiert man zuerst kaum merkbar die zarte Fascia superficialis und dann in der Tiefe die derbe Scarpa-Faszie mit einem deutlichen Widerstand. Danach befindet sich die Kanülenspitze im subpubischen Raum. Der Abstand zwischen Haut und subpubischem Raum liegt zwischen 10 und 30 mm, unabhängig von Alter und Gewicht des Kindes. In einer Variante kann zuerst der Unterrand der Symphyse mit der Kanüle getroffen

Tab. 25.6 Kurzinformation: postoperative Schmerztherapie.

Kurzinformation: postoperative Schmerztherapie im Kindesalter

NSAID

Paracetamol

K.I.: Leber- und Niereninsuffizienz
Tagesmaximaldosis nach Herstellerinformationen: 50–60 mg/kg KG/Tag
Dosisempfehlungen nach MORTON (1999)
rektales Paracetamol: (125,250,500,1000 mg)
1. Neugeborene:
Initialdosis: 20 mg/kg KG
Wiederholung: 20 mg/kg KG
Tagesmaximaldosis: 60 mg/kg KG/Tag
2. ab Neugeborenenperiode:
Initialdosis: 30–45 mg/kg KG
Wiederholung: 20 mg/kg KG
Tagesmaximaldosis: 90 mg/kg KG/Tag für 2–3 Tage
Ab 2.–3. Tag: Tagesmaximaldosis: 60 mg/kg KG/Tag
orales Paracetamol: (1 ml = 40 mg)
1. Neugeborene: Tagesmaximaldosis: 60 mg/kg/Tag;
Dos.: s. rektale Gabe
2. ab Neugeborenenperiode:
Initialdosis: 20 mg/kg KG
Wiederholung: 15 mg/kg KG
(Faustregel: ml ED = kg KG/3 bei 40 mg/ml)
Tagesmaximaldosis: 90 mg/kg KG/Tag für 2–3 Tage
Ab 2.–3. Tag: Tagesmaximaldosis: 60 mg/kg KG/Tag
Risikokinder:
1. Dauermedikation
(Isonazid,Rifampicin,Antieplileptika)
2. Dehydration, Virusinfektion

Ibuprofen

(Nurofen für Kinder Fiebersaft®)
zugelassen ab 6. Lebensmonat
20–30 (– 40) mg/kg KG/Tag
in 3–4 ED

Diclofenac

K.I. Nierenfunktionstörungen, Hämostasestörungen
ED: 1 mg/kg KG
Tagesdosis: 2–3 mg/kg KG
Supp. 12,5/25/50 mg

Metamizol

Säuglinge ab 3. Lebensmonat
Cave: Allergie , Agranulocytose
1ml = 500 mg
Einzeldosis:
p.o.: 10–15 mg/kg KG Richtwert: 0,5 gtt/kg KG
i .v. : 10–15 mg/kg KG als Kurzinfusion
Perfusor: 30 – 75 mg/kg KG/Tag:
1,0 g Metamizol auf 40 ml NaCl 0,9 %
Richtwert: ml/h = kg KG/10

Opiate

Tramadol zugelassen ab 1. LJ.

Einzeldosis:
p.o.: 1–2 mg/kg KG
(Faustregel: Tropfen = kg KG/2 = 1,25 mg/kg KG)
i.v.: 1–2 mg/kg KG als Kurzinfusion
Perfusor: 0,25 mg/kg KG/h :
100 mg Tramadol ad 40 ml NaCl 0,9 %:
Richtwert: ml/h = kg KG/10
ggf. Kombination mit Metamizol im gleichen Perfusor

Piritramid

- Kinder <6. Lebensmonat: 0,03 mg / kg i.v.
- Kinder >6. Lebensmonat: 0,05 - 0,10 mg/kg i.v.
- Applikationslösung: 15 mg Piritramid ad **15** ml NaCl
- Richtwert (Kinder >6. Lebensmonat):
- 0,5–1,0 ml der verd. Lösung pro 10 kg KG ,
- ggf. rpt. nach 15 Min.

Morphin

- **i.v. ED**

Alter Monate	Dosis µg/kg KG	Wiederholungszeit maximal
0–3	25	alle 6 h
3–6	50	alle 6 h
6–12	100	alle 4 h
>12 Monate	100–200	alle 4 h

Morphin-Perfusor (Richtwerte)

6.–12. Lebensmonat	5 µg / kg KG /h
6.–12. Lebensmonat	10 µg / kg KG /h
>12. Lebensmonat	20 µg / kg KG /h

PCA – Verfahren

Morphin: 1 mg/kg KG ad 50 ml NaCl 0,9 %
Piritramid: 1,5 mg/kg KG ad 50 ml NaCl 0,9 %
Nalbuphin : 1 mg/kg KG ad 50 ml NaCl 0,9 %

Medikament	Bolus µg/kg KG	Lock out min	4 h max-Dosis µg/kg KG
Morphin	15–25	5–10	300
Piritramid	25–30	5–10	500
Nalbuphin	20	5	400

kontinuierliche Epidural-Kaudalanästhesie (nach Morton 1999)

Kinder <6. Lebensmonat:
- 0,1–0,2 ml/kg KG/h Bupivacain 0,125 %
- top up Dosis : 0,1–0,3 ml/kg KG
- 4 h Max Dosis (inkl. Top up) 1 mg/kg KG

Kinder >6. Lebensmonat:
- 0,2- 0,4 ml/kg KG/h Bupivacain 0,125 %
- top up Dosis: 0,1–0,3 ml/kg KG
- 4 h Max Dosis (inkl. Top up) 2 mg/kg KG

Fentanyl-Zusatz:
- 1–2 µg / ml Bupivcain 0,125 %
- nicht bei Neugeborenen

D

werden, die Nadel daraufhin zurückgezogen und dann steiler kaudalwärts wieder eingeführt werden.

Pro Seite werden 0,1 ml/kg KG Bupivacain 0,5 % *ohne Adrenalinzusatz* verwendet, bei Kindern unter 6 Monaten sollte die Konzentration auf 0,25 % reduziert werden (Semsroth et al., 1994). Die Wirkung tritt binnen 15 bis 20 min ein und hält ca. 6 h an.

Lokalanästhesieverfahren bei Eingriffen in der Leistenregion

Verschiedene Möglichkeiten stehen zur Verfügung:

- Ilioinguinalis-/Iliohypogastrikus-Blockade
- Wundspülung mit Bupivacain
- Wundinfiltration durch den Chirurgen
- Kaudalanästhesie.

Bei der Ilioinguinalis-/Iliohypogastrikus-Blockade (Yaster et al., 1989) (→ Abb. 25.5) wird nach steriler Wundabdeckung an dem Punktionsort ca. 1 cm oberhalb und 1 cm medial der Spina iliaca ant. sup. ein Lokalanästhetikadepot gesetzt und von dort aus zuerst subkutan nach lateral bis zum Knochenkontakt Lokalanästhetikum infiltriert. Dann wird die Nadel zurückgezogen und Richtung des Leistenbandes gerichtet. Hier wird ebenfalls zuerst eine subkutane Infiltration durchgeführt, dann wird nach fühlbarer Perforation der Aponeurose des M. obliquus externus unterhalb der Faszie ein weiteres Lokalanästhetikadepot plaziert. Für die Anlage des Blockes kann eine stumpfe Nadel (23–25 G) verwendet werden, um die Perforation durch die Obliquus-Aponeurose besser zu fühlen; dann ist eine Stichinzision der Haut zu empfehlen.

Für die Anlage dieses Blockes reichen meistens 5 ml Bupivacain 0,25 % aus, die Dosis sollte 1 ml/kg KG nicht überschreiten, Adrenalin (5 μg/ml) kann zugesetzt werden.

Hinsichtlich der analgetischen Qualität bestehen zwischen einer Kaudalanästhesie mit Bupivacain und einer Ilioinguinalis-/Iliohypogastrikus-Blockade keine Unterschiede. Auch Zeitintervalle bis zur ersten Miktion unterschieden sich nicht signifikant voneinander (Fisher et al., 1993).

Auch sollen keine Unterschiede zwischen der Ilioinguinalis-/Iliohypogastrikus-Blockade und einer Wundinfiltration durch den Chirurgen zu OP-Beginn bestehen (Holder et al., 1997).

Wenn eine Wundinfiltration durchgeführt wird, sollte sie rechtzeitig und nicht erst nach Wundverschluß erfolgen, da das Bupivacain 15–20 min bis zum Wirkungseintritt benötigt. Bei einer zu spät durchgeführten Wundinfiltration klagen die Kinder nach der Narkoseausleitung über erhebliche Schmerzen.

Eine alternative Technik besteht in der Installation von 0,25 ml/kg KG Bupivacain 0,25 % jeweils nach Faszienverschluß und Hautnaht bei einer Einwirkungszeit von einigen Minuten und anschließendem Absaugen (Anatol et al., 1997)

Wird für den Eingriff eine Kaudalanästhesie durchgeführt, sollte wegen der weitgehend fehlenden motorischen Wirkung Bupivacain 0,125 % verwendet werden.

Für die Eingriffe an der Leistenregion ist eine Wundinfiltration oder eine Nervenblockade für die frühe postoperative Phase ausreichend. Wichtig ist die Gabe systemischer Analgetika wie Diclofenac oder Paracetamol zur Analgesie nach Abklingen der Wirkung der Lokalanästhetika (Jöhr, 1993).

Literatur

Anand KJS, Sippel WG, Aynsley-Green A (1987) *Randomised trial of fentanyl anesthesia in preterm babies undergoing surgery.* Lancet I: 243

Anatol TI, Pitt-Miller P, Holder Y (1997) *Trial of three methods of intraoperative bupivacaine analgesia for pain after pediatric groin surgery.* Can J Anaest 4:1053–9

Anderson BJ, Holford NH (1997) *Rectal paracetamol dosing regimes: determination by computer simulation.* Paediatr Anaesth 7:451–5

Berde C (1992) *Acute postoperative pain management in children.* In: American Society of Anesthesiologists (Hrsg.). *Annual Refresher Course Lectures*, New Orleans 125

Beushausen T, Straus JM (1986) *Opiode und Relaxantien im Kindesalter* In: Deutsche Akademie für Anästhesiologische Fortbildung (Hrsg). *Refresher Course* Nr. 22:177–201, Springer, Berlin-Heidelberg-New York

Birminingham PK, Tobin MK, Henthorn TK et al. (1997) *Twenty-four-Hour Phamacokinetics of Rectal Acetaminophenen in Children.* Anesthesiology 87

Boos K, Beushausen Th, Ohrdord W (1996) *Periduralkatheter zur postoperativen Daueranalgesie bei Kindern.* Anästhiol Intensivmed Notfallmed Schmerzth 31:362–367

Bozkurt P, Kaya G, Yeker Y (1997) *Single-injection lumbal epidural morphine for postoperative analgesia in children: a report of 175 cases.* Reg Aneth 22:212–7

Breschan Ch, Hellstand E, Likar R et al. (1998) *Toxizität und subtoxische Frühzeichen im Wachzustand bei Säuglingen.* Anaesthesist 47:290–94

Brosch R, Rust M (1989) *Schmerz und Anästhesie bei Früh- und Neugeborenen.* Anaesth Intensivmed 30:334–338

Busoni P (1992) In: Saint-Maurice C, Schulte Steinber O (Hrsg) *Regionalanästhesie bei Kindern.* Fischer, Stuttgart-Jena, 88–97

Büttner W, Finke W, Reckert S et al. (1998) *Entwicklung eines Fremdbeurteilungsbogens zur Beurteilung des postoperativen Schmerzes bei Säuglingen.* Anaesthesiol Intensivmed Notfallmed Schmerzther 33:353–61

Campbell FA, Yentis SN, Fear DW et al. (1992) *Analgetic efficacy and safety of a caudal bupivacaine-fentanyl mixture in children.* Can J Anaesth 39:661–4

Cook B, Grubb DJ, Aldrige LA et al. (1995) *Comparison of the effects of adrenaline, clonidine and ketamine on the duration of caudal anesthesia produced by bupivacaine in children.* Br J Anaesth 75:698–701

Dalens B, Vanneuville G, Tanguy A (1989a) *Comparison of the fascia iliaca compartment block with the 3-in-1-block in children.* Anesth Analg 69:705–13

Dalens B, Anneuville G, Dechelotte P (1989b) *Penile block via the subpubic space in 100 children.* Anesth Analg 69 : 41–5

Dalens BJ (1994) *Pediatric regional anaesthesia.* Anaesthesia Vol 2:1565–1594

Delleur M (1992) In: Saint-Maurice C (Hrsg), Schulte Steinberg O *Regionalanästhesie bei Kindern.* Fischer, Stuttgart-Jena, 106–110

Doyle E, Morton NS, McNiol LR (1997) *Plasma bupivacaine levels after fascia iliaca compartment block with and without adrenaline.* Pediatr Anaesth 7:121–124

Fisher QA, McComiskey CM, Lawrence J et al. (1993) *Postoperative voding intervalls and duration of analgesia following peripheral or caudal nerve blocks in children.* Anaest Analg 76 173–7

Gadiyar V, Gallagher M, Phil M et al. (1995) *The effect of combination of rectal diclofenac and caudal bupivacaine on postoperative analgesia in children.* Anaesthesia 50:820–822

Giaufre E, Dalens B, Gombert A (1996) *Epidemiology and morbidity of regional anesthesia in children.* Anaest Analg 83:904–7

Giaufre E (1992) In: Saint-Maurice C, Schulte Steinberg O *Regionalanästhesie bei Kindern.* (Hrsg) Fischer, Stuttgart-Jena, 80–87

Holder KJ, Peutrell JM, Weir PM (1997) *Regional anaesthesia for circumcision. Subcutaneus ring block and subpubic penile block compared.* Eur J Anaesthesiol 14:495–8

Jamali S, Monin S, Begon C et al. (1994) *Clonidine in pediatric caudal anaesthesia.* Anesth Analg 78:663–6

Jöhr M (1989) *Kinderanästhesie.* Fischer, Stuttgart-Jena, 144

Jöhr M (1993) *Kinderanästhesie.* Fischer, Stuttgart-Jena

Kaufman DW et al. (1991) *The drug etiology of agranulocytosis and aplastic anemia. Monographs in Epidemiology and Biostatistics 87*, Oxford University Press

Klimscha W, Chiari A. Michalek-Sauberer A et al. (1998) *The Efficacy and Safety of an Clonidine/Bupivacaine Combination in Caudal Blockade for Pediatric Hernia Repair.* Anesth Analg 86:54–61

Kretz FJ (1997) *Postoperatives Erbrechen: Medikamentöse Prophylaxe und Therapie mit eta-*

D

blierten Substanzen beim Kind. Anästhesiol Intensivmed Notfallmed Schmerztherapie 32: 620–22

Lovstad RZ, Halvorsen P, Rader JC et al. (1997) *Postoperative epidural analgesia with low dose fentanyl, adrenaline and bupivacain in children after major orthopaedic surgey.* Eur J Anaesthesiol 14:583–9

Mehler J, Simons F (1990) Fortschr Anäst 4: 102–105

Miller S, Roberts T, Fisher N (1976) *Acetaminophen elimination kinetics in neonates, children and adults.* Clin Pharm Ther 19:284

Moores MA, Wandless JG, Fell D (1990) *Pediatric postoperative analgesia. A comparison of rectal diclofenac with caudal bupivacaine after inguinale herniotomy.* Anaesthesia 45:156–8

McNeely JK, Trentadue NC, Rusy LM et al. (1997) *Culture of bacteria from lumbar and caudal epidural catheters used for postoperative analgesia in children.* Reg Anaesth 22:428–31

Peutrell JM, Holder K, Gregory M (1997) *Plasma bupivacaine concentrations associated with continuous extradural infusion in babies.* Br J Anaesth 78:160–2

Pounder D, David J (1992) *Postoperative Analgesia: opioid infusion in infants and children.* Can J Anaest 39 : 969–7

Ramet J, Benatar A, Diltoer et al. (1997) *Letter.* Lancet 349:1257

Scherhag A, Kleemann PP, Vrana S et al. (1998) *Plasmakonzentration von Bupivacain bei kontinuierlicher Periduralanästhesie im Kindesalter.* Anaesthesist 47:202–8

Schulte Steinberg O (1992). In: Saint-Maurice C (Hrsg.), Schulte Steinberg O *Regionalanästhesie bei Kindern.* Fischer, Stuttgart-Jena 77–79

Semple D, Findlow D, Aldrige LM et al. (1996) *The optimal dosis of ketamine for caudal epidural blockade in children.* Anaesthesia 51: 1170–2

Semsroth M, Gabriel A, Sauberer A, et al. (1994) *Regionalanästhesiologische Verfahren im Konzept der Kinderanästhesie.* Anästhesist 43:55–72

Sethna NF, Berde CB (1993) *Venous air embolism during identification of the epidural space in children.* Anaest Analg 76:925–7

Sittl R, Griessinger N, Huber H et al. (1993) *Postoperative Schmerztherapie bei Kindern.* Anästh Intensivmed 34:313–320

Splinter WM, Reid CW, Roberts DM et al. (1997) *Reducing pain after inguinal hernia repair in children: caudal anesthesia versus ketorolac tromethamine.* Anaesthesiology 87:542–6

Sümpelmann R, Schröder D, Krohn S et al. (1996) *Patientenkontrollierte Analgesie bei Kindern.* Anästh Intensivmed 37:19–25

The international agranulocytosis and aplastic anemia study. *Risk of agranulocytosis and aplastic anemia: a first report of their relation to drug use with special reference to analgetics.* J Am Med Assoc 257:1749–57

Traddio A, Katz J, Ilsersich AL, et al. (1997) *Effect of neonatal circumcision on pain response during subsequent routine vaccination.* Lancet 349:599–603

Weisman SJ, Bernstein B, Schlechter NL (1998) *Consequences of inadequate analgesia during painful procedures in children.* Arch Pediatr Adolesc Med 152:147–9

Wood C, Goresky GV, Klasen KA et al. (1994) *Complications of continuous epidural infusion for postoperative analgesia in children.* Can J Anaest 41:613–20

Yaster M, Maxwell LG (1989) *Pediatric Regional Anesthesia.* Anaesthesiology 70:324–338

D

26 Schmerz in der Notfallmedizin

Bernd Schockenhoff und Peter Hoffmann

26.1 Einleitung

Im Gegensatz zu Situationen mit chronischen Schmerzzuständen stellt der Schmerz in der Notfallmedizin ein Warnsymptom dar, das den erstbehandelnden Arzt bei traumatologischen, internistischen und neurologischen Notfällen auf die Art der Schädigung hinweist und das durch den Schmerzcharakter eine Zuordnung zu bestimmten Krankheitsbildern ermöglicht. Der Schmerz stellt eines der häufigsten Symptome in der Notfallmedizin dar und ist kein objektives, sondern in erster Linie ein subjektives Symptom. Entsprechend hat der Notfallpatient den verständlichen Wunsch nach sofortiger und vollständiger Schmerzbefreiung, ebenfalls ein Gegensatz zu der Situation bei chronisch bestehenden Schmerzsyndromen.

Die Schmerzbehandlung im Notfall ist nicht nur aus humanitär-ethischen Gründen vordringlich, sondern sie stellt einen wesentlichen Faktor im Gesamtbehandlungskonzept der Erkrankung dar, da der Schmerz durch seine Auswirkungen auf die Hämodynamik, die Kreislaufregulation und die Respiration den Gesamtzustand des Notfallpatienten verschlechtern kann. Pathophysiologisch kommt es durch starke Schmerzzustände zu einer überschießenden Erhöhung des adrenergen Tonus, wodurch zahlreiche endokrin-metabolische Reaktionen verstärkt werden. Die sympathoadrenerge Stimulation im Rahmen der Streßsituation führt zu einer Stimulation der Alpha-, Beta-1- und Beta-2-Rezeptoren und damit zu einer generalisierten Vasokonstriktion, einer Steigerung der Herzfrequenz und der Kontraktilität des Myokards sowie zu einer Erhöhung des Sauerstoffverbrauchs.

Im Rahmen der Notfallmedizin zählen akute Schmerzzustände zu den häufigsten Anlässen für die Alarmierung des Notarztes. Die Ursachen können vielfältig sein: traumatische Gewebszerstörung, Ischämie, Hitze und Kälte sowie chemische Noxen können zu schmerzauslösenden Gewebsläsionen führen. Bis weit in die 80er Jahre wurde von einer Schmerztherapie am Notfallort generell abgeraten, meist unter dem Aspekt, daß eine Schmerzsymptomatik in der Klinik zur Diagnostik und weiterführenden Therapie der zugrundeliegenden Störung nicht durch präklinische Analgetikagabe verschleiert werden sollte. Heute gilt eine suffiziente Schmerztherapie als obligater Bestandteil der präklinischen Behandlungsstrategie. In ihrer invasivsten und wirkungsvollsten Form, der Allgemeinanästhesie, schafft sie darüber hinaus Voraussetzungen für die Sicherung der Vitalfunktionen und die Durchführung anderer lebenserhaltender Maßnahmen.

Oftmals treten in der Akutsituation keine oder nur geringe Schmerzen auf, so daß häufig auch nach schweren Verletzungen ein schmerzfreies Intervall besteht. Darüber hinaus korreliert die Intensität des Schmerzerlebens nicht notwendigerweise mit dem Ausmaß der Gewebsläsion: Im Extremfall könnten durch Bagatellverletzungen stärkste Schmerzen hervorgerufen oder umgekehrt schwerste Verletzungen schmerzfrei erlebt werden. Auch beim Myokardinfarkt korreliert die Schmerzintensität nicht unbedingt mit der Infarktgröße. Ähnlich wie beim chronischen Schmerz wird das Ausmaß des akuten Schmerzes von psychologischen, sozialen und situativen Faktoren beeinflußt.

Ein im Rettungsdienst einzusetzendes Analgetikum sollte sich durch folgende Eigenschaften auszeichnen:

- starke Analgesiewirkung
- schneller Wirkungseintritt
- große therapeutische Breite
- fehlende Kreislaufdepression
- keine Atemdepression
- keine emetische Wirkung
- keine negative Beeinflussung der Magen-Darm-Motilität
- ausreichende Wirkdauer von mind. 1–2 h
- keine Sucht- oder Abhängigkeitsauslösung.

Da keines der auf dem Markt befindlichen Analgetika die erforderliche Pharmakodynamik und Pharmakokinetik aufweist, muß die Auswahl des Medikamentes in der Notfallsituation immer einen Kompromiß darstellen zwischen erwünschter Wirkung und noch akzeptabler Nebenwirkung.

Neben der Auswahl der Substanz hat die Form der Applikation Bedeutung: subkutane und intramuskuläre Injektionen verbieten sich wegen der unsicheren und langsamen Resorption in der Notfallsituation. Die Analgesie beim Notfallpatienten erfolgt ausschließlich durch langsame intravenöse Injektion, wobei die jeweils verwendete Analgetika-Ampulle auf ein Volumen von mindestens 10 ml verdünnt werden und die Injektion titrierend nach Wirkung erfolgen soll. Die Dosierung muß von Alter, Allgemeinzustand und Kreislaufsituation des Patienten abhängig gemacht werden. Man beginnt grundsätzlich bei der titrierenden Applikation mit 50 % der berechneten und angegebenen Dosierung und injiziert bei Bedarf fraktioniert nach.

26.2 Grundregeln medikamentöser Schmerztherapie in der Notfallmedizin

- Ausschließlich intravenöse Gabe
- Verdünnung des Analgetikums in einer 10-ml-Spritze mit 0,9%iger NaCl-Lösung
- initialer Bolus mit max. 50 % der errechneten Wirkung
- ggf. zusätzliche fraktionierte Gabe nach Wirkung.

Im Schockzustand kommt es zu einem Mißverhältnis zwischen Sauerstoffbedarf und Sauerstoffaufnahme durch Abnahme des intravasalen Volumens sowie durch Mangeldurchblutung der Peripherie und herabgesetzte Mikrozirkuation. Hierdurch wird das Verteilungsvolumen für das Analgetikum eingeschränkt, ebenso die Verteilungsgeschwindigkeit, so daß eine Normaldosis in einer solchen Situation eine Überdosierung darstellt. Hier darf der initiale Bolus höchstens 20–30 % der errechneten Normaldosis betragen. Andererseits darf aber in einer Schocksituation nicht auf die Gabe von Analgetika verzichtet werden.

26.3 Symptome und Folgereaktionen akuter Schmerzzustände

Schmerz läßt sich als rein subjektives Phänomen nicht mit physikalischen Größen objektivieren. Er ist vielmehr an seinen somatischen und psychischen Folgereaktionen zu erkennen:

- Muskulatur: Tonussteigerung, Spasmen, Thoraxrigidität
- Kreislauf: Tachykardie, Kreislaufzentralisation
- Atmung: Schonatmung, Hypoventilation, Tachypnoe
- Metabolismus: Azidose, respiratorische Alkalose
- Psyche: Angst, Kooperationsverlust, Unruhe, Hyperventilation, Erhöhung des Sauerstoffverbrauches.

Der Schmerz kann einen wesentlichen Faktor für die Entstehung und Erhaltung eines hämorrhagisch-traumatischen Schocks darstellen. Weitere vegetative Reaktionen sind Zunahme der Schweißsekretion, Atonie des Gastrointestinaltraktes sowie gesteigerte Sekretion von Streßhormonen, wie Adrenalin, Noradrenalin, Kortisol und Aldosteron.

26.4 Therapie

26.4.1 Allgemeine Therapieprinzipien

Schmerztherapie am Notfallort ist integraler Bestandteil der Stabilisierung der Vitalfunktion, der Durchbrechung pathophysiologischer Fehlreaktionen und der Herstellung idealer Transportbedingungen. Das subjektive Schmerzempfinden soll gelindert werden, die Kooperationsfähigkeit des Patienten soll wiederhergestellt werden. Je früher eine Schmerztherapie am Notfallpatienten einsetzt, um so wirkungsvoller ist sie.

Der Schmerz in der Notfallsituation ist von besonders hoher differentialdiagnostischer Bedeutung. Zu folgenden Stichpunkten sind Angaben zu dokumentieren:

- Beginn des Schmerzereignisses
- Lokalisation des Schmerzes
- Intensität des Schmerzes
- Charakter des Schmerzes
- mögliche Ausstrahlung der Schmerzen
- auslösende Faktoren des Schmerzereignisses.

Auf der *1. Stufe* stehen die sogenannten peripher angreifenden Analgetika, die am Ort der Schmerzentstehung die Prostaglandinsynthese beeinflussen. Durch Erniedrigung der Konzentration bestimmter Prostaglandine wird die Erregbarkeit der Schmerzrezeptoren herabgesetzt. Zu den wichtigsten Vertretern dieser Gruppe gehören Metamizol (Novalgin®) und Acetylsalicylsäure (ASS) (z.B. Aspisol®).

Die peripheren Analgetika weisen einen schnellen Wirkungsbeginn und eine ausreichende Wirkungsdauer auf.

Zentrale Effekte wie Sedierung und Atemdepression fehlen. Die Substanzen müssen langsam über 2–3 min intravenös appliziert werden, da eine zu schnelle Injektion zur Tonusabnahme der glatten Muskulatur und damit zur Blutdrucksenkung führen kann. Metamizol gilt als einzige intravenös applizierbare peripher wirksame analgetische Substanz ohne Wirkung auf die Thrombozytenfunktion und ohne gastrointestinale Nebenwirkungen. Obwohl immer wieder über die seltenen allergischen Reaktionen, u. a. Agranulozytose oder allergischer Schock, berichtet wird, ist diese Substanz auch in der präklinischen Notfallmedizin unverzichtbar. Metamizol verfügt über eine deutliche spasmolytische Wirkkomponente.

In der 2. *Stufe* werden den peripher wirkenden Analgetika mittelstarke, zentral eingreifende Analgetika hinzugefügt, die im Fall des Tramadols alleine nur gering wirksam sind, in der Kombination mit Metamizol aber eine sich ergänzende und supraadditiv wirkende Analgesie erzeugen.

Wie alle zentral angreifenden Analgetika beeinflußt auch Tramadol die Schmerzempfindung auf verschiedenen Ebenen des zentralen Nervensystems durch Bindung an spezifische Rezeptoren. Nebenwirkungen wie Atemdepression, Übelkeit und Brechreiz sowie unerwünschte Einflüsse auf das kardiozirkulatorische System sind von Substanz zu Substanz unterschiedlich stark ausgeprägt. Deswegen ist die Auswahl des geeigneten Opioids in der Notfallmedizin besonders wichtig, wobei hier die Schnelligkeit des Wirkungseintritts und die Intensität möglicher Nebenwirkungen gegeneinander abzuwägen sind. Besonders bei internistischen Notfallpatienten sind kardiale und hämodynamische Auswirkungen entscheidend. Auf der anderen Seite ist das mehr oder weniger starke Suchtpotential aller Morphinderivate in der Notfallmedizin zu vernachlässigen.

Bei Patienten mit chronischem Schlafmittel-, Nikotin- und/oder Abkoholabusus kann eine Opioidresistenz vorliegen, was besonders bei alkoholisierten Unfallverletzten von Bedeutung sein kann. Tramadol ist das einzige Opioid, das als zentral angreifendes Analgetikum nicht zu den verschreibungspflichtigen Betäubungsmitteln gehört. Mit einer Dosierung von 1,5 mg/kg Körpergewicht kann in 60 % der Fälle eine ausreichende Analgesie erreicht werden. Einflüsse auf respiratorisches und kardiozirkulatorisches System sind klinisch nicht relevant, allerdings tritt in bis zu 30% der Fälle Übelkeit und Erbrechen auf. Wegen seiner geringeren analgetischen Potenz kann Tramadol in der Mehrzahl der Fälle im präklinischen Bereich die verschreibungspflichtigen Opioide nicht ersetzen.

In der 3. *Stufe* werden stark wirkende Opioide angewendet, wobei die Leitsubstanz nach wie vor Morphin darstellt. Nach intravenöser Applikation kommt es nach 3–5 min zum Wirkungsbeginn mit einem Wirkungsmaximum nach 15–20 min. Die Einzeldosis beträgt beim Erwachsenen 5–10 mg. Die Wirkungsdauer liegt bei 2–4 h. Morphin führt zu einer Senkung von Vor- und Nachlast, weshalb die Substanz sich besonders gut bei kardial bedingten Schmerzsituationen eignet. Das Maximum der Atemdepression ist mit 5 bis 10 min nach intravenöser Injektion zu einem Zeitpunkt erreicht, zu dem der erstbehandelnde

D

Arzt noch bei dem Patienten und somit eine adäquate Überwachung gewährleistet ist. Bei anderen Opioiden, vor allem bei Buprenorphin (Temgesic®) ist dies nicht der Fall, so daß sich diese Substanz ungleich schlechter für die Anwendung in der Präklinik eignet. Ebenso wie Pentazocin (Fortral®) zeigt Buprenorphin einen Ceiling-Effekt, was bedeutet, daß sich durch eine weitere Dosiserhöhung die Analgesie nicht mehr intensivieren läßt. Dieser Ceiling-Effekt tritt ab Dosen von 0,45 mg Buprenorphin und 60 mg Pentazocin auf.

Piritramid (Dipidolor®) ist ein für die Notfallmedizin sehr geeignetes Opioid und weist eine etwas geringere Wirkungsintensität als Morphin auf. Die Wirkung tritt nach 10–15 min ein, das Maximum ist nach 20–30 min erreicht. Die Wirkungsdauer ist mit 3–5 h länger als bei Morphin, die Auswirkung auf das Atemzentrum ist in äquianalgetischer Dosierung geringer als bei vergleichbaren Opiaten. Kardiovaskuläre Nebenwirkungen sind nicht relevant. Die Erwachsenendosierung liegt zwischen 7,5 und 15 mg i.v.

Bei ähnlichen Schmerzsymptomen kann eine korrekte Schmerzanamnese entscheidend dazu beitragen, z. B. eine Nierenkolik von der Schmerzsymptomatik eines rupturierenden Bauchaortenaneurysmas zu unterscheiden.

Die sinnvollste Schmerztherapie ist immer die Beseitigung der schmerzauslösenden Ursache. Bei dem typischen linkspräkordialen Schmerz bei Angina pectoris ist die Beseitigung der myokardialen Ischämie in der Lage, die Schmerzsymptomatik zu bessern.

Viel häufiger wird in der Notfallsituation eine kausale Therapie aber nicht möglich sein. In solchen Fällen steht dem Notarzt ein Repertoire symptomatischer und adjuvanter Maßnahmen zur Verfügung, die von der psychologischen Einflußnahme (Droge Arzt) über Immobilisation, Lagerungsmaßnahmen, systemische Analgetikagabe bis hin zur Einleitung einer Allgemeinanästhesie am Notfallort gehen. Die jeweils geeignete Therapieform wird durch Schmerzintensität, aber auch durch die zugrundeliegende Erkrankung oder Verletzung sowie weitere Begleitumstände bestimmt. Einige Beispiele sollen diese Vorgehensweise deutlicher machen:

Ein Patient mit stärksten, vernichtend empfundenen Schmerzen beim Myokardinfarkt kann von einer fraktionierten Gabe von 5–10 mg Morphin Erleichterung bekommen. Falls gleichzeitig eine pulmonale Stauung mit Hypoxämie vorliegt und der Patient sich durch seine Atemarbeit erschöpft, kann hier eine Indikation zur Narkoseeinleitung und kontrollierten Beatmung nach Intubation bestehen. Bei einem Patienten mit geschlossener, nicht-dislozierter Unterschenkelfraktur kann man meist durch verbale Beruhigung, korrekte Lagerung und Immobilisation und ggf. durch Gabe eines leichten bis mittelstarken Analgetikums eine ausreichende Analgesie erzielen. Liegt dagegen eine offene, stark dislozierte Fraktur im Rahmen einer Mehrfachverletzung vor, wird man eine korrekte Reposition und Immobilisationslagerung sowie in aller Regel die Gabe eines Opiat-Analgetikums, bei Vorliegen weiterer Begleitverletzungen sogar die Einleitung einer Allgemeinanästhesie vornehmen müssen.

So einleuchtend diese Therapieprinzipien klingen mögen, muß man in

Wirklichkeit davon ausgehen, daß nach wie vor der Behandlung akuter Schmerzen im Notarztdienst noch inadäquat Rechnung getragen wird. Häufigste Fehler sind verspäteter Therapiebeginn, Unterdosierung oder Auswahl eines ungeeigneten oder suboptimalen Verfahrens. Die gängigste Entschuldigung für dieses Verhalten ist dabei „Angst vor der Verschleierung der Diagnose".

Es muß deswegen noch einmal ganz deutlich betont werden, daß heute keine Situation mehr vorstellbar ist, in der es möglich ist, präklinisch auf eine suffiziente Schmerztherapie aus differentialdiagnostischen Gründen zu verzichten. Um eine klinische Diagnose „stumpfes Bauchtrauma" und damit eine Indikation zur Laparotomie in der Klinik stellen zu können, bedarf es im Zeitalter der bildgebenden Verfahren wie Sonographie, Computertomographie und Kernspin-Untersuchungen keineswegs einer Diagnose des „brettharten Bauches" durch Abwehrspannung.

In sehr vielen Fällen wird aber vor allen Dingen mangelndes Problembewußtsein und ungenügende Erfahrung im Umgang mit potenten Analgetika sowie eine oft unbegründete Angst vor deren Nebenwirkungen die eigentliche Ursache für die mangelhafte Schmerztherapie in der präklinischen Phase sein.

D

26.4.2 Therapieprinzipien des akuten Schmerzes in der Notfallsituation

Ähnlich den Verhältnissen beim chronischen Schmerz wird ein Stufenschema empfohlen, bei dem in Abhängigkeit von der Schmerzintensität verschiedene Analgetika zum Einsatz kommen.

Stufenschema in der akuten Schmerztherapie in der Notfallmedizin:

1. Stufe:	Metamizol (ASS)
2. Stufe:	Tramadol plus Metamizol (Tramadol plus ASS)
3. Stufe:	Morphin, Piritramid, Fentanyl
4. Stufe:	Allgemeinanästhesie

Fentanyl wird aufgrund seines schnellen Wirkungsbeginns und der sehr guten Analgesie von vielen Notfallmedizinern dem Morphin vorgezogen. Es ist 80–100mal so stark wirksam wie Morphin, seine Wirkung tritt nach 1–2 min mit einem Maximum nach 2–3 min ein und klingt nach 20–30 min ab. Fentanyl weist geringere kardiovaskuläre Effekte auf als Morphin oder Piritramid. Dies gilt auch bei Patienten mit schwerer koronarer Herzkrankheit und bereits vorbestehender Kreislaufinstabilität. Die atemdepressorische Wirkung kann wie bei allen Opiaten durch Morphinantagonisten wie Naloxon (Narcanti®) aufgehoben werden.

Der Vollständigkeit halber muß noch Ketamin (Ketanest® bzw. Ketamin S®) erwähnt werden. Die Substanz stellt eigentlich ein Anästhetikum dar, das aber in subnarkotischen Dosen von 0,25–0,5 mg/kg für Ketanest und 0,15–0,3 mg/kg für Ketamin S gut als Analgetikum präklinisch eingesetzt werden kann. Seine Wirkung tritt bei intravenöser Applikation nach 2–3 min ein, das Wirkungsmaximum wird nach 5 min erreicht. Die Wirkungsdauer liegt nur zwischen 15 und 30 min, so daß ggf. fraktioniert nachinjiziert werden muß. Spontanatmung und Schutzreflexe sind durch die sympathomimetischen Effekte von Ketamin erhalten, diese sind auch für die Steigerung von Blutdruck und Pulsfrequenz verantwortlich. Allerdings kann bei wiederholter Applikation der myokardiale Sauerstoffverbrauch deutlich zunehmen. Durch gleichzeitige Gabe niedrig dosierter Benzodiazepine können die psychogenen Effekte von Ketamin, aber auch die ansonsten positiven Kreislaufwirkungen abgeschwächt werden.

26.4.3 Sedativa und Anxiolytika beim akuten Schmerz

Schmerzperzeption hängt immer vom Vigilanzgrad ab, so daß akuter Schmerz eine erhebliche emotionale Komponente besitzt. Insbesondere bei Schmerzzuständen mit betont emotional-affektiver Komponente sollte eine anxiolytische Begleittherapie erwogen werden. Hier sind besonders Benzodiazepine zu erwähnen, die in niedriger Dosierung anxiolytisch wirken können, während sie in höheren Dosierungsbereichen durch sensorische Abschirmung sowie Reduktion psychomotorischer Aktivitäten Sedierung zur Folge haben. Bei einer gleichzeitigen Applikation von Benzodiazepinen in Kombination mit Opioiden muß allerdings, besonders bei schwer kranken Patienten, mit einer Erhöhung der Nebenwirkungsrate, etwa einer Atemdepression oder einer Blutdrucksenkung, gerechnet werden. Am besten geeignet zum Erreichen einer leichten Sedierung sind 1–2(–5) mg Diazepam (z.B. Valium®, Diazemuls®) oder 1–3 (–5) mg Midazolam (Dormicum®).

D

E

Anhang

27 Hinweise zur GOÄ-Abrechnung schmerztherapeutischer Leistungen

Peter Hoffmann

27.1 Vorbemerkungen zur Abrechnung schmerztherapeutischer Leistungen

Im Bereich der Erbringung und der Abrechnung schmerztherapeutischer Leistungen nach der Gebührenordnung für Ärtze (GOÄ) gibt es immer wieder Probleme und Schwierigkeiten, die zur Erstellung unkorrekter Abrechnungen und zu langwierigen Streitfällen zwischen Leistungserbringer und Kostenträger führen.

Die Fehlermöglichkeiten sind mannigfach: Entweder werden fehlerhafte GOÄ-Nummern für die erbrachten schmerztherapeutischen Leistungen angesetzt, oder es werden medizinisch nicht indizierte Leistungen durchgeführt und berechnet, oder es werden überhohte Steigerungssätze angewendet. In einigen Fällen werden auch erbrachte Leistungen durch das Fehlen konkreter Berechnungsziffern gar nicht in Rechnung gestellt. Dies ist zum Teil sicherlich durch die Unzulänglichkeit der bestehenden Gebührenordnung bedingt, wird auf der anderen Seite aber auch durch die Unerfahrenheit vieler schmerztherapeutisch tätiger Ärztinnen und Ärzte mit den Kriterien der Gebührenordnung verursacht.

Im Bereich der Schmerztherapie muß der „sprechenden" Medizin eine herausragende Bedeutung gegeben werden. Die gebührenrechtliche Benachteiligung von Gesprächs-, Beratungs- und Untersuchungsziffern führt aber dazu, daß in zunehmendem Maße invasive Schmerztherapie-Verfahren, oftmals auch in einer einzigen Sitzung vielfach untereinander kombiniert, zur Anwendung kommen und berechnet werden.

Solche Verfahren einer schmerztherapeutischen „Schrotschuß-Therapie" sind in vielen Fällen nicht nur medizinisch unsinnig, sondern tragen geradezu zu einer Chronifizierung der Schmerzkrankheit bei. Naturgemäß können die Kostenträger nicht mit der Situation einverstanden sein, daß durch einzelne Schmerztherapeuten über Monate und Jahre hinweg eine Dauertherapie mit hochbewerteten, invasiven Schmerzblockaden durchgeführt wird, die keinerlei Besserung der Schmerzsymptomatik beim Patienten erreichen kann.

Schmerztherapie umfaßt einen Bereich der Patientenversorgung, der vom Arzt mit größter Aufmerksamkeit und hohem Engagement durchgeführt werden muß. Es ist demnach nur selbstverständlich, daß er seine Leistungen adäquat vergütet bekommen soll. Um also berechtigte Ansprüche anmelden und durchsetzen zu können, sollen im anschließenden Kapitel neben allgemeinen Kriterien und Grundsätzen der GOÄ die wichtigsten, für die schmerztherapeutische Tätigkeit geltenden Abrechnungsziffern besprochen und in ihrer Anwendbarkeit eingeordnet werden.

Es wird zunächst auf die wichtigen allgemeinen Vorschriften der GOÄ ein-

E

gegangen, anschließend werden die einzelnen Gebührennummern besprochen. Bei der Darstellung schmerztherapeutisch relevanter Gebührennummern ist durchgehend der Gebührenordnungstext und der Punktwert der jeweiligen Leistung hervorgehoben dargestellt, die Kommentierung schließt sich an.

Diese Zusammenstellung kann und soll selbstverständlich nicht die einschlägigen Kommentare zur GOÄ ersetzen, sondern lediglich für den schmerztherapeutische tätigen Arzt eine Zusammenstellung der für seine Tätigkeit wichtigen Gebührenordnungsnummern ermöglichen.

27.2 Wichtige Grundbegriffe der GOÄ

§ 1

(2): Vergütungen darf der Arzt nur für Leistungen berechnen, die nach den Regeln der ärztlichen Kunst für eine medizinisch notwendige ärztliche Versorgung erforderlich sind.
(3): Leistungen, die über das Maß einer medizinisch notwendigen Versorgung hinausgehen, darf er nur berechnen, wenn sie auf Verlangen des Zahlungspflichtigen erbracht worden sind.

Leistungen müssen also
- medizinisch notwendig und ausreichend sowie
- kostengünstig und effizient sein

Für Behandlungstechniken, für die ein wissenschaftlicher Ansatz oder Wirknachweis nicht erkennbar ist und bei denen keinerlei nachvollziehbare Einwirkung auf das Krankheitsbild objektivierbar ist, wird die Kostenerstattung ausgeschlossen.
Diese Bestimmung korrespondiert mit § 12 SGB V, in dem für den Bereich der kassenärztlichen Leistungen bestimmt wird, daß die Leistungen ausreichend, zweckmäßig und wirtschaftlich sein müssen und das Maß des Notwendigen nicht überschreiten dürfen.
Für „Außenseitermethoden“, besonders auch im Bereich der ganzheitlichen bzw. naturheilkundlichen Schmerztherapie, für die in der GOÄ keine Leistungspositionen vorgesehen sind, kann der Arzt eine Analogbewertung nach § 6 GOÄ (siehe dort) vornehmen. Ihm obliegt dabei aber die volle Darlegungs- und Beweislast für die medizinische Notwendigkeit und Angemessenheit der jeweiligen Maßnahme. Dies stellt besonders hohe Anforderungen an die Dokumentation.
Gibt es für einen Eingriff eine wirtschaftlichere Alternative, so muß der Arzt den Patienten darüber aufklären. Im Bereich der Schmerztherapie ist zu fordern, daß der Arzt vor Einleitung kostenintensiver invasiver Blockadetherapie-Serien, besonders aber bei Verfahren der sog. Alternativmedizin den Patienten über Umfang und Kosten der von ihm geplanten Maßnahmen aufklärt und ihm die Alternative anderer schmerztherapeutischer Verfahren, z.B. der medikamentösen und/oder psychologischen Behandlung, vor Augen führt.

§ 4

(2): Der Arzt kann Gebühren nur für selbständige ärztliche Leistungen berechnen, die er selbst erbracht hat oder die unter seiner Aufsicht nach fachlicher Weisung erbracht wurden (eigene Leistungen)

Das Verhältnis von Leistung und Gegenleistung erfordert, daß der Wahlarzt entweder die in Rechnung gestellte Leistung höchstpersönlich erbringt oder ihr durch sein Tätigwerden sein persönliches Gepräge geben muß. Hier entstehen maximale Probleme mit den Privatversicherern.

E

Durch die Formulierung „nach fachlicher Weisung“ wird vorausgesetzt, daß sowohl eigene Fachkunde als auch durch fachliche Weisung geprägte Mitwirkung an der Leistungserbringung im Einzelfall erforderlich sind. Ohne Vorliegen entsprechender fachlicher Qualifikation dürfen erbrachte Leistungen nicht in Rechnung gestellt werden. Die Ärztekammern führen Fachkundenachweise dann ein, wenn „dies im Hinblick auf die wissenschaftliche Entwicklung und eine angemessene Versorgung der Bevölkerung sowie zur Sicherung der Qualität in ärztlicher Diagnostik und Therapie erforderlich ist“. In der Kassenarztpraxis bedarf die Beschäftigung ärztlicher Mitarbeiter der Assistentengenehmigung.

Die Abschnitte der Gebührenordnung sind z.T. speziellen Arztgruppen zugeordnet. Dies bedeutet nicht, daß sie gebührenrechtlich nicht auch von Fachvertretern anderer Gebiete erbracht und berechnet werden können. Es gilt allerdings die im Berufsrecht verankerte Fachgebietsbeschränkung für Ärzte, die eine Facharztbezeichnung führen, für die gesamte ärztliche Berufsausübung, also auch für den Bereich der Privatliquidation.

Wird ein Facharzt außerhalb seiner Fachgebietsgrenzen tätig, so berechtigt das den Patienten nicht zur Zahlungsverweigerung. Bei einem Mißerfolg der Behandlung muß sich der durchführende Arzt aber an den Leistungsanforderungen des Fachgebietes messen, in dem er tätig wurde.

Die GOÄ ermöglicht, wie seitens der Rechtsprechung auch immer wieder entschieden, das Prinzip der Methodenfreiheit, d.h. eine Gleichwertigkeit schulmedizinischer Verfahrensweisen mit sogenannten Außenseitermethoden. Der Arzt kann auf Verlangen des voll informierten Privatpatienten Leistungen erbringen, die medizinisch nicht notwendig sind oder deren Nutzen nicht wissenschaftlich nachgewiesen ist. Eine Erstattung durch die Kostenträger wird bei solchen Leistungen aber in der Regel ausscheiden.

(2a): Für eine Leistung, die Bestandteil oder eine besondere Ausführung einer anderen Leistung nach dem Gebührenverzeichnis ist, kann der Arzt eine Gebühr nicht berechnen, wenn er für die andere Leistung eine Gebühr berechnet. Dies gilt auch für die zur Erbringung der im Gebührenverzeichnis aufgeführten operativen Leistungen methodisch notwendigen operativen Einzelschritte.

Eine ärztliche Leistung ist immer dann nicht abrechnungsfähig, wenn sie Bestandteil einer anderen abrechnungsfähigen Leistung ist. Die „Zielleistung“ ist berechnungsfähig, nicht aber die „Hilfs- oder Begleitverrichtungen“ zu dieser Leistung.

(3): Mit den Gebühren sind die Praxiskosten einschließlich der Kosten für den Sprechstundenbedarf sowie die Kosten für die Anwendung von Instrumenten und Apparaten abgegolten, soweit nicht in dieser Verordnung etwas anderes bestimmt ist.

In § 10 der GOÄ ist festgelegt, daß außer den Gebühren nur die dort ausdrücklich genannten Kosten gesondert berechnet werden dürfen. Praxiskosten, gleich welcher Höhe, die zur Aufrechterhaltung der ärztlichen Tätigkeit anfallen (Raumkosten, Nebenkosten, Personalkosten, Einrichtungskosten, Versicherungen, Fortbildungskosten etc.), sind nicht umlagefähig, lediglich die aus der individuellen Behandlung eines einzelnen Patienten entstehenden Kosten sind auf der Grundlage des § 10 berechnungsfähig.

§ 5

(1): Die Höhe der einzelnen Gebühr bemißt sich ... nach dem Einfachen bis Dreieinhalbfachen des Gebührensatzes.

(2): Innerhalb des Gebührenrahmens sind die Gebühren unter Berücksichtigung der Schwierigkeit, des Zeitaufwandes der einzelnen Leistung sowie der Umstände bei der Ausführung nach billigem Ermessen zu bestimmen. Die Schwierigkeit der einzelnen Leistung kann auch durch die Schwierigkeit des Krankheitsfalles begründet sein.

Der Gebührenrahmen umfaßt Abstufungen zwischen dem Einfachsatz und dem Maximalsatz (3,5fachen Satz für ärztliche, 2,5facher für technische Leistungen).

Der Gebührensatz gibt den Betrag an, der sich ergibt, wenn die Punktzahl der einzelnen Leistung mit dem festgelegten Punktwert multipliziert wird. Das Gebührenverzeichnis nennt sowohl Punktwert als auch den sich daraus ergebenden Euro-Betrag.

Der Punktwert war ursprünglich auf 10 Pfg. festgelegt und ist 1988 bzw. 1996 auf 11 bzw. 11,4 Pfg. erhöht worden. Diese „Erhöhung" steht natürlich außerhalb jeder vernünftigen Relation zu den Veränderungen vergleichbarer Einkommen oder der mit den ärztlichen Leistungen verbundenen Kosten.

Als Regelspanne wird der Bereich zwischen dem Einfachsatz und dem 2,3fachen Satz (bei technischen Leistungen 1,8facher Satz) bezeichnet. Im Normalfall darf eine Gebühr nur innerhalb der Regelspanne berechnet werden. Auch innerhalb der Regelspanne zwischen Einfachsatz und Schwellenwert 2,3 bzw. 1,8 soll nicht routinemäßig der Schwellenwert berechnet werden, was in der Praxis gleichwohl die Regel darstellt. Es gibt jedoch gerade in der Schmerztherapie durchaus Fälle, in denen es angezeigt sein kann, auch unterhalb des Schwellenwertes zu liquidieren, z.B. bei der wiederholten Anwendung der Nummer 490 bei Triggerpunkt-Infiltrationen.

Als Höchstsatz wird die obere Grenze dessen bezeichnet, was der Arzt ohne Abdingung an Honorar verlangen kann, wenn er dabei die Überschreitung des Schwellenwertes individuell auf die Leistung am bestimmten Patienten bezogen begründet (3,5- bzw. 2,5facher Satz)

Die „Schwierigkeit einer Leistung im Einzelfall" kann sich ergeben aus:

- Erschwernis der Leistungserbringung durch schwere Vorerkrankungen
- Vorliegen komplizierender Begleiterkrankungen
- besondere Erschwernissen der zu erbringenden Leistung
- Behandlung unter erschwerten Verhältnissen (anatomische Probleme, Notfallsituation)
- Auftreten plötzlicher Störungen der Vitalfunktion während einer ärztlichen Tätigkeit

§ 6

(2): Selbständige ärztliche Leistungen, die in das Gebührenverzeichnis nicht aufgenommen sind, können entsprechend einer nach Art, Kosten und Zeitaufwand gleichwertigen Leistung des Gebührenverzeichnisses berechnet werden.

Die GOÄ verlangt „Gleichwertigkeit" und nicht „Gleichartigkeit" der Leistung. Die zu bewertende Tätigkeit muß sich in Schwierigkeit der Leistung und Zeitaufwand widerspruchslos in das Gesamtgefüge der GOÄ, insbesondere des Fachgebietes, einfügen.

§ 7

Als Entschädigungen für Besuche erhält der Arzt Wegegeld und Reiseentschädigung, hierdurch sind Zeitversäumnisse und die durch den Besuch entstandenen Mehrkosten abgegolten.

Ein Besuch liegt nicht vor, wenn der Arzt von seiner Wohnung aus seine berufliche Arbeitsstätte aufsucht, wo er seine ärztliche Leistung erbringt (z. B. Praxis eines anderen Arztes, Aufsuchen des Krankenhauses als Belegarzt).

Wird ein niedergelassener Arzt zum Konsil oder zur Mitbehandlung für einen bestimmten Patienten in eine Klinik gerufen, kann Wegegeld und Besuchsgebühr berechnet werden, nicht jedoch bei vereinbarungsgemäßer oder regelmäßiger Beiziehung.

§ 10

(1): Neben den für die einzelnen ärztlichen Leistungen vorgesehenen Gebühren können als Auslagen nur berechnet werden:

1. **die Kosten für diejenigen Arzneimittel, Verbandmittel und sonstigen Materialien, die der Patient zur weiteren Verwendung behält oder die mit einer einmaligen Anwendung verbraucht sind, soweit in Absatz 2 nicht anderes bestimmt ist.**
2. **Versand- und Portokosten, soweit deren Berechnung nach Absatz 3 nicht ausgeschlossen ist**
3. **...**

Die Berechnung von Pauschalen ist nicht zulässig

(2): Nicht berechnet werden können die Kosten für:

1. **Kleinmaterialien, wie Zellstoff, Mulltupfer, Schnellverbandmaterial, Verbandspray, Gewebeklebstoff, Mullkompressen, Holzspatel, Holzstäbchen, Wattestäbchen, Gummifingerlinge**
2. **Reagenzien und Narkosemittel zur Oberflächenanästhesie**
3. **Desinfektions- und Reinigungsmittel**
4. **Augen-, Ohren-, Nasentropfen, Puder, Salben und geringwertige Arzneimittel zur sofortigen Anwendung**
5. **Folgende Einmalartikel: Einmalspritzen, Einmalkanülen, Einmalhandschuhe, Einmalblasenkatheter, Einmalskalpelle, Einmalproktoskope, Einmaldarmrohre, Einmalspekula**

(3): Versand- und Portokosten können nur von dem Arzt berechnet werden, dem die gesamten Kosten für Versandmaterial, Versandgefäße sowie für den Versand oder Transport entstanden sind. ... Für die Versendung der Arztrechnung dürfen Versand und Portokosten nicht berechnet werden.

Hier ist der abschließende Katalog der gesondert berechnungsfähigen Auslagen aufgeführt, andererseits ist in Absatz 2 ebenfalls abschließend aufgezählt, welche Auslagen nicht berechnungsfähig sind.

Die Gebühren für ärztliche Leistungen schließen nach § 4 Abs. 3 auch die Praxiskosten, die Kosten für die Anwendung von Geräten und Instrumenten und den Sprechstundenbedarf ein. Kosten, die in § 10 nicht genannt worden sind, dürfen vom Arzt nicht in Rechnung gestellt werden.

Zu den wichtigsten berechenbaren Auslagen im Bereich der Schmerztherapie gehören die Kosten für Arzneimittel, Einmalartikel und Verbandmittel, so z.B.

- Medikamente: Hypnotika, Sedativa, Analgetika, Anästhesieadjuvanzien, Anästhesieantidote, zur Anästhesie verwendete Gase/Dämpfe, wie z.B. Sauerstoff, Lachgas, Narkosegase, Medikamente zur Behandlung von Begleiterkrankungen und Komplikationen
- Sachmittel, die im Rahmen der Schmerztherapie verbraucht werden: Venenverweilkanülen, Infusionssysteme, Bakterienfilter, Absaugkatheter, Einmalschlauchsysteme, Einmaltuben und -masken, Spinal-, Peridural- oder andere -kanülen oder -katheter oder die entsprechenden Einmal-Sets.

Die Sach- und Medikamentenkosten müssen zum jeweiligen Einkaufspreis in Rechnung gestellt werden. Es ist sinnvoll, getrennte Budgets für Sach- und Medikamentenkosten für Kassenpatienten und Privatpatienten zu führen, da im vertragsärztlichen Bereich die

E

Sach- und Medikamentenkosten pauschal durch die Sprechstundenbedarfsverordnung abgegolten werden. Im privatärztlichen Bereich erfolgt dagegen eine Einzelkostenrechnung.
Bei Nachprüfungen muß der Arzt nachweisen, daß er keine Quersubventionen von Privatpatienten zu Lasten der gesetzlichen Krankenversicherung vorgenommen hat. Sach- und Medikamentenkosten dürfen nicht mit Aufschlägen für Lagerhaltung, Logistik u.ä. versehen werden, erzielte Rabatte und Vergünstigungen müssen an die Patienten weitergegeben werden. Geschieht dies nicht und erzielt der Arzt zusätzliche Einkünfte durch Zwischengewinne aus Sach- und Medikamentenkosten, entsteht nachträgliche Mehrwertsteuerpflicht für diese Einnahmen, die im schlimmsten Falle auf die gesamten ärztlichen Einnahmen ausgeweitet werden kann.

§ 12 Fälligkeit und Abrechnung der Vergütung
(1): Die Vergütung wird fällig, wenn dem Zahlungspflichtigen eine dieser Verordnung entsprechende Rechnung erteilt worden ist.
(2): Die Rechnung muß insbesondere enthalten:

1. **das Datum der Erbringung der Leistung**
2. **bei Gebühren die Nummer und die Bezeichnung der einzelnen berechneten Leistung einschließlich einer in der Leistungsbeschreibung ggf. genannten Mindestdauer sowie den jeweiligen Betrag und den Steigerungsfaktor**
3. **bei Gebühren für vollstationäre, teilstationäre sowie vor- und nachstationäre privatärztliche Leistungen zusätzlich den Minderungsbetrag nach § 6a**
4. **bei Entschädigungen nach den §§ 7 bis 9 den Betrag, die Art der Entschädigung und die Berechnung**
5. **bei Ersatz von Auslagen nach § 10 den Betrag und die Art der Auslage: Übersteigt der Betrag der einzelnen Auslage DM 50,00 (€ 25,00), ist der Beleg oder ein sonstiger Nachweis beizufügen.**

Die Vergütung wird erst dann fällig, wenn der Arzt dem Zahlungspflichtigen eine nachprüfbare, d.h. detaillierte Rechnung erteilt hat. Vor Erstellung einer den Vorschriften der GOÄ entsprechenden Rechnung kann ein Schuldner-Verzug nicht eintreten, die Vergütung wird trotz Liquidationserstellung nicht fällig. Die zweijährige Verjährungsfrist beginnt zum Zeitpunkt der Fälligkeit, d.h. der Übersendung einer den Regeln entsprechenden Rechnung, und endet mit dem Ende des zweiten Jahres nach Fälligkeit. Eine im März 2003 ordnungsgemäß erstellte Rechnung verjährt also zum 31.12.2005.

27.3 Anforderungen an die Liquidation der Gebühren für ärztliche Leistungen

Behandlungsdatum	GOÄ-Nummer	Leistungsbezeichnung ggf. Zeitdauer	Steigerungssatz	€-Betrag	ggf. Begründ. für Überschreiten des Regelsatzes, besogen auf einz. Leistg.	ggf. Minderung

Die Übergabe von Abrechnungsunterlagen durch den Arzt an gewerbliche Verrechnungsstellen bedarf der (schriftlichen) Zustimmung des Patienten.

Obwohl die Reihenfolge der berechneten Leistungen nicht festgelegt ist, muß man wegen der besseren Übersichtlichkeit und Nachvollziehbarkeit der Rechnungsbestandteile eindeutig der chronologischen Reihenfolge gegenüber der numerischen den Vorrang geben. Die Rechnung muß ohnehin das Datum jeder einzelnen Leistung enthalten. Wenn es im Rahmen der Schmerztherapie zu unterschiedlichen Zeitpunkten verschiedener Leistungserbringungen kommt, empfiehlt sich das gleiche Vorgehen wie bei der Rechnungsstellung für Anästhesie-Leistungen:

- präanästhesiologische Leistungen, Vorbereitung zur Schmerztherapie
- Leistungen der eigentlichen Anästhesie bzw. Schmerztherapie
- postanästhesiologische Leistungen, Leistungen nach Durchführung der Schmerztherapie oder bei weitergeführter Behandlung, z. B. bei mehrtägiger Periduralkatheter-Versorgung

(3): Überschreitet eine berechnete Gebühr nach Absatz 2 Nr. 2 das 2,3fache des Gebührensatzes, ist dies auf die einzelne Leistung bezogen für den Zahlungspflichtigen verständlich und nachvollziehbar zu begründen. ... Auf Verlangen ist die Begründung näher zu erläutern ... Leistungen, die auf Verlangen erbracht worden sind, sind als solche zu bezeichnen.

(4): Wird eine Leistung nach § 6 Abs. 2 berechnet (Analogziffer), ist die entsprechend bewertete Leistung für den Zahlungspflichtigen verständlich zu beschreiben und mit dem Hinweis „entsprechend" sowie der Nummer und der Bezeichnung der als gleichwertig erachteten Leistung zu versehen.

Es genügt für die Überschreitung des Regelsatzes eine „stichwortartige Kurzbegründung", die allerdings auf die in § 5 Abs. 2 genannten Bemessungskriterien hinsichtlich der individuellen Umstände der jeweiligen Leistung Bezug nehmen muß.

Für den Bereich der Schmerztherapie können solche Begründungen sein:

- besonderer Zeitaufwand bei Erstellen der Schmerzanamnese/bei der Untersuchung
- erschwerte anatomische Verhältnisse (Adipositas bei invasiven Blockaden, schwierige Venenpunktion bei medikamentöser Schmerztherapie, kurzer Hals bei der Stellatumblockade
- besondere Schwierigkeit der Untersuchungs- oder Beratungsleistungen bei chronischer Schmerzkrankheit
- besondere Erschwernis der Leistungserbringung (thorakaler Zugang bei der Epiduralanästhesie, komplikationsträchtige Plexus-brachialis-Blockade)

Einige GOÄ-Nummern schließen durch ihre Leistungsbeschreibung von vornherein eine Steigerung über den Schwellensatz aus: z.B. Nummer 490 GOÄ Infiltrationsanästhesie kleiner Bezirke.

27.4 Übersicht über schmerztherapeutisch wichtige GOÄ-Nummern

Allgemeine Bestimmungen zu Abschnitt B

(1) Als Behandlungsfall gilt für die Behandlung derselben Erkrankung der Zeitraum eines Monats nach der jeweils ersten Inanspruchnahme des Arztes

Diese zeitliche Zäsur unterscheidet die GOÄ vom einheitlichen Bewertungsmaßstab (EBM), der auf das Quartal abstellt. Viele GOÄ-Nummern dürfen innerhalb eines Behandlungsfalles nur einmal bzw. in einer begrenzten Anzahl von Fällen berechnet werden.

Jeder Behandlungsfall beginnt mit der ersten Inanspruchnahme des Arztes. Dauert die Behandlung, wie im Bereich der Schmerztherapie eher häufig, länger als einen Monat, so beginnt mit

der ersten erneuten Inanspruchnahme des Arztes nach Ablauf der Monatsfrist ein neuer Behandlungsfall.
Tritt neben der ersten Erkrankung eine weitere, selbständige Inanspruchnahme des Arztes ein, so beginnt auch innerhalb der Monatsfrist ein weiterer Behandlungsfall.
Das gleiche gilt, wenn sich eine Erkrankung innerhalb der Monatsfrist so verschlimmert oder verändert, daß sie einen neuen Beratungs- und Untersuchungsbedarf belegt. Auch hier ist dann der Beginn eines neuen Behandlungsfalles gerechtfertigt.
Im Bereich der Schmerztherapie sind mehrere Konstellationen denkbar, die eine Verkürzung der Monatsfrist für die Definition eines Behandlungsfalles ermöglichen:

- Auftreten zusätzlicher Beschwerden
- Veränderung der ursprünglich bestehenden Schmerzen
- Nebenreaktionen auf die durchgeführte Schmerztherapie
- Wirkungslosigkeit eines Behandlungskonzeptes

Nummer 1 GOÄ **80**

Beratung, auch mittels Fernsprecher

Dieser sehr umfassende Begriff schließt u.a. folgende Teilleistungen ein:

- Anhören von Beschwerden, Fragen nach Beschwerden
- Beantwortung von speziellen Fragen des Patienten
- Erteilung von Auskünften und Verhaltensregeln
- Ausstellen von Verordnungen oder Überweisungen

Eine Zeitangabe ist nicht vorgesehen, bei einer Beratungszeit von mindestens 10 min kann die Nummer 3 GOÄ angewendet werden, alternativ die Nummer 1 mit erhöhtem Steigerungssatz, wenn neben der Nummer 1 GOÄ noch andere Leistungen, außer den Nrn. 5, 6, 7, 8, 800 oder 801, berechnet werden sollen. Mehrmalige Beratung an einem Tag nur bei med. Indikation und verschiedenen Zeiten.

Nummer 2 GOÄ **30**

Ausstellung von Wiederholungsrezepten und/oder Überweisungen und/oder Übermittlung von Befunden oder ärztlichen Anordnungen, auch mittels Fernsprecher, durch die Arzthelferin und/oder Messung von Körperzuständen (z.B. Blutdruck, Temperatur) ohne Beratung

Es ist dies die am niedrigsten bewertete Leistung in der GOÄ und noch dazu nur zu reduziertem Gebührenrahmen zu berechnen. Diese Leistung ist nicht neben anderen Leistungen berechnungsfähig. Es braucht kein Arzt-Patienten-Kontakt zu erfolgen.

Nummer 3 GOÄ **150**

Eingehende, das gewöhnliche Maß übersteigende Beratung auch mittels Fernsprecher

Die Leistung nach Nummer 3 (Dauer mindestens 10 min) ist nur berechnungsfähig als einzige Leistung oder im Zusammenhang mit einer Untersuchung nach den Nummern 5, 6, 7, 8, 800 oder 801. Eine mehr als einmalige Berechnung im Behandlungsfall bedarf einer besonderen Begründung.

Die unter der Nummer 3 zusammengefaßte Komplexgebühr umfaßt alle einzelnen Leistungen des Arztes beim persönlichen Kontakt mit dem Patienten, für die in der GOÄ keine speziellen Abrechnungsnummern vorgesehen sind und bei denen sich eine analoge Bewertung nach § 67 verbietet. Hierzu gehören im einzelnen:

- die Erhebung der ausführlichen Anamnese
- die Eingriffs- und Alternativaufklärung vor einem Eingriff
- die gezielte Befragung nach Beschwerden

- die Erstausstellung von Rezepten
- die Beratung bei Anträgen an die Versicherung

Die Leistung nach Nummer 3 kann auch fernmündlich erfolgen.
Der Berechnungsausschluß der Nr. 3 GOÄ neben anderen Leistungen ist besonders im Rahmen der Schmerztherapie ein Musterbeispiel für die Schlechterstellung der sog. „sprechenden Medizin" gegenüber Maßnahmen invasiver oder physikalischer Art. Er gilt allerdings nur für die jeweilige Arzt-Patienten-Begegnung und nicht für den Behandlungstag, auch wenn einige Kostenträger und Beihilfestellen dies so definieren.
Allerdings ist die Nummer 3 GOÄ nicht die einzige Gebührenposition für ein aufwendiges Beratungsgespräch. In besonders gelagerten Fällen kann die Nummer 34 GOÄ (siehe dort) oder die Nummer 849 GOÄ (siehe dort) angewendet werden.
Die Nummer 3 GOÄ ist auch für ein Aufklärungsgespräch vor einer geplanten Schmerztherapie oder einer Therapieänderung anzuwenden. Ein besonders ausführliches Aufklärungsgespräch vor invasiven schmerztherapeutischen Eingriffen kann in besonders begründeten Fällen auch nach Nummer 34 GOÄ abgerechnet werden.
Der Begriff der „einzigen Leistung" bezieht sich ausschließlich auf den jeweiligen Arzt-Patienten-Kontakt. Sind am selben Tage weitere Kontakte erforderlich, so können die dabei erbrachten Leistungen unter Angabe der jeweiligen Uhrzeiten ebenfalls berechnet werden.
Zur Definition des „Behandlungsfalles": Mehrfacher Ansatz der Nummer 3 ist denkbar

- bei Verschlimmerung von Schmerzen
- bei gleichzeitigem Auftreten anderer Krankheitssymptome (Asthma, Allergie, Diabetes, kardiale Symptome, Hypotonie)
- bei anhaltenden oder neu auftretenden Begleitbeschwerden (Obstipation, Durchfall, Schwindel, Fieber, Übelkeit)
- bei schwieriger Therapie-Einstellung, z.B. bei chronischer Schmerzkrankheit

Nummer 4 GOÄ **220**

Erhebung der Fremdanamnese über einen Kranken und/oder Unterweisung und Führung der Bezugsperson(en) im Zusammenhang mit der Behandlung eines Kranken
Die Leistung nach Nummer 4 ist im Behandlungsfall nur einmal berechnungsfähig. Die Leistung nach Nummer 4 ist neben den Leistungen nach den Nummern 30, 34, 801, 806, 807, 816, 817 und/oder 835 nicht berechnungsfähig.
Im Rahmen der Schmerztherapie werden mit dieser Nummer die schwierigen und aufwendigen Besprechungen mit Bezugspersonen, z.B. zur Einweisung der Bedienung von Schmerzpumpen, Ports oder anderen technischen Hilfsmitteln, abgegolten. Gerade in der Schmerztherapie können Unterweisung und Führung von Bezugspersonen von besonderer Bedeutung sein. Die Häufigkeit der Kontakte zwischen Arzt und Bezugsperson(en) bleibt offen.
Die Nummern 1 und 4 können nebeneinander berechnet werden, wenn neben den Bezugspersonen gleichzeitig auch der Patient selbst betreut und beraten wird.

Nummer 5 GOÄ **80**

Symptombezogene Untersuchung
Die Leistung nach Nummer 5 ist neben den Leistungen nach den Nummern 6 bis 8 nicht berechnungsfähig
Grundleistung zur körperlichen Untersuchung mit einfachen physikalischen Mitteln (Inspektion, Palpation, Perkussion, Auskultation)
Auch die einfache Inspektion der Haut, z.B. nach i.m. Injektion, Venenpunktion oder bei liegendem Epiduralkatheter, erfüllt die Kriterien der Nummer 5 GOÄ.
Die Leistung nach Nummer 5 ist im Rahmen desselben Arzt-Patienten-Kontaktes nur einmal

berechnungsfähig. Werden mehrere Organsysteme symptombezogen untersucht, z.B. die Haut nach s.c. Injektion und das Herz-Kreislauf-System zum Ausschluß von Nebenreaktionen, kann ein entsprechend höherer Multiplikator angesetzt werden, wobei die entsprechende Begründung, z.B. „umfangreiche symptombezogene Untersuchung im Bereich mehrerer Organsysteme" gegeben werden sollte.
In der Regel wird die Nummer 5 GOÄ immer zusammen mit einer Beratungsleistung, z.B. nach Nummer 3 GOÄ, zur Abrechnung kommen.

Nummer 6 GOÄ **100**

Vollständige körperliche Untersuchung mindestens eines der folgenden Organsysteme: alle Augenabschnitte, der gesamte HNO-Bereich, das stomatognathe System, die Nieren und ableitenden Harnwege ... oder Untersuchungen zur Erhebung eines vollständigen Gefäßstatus
Die Leistung nach Nummer 6 ist neben den Leistungen nach den Nummern 5, 7 und/oder 8 nicht berechnungsfähig.
Fachgruppenbezogene Untersuchungsleistung, die entweder von den zuständigen Fachärzten oder von organsystem-übergreifenden Fachgruppen angewendet werden kann

Nummer 7 GOÄ **160**

Vollständige körperliche Untersuchung mindestens eines der folgenden Organsysteme: das gesamte Hautorgan, die Stütz- und Bewegungsorgane, alle Brustorgane, alle Bauchorgane, der gesamte weibliche Genitaltrakt (ggf. einschließlich Nieren und ableitender Harnwege)
Die Leistung nach Nummer 7 ist neben Leistungen nach den Nummern 5, 6 und/oder 8 nicht berechnungsfähig.
Typische Untersuchungsleistung bei höherem Behandlungsaufwand. Bei zusätzlich durchgeführter rektaler Untersuchung kann beim Mann die Nummer 11 GOÄ zusätzlich berechnet werden (bei der Frau ist die rektale Untersuchung Bestandteil der vollständigen Untersuchung des weiblichen Genitaltraktes).
Die sehr aufwendigen neurologischen bzw. psychiatrischen Untersuchungen nach Nrn. 800 und 801 können nicht nur nebeneinander, sondern auch neben Leistungen nach den Nrn. 6 bzw. 7 berechnet werden. In den Kommentaren wird allerdings darauf hingewiesen, dass die Nrn. 800 und 801 nur von Ärzten der Fachrichtungen berechnet werden dürfen, die diese Untersuchungsgänge in ihren Facharzt-Ausbildungsgängen enthalten haben.

Nummer 8 GOÄ **260**

Untersuchung zur Erhebung des Ganzkörperstatus, ggf. einschließlich Dokumentation
Die Ganzkörperuntersuchung beinhaltet die Untersuchung der Haut, der sichtbaren Schleimhäute, der Brust- und Bauchorgane, der Stütz- und Bewegungsorgane sowie eine orientierende neurologische Untersuchung.
Die Leistung nach Nummer 8 ist neben den Leistungen nach den Nummern 5, 6, 7 und/oder 800 nicht berechnungsfähig.
Der Ganzkörperstatus ist immer dann berechnungsfähig, wenn

- die Indikation zur Erhebung eines Ganzkörperstatus besteht, z.B. bei Erstuntersuchung eines Schmerzpatienten oder bei Verdacht auf systemische Erkrankung
- die fünf genannten Organsysteme (Haut und Schleimhäute, Brust- und Bauchorgane, Stütz- und Bewegungsorgane sowie Nervensystem)

untersucht worden sind.
Abzugrenzen sind die Vorsorge-Untersuchungen nach den Nrn. 26, 27, 28 und 29.
Die Leistung nach Nummer 8 ist nur für diejenigen Arztgruppen abrechnungsfähig, denen die Erhebung des Ganzkörperstatus weiterbildungsrechtlich zugeordnet werden kann. Insbesondere

sind dies Internisten, Kinderärzte, Chirurgen, Allgemeinmediziner, Anästhesisten und praktische Ärzte. Bei komplexen Schmerzkrankheiten kann eine Ganzkörperuntersuchung erforderlich sein, um für die Auswahl des geeigneten Therapieverfahrens eine oder mehrere klare Diagnosen erheben zu können.

Zuschläge zu Beratungsleistungen:
Die Zuschläge nach den Buchstaben A bis D sowie K1 sind nur mit dem einfachen Gebührensatz berechnungsfähig. Sie dürfen unabhängig von der Anzahl und Kombination der erbrachten Leistungen je Inanspruchnahme des Arztes nur einmal berechnet werden. Neben den Zuschlägen nach den Buchstaben A bis D und K1 dürfen die Zuschläge nach den Buchstaben E bis J sowie K2 nicht berechnet werden. Die Zuschläge nach den Buchstaben B bis D dürfen von Krankenhausärzten nicht berechnet werden, es sei denn, die Leistungen werden durch den liquidationsberechtigten Arzt oder seinen Vertreter nach § 4 Abs. 2 Satz 3 GOÄ erbracht.

Zuschlag A **70**
Zuschlag für außerhalb der Sprechstunde erbrachte Leistungen
Der Zuschlag nach Buchstabe A ist neben den Zuschlägen nach den Buchstaben B, C und/oder D nicht berechnungsfähig. Der Zuschlag nach A ist für Krankenhausärzte nicht berechnungsfähig.

Zuschlag B **180**
Zuschlag für in der Zeit zwischen 20 und 22 Uhr oder 6 und 8 Uhr außerhalb der Sprechstunde erbrachte Leistungen

Zuschlag C **320**
Zuschlag für in der Zeit zwischen 22 und 6 Uhr erbrachte Leistungen
Neben dem Zuschlag nach Buchstabe C ist der Zuschlag nach Buchstabe B nicht berechnungsfähig.

Zuschlag D **220**
Zuschlag für an Samstagen, Sonn- oder Feiertagen erbrachte Leistungen
Werden Leistungen an Samstagen, Sonn- oder Feiertagen zwischen 20 und 8 Uhr erbracht, so ist neben dem Zuschlag nach D ein Zuschlag nach Buchstabe B oder C berechnungsfähig. Der Zuschlag nach Buchstabe D ist für Krankenhausärzte im Zusammenhang mit zwischen 8 und 20 Uhr erbrachten Leistungen nicht berechnungsfähig.

Zuschlag K1 **120**
Zuschlag zu Untersuchungen nach Nummer 5, 6, 7 oder 8 bei Kindern bis zum vollendeten 4. Lebensjahr

Nummer 15 GOÄ **300**
Einleitung und Koordinierung flankierender therapeutischer und sozialer Maßnahmen während der kontinuierlichen ambulanten Betreuung eines chronisch Kranken
Die Leistung nach Nummer 15 darf nur einmal im Kalenderjahr berechnet werden.
Neben der Leistung nach Nummer 15 ist die Leistung nach Nummer 4 im Behandlungsfall nicht berechnungsfähig.
Hier können koordinierende Tätigkeiten des schmerztherapeutisch tätigen Arztes im Zusammenhang mit Vor- und Nachbereitung von Krankenhausaufenthalten, Kontakten zu sozialen Einrichtungen oder Versicherungsträgern, Pflege- oder Betreuungsmaßnahmen im Bereich der Palliativ-

E

medizin und Beantragung und Verschreibung von Schmerzpumpen u.ä. berechnet werden. Vorausgesetzt wird eine kontinuierliche ambulante Betreuung mit fortlaufender Information des Arztes über den Stand der therapeutischen und sozialen Maßnahmen im Hinblick auf das erstrebte Behandlungsergebnis. Zwischengeschaltete stationäre Aufenthalte verhindern nicht den Ansatz der Nummer 15.
Wird innerhalb eines Kalenderjahres der mit der Koordination beauftragte Arzt gewechselt, darf jeder in Anspruch genommene Arzt die Leistung nach Nr. 15 abrechnen.

Nummer 20 GOÄ **120**

Beratungsgespräch in Gruppen von 4 – 12 Teilnehmern im Rahmen der Behandlung von chronischen Krankheiten, je Teilnehmer und Sitzung (Dauer mindestens 50 Minuten)
Neben der Leistung nach Nummer 20 sind die Leistungen nach den Nrn. 847, 862, 864, 871 und/oder 887 nicht berechnungsfähig.
Typische Abrechnungsnummer für die Beratung und Schulung chronischer Schmerzpatienten, wobei die Zahl von 4-12 Patienten unabhängig vom Versichertenstatus ist. Der Ort ist unerheblich und nicht an die Praxisräume des Arztes gebunden. Die Zahl der Sitzungen wird durch die Leistungslegende nicht begrenzt.

Nummer 21 GOÄ **360**

Eingehende humangenetische Beratung, je angefangene halbe Stunde und Sitzung
Die Leistung nach Nummer 21 ist innerhalb eines halben Jahres nach Beginn des Beratungsfalles nicht mehr als viermal berechenbar.
Neben der Leistung nach Nummer 21 sind die Leistungen nach den Nummern 1, 3, 4, 22 und 34 nicht berechnungsfähig.
Diese Abrechnungsnummer wird gelegentlich als Analognummer für eine ausgedehnte schmerztherapeutische Beratung angewendet, sie ist im Regelfall pro Sitzung zweimal berechenbar, da eine solche Beratung in der Regel zwischen 30 und 60 Minuten dauert.
Analog der Möglichkeit, daß in der humangenetischen Beratung auf Grund neuer Tatsachen ein zweiter „Beratungsfall" innerhalb der Halbjahresfrist auftritt, kann auch bei schmerztherapeutischer Beratung auf Grund eines Wechsels der Schmerzcharakteristik oder -ausprägung ein zweiter Beratungsfall entstehen. Somit können grundsätzlich mehrere Beratungsfälle nebeneinander bestehen.

Nummer 30 GOÄ **900**

Erhebung der homöopathischen Erstanamnese mit einer Mindestdauer von einer Stunde nach biographischen und homöopathisch-individuellen Gesichtspunkten mit schriftlicher Aufzeichnung zur Einleitung einer homöopathischen Behandlung
Die Leistung nach Nummer 30 ist innerhalb von einem Jahr nur einmal berechnungsfähig.
Neben der Leistung nach Nummer 30 sind Leistungen nach den Nummern 1, 3 und/oder 34 nicht berechnungsfähig.
Diese Ziffer ist inzwischen weitgehend als Analognummer zur „Erhebung der Erstanamnese bei chronisch schmerzkranken Patienten" durch entsprechend qualifizierte Ärzte anerkannt und trägt der zeitaufwendigen Leistung Rechnung.
Die Leistung darf innerhalb eines Jahres (nicht Kalenderjahres) nur einmal berechnet werden.
Die Nummer 4 kann neben der Nummer 30 berechnet werden.

Nummer 31 GOÄ **450**

Homöopathische Folgeanamnese mit einer Mindestdauer von 30 Minuten unter laufender Behandlung ... zur Beurteilung des Verlaufes und Feststellung des weiteren Vorgehens einschließlich schriftlicher Aufzeichnungen.

Die Leistung nach Nr. 31 ist innerhalb von 6 Monaten höchstens dreimal berechnungsfähig. Neben der Leistung nach Nr. 31 sind Leistungen nach den Nummern 1, 3, 4, 30 und/oder 34 nicht berechnungsfähig.
Entsprechend den Ausführungen zur Nummer 30 GOÄ kann die Nr. 31 als „schmerztherapeutische Folgeanamnese" analog angewendet werden.

Nummer 33 GOÄ 300
Strukturierte Schulung einer Einzelperson mit einer Mindestdauer von 20 Minuten, einschließlich Evaluation zur Qualitätssicherung unter diabetologischen Gesichtspunkten zum Erlernen und Umsetzen des Behandlungsmanagementes
Die Leistung nach Nummer 33 ist innerhalb von einem Jahr höchstens dreimal berechnungsfähig.
Neben der Leistung nach Nr. 33 sind Leistungen nach den Nummern 1, 3, 15, 20, 847, 862, 871 und/oder 887 nicht berechnungsfähig.
Diese ursprünglich für die Diabetiker-Schulung gedachte Nummer kann analog ebenfalls für die Schulung von Patienten mit chronischer Schmerzkrankheit angewendet werden, z.B. für das Erlernen der TENS-Anwendung, von Biofeedback oder Entspannungsübungen oder anderen schmerztherapeutischen Techniken, die einen Eigeneinsatz des Patienten erfordern.
Anders als die Nummer 15 GOÄ stellt sie eine höchstpersönliche, nicht delegierbare Schulungsleistung des Arztes mit dem Ziel des Erlernens und Umsetzens eines schmerztherapeutischen Behandlungsregimes dar. Bestandteil ist die Evaluation der Behandlungsergebnisse anhand eines standardisierten Fragebogens oder Schmerztagebuches.

Nummer 34 GOÄ 300
Erörterung (Dauer mindestens 20 Minuten) der Auswirkungen einer Krankheit auf die Lebensgestaltung in unmittelbarem Zusammenhang mit der Feststellung oder erheblichen Verschlimmerung einer nachhaltig lebensverändernden oder lebensbedrohenden Erkrankung, ggf. einschließlich Planung eines operativen Eingriffes und Abwägung seiner Konsequenzen und Risiken, einschließlich Beratung, ggf. unter Einbeziehung von Bezugspersonen.
Die Leistung nach Nummer 34 ist innerhalb von 6 Monaten höchstens zweimal berechnungsfähig.
Neben der Leistung nach Nummer 34 sind Leistungen nach den Nummern 1, 3, 4, 15 und/oder 30 nicht berechnungsfähig.
Spezielle, aber nicht fachgebundene Beratungsleistung im Zusammenhang mit Feststellung oder Verschlimmerung einer gravierenden Erkrankung, die bei Schmerzpatienten vergleichsweise selten zur Anwendung kommen kann. Im Rahmen palliativmedizinischer Behandlung ist die Anwendung dieser hochbewerteten Nummer aber sicher nachvollziehbar.
Ein Leiter einer schmerztherapeutischen Einrichtung in Klinik oder Praxis kann diese Ziffer immer dann anwenden, wenn er primär mit der Schmerzbehandlung eines Patienten beginnt oder während der Behandlung eine Verschlimmerung oder erhebliche Veränderung der Beschwerdesymptomatik eintritt. Insbesondere bei Tumorpatienten im fortgeschrittenen oder gar finalen Stadium sowie bei chronischen Schmerzpatienten sind die in der Legende gemachten Voraussetzungen regelhaft gegeben. Die Dauer der Erörterung (>20 Minuten) ist anzugeben.
Als „lebensbedrohende Erkrankungen", wie im Text zur Nummer 34 GOÄ erwähnt wird, können alle bösartigen Erkrankungen, wie z.B. Karzinome, sowie schwere systemische Erkrankungen, wie z.B. M. Hodgkin, Leukämie, AIDS verstanden werden. Im Zusammenhang mit chronischen Schmerzpatienten wäre auch an schwere organspezifische Begleiterkrankungen, wie COPD, KHK, Diabetes mellitus oder zerebrovaskuläre Veränderungen, zu denken.

Als nachhaltig lebensverändernde Erkrankungen sind auch alle Erkrankungen des rheumatischen Formenkreises, Osteoporose oder auch Autoimmunerkrankungen zu verstehen.
Analog zur Planung eines operativen Eingriffes kann im Rahmen der Schmerztherapie auch die Planung eingreifender medikamentöser oder invasiver Therapiemaßnahmen gelten.
Die Leistung nach Nr. 34 GOÄ ist innerhalb von 6 Monaten zweimal berechnungsfähig, bei Auftreten weiterer nachhaltig lebensverändernder Ereignisse, z.B. einer Verschlimmerung der Grundkrankheit, können sich weitere 6-Monats-Zeiträume mit jeweils erneuter maximal zweimaliger Berechnungsfähigkeit anschließen.

<u>**Nummer 45**</u> **70**

Visite im Krankenhaus

Die Leistung nach Nummer 45 ist neben weiteren Leistungen des Abschnittes B (Nrn. 1–107) nicht berechnungsfähig. Werden zu einem anderen Zeitpunkt an demselben Tage andere Leistungen des Abschnittes B erbracht, so können diese mit Angabe der Uhrzeit für die Visite und die anderen Leistungen nach Abschnitt B berechnet werden.
Wird mehr als eine Visite an demselben Tag erbracht, kann für die über die erste Visite hinausgehende Visite nur die Leistung nach Nummer 46 berechnet werden.
Anstelle oder neben der Visite im Krankenhaus sind die Nummern 1, 3, 4, 5, 6, 78, 15, 48, 50 und/oder 51 nicht berechnungsfähig.
Die Visite ist die regelmäßige tägliche Beratung und ggf. Untersuchung am Krankenbett des in stationärer Behandlung befindlichen Kranken durch einen am Krankenhaus befindlichen Arzt (Klinikarzt oder Belegarzt).
Die Nummer 45 ist neben anderen Leistungen des Abschnittes B nicht berechnungsfähig. Umgekehrt können Leistungen anderer Abschnitte, insbesondere des Abschnittes C, uneingeschränkt neben Nr. 45 und 46 berechnet werden. Die Zahl der Arzt-Patienten-Kontakte in Form von Visiten ist nicht beliebig vermehrbar, sondern hat sich am Kriterium der medizinischen Notwendigkeit zu orientieren. Im Bereich der Schmerztherapie, insbesondere der postoperativen Schmerztherapie, sind aber sicher mehrere tägliche Visiten begründbar. Diese müssen dann mit Zeitangabe und möglichst auch mit Begründung aufgelistet werden.

<u>**Nummer 46**</u> **50**

Zweitvisite im Krankenhaus

Die Leistung nach Nummer 46 ist neben anderen Leistungen des Abschnittes B nicht berechnungsfähig.
Anstelle oder neben der Zweitvisite im Krankenhaus sind die Leistungen nach den Nummern 1, 3, 4, 5, 6, 7, 8, 15, 45, 48, 50 und/oder 51 nicht berechnungsfähig.
Mehr als zwei Visiten dürfen nur berechnet werden, wenn sie durch die Beschaffenheit des Krankheitsbildes geboten waren oder verlangt wurden.

<u>**Nummer 50**</u> **320**

Besuch, einschließlich Beratung und symptombezogener Untersuchung

Die Leistung nach Nummer 50 darf anstelle oder neben einer Leistung nach den Nummern 45 oder 46 nicht berechnet werden.
Neben der Leistung nach Nummer 50 sind Leistungen nach den Nummern 1, 5, 48 und/oder 52 nicht berechnungsfähig.
Als Besuch gilt der Weggang des Arztes aus seinen Praxisräumen oder aus der Wohnung zum Zweck des Aufsuchens eines Patienten in dessen Wohnung oder an dessen sonstigem Aufenthaltsort, z.B. auch am Unfallort. Das Aufsuchen der regelmäßigen Arbeitsstätte (z.B. Krankenhaus oder Praxis) ist kein Besuch und daher nicht nach Ziffer 50 oder 51 berechenbar.

Umgekehrt kann ein niedergelassener Arzt Besuchsgebühren und Wegegeld berechnen, wenn er als (schmerztherapeutischer) Konsiliarius vom Krankenhausarzt hinzugerufen wird.

Nummer 51 **250**

Besuch eines weiteren Kranken in derselben häuslichen Gemeinschaft in unmittelbarem zeitlichem Zusammenhang mit der Leistung nach Nummer 50 – einschließlich Beratung und symptombezogener Untersuchung.

Die Leistung nach Nummer 51 darf anstelle oder neben einer Leistung nach den Nummern 45 oder 46 nicht berechnet werden.

Neben den Leistungen nach Nummer 51 sind Leistungen nach den Nummern 1, 5, 48 und/oder 52 nicht berechnungsfähig.

Häusliche Gemeinschaft liegt vor, wenn zentrale Bereiche einer Wohnung als gemeinsamer Lebensraum genutzt werden. Eine Krankenhausabteilung oder ein Pflege- oder Altenheim erfüllt diese Kriterien nicht. Das Wegegeld ist nur anteilig zu berechnen.

Nummer 52 **100**

Aufsuchen eines Patienten außerhalb der Praxisräume oder des Krankenhauses durch nichtärztliches Personal im Auftrag des niedergelassenen Arztes (z.B. zur Durchführung von kapillaren oder venösen Blutentnahmen, Wundbehandlungen, Verbandwechsel, Katheterwechsel).

Die Pauschalgebühr ist nur mit dem einfachen Gebührensatz berechnungsfähig. Wegegeld ist daneben nicht berechnungsfähig.

Neben der Nummer 52 sind alle an das medizinische Personal grundsätzlich oder im Einzelfall delegierbare Leistungen abrechnungsfähig. Hierzu gehören Verbandwechsel, Dauerkatheterwechsel, Blutentnahmen, subkutane und intramuskuläre Injektionen.

Nummer 55 **500**

Begleitung eines Patienten durch den behandelnden Arzt zur unmittelbar notwendigen stationären Behandlung, gegebenenfalls einschließlich organisatorischer Vorbereitung der Krankenhausaufnahme

Neben der Leistung nach Nummer 55 sind Leistungen nach den Nummern 56, 60 und/oder 833 nicht berechnungsfähig.

Die Leistung nach Nummer 55 erfolgt meist zusammen mit einem Besuch nach Nummer 50 GOÄ. Neben der Leistung nach Nummer 55 und 50 sind auch die während der Transportbegleitung notwendigen Sonderleistungen berechnungsfähig, z.B. Injektion, Infusion, ZVK-Anlage o.ä.

Nummer 56 **180**

Verweilen ohne Unterbrechung und ohne Erbringung anderer ärztlicher Leistungen – wegen Erkrankung erforderlich – je angefangene halbe Stunde

Die Verweilgebühr darf nur berechnet werden, wenn der Arzt nach der Beschaffenheit des Krankheitsfalles mindestens eine halbe Stunde verweilen muß und während dieser Zeit keine ärztliche(n) Leistung(en) erbringt.

Verweilen ist tätige Bereitschaft und die Beobachtung des Kranken, ohne daß währenddessen honorarfähige Leistungen anfallen. Die Verweilgebühr ist erst ansatzfähig, wenn der Arzt länger als eine halbe Stunde beim Patienten verweilt, danach jedoch je angefangene halbe Stunde.
Die Nummer 56 kann nur für diejenige Verweilzeit berechnet werden, die nicht durch die Erbringung anderer abgerechneter Leistungen unterbrochen wird. Wird die Verweilzeit durch eine solche Leistung unterbrochen, so zählt die für die Berechnung maßgebliche Zeit von vorn.

Berechnungsausschlüsse der Nummer 56:

- das Ausbleiben des bestellten Kranken
- Überwachung der Aufwachphase bis 10 min nach Op.-Ende (gehört zur Narkose)
- Betreuung in der postnarkotischen Aufwachphase
- Überwachung einer Regionalanästhesie
- für die Zeit der Vorbereitung auf einen Eingriff
- für das Überwachen nach oder im Rahmen schmerztherapeutischer Leistungen

Nummer 60 **120**

Konsiliarische Erörterung zwischen zwei oder mehr liquidationsberechtigten Ärzten, für jeden Arzt

Die Leistung nach Nummer 60 darf nur berechnet werden, wenn sich der liquidierende Arzt zuvor oder in unmittelbarem zeitlichem Zusammenhang mit der konsiliarischen Erörterung mit dem Patienten und dessen Erkrankung befaßt hat.

Die Leistung nach Nummer 60 ist nicht berechnungsfähig, wenn die Ärzte Mitglieder derselben Krankenhausabteilung oder derselben Gemeinschaftspraxis oder einer Praxisgemeinschaft von Ärzten gleicher oder ähnlicher Fachrichtung sind. Sie ist nicht berechnungsfähig für routinemäßige Besprechungen (z.B. Röntgenbesprechung, Klinik- oder Abteilungskonferenz, Team- oder Mitarbeiterbesprechung, Patientenübergabe).

Die konsiliarische Erörterung muß nicht mehr „am Bett" des Patienten erfolgen, so daß auch die Erörterung des niedergelassenen Arztes mit dem Klinikarzt oder des Hausarztes mit dem Facharzt berechnungsfähig ist.

Ausgeschlossen sind routinemäßige Besprechungen, z.B. zwischen Operateur und Anästhesist, vor ganz normalen operativen Eingriffen an Patienten mit geringem Operations- und Narkoserisiko, aber auch routinemäßige Fallbesprechungen oder Befundmitteilungen, z.B. des Radiologen an den auftragserteilenden Internisten.

Für schmerztherapeutisch tätige Ärzte wird die Nummer 60 in fast jedem Fall berechnungsfähig sein, wenn mit anderen Ärzten Informationen über den Patienten ausgetauscht werden.

Der zugezogene Arzt kann, wenn erforderlich, die notwendigen Untersuchungen (z.B. Nr. 5, 7 oder 8) in Ansatz bringen. Die Berechnung einer Sonderleistung steht demjenigen der am Konsil beteiligten Ärzte zu, der die Sonderleistung ausgeführt hat. Neben der Nummer 60 können insbesondere berechnet werden:

- die Besuchsgebühr nach Nummer 50 einschließlich Wegegebühren für den von außen zugezogenen Arzt
- vorausgehende Untersuchungen nach Nrn. 5, 7, 8, 800 oder 801
- ggf. andere diagnostische oder therapeutische Verrichtungen

Ein ausgefüllter Konsilschein kann nach Nummer 75 GOÄ berechnet werden, insbesondere wenn außer dem Konsil noch andere Maßnahmen, z.B. schmerztherapeutischer Art, durchgeführt wurden, die im Konsilschein dokumentiert wurden.

Ein Konsil kann an einem Tag mehrfach erforderlich werden, eine „Höchstwertregelung" pro Tag ist in der GOÄ nicht enthalten.

In den jeweils zutreffenden Fällen sind die Zuschläge nach Abschnitt B V (Zuschläge E–H) möglich. Eine Abrechnung von Visitenleistungen nach Nummer 45 bzw. 46 neben der Nummer 60 ist nur bei zeitlich getrennter Leistungserbringung des Konsils möglich.

Nummer 61 **130**

Beistand bei der ärztlichen Leistung eines anderen Arztes (Assistenz), je angefangene halbe Stunde

Die Leistung nach Nummer 61 ist neben anderen Leistungen nicht berechnungsfähig.

Die Leistung nach Nummer 61 darf nicht berechnet werden, wenn die Assistenz durch nicht liquidationsberechtigte Ärzte erfolgt.

Nummer 62 150

Zuziehen eines Assistenten bei operativen belegärztlichen Leistungen oder bei ambulanter Operation durch niedergelassene Ärzte, je angefangene halbe Stunde

Wird die Leistung nach Nummer 62 berechnet, so kann der assistierende Arzt die Leistung nach Nummer 61 nicht berechnen

Nummer 61 gilt für liquidationsberechtigte Ärzte, die eine „Regel-Assistenzleistung" erbringen, Nummer 62 gilt für den Sonderfall der stationären belegärztlichen oder der ambulanten Operation durch niedergelassene Ärzte, wobei der hinzugezogene Arzt liquidationsberechtigt sein kann, es aber nicht sein muß.

Die Assistenzleistung nach Nummer 61 ist inhaltlich nicht weiter bestimmt, sie ist auch berechnungsfähig, wenn die Assistenz weniger als 30 Minuten gedauert hat. Narkoseleistungen sind ausgenommen, sie werden nach Abschnitt D berechnet.

Zuschläge zu den Leistungen nach den Nummern 45 bis 62

Die Zuschläge nach den Buchstaben E bis J und K2 sind nur mit dem einfachen Gebührensatz berechnungsfähig. Abweichend hiervon sind die Zuschläge nach den Buchstaben E bis H neben der Leistung nach Nummer 51 nur mit dem halben Gebührensatz berechnungsfähig. Im Zusammenhang mit Leistungen nach den Nummern 45 bis 55 und 60 dürfen die Zuschläge unabhängig von der Anzahl und Kombination der erbrachten Leistungen je Inanspruchnahme des Arztes nur einmal berechnet werden. Neben den Zuschlägen nach den Buchstaben E bis J und K2 dürfen die Zuschläge nach den Buchstaben A bis D und K1 nicht berechnet werden.

Zuschlag E **160**

Zuschlag für dringend angeforderte und unverzüglich erfolgte Ausführung

Der Zuschlag nach Buchstabe E ist neben Zuschlägen nach den Buchstaben F, G und/oder H nicht berechnungsfähig.

Zuschlag F **260**

Zuschlag für in der Zeit von 20 bis 22 Uhr oder 6 bis 8 Uhr erbrachte Leistungen

Der Zuschlag nach Buchstabe F ist neben den Leistungen nach den Nummern 45, 46, 48 und 52 nicht berechnungsfähig.

Zuschlag G **450**

Zuschlag für in der Zeit von 22 und 6 Uhr erbrachte Leistungen

Der Zuschlag nach Buchstabe G ist neben den Leistungen nach den Nummern 45, 46, 48 und 52 nicht berechnungsfähig. Neben dem Zuschlag nach Buchstabe G ist der Zuschlag nach Buchstabe F nicht berechnungsfähig.

Zuschlag H **340**

Zuschlag für an Samstagen, Sonn- oder Feiertagen erbrachte Leistungen

Werden Leistungen an Samstagen, Sonn- und Feiertagen zwischen 20 und 8 Uhr erbracht, darf neben dem Zuschlag nach Buchstabe H ein Zuschlag nach Buchstabe F oder G berechnet werden.

Zuschlag J 80

Zuschlag zur Visite bei Vorhalten eines vom Belegarzt zu vergütenden ärztlichen Bereitschaftsdienstes, je Tag

Zuschlag K2 120

Zuschlag zu den Leistungen nach Nummer 45, 46, 50, 51, 55 oder 56 bei Kindern bis zum vollendeten 4. Lebensjahr

Nummer 70 40

Kurze Bescheinigung oder kurzes Zeugnis, Arbeitsunfähigkeitsbescheinigung

Werden im Rahmen desselben Arzt-Patienten-Kontaktes mehrere Bescheinigungen ausgestellt, so ist die Nummer 70 entsprechend mehrfach zu berechnen.
Analog berechenbar beim vorläufigen (Kurz-)Entlassungsbericht nach stationärer Behandlung

Nummer 75 130

Ausführlicher schriftlicher Krankheits- und Befundbericht (einschließlich Angaben zur Anamnese, zu dem(n) Befund(en), zur epikritischen Bewertung und ggf. zur Therapie
Die Befundmitteilung oder der einfache Befundbericht ist mit der Gebühr für die zugrundeliegende Leistung abgegolten.

Diese Nummer stellt eine „Sammelposition" für alle im Rahmen der ärztlichen, fachübergreifenden Zusammenarbeit untereinander erfolgenden ausführlichen Krankheits- und Befundberichte. Gefordert ist ein ausführlicher schriftlicher Krankheits- und Befundbericht, der sich besonders durch die individuelle, auf den jeweiligen Patienten abgestellte epikritische Bewertung der Anamnese, der erhobenen Befunde und ggf. des Krankheitsverlaufes und der Therapie auszeichnet.
Neben der eingehenden Beratung nach Nummer 3 GOÄ können die Leistungen nach Nummer 70 und 75 nebeneinander berechnet werden, da sie niemals gleichzeitig erbracht werden können.
Typische Konstellationen für die Notwendigkeit ausführlicher schriftlicher Krankheits- und Befundberichte sind:

- der ausführliche Krankenhaus-Entlassungsbericht an den niedergelassenen Arzt
- der ausführliche Arztbrief eines zur Konsiliaruntersuchung herangezogenen Facharztes

Nummer 78 180

Behandlungsplan für die Chemotherapie und/oder schriftlicher Nachsorgeplan für einen tumorkranken Patienten, individuell für den einzelnen Patienten aufgestellt

Diese Nummer ist auf ganz spezielle Behandlungs- bzw. Nachsorgepläne bezogen. Eine Analogabrechnung im Rahmen der schmerztherapeutischen oder der palliativmedizinischen Versorgung kann in Betracht kommen, wenn die Schwierigkeit der Erstellung eines solchen Behandlungsplanes mit den in der Leistungslegende zu Nummer 78 genannten Anlässen vergleichbar wäre.

Nummer 80 300

Schriftliche gutachterliche Äußerung

Nummer 85 500

Schriftliche gutachterliche Äußerung mit einem das gewöhnliche Maß übersteigenden Aufwand – gegebenenfalls mit wissenschaftlicher Begründung –, je angefangene Stunde Arbeitszeit

Die Leistungen nach den Nummern 80 und 85 sind grundsätzlich nur auf entsprechende schriftliche Anforderung hin berechnungsfähig. Zur Arbeitszeit bei Nummer 85 zählt die Zeit der gesamten Befassung mit dem Gutachten, einschließlich Literatur- und Aktenstudium und Abfassung des Gutachtens.

Nummer 100 **250**

Untersuchung eines Toten – einschließlich der Feststellung des Todes und Ausstellung des Leichenschauscheines

Diese Leistung wird weder von den gesetzlichen noch den Privaten Kostenträgern übernommen,

Nummer 250 **40**

Blutentnahme mittels Spritze, Kanüle oder Katheter aus der Vene

Auch aus liegender Verweilkanüle oder Katheter zulässig. Mehrmalige Blutentnahmen an einem Kalendertag sind zulässig.

Bei erschwerter Blutentnahme, z. B. durch schlechte Venenverhältnisse, kann der Ansatz eines höheren Multiplikators angebracht sein. Reduzierter Gebührenrahmen!

Das prophylaktische Legen einer Venenverweilkanüle ohne Anlage einer Infusion, z.B. bei schmerztherapeutischen Maßnahmen, kann nach Nummer 250 analog berechnet werden, evtl. auch mit erhöhtem Multiplikator.

Therapeutische Blutentnahmen, z.B. ein Aderlaß, sind nach Nummer 285 berechnungsfähig, wenn die entnommene Blutmenge über 200 ml beträgt.

Nummer 251 **60**

Blutentnahme mittels Spritze oder Kanüle aus der Arterie

Auch aus liegender Verweilkanüle oder Katheter möglich. Ist nach der Punktion die Anlage eines Druckverbandes notwendig, kann dieser nach Nummer 204 zusätzlich berechnet werden.

Bei anatomischen Schwierigkeiten kann ein höherer Multiplikator gewählt werden.

Nummer 252 **40**

Injektion subkutan, submukös, intrakutan oder intramuskulär

Nicht für intrakutane Reiztherapie (Quaddelbehandlung) nach Nummer 266 oder für intrakutane Testungen nach Nrn. 390 und 391 berechnungsfähig. Für Lokalanästhesie und zur Schmerzbehandlung sind die jeweils zutreffenden Leistungsansätze des Abschnitts D berechnungsfähig.

Nummer 253 **70**

Injektion intravenös

Gesonderte Punktion der Vene ist erforderlich, Nummer 261 gilt für Injektionen in einen parenteralen Katheter oder eine Verweilkanüle. Sind mehrere zeitlich getrennte, eigenständige Injektionen mit eigener Punktion erforderlich, kann die Nummer 253 mehrfach in Ansatz gebracht werden. Erschwernisse im Rahmen der Punktion (Säugling, adipöser Patient, schlechte Venen) oder durch Besonderheiten der Injektion (großes Injektionsvolumen, langsam zu applizierender Wirkstoff, stark venenreizende Substanz) können bei der Wahl des Multiplikators berücksichtigt werden.

Injektionen von Kontrastmitteln sind nach den Nummern 344f. zu berechnen.

Nummer 254 **80**

Injektion intraarteriell

Gesonderte Punktion erforderlich, Kompressionsverband kann nach Nummer 204 berechnet werden.

Nummer 255 **95**

Injektion, intraartikulär oder perineural

Zutreffende Abrechnungsposition für alle intraartikulären Injektionen, unabhängig vom jeweiligen Gelenk. Erfolgt eine Punktion mit Entnahme von Gelenkflüssigkeit zu diagnostischen oder therapeutischen Zwecken, kann die Abrechnung nach den (höher bewerteten) Nummern 300 bis 302 erfolgen.

Ist es aus medizinischen Gesichtspunkten notwendig, erst zu punktieren und anschließend eine intraartikuläre Injektion durchzuführen, können die Nummern 255 und 300 bis 302 nebeneinander berechnet werden.

Für die perineurale Injektion von Lokalanästhetika zur Leitungsanästhesie kann nur die (niedriger bewertete) Nummer 493 GOÄ angesetzt werden. Die Nummer 255 ist nur bei der perineuralen Anwendung von Nichtlokalanästhetika berechnungsfähig.

Für eine erforderliche Lokalanästhesie des Stichkanals kann die Nummer 490 bzw. 491 zusätzlich zur Injektionsleistung nach Nummer 255 angesetzt werden. Ein Kompressionsverband ist ebenfalls gesondert nach Nummer 204 berechnungsfähig.

Nummer 256 **185**

Injektion in den Periduralraum

Nur für die Injektion von Nichtlokalanästhetika, z.B. Kortikoiden. Ob die Injektion von Opioiden unter der Nummer 256 berechnet werden kann, ist strittig. Vor der periduralen Injektion kann die Nummer 490 zur Stichkanalanästhesie berechnet werden (nicht zu den Nummern 469 bis 474)

Nummer 257 **400**

Injektion in den Subarachnoidalraum

Nur für die Injektion von Nichtlokalanästhetika

Nummer 259 **600**

Legen eines Periduralkatheters – in Verbindung mit der Anlage eines subkutanen Medikamenten-Reservoirs

Nur im Zusammenhang mit der Implantation eines subkutanen Medikamentenreservoirs nach Nummer 2421 berechnungsfähig.

Nummer 260 **200**

Legen eines arteriellen Katheters oder eines zentralen Venenkatheters – einschließlich Fixation

Die Leistung nach Nummer 260 ist neben Leistungen nach den Nummern 355–361, 626–632 und/oder 648 nicht berechnungsfähig.

Werden im Anschluß an das Legen eines arteriellen Katheters oder eines zentralen Venenkatheters Infusionsleistungen nach den Nummern 271 f. erbracht, so sind diese neben der Nummer 260 berechnungsfähig.

Erfolgt die Entfernung eines arteriellen Katheters oder eines zentralen Venenkatheters aus medizinischen Gründen als gesonderte Leistung, so kann hierfür die Nummer 2009 analog berechnet werden.

Nach Entfernen des arteriellen Katheters ist ein Kompressionsverband nach Nummer 204 zusätzlich berechnungsfähig.

Nummer 261 **30**

Einbringung von Arzneimitteln in einen parenteralen Katheter

Die Leistung nach Nummer 261 ist im Zusammenhang mit einer Anästhesie/Narkose nicht berechnungsfähig für das Einbringen von Anästhetika, Anästhesie-Adjuvanzien und Anästhesie-Antidoten.
Wird die Leistung nach Nummer 261 im Zusammenhang mit einer Anästhesie/Narkose berechnet, so ist das Medikament in der Rechnung anzugeben.
Gilt ausschließlich für Injektionen in eine parenterale Verweilkanüle oder einen Venenkatheter.
Die Nummer 261 ist für alle im zeitlichen Zusammenhang erfolgenden Injektionen von Arzneimitteln nur einmal berechnungsfähig. Bei mehrfachen, nicht in engem zeitlichem Zusammenhang stehenden Injektionen ist die Nummer 261 mehrfach berechnungsfähig.
Beigeben eines Arzneimittels in eine Infusionslösung ist Bestandteil der jeweiligen Infusionsleistung und kann nicht nach Nummer 261 berechnet werden.
Die Bewertung dieser Injektionsleistungen nach Nummer 261 ist einer der größten Mängel der GOÄ, da durch diese Nummer offenbar nur die mechanische Handlung des Medikamenten-Einspritzens in eine Venenverweilkanüle bewertet wird. Die eigentliche ärztliche Leistung bei der Injektion stellt aber vielmehr die Auswahl des geeigneten Medikamentes, seine gezielte, zeitgerechte Applikation, das Beobachten und Erkennen von möglichen Nebenwirkungen und die Feindosierung der Wirksubstanz dar. Nach derzeitiger Handhabung der GOÄ ist die perfusorgesteuerte Applikation eines hochwirksamen Katecholamins wie Adrenalin oder Noradrenalin gleichwertig der i.v.-Gabe eines Vitaminpräparates und lediglich noch durch die Wahl des Multiplikators höher zu werten.
Alternativ kann ein Ansatz der Nummern 275 bzw. 276, die für die Dauerinfusion von Zytostatika vorgesehen sind, vorgeschlagen werden. Dieser Analogansatz muß allerdings der perfusorgesteuerten Applikation hochwirksamer Medikamente, z.B. Katecholamine, Vasodilatanzien oder Opioid-Analgetika, vorbehalten bleiben.

Nummer 265 **60**

Auffüllen eines subkutanen Medikamenten-Reservoirs oder Spülung eines Ports, je Sitzung
Spezialfälle der Injektion, die üblicherweise nach Nummer 252 (Medikamentenreservoir) oder nach Nummer 253 (Port) berechnet werden können. Die Implantation eines Medikamentenreservoirs kann nach Nummer 2421, die Implantation eines Ports nach Nummer 2801 berechnet werden.

Nummer 266 **60**

Intrakutane Reiztherapie (Quaddelbehandlung), je Sitzung
Die Nummer 266 ist die Abrechnungsposition für alle mehrfachen intrakutanen Injektionen, in Ermangelung einer entsprechenden Anästhesie-Nummer gilt dies auch bei Verwendung von Lokalanästhetika im Rahmen der Schmerztherapie.
Die Bewertung ist unabhängig von der Zahl der Quaddeln und der Zahl der Körperregionen, in denen die Quaddeln gesetzt werden. Eine sehr zeitaufwendige Behandlung kann durch die Wahl eines geeigneten Multiplikators Berücksichtigung finden.

Nummer 267 **80**

Medikamentöse Infiltrationsbehandlung im Bereich mehrerer Körperregionen, auch paravertrebrale oder perineurale oder perikapsuläre oder retrobulbäre Injektion und/oder Infiltration, je Sitzung
Diese Nummer ist unabhängig von der Anzahl der Injektionen je Körperregion und Sitzung nur einmal zu berechnen. Werden mehrere Körperregionen behandelt, so kann die Nummer 268 berechnet werden.
Die Infiltrationsbehandlung erfolgt in der Regel durch Injektion von Medikamenten in die Haut, sie kann aber auch paravertebral in den Bereich der kleinen Wirbelgelenke, perineural um einen

Nerv herum oder perikapsulär, um eine Gelenkkapsel herum, erfolgen. Auch die retrobubläre Injektion wird unter dieser Nummer berechnet.
Werden Lokalanästhetika verwendet, so können die entsprechenden Nummern aus Abschnitt D der GOÄ abgesetzt werden.

Nummer 268 **130**
Medikamentöse Infiltrationsbehandlung im Bereich mehrerer Körperregionen (auch eine Körperregion beidseitig), je Sitzung
Diese Leistung kann berechnet werden bei medikamentöser Infiltrationsbehandlung mehrerer, ausreichend weit auseinanderliegender Körperregionen. Ein typisches Beispiel sind beidseitige Infiltrationen im paravertebralen HWS-Bereich bei Spannungskopfschmerz oder HWS-Schmerzen.
Werden Lokalanästhetika verwendet, so können die entsprechenden Ziffern aus Abschnitt D der GOÄ berechnet werden.

Nummer 269 **200**
Akupunktur (Nadelstich-Technik) zur Behandlung von Schmerzen, je Sitzung

Nummer 269a **350**
Akupunktur (Nadelstich-Technik) mit einer Mindestdauer von 20 Minuten zur Behandlung von Schmerzen, je Sitzung
Analog zur Nadelstich-Technik sind Moxibustion und Laser-Akupunktur nach dieser Nummer berechenbar, letztere allerdings wegen des deutlich geringeren Aufwandes nur zum einfachen Satz.
Der Ansatz ist unabhängig von der Anzahl der gesetzten Nadeln und einer evtl. erfolgenden manuellen oder elektrischen Stimulation. Dieser erhöhte Aufwand kann in der Wahl des Steigerungsfaktors zum Ausdruck kommen.
Die Zahl der notwendigen Behandlungssitzungen kann nicht schematisch festgesetzt werden und schwankt zwischen einer Sitzung bei einem Migräneanfall und bis zu 10–15 Sitzungen pro Behandlungszyklus bei hartnäckigen, chronischen Schmerzen.
Die Durchführung der Akupunktur verlangt eine entsprechende Qualifikation des Arztes, die mindestens eine stufenweise Ausbildung über 150 Stunden umfassen sollte.
Die Kosten der Akupunktur-Nadeln sind gesondert berechnungsfähig.

Nummer 270 **80**
Infusion, subkutan
Kann im Rahmen der chronischen Schmerztherapie mit subkutan applizierten Opioid-Infusionen von Bedeutung sein. Wegen der hochwirksamen applizierten Schmerzmedikamente ist die Wahl eines erhöhten Steigerungsfaktors vertretbar.

Nummer 271 **120**
Infusion, intravenös, bis zu 30 Minuten Dauer

Nummer 272 **180**
Infusion, intravenös, von mehr als 30 Minuten Dauer

Nummer 273 **180**
Infusion, intravenös, gegebenenfalls mittels Nabelvenenkatheter oder in die Kopfvene, bei einem Kind bis zum vollendeten 4. Lebensjahr

Die Leistungen nach den Nummern 271, 272 und 273 sind im Zusammenhang mit einer Narkose/Anästhesie nicht berechnungsfähig für das Einbringen von Anästhetika, Anästhesieadjuvanzien und Anästhesieantidoten.
Werden die Leistungen nach den Nummern 271, 272 und 273 im Zusammenhang mit einer Narkose/Anästhesie berechnet, ist das Medikament in der Rechnung anzugeben.
Die Leistungen nach den Nummern 271 und 272 sind je Gefäßzugang einmal, insgesamt jedoch nicht mehr als zweimal pro Behandlungstag berechnungsfähig. Die zweimalige Berechnung der Leistungen nach den Nummern 271 und 272 setzt gesonderte Punktionen verschiedener Blutgefäße voraus. Bei zeitlich getrennt applizierten Infusionen nach den Nummern 271 und 272 sind aber an einem Tag sogar vier Berechnungen möglich, da sich die Formulierung „... je Gefäßzugang einmal, insgesamt jedoch nicht mehr als zweimal je Behandlungstag ...“ nur auf denselben Gefäßzugang bezieht. Als Beispiel:

- Um 08.00 Uhr Nr. 271 für Blutgefäß 1
- Um 12.00 Uhr Nr. 272 für Blutgefäß 1
- Um 16.00 Uhr Nr. 271 für Blutgefäß 2
- Um 22.00 Uhr Nr. 272 für Blutgefäß 2

Die entsprechende Formulierung in der GOÄ ist deshalb denkbar ungeschickt und berechtigt selbst bei zwei zeitgleich über verschiedene Gefäßzugänge einlaufenden Infusionen zur je zweimaligen Abrechnung der Nrn. 271 und 272.
Die Berechnung der Leistung nach Nummer 273 ist unabhängig von der Infusionsdauer.
Der Berechnungsausschluß der Nrn. 271 bis 276 nebeneinander läßt die Möglichkeit offen, im Tagesverlauf außer der Leistung nach Nummer 273 noch eine, bei getrennten Venenzugängen auch zwei weitere Infusionen nach den Nrn. 271 und/oder 272 zu berechnen.

Nummer 274 **320**
Dauertropfinfusion, intravenös, von mehr als 6 Stunden Dauer – gegebenenfalls einschließlich Infusionsplan und Bilanzierung
Neben der Leistung nach Nummer 274 sind die Leistungen nach den Nummern 271 bis 273, 275 und/oder 276 nicht berechnungsfähig.
Eine von 16.00 Uhr des ersten Tages bis 10.00 Uhr des zweiten Tages laufende Infusion ist wegen der Beschränkung der Berechnungsfähigkeit auf den Behandlungstag je Tag einmal nach Nummer 274 berechenbar.

Nummer 275 **360**
Dauertropfinfusion von Zytostatika, von mehr als 90 Minuten Dauer

Nummer 276 **540**
Dauertropfinfusion von Zytostatika, von mehr als 6 Stunden Dauer
Diese beiden sehr spezialisierten Ziffern können sinnvollerweise als Analogziffern für die perfusorgesteuerte Infusion/Injektion hochwirksamer und entsprechend nebenwirkungsbelasteter Medikamente angewendet werden. Der Aufwand bei der Herstellung dieser Infusionslösungen und die bei der Applikation erforderliche Sorgfalt bei der Überwachung und der Erkennung und ggf. Behandlung von Nebenwirkungen ist dem Inhalt der Nummern 275 und 276 durchaus vergleichbar und rechtfertigt einen Analogansatz.
Ist am selben Tag, jedoch zeitlich deutlich getrennt von der ersten Infusion, eine weitere, ähnliche Medikamentengabe über Perfusor oder Infusionspumpe aus medizinisch nachvollziehbaren Gründen erforderlich, können die Nummern 275 und 276 erneut berechnet werden.

Nummer 277 **180**

Infusion, intraarteriell, bis zu 30 Minuten Dauer

Nummer 278 **240**

Infusion, intraarteriell, von mehr als 30 Minuten Dauer

Die Anmerkungen zu den Nummern 271 und 272 sind sinngemäß zu übertragen.

Meist wird die Nummer 278 für die heparinhaltige Druckinfusion zum Offenhalten von arteriellen Kanülen oder Kathetern angewendet, wodurch sich die Anwendung eines erhöhten Steigerungsfaktors verbietet.

Nummer 280 **330**

Transfusion der ersten Blutkonserve oder des ersten Blutbestandteilpräparates – einschließlich Identitätssicherung im AB0-System (bedsid test) und Dokumentation der Konserven- bzw. Chargen-Nummer

Die Infusion von Albumin oder von Präparaten, die als einzigen Bestandteil Albumin enthalten, ist nicht nach der Leistung nach Nummer 280 berechnungsfähig.

Blutbestandteile mit zellulären Komponenten (Frischplasma FFP, Thrombozytenkonzentrat) sind hier ebenso gemeint wie Präparationen aus bestimmten Serumanteilen (Faktorenkonzentrate).

Die gleichzeitige Gabe von Infusionslösungen ist nach den Nummern 271, 272 oder 274 berechnungsfähig, auch wenn sie über denselben Zugangsweg erfolgt.

Nummer 282 **150**

Transfusion jeder weiteren Blutkonserve oder jedes weiteren Blutbestandteilpräparates im Anschluß an die Leistungen nach der Nummer 280 – einschließlich Identitätssicherung im AB0-System (bedside test) und Dokumentation der Konserven- bzw. Chargennummer

Die Infusion von Albumin oder von Präparaten, die als einzigen Blutbestandteil Albumin enthalten, ist nicht nach der Leistung nach Nummer 282 berechnungsfähig.

Die Abrechnung bezieht sich jeweils auf den Kalendertag; werden an einem weiteren Behandlungstag erneut Transfusionen erforderlich, so kann erneut die Nummer 280 für die erste Transfusion angesetzt werden.

Wird jeweils gleichzeitig Erythrozyten-Konzentrat und eine Gerinnungspräparation gegeben, so kann die Nummer 280 mit entsprechender Angabe zweimal angesetzt werden (z.B. 280 B und 280 G)

Nummer 284 **90**

Eigenbluteinspritzung – einschließlich Blutentnahme

Diese Methode gehört zu den „alternativen Verfahren" und wird zur Immunstimulierung, gelegentlich auch zur Schmerztherapie, angewendet.

Wird das entnommene Blut vor der Rückinjektion bestimmten Manipulationen unterworfen (Bestrahlung, homöopathische Potenzierung), kann auch für die dann resultierende Gesamtleistung lediglich die Nummer 284 angewendet werden, dann allerdings mit einem höheren Steigerungssatz.

Nummer 285 **110**

Aderlaß aus der Vene oder Arterie mit Entnahme von mindestens 200 ml Blut

Auch hierfür kann das unter Nummer 284 Gesagte gelten.

Für den „Aderlaß" zur Herstellung einer Eigenblutkonserve sind die Nrn. 288 bzw. 289 anzuwenden.

Die Kosten für die Einmalgeräte sind gemäß § 10 GOÄ erstattungsfähig.

Bei Blutentnahme aus der Arterie ist die Berechnung eines Druckverbandes nach Nummer 204 möglich.

Nummer 286 220

Reinfusion der ersten Einheit (mindestens 200 ml) Eigenblut oder Eigenplasma – einschließlich Identitätssicherung im AB0-System (bedside test)

Nummer 286a 100

Reinfusion jeder weiteren Einheit (mindestens 200 ml) Eigenblut oder Eigenplasma im Anschluß an die Leistung nach Nummer 286 – einschließlich Identitätsssicherung im AB0-System

Nummer 288 230

Präoperative Entnahme einer Einheit Eigenblut (mindestens 400 ml) zur späteren Retransfusion bei Aufbewahrung als Vollblutkonserve – gegebenenfalls einschließlich Konservierung

Nummer 289 (A 792) 350

Präoperative Entnahme einer Einheit Eigenblut (mindestens 400 ml) zur späteren Retransfusion – einschließlich Auftrennung des Patientenblutes in ein Erythrozytenkonzentrat und eine Frischplasmakonserve, Versetzen des Erythrozytenkonzentrates mit additiver Lösung und anschließender Aufbewahrung bei + 2 °C bis + 6 °C sowie Schockgefrieren des Frischplasmas und anschließender Aufbewahrung bei – 30 °C oder darunter

Neben den Nummern 288 und 289 ist zum Ausgleich des entstehenden Volumendefizits die Berechnung einer Infusion nach Nummer 271 bzw. 272 möglich. Auch die Überwachung des EKG und der Sauerstoffsättigung nach den Nummern 650 und 602 erst möglich.
Die für die Konservierung anfallenden Kosten sind nach § 10 GOÄ zusätzlich zur Leistungsvergütung berechnungsfähig.
Die Nummer 286 kann je Behandlungstag nur einmal abgerechnet werden.
Die unmittelbar vor einer geplanten Operation stattfindende Hämodilution kann nach den Nummern 288, 272 und 286 berechnet werden.

Nummer 344 100

Intravenöse Einbringung des Kontrastmittels mittels Injektion oder Infusion, bis zu 10 Minuten Dauer

Mit dieser Komplexgebühr werden Gefäßpunktion, Injektion des Kontrastmittels, evtl. nötiger Gefäßkatheterismus sowie evtl. Lagekontrolle der Nadel oder des Katheters durch Röntgen abgerechnet.

Nummer 427 150

Assistierte und/oder kontrollierte apparative Beatmung durch Saug-Druck-Verfahren bei vitaler Indikation, bis zu 12 Stunden Dauer

Nummer 428 220

Assistierte und/oder kontrollierte apparative Beatmung durch Saug-Druck-Verfahren bei vitaler Indikation, bei mehr als 12 Stunden Dauer, je Tag

Diese altertümlich formulierte Nummer kann für vital indizierte Beatmungen über Endotrachealtubus, Kehlkopfmaske und – zumindest kurzfristig – auch über Maske berechnet werden. Typische Konstellationen sind:

- präklinische Notfallversorgung, z.B. am Unfallort, in einer Arztpraxis oder im Rettungswagen
- Verlegung apparativ beatmeter Patienten innerhalb des Krankenhauses oder während eines Intensivtransportes

- Versorgung beatmeter Patienten außerhalb von Intensivstationen (nicht neben Nummer 435 berechnungsfähig)

Eine Inhalationstherapie mit intermittierender Überdruckbeatmung ist nach Nummer 501 berechnungsfähig.
Die Leistung nach Nummer 428 ist je Kalendertag mit mehr als 12stündiger Dauer einer apparativen Beatmung berechnungsfähig, nicht aber zweimal an einem Tag.

Nummer 429 **400**
Wiederbelebungsversuch – einschließlich künstlicher Beatmung und extrathorakaler indirekter Herzmassage, ggf. einschließlich Intubation
Diese Nummer umfaßt den gesamten Zeitraum vom Beginn der Wiederbelebungsmaßnahmen bis zum Wiedereinsetzen der Kreislauffunktion bzw. bis zum Abbruch der Wiederbelebungsmaßnahmen.
Eine wiederholte Abrechnung ist nur möglich, wenn es nach Einsetzen einer vorübergehenden Kreislauffunktion erneut zum Kreislaufstillstand kommt. Die Leistung ist unabhängig vom Erfolg der durchgeführten Maßnahmen berechnungsfähig.
Die Technik der künstlichen Beatmung (Mund-zu-Mund, Maske, Tubus) ist unerheblich.
Die Nummer 429 kann auch berechnet werden, wenn es nach Atemstillstand noch nicht zum Kreislaufstillstand gekommen ist und die Beatmungsmaßnahmen allein zur kardiopulmonalen Stabilisierung führen.

Nummer 430 **400**
Extra- oder intrathorakale Elektro-Defibrillation und/oder –Stimulation des Herzens
Die Leistung nach Nummer 430 ist auch bei mehrfacher Verabfolgung von Stromstößen in engem zeitlichem Zusammenhang zur Erreichung der Defibrillation nur einmal berechnungsfähig.
Die Nummer 430 kann neben der Nummer 429 berechnet werden, sie kann bei zeitlich voneinander getrennten, jeweils eigenständig indizierten Defibrillationen bzw. Elektrostimulationen des Herzens auch mehrfach berechnet werden.

Nummer 446 **300**
Zuschlag bei ambulanter Durchführung von Anästhesie-Leistungen, die mit Punktzahlen von 200 bis 399 Punkten bewertet sind.
Der Zuschlag nach Nummer 446 ist je Behandlungstag nur einmal berechnungsfähig. Der Zuschlag nach Nummer 446 ist neben dem Zuschlag nach Nummer 447 nicht berechnungsfähig.

Nummer 447 **650**
Zuschlag bei ambulanter Durchführung von Anästhesie-Leistungen, die mit 400 oder mehr Punkten bewertet sind.
Der Zuschlag nach Nummer 447 ist je Behandlungstag nur einmal berechnungsfähig. Der Zuschlag nach Nummer 447 ist neben dem Zuschlag nach Nummer 446 nicht berechnungsfähig.
Die Zuschläge nach den Nummern 446 und 447 sind nur nach dem einfachen Gebührensatz berechnungsfähig.
Maßgeblich ist die Anästhesieleistung mit der höchsten Punktzahl, Summierungen sind nicht möglich.
Auch schmerztherapeutische Leistungen können mit diesem Zuschlag versehen werden.
Ist derselbe Arzt für Operation und Anästhesie verantwortlich (was medizinisch und haftungsrechtlich nicht wünschenswert ist), darf er beide Zuschlagspositionen für Operation (Nrn. 442 bis 445) und Anästhesie (Nrn. 446–447) abrechnen.

Nummer 448 **600**

Beobachtung und Betreuung eines Kranken über mehr als zwei Stunden während der Aufwach- und/oder Erholungszeit bis zum Eintritt der Transportfähigkeit nach zuschlagsberechtigten ambulanten operativen Leistungen bei Durchführung unter zuschlagsberechtigten ambulanten Anästhesien bzw. Narkosen

Der Zuschlag nach Nummer 448 ist je Behandlungstag nur einmal berechnungsfähig.

Der Zuschlag nach Nummer 448 ist neben den Leistungen nach den Nummern 1–8 und 56 sowie dem Zuschlag nach Nummer 449 nicht berechnungsfähig.

Nummer 449 **900**

Beobachtung und Betreuung eines Kranken über mehr als vier Stunden während der Aufwach- und/oder Erholungszeit bis zum Eintritt der Transportfähigkeit nach zuschlagsberechtigten ambulanten operativen Leistungen bei Durchführung unter zuschlagsberechtigten ambulanten Anästhesien bzw. Narkosen

Der Zuschlag nach Nummer 449 ist je Behandlungstag nur einmal berechnungsfähig.

Der Zuschlag nach Nummer 449 ist neben den Leistungen nach den Nummern 1–8 und 56 sowie dem Zuschlag nach Nummer 448 nicht berechnungsfähig.

Die Leistungen nach den Nummern 448 und 449 sind im Zusammenhang mit derselben Operation nur von einem der an dem Eingriff beteiligten Ärzte und nur entweder neben den Leistungen nach den Nummern 442 bis 445 (operative Leistungen) oder den Leistungen nach den Nummern 446 bis 447 berechnungsfähig. Neben den Leistungen nach den Nummern 448 und 449 darf die Nummer 56 nicht berechnet werden.

Die für die Berechnung der Zeitgrenze der Nummern 448 und 449 maßgebliche „Aufwach- und/oder Erholungszeit" beginnt mit dem Ende der Operation und dauert bis zum Eintritt der Transportfähigkeit, nicht bis zum tatsächlichen Verlassen der Praxisräume.

Werden Leistungen nach den Nummern 1–8 unmittelbar vor der Anästhesie bzw. der Schmerztherapie erbracht, können Sie neben den Nummern 448 und 449 berechnet werden, sollten allerdings mit dem Vermerk „vor Anästhesie/Schmerztherapie" versehen werden.

Unverständlicherweise ist nach Auffassung des GOÄ-Ausschusses der BÄK (02/98) die Leitung der postnarkotischen Überwachungsphase bei stationären Patienten nicht mit einer speziellen Gebührenordnungsposition versehen. Die jeweils in dieser Phase erbrachten Leistungen (Injektionen, Infusionen, Monitoring) können berechnet werden.

Allgemeine Bemerkungen zu Abschnitt D: Anästhesieleistungen

Bei der Anwendung mehrerer Narkose- oder Anästhesieverfahren nebeneinander ist nur die jeweils höchstbewertete dieser Leistungen berechnungsfähig; eine erforderliche Prämedikation ist Bestandteil dieser Leistung.

Dieser Leistungsausschluß bezieht sich naturgemäß nur auf Verfahren, die sich auf denselben nervalen Versorgungsbereich beziehen; so sind eine Leitungsanästhesie im Bereich des Armes und eine Lokalanästhesie am Bein oder Fuß nebeneinander zu berechnen.

Auch wenn die Leistung anästhesieunabhängig ist, z.B. als Lokalanästhesie vor Venenpunktion, kann sie neben den höherwertigen Narkoseleistungen berechnet werden.

Eine nicht erlaubte Nebeneinanderberechnung liegt auch dann nicht vor, wenn zwei unterschiedliche Anästhesieverfahren nacheinander angewendet werden, z.B. bei einer unerwarteten Verlängerung einer Operation, wenn die Regionalanästhesie durch eine Allgemeinnarkose erweitert werden muß.

Eine Nebeneinanderberechnung zweier Anästhesieverfahren ist auch dann möglich, wenn zu einer Allgemeinnarkose zusätzlich eine Leitungsanästhesie oder eine Periduralanästhesie zur

postoperativen Analgesie durchgeführt wird. Der Zeitpunkt der Anlage dieser zusätzlichen Schmerztherapiemaßnahme ist unerheblich. Auch mehrere Lokalanästhesien an unterschiedlichen Körperregionen, z.B. eine Epiduralanästhesie und eine Plexus-brachialis-Blockade, können nebeneinander berechnet werden.
Die Leistungsansätze im Abschnitt D gelten, sofern die Leistungslegende nichts anderes sagt, sowohl für Narkose- bzw. Anästhesieverfahren bei diagnostischen und therapeutischen Eingriffen, als auch für die Schmerztherapie, auch wenn generell die invasiven Blockadetechniken deutlich an Wichtigkeit im Rahmen der Behandlung chronischer Schmerzzustände verloren haben.
Die Nummern für Allgemeinnarkoseverfahren werden mitbesprochen, weil gelegentlich im Rahmen schmerztherapeutischer Maßnahmen auch Narkosen verabreicht werden.
Im engeren Sinne gehören zu den Narkoseleistungen die Applikation von Anästhetika (Analgetika, Hypnotika, Relaxanzien, Narkosegasen), von Anästhesie-Adjuvanzien und Anästhesieantidota. Ferner gehören dazu die routinemäßige Überwachung der Vitalfunktionen Blutdruck, EKG-Monitoring und Atemfunktionen (Atemfrequenz, Atemzugvolumen, Atemminutenvolumen).
Gesondert berechenbar sind alle Maßnahmen, die der Vorbeugung oder Behandlung von Störungen der Vitalfunktionen dienen und die durch die Anästhesie oder auch durch operativ-technische Maßnahmen, die Lagerung, die Grunderkrankung oder Begleiterkrankungen bedingt sind. In diesem Zusammenhang sind dann auch Monitoring-Maßnahmen berechnungsfähig, sollten aber begründet werden, um Rückfragen zu vermeiden.

Nummer 451 **121**
Intravenöse Kurznarkose

Nummer 452 **190**
Intravenöse Narkose (mehrmalige Verabreichung des Narkotikums)
Nur für kurzdauernde, schmerzhafte Eingriffe, auch im Rahmen schmerztherapeutischer Maßnahmen
Die Nummer 453 für eine „Vollnarkose" sollte zugunsten dieser beiden Nummern verlassen werden.

Nummer 460 **404**
Kombinationsnarkose mit Maske, Gerät – auch Insufflationsnarkose – bis zu einer Stunde

Nummer 461 **202**
Kombinationsnarkose mit Maske, Gerät – jede weitere angefangene halbe Stunde
Zur Ausschaltung von Bewußtsein und Schmerz werden unterschiedliche, in ihrer Wirkung aufeinander abgestimmte Arzneimittel kombiniert. Ein Narkosegerät zur Dosierung von Sauerstoff und ggf. Narkosegasen ist eigentlich erforderlich, in der Zeit total intravenöser Narkoseverfahren ohne Lachgaszusatz möglicherweise aber auch verzichtbar, wenn mit Ambu-Beutel und Sauerstoffzusatz assistierend beatmet werden kann.

Nummer 462 **510**
Kombinationsnarkose mit endotrachealer Intubation, bis zu einer Stunde Dauer

Nummer 463 **348**
Kombinationsnarkose mit endotrachealer Intubation, jede weitere angefangene halbe Stunde
Statt eines endotrachealen Tubus kann auch eine Kehlkopfmaske verwendet werden.
Muß aus operationstechnischen Gründen nasotracheal intubiert werden, kann der Multiplikator, zumindest der Nummer 462, erhöht werden.

Erschwernisse bei der Intubation können ebenfalls den Multiplikator erhöhen, wie Belastungen durch erhebliche Vorerkrankungen oder anderweitige Gefährdungen des Patienten.
Auch die Lagerung auf der Seite, auf dem Bauch oder in Knie-Ellenbogen-Lagerung führt zu erhöhten Steigerungssätzen.
Als Narkosedauer gilt üblicherweise die Dauer von 10 Minuten vor Operationsbeginn bis 10 Minuten nach Operationsende. Als Operationszeit gilt üblicherweise die Zeit vom Hautschnitt bis zum Ende des Wundverschlusses. Vorbereitende Maßnahmen (z.B. Anlage einer Blutleere-Manschette, Lagerungsmaßnahmen, präoperative Untersuchung in Narkose durch den Operateur, ausgedehntes, medizinisch notwendiges und angemessenes Monitoring) oder nachbereitende Maßnahmen (z.B. postoperative Gipsanlage in Narkose, Rücklagerung, Röntgenkontrollen, postoperative Untersuchung in noch bestehender Narkose durch den Operateur) verlängern die Operationszeit.

Nummer 469 **250**
Kaudalanästhesie
Bei der Kaudalanästhesie handelt es sich um eine Periduralanästhesie im Bereich des Hiatus sacralis bzw. der Cauda equina. Wird sie, was häufig zur postoperativen Analgesie geschieht, bei Säuglingen und Kleinkindern angewendet, kann der Multiplikator gesteigert werden.

Nummer 470 **400**
Einleitung und Überwachung einer einzeitigen subarachnoidalen Spinalanästhesie (Lumbalanästhesie) oder einzeitigen periduralen (epiduralen) Anästhesie bis zu einer Stunde Dauer

Nummer 471 **600**
Einleitung und Überwachung einer einzeitigen subarachnoidalen Spinalanästhesie (Lumbalanästhesie) oder einzeitigen periduralen (epiduralen) Anästhesie bis zu zwei Stunden Dauer

Nummer 472 **800**
Einleitung und Überwachung einer einzeitigen subarachnoidalen Spinalanästhesie (Lumbalanästhesie) oder einzeitigen periduralen (epiduralen) Anästhesie bei mehr als zwei Stunden Dauer

Nummer 473 **600**
Einleitung und Überwachung einer kontinuierlichen subarachnoidalen Spinalanästhesie (Lumbalanästhesie) oder periduralen (epiduralen) Anästhesie mit Katheter, bis zu fünf Stunden Dauer

Nummer 474 **900**
Einleitung und Überwachung einer kontinuierlichen subarachnoidalen Spinalanästhesie (Lumbalanästhesie) oder periduralen (epiduralen) Anästhesie mit Katheter, bei mehr als fünf Stunden Dauer
Die Zeitangabe reicht von Beginn der Einleitung der Anästhesie bis zum Abschluß der Anästhesie-Überwachung durch den verantwortlichen Arzt.
Injektionen von Lokalanästhetika und/oder Opioiden in den rückenmarksnahen Katheter sind im Leistungsinhalt der Nummern 473 und 474 enthalten.
Anatomische Schwierigkeiten bei der Punktion bzw. ein besonderer Zugangsweg für die rückenmarknahe Blockade (z.B. bei thorakaler Epiduralanästhesie) rechtfertigen die Wahl eines erhöhten Steigerungsfaktors.

Nummer 475 **450**
Überwachung einer kontinuierlichen subarachnoidalen Spinalanästhesie (Lumbalanästhesie) oder einzeitigen periduralen (epiduralen) Anästhesie mit Katheter, zusätzlich zur Leistung nach Nummer 474 für den zweiten und jeden weiteren Tag, je Tag
Injektionen von Lokalanästhetika und/oder Opioiden in den rückenmarksnahen Katheter sind im Leistungsinhalt der Nummer 475 enthalten.
Neben der Nummer 475 können Visiten nach den Nummern 45 und 46 GOÄ berechnet werden, Zeitangaben in der Rechnung und die Führung eines postoperativen Schmerztherapie-Protokolls sind obligat. Auch das Konsil mit dem Operateur ist nach Nummer 60 GOÄ berechnungsfähig, sofern es sich um keine routinemäßige Besprechung handelt.
Die Entfernung des Periduralkatheters ist im Leistungsumfang der Nummer 475 enthalten, ein wegen Liquorrhoe oder Sekretorrhoe notwendiger Druckverband kann nach Nummer 204 berechnet werden.
Die nach Entfernen des Katheters notwendige orientierende neurologische Untersuchung kann nach Nummer 5 GOÄ berechnet werden, keineswegs ist hier der Ansatz der Nummer 800 zulässig.

Nummer 476 **380**
Einleitung und Überwachung einer supraklavikulären oder axillären Armplexus- oder Paravertebralanästhesie, bis zu einer Stunde Dauer

Nummer 477 **190**
Überwachung einer supraklavikulären oder axillären Armplexus- oder Paravertebralanästhesie, jede weitere angefangene Stunde
Der sog. „Drei-in-Eins-Block", ein Knie- oder ein Fußblock kann analog auf Empfehlung der BÄK als Nr. A 496 auf der Grundlage der Nummern 476 und 477 abgerechnet werden.
Wird die Plexusanästhesie unter Verwendung eines Katheters durchgeführt, kann dies in der Wahl des Multiplikators für die Nummer 476 seinen Niederschlag finden.
Wird der Plexuskatheter, gleich, ob im Armplexus- oder im Beinplexusbereich zur postoperativen Schmerztherapie oder auch zur Analgesie von Mobilisationsbehandlungen in der Orthopädie, mehrere Tage mit regelmäßigen Injektionen von Lokalanästhetika und/oder Opioidanalgetika benutzt, so kann analog die Nummer 477 für den zweiten und jeden weiteren Tag berechnet werden.

Nummer 478 **230**
Intravenöse Anästhesie einer Extremität bis zu einer Stunde Dauer

Nummer 479 **115**
Intravenöse Anästhesie einer Extremität, jede weitere angefangene Stunde
Diese Methode wird gelegentlich im Rahmen der Schmerztherapie angewendet und beinhaltet die Anlage der Blutsperre als Bestandteil der Leistung.

Nummer 483 **46**
Lokalanästhesie der tieferen Nasenabschnitte – ggf. einschließlich des Rachens –, auch beidseitig
Oberflächenanästhesie durch Besprühen oder Betupfen mit Lokalanästhetikum. Nur als eigenständige Anästhesieleistung berechenbar, z.B. bei endobronchialer Behandlung mit weichem Rohr (Nr. 1532) bei Sekretüberflutung oder Aspiration.

Nummer 484 **46**
Lokalanästhesie des Kehlkopfes

Nicht berechnungsfähig im Zusammenhang mit der endotrachealen Intubation.
Nur als eigenständige Anästhesieleistung berechenbar, auch bei Nr. 1532 infolge Sekretüberflutung oder Aspiration.

Nummer 488 46

Lokalanästhesie der Harnröhre und/oder der Harnblase
Die eigenständige Instillation eines Analgetikums in die Harnröhre, z.B. vor der Anlage eines Blasenkatheters, kann mit dieser Nummer berechnet werden.

Nummer 489 145

Lokalanästhesie des Bronchialgebietes, ggf. einschl. des Kehlkopfes und des Rachens
Zugehörige Anästhesieleistung im Zusammenhang mit der flexiblen Bronchoskopie

Nummer 490 61

Infiltrationsanästhesie kleiner Bezirke

Nummer 491 121

Infiltrationsanästhesie großer Bezirke – auch Parazervikalanästhesie
Berechnungsfähig für die Lokalanästhesie vor kleineren oder mittelgroßen Eingriffen, wie Venenpunktion, ZVK-Anlage, Anlage einer suprapubischen Fistel, Entfernung kleiner Tumoren oder Fremdkörper u.ä., aber auch im Rahmen der Schmerztherapie. In diesem Fall ist die Leistung nach Nr. 267 bzw. 268 nicht zusätzlich berechnungsfähig. Bei Infiltration mehrerer kleiner Bezirke ist die Nummer 490 mehrfach berechnungsfähig, bei Infiltration großer und kleiner Bezirke auch beide Ziffern nebeneinander.
Die Nrn. 490 und 491 sind nur als eigenständige Zielleistungen berechnungsfähig, nicht als Teilverrichtung einer anderen, höher bewerteten Anästhesie, z.B. als Stichkanalanalgesie vor einer Spinal- oder Periduralanästhesie.

Nummer 493 61

Leitungsanästhesie, perineural – auch nach Oberst
Hier wird das Lokalanästhetikum in die mehr oder weniger unmittelbare Umgebung des Nervs injiziert. Die Nummer 493 ist je durchgeführte Lokalanästhesie einmal berechnungsfähig. Je Finger und Zehe ist die Nummer 493 zweimal zu berechnen.

Nummer 494 121

Leistungsanästhesie, endoneural – auch Pudendusanästhesie
Hier wird das Lokalanästhetikum direkt in die Nervenscheide injiziert, die Bezeichnung „endoneural" ist unglücklich gewählt.
Bei der Pudendusanästhesie kann die Nummer 494 zweimal berechnet werden.

Nummer 494 A 121

Erstanlage der transkutanen elektrischen Nervenstimulation, ggf. mit Anleitung des Patienten zur Selbstbehandlung – analog Nummer 494 GOÄ
Indikationen zur TENS-Behandlung liegen im postoperativen Bereich sowie bei chronischen Schmerzen unterschiedlicher Lokalisation. Beratungs- und Untersuchungsleistungen können ebenso wie notwendige Infusion oder Injektionen neben der Leistung nach Nummer 494 A berechnet werden. Ist eine Selbstbehandlung des Patienten nicht möglich, kann die Nummer 551 A angesetzt werden.

Nummer 496 A **380**

Drei-in-Eins-Block, Knie- oder Fußblock – analog Nummer 476 GOÄ

Diese Nummer ist ins Analogverzeichnis der BÄK aufgenommen.

Nummer 497 **220**

Blockade des Truncus sympathicus (lumbaler Grenzstrang oder Ganglion stellatum) mittels Anästhetika

Nummer 498 **300**

Blockade des Truncus sympathicus (thorakaler Grenzstrang oder Plexus solaris) mittels Anästhetika

Sympathikusblockaden können bei unterschiedlichen Schmerzzuständen indiziert sein. Sie können als diagnostische und therapeutische Blockaden durchgeführt werden bei:

- Phantomschmerzen
- Herpes zoster und Post-Zoster-Schmerz
- CRPS
- Trigeminusneuralgie

Werden in derselben Sitzung sowohl eine Blockade des lumbalen Grenzstranges als auch eine Stellatum-Blockade durchgeführt, so ist die Nummer 497 zweimal berechnungsfähig.
Eine doppelseitige lumbale Grenzstrangblockade ist möglich und kann dann ebenfalls zweimal als Nummer 497 bzw. 498 berechnet werden.
Mehr als eine Blockade des lumbalen oder des thorakalen Grenzstranges in unterschiedlichen Segmenten auf der gleichen Seite ist medizinisch nicht sinnvoll und kann daher nicht durch mehrfachen Ansatz der Nummern 497 und 498 berechnet werden. Die Nummern 497 und 498 sind bei entsprechender Leistungsausführung aber auch nebeneinander berechnungsfähig.

Nummer X 499A **150**

Kontinuierliche Überwachung der Vitalfunktionen durch den Arzt für Anästhesiologie während eines diagnostischen und/oder therapeutischen Eingriffes eines anderen Arztes ohne Narkose (stand by) einschließlich der Bereitstellung der Ausrüstung zur Behandlung von Zwischenfällen, je angefangene halbe Stunde – analog Nr. 62 GOÄ

Die Leistung nach Nummer X 499 kann nicht gleichzeitig mit Leistungen nach den Nummern 450 bis 474 oder 476/477 berechnet werden. Wird im Verlauf einer Leistung nach Nummer X 499 eine Narkose oder Anästhesie notwendig, so kann diese zeitlich nach der Leistung nach Nummer X 499 berechnet werden. Die Notwendigkeit sollte begründet werden.
Werden während der Leistung nach Nummer X 499 Injektionen, z.B. zur Analgosedierung oder zur Behandlung auftretender Komplikationen oder Veränderungen, notwendig, so kann die Berechnung nach den Nummern 271, 272, 253 oder 261 erfolgen. Das gleiche gilt für Monitoring-Leistungen, z.B. nach den Nummern 602, 650 oder 647 GOÄ.

Allgemeine Bemerkungen zu Abschnitt E: Physikalisch-medizinische Leistungen

Nicht persönlich durch den im Krankenhaus tätigen Wahlarzt oder dessen ständigen ärztlichen Vertreter erbrachte Leistungen nach Abschnitt E gelten nur dann als eigene wahlärztliche Leistungen, wenn der Wahlarzt oder dessen ständiger ärztlicher Vertreter durch die Zusatzbezeichnung „Physikalische Therapie“ oder durch die Gebietsbezeichnung „Facharzt für physikalische und rehabilitative Medizin“ qualifiziert ist und die Leistungen nach fachlicher Weisung unter deren Aufsicht erbracht worden sind.
Der niedergelassene Arzt kann physikalisch-medizinische Leistungen in seiner Praxis durchführen und diese nach Abschnitt E abrechnen.

Nummer 500 38
Inhalationsbehandlung – auch mittels Ultraschallvernebelung

Nummer 501 86
Inhalationstherapie mit intermittierender Überdruckbeatmung
Diese Nummern können zur Behandlung bzw. Prophylaxe obstruktiver Ventilationsstörungen im Rahmen der Schmerztherapie, vor allem aber auch in der Palliativmedizin zur Anwendung kommen.
Reduzierter Gebührenrahmen. Neben der Leistung nach Nummer 501 sind Leistungen nach den Nrn. 500 und 505 nicht berechnungsfähig.

Nummer 505 85
Atmungsbehandlung – einschließlich aller unterstützender Maßnahmen
Krankengymnastische Übungsbehandlung zur Lockerung und Kräftigung von am Atmungsvorgang beteiligten Muskeln einschließlich Vibrationsmassagen und Druckverfahren. Reduzierter Gebührenrahmen.

Nummer 506 120
Krankengymnastische Ganzbehandlung als Einzelbehandlung – einschließlich der erforderlichen Massage(n)

Nummer 507 80
Krankengymnastische Teilbehandlung als Einzelbehandlung – einschließlich der erforderlichen Massage(n)

Nummer 508 110
Krankengymnastische Ganzbehandlung als Einzelbehandlung im Bewegungsbad

Nummer 509 38
Krankengymnastik in Gruppen (orthopädisches Turnen) – auch im Bewegungsbad – bei mehr als drei bis acht Teilnehmern, je Teilnehmer
Die Nummern 506 bis 509 können im zeitlichen Zusammenhang nicht nebeneinander abgerechnet werden. Bei den Nummern 508 und 509 können Massagen zusätzlich berechnet werden. Reduzierter Gebührenrahmen.

Nummer 510 70
Übungsbehandlung, auch mit Anwendung mediko-mechanischer Apparate, je Sitzung
Hierbei wird versucht, manuell oder mit mechanischen Hilfsmitteln Muskeln, Gelenke, Bänder und Kapseln nach vorangegangenen Verletzungen wieder zu mobilisieren und die frühere Funktionsfähigkeit wiederherzustellen. Im Rahmen der Schmerzbehandlung chronischer Schmerzsyndrome hat diese Nummer eine wichtige Bedeutung. Reduzierter Gebührenrahmen.

Nummer 514 105
Extensionsbehandlung, kombiniert mit Wärmetherapie und Massage mittels Gerät
Im Rahmen der Schmerztherapie bei degenerativen Gelenk- und Wirbelsäulenerkrankungen anwendbar. Die Nummer 514 ist je Sitzung nur einmal berechnungsfähig.

Nummer 520 45
Teilmassage (Massage einzelner Körperteile)

Nummer 521 65
Großmassage (z.B. Massage beider Beine, beider Arme, einer Körperseite, des Schultergürtels, eines Armes und eines Beines, des Rückens und eines Beines, des Rückens und eines Armes, beider Füße, beider Hände, beider Knie, beider Schultergelenke und ähnliche Massagen mehrerer Körperteile), je Sitzung

Nummer 523 65
Massage im extramuskulären Bereich (z.B. Bindegewebsmassage, Periostmassage, manuelle Lymphdrainage)

Nummer 525 35
Intermittierende apparative Kompressionstherapie an einer Extremität, je Sitzung

Nummer 526 55
Intermittierende apparative Kompressionstherapie an mehreren Extremitäten, je Sitzung

Nummer 527 94
Unterwasserdruckstrahlmassage (Wanneninhalt mindestens 400 Liter, Leistung der Apparatur mindestens 4 bar)
Massagen können vom Arzt nur dann als eigene Leistungen berechnet werden, wenn der Arzt bei ihrer Durchführung selbst anleitend, mitwirkend und beaufsichtigend tätig wird.

Nummer 530 35
Kalt-, Heißpackung/heiße Rolle, je Sitzung

Nummer 531 46
Leitung eines ansteigenden Teilbades

Nummer 532 76
Leitung eines ansteigenden Vollbades
Der Arzt muß bei der Leitung der Hydrotherapie-Maßnahmen eine dauernde tätige Bereitschaft zeigen und den Zustand des Patienten kontrollieren. Eingeschränkter Gebührenrahmen.

Nummer 535 33
Heißluftbehandlung eines Körperteils (z. B. Kopf oder Arm)

Nummer 536 51
Heißluftbehandlung mehrerer Körperteile (z. B. Rumpf oder Beine)

Nummer 538 40
Infrarotbehandlung, je Sitzung
Der Arzt muß bei der Leitung der Wärmebehandlungen eine dauernde tätige Bereitschaft zeigen und den Zustand des Patienten kontrollieren. Eingeschränkter Gebührenrahmen.

Nummer 548 37
Kurzwellen-, Mikrowellenbehandlung (Anwendung hochfrequenter Ströme) einer Körperregion

Nummer 549 55
Kurzwellen-, Mikrowellenbehandlung (Anwendung hochfrequenter Ströme) bei Behandlung verschiedener Körperregionen in einer Sitzung

Nummer 551 A 48

Behandlung mit der transkutanen elektrischen Nervenstimulation, je Sitzung – analog Nummer 551 GOÄ

Bei ungünstig gelegenen Körperstellen oder ernsthaften Begleiterkrankungen kann der Patient zur TENS-Behandlung den Arzt aufsuchen. Es sind neben der Leistung nach Nummer 551 A notwendige Beratungs- und Untersuchungsleistungen, Leistungen zum Monitoring sowie Injektionen und/oder Infusionen berechnungsfähig.

Nummer 552 44

Iontophorese

Mit Hilfe eines elektrischen Stromflusses soll das Eindringen bestimmter Wirkstoffe in die Haut ermöglicht werden.

Nummer 554 91

Hydroelektrisches Vollbad (kataphoretisches Bad, Stanger-Bad)

In Stromstärke und Spannung begrenzte elektrische Ströme werden durch den in einer Badewanne liegenden Körper geleitet.

Nummer 558 120

Apparative isokinetische Muskelfunktionstherapie, je Sitzung

Mit Hilfe spezieller Geräte wird nur eine Bewegungsführung mit gleichmäßiger Bewegungsgeschwindigkeit zugelassen.

Nummer 602 152

Oxymetrische Untersuchung(en) (Bestimmung der prozentualen Sauerstoffsättigung im Blut) – gegebenenfalls einschließlich Bestimmungen bei Belastung

Medizinisch indiziert bei Störungen der Ventilation, des Gasaustausches oder bei Kreislaufstörungen. Für ein routinemäßig durchgeführtes Monitoring im Rahmen einer Narkose ist die Nummer 602 üblicherweise nicht berechnungsfähig. Im Rahmen der Schmerztherapie kann sie aber zur Überwachung beim Einsatz von Lokalanästhetika oder besonders bei Opioidanwendung zum Ansatz kommen.

Die Nummer 602 kann nur einmal pro Arzt-Patienten-Kontakt berechnet werden; ändern sich die äußeren Umstände, d.h., wird der Patient nach einer Schmerztherapie im Aufwachbereich weiter überwacht, kann die Nummer erneut zum Ansatz kommen. Zeitangabe wird in einem solchen Fall empfohlen.

Nummer 603 90

Bestimmung des Atemwegswiderstandes (Resistance) nach der Oszillationsmethode oder der Verschlußdruckmethode – ggf. einschließlich fortlaufender Registrierung

Neben der Leistung nach Nummer 603 ist die Leistung nach Nummer 608 nicht berechnungsfähig.

Diese Nummer kann manchmal auch vor oder nach Schmerztherapieverfahren zur Anwendung kommen, in der Regel aber nur bei bereits vorliegenden pulmonalen Störungen.

Nummer 605 242

Ruhespirographische Untersuchung (im geschlossenen oder offenen System) mit fortlaufend registrierenden Methoden

Durch die Spirographie wird eine Beurteilung der aktuellen Lungenfunktion hinsichtlich statischer (Vitalkapazität) und dynamischer Größen (Ein-Sekunden-Kapazität) und damit eine Differenzierung zwischen obstruktiven und restriktiven Ventilationsstörungen ermöglicht. Neben der Leistung nach Nummer 605 sind die Nummer 610 und 612 nicht berechnungsfähig.

Nummer 606 **379**
Spiroergometrische Untersuchung – einschließlich vorausgegangener Ruhespirographie und ggf. einschließlich Oxymetrie
Durch diese Untersuchung wird eine Beurteilung der Ventilation unter Belastung auf einem Laufband oder Ergometer ermöglicht. Die unter Nummer 605 gemachten Bemerkungen sind auch hier gültig.

Nummer 614 **150**
Transkutane Messung(en) des Sauerstoffpartialdruckes
Medizinisch indiziert bei Störungen der Ventilation, des Gasaustausches oder bei Kreislaufstörungen. Für ein routinemäßig durchgeführtes Monitoring im Rahmen einer Narkose ist die Nummer 614 üblicherweise nicht berechnungsfähig. Im Rahmen der Schmerztherapie kann sie aber zur Überwachung beim Einsatz von Lokalanästhetika oder besonders bei Opioidanwendung zum Ansatz kommen.
Die Nummer 614 kann nur einmal pro Arzt-Patienten-Kontakt berechnet werden; ändern sich die äußeren Umstände, d.h., wird der Patient nach einer Schmerztherapie im Aufwachbereich weiter überwacht, kann die Nummer erneut zum Ansatz kommen. Zeitangabe wird in einem solchen Fall empfohlen.

Nummer 617 **341**
Gasanalyse in der Exspirationsluft mittels kontinuierlicher Bestimmung mehrerr Gase
Mit „mehreren Gasen" sind in erster Linie Bestimmungen von Sauerstoff und CO_2 gemeint. Während durch die CO_2-Messung Ventilationsstörungen erkannt werden können, dient die Bestimmung der exspiratorischen Sauerstoffkonzentration der Erkennung von Verteilungs- und Diffusionsstörungen. Medizinisch indiziert ist dieses Meßverfahren bei Störungen der Ventilation, des Gasaustausches oder bei Kreislaufstörungen. Für ein routinemäßig durchgeführtes Monitoring im Rahmen einer Narkose ist die Nummer 617 üblicherweise nicht berechnungsfähig. Im Rahmen der Schmerztherapie kann sie aber zur Überwachung beim Einsatz von Lokalanästhetika oder besonders bei Opioidanwendung zum Ansatz kommen.
Die Nummer 617 kann nur einmal pro Arzt-Patienten-Kontakt berechnet werden; ändern sich die äußeren Umstände, d.h., wird der Patient nach einer Schmerztherapie im Aufwachbereich weiter überwacht, kann die Nummer erneut zum Ansatz kommen. Zeitangabe wird in einem solchen Fall empfohlen.

Nummer 623 **140**
Temperaturmessung(en) an der Hautoberfläche (z.B. der Brustdrüse) mittels Flüssigkristall-Thermographie (Plattenthermographie) einschließlich der notwendigen Aufnahmen

Nummer 624 **330**
Thermographische Untersuchung mittels elektronischer Infrarotmessung mit Schwarzweiß-Wiedergabe und Farbthermogramm, einschließlich der notwendigen Aufnahmen, je Sitzung
Diese Nummern können im Rahmen der Schmerztherapie bei Sympathikusblockaden zur Anwendung kommen, um Unterschiede der Hauttemperatur durch die Blockade verifizieren zu können.
Für beide Nummern gilt der eingeschränkte Gebührenrahmen.

Nummer 630 **908**

Mikro-Herzkatheterismus unter Verwendung eines Einschwemmkatheters – einschließlich Druckmessungen nebst fortlaufender EKG-Kontrolle

Die Kosten für den Einschwemmkatheter sind mit der Gebühr abgegolten.

Neben der Leistung nach Nummer 630 sind die Leistungen nach den Nrn. 355, 356, 360, 602, 648, 650, 651, 3710 und 5295 nicht berechnungsfähig.

Nummer 632 **1210**

Mikroherzkatheterismus unter Verwendung eines Einschwemmkatheters – einschließlich Druckmessungen und oxymetrischer Untersuchungen nebst fortlaufender EKG-Kontrolle – ggf. auch unter Röntgenkontrolle

Die Kosten für den Einschwemmkatheter sind mit der Gebühr abgegolten.

Neben der Leistung nach Nummer 632 sind die Leistungen nach den Nrn. 355, 356, 360, 602, 648, 650, 651, 3710 und 5295 nicht berechnungsfähig.

Beide recht aufwendigen diagnostischen Maßnahmen werden in aller Regel im Rahmen der Schmerztherapie nicht vorkommen. Die Anlage eines zentralen Venenkatheters kann nicht nach Nr. 260 gesondert berechnet werden; lediglich wenn aus medizinischen Gründen eine gleichzeitige Infusionstherapie erforderlich werden sollte, kann die Nummer 260 zusätzlich berechnet werden.

Nummer 643 **120**

Druck-/Strömungsmessung, Arterien/Venen

Diese Nummer gilt für die periphere Arterien- bzw. Venendruckmessung. Medizinisch indiziert ist dieses Meßverfahren bei Störungen der Herztätigkeit, der Blutdruckregulation oder bei Schock oder schockähnlichen Situationen sowie bei Kreislaufstörungen. Für ein routinemäßig durchgeführtes Monitoring im Rahmen einer Narkose oder Schmerztherapie ist die Nummer 643 üblicherweise nicht berechnungsfähig. Im Rahmen der Schmerztherapie kann sie aber zur Überwachung beim Einsatz von Lokalanästhetika oder bei Opioidanwendung zum Ansatz kommen. Die Nummer 643 kann nur einmal pro Arzt-Patienten-Kontakt berechnet werden; ändern sich die äußeren Umstände, d.h., wird der Patient nach einer Schmerztherapie im Aufwachbereich weiter überwacht, kann die Nummer erneut zum Ansatz kommen. Zeitangabe wird in einem solchen Fall empfohlen.

Nummer 648 **605**

Messung(en) des zentralen Venen- oder Arteriendruckes, auch unter Belastung – einschließlich Venen- oder Arterienpunktion, Kathetereinführung(en) und ggf. Röntgenkontrolle

Die Leistungen nach Nummer 646 sind nicht Bestandteil einer Schmerztherapie oder einer sonstigen anästhesiologischen Leistung. Sie kann gesondert berechnet werden, wenn sie im Einzelfall medizinisch notwendig sein sollte. Die zentralvenöse und die arterielle Druckmessung sind zwei unabhängige Leistungen, die demzufolge auch nebeneinander berechnet werden können. Bei der Erstellung der Rechnung sollte differenziert werden zwischen Nummer 648 Z für ZVD-Messung und 648 A für direkte arterielle Druckmessung.

Der Verband des jeweiligen Katheters und dessen Entfernung sind obligate Leistungsbestandteile der Nummer 648 und können daher nicht nach den Nrn. 200, 204 oder 2009 berechnet werden. Ein medizinisch notwendiger Druckverband nach Entfernen des Katheters kann aber nach Nummer 204 ebenso zusätzlich berechnet werden wie die Lokalanästhesie vor dem Legen des Katheters nach Nummer 490.

Die Nummer 648 Z darf nicht neben den Nummern 630 und 632 berechnet werden.

Nummer 650 **152**
Elektrokardiographische Untersuchung zur Feststellung einer Rhythmusstörung und/oder zur Verlaufskontrolle – ggf. als Notfall-EKG

Nummer 651 **253**
Elektrokardiographische Untersuchung in Ruhe – auch ggf. nach Belastung – mit Extremitäten- und Brustwandableitungen (mindestens neun Ableitungen)

Nummer 655 **152**
Elektrokardiographische Untersuchung mittels Ösophagusableitungen – einschließlich Einführung der Elektrode – zusätzlich zu den Nummern 651 oder 652
Die genannten Nummern umfassen die Ableitung und graphische Darstellung („Ausdruck") der elektrischen Aktivitäten des Herzmuskels sowie ihre Auswertung.
Nummer 650 und 651 fallen unter den reduzierten Gebührenrahmen, nicht jedoch die Nummer 655.
Medizinisch indiziert ist dieses Meßverfahren bei Störungen der Herztätigkeit, vor allem bei Arrhythmien, die entweder tast- oder auskultierbar sind oder im Monitor-EKG erkannt wurden, oder bei Kreislaufstörungen. Für ein routinemäßig durchgeführtes Monitoring im Rahmen einer Narkose sind die Nummern 650/651 üblicherweise nicht berechnungsfähig. Im Rahmen der Schmerztherapie können sie aber zur Überwachung beim Einsatz von Lokalanästhetika oder bei Opioidanwendung ebenso zum Ansatz kommen wie bei Vorliegen vorbestehender Herz-Kreislauf-Erkrankungen.
Die Nummern 650/651 können nur einmal pro Arzt-Patienten-Kontakt berechnet werden; ändern sich die äußeren Umstände, d.h., wird der Patient nach einer Schmerztherapie im Aufwachbereich weiter überwacht, kann die Nummer erneut zum Ansatz kommen. Zeitangabe wird in einem solchen Fall empfohlen.
Die BÄK hat zur Berechnungsfähigkeit der Nummer 650 1989 festgestellt: „Zur Berechnung des Rhythmus-EKG (Position 650) wird festgestellt, daß dieses als Monitor-EKG im Rahmen der Überwachung einer Anästhesie (gilt auch für jede Art von Schmerztherapie) nicht berechnungsfähig ist. Das EKG wird hingegen berechnungsfähig, wenn die Registrierung bei entsprechender medizinischer Indikation erforderlich wird."
Das Amtsgericht Aachen hat 1990 gesagt: „... daß jedenfalls dann eine besondere und damit abrechenbare Leistung durch EKG-Überwachung notwendig ist, wenn ein Zwischenfall eintritt, der eine spezielle kardiographische Leistung notwendig macht. Nichts anderes kann aber gelten, wenn ein solcher Zwischenfall zu befürchten ist oder doch jedenfalls mit ihm gerechnet werden kann und sich deshalb die Überwachung mittels EKG zwingend gebietet."

Nummer 670 **120**
Einführung einer Magenverweilsonde zur enteralen Ernährung oder zur Druckentlastung
Diese Leistung wird weniger im Rahmen von schmerztherapeutischen Maßnahmen vorkommen. Bei der Behandlung von palliativmedizinisch zu betreuenden Patienten ist sie dagegen häufig notwendig.

Nummer 677 **600**
Bronchoskopie/Thorakoskopie

Nummer 678 **900**
Bronchoskopie mit zusätzlichem operativem Eingriff (z.B. Probeexzision, Katheterbiopsie, periphere Lungenbiopsie, Segmentsondierungen) – ggf. einschließlich Lavage

Beide Nummern können sowohl für die Anwendung von starren wie flexiblen Instrumenten angewendet werden. Eine evtl. notwendige Anästhesie oder Lokalanästhesie für die Bronchoskopie kann zusätzlich nach den Nummer 462/463 bzw. 483/484 und/oder 489 abgerechnet werden.

Nummer 747 **44**

Setzen von Schröpfköpfen/Blutegeln/Saugapparaten, je Sitzung

Werden im Rahmen einer schmerztherapeutischen Behandlung mehrere der in der Legende genannten Verfahren angewendet, kann die Leistung nach Nummer 747 auch mehrmals, also maximal dreimal pro Sitzung, berechnet werden.
Eine Leistung nach Nummer 551 und 551 A (TENS) ist nicht neben der Leistung nach Nummer 747 zu berechnen.

Nummer 784 **275**

Erstanlage einer externen Medikamentenpumpe – einschließlich Einstellung sowie Beratung und Schulung – gegebenenfalls in mehreren Sitzungen

Diese Nummer kann bei Patienten mit postoperativen Schmerzen als patientengesteuerte Analgesie (PCA) oder mit schwersten chronischen Schmerzzuständen für die Erstanlage einer Schmerzpumpe angesetzt werden. Die Schulung des Patienten ist in der Leistungslegende enthalten.
Bei Implantation eines subkutanen Medikamentenreservoirs kann die Leistung nach Nummer 2421 berechnet werden. Für die Wiederauffüllung des Reservoirs in regelmäßigen Abständen kann die Nummer 265 angesetzt werden.
Für die Schmerzbehandlung an den Folgetagen gibt es bisher keine eigenständige Gebührennummer. Als Vorschlag des Berufsverbandes Deutscher Anästhesisten (BDA) sollte die **Nummer 477 A** für die „**Überwachung und Inspektion einer externen Medikamentenpumpe, einschließlich Kontrolle der Pumpenfunktion, ggf. mit Ganganalyse und Umprogrammierung, im Anschluß an die Leistung nach Nummer 784 für den zweiten und jeden weiteren Tag, je Tag**“ gelten.

Nummer 800 **195**

Eingehende neurologische Untersuchung – ggf. einschließlich der Untersuchung des Augenhintergrundes

Neben der Leistung nach Nummer 800 sind die Leistungen nach den Nummern 8, 26, 825, 826, 830 und 1400 nicht berechnungsfähig.

Die eingehende neurologische Untersuchung bezieht sich auf alle neurologischen Untersuchungsbereiche: Hirnnerven, Reflexe, Motorik, Sensibilität, Koordination, extrapyramidalmotorisches System, Vegetativum, hirnversorgende Gefäße), während sich die anderen Untersuchungsziffern, z.B. die Nummer 5, nur auf jeweils einen Bereich beschränken.
Die Berechnung der Nummer 800 neben den Nummern 6 oder 7 ist möglich, wenn bei einer entsprechenden medizinischen Indikation neben einer eingehenden neurologischen Untersuchung die vollständige körperliche Untersuchung eines anderen Organsystems durchgeführt wurde.
Die Nummer 800 darf nicht ausschließlich von Neurologen und Psychiatern berechnet werden. Die Erbringung und Abrechnung einer Leistung nach Nummer 800 steht zusätzlich auch allen Arztgruppen frei, bei denen berufsrechtliche Gründe, insbesondere die Weiterbildungsordnung, nicht gegen die Erbringung neurologischer Untersuchungsleistungen sprechen. Zu diesen Arztgruppen gehören neben praktischen Ärzten und Allgemeinärzten vor allem Internisten, Kinderärzte und Neurochirurgen. Anästhesiologen sind nicht ausdrücklich erwähnt, können jedoch insbesondere im Rahmen der Therapie chronischer Schmerzzustände diese Leistung durchaus erbringen und berechnen.

Nummer 801 **250**

Eingehende psychiatrische Untersuchung – ggf. unter Einschaltung der Bezugs- und/oder der Kontaktperson.

Neben der Leistung nach Nummer 801 sind die Leistungen nach den Nummern 4, 8, 715 bis 718, 825, 826, 830 und 1400 nicht berechnungsfähig.

Es genügt dem Erfordernis einer eingehenden psychiatrischen Untersuchung, wenn nur einige Teilaspekte des psychiatrischen Status (Bewußtsein, Orientierung, Affekt, Antrieb, Wahrnehmung, Denkablauf, mnestische Funktionen) zum Gegenstand der ansonsten eingehenden und damit gründlichen Untersuchung gemacht werden.

Eine Nebeneinanderberechnung der Nummern 800 und 801 ist nicht direkt ausgeschlossen, setzt allerdings voraus, daß die insgesamt erbrachte Untersuchungsleistung sowohl eine eingehende neurologische wie eine eingehende psychiatrische Untersuchung umfaßt.

Nummer 804 **150**

Psychiatrische Behandlung durch eingehendes therapeutisches Gespräch – auch mit gezielter Exploration

Bei einigen, vor allem schmerztherapeutischen Krankheitsbildern können die erforderlichen Behandlungsmaßnahmen sowohl der psychiatrischen als auch der psychosomatischen oder psychotherapeutischen Behandlung zugeordnet werden. Hier kann der behandelnde Arzt, falls dies medizinisch erforderlich ist, Maßnahmen im Rahmen der psychiatrischen Leistungsansätze erbringen, insbesondere die Nrn. 804, 806 oder 849.

Nach Auffassung der BÄK können die Leistungen nach den Nummern 804 bis 817 GOÄ unter berufsrechtlichen Aspekten (Weiterbildungsordnung) nur von Neurologen, Psychiatern, Kinder- und Jugendpsychiatern, Allgemeinärzten, praktischen Ärzten und Kinderärzten abgerechnet werden. Diese Auffassung ist sicher in bezug auf schmerztherapeutisch tätige Ärzte unterschiedlicher Arztgruppen, z.B. Internisten oder Anästhesiologen, falsch, da diese zumindest im Vergleich zu praktischen Ärzten oder Allgemeinärzten die Leistungsinhalte der Nummern mit neurologisch-psychiatrischen Inhalten ähnlich kompetent ausfüllen können.

Nummer 806 **250**

Psychiatrische Behandlung durch gezielte Exploration und eingehendes therapeutisches Gespräch, auch in akuter Konfliktsituation – gegebenenfalls unter Einschluß eines eingehenden situationsregulierenden Kontaktgespräches mit Dritten – Mindestdauer 20 Minuten

Im Vergleich zur Leistung nach Nummer 804 wird hier ebenso wie bei der Nummer 849 eine Mindestdauer von 20 Minuten für die einzelne Leistung verlangt. Zwei an einem Tag erbrachte, jeweils eigenständig indizierte und in sich abgeschlossene Behandlungen nach Nummer 806 können auch zweimal nebeneinander abgerechnet werden.

Wenn gilt, daß die Nummer 806 im Rahmen psychiatrischer Behandlungsserien abgerechnet werden kann, so muß dies konsequenterweise analog auch für schmerztherapeutisch-psychosomatische Interventionen gelten, die ebenfalls eine gezielte Exploration, u.a. im Rahmen der Befundkontrolle, sowie eine intensive therapeutische Beratung im Sinne eines Trainings zur Erlernung von Schmerzbewältigungsmechanismen zum Inhalt haben.

Obwohl ein „eingehendes situationsregulierendes Kontaktgespräch mit Dritten" fakultativer Leistungsbestandteil der Nummer 806 ist, können Leistungen nach den Nummern 4 oder 835 (Fremdanamnese) nebeneinander berechnet werden.

Nummer 831 **80**

Vegetative Funktionsdiagnostik – auch unter Anwendung pharmakologischer Testmethoden (z.B. Minor) einschließlich Wärmeanwendung und/oder Injektionen

Bei speziellen schmerztherapeutischen Fragestellungen, z.B. bei der Durchführung von Sympathikus-Blockaden, kann diese Nummer angewendet werden. Mit dem Ninhydrin-Schweißtest kann beispielsweise eine Schädigung von Spinalwurzeln und/oder peripheren Nerven differenziert werden.

Nummer 832 **158**

Befunderhebung am Nervensystem durch Faradisation

Diese Nummer kann analog für die Elektroakupunktur nach Voll angesetzt werden.
Für den Bereich der Anästhesie gilt diese Nummer im Analogverzeichnis der BÄK als Berechnungsmöglichkeit für die Relaxometrie unter bestimmten pathophysiologischen Bedingungen.

Nummer 845 **150**

Behandlung einer Einzelperson durch Hypnose

Die Hypnosebehandlung ist Teil der psychosomatischen Grundversorgung und im Rahmen der Schmerztherapie bei medizinischer Indikation anwendbar.
Nur bei Einzelpersonen anwendbar, Gruppenhypnosen sind keine berechnungsfähigen Leistungen.

Nummer 846 **150**

Übende Verfahren (z.B. autogenes Training) in Einzelbehandlung, Dauer mindestens 20 Minuten

Nummer 847 **45**

Übende Verfahren (z.B. autogenes Training) in Gruppenbehandlung mit höchstens 12 Teilnehmern, Dauer mindestens 20 Minuten, je Teilnehmer

Die verschiedenen übenden Verfahren sind Teil der psychosomatischen Grundversorgung und können im Rahmen der Schmerztherapie für unterschiedliche Verfahren zur Schmerzbewältigung eingesetzt werden, z.B. für die Relaxationsbehandlung nach Jacobson.
Die Dauer der Sitzung muß jeweils 20 Minuten betragen; werden am selben Tage zwei Sitzungen durchgeführt, sind die Nummern 846 und 847 zweimal nebeneinander berechnungsfähig.
In der GesKV und nach den Beihilfevorschriften des Bundes sind lediglich autogenes Training und Jacobson-Training als anerkannte übende Verfahren ausgewiesen, bei letzteren auf 12 Sitzungen begrenzt. Die Beihilfevorschriften lassen ebenfalls nicht zu, daß autogenes Training, Jacobson-Relaxation und Hypnose während eines Krankheitsfalles nebeneinander durchgeführt werden.
Die Leistung nach Nummer 846 ist auch für das sogenannte respiratorische Biofeedback (Atemfeedback) berechnungsfähig.

Nummer 849 **230**

Psychotherapeutische Behandlung bei psychoreaktiven, psychosomatischen oder neurotischen Störungen, Dauer mindestens 20 Minuten

Die Leistung nach Nummer 849 ist neben den übenden und suggestiven Verfahren nach den Nrn. 845 bis 847 die eigentliche Kernleistung der psychosomatischen Grundversorgung. Diese Leistung ist im wesentlichen auf die Inhalte der verbalen Intervention im Rahmen psychosomatischer Störungen, auch eines chronischen Schmerzsyndroms, zugeschnitten.
Psychoreaktive und neurotische Störungen werden im wesentlichen dem Gebiet der Psychiatrie zugeordnet werden müssen, in den betreffenden Fällen können daher auch die Nrn. 806 (bzw. 804) und 849 alternativ angewendet werden. Nebeneinanderberechnung ist nicht möglich.
Als wichtige Voraussetzung für die Durchführung von Maßnahmen der psychosomatischen

Grundversorgung ist, daß der Arzt die ursächliche Beteiligung psychischer oder psychosomatischer Faktoren an der Entstehung eines komplexen Krankheitsbildes, z.B. einer chronischen Schmerzkrankheit, festgestellt hat oder auf Grund seiner ärztlichen Erfahrung diese als ursächlich annehmen muß.
Insbesondere folgende Erkrankungen mit psychischer Symptomatik können Gegenstand der psychosomatischen Grundversorgung sein:

- seelische Krankheiten mit funktioneller Symptomatik und Organbeschwerden, bei denen eine organische Ursache ausgeschlossen werden kann (funktionelle Herzbeschwerden, chronische Oberbauchschmerzen ohne anatomisches oder pathophysiologisches Korrelat
- seelische Krankheiten mit unterschiedlich ausgeprägter psychischer Symptomatik, z.B. psychoreaktive Depression
- psychosomatische Erkrankungen mit nach ärztlicher Erfahrung zumindest partieller psychisch bedingter Verursachung (chronische Schmerzkrankheit ohne anatomisches oder pathophysiologisches Korrelat, Asthma bronchiale, Anorexia nervosa, Bulimie)
- neurotische Erkrankungen mit Angst- und Zwangssymptomatik (kann in die Einleitung einer Psychotherapie münden)

Bei den verbalen Interventionsmöglichkeiten der Nummer 849 sucht der Arzt die krankheitsspezifischen Interaktionen zwischen Patient und Therapeut, in denen sich die seelische Ursache der Krankheiten darstellt. Es wird vor allem versucht, eigene Bewältigungsstrategien mit dem Patienten zu erarbeiten, ggf. auch unter Einschaltung von Bezugspersonen aus dem engen Umfeld des Patienten.
Die verbalen Interventionen nach Nummer 849 können nur in Einzelbehandlung durchgeführt und nicht mit suggestiven oder übenden Techniken in derselben Sitzung verbunden werden.
Sie können über einen kurzen Zeitraum, aber auch durchaus in Abständen über einen längeren Zeitraum zur Anwendung kommen. Sind aus medizinischen Gründen an demselben Tag zu unterschiedlichen Zeitpunkten zwei Behandlungssitzungen erforderlich, so kann die Nummer 849 zweimal berechnet werden. Im Rahmen der Beihilfevorschriften des Bundes gibt es allerdings Beschränkungen, deren Sinnhaftigkeit offenbleiben muß:

- Die Zahl der beihilfefähigen Leistungen wird auf 10 Sitzungen je Krankheitsfall beschränkt.
- Aufwendungen für verbale Interventionen nach Nummer 849 sind nur dann beihilfefähig, wenn die Behandlung von einem Arzt erbracht wird, der die Berechtigung zum Führen einer der folgenden Gebietsbezeichnungen hat:
    - Allgemeinmedizin (auch: praktischer Arzt)
    - Augenheilkunde
    - Frauenheilkunde und Geburtshilfe
    - Haut- und Geschlechtskrankheiten
    - Innere Medizin
    - Kinderheilkunde
    - Kinder- und Jugendpsychiatrie
    - Neurologie
    - Psychiatrie
    - Urologie

Es muß offenbleiben, wodurch ein Urologe, ein Augenarzt oder gar ein praktischer Arzt, der ohne jede fachspezifische Fortbildung sehr rasch nach Studienende seine Praxis eröffnen konnte, besser qualifiziert für die Durchführung dieser Leistungsinhalte sein sollte als etwa ein schmerztherapeutisch tätiger Anästhesiologe, ein Chirurg oder ein Orthopäde, in dessen Fachbereich die sehr häufig psychosomatisch bedingten oder zumindest mitverursachten Störungen des Bewegungsapparates fallen. Unter berufsrechtlichen Gesichtspunkten ist diese Aufstellung ohnehin nicht verbindlich.

Nummer 870 **750**
Verhaltenstherapie, Einzelbehandlung, Dauer mindestens 50 Minuten – gegebenenfalls Unterteilung in zwei Einheiten von jeweils 25 Minuten

Nummer 871
Verhaltenstherapie, Gruppenbehandlung mit einer Teilnehmerzahl von höchstens 8 Personen, Dauer mindestens 50 Minuten, je Teilnehmer
Bei einer Sitzungsdauer von mindestens 100 Minuten kann die Leistung nach Nummer 871 zweimal berechnet werden.
Im Rahmen der Behandlung Kranker umfaßt die Verhaltenstherapie vor allem Behandlungsverfahren, die auf der Basis der Lern- und Sozialpsychologie entwickelt worden sind. Verhaltenstherapie erfordert die Analyse der ursächlichen und aufrechterhaltenden Bedingungen des Krankheitsbildes, z.B. der chronischen Schmerzkrankheit, entwickelt ein entsprechendes Störungsmodell und eine Behandlungsstrategie, die die Selbstbeteiligung der Patienten voraussetzt und fördert. Aus dem für die jeweils bestehende Erkrankung entwickelten Störungsmodell kann der jeweilige Schwerpunkt der therapeutischen Intervention entwickelt werden:

- Stimulus-bezogene Methoden (z.B. systematische Desensibilisierung)
- Response-bezogene Methoden (z.B. operante Konditionierung, Verhaltensübung)
- Methoden der kognitiven Umstrukturierung (z.B. Problemlösungsverfahren, Immunisierung gegen Streßbelastung)
- Selbststeuerungsmethoden (z.B. psychologische und psychophysiologische Selbstkontroll-Techniken)

Es gibt seitens der Regelungen der GKV und der Beihilfevorschriften des Bundes einige Bewilligungsgrenzen, die in den meisten Fällen ein formales Anerkennungsverfahren erforderlich machen. Dieses kann entfallen, wenn nach den probatorischen Sitzungen durch den Therapeuten erklärt wird, daß bei Einzelbehandlung die Behandlung nicht mehr als 10 Sitzungen (von 50 Minuten Dauer) und bei Gruppenbehandlung nicht mehr als 20 Sitzungen (von 100 Minuten Dauer) umfassen wird.
Nach den Beihilfevorschriften des Bundes können verhaltenstherapeutische Maßnahmen nur von Ärzten abgerechnet werden, die die Berechtigung zur Führung der Zusatzbezeichnung „Psychotherapie“ oder „Psychoanalyse“ verfügen und zusätzlich den Nachweis erbringen, daß sie im Rahmen ihrer Weiterbildung eingehende Kenntnisse und Erfahrungen in der Verhaltenstherapie erworben haben. Diese Einschränkung ist nicht nachzuvollziehen, da es auch in anderen Fachgebieten Ärzte mit ausgewiesenen Kenntnissen und Erfahrungen in der Verhaltenstherapie gibt und diese kaum von der Berechnung dieser Leistungen ausgeschlossen werden können.

27.5 Allgemeine Bemerkungen zum Abschnitt L Chirurgie, Orthopädie

Zur Erbringung der in Abschnitt L aufgeführten typischen operativen Leistungen sind in der Regel mehrere operative Einzelschritte erforderlich. Sind diese Einzelschritte methodisch notwendige Bestandteile der in der jeweiligen Leistungsbeschreibung genannten Zielleistung, so können sie nicht gesondert berechnet werden.

Nummer 2000 **70**
Erstversorgung einer kleinen Wunde

Nummer 2001 **130**
Versorgung einer kleinen Wunde einschließlich Naht

Nummer 2007 **40**
Entfernen von Fäden oder Klammern

Nummer 2009 **100**
Entfernung eines unter der Oberfläche der Haut oder der Schleimhaut gelegenen fühlbaren Fremdkörpers
Diese Nummern können im Rahmen der Schmerztherapie gelegentlich zur Anwendung kommen, z.B. beim Untertunneln von Periduralkathetern, beim Entfernen von Kathetern o.ä.

Nummer 2570 **4500**
Implantation von Reizelektroden zur Dauerstimulation des Rückenmarkes – ggf. einschließlich Implantation des Empfangsgerätes
Diese Nummer kann für die Implantation eines SCS-Systems zur Schmerztherapie angewendet werden. Da in der Regel keine Eröffnung des Wirbelkanals erfolgt, ist der Steigerungsfaktor zurückhaltend zu wählen.
Die Kosten für die implantierten Elektroden bzw. das SCS-System können gesondert in Rechnung gestellt werden.

Nummer 2597 **700**
Verödung oder Verkochung des Ganglion Gasseri
Diese Methode zur Ausschaltung des Trigeminus ist weitgehend zugunsten der Nummer 2598 verlassen worden. Sie ist noch bei Verwendung neurotoxischer Substanzen wie Phenolglyzerin oder 97%igem Alkohol anzuwenden.

Nummer 2598 **1400**
Stereotaktische Thermokoagulation des Ganglion Gasseri
Diese Nummer kann auch für die Facetten-Rhizotomie analog angewendet werden.

Nummer 2599 **225**
Blockade eines Nervs im Bereich der Schädelbasis
Als Beispiele sind das Ganglion pterygopalatinum oder das Ganglion cervicale superius zu nennen.

Nummer 3305 **37**
Chiropraktische Wirbelsäulenmobilisierung
Hiermit wird eine ungezielte und unspezifische manuelle Mobilisierung der Wirbelsäule beschrieben, die im zeitlichen Zusammenhang nur einmal berechnungsfähig ist.

Nummer 3306 **148**
Chirotherapeutischer Eingriff an der Wirbelsäule
Unabhängig von der Art, der Lokalisation und einer höheren Anzahl der erfolgenden chirotherapeutischen Eingriffe ist diese Nummer nur einmal im zeitlichen Zusammenhang

berechnungsfähig. Durch gezielte manuelle Therapie der Wirbelsäule sollen die von Bewegungsstörungen der Wirbelgelenke ausgehenden reflektorischen Fehlhaltungen der Wirbelsäulenmuskulatur beseitigt werden.
Ein solcher chirotherapeutischer Eingriff an der Wirbelsäule kann schon per definitionem nicht häufiger als zwei- bis dreimal innerhab einer Behandlungsphase sinnvoll sein. Eine häufigere Berechnung während zusammenhängender Behandlungsphasen scheidet daher aus.

Sachregister

A

B

C

D

E

F

G

E

L

M

N

O

P

E

E

T

U